Auf einen Blick

Grundlagen der Humangenetik   1

Zytogenetik   2

Formale Genetik   3

Statistische Genetik   4

Klinische Genetik   5

Sachverzeichnis

W0190822

Finanziert aus
Studienbeiträgen

Taschenlehrbuch

Humangenetik

Herausgegeben von
Jan Murken
Tiemo Grimm
Elke Holinski-Feder
Klaus Zerres

8., überarbeitete Auflage

275 Abbildungen
80 Tabellen

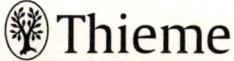 Thieme

24 | Biol M1 (8) +2

Bibliografische Information
der Deutschen Nationalbibliothek

Die Deutsche Nationalbibliothek verzeichnet
diese Publikation in der Deutschen National-
bibliografie; detaillierte bibliografische Daten
sind im Internet über http://dnb.d-nb.de
abrufbar.

Ihre Meinung ist uns wichtig! Bitte schreiben Sie uns unter
www.thieme.de/service/feedback.html

1. Auflage 1975
2. Auflage 1978
3. Auflage 1984
4. Auflage 1988
5. Auflage 1994
6. Auflage 1996

(1. – 6. Auflage herausgegeben von J. Murken
und H. Cleve im Ferdinand Enke Verlag)

7. Auflage 2006

1110 - 873

© 1975, 2011 Georg Thieme Verlag KG
Rüdigerstraße 14
70469 Stuttgart
Unsere Homepage: www.thieme.de

Printed in Germany

Umschlaggestaltung: Thieme Verlagsgruppe
Zeichnungen: Karin Baum, Paphos, Zypern
Satz: Druckhaus Götz GmbH, 71636 Ludwigs-
  burg, gesetzt in 3B2, Version 9.1, Unicode
Druck: Offizin Andersen Nexö Leipzig GmbH,
  Zwenkau

ISBN 978-3-13-139298-5   1 2 3 4 5 6
Auch erhältlich als E-Book:
eISBN (PDF) 978-3-13-166788-5

Wichtiger Hinweis: Wie jede Wissenschaft ist
die Medizin ständigen Entwicklungen unter-
worfen. Forschung und klinische Erfahrung erweitern unsere Erkenntnisse, insbesondere was
Behandlung und medikamentöse Therapie an-
belangt. Soweit in diesem Werk eine Dosierung
oder eine Applikation erwähnt wird, darf der
Leser zwar darauf vertrauen, dass Autoren, Herausgeber und Verlag große Sorgfalt darauf verwandt haben, dass diese Angabe **dem Wissensstand bei Fertigstellung des Werkes** entspricht.

Für Angaben über Dosierungsanweisungen
und Applikationsformen kann vom Verlag jedoch keine Gewähr übernommen werden.
Jeder Benutzer ist angehalten, durch sorgfältige
Prüfung der Beipackzettel der verwendeten
Präparate und gegebenenfalls nach Konsulta-
tion eines Spezialisten festzustellen, ob die
dort gegebene Empfehlung für Dosierungen
oder die Beachtung von Kontraindikationen gegenüber der Angabe in diesem Buch abweicht.
Eine solche Prüfung ist besonders wichtig bei
selten verwendeten Präparaten oder solchen,
die neu auf den Markt gebracht worden sind.
**Jede Dosierung oder Applikation erfolgt auf ei-
gene Gefahr des Benutzers.** Autoren und Verlag
appellieren an jeden Benutzer, ihm etwa auf-
fallende Ungenauigkeiten dem Verlag mitzutei-
len.

Vorwort zur 8. Auflage

Das nunmehr in der 8. Auflage vorgelegte Taschenlehrbuch Humangenetik gibt einen Überblick über das gesamte Gebiet der Genetik in der Medizin. Es hat, wie seit seinem ersten Erscheinen vor 36 Jahren, das Ziel, den Studierenden das prüfungsrelevante Fachwissen der Humangenetik zu vermitteln, das sie später als Ärzte benötigen werden.

Darüber hinaus soll das Lehrbuch auch für den Arbeitsalltag in der Humangenetik eine praktische Hilfe bei der genetischen Beratung und Diagnostik sein.

Namhafte Humangenetiker aus Deutschland, Österreich und der Schweiz haben für dieses Lehrbuch ihre Erfahrungen aus der Lehre, aus der humangenetischen Beratung, aus der Betreuung Betroffener und aus der wissenschaftlichen Forschung zusammengetragen.

In seinen ersten fünf Auflagen wurde das Buch gemeinsam mit Hartwig Cleve, München, herausgegeben. Mit seinem Tod 1994 hat die Humangenetik in Deutschland einen ihrer markantesten Vertreter verloren. Unser Buch hat ihm in den 20 Jahren, in denen wir es gemeinsam gestaltet haben, immer besonders am Herzen gelegen. Wir wollen es in seinem Sinne weiterführen.

Als Herausgeber ist nun Herr Professor Dr. Klaus Zerres, Aachen, hinzugekommen, der bereits als Autor seit der letzten Auflage an dem Buch mitgearbeitet hat.

Dem Georg Thieme Verlag danken wir für die sorgfältige Betreuung des Lehrbuchs: Der Programmplanerin Frau Dipl.-Biol. Marianne Mauch für vielfältige Anregungen und ihren Einsatz für das Buch, der Grafikerin Frau Karin Baum für die Zeichnungen, Frau Yvonne Straßburg, in deren Händen die Herstellung lag, und nicht zuletzt Frau Dr. Heike Degenhardt, die die Entstehung des Lehrbuchs als Fachredakteurin mit Umsicht und Geduld begleitet hat.

München, Würzburg und Aachen,
im Juni 2011

Jan Murken
Tiemo Grimm
Elke Holinski-Feder
Klaus Zerres

Autoren

PD Dr. med. Angela Abicht
Labor für Molekulare Myologie
Friedrich-Baur-Institut
Ludwig-Maximilians-Universität
Marchioninistr. 17
81377 München, Deutschland

Prof. Dr. med. Oliver Brüstle
LIFE & BRAIN Center
Institut für Rekonstruktive Neuro-
biologie
Rheinische Friedrich-Wilhelms-
Universität und Hertie-Stiftung
Sigmund-Freud-Str. 25
53127 Bonn, Deutschland

PD Dr. med. Frank Edenhofer
Stem Cell Engineering Group
Institut für Rekonstruktive Neuro-
biologie
Rheinische Friedrich-Wilhelms-
Universität
Sigmund-Freud-Str. 25
53127 Bonn, Deutschland

Prof. Dr. med. Jörg Epplen
Abteilung für Humangenetik
Ruhr-Universität
Universitätsstr. 150
44801 Bochum, Deutschland

Prof. Dr. med. Tiemo Grimm
Abteilung für Medizinische Genetik im
Institut für Humangenetik
Biozentrum
Julius-Maximilians-Universität
Würzburg
Am Hubland
97074 Würzburg, Deutschland

Prof. Dr. med. Holger Höhn
Institut für Humangenetik
Biozentrum
Julius-Maximilians-Universität
Würzburg
Am Hubland
97074 Würzburg, Deutschland

Prof. Dr. med. Elke Holinski-Feder
Medizinisch Genetisches Zentrum
Bayerstr. 3 – 5
80335 München, Deutschland

Prof. Dr. med. Franz Kainer
Perinatalzentrum Innenstadt
Klinikum der Ludwig-Maximilians-
Universität
Maistr. 11
80337 München, Deutschland

Prof. Dr. med. Thomas Meitinger
Institut für Humangenetik
Helmholtz Zentrum München
Ingolstädter Landstr. 1
85764 Neuherberg, Deutschland

Prof. Dr. med. Jan Murken
ehem. Abteilung Medizinische Genetik
Universitäts-Kinderklinik im
Dr. v. Haunerschen Kinderspital
Ludwig-Maximilians-Universität
München
Eichendorffstr. 37a
85521 Ottobrunn, Deutschland

Prof. Dr. rer. nat. Gerd Poeggel
Institut für Biologie
Universität Leipzig
Talstr. 33
04103 Leipzig, Deutschland

PD Dr. med. Christof Schaefer
Pharmakovigilanz- und Beratungs-
zentrum für Embryonaltoxikologie
Spandauer Damm 130, Haus 10
14050 Berlin, Deutschland

Prof. Dr. med. Albert Schinzel
Institut für Medizinische Genetik
Universität Zürich
Schorenstr. 16
8603 Schwerzenbach, Schweiz

Dr. rer. biol. hum. Christine Scholz
Friedrich-Baur-Institut
MD-NET Muskeldystrophie-Netzwerk
Ludwig-Maximilians-Universität
Ziemssenstr. 1a
80336 München, Deutschland

Prof. Dr. med. Michael Speicher
Institut für Humangenetik
Medizinische Universität Graz
Harrachgasse 21/8
8010 Graz, Österreich

Dr. rer. nat. Stefanie Terstegge
Dezernat Finanzen & Forschung
Fachhochschule Bielefeld
Kurt-Schumacher-Str. 6
33615 Bielefeld, Deutschland

Prof. Dr. med. Gerd Utermann
Department für Medizinische Genetik,
Molekulare und Klinische
Pharmakologie
Medizinische Universität Innsbruck
Schöpfstr. 41
6020 Innsbruck, Österreich

Prof. Dr. med. Peter Wieacker
Institut für Humangenetik
Universitätsklinikum
Westfälische Wilhelms-Universität
Vesaliusweg 12 – 14
48149 Münster, Deutschland

Prof. Dr. med. Klaus Zerres
Institut für Humangenetik
Universitätsklinikum RWTH
Pauwelsstr. 30
52074 Aachen, Deutschland

Inhaltsverzeichnis

Grundlagen der Genetik

1   **Grundlagen der Genetik** 3

1.1   **Aufbau des Genoms und Weitergabe der genetischen Information** . . 3
       G. Poeggel, T. Meitinger
1.1.1   Aufbau des Genoms 3
       Grundstruktur der Nukleotide 3
       Aufbau von DNA und RNA 4
1.1.2   DNA als Träger der genetischen Information 7
1.1.3   Das menschliche Genom 9
       Struktur eukaryontischer Gene 10
       Repetitive Sequenzen 12
       Variabilität des Genoms 13
1.1.4   Replikation 15
       Entwindung der DNA-Doppelhelix 16
       Der Replikationsprozess 16

1.2   **Von der DNA zum Protein** 21
       G. Poeggel, T. Meitinger
1.2.1   Transkription 21
       Ablauf der Transkription 21
       Posttranskriptionelle Modifikation der mRNA 23
       Regulation der Transkription 26
       Differenzielle Genaktivität 27
1.2.2   RNA-Stabilität 28
1.2.3   Mikro-RNAs (miRNA) 29
1.2.4   Translation 30
       Ablauf der Translation 30
       Aminoacyl-tRNA-Synthetasen 33
       Posttranslationale Modifikation von Proteinen 33
       Translation am rauen ER und cotranslationale N-Glykosylierung . . . 35
       Regulation der Translation 38
1.2.5   Lebensdauer von Proteinen 40

1.3   **Epigenetik** 42
         K. Zerres
1.3.1   Genregulation als Schlüssel für das Verständnis differenzierter
         Entwicklung 42
1.3.2   Genomisches Imprinting 44
         Prader-Willi-Syndrom und Angelman-Syndrom 46
1.3.3   Bedeutung epigenetischer Mechanismen für die Krankheits-
         entstehung 46
1.3.4   Bedeutung und Ausblick 48

1.4   **Mutationen beim Menschen und ihre Folgen** 49
         E. Holinski-Feder
1.4.1   Klassifikationen von Mutationen 49
         Genommutationen (Ploidiemutationen) 50
         Chromosomenmutationen 50
         Genmutation 51
1.4.2   Arten von Genmutationen 51
         Punktmutationen 51
         Deletionen und Insertionen im Kilobasenbereich 57
         Deletionen und Insertionen im Megabasenbereich 58
         Inversionen 59
         Dynamische Mutationen 61
1.4.3   Mutationen und deren Verteilung im Körper 64
1.4.4   Ursachen von Mutationen 64
         Zerfallsreaktionen von Nukleinsäuren 65
         Chemische Modifikation von Nukleinsäuren 66
         Strahleninduzierte Modifikation von Nukleinsäuren 72
         Repetitive DNA-Sequenzen als Ursache für Mutationen 75
1.4.5   Häufigkeit der einzelnen Mutationen 76
         Spontanmutationen 77
         Geschlechtsspezifische Unterschiede 78
         Elterliches Alter 80
1.4.6   Genotyp-Phänotyp-Korrelation 81
         „Gain of function"-Mutation 81
         „Loss of function"-Mutation 82
         Dominant negative Mutation 82
         Haploinsuffizienz 83
         Positionseffekte 83
         Fusionsproteine 85
         Klinische Aspekte der Genotyp-Phänotyp-Korrelation 85

1.5 **DNA-Reparaturmechanismen** 88
H. Höhn

1.5.1 Ursachen von DNA-Schäden 88
1.5.2 Schadenserkennung und Vorbereitung der DNA-Reparatur 88
1.5.3 Chromatin-Modifikation als Voraussetzung für DNA-Reparatur 90
1.5.4 DNA-Reparatur in Säugerzellen 91
   Reversions-Reparatur (RER) 91
   Basen-Exzisions-Reparatur (BER) 91
   Mismatch-Reparatur (MMR) 94
   Nukleotid-Exzisions-Reparatur (NER) 94
   Rekombinations-Reparatur (RR) 95
1.5.5 Beispiele für klinische Auswirkungen von Defekten der
   DNA-Reparatur 99
   Xeroderma pigmentosum und (XP-)Gruppe 99
   Ataxia telangiectasia (AT) und verwandte mit Strahlensensitivität
   einhergehende Syndrome 100
   Bloom-Syndrom (BS) 101
   Fanconi-Anämie (FA) 101

1.6 **DNA-Untersuchung – Diagnostische Anwendung beim Menschen** ... 103
E. Holinski-Feder

1.6.1 Grundlegende Verfahren zur Analyse genomischer DNA 104
   DNA-Isolierung 104
   Polymerase-Kettenreaktion (PCR) 104
   DNA-Sequenzierung 106
   Spezifische Verwendungsmöglichkeiten des
   „Whole Genome Sequencing" (WGS) 116
   Restriktionsverdau von DNA 116
   Gelelektrophorese 117
   Southern-Blot-Hybridisierung 117
1.6.2 Verfahren zum Nachweis unbekannter Mutationen 119
   High-Resolution-Melting 121
   Denaturierende Hochdruck-Flüssigkeitschromatografie 122
1.6.3 Verfahren zum Nachweis bekannter Mutationen 122
   Restriktionsenzym-Spaltung 124
   Allelspezifische Polymerase-Ketten-Reaktion 124
   Primer-Extension-Reaktion 125
   Allelspezifische Hybridisierung 125
   Oligonukleotid-Ligation 126
   TaqMan-Methode 126
   Mikro-Array-Methoden (SNP-Array) 130
1.6.4 Verfahren zum Nachweis genomischer Deletionen 131

Zytogenetik

2   **Zytogenetik** 139

2.1   **Chromosomen des Menschen** 139
      M. Speicher
2.1.1   Chromosomenevolution 139
2.1.2   Chromosomenstruktur und Funktion 140
      Heterochromatin und Euchromatin 140
      Die Kondensierung des Chromatins 141
      Das Zentromer 144
      Die Telomere 146
      Die Telomerase 148
      Nukleolus 150
      Mobile genetische Elemente 150
2.1.3   Chromosomendarstellung und -identifizierung 152
      Präparation von Chromosomen 153
      Bänderungstechniken 154
      Fluoreszenz-in-situ-Hybridisierung (FISH) 156
2.1.4   Chromosomen während der Zellzyklusphasen 163
      Der Zellzyklus 163
      Mitose 165
      Meiose 168
      Gametogenese 170
2.1.5   Geschlechtschromosomen 172
      Evolution der Geschlechtschromosomen 172
      Gemeinsame Regionen zwischen den Geschlechtschromosomen ... 173
      X-Chromosom 174
      Y-Chromosom 176
2.1.6   Zukünftige Entwicklungen der Chromosomenanalyse 176
2.1.7   Zytogenetische Nomenklatur 177

2.2   **Chromosomenaberrationen** 180
      M. Speicher
2.2.1   Ursachen von Chromosomenaberrationen 180
      Chromosomenaberrationen nach Einwirkung exogener Noxen 180
2.2.2   Arten von Chromosomenaberrationen 181
      Numerische Aberrationen 183
      Strukturelle Chromosomenaberrationen 186
2.2.3   Marker-Chromosomen 200
2.2.4   Chromosomenpolymorphismen und Formunterschiede 200

2.3 **Klinische Beispiele von Chromosomenaberrationen** 201
A. Schinzel
2.3.1 Allgemeine Beobachtungen 202
Dysmorphien 202
Fehlbildungen 203
Wachstumsrückstand 203
Großwuchs 203
2.3.2 Fehlverteilung von Autosomen und deren klinische Bilder 204
Down-Syndrom, Trisomie 21 204
Edwards-Syndrom, Trisomie 18 207
Pätau-Syndrom, Trisomie 13 209
Mosaik-Trisomie 8 211
Triploidie 212
Haploidie und Tetraploidie 212
2.3.3 Fehlverteilungen der Geschlechtschromosomen und deren
klinische Bilder 213
Ullrich-Turner-Syndrom, 45,X 213
Trisomie X, 47,XXX 215
48,XXXX und 49,XXXXX 216
Klinefelter-Syndrom, 47,XXY 216
47,XYY 218
2.3.4 Strukturelle Autosomenaberrationen 218
Distale Deletion des kurzen Arms von Chromosom 1 (1 p) 218
Cri-du-Chat-Syndrom, distale Deletion des kurzen Arms
von Chromosom 5 (5p) 219
Wolf-Hirschhorn-Syndrom, distale Deletion des kurzen Arms
von Chromosom 4 (4p) 221
Deletion des gesamten kurzen Arms von Chromosom 18
(De-Grouchy-Syndrom Typ I) 223
Deletion des distalen langen Arms von Chromosom 18
(De-Grouchy-Syndrom Typ II) 224
Distale Deletion des kurzen Arms von Chromosom 9 226
Duplikation des kurzen Arms von Chromosom 9, Trisomie 9p 227
Cat-Eye-Syndrom, partielle Tetrasomie 22 (pter-q11.2) 228
Partielle Tetrasomie 15 (pter-q13) 229
2.3.5 Autosomale Mikrodeletionssyndrome 230
Prader-Willi-Syndrom, väterliche Deletion 15q11.2-q12 230
Angelman-Syndrom, mütterliche Deletion 15q11.2-q12 231
Williams-Beuren-Syndrom 232
Giedion-Langer-Syndrom, Deletion des Segments 8q24.1 232
DiGeorge-Syndrom, Velo-cardio-faciales Syndrom
(Shprintzen- oder Sedlackova-Syndrom), Takao-Syndrom,
Mikrodeletion 22q11.22 233

Andere submikroskopische Chromosomenaberrationen 234
2.3.6 Chromosomenaberrationen bei Spontanaborten 235
Hauptbefunde 235
Weitere Befunde 236
Chromosomenuntersuchung bei den Eltern 236
2.3.7 Pränatale Ultraschallbefunde 237

Formale Genetik

3 **Formale Genetik** 241

3.1 **Stammbaumnomenklatur** 241
T. Grimm

3.2 **Mendel-Erbgänge** 241
T. Grimm
3.2.1 Begrifflichkeiten 244
3.2.2 Kodominante und intermediäre Vererbung 245
3.2.3 Autosomal dominanter Erbgang 245
Wiederholungsrisiken 247
Merkmalsausprägung 247
Homozygotie beim autosomal dominanten Erbgang 249
Häufigkeit autosomal dominanter Krankheiten 250
3.2.4 Autosomal rezessiver Erbgang 251
Wiederholungsrisiken 252
Verhältnis Homozygotie zu Heterozygotie 254
Blutsverwandtschaft 255
Pseudodominanz 258
Heterozygotentest 258
Häufigkeit autosomal rezessiver Krankheiten 259
3.2.5 X-chromosomale Vererbung 260
X-chromosomal rezessive Vererbung 260
X-chromosomal dominante Vererbung 266
3.2.6 Y-chromosomale Vererbung 267
3.2.7 Genetische Heterogenität 267
3.2.8 Mutationsheterogenität 271
3.2.9 Abweichungen von den Mendel-Regeln 271
Keimzellmosaike 272
Chimäre 272
Antizipation 274
Uniparentale Disomie (UPD) 275

3.3   **Klinische Beispiele für monogene Erkrankungen** 280
T. Grimm, E. Holinski-Feder
3.3.1   Autosomal dominante Krankheiten 280
        Huntington-Krankheit 280
        Marfan-Syndrom 281
        Myotone Dystrophie 283
        Achondroplasie 285
        Charcot-Marie-Tooth-Neuropathien 287
3.3.2   Autosomal rezessive Krankheiten 289
        Mukoviszidose (Cystische Fibrose) 289
        Phenylketonurie (PKU) 292
        Spinale Muskelatrophie (SMA) 293
        Albinismus 295
3.3.3   X-chromosomal rezessive Krankheiten 297
        Hämophilie A und Hämophilie B 297
        Muskeldystrophie Duchenne (DMD) 299
        Muskeldystrophie Becker (BMD) 301
        Glucose-6-Phosphatdehydrogenase-Mangel 302
        Fragiles-X-Syndrom 303
3.3.4   X-chromosomal dominante Krankheiten 305
        Vitamin-D resistente hypophosphatämische Rachitis
        (Phosphatdiabetes) 305
        Rett-Syndrom 306

3.4   **Mitochondriale Vererbung** 307
A. Abicht, T. Grimm
3.4.1   Mitochondriales Genom 307
3.4.2   Mitochondriale Erkrankungen 310
        Mutationen der mtDNA 311
        Nukleäre Gendefekte 313

3.5   **Multifaktorielle Merkmale und Erkrankungen** 314
G. Utermann
3.5.1   Einleitung und Definition 314
        Qualitative und quantitative multifaktorielle Merkmale 316
        Grenzwertbestimmung für multifaktoriell bedingte Merkmale 319
        Der Korrelationskoeffizient 321
        Gen-Umwelt-Interaktionen 321
        Multifaktoriell vs. monogen 324
3.5.2   Modifier-Gene, digene Vererbung und maternale Faktoren 325
3.5.3   Resistenzgene und Suszeptibilitätsgene für Infektionskrankheiten .. 327
3.5.4   Genetische Tests bei komplexen Erkrankungen 329

3.5.5 Beispiele für komplexe Erkrankungen 331
Apolipoprotein E und Alzheimer-Erkrankung 331
Cholesterolkonzentrationen als Beispiel eines krankheitsassoziierten
quantitativen Merkmals 332
Hirschsprung-Erkrankung 335
Neuralrohrdefekte 336

Statistische Genetik

4 **Statistische Genetik** 341

4.1 **Populationsgenetik** 341
T. Grimm
4.1.1 Population 341
4.1.2 Genfrequenzen 341
4.1.3 Hardy-Weinberg-Gleichgewicht 342
Faktoren mit Einfluss auf das Hardy-Weinberg-Gleichgewicht 343
Unterschiede von Genhäufigkeiten zwischen verschiedenen
Bevölkerungen 347
4.1.4 Genetische Polymorphismen 347
4.1.5 Segregationsanalysen 348

4.2 **Kopplungsanalyse und Genkartierung** 350
T. Grimm
4.2.1 Begriffserklärung Haplotyp 350
4.2.2 Kopplungsanalyse und Genkartierung bei monogenen
Erkrankungen 351
Zwei-Punkt-Kopplungsanalysen und Lod-Scores 353
Multipoint-Linkage-Analyse 356
Homozygotie-Kartierung 356
Kopplungsungleichgewicht 356

4.3 **Statistische Analysen bei multifaktoriellen Merkmalen
und komplexen Erkrankungen** 357
G. Utermann
4.3.1 Nachweis der Beteiligung genetischer Faktoren an multifaktoriellen
Merkmalen und komplexen Erkrankungen 357
Familienuntersuchungen 357
Zwillingsuntersuchungen 360
Adoptionsstudien 363
Identifikation der beteiligten Gene 363

4.3.2 Auffinden von chromosomalen Regionen und Nachweis
pathogenetischer Genvarianten bei komplexen Erkrankungen 364
Assoziationsstudien 365
Kopplungsuntersuchungen 367
Sib-Pair-Linkage und Allel-Sharing-Methoden 370

4.4 Spezielle Risikoberechnung 372
T. Grimm
4.4.1 Das Bayes-Theorem 373

4.5 Genetischer Abstammungs- und Identifikationsnachweis 374
T. Grimm
4.5.1 Nachweismethoden 375
4.5.2 Analyse von Merkmalen 376
Blutgruppen-Systeme 376
HLA-System 377
4.5.3 Analyse von DNA-Polymorphismen 378
Mikrosatelliten (Short-tandem-repeats-Polymorphismus, STR) 379
4.5.4 Vaterschaftsausschluss und Vaterschaftswahrscheinlichkeit 379
4.5.5 Identitätsnachweis in der Kriminalistik 379

Klinische Genetik

5 **Klinische Genetik** 383

5.1 Aufgaben und Ziele der klinischen Genetik 383
J. Murken

5.2 Humangenetische Beratung 384
J. Murken, K. Zerres
5.2.1 Definition humangenetischer Beratung 384
5.2.2 Anlässe für eine humangenetische Beratung 385
Geburt eines Kindes mit einer angeborenen Erkrankung oder
Entwicklungsstörung 386
Erkrankungen oder Entwicklungsstörungen bei Verwandten eines
Ratsuchenden 387
Ein Elternteil ist von einer Erkrankung oder einer Entwicklungs-
störung betroffen 387
Altersbedingte Risiken 387
Blutsverwandtschaft der Ratsuchenden 388

Habituelle Aborte, Totgeburten und pränatal diagnostizierte
Auffälligkeiten 388
Störungen der Fertilität 389
Teratogene/mutagene Einflüsse 389
5.2.3 Ablauf der humangenetischen Beratung 390
5.2.4 Psychologische Aspekte genetischer Beratung 393
5.2.5 Bedeutung der humangenetischen Beratung für pränatale,
Heterozygoten- und prädiktive Diagnostik 394
Pränatale genetische Diagnostik 394
Heterozygotentestung 394
Prädiktive Diagnostik 395
5.2.6 Professionelle Voraussetzungen für die Durchführung
humangenetischer Beratung 396

5.3 **Pränatale Diagnostik** 397
J. Murken, F. Kainer
5.3.1 Indikationen zur pränatalen Diagnostik 397
Verdacht auf eine Chromosomenaberration 398
Risiko für eine monogen bedingte Erkrankung 399
Genetisches Risiko für schwere morphologische Fehlbildungen 404
„Psychologische Indikation" 404
5.3.2 Pränatale Diagnostikverfahren 405
Untersuchungen vor Eintritt der Schwangerschaft 405
Nicht invasive Untersuchungen in der Schwangerschaft 409
Invasive Untersuchungen in der Schwangerschaft 412
Spezielle Probleme bei der pränatalen Diagnostik 414
Pathologische Chromosomenbefunde 418
5.3.3 Konfliktsituationen der Ratsuchenden 419
5.3.4 Beratung, Aufklärung und Nachsorge 421
Aufklärung vor Inanspruchnahme einer invasiven pränatalen
Diagnostik 422
Beratung nach Inanspruchnahme einer invasiven pränatalen
Diagnostik bei auffälligem Befund 423
Nachsorge 423

5.4 **Genetische Ursachen des unerfüllten Kinderwunsches** 424
P. Wieacker
5.4.1 Genetische Ursachen der männlichen Infertilität 424
Chromosomenstörungen 424
Aplasie der Vasa deferentia 426
Genmutationen bei isolierten Spermatogenesestörungen 427
Übergeordnete Syndrome 429

5.4.2   Genetische Ursachen der weiblichen Infertilität 429
        Genetische Ursachen der primären Ovarialinsuffizienz 429
        Störungen der Steroidhormonsynthese 431
        Störungen der Hypothalamus-Hypophyse-Gonaden-Achse 431
        Übergeordnete Syndrome 433
5.4.3   Genetische Risiken der assistierten Reproduktion 433
5.4.4   Genetische Ursachen von Aborten 434
        Chromosomenaberrationen bei Spontanaborten 434
        Blasenmole 435
        Chromosomenaberrationen bei habituellen Aborten 435
        Monogene und polygen-multifaktorielle Defekte 436
        Gerinnungsstörungen 437

5.5   **Teratogene Faktoren** 437
        C. Schaefer, P. Wieacker
5.5.1   Physikalische Faktoren 438
5.5.2   Chemische Faktoren 440
        Drogen und Medikamente 441
5.5.3   Pränatale Infektionen 451
        Röteln 452
        Ringelröteln 453
        Zytomegalie 454
        Varizellen 454
        HIV-Infektion 455
        Syphilis 455
        Toxoplasmose 455
5.5.4   Mütterliche Erkrankungen 456
        Mütterlicher Diabetes mellitus 456
        Maternale Phenylketonurie 458
        Mütterlicher Lupus erythematodes 458

5.6   **Dysmorphologie** 459
        K. Zerres
5.6.1   Einteilung der Einzeldefekte 460
        Malformationen 460
        Disruption 460
        Deformation 461
        Dysplasie 461
5.6.2   Einteilung der multiplen Defekte 461
        Sequenz 461
        Syndrom 462
        Assoziation 463

5.6.3 Kongenitale Störungen der menschlichen Entwicklung
       und der Geschlechtsdifferenzierung 463
       Mutationen in Entwicklungsgenfamilien 464
       Entwicklungsstörungen von Nabelschnur, Plazenta und Eihäuten . . . 465

5.7   Störungen der Geschlechtsentwicklung 467
       K. Zerres
5.7.1 Geschlechtsbestimmung und Geschlechtsdifferenzierung 467
5.7.2 Bedeutung von Chromosomenaberrationen für die Differenzierung
       und Entwicklung des Geschlechts 470
5.7.3 Syndrome mit Störung der Geschlechtsentwicklung 471
       Echter Hermaphroditismus 471
       XX-Männer 472
       Reine Gonadendysgenesie 472
       Pseudo-Hermaphroditismus masculinus 472
       Pseudo-Hermaphroditismus femininus 474
5.7.4 Kriterien für die Geschlechtszuordnung und die standesamtliche
       Eintragung des Geschlechtes 476

5.8   Zwillinge 478
       T. Grimm
5.8.1 Grundlagen 478
       Häufigkeiten 478
       Unterscheidung von eineiigen und zweieiigen Zwillingen 480
5.8.2 Siamesische Zwillinge 481
5.8.3 Getrennt aufgewachsene eineiige Zwillinge 481
5.8.4 Fehlbildungen bei eineiigen Zwillingen 483
       Fetofetales Transfusionssyndrom 483

5.9   Angeborene Stoffwechselstörungen 484
       G. Utermann
5.9.1 Definition und Einteilung 484
       Einteilung und Pathomechanismen 484
       Prinzip des „Inborn Error of Metabolism" 485
5.9.2 Monogene Stoffwechselstörungen 488
       Störungen des Aminosäurestoffwechsels 488
       Lysosomale Speicherkrankheiten 488
       Multiple Enzymdefekte und Biogenesestörungen 491
       Störungen des Cholesterol-Metabolismus 492
5.9.3 Übergänge zwischen monogenen und multifaktoriellen
       Stoffwechselstörungen 499
       Dysbetalipoproteinämie und Typ-III-Hyperlipidämie 499
       Hereditäre Hämochromatose 500
5.9.4 Multifaktorielle Stoffwechselstörungen und quantitative Merkmale . 501

5.10 **Pharmakogenetik** 503
J.T. Epplen
5.10.1 Pharmakogenomik und Pharmakogenetik 503
Definitionen und Abgrenzungen 503
Aufgaben 504
5.10.2 Populationen und DNA-Profile in der pharmakogenetischen
Forschung 506
5.10.3 Pathologische Reaktionen auf Medikamente 507
Maligne Hyperthermie 509
Central-Core-Disease 509
Pharmakogenetische Diagnostik für MH und CCD 510
5.10.4 Einsatzgebiete der Pharmakogenetik 510
Genetische Klassifikation 510
Wirkstoffprüfung in der Arzneimittelentwicklung 511
Individualisierte und maßgeschneiderte Therapie 511
5.10.5 Schlussfolgerungen und Ausblick 512

5.11 **Genetik von Krebserkrankungen** 513
E. Holinski-Feder
5.11.1 Grundlagen 513
5.11.2 Tumorsuppressorgene 515
„Two-Hit-Theory" von Knudson 515
5.11.3 Protoonkogene 518
5.11.4 Mutationsarten in Krebszellen 519
Veränderung der Chromosomenanzahl 519
Chromosomentranslokationen 519
Amplifikation chromosomaler DNA 521
Punktmutationen in Tumorzellen 522
Exogene Gensequenzen 523
Imprinting-Mutationen 523
5.11.5 Erbliche Tumorerkrankungen 525
Erbliches nicht polypöses kolorektales Karzinom (HNPCC) 525
Brustkrebs 527
Familiäre adenomatöse Polyposis coli (FAP) 529
Juvenile Polyposis coli 530
Peutz-Jeghers-Syndrom 531
Neurofibromatose Typ 1 (NF1, Morbus Recklinghausen) 532
Neurofibromatose Typ 2 533
Nierenkarzinome 534
Multiple endokrine Neoplasie Typ 1 (MEN1) 535
Multiple Endokrine Neoplasie Typ 2 (MEN2) 535
Retinoblastom 537

Li-Fraumeni-Syndrom 538
Wilms-Tumor 539
Malignes Melanom 541

5.12   **Präventive Maßnahmen in der Humangenetik** 542
C. Scholz, E. Holinski-Feder
5.12.1   Voraussetzungen für präventive Maßnahmen 544
Behandelbarkeit genetisch bedingter Erkrankungen 544
Genetische Diagnostik im Rahmen präventiver Maßnahmen 545
Zeitpunkt präventiver Maßnahmen 545
Personenkreis für präventive Maßnahmen 546
5.12.2   Genetische Screeningverfahren 546
Neugeborenen-Screening auf angeborene Stoffwechselstörungen
und Endokrinopathien 547
Früherkennung und Vorsorgeuntersuchungen bei familiären
Krebserkrankungen 548
Hämochromatose-Screening als Modellprojekt 548

5.13   **Therapie von Erbkrankheiten** 549
H. Höhn
5.13.1   Therapie auf genotypischer Ebene 549
Direkte DNA-Korrektur 549
Überlesen von prämaturen Terminations-Kodons (PTCs)
als therapeutische Strategie 551
Somatische Gentherapie 552
Modifikation der Genexpression 556
Intervention auf RNA-Ebene 556
5.13.2   Therapie auf phänotypischer Ebene 558
Chirurgische und orthopädische Maßnahmen 558
Organtransplantation und präventive Maßnahmen 559
Knochenmarktransplantation (KMT, HSCT) 560
5.13.3   Pharmakologische Beeinflussung des Stoffwechsels 561
Pathophysiologisch orientierte Therapie 561
Personalisierte Medizin 563
Substitution des fehlenden oder defekten Genproduktes 564
5.13.4   Psychosoziale Interventionen bei genetisch (mit-)bedingten
Erkrankungen 566

5.14   **Stammzellen – Bedeutung für die klinische Medizin** 567
S. Terstegge, F. Edenhofer, O. Brüstle
5.14.1   Stammzellen 567
Pluripotente Stammzellen 568
Gewebespezifische Stammzellen 570

Induzierte pluripotente Stammzellen 571
5.14.2 Zukunftsperspektiven 573
Direkte Konversion somatischer Zellen 573
Biomedizinische Anwendungen von Stammzellen über
den Zellersatz hinaus 573

Sachverzeichnis 574

Vorbemerkung

Bedeutung der Humangenetik

Humangenetik in der Forschung

Die Humangenetik hat im Zeitalter der molekularen Medizin eine zentrale Bedeutung erlangt. Molekulargenetische Methoden haben heute in der Erforschung von **Krankheitsursachen** eine Schlüsselstellung inne. Die Aufklärung der Funktion identifizierter Gene liefert nicht nur wichtige Einsichten für die Pathogenese der betreffenden oft seltenen genetisch bedingten Erkrankungen, sie trägt auch dazu bei, dass sehr komplexe Mechanismen der Krankheitsentstehung verstanden werden.

Dieses Verständnis kann auf andere Krankheiten übertragen werden. Dies gilt vor allen Dingen für die häufigen multifaktoriell bedingten Krankheiten, die sogenannten „komplexen Krankheiten" („common diseases"), wie Atopien, Blutdruck, Diabetes und Psychosen, die weltweit mit großem Aufwand erforscht werden.

Eng mit der humangenetischen Forschung verknüpft sind auch die **Zellbiologie** und die **Proteomforschung**. Die unerwartet kleine Zahl von vielleicht 25 000 menschlichen Genen macht deutlich, dass äußerst komplexe Mechanismen, über die wir bisher nicht viel wissen, die Proteinsynthese und -regulation beeinflussen. Obwohl bereits gelegentlich von der postgenomischen Ära gesprochen wird, ist bisher lediglich ein Teil der menschlichen Gene identifiziert und deren Funktion in vielen Fällen noch kaum verstanden. So wird die Humangenetik für weitere Jahrzehnte ein Schlüsselfach für die Aufklärung von Krankheitsursachen und die Entwicklung kausaler Therapien bleiben.

Humangenetik in der klinischen Praxis

Die Humangenetik gewinnt auch im ärztlichen Alltag stetig an Bedeutung. Derzeit können ca. 2000 verschiedene, zum Teil sehr seltene monogene und komplexe Krankheiten auf DNA-Ebene analysiert werden. Diese Zahl wächst ständig.

Diagnostik und Risikoabschätzung

Für eine Vielzahl monogener Krankheiten sichert der Nachweis krankheitsverursachender Mutationen bei entsprechendem klinischem Verdacht die Diagnose. Darüber hinaus kann im Rahmen einer prädiktiven Testung das nach den Mendel-Regeln unterschiedlich hohe, individuelle Erkrankungsrisiko bestimmt werden.

Ein DNA-Test ergänzt heute oft invasive differenzialdiagnostische Maßnahmen. Daneben wird es auch möglich, eine zunehmende Anzahl von Suszeptibilitätsgenen zu untersuchen. Solche Tests erlauben jedoch häufig nur eine geringe statistische Modifikation des Erkrankungsrisikos und eröffnen in der Regel keine neuen Handlungsoptionen. Daher ist der diagnostische Wert von Suszeptibilitäts-gen-Tests in vielen Fällen äußerst zweifelhaft. Ihr Einsatz wird jedoch zunehmend unkritisch mit kommerziellen Absichten propagiert und z. B. in größerem Stil durch das Internet angeboten. Derartige Tests sind medizinisch oft sinnlos, sie lösen nicht selten unberechtigte Krankheitsängste aus oder suggerieren, meist ebenso wenig berechtigt, den Ausschluss eines möglichen Erkrankungsrisikos.

Humangenetische Beratung

In umfassenden Stellungnahmen haben die Deutsche Gesellschaft für Humange-netik e. V. und der Berufsverband Deutscher Humangenetiker e. V., aber auch die Bundesärztekammer die Bedeutung der humangenetischen Beratung hervor-gehoben. Das Fach wird im Kanon der klassischen Disziplinen der Medizin in weiten Bereichen bisher oft zu wenig wahrgenommen. Im Zeitalter der moleku-laren Medizin wird die Humangenetik jedoch vor allem durch die humangeneti-sche Beratung eine zentrale Schlüsselstellung für die verantwortungsvolle An-wendung genetischen Wissens in der klinischen Praxis einnehmen. Vorausset-zung hierfür sind der konsequente Ausbau humangenetischer Beratung sowie eine verbindliche Regelung von Rahmenbedingungen für die Anwendung gene-tischer Tests.

Hinweise zur Benutzung

Das Buch ist in fünf große Kapitel unterteilt. Ein auf die Kapitel abgestimmtes **Farbleitsystem** mit **Daumenregister** wird Ihnen auf der ersten Buchseite vor-gestellt. Es ermöglicht Ihnen eine rasche Orientierung und den schnellen Zugriff auf das jeweils gewünschte Kapitel.

Jedes Kapitel beginnt mit einer **Kapiteleinstiegsseite**. Auf dieser Seite finden Sie zusätzlich zum Inhaltsverzeichnis noch einmal eine Übersicht darüber, wie das jeweils folgende Kapitel gegliedert ist.

> Die blauen Kästen im Text dienen als **Schnelllese-Schiene**. Die Kernaussagen der jeweiligen Textabschnitte werden mit diesem Element hinterlegt und ermöglichen so ein rasches Wiederholen der wichtigsten Inhalte.

Vertiefende, **nicht prüfungsrelevante Informationen** werden im **Kleindruck** dargestellt. Eilige Leser können diese Abschnitte guten Gewissens überspringen. Besonders Interessierte finden hier weiterführende Details und Erklärungen zu den behandelten Problemen.

> **Orange Exkurs-Boxen.** In diesem Textelement sind in sich **abgeschlossene Exkurse** untergebracht, die thematisch zum Haupttext passen, dort aber nicht unbedingt direkt aufgeführt werden müssen. Es handelt sich oft um veranschaulichende Bei-

spiele oder ergänzende Informationen, die zum Teil aus Nachbargebieten der Humangenetik stammen und einen besonderen Blick auf die behandelten Themen ermöglichen. ■

Krankheitsbilder sind durch **grüne Schriftfarbe** hervorgehoben und dadurch leicht zu finden.

Zahlreiche **vierfarbige Abbildungen** und **klinische Fotos** veranschaulichen die Lehrbuchinhalte und tragen so zu einem besseren Verständnis bei.

Nomenklatur zur Bezeichnung von Genen und deren Nukleotide und Aminosäuren

Benennung von humanen Genen und Proteinen

Entsprechend einer Empfehlung der „Human Genome Organisation" (HUGO) sollten humane Gene mit Großbuchstaben in Kursiv wiedergegeben werden, z. B. *BRCA1*. Das von diesem Gen synthetisierte Protein sollte mit einfachen Großbuchstaben bezeichnet werden, z. B. BRCA1.

Benennung von Nukleotiden

Benennung kodierender Nukleotide. Nukleotid 1 ist das A des ATG-Start-Codons. Das Nukleotid 5' des Start-Codons wird als – 1 bezeichnet, gefolgt von – 2 usw. Das Nukleotid 3' des Stopp-Codons wird mit *1, das nächste mit *2 gekennzeichnet.

Benennung der intronischen Sequenzen.
- *Anfang des Introns:* Ausgehend vom letzten Nukleotid des vorangehenden Exons, z. B. c.77, wird das erste Nukleotid im Intron mit c.77 + 1G bezeichnet, gefolgt von z. B. c.77 + 2T.
- *Ende des Introns:* Ausgehend vom ersten Nukleotid des folgenden Exons z. B. c.278 wird das letzte Nukleotid im Intron mit c.278 – 1G bezeichnet und die Nachbarposition davor, z. B. c.278 – 2T.
- *Mitte des Introns:* Bei Introns mit einer ungeraden Anzahl von Nukleotiden wird das mittlere Nukleotid mit einem + gekennzeichnet.

Benennung von genomischen Sequenzen. Die Benennung fängt bei jedem Gen mit 1 an. Jede Sequenz hat ein „database reference file" und eine dazugehörige Nummer.

Benennung von verschiedenen Sequenzen
- „c" für kodierende DNA, z.B c.77A (z. B. *GJB2*:c.77A)
- „g" für genomische DNA, z.B: g.476A
- „r" für RNA-Sequenzen r.76a
- „m" für mitochondriale DNA, z. B. m.8993 T
- „p" für ein Protein, z. B. p.Lys76

Benennung von DNA-Sequenzvarianten und Mutationen
- Substitution: c.3G > T
- Deletion von einem Nukleotid: c.13delT
- Deletion von mehreren Nukleotiden: c.13_16del4,
- Duplikation von einem Nukleotid: c.13dupT
- Duplikation von mehreren Nukleotiden: c.13_14dupTA
- Insertion von einem Nukleotid: c.51_52insT
- Insertion von mehreren Nukleotiden: c.51_52insTAT
- Angabe variabler repetitiver Einheiten: c.16CAG(12_34)
- Deletion und Insertion: c.112_117delinsTG
- Inversion: c.77_809inv

Benennung von Protein-Sequenzvarianten
- Substitution: p.Trp26Cys
- Deletion von einer Aminosäure: p.Gly4del
- Deletion von mehreren Aminosäuren: p.Gly4_Gln6del
- Deletion führt zu einem frame shift mit Stopp-Codon an Position 14: p.Gly4Valfs*14
- Duplikation einer Aminosäure: p.Gly4dup
- Duplikation mehrerer Aminosäuren: p.Gly4_Gln6dup
- Insertion von Aminosäuren: p.Lys2_Leu3insGlnSer
- Angabe variabler repetitiver Einheiten: pGln54(12_34)
- Deletion und Insertion: p.Cys28_Lys29delinsTrp

Grundlagen der Genetik

1.1 Aufbau des Genoms und Weitergabe der genetischen Information

Aufbau des Genoms 3

DNA als Träger der genetischen Information 7

Das menschliche Genom 9

Replikation 15

1.2 Von der DNA zum Protein

Transkription 21

RNA-Stabilität 28

Mikro-RNAs (miRNA) 29

Translation 30

Lebensdauer von Proteinen 40

1.3 Epigenetik

Genregulation: Schlüssel für das Verständnis differenzierter Entwicklung 42

Genomisches Imprinting 44

Bedeutung epigenetischer Mechanismen für die Krankheitsentstehung 46

Bedeutung und Ausblick 48

1.4 Mutationen beim Menschen und ihre Folgen

Klassifikationen von Mutationen 49

Arten von Genmutationen 51

Mutationen und deren Verteilung im Körper 64

Ursachen von Mutationen 64

Häufigkeit der einzelnen Mutationen 76

Genotyp-Phänotyp-Korrelation 81

1.5   DNA-Reparaturmechanismen

Ursachen von DNA-Schäden   88

Schadenserkennung und Vorbereitung der DNA-Reparatur   88

Chromatin-Modifikation als Voraussetzung für DNA-Reparatur   90

DNA-Reparatur in Säugerzellen   91

Beispiele für klinische Auswirkungen von Defekten der DNA-Reparatur   99

1.6   DNA-Untersuchung – Diagnostische Anwendung beim Menschen

Grundlegende Verfahren zur Analyse genomischer DNA   104

Verfahren zum Nachweis unbekannter Mutationen   119

Verfahren zum Nachweis bekannter Mutationen   122

Verfahren zum Nachweis genomischer Deletionen   131

1 Grundlagen der Genetik

1.1 Aufbau des Genoms und Weitergabe der genetischen Information

G. Poeggel, T. Meitinger

1.1.1 Aufbau des Genoms

Man unterscheidet grundsätzlich zwei Typen von Nukleinsäuren: Desoxyribonukleinsäuren (**DNA**) und Ribonukleinsäuren (**RNA**). Beide Nukleinsäuren sind Polymere von Nukleotiden (**Nukleosidmonophosphaten**), die durch Pyrophosphat-Abspaltung aus Nukleosidtriphosphaten polymerisiert werden.

Grundstruktur der Nukleotide

Nukleosidmonophosphate bestehen aus
- einer organischen Base (einer Purin- oder Pyrimidinbase),
- einem Zucker (Ribose oder 2'-Desoxyribose) und
- Phosphorsäure.

Die drei Komponenten sind folgendermaßen verknüpft (Abb. 1.**1**):
- Mit dem C_1 des Zuckers ist N-glykosidisch die organischen Purin- oder Pyrimidinbase verknüpft, dadurch entsteht ein **Nukleosid** (z. B. Cytosin).
- Die OH-Gruppe am C_5 des Zuckers wird mit Phosphorsäure verestert, dadurch entsteht ein **Nukleotid** (in diesem Fall ein Nukleosidmonophosphat, z. B. Cytosinmonophosphat, CMP).
- Durch Veresterung der Phosphatgruppe mit weiteren Phosphorsäuremolekülen entstehen **Nukleosiddiphosphate** (z. B. Cytosindiphosphat, CDP) und **Nukleosidtriphosphate** (z. B. Cytosintriphosphat, CTP).

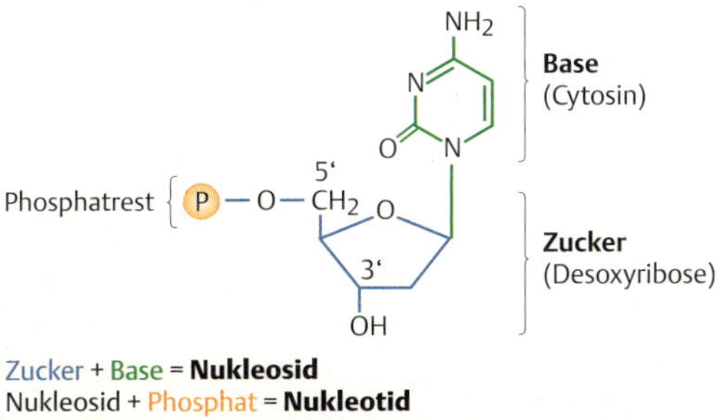

Abb. 1.**1 Grundstruktur eines Nukleotids.**

Zucker + Base = **Nukleosid**
Nukleosid + Phosphat = **Nukleotid**

1

Aus diesen energiereichen **Nukleosidtriphosphaten** werden die Nukleinsäuren synthetisiert.

Die organischen Basen der DNA sind die Purinbasen **Adenin (A)** und **Guanin (G)** sowie die Pyrimidinbasen **Cytosin (C)** und **Thymin (T)**.

In der **DNA** wird als Zucker die Pentose **2'-Desoxyribose** verwendet, in der **RNA** ist es die Pentose **Ribose**. In der RNA wird außerdem an Stelle von Thymin die Base **Uracil** verwendet.

Aufbau von DNA und RNA

Schreibt man zwei Nukleotide untereinander, so erkennt man sofort, dass über die Phosphorsäure am C_5 des einen Moleküls eine Esterbindung zur OH-Gruppe am C_3 des anderen Moleküls gebildet werden kann.

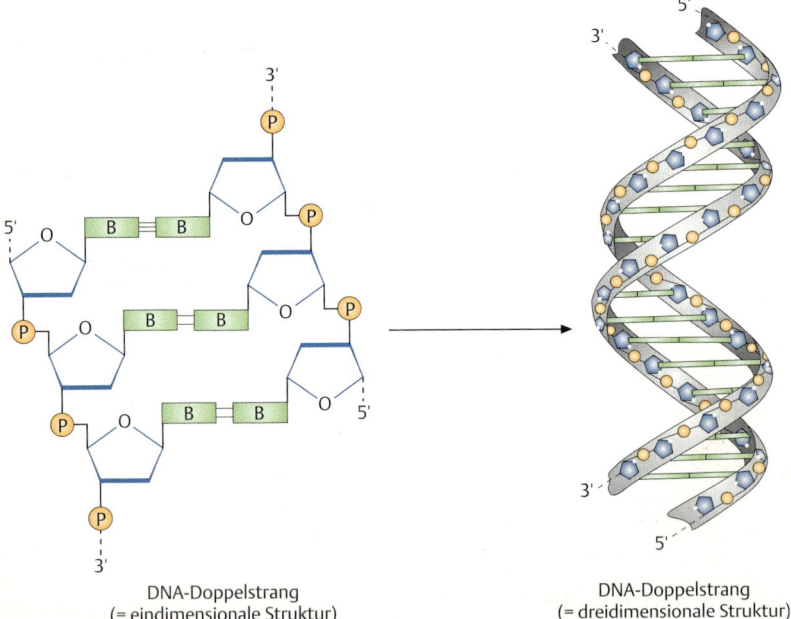

DNA-Doppelstrang
(= eindimensionale Struktur)

DNA-Doppelstrang
(= dreidimensionale Struktur)

Abb. 1.**2 Aufbau der DNA-Doppelhelix.** Man beachte, dass die beiden Stränge antiparallel vorliegen. Unter Ausbildung von Wasserstoffbrückenbindungen liegen sich immer zwei Basen im Innern der Helix gegenüber. Das Rückgrat der Helix bilden die durch Phosphatbrücken miteinander verknüpften Zucker (aus: Poeggel G, Kurzlehrbuch Biologie. Thieme, 2009).

Über solche **C$_3$-C$_5$-Phosphorsäurediesterbindungen** werden eine Vielzahl von Nukleotiden zu Ketten verknüpft, aus denen die Basen seitlich herausragen (Abb. 1.**2**). Es entsteht entweder ein DNA- oder ein RNA-Strang.

DNA

Die Nukleotidabfolge in der DNA macht den **genetischen Code** aus. Die DNA ist **doppelsträngig** und besteht aus zwei **antiparallelen** Nukleotidsträngen, die in Form einer α-Doppelhelix vorliegen. Dabei liegen sich immer zwei Basen unter Ausbildung von Wasserstoffbrücken gegenüber, man spricht von **komplementärer Basenpaarung**. An den beiden Enden des Stranges ist entweder die 3'-OH-Gruppe des Zuckermoleküls (= 3'-Ende) oder die 5'-Phosphorsäuregruppe nicht verestert (= 5'-Ende). Damit hat ein Nukleotidstrang eine Richtung (Abb. 1.**2**).

Die Basenpaarung ist **nicht** willkürlich. Es liegen sich immer zwei bestimmte Basen (sogenannte komplementäre Basen) gegenüber (Abb. 1.**3**). Das geschieht
- unter Ausbildung von **zwei** Wasserstoffbrücken zwischen **Adenin (A)** und **Thymin (T)** und
- unter Ausbildung von **drei** Wasserstoffbrücken zwischen **Guanin (G)** und **Cytosin (C)**.

Die Stabilisierung der α-Doppelhelix erfolgt
- **intermolekular** zwischen den komplementären Basen der beiden antiparallelen Helices im Innern der Schraube,

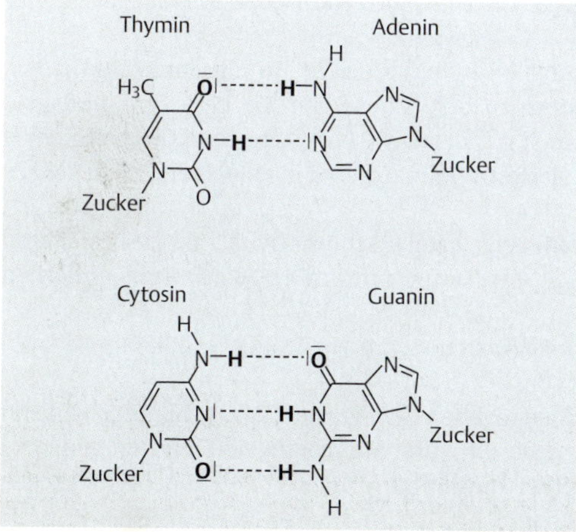

Abb. 1.**3 Verwendete Basen und ihre Paarung in der DNA.**

1

- durch **intramolekulare** Wasserstoffbrücken zwischen den Gängen der Helices und
- durch sogenannte **Stacking–Interaktionen**.

Eine einzelne Wasserstoffbrückenbindung hat nur eine sehr geringe Bindungsenergie. Die hohe Zahl dieser Wasserstoffbrücken stellt jedoch die nötige Bindungsenergie für den Zusammenhalt der Moleküle. Durch Wärmezufuhr kann man diese Bindungen lösen, die DNA liegt dann einzelsträngig vor.

RNA

> RNA ist in der Regel **einzelsträngig** und bildet nur abschnittsweise intramolekulare helikale Strukturen aus. Da in der RNA statt Thymin (T) **Uracil (U)** eingebaut wird, erfolgt hier neben der GC-Paarung eine Paarung zwischen den Basen A und U unter Ausbildung von zwei Wasserstoffbrücken.

Man unterscheidet funktionell verschiedene Typen von RNA. Die bisher am besten untersuchte RNA ist die messenger RNA (mRNA). Zunehmend rücken nicht-kodierende RNA-Typen (ncRNA) in den Vordergrund:

- Messenger-RNA (**mRNA**): Sie fungiert als Boten-RNA bei der Synthese von Proteinen. Die genetische Information der DNA wird in mRNA (**Transkription**, s. S. 21) umgeschrieben und ins Zytoplasma der Zelle transportiert. Da es viele verschieden große Proteine gibt, gibt es auch viele verschiedene mRNA-Moleküle unterschiedlicher Länge. Die mRNA ist die vielfältigste RNA.
- Ribosomale RNA (**rRNA**): Sie ist eine **Struktur-RNA** und baut gemeinsam mit Proteinen die Ribosomen auf, die den Ort der Translation (s. S. 30) darstellen. In prokaryontischen Zellen gibt es drei, in eukaryontischen Zellen gibt es vier verschiedene rRNA-Moleküle.
- Transfer-RNA (**tRNA**): Sie bindet im Zytoplasma die Aminosäuren und transportiert sie zur Proteinsynthese zu den Ribosomen. Da es 21 proteinogene Aminosäuren gibt, muss es auch mindestens 21 verschiedene tRNA-Moleküle geben. Bringt man tRNA-Moleküle zweidimensional in eine Ebene, sieht sie aus wie ein **Kleeblatt** (Abb. 1.**4**).
- Die small nuclear RNA (**snRNA**) zeigt katalytische Aktivität, sie ist Bestandteil der **Spleißosomen**, die aus der sogenannten prä-mRNA die Introns entfernen (s. S. 25).
- Die small nucleolar RNA (**snoRNA**) steuern im Nucleolus (s. S. 141) positionsspezifische Basenmodifikationen.
- **Antisense-RNA** wird am nichtcodogenen Strang der DNA gebildet und kann durch komplementäre Basenpaarung die am codogenen Strang gebildete mRNA blockieren und damit die Translation verhindern. Auch beim Menschen kommen Antisense-Gene vor.

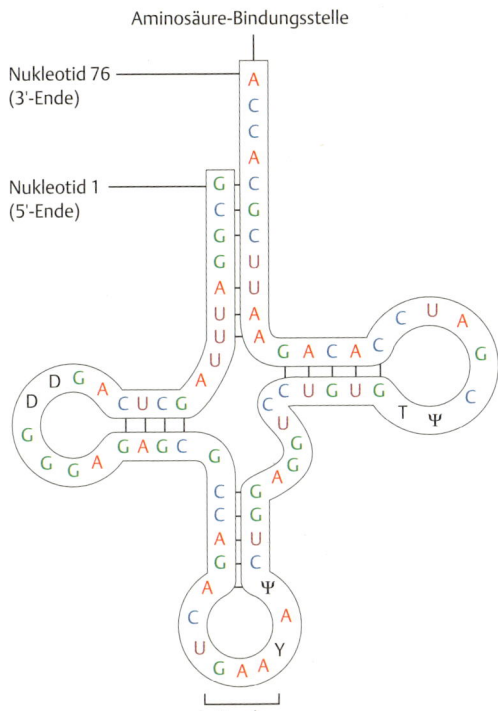

Abb. 1.**4 Kleeblattstruktur eines tRNA-Moleküls.** Die Bindung der Aminosäuren erfolgt an der 3'-OH-Gruppe des Zuckers vom letzten Nukleotid (Adenosin). Dieses Ende ist bei allen tRNA-Molekülen identisch (CCA-Ende). Die beiden anderen Schleifen dienen der Wechselwirkung mit dem Ribosom und der Aminoacyl-tRNA-Synthetase. Sie verknüpft bei der Translation die tRNA mit der passenden Aminosäure (s. S. 33). Durch posttranskriptionale Modifikation werden nach der tRNA-Synthese viele Basen nachträglich verändert (Y, ψ). Im Bereich der Stege dieses Kleeblattes kommt es durch intramolekulare Basenpaarungen zu doppelhelikalen Abschnitten.

- **Mikro-RNA** (miRNA) und **short interfering RNA** (siRNA) sind kurze RNA-Moleküle (20 – 25 Nukleotide), die die Sequenz bestimmter mRNAs erkennen, deren Translation blockieren oder zielgenau deren Abbau induzieren können (s. S. 29).

1.1.2   DNA als Träger der genetischen Information

Die DNA ist der Träger der genetischen Information. Bei der menschlichen Zelle, wie bei allen Eukaryonten ist sie in Form von Chromosomen, linearen DNA-Molekülen im Verbund mit Proteinen im Zellkern lokalisiert. Die Struktur der mitochondrialen DNA (mtDNA, s. S. 307) entspricht der DNA von Prokaryonten. Sie findet sich als ringförmiges doppelhelikales Molekül in der Matrix der Mitochondrien.

Die **Basenfolge** des DNA-Stranges macht den genetischen Code aus. Die Verschlüsselung von **Proteinen** erfolgt in sogenannten **Tripletts**, d. h. jeweils drei Nukleotide bilden eine Kodierungseinheit für eine Aminosäure. In der Abfolge dieser Kodierungseinheiten ist die Sequenz der Aminosäuren im Protein verschlüsselt.

Die Eigenschaften des genetischen Codes bei Eukaryonten sind im Folgenden zusammengefasst:

- Der Code ist ein **Triplett-Code** (3 Nukleotide kodieren eine Aminosäure, Abb. **1.5**). Daraus ergibt sich eine Kodierungspotenz von 64 Aminosäuren, d.h. bei den vier verschiedenen Buchstaben A, G, C, T des Codes gibt es 4^3 = 64 Kodierungsmöglichkeiten. Da es nur 21 proteinogene Aminosäuren gibt, werden *theoretisch* auch nur 21 Codes benötigt.
- Der Code ist **degeneriert**, das heißt es gibt mehr Kodierungsmöglichkeiten als nötig. Die meisten Aminosäuren werden durch mehrere Tripletts kodiert. Insofern ist der Code nicht eineindeutig. Eineindeutig wäre er, wenn genau ein Triplett für eine Aminosäure kodieren würde.
- Der Code ist **universell**. Abgesehen von wenigen Ausnahmen haben die Tripletts bei allen Lebewesen (und Viren) die gleiche Bedeutung.
- Der Code ist **kommafrei**. Es gibt keine Leerstellen zwischen den einzelnen Tripletts, kodierende Tripletts sind nicht durch einzelne Nukleotide getrennt. Bei Eukaryonten können jedoch innerhalb eines Gens nicht kodierende Abschnitte (sogenannte **Introns**) die kodierenden Bereiche (sogenannte **Exons**) unterbrechen (s. S. 24).
- Der Code ist **nicht überlappend**. Nukleotide eines Tripletts sind nicht gleichzeitig Bestandteil eines zweiten benachbarten Tripletts.
- Nicht alle Tripletts werden für die Kodierung von Aminosäuren verwendet. Es gibt drei Tripletts, die als sogenannte **Nonsense-** oder **Stopp-Codons** die Translation beenden (UAA, UAG, UGA). Diese Stopp-Codons stoppen die Translation, nicht die Transkription (s. S. 31)!

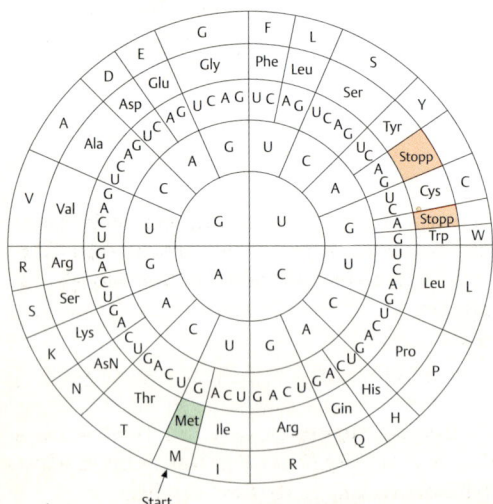

Abb. 1.5 Der genetische Code, dargestellt in der sogenannten Codon-Sonne. Der Code bezieht sich auf die RNA, und die Leserichtung ist von innen nach außen. UGA kann unter bestimmten Bedingungen auch als Codon für die seltene Aminosäure Selenocystein gelesen werden.

1

- Das AUG-Triplett fungiert in der Regel als **Start-Codon** für die Translation. Es kodiert die Aminosäure **Methionin** (bei Prokaryonten wird für den Start Formylmethionin verwendet, in der weiteren Synthese dann auch Methionin). Das Start-Codon AUG wird durch seine Nachbarschaft zur **CAP-Struktur** (bei Eukaryonten, s. S. 23) bzw. einer spezifischen Nukleotidumgebung (bei Prokaryonten) erkannt und dadurch von den weiteren AUG-Tripletts im DNA-Strang unterschieden.

1.1.3 Das menschliche Genom

Der Mensch hat einen artspezifischen Chromosomensatz von **n = 23**, den wir jedoch nur in den haploiden **Geschlechtszellen** nach der 1. meiotischen Teilung (s. S. 168) so vorfinden. Alle somatischen Zellen sowie die Urgeschlechtszellen haben einen **diploiden Chromosomensatz** (2 n = 46). Die meisten Merkmalsanlagen des Menschen sind auf den Chromosomen des Zellkerns lokalisiert (dem **Genom**, Genotyp). Einige Merkmalsanlagen sind jedoch auch im Zytoplasma lokalisiert (**Plasmon**, Plasmotyp), da Mitochondrien über eine eigene DNA verfügen (s. S. 307).

Im Interphasekern sind die Chromosomen entspiralisiert. Erst während der Mitose (s. S. 165), wenn die Chromosomen in ihre Transportform überführt werden, kann man sie im Lichtmikroskop erkennen, anfärben und charakterisieren (s. S. 154).

Das menschliche Genom besteht aus **3 Mrd. Basenpaaren**. Nur ca. 2 cm (1,1 %) des ca. 1,8 m langen DNA-Fadens sind kodierend. Es gibt 25 000 – 30 000 Gene. Die Zahl der davon verschlüsselten Proteine liegt eine Größenordnung höher, da von jedem Gen in der Regel mehrere Proteine kodiert werden.

Über 200 der menschlichen Proteine sind bakteriellen Proteinen ähnlich, was auf einen **horizontalen Gentransfer** von Bakterien auf den Menschen hindeutet.

Der Anteil der **intergenischen DNA** (nicht kodierende DNA zwischen den Transkriptionseinheiten der Gene) wird auf ca. 75 % geschätzt. Berücksichtigt man, dass Introns (s. u.) ebenfalls nicht für Proteine kodieren, enthalten ca. **99 %** des Genoms keine kodierenden Nukleotidsequenzen.

Die Nukleotidsequenz setzt sich aus singulären Abschnitten und repetitiven (sich wiederholenden) Sequenzen zusammen:
- **Singuläre Abschnitte** enthalten einmalige Sequenzen, die einen Großteil der ca. 25 000 Gene für Proteine kodieren, sowie regulatorische Sequenzen und Spacer-DNA, durch die regulatorische Sequenzen positioniert werden.

1

- **Repetitive** (teilweise hochrepetitive) **Sequenzen** kommen verstreut über die DNA oder in Form von Tandemwiederholungen vor. Zu einem kleinen Teil können sie funktionell sein, wie z. B. Histongene, tRNA-Gene oder rRNA-Gene. Sie können aber auch als so genannte **Pseudogene** nicht funktionelle Genkopien bilden. Von einem großen Anteil repetitiver Sequenzen ist die Funktion unbekannt.

Struktur eukaryontischer Gene

Die frühere Definition eines Gens als einen Abschnitt der DNA, der für **ein** Protein kodiert, kann nicht mehr aufrechterhalten werden, da mindestens 50 % der mRNAs nach der Transkription alternativ gespleißt werden (s. S. 25). Dabei werden aus einer prä-mRNA verschiedene mRNAs erzeugt, die im Anschluss zur Herstellung verschiedener Proteine verwendet werden.

> Man kann ein Gen daher nur ganz allgemein als einen Abschnitt der DNA definieren, der für eines oder mehrere **funktionelle Produkte** kodiert. Diese funktionellen Produkte können Proteine (über mRNA vermittelt), aber auch Nukleinsäuren (rRNA, tRNA, miRNA) sein.

Introns und Exons. Die meisten menschlichen Gene bestehen aus kodierenden Abschnitten (**Exons**, ca. 1,1 % des Genoms), die durch lange, nicht kodierende Abschnitte unterbrochen sind (**Introns**, ca. 24 % des Genoms). Bei der Transkription werden sowohl Introns als auch Exons in mRNA umgeschrieben. Anschließend werden die nicht kodierenden Introns durch Splicing aus dieser prä-mRNA entfernt (s. S. 25).

Promotor. Die sogenannte Promotorregion ist für die Regulation der Transkription (s. S. 21) verantwortlich. Sie besteht aus spezifischen Nukleotidsequenzen, liegt stromaufwärts (upstream) vom Transkriptionsstart und überlappt mit der 5′UTR (vgl. Abb. 1.**20**). Es gibt 10 – 20 konservierte Promotorelemente, zu denen die TATA- und CAAT-Sequenzen gehören. Die Orientierung dieser Promotor-Sequenz gibt die Auswahl des codogenen, also kodierenden, DNA-Stranges vor (Abb. 1.**6**). An die Promotor-Sequenzen bindet die **RNA-Polymerase**, das Enzym, das bei der Transkription für das Abschreiben der DNA in mRNA verantwortlich ist. Die Transkription beginnt ca. 25 Nukleotide stromabwärts (downstream) der TATA-Box bei +1. Sie wird beendet, wenn das **Polyadenylierungssignal** passiert wurde (s. Transkription, S. 23).

Regulatorische Sequenzen. In einiger Entfernung von den Genen, stromaufwärts oder stromabwärts, liegen regulatorische Nukleotidsequenzen (Enhancer oder Silencer). Diese können bestimmte Proteine binden und durch Schleifenbildung

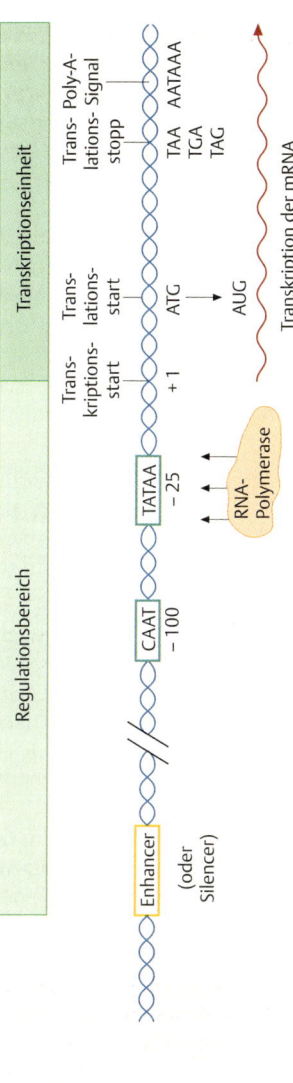

Abb. 1.6 Struktur eines Gens. Gene weisen in der Regel einen regulatorischen Bereich (Promotor) und eine (kodierende) Transkriptionseinheit auf. Im Promotor befinden sich die CAAT-Region und die TATA-Region, an die die RNA-Polymerase bindet. Aber auch weit vom Gen entfernt liegende Sequenzen können die Transkription fördern oder hemmen (Enhancer bzw. Silencer). Regulatorisch wirksame Sequenzen finden sich auch innerhalb der Transkriptionseinheiten von Genen. Bei +1 beginnt die Transkription der mRNA. Es wird solange transkribiert, bis die RNA-Polymerase das Polyadenylierungssignal passiert hat, einige Nukleotide danach endet die Transkription. Spezielle Codons innerhalb der transkribierten Sequenz signalisieren Start und Stopp der Translation. Üblicherweise wird auf der DNA die Triplettfolge des nicht codogenen Strangs beschriftet. Daraus erklärt sich, dass das Start-Triplett der mRNA (AUG) auf der DNA mit ATG beschriftet ist und nicht, wie es logisch wäre, mit TAC. Damit entspricht die Triplettfolge der DNA auf dem nicht codogenen Strang derjenigen der mRNA und somit auch der tatsächlichen Aminosäuresequenz.

1

mit der Promotorregion und der RNA-Polymerase in Wechselwirkung treten. Dadurch wird die Transkription positiv (**Enhancer**) oder negativ (**Silencer**) beeinflusst (s. S. 26).

Spacer-DNA (Abstandhalter). Diese Sequenzen sorgen dafür, dass die regulatorischen Sequenzen für die Transkriptionsregulation in die richtige Position zu den Promotoren gebracht werden können.

Intronlose Gene. Nur wenige Gene sind intronlos. Sie sind meist durch **Retroposition** entstanden (Rückschreiben von reifer mRNA in DNA und Integration in das Genom). Intronlose Gene erkennt man an ihrer Poly-T-Sequenz, dem rückgeschriebenen Poly-A-Schwanz der reifen mRNA (s. S. 24). Über diesen Retropositions-Mechanismus entstehen Genduplikationen. Diese Duplikate sind jedoch häufig **Pseudogene**, falls sie bei der Integration in die DNA keine Promotorregion antreffen.

Zu den intronlosen aktiven Genen gehört z. B. das **Melanocortin-4-Rezeptorgen** (*MC4R*), das mit Adipositas assoziiert werden konnte.

Repetitive Sequenzen

> Neben singulären Sequenzen gibt es einen großen Anteil repetitiver DNA ohne Funktion bzw. mit unbekannter Funktion. Dazu gehören **Satelliten-DNA** (ca. 10 % der DNA), **Retroposons** (ca. 40 % der DNA), **endogene Retroviren** (ca. 8 % der DNA) und **Transposons** (ca. 3 % der DNA).

Satelliten-DNA. Sie wird je nach Größe der sich **tandemartig** wiederholenden Nukleotidfolgen eingeteilt in:
- **Makrosatelliten** (hunderte bis tausende Basenpaare, die sich tandemartig bis zu einer Länge von mehreren 100 000 Basenpaaren wiederholen). Zur Makrosatelliten-DNA gehören verschiedene Typen von Wiederholungen, u. a. die α-Satelliten-DNA (s. S. 145), eine Sequenz, die aus 172 Basenpaaren besteht und die man im Heterochromatin, z. B. in der Zentromerregion, findet.
- **Minisatelliten** (15 – 100 Basenpaare, die sich tandemartig bis zu einer Länge von 100 – 15 000 Basenpaaren wiederholen). Die Zahl der Wiederholungen ist in einer Population hochgradig variabel, wird aber stabil vererbt. Sie bildet dadurch Polymorphismen, die als VNTR-Loci (VNTR = variable Number of tandem Repeats) für genetische Fingerprints verwendet werden. Solche Sequenzen findet man sowohl in den Telomeren der Chromosomen als auch im Genom.
- **Mikrosatelliten** (bis 5 Basenpaare, die sich 8 – 25-mal tandemartig wiederholen). Sie machen ca. 0,5 % des Genoms aus und sind im Genom verstreut zu finden. Die Zahl der Wiederholungen kann sich bei den Zellteilungen ändern, wodurch ebenfalls Polymorphismen entstehen. Diese sind die Grundlage der

STRPs (short tandem repeat polymorphisms). Auch diese Polymorphismen werden für genetische Fingerprints verwendet.

Retrotransposons. Diese Sequenzen, auch Retroposons genannt, machen über 40% unseres Genoms aus und lassen sich nach ihrer Struktur einteilen in:
- **LTR-Elemente** (ca. 8% des Genoms): Sie kodieren eine reverse Transkriptase und eine Integrase, ihre Enden bestehen aus langen Wiederholungseinheiten von Nukleotiden (LTR = long terminal repeats).
- **LINE-Sequenzen** (long interspersed nuclear elements, ca. 21% des Genoms): Ihnen fehlen die long terminal repeats.
- **SINE-Sequenzen** (short interspersed nuclear elements, ca. 13% des Genoms): Es handelt sich um nicht autonome Retroposons, die zum „Springen" die Genprodukte der LINE-Retroposons benötigen. Zu ihnen gehören die Alu-Elemente (7% des menschlichen Genoms), die nach ihrer Erkennungssequenz für das Restriktionsenzym Alu I benannt wurden.

Mobile genetische Elemente wie **Transposons** und **Retroposons** werden in Kap. 2 ab S. 139 ausführlich besprochen.

Variabilität des Genoms

Die Information auf der DNA unterliegt permanent Veränderungen, sogenannten Mutationen (s. S. 49). Dabei können einzelne Basen durch Mutation ausgetauscht werden, Basensequenzen deletiert, dupliziert, gedreht oder verlagert werden.

Im Rahmen der Evolution bleiben nur solche Mutationen erhalten, die die Überlebensfähigkeit des Organismus verbessern oder wenigstens nicht beeinträchtigen. Mutationen, die einen evolutiven Nachteil für den Organismus bedeuten, unterliegen der **Selektion** und können sich nicht etablieren (s. S. 345). Mutationen in nicht kodierenden Bereichen der DNA betreffen das Überleben des Organismus häufig nicht, sie bleiben daher erhalten und werden weitervererbt.

Allele
Single Nucleotide Polymorphismus (SNP).

Der Großteil der genetischen Diversität des Menschen basiert auf Single Nucleotide Polymorphismen (**SNPs**), mutativen Veränderungen durch den Austausch einzelner Nukleotide in der DNA, die meist durch Ablesefehler während der Replikation entstehen. SNPs machen sich also durch Unterschiede in **einzelnen Basenpaaren** der DNA bemerkbar. Zwei nicht verwandte menschliche Genome unterscheiden sich durchschnittliche einmal pro 1000 Basenpaare. Mehr als 5 Millionen häufige SNPs (> 10%) wurden bisher kartiert, ca. 60 000 davon liegen in kodierenden Regionen.

1

Liegen solche SNPs in den codierenden Sequenzen, führt das zur Bildung von sogenannten **Allelen**, also zu verschiedenen Formen oder Varianten dieser Gene, die ihrerseits wieder durch Mutationen zu weiteren Allelen modifiziert werden. Allele entstehen also durch Mutation aus anderen Allelen. Tritt eine definierte Mutation bei mehr als 1 % der Bevölkerung auf, dann spricht man nicht mehr von einer Mutation, sondern von einem **Polymorphismus**. In einer Population gibt es für viele Gene auch viele unterschiedliche Allele (**multiple Allele**). Jeder Mensch kann auf Grund des diploiden Chromosomensatzes jedoch nur **zwei Allele** eines Gens besitzen:

- Sind die Allele identisch, ist er bezüglich dieses Gens **homozygot**,
- unterscheiden sie sich, dann ist er bezüglich dieses Gens **heterozygot**.

Allele sind damit definiert als **unterschiedliche Formen** eines Gens, die sich am **gleichen Genort** der homologen Chromosomen befinden.

Aufgrund der Degeneriertheit des genetischen Codes (s. S. 8) führen jedoch viele dieser SNPs in kodierenden Regionen nicht zu einem Aminosäure-Austausch. Der Polymorphismus äußert sich also nicht durch einen veränderten Phänotyp, da das resultierende Protein unverändert bleibt.

Nicht nur durch die zufällige Kombination unterschiedlicher Allele (man erbt von jedem Elternteil ein Allel eines Gens) entsteht die Variabilität im Genom. Auch andere Mechanismen tragen dazu bei, dass sich Individuen voneinander unterscheiden.

Segregation.

Während der Metaphase I der Meiose (s. S. 168) werden väterliche und mütterliche homologe Chromosomenpaare nach dem Zufallsprinzip in der Metaphaseplatte orientiert und anschließend ebenfalls zufällig auf die entstehenden Tochterzellen verteilt (Segregation).

Daher variiert der Anteil der vom Vater bzw. von der Mutter stammenden Chromosomen in den Keimzellen.

Cross-over. Ein während der Prophase I der Meiose ablaufender **Rekombinationsprozess**, das „Cross-over", sorgt für eine weitere „Durchmischung" väterlicher und mütterlicher Gene.

Da homologe Chromosomen identische Gene besitzen (bei möglicherweise unterschiedlichen allelen Formen dieser Gene) verändert sich durch Cross-over die **Allelkomposition** der Chromosomen. Dadurch entstehen neue Kombinationen von Merkmalen, die genetische Variabilität steigt.

Als **Schwesterchromatiden** bezeichnet man die beiden Chromatiden eines Chromosoms. Die dazugehörenden Nichtschwesterchromatiden sind die beiden Chromatiden des entsprechenden anderen, homologen Chromosoms. Eine Fehlpaarung der beiden homologen Chromosomen beim Cross-over (die identischen Gene liegen sich nicht gegenüber, oder gar eine Paarung zwischen nicht homologen Chromosomen) führt zu unterschiedlichen Mutationen (Duplikation/Deletion, Translokation, s. S. 49).

DNA-Kopienvariation. Einen bis vor kurzem unterschätzten Anteil an der Variation des Genoms haben DNA-Kopienvarianten (copy number variation, **CNV**), die durch Verlust (Deletion) oder Gewinn (Duplikation) von DNA-Sequenzen entstehen und bis zu mehreren Millionen Basenpaaren lang sein können. Hunderte von Kopienvarianten unterschiedlicher Größe sind im Genom bereits kartiert. Mit zunehmendem Auflösungsvermögen der molekularen Techniken (z. B. Gesamtsequenzierung vollständiger Genome) steigt ihre Zahl. DNA-Kopienvariation im FGFR3-Gen wurde z. B. mit Glomerulonephritis assoziiert gefunden.

Variable repetitive Sequenzen. Ein großer Anteil der Variabilität im Genom des Menschen basiert auf Veränderungen der Anzahl repetitiver Sequenzen in nicht kodierenden Abschnitten der DNA (**VNTR** und **STR**, s. S. 12). Die relativ kurzen **STRs** (short tandem repeats) können auch Bestandteil kodierender Abschnitte und damit Ursachen für genetisch bedingte Krankheiten sein. Ein Beispiel hierfür ist die erhöhte Anzahl von CAG-Wiederholungen bei der Huntington-Erkrankung (s. S. 280).

Cistron. Alle Gene, die zur Vervollständigung eines Moleküls beitragen, werden als Cistron zusammengefasst. Cistrons sind also Gruppen von Genen (die auch auf unterschiedlichen Chromosomen lokalisiert sein können), die z. B. innerhalb einer Genwirkkette an der Synthese des Endproduktes beteiligt sind.

Umwelteinflüsse

Variabilität im Genom führt letztendlich zu Unterschieden bei der Ausprägung **phänotypischer Merkmale**. Die Variabilität des Phänotyps wird jedoch zusätzlich durch epigenetische Faktoren (s. S. 42) und Umwelteinflüsse beeinflusst. In Kapitel 3.5 „Multifaktorielle Merkmale und Erkrankungen" ab S. 314 wird vorgestellt, wie sich verschiedene Faktoren und Einflüsse oft unvorhersehbar auf die Merkmalsausprägung auswirken.

1.1.4   Replikation

Die Grundlage für die Vermehrung von Zellen ist die Weitergabe der genetischen Information an die Tochterzellen. Dazu muss vor jeder Zellteilung die genetische Information verdoppelt (repliziert) werden. Die Replikation erfolgt in der **S-Phase** des Zell-Zyklus (s. S. 163) und führt zur Bildung des zweiten (Schwester-)Chromatids.

> Die Replikation wird durch einen Multienzymkomplex **semikonservativ** realisiert. Bei dieser Form der Replikation wird die DNA-Doppelhelix aufgelöst und beide Stränge dienen als Matrize für zwei neue DNA-Doppelhelices. Dabei werden die Chromosomen, die bislang nur aus einem Chromatid bestanden, in Chromosomen mit zwei Chromatiden umgewandelt. Konservativ wäre eine Replikation, bei der beide Tochterstränge die neue Doppelhelix bilden, was jedoch in der Natur nicht realisiert wird.

Entwindung der DNA-Doppelhelix

> Zur Replikation muss die Doppelhelix entwunden werden, dies führt zu Überdrehungen, wie man sehr leicht mit einem verdrillten (multifilen) Bindfaden überprüfen kann. Bei Eukaryonten stört zusätzlich die Verpackung der DNA durch Histone (s. S. 141), die für die Replikation entfernt werden müssen.

Für die semikonservative Replikation muss es also einen Mechanismus geben, der es erlaubt, die DNA-Doppelhelix in zwei Einzelstränge aufzutrennen:

- **Replikations-Initiationsproteine** erkennen die Replikations-Startpunkte und ziehen hier die Doppelhelix auseinander.
- An die Einzelstränge in diesen Lücken lagern sich zwei Replikationskomplexe (Multiproteinkomplexe) an, und die **Helikasen** beginnen, die Doppelhelix durch Drehung bidirektional aufzuwinden (9000 U/min).
- Die DNA wird gespreizt und in diesem Zustand durch **DNA-Bindungsproteine** stabilisiert.
- Eine Überdrehung der DNA-Helix beim Aufwinden und Spreizen wird durch **Topoisomerasen** verhindert, die in bestimmten Abständen Einzelstrangschnitte durchführen, wodurch die Einzelstränge sich umeinander drehen können.
- Durch **DNA-Ligase** wird die Schnittstelle wieder versiegelt.

> So entstehen über einen relativ komplizierten Prozess Einzelstrangregionen von ca. **2000 Basenpaaren**, an denen die eigentliche Replikation beginnen kann.

Der Replikationsprozess

Durch die Verpackung der eukaryontischen DNA läuft die Replikation **langsamer** ab als bei Prokaryonten. Hinzu kommt die vergleichsweise enorme DNA-Menge, die bei Eukaryonten repliziert werden muss. Um dennoch in einem vertretbaren Zeitfenster zu bleiben, gibt es auf der eukaryontischen DNA sehr viele Startpunk-

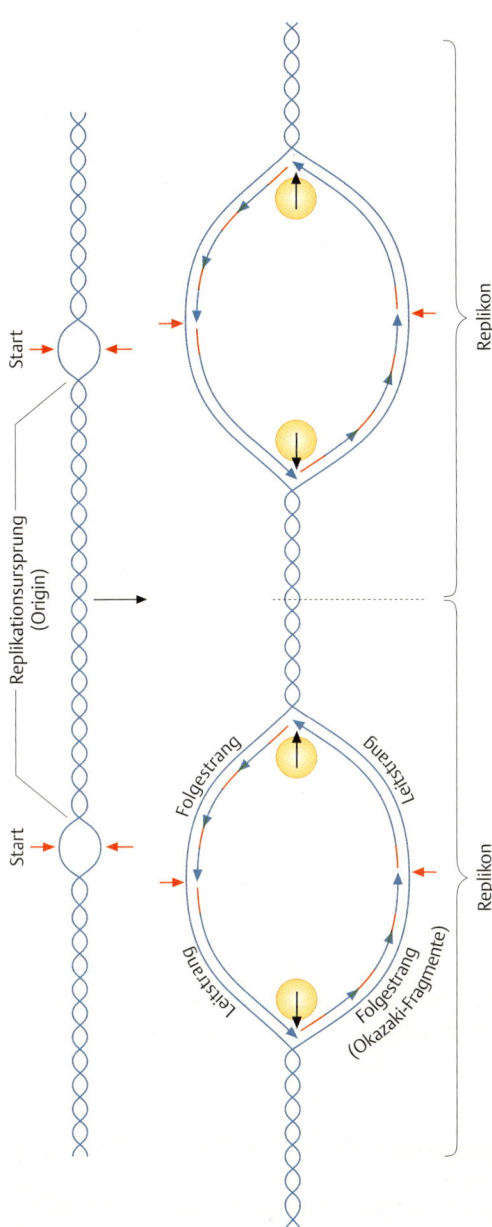

Abb. 1.7 **Replikons und Origins in der eukaryontischen DNA.** Am Replikationsursprung (Origin) beginnt die Replikation. Die DNA-Polymerase α synthetisiert einen kurzen RNA-Primer. Die weitere Synthese erfolgt durch die Polymerase δ. Dabei entsteht durch die Bewegung der Replikationsgabeln in beide Richtungen eine Blase, die immer größer wird. Den Bereich, der von einem Origin aus repliziert wird, nennt man Replikon. Stoßen die Replikationsbereiche der benachbarten Replikons aufeinander, fusionieren die Blasen, und die zwei neuen DNA-Doppelhelices liegen getrennt voneinander vor. Da bidirektional gelesen wird, ist jeder der beiden DNA-Stränge gleichzeitig Leitstrang (in die eine Richtung) und Folgestrang (in die andere Richtung).

te (**Origins**, mehr als 10 000), die durch sogenannte Replikationseinheiten (**Replikons**) voneinander getrennt werden (Abb. 1.**7**). Von jedem Origin läuft die Replikation von zwei Replikationsgabeln aus in beide Richtungen (**bidirektional**), bis die benachbarten Replikationsblasen aufeinandertreffen. Mehr als 20 verschiedene Typen von DNA-Polymerasen führen DNA-Replikation in eukaryontischen Zellen durch.

Im Unterschied zu Prokaryonten können die Replikations-Startpunkte jedoch nur einmal aktiviert werden (Doppelreplikationsblockade). Diese Blockade wird erst nach einer Mitose wieder aufgehoben.

Primer-Synthese. Zu Beginn der Replikation erkennt ein Multienzymkomplex, bestehend aus Helikase, verschiedenen DNA-Polymerasen und Hilfsproteinen, die durch die Initiationsproteine freigelegten Origins als Startpunkte. Der Komplex lagert sich hier an, und die Helikase entwindet die DNA, die durch Bindungsproteine in Einzelstrangform stabilisiert wird. Weil die DNA-Polymerasen nicht in der Lage sind, eine Neusynthese selbst zu starten, brauchen sie ein Stück Nukleotidstrang, an dem sie ansetzen und fortfahren können.

Die **Primer-Synthese** übernimmt als Pendant zur Primase der Prokaryonten eine katalytische Untereinheit der Polymerase α, die eine **Primase-Funktion** hat. Sie beginnt die DNA-Stränge von 3' nach 5'- abzulesen und bildet einen kurzen **RNA-Primer** (8 – 10 Nukleotide), den sie anschließend mit einer zweiten katalytischen Untereinheit (Replikasefunktion) durch ca. 20 Desoxyribonukleotide (DNA) verlängert.

Leitstrangsynthese.

Die **Polymerase δ** setzt an dem durch die Primase synthetisierten Nukleotidstrang an und führt die Replikation des Leitstranges durch.

Ein weiterer Proteinkomplex, der **Gleitring**, hält die DNA-Polymerase dabei auf dem DNA-Strang fest. Die beiden Replikationsgabeln beginnen jeweils in eine Richtung zu wandern. Da die Replikation vom Origin aus bidirektional verläuft, werden zwei dieser beschriebenen Replikationskomplexe benötigt.

Die DNA wird vom 3'- zum 5'-Ende abgelesen, die Synthese erfolgt **antiparallel** dazu vom 5'- zum 3'-Ende. Aus dieser Antiparallelität der Stränge folgt, dass nur ein Strang von 3' nach 5' durchgehend gelesen werden kann (**Leitstrang**, leading strand).

Folgestrangsynthese.

Der andere Strang (**Folgestrang**, lagging strand) kann nur abschnittweise entgegengesetzt zum Fortlaufen der Replikationsgabeln gelesen werden (Abb. 1.**8**). Daher entstehen am Folgestrang bei der Neusynthese zunächst nur DNA-Fragmente (sogenannte **Okazaki-Fragmente**), die später durch eine DNA-Ligase miteinander zu einem fortlaufenden Strang verknüpft werden.

Da sich der Multienzymkomplex nur in einer Richtung über die DNA-Doppelhelix bewegt, werden größere Abschnitte des Folgestrangs durch **Einzelstrangbindungsproteine** stabilisiert. Anschließend wird dieser stabilisierte Abschnitt mittels Schleifenbildung durch den Multienzymkomplex hindurch geführt. Das Ablesen und die Synthese des komplementären Folgestrangs wird bei Eukaryonten durch die Polymerase α (Synthese und Verlängerung der Primer) sowie durch die Polymerase δ realisiert. Eine weitere Polymerase, die Polymerase ε, ist ebenfalls an der DNA-Synthese beteiligt. Sie teilt sich mit der Polymerase δ bei der Replikation des Folgestrangs die Arbeit an der Replikationsgabel. Die Polymerasen δ und ε haben gleichzeitig Reparaturfunktion (3'-5'-Exonuklease-Aktivität).

Wenn das benachbarte Okazaki-Fragment erreicht wird, gibt der Gleitring des Folgestranges die DNA-Polymerase frei, und das nächste Stück Folgestrang wird in eine Schleife gelegt. Die DNA-Polymerasen des Folgestrangs lagern sich nun wieder an, und die Synthese wird fortgesetzt. Durch diesen Mechanismus bewegt sich die Replikationsmaschine für beide Stränge diskontinuierlich in eine Richtung über die DNA (Abb. 1.**8**).

Fehlerkorrektur und Abschluss der Replikation. Noch vor Abschluss der Replikation treten wichtige Mechanismen in Kraft, die für eine erfolgreiche und exakte Verdoppelung der DNA unabdingbar sind:

- **Replikationsfehler** werden noch während der Synthese durch die DNA-Polymerase δ und ε repariert. So kann die DNA-Polymerase mit ihrer **Exonukleasefunktion** ein falsch verknüpftes Nukleotid gleich wieder herausschneiden und durch das richtige Nukleotid ersetzen. Trotz der sofortigen Fehlerkorrektur verbleibt noch ca. 1 Lesefehler pro 10^{4-5} Nukleotide.
- Verbleibende Fehler werden bei Eukaryonten durch ein komplexes Korrektursystem auf eine Fehlerquote von 1 Lesefehler pro 10^{6-9} Nukleotide gesenkt. Bei diesen Reparaturprozessen spielt eine weitere Polymerase, die **Polymerase β**, eine Rolle. Bei der „Short-Patch"-Basenexzisionsreparatur (s. S. 93) baut die Polymerase β nur ein Nukleotid ein, bei der „Long-Patch-Basenexzisionsreparatur" synthetisiert sie einen längeren DNA-Strang.
- Gleichzeitig werden die **RNA-Primer** durch DNA-Nukleotide ersetzt. Wenn die DNA-Polymerase δ (bzw. Polymerase ε) das vorangehende Okazaki-Fragment erreicht, verdrängt sie die RNA des Primers vom DNA-Strang. Verschiedene

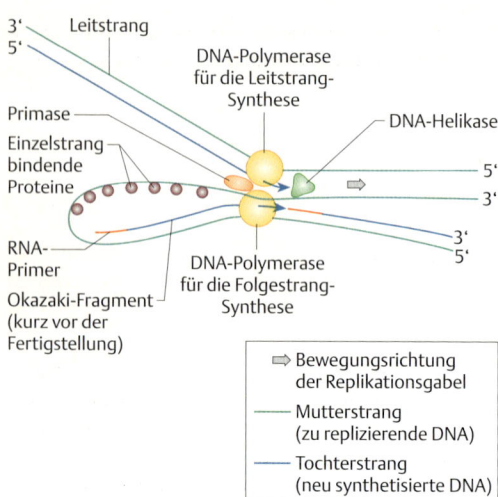

Abb. 1.8 Replikationsgabel. Eine DNA-Helikase entwindet mit Fortschreiten der Replikationsgabel den Mutterstrang. Nur der Leitstrang (Leserichtung 3' nach 5') kann von 5' nach 3' in einem durch synthetisiert werden. Die Synthese des Folgestrangs muss abschnittweise erfolgen. Da sich der Replikationskomplex nur in eine Richtung bewegen kann, wird der zu replizierende Folgestrang in einer Schleife durch den Polymerase-Komplex hindurchgefädelt. Durch diese Schleifenbildung können Leit- und Folgestrang gleichzeitig repliziert werden. Die Primase (DNA-Polymerase α) sorgt für die Synthese der RNA-Primer, einzelstrangbindende Proteine stabilisieren den Folgestrang. Die eigentliche Synthese wird durch zwei DNA-Polymerasen (δ, ε) durchgeführt.

Endo- und Exonukleasen entfernen das überhängende Ende, und eine DNA-Ligase verknüpft die DNA-Fragmente zu einem kontinuierlichen Strang.

Korrekturpolymerasen können also nicht nur Nukleotide miteinander verknüpfen, sondern im Zusammenspiel mit anderen Enzymen auch **defekte Stellen** aus einem Strang herausschneiden und reparieren.

Dafür benötigen sie Fehlpaarungsreparaturproteine, die Nukleotidfehlpaarungen an Verbiegungen der DNA-Doppelhelix erkennen. Durch ein Zusammenspiel von Endo- und Exonukleasen wird der defekte Bereich aus dem Tochterstrang herausgeschnitten und z. B. durch die DNA-Polymerase β unter Nutzung des Mutterstrangs als Matrize ersetzt. Es gibt bei Eukaryonten mehr als 130 Gene, die für DNA-Reparaturproteine kodieren. Mutationen in entsprechenden Genen finden sich z. B. beim **familiären Kolonkarzinom** (s. S. 525).

Die Reparaturenzyme erkennen die Tochterstränge an sogenannten „Nicks". Das sind noch nicht ligierte DNA-Abschnitte der Tochterstränge. Die DNA-Reparaturmechanismen werden in Kapitel 1.5 ab S. 88 besprochen.

Noch während der Synthese der DNA beginnt bereits ihre Verpackung unter Bildung von Nukleosomen.

1.2   Von der DNA zum Protein

G. Poeggel, T. Meitinger

> Die DNA stellt den Bauplan aller Lebewesen dar. Sie kodiert für Proteine und funktionelle RNAs, die wiederum Aufgaben bei der Umsetzung der Erbinformation haben. In zwei großen Schritten entstehen auf Grundlage unserer Gene Proteine:
> 1. Bei der **Transkription** wird eine Gen-Abschrift, die **mRNA**, erzeugt.
> 2. Bei der **Translation** wird der genetische Code am Ribosom von der mRNA abgelesen und mithilfe von tRNAs entschlüsselt. Aminosäuren werden entsprechend der Codon-Folge miteinander verknüpft, bis das fertige Protein entstanden ist.

1.2.1   Transkription

Ablauf der Transkription

Die Realisierung der genetischen Information beginnt mit der Transkription. Während der Transkription werden für die Translation notwendige Komponenten synthetisiert. Das sind:
- Bausteine des Translationsapparates (die **rRNA** der Ribosomen),
- Transporteinheiten für die Aminosäuren (die verschiedenen **tRNA-Moleküle**) und
- eine bewegliche Abschrift von Genen, die für Proteine kodieren (**mRNA**).

> Die Transkription wird durch **RNA-Polymerasen** realisiert. Sie findet bei Eukaryonten im Zellkern statt. Mitochondrien können ihre DNA unabhängig vom Zellkern transkribieren. Das Ablesen der DNA erfolgt nur an einem Strang der Doppelhelix, dem **codogenen Strang**, vom 3'-Ende zum 5'-Ende. Entsprechend erfolgt die **Synthese** der RNA in **5'-3'-Richtung**. Der codogene Strang kann von Gen zu Gen wechseln und wird durch die **Orientierung der Promotorsequenz** des Gens bestimmt. Jedes Gen hat seinen eigenen Promotor, an dem die Transkription beginnt und reguliert wird.

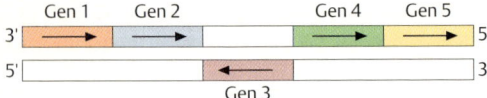

Abb. 1.**9 Der codogene Strang kann für jedes Gen unterschiedlich sein.** Die Ableserichtung ist durch Pfeile markiert (aus: Poeggel G, Kurzlehrbuch Biologie. Thieme, 2009).

Die Promotor-Orientierung legt somit die Bewegungsrichtung der RNA-Polymerase über die DNA fest. Wird der codogene Strang gewechselt, wechselt auch die Ableserichtung (Abb. 1.9).

Eukaryonten haben drei verschiedene RNA-Polymerasen, die unterschiedliche Gene transkribieren:

- **Polymerase I** transkribiert große rRNA-Moleküle,
- **Polymerase II** transkribiert mRNA,
- **Polymerase III** transkribiert tRNA-Moleküle, 5 s-rRNA und andere ncRNAs.

Initiation der Transkription. Eukaryontische RNA-Polymerasen können die Transkription nicht selbst initiieren. Sie benötigen mehrere, sogenannte **allgemeine Transkriptionsfaktoren**, um die Transkription zu starten. Diese Faktoren sind an allen Promotorregionen wirksam (daher „allgemeine" Faktoren). Sie lagern sich an den Promotor, bringen die RNA-Polymerase in die richtige Position, helfen bei der Auflösung der Wasserstoffbrücken (Trennung der DNA-Stränge) und gewährleisten damit den Transkriptionsstart.

> **Allgemeine Transkriptionsfaktoren** (z. B. TF IIA, TF IIB, TF IIH) und **RNA-Polymerase** bilden an der TATA-Box einen Transkriptions-Initiationskomplex (Abb. 1.**10**). Die Transkription beginnt mit der Phosphorylierung der RNA-Polymerase, was zur Freisetzung der Polymerase aus dem Initiationskomplex führt.

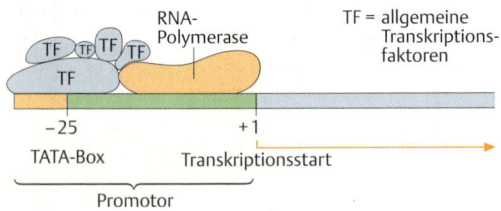

Abb. 1.**10 Transkriptionsinitiation bei Eukaryonten.** Wechselwirkung der RNA-Polymerase mit allgemeinen Transkriptionsfaktoren ermöglicht den Transkriptionsstart und die Anlagerung der RNA-Polymerase (aus: Poeggel G, Kurzlehrbuch Biologie. Thieme, 2005).

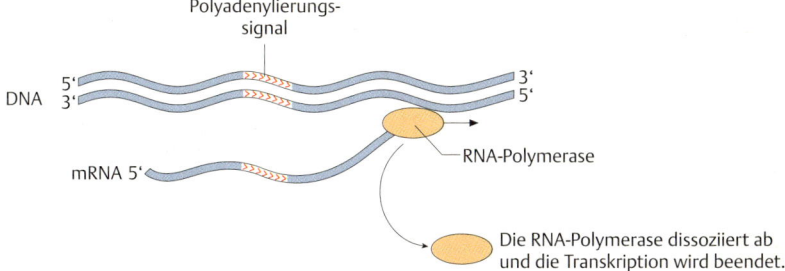

Abb. 1.11 Termination der Transkription. Die Transkription wird beendet, wenn das Polyadenylierungssignal passiert wird. Einige Nukleotide danach dissoziiert die RNA-Polymerase ab, die Transkription ist beendet.

Transkription. Die RNA-Polymerase verfügt über eine eigene Helikasefunktion, sie kann also die DNA selbst entwinden (ca. 17 Basenpaare). 25 Nukleotide stromabwärts von der **TATA-Box** (bei +1, Abb. 1.10) beginnt sie mit der RNA-Synthese. Wie bei der Replikation verhindert die Topoisomerase auch bei der Transkription ein Verdrillen der Stränge durch Einzelstrangeinschnitte.

Die gebildete mRNA ist noch nicht sofort gebrauchsfähig, sie muss erst im Zellkern modifiziert werden (s. u.). rRNAs und tRNAs werden als große Vorläufermoleküle gebildet, die mehrere rRNA- bzw. tRNA-Kopien enthalten. Nach der Transkription werden diese Vorläufer-RNAs im Zellkern in die Einzelmoleküle geschnitten.

Termination der Transkription. Die DNA wird transkribiert bis das Polyadenylierungssignal erreicht wird. Einige Nukleotide danach endet die Transkription (Abb. 1.11).

Posttranskriptionelle Modifikation der mRNA

Fehlerkorrektur. RNA-Polymerasen haben im Gegensatz zu DNA-Polymerasen keine „Proofreading 3'-5'-Exonuklease-Aktivität". Fehler während der Transkription werden toleriert, weil ausgehend von einem Gen viele mRNA-Moleküle erzeugt werden können. Außerdem sind Fehler in den nicht kodierenden Introns in der Regel ohne Bedeutung und einzelne, nicht funktionierende Proteine werden meist toleriert und wieder abgebaut.

CAP-Struktur.

An das 5'-Ende der mRNA wird schon während der Transkription eine sogenannte **CAP-Struktur** angehängt: Ein 5'-Methylguanosin wird „verkehrt herum", also mit einer 5'-5'-Verbindung an die Ribose angeknüpft.

1

Die CAP-Struktur hilft zum einen bei der Bindung der mRNA an das Ribosom und ist damit wichtig für den Translationsstart, zum anderen schützt sie die mRNA vor Exonukleasen. mRNAs ohne CAP-Struktur werden von 80S-Ribosomen schlecht translatiert.

Polyadenylierung.

Nach Beendigung der Transkription wird am 3'-Ende der mRNA noch ein **Poly-A-Schwanz** (von bis zu 200 Adenylresten) angehängt.

Eine **Poly-A-Polymerase** erkennt am 3'-Ende der mRNA eine Signalsequenz (AAUAAA), heftet sich an die mRNA und verlängert sie. Die Polyadenylierung hat Bedeutung für die **Stabilität** der mRNA; sie erhöht die biologische Halbwertzeit.

Splicing.

Bei fast allen Eukaryontengenen wechseln sich innerhalb der Gene kodierende Sequenzen (**Exons**) und nicht kodierende Sequenzen (**Introns**) ab. Bevor also die Information der mRNA umgesetzt werden kann, müssen die nicht kodierenden Intronsequenzen entfernt werden. Dadurch wird die primäre mRNA (die auch als **h**eterogene **n**ucleäre RNA, **hn**RNA bezeichnet wird) in die reife mRNA umgewandelt. Dieses geschieht durch den Vorgang des **„Splicing"** (Abb. 1.**12**).

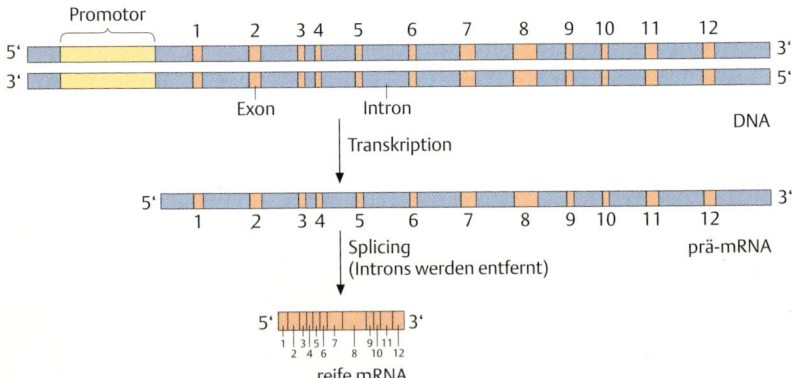

Abb. 1.12 Introns, Exons und Splicing. Zwischen den kodierenden Bereichen (Exons) eines Gens liegen große nicht kodierende Bereiche (Introns). Während der Transkription werden sowohl Exons als auch Introns in prä-RNA umgeschrieben. Erst durch das Splicing werden die nicht kodierenden Introns entfernt und die mRNA kann translatiert werden.

Die Grenzen zwischen Exons und Introns werden durch hochkonservierte Sequenzen, sogenannte Konsensus-Sequenzen markiert. Aus kleinen nukleären RNA-Molekülen (snRNA) und Proteinen bilden sich Komplexe, sogenannte Spleißosomen. Die Intronsequenz wird lassoartig aus dem Spleißosom herausgedrückt, sodass sich die Enden der Exonsequenzen nahe kommen. Die kleinen snRNAs haben katalytische Aktivität, sie können die mRNA durch Erkennung der Konsensus-Sequenzen an den Spleißstellen spalten und die Exons nukleotidgenau miteinander verknüpfen. Ribonukleinsäuren mit katalytischer Aktivität, die man sonst nur von Proteinen kennt, werden als **Ribozyme** bezeichnet.

Erst nach dem Splicing liegt reife mRNA vor. Sie wird zur Translation mithilfe von Transportproteinen aus dem Zellkern in das Zytoplasma transportiert.

Introns oder Exons können fakultativ sein, d. h. ein Intron kann entfernt werden, muss aber nicht. Umgekehrt muss auch ein Exon nicht erhalten bleiben, sondern kann ebenfalls herausgeschnitten werden (sogenannte Wahl-Introns oder Wahl-Exons). Dieser Vorgang heißt **alternatives** (oder differenzielles) **Splicing**. Durch diesen Mechanismus können aus einem Gen unterschiedliche Genprodukte entstehen (Abb. 1.**13**). So können die 25 000 – 30 000 Gene des Menschen insgesamt für mehr als 250 000 verschiedene Proteine kodieren.

RNA-Splicing findet nach der Transkription bei fast allen menschlichen RNAs statt. Ausnahmen sind alle mitochondrialen Gene, die Histon-Gene, die meisten tRNA-Gene und einige wenige weitere Gene. Bei den B-Zellen des Immunsystems gibt es neben RNA-Splicing auch DNA-Splicing.

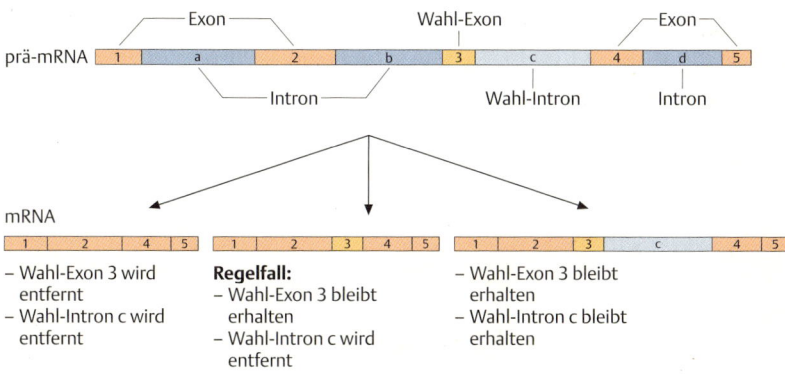

Abb. 1.**13 Alternatives Splicing.** In einigen Genen findet man Wahl-Exons bzw. Wahl-Introns. Es handelt sich dabei um DNA-Bereiche, die je nach erfordertem Genprodukt entweder als Intron fungieren, also entfernt werden, oder als Exon dienen und als kodierende Sequenz in der mRNA enthalten bleiben. Die Regulation des alternativen Splicings verläuft kompliziert. In einem Gen kann es auch mehrere Wahl-Introns bzw. Wahl-Exons geben, die einigen Fällen nur in bestimmten Variationen miteinander kombiniert werden. Neben diesen beispielhaft aufgeführten Splicevarianten sind viele weitere Variationen nachgewiesen.

1

RNA-Editing. Nach der Transkription kann außerdem ein RNA-Editing stattfinden: Einzelne Nukleotide können ausgetauscht, eingesetzt oder entfernt werden.

Im Zellkern von Säugerzellen führt RNA-Editing nur in einigen wenigen Gentranskripten zur Umwandlung von Cytosinresten in Uridinreste durch Desaminierung. Dadurch wird z. B. in der mRNA für das Apolipoprotein B in Darmepithelzellen ein CAA-Triplett in ein UAA-Triplett (Stopp-Codon) überführt. Als Folge bildet sich ein verkürztes Protein. Da dieser Prozess in der Leber nicht stattfindet, gibt es zwei Formen des Apolipoproteins B, eine kurze (Darmepithel) und eine lange (Leberzellen), die beide funktionell sind.

Weiterhin können nach der Transkription sowohl die **Basen** als auch die **Zucker** modifiziert werden. Dies findet insbesondere bei tRNA-Molekülen statt, wodurch sogenannte **seltene Nukleotide** entstehen (z. B. 2'-0-Methylribose, 6'-Dimethyladenin, Pseudouridin).

Regulation der Transkription

Individuelle Genregulation. Bei Eukaryonten werden die Gene individuell reguliert. Dafür gibt es mehrere genregulatorische Sequenzen, die durch Spacer-DNA (s. S. 9) auch weit von der Promotorregion entfernt sein können (bis zu einige tausend Nukleotide). Diese DNA-Regionen können **Genregulatorproteine** binden, welche über entsprechende DNA-Bindungsmotive (Helix-Turn-Helix, Homeodomain, Zink-Finger, leucine zipper, Helix-Loop-Helix, TATA-box binding protein) verfügen. Zusätzlich haben diese Proteine ein Substrat-Bindungsmotiv, welches eine Wechselwirkung mit der RNA-Polymerase II und ihren allgemeinen Transkriptionsfaktoren ermöglicht und damit die Transkription steuern kann. Durch Schleifenbildung der Spacer-DNA werden diese spezifischen regulatorischen Proteine in die Nähe des Promotors gebracht, wo sie als **Enhancer** (Verstärkung) oder

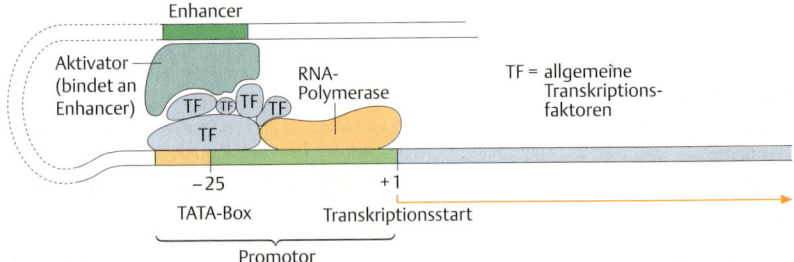

Abb. 1.**14 Regulation der Transkription bei Eukaryonten.** Weit entfernt liegende genregulatorische Sequenzen können Transkriptions-Startkomplexe beeinflussen. Hier dargestellt ist die Wirkung eines Enhancers, der über die Bindung eines Aktivator-Proteins die Transkription fördert. Auf die gleiche Weise können jedoch auch weit entfernte Silencer-Sequenzen die Transkription über Silencer-Proteine hemmen (aus: Poeggel G, Kurzlehrbuch Biologie. Thieme, 2009).

Silencer (Abschwächung) die Aktivität der RNA-Polymerase beeinflussen (Abb. 1.**14**).

Alternatives Splicing. Das alternative Splicing als Regulationsmöglichkeit der differenziellen Umsetzung der genetischen Information eines Gens wurde weiter oben bereits erläutert (s. S. 25).

Methylierung. Die Transkription von Genen kann auch durch den Methylierungsgrad der Cytosinreste von CpG-Inseln (Cytosin-Guanin) reguliert werden.

> Je stärker der Methylierungsgrad, desto **seltener** wird das jeweils hinter der methylierten Region liegende Gen abgelesen. Eukaryonten können durch Methylierung (insbesondere in der Promotorregion) auch Gene, die sie in ihrer weiteren Entwicklung nicht mehr benötigen (= differenzielle Genaktivität, s. u.), **permanent inaktivieren**.

Solche unterschiedlichen DNA-Methylierungsmuster dienen auch der Identifizierung von väterlichen und mütterlichen Allelen: Während der Embryonalentwicklung wird manchmal vorzugsweise entweder das mütterliche oder das väterliche Allel genutzt. Dasjenige Allel, das nicht verwendet wird, wird oft durch Methylierung inaktiviert. Dadurch erfolgt die Ausprägung phänotypischer Merkmale ausschließlich über das väterliche oder über das mütterliche Allel eines Gens. Dieses Phänomen wird als **genomisches Imprinting** (genetische Prägung) bezeichnet und führt bei mutativen Veränderungen des gleichen (väterlichen bzw. mütterlichen) Gens zu Unterschieden im Phänotyp (s. S. 44).

Differenzielle Genaktivität

Während der Ontogenese entwickeln sich Zellen in unterschiedliche Richtungen zu bestimmten Zellphänotypen. Diese Entwicklung ist in der Regel irreversibel. Trotzdem haben die Zellen, bis auf wenige Ausnahmen, noch die volle genetische Information.

Die Gene dieser Zellen werden jedoch in unterschiedlichen Zeitfenstern aktiviert. Gene, die nicht mehr benötigt werden, können entweder irreversibel (durch Methylierung) oder reversibel (durch Regulatorproteine) inaktiviert werden.

> Die programmierte **zeitliche Abfolge** der Aktivität und Abschaltung von Genen wird als differenzielle Genaktivität bezeichnet und ist die Grundlage von **Entwicklung** und **Differenzierung**.

1

Ein Beispiel für differenzielle Genaktivität ist die unterschiedliche Expression menschlicher Hämoglobine in verschiedenen Stadien der Entwicklung.

Differenzielle Aktivität der Hämoglobin-Gene. Während der Evolution sind durch mehrfache Genduplikationen mit nachfolgenden unabhängigen Punktmutationen **6 unterschiedliche Hämoglobin-Gene** entstanden, die während der Embryonalentwicklung in unterschiedlichen zeitlichen Mustern exprimiert werden.

Das Hämoglobin von Kindern und Erwachsenen besteht im Wesentlichen aus 2 α-Ketten und 2 β-Ketten ($\alpha_2\beta_2$) und zum geringen Teil aus 2 **α-Ketten** und 2 **δ-Ketten** ($\alpha_2\delta_2$). Das fetale Hämoglobin (HbF) besteht dagegen aus 2 α-Ketten und 2 **γ-Ketten** ($\alpha_2\gamma_2$) und hat eine deutlich bessere Sauerstoffbindungskapazität. Dies gewährleistet, dass in der Plazenta eine optimale Sauerstoffabgabe vom mütterlichen auf den fetalen Organismus stattfinden kann.

Während der frühen Embryonalentwicklung sind zwei weitere Hämoglobinketten, die **ξ-Kette** und die **ϵ-Kette** an der Hämoglobinbildung beteiligt. Die Gene, die diese unterschiedlichen Hämoglobinketten kodieren, werden in einem bestimmten zeitlichen Muster aktiviert:

- Die **ξ-Kette** und die **ϵ-Kette** werden bis zum 3. Embryonalmonat abnehmend produziert.
- Parallel dazu beginnt ab dem ersten Embryonalmonat eine ansteigende Produktion der **α-Ketten** und **γ-Ketten**. Während die Produktion der α-Ketten ab dem 3. Embryonalmonat ein Plateau erreicht, sinkt die Produktion der γ-Ketten ab dem 6. Entwicklungsmonat wieder ab und wird um den 5. postnatalen Monat eingestellt.
- Die Produktion der **β-Ketten** beginnt um den 2. Embryonalmonat und erreicht ihr Plateau ab dem 7. postembryonalen Monat.
- Die Produktion der **δ-Ketten** beginnt um den 7. Entwicklungsmonat und bleibt auf sehr niedrigem Niveau erhalten.

Diese zeitliche Abfolge der Aktivierung der Hämoglobin-Gene sichert eine optimale, dem jeweiligen Entwicklungsstand angepasste Sauerstoffversorgung des sich entwickelnden Organismus. ■

1.2.2   RNA-Stabilität

Die mRNA-Stabilität determiniert die **Proteinmenge**, die ausgehend von einer mRNA-Matritze gebildet werden kann. Die „**Halbwertszeit**" der mRNA (die Zeit, in der die Hälfte der mRNA durch neue mRNA ersetzt wird) ist für jedes Protein **unterschiedlich** und kann von Minuten bis zu mehreren Stunden (sogar Jahren wie in ruhenden Oozyten) reichen.

Diese Stabilität wird einmal durch die **CAP-Struktur** gewährleistet (Schutz vor Abbau durch Exonukleasen), zum anderen durch die Länge des **Poly-A-Schwanzes** bewirkt. mRNA ohne Poly-A-Schwanz ist extrem instabil und wird schnell abgebaut. Der Abbau der mRNA erfolgt durch **Ribonukleasen** und beginnt in der Regel durch langsame Deadenylierung (Abbau des poly-A-Schwanzes), durch **PARN**, eine Poly-A-spezifische Ribonuklease (3'-5'-Exoribonuklease).

Der Abbau der mRNA kann verzögert werden, wenn die RNA durch Wechselwirkung mit Proteinen oder Nukleinsäuren (z. B. miRNA) maskiert ist.

Die Stabilität der RNA ist auch abhängig von der **Basenzusammensetzung** des Transkripts. Werden Mutationen eingeführt, kann es zu Änderungen der Stabilität kommen. Beim Nonsense-mediated-RNA-Abbau (**NMD** oder **Nonsense-mediated Decay**) erkennt die Zelle Stopcodons, die durch Mutation innerhalb des Open reading Frame (ORF, vgl. S. 30) entstanden sind und initiiert durch die Entfernung der CAP-Struktur den schnellen Abbau dieser mRNA durch 5'-3'-Exonukleasen. Dies führt zu weniger mRNA und damit zu weniger bzw. fehlendem Protein. Dieser Mechanismus kann zu allelischer Heterogenität führen und wurde z. B. für Mutationen im Dystrophin-Gen bei Muskeldystrophie Duchenne nachgewiesen (s. S. 299).

1.2.3   Mikro-RNAs (miRNA)

Ein sehr komplexer und bisher noch wenig erforschter Weg der Regulation der mRNA-Stabilität und Regulation erfolgt über kleine RNA-Moleküle wie z. B. **mikro-RNAs** (miRNA) oder **small interfering RNAs** (siRNAs). Sie bilden mit Proteinen **Ribonukleoproteinkomplexe**, die sequenzspezifisch die dazugehörige mRNA erkennen und damit die Translation blockieren oder die Transkripte abbauen. Kleine RNA-Moleküle unterscheiden sich auf Grund ihrer Herkunft, d. h. der Lokalisation der entsprechenden DNA-Sequenzen und der Art ihrer Prozessierung.

Zu den mit kleinen RNA-Molekülen interagierenden Proteinen gehören auch Endonukleasen wie z. B. **Dicer,** die doppelsträngige RNA-Moleküle schneiden sowie ein Ribonukleinproteinkomplex mit der Bezeichnung **RISC** (für **R**NA-induced **s**ilencing **C**omplex).

Allein die Klasse der miRNAs umfasst beim Menschen **mehrere hundert** verschiedene Moleküle. Aus experimentellen Daten und bioinformatischen Vorhersagen der Bindungsstellen wird geschätzt, dass mindestens ein Drittel aller menschlichen Gene von miRNAs reguliert werden.

Der Mechanismus der **RNA-Interferenz** (RNAi) wird in der Forschung zum gezielten Abbau von mRNA genutzt, indem man **synthetische siRNA-Moleküle** in Zellen einschleust. Diese Moleküle werden in der Zelle vom RISC erkannt und eingebaut. Über die Sequenz der siRNA wird die zugehörige mRNA erkannt und dann vom RISC abgebaut. So könnten in Zukunft krankmachende Gene gezielt ausgeschaltet werden.

Spezifische miRNAs sind in die Kanzerogenese involviert. Eine Aufklärung charakteristischer miRNA-Veränderungen könnte sowohl die Diagnostik als auch die

1

Therapie von Tumoren entscheidend verbessern helfen. In Tierexperimenten gab es erste Erfolge bei der Erforschung und Therapie von Krankheiten (Fettleibigkeit, Diabetes, Durchblutungsstörungen) und bei der Unterdrückung des Tumorwachstums durch den Einsatz von Mikro-RNAs.

1.2.4   Translation

Ablauf der Translation

> Die Translation erfolgt an den **Ribosomen**, deren Untereinheiten im Zytoplasma getrennt voneinander vorliegen. Der Translations-Mechanismus wird in **Initiation**, **Elongation** und **Termination** unterteilt.

- Der **Start** erfolgt an einem in eine Erkennungssequenz eingebetteten AUG-Codon.
- Die **Elongation** läuft, falls alle benötigten Aminoacyl-tRNA-Moleküle vorhanden sind, bis zum ersten Auftreten eines der drei Stopp-Codons ab.
- Die Stopp-Codons sind das **Terminationssignal**.
- Der Bereich zwischen dem Start- und dem Stop-Codon wird als **Open reading Frame** (ORF) bezeichnet.

Alle drei Prozesse benötigen Proteinfaktoren. Insgesamt wird die Translation bei Eukaryonten durch das Zusammenspiel von mehr als **100 Makromolekülen** realisiert.

Initiation der Translation.

> Zum Start der Translation bildet sich ein **Initiationskomplex**, bestehend aus verschiedenen Initiationsproteinen, der mRNA, der kleinen ribosomalen Untereinheit und einer Initiator-tRNA (bei Eukaryonten: Methionyl-tRNA). Die CAP-Struktur wird bei Eukaryonten von der kleinen ribosomalen Untereinheit erkannt. Das erste nachfolgende AUG dient als Translationsstart.

Bei der Bildung des Initiationskomplexes wird die Start-tRNA im **P-Bereich** (**Peptidylbereich**) des Ribosoms durch komplementäre Basenpaarung an das **AUG** der mRNA gebunden. Ist der Initiationskomplex vollständig, kann sich die große ribosomale Untereinheit anlagern und die Translation tritt in die nächste Phase.

Elongation.

> Das Ablesen der mRNA erfolgt vom 5'- zum 3'-Ende in Form von **Tripletts**. Alle nachfolgenden mit Aminosäuren beladenen tRNA-Moleküle (Abb. 1.**4**) binden über entsprechende komplementäre Basenpaarung an das freie Triplett der mRNA im **A-Bereich (Akzeptor-Bereich)** des Ribosoms (Abb. 1.**15**).
> Durch die **Peptidyltransferase** der großen Untereinheit werden die beiden Aminosäuren des P- und A-Bereiches verknüpft, die tRNA des P-Bereichs (Peptidyl-Bereich) wird über den E-Bereich (Exit-Bereich) freigesetzt und das Ribosom rutscht ein Triplett auf der mRNA weiter (**Translokation** der mRNA, Abb. 1.**16**).

Nun kann die nächste mit einer Aminosäure beladene tRNA mit der passenden Nukleotidsequenz im Anticodon im A-Bereich komplementär an die mRNA binden. Bei der Bindung der tRNA-Moleküle während der Elongation helfen **Elongationsfaktoren**.

Termination. Die Elongation läuft so lange ab, bis ein Stopp-Codon erreicht wird. Für die Stopp-Codons gibt es keine entsprechenden tRNA-Moleküle, der A-Bereich bleibt also leer. Daraufhin kommt es zur Bindung von **Release-Faktoren**. Sie stören die Peptidyltransferase, die als Folge H_2O an die wachsende Peptidkette transferiert. Das Protein wird freigesetzt und das Ribosom zerfällt in seine Untereinheiten.

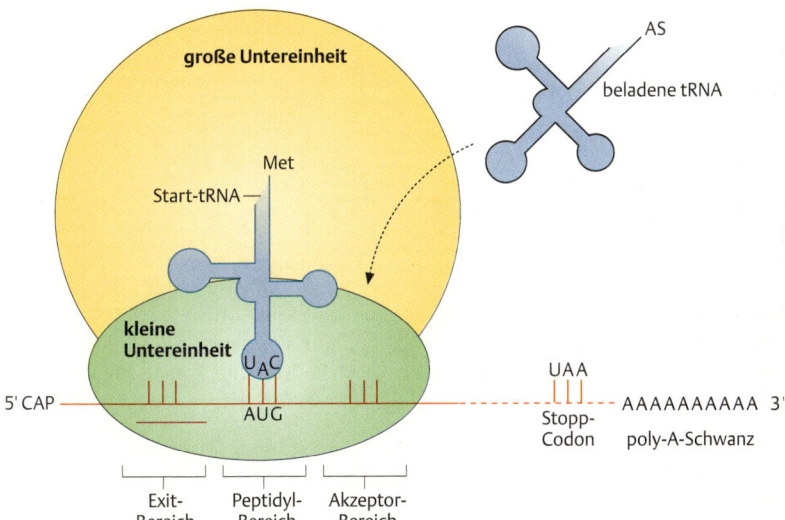

Abb. 1.15 Ein Ribosom kurz nach dem Start der Translation. Der nächste Schritt ist die Bindung einer zweiten Aminoacyl-tRNA im Akzeptor-Bereich.

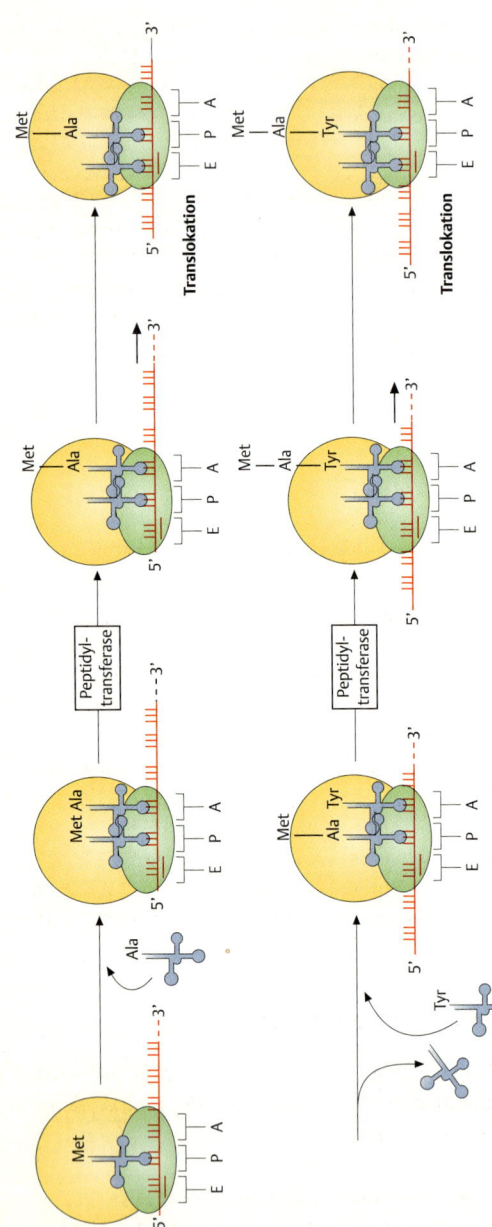

Abb. 1.16 **Elongationsphase der Translation.** E = Exit-Bereich, P = Peptidyl-Bereich; A = Akzeptor-Bereich (nach: Königshoff M, Brandenburger T, Kurzlehrbuch Biochemie. Thieme, 2004).

Die Wobble-Hypothese. Die tRNA findet über ihre Anticodon-Schleife die richtige Position auf der mRNA, sodass die Aminosäure an der richtigen Stelle in das Peptid eingebaut wird. Im Kap. 1.1 wurde besprochen, dass der genetische Code degeneriert ist, d. h. mehrere verschiedene Codons können eine einzige Aminosäure codieren. Daraus folgt, dass es entweder für eine Aminosäure mehrere tRNA-Moleküle geben muss, oder dass einige tRNA-Moleküle sich mit mehreren Tripletts der mRNA paaren können. Tatsächlich werden beide Mechanismen benutzt. Einerseits gibt es für 21 Aminosäuren 31 tRNA-Moleküle, andererseits sind für die Basenpaarung zwischen einigen tRNA-Molekülen und der mRNA nur die beiden ersten Nucleotide von Bedeutung, eine Mismatch-Paarung (Wobble) im 3. Nucleotid ist möglich. Daher unterscheiden sich viele Tripletts, die die gleiche Aminosäure kodieren, nur im 3. Nukleotid.

Aminoacyl-tRNA-Synthetasen

Bis hierher wurde besprochen, wie die Aminosäuren – transportiert von den tRNAs – am Ribosom zu Proteinen miteinander verknüpft werden. Woher weiß aber die jeweilige tRNA, welche Aminosäure sie transportieren muss? Diese Funktion übernimmt eine Gruppe von Enzymen, die Aminoacyl-tRNA-Synthetasen.

> Aminoacyl-tRNA-Synthetasen haben bedingt durch ihre Tertiärstruktur **zwei Bindungsstellen**, eine für eine definierte Aminosäure und eine für die dazugehörige tRNA. So kann immer nur ein **zusammenpassendes Paar** „Aminosäure und tRNA" miteinander verknüpft werden (Abb. 1.**17**).

Da es 21 proteinogene Aminosäuren gibt, werden auch 21 verschiedene Aminoacyl-tRNA-Synthetasen benötigt, die bezüglich der Aminosäure eindeutig, bezüglich der tRNA mehrdeutig sind (Degeneriertheit des genetischen Codes, s. S. 8). Nach Besetzung der beiden Bindungsstellen verestert das Enzym unter Energieverbrauch die Carbonsäuregruppe der Aminosäure mit einer OH-Gruppe der Ribose am 3'-CCA-Ende. Die Energie dieser Ester-Bindung wird später für die Ausbildung der Peptidbindung genutzt.

Posttranslationale Modifikation von Proteinen

> Die während der Translation gebildeten Proteine können einerseits bereits funktionell sein, andererseits ist es möglich, dass die Proteine ihre volle Funktionsfähigkeit erst nach einem **Reifungsprozess** erlangen.

Eventuell wird durch Enzyme (**Exo-** und **Endopeptidasen**) das Protein zerlegt, wodurch z. B. inaktive Proenzyme aktiviert werden oder Prähormone in aktive Hormone umgewandelt werden (z. B. Proinsulin in das aktive Insulin überführt

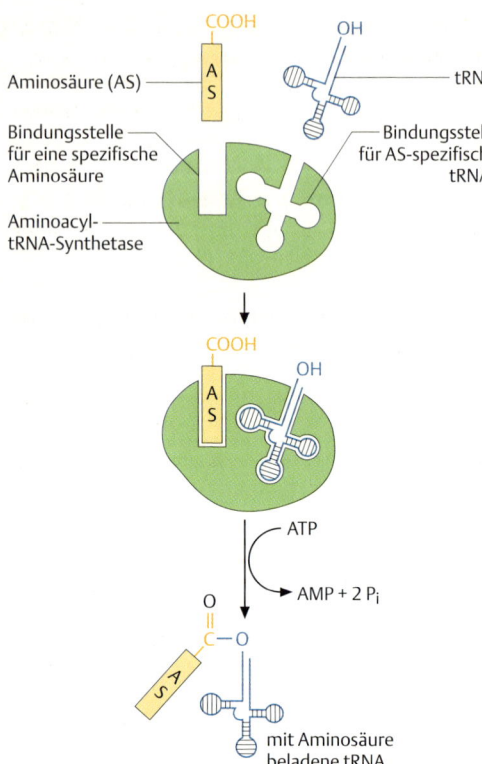

Abb. 1.17 Aminoacyl-tRNA-Synthetasen verknüpfen die Aminosäuren mit der passenden tRNA. Dabei ist jede Synthetase spezifisch für eine Aminosäure und für eine oder mehrere dazu passenden tRNAs.

wird). Die im exokrinen Pankreas synthetisierten Verdauungsenzyme werden alle als inaktive Vorstufen gebildet und erst nach ihrer Ausschüttung in das Duodenum vor Ort durch proteolytische Spaltung aktiviert.

Andere Proteine müssen mit **funktionellen Gruppen** versehen werden, bevor sie ihre Funktion erfüllen können.

Phosphorylierung. Die Phosphorylierung von Proteinen wird durch Proteinkinasen an Serin-, Threonin- oder Tyrosinresten durchgeführt. Phosphorylierung und Dephosphorylierung regulieren oder beeinflussen nahezu alle biologischen Abläufe, von metabolischen Prozessen über die Verarbeitung hormoneller Signale bis hin zur Regulation der Genexpression, der Wachstumskontrolle und der Informationsverarbeitung. Durch Phosphorylierung und Dephosphorylierung eines Proteins entstehen zwei verschiedene Funktionszustände, zwischen denen umgeschaltet werden kann. Das menschliche Genom kodiert für mehr als 500 verschiedene **Kinasen**, die diese vielfältigen Prozesse steuern.

Acetylierung und Methylierung. Das Anhängen von Acetylresten oder Methylgruppen dient ebenfalls der posttranslationalen Modifizierung von Proteinen. Die gegensätzlichen Aktivitäten von Histon-Acetyltransferasen sowie der Histondeacetylasen kontrollieren z. B. das Ausmaß der Histonacetylierung. Die Methylierung von Proteinen erfolgt durch Methyltransferasen an Argininresten. An Histonen hat man viele Stellen identifiziert, die acetyliert und methyliert werden können. Die Art und Position dieser chemischen Gruppen definieren möglicherweise einen **„Histon-Code"**, der Signale für das Anschalten und für das Abschalten eines Gens liefert.

Weitere Modifikationen. Andere posttranslationale Modifikationen, die häufig im Golgi-Apparat der Zelle durchgeführt werden, aber auch im Zytoplasma oder anderen Zellorganellen stattfinden können, sind:
- **Sulfatierung:** Anhängen von Sulfatgruppen an Tyrosinreste, Bildung schwefelhaltiger Glykoproteine und Proteoglykane, die z. B. im Schleim enthalten sind.
- **Acylierung:** Anhängen von Fettsäuren (z. B. Meristylierung) zur Bildung von Lipoproteinen, die als Membrananker fungieren.
- **O-Glykosylierung** an Serin, Threonin und Hydroxylysin: Anhängen von Zuckermolekülen an Proteine im Golgi-Apparat.
- **Hydroxylierung:** Anhängen von Hydroxylgruppen an Prolin- und Lysinreste (wichtig bei der Kollagenbildung).
- **Adenylierung** (= Addition von AMP) oder **Uridylierung** (Addition von UMP) können die Aktivität von Proteinen beeinflussen (z. B. der Glutaminsynthetase).
- **Jodinierung von Tyrosin:** Bildung der aktiven Schilddrüsenhormone.

Translation am rauen ER und cotranslationale N-Glykosylierung

Während der Translation werden Proteine gebildet, die sowohl für den Eigenbedarf der Zelle, als auch für den Export bestimmt sind. Proteine für den Export, für Lysosomen und integrale Membranproteine müssen an Ribosomen des **endoplasmatischen Retikulums** gebildet werden, da sie spezifisch modifiziert bzw. schon während ihrer Synthese in die Membran eingebaut werden. Andere Proteine müssen in Mitochondrien, den Zellkern oder Peroxisomen gelangen.

Wie entscheidet die Zelle, welches Protein wohin gehört?

Signalsequenzen aus Aminosäuren, die sogenannte Signalpeptide oder Signalbereiche bilden, regulieren den Transport von Proteinen in der Zelle. Diese Sortiersignale eines Proteins sind also in seiner Aminosäuresequenz verschlüsselt und zwischen 15 und 60 Aminosäuren lang (Abb. 1.**18**).

1

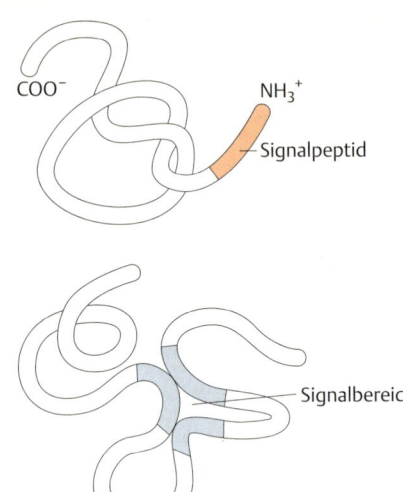

Abb. 1.**18 Signalstrukturen von Proteinen. a** Signal-peptid. **b** Signalbereich. (aus: Poeggel G, Kurzlehrbuch Biologie. Thieme 2009)

Translokation der Ribosomen zum ER. Die Translation beginnt immer an freien Ribosomen. Daher muss es ein Signal geben, welches das entstehende Protein als ein Protein für die Synthese am ER kennzeichnet.

Dieses Signal ist ein Segment von acht oder mehr hydrophoben Aminosäuren am N-Terminus des Proteins. **Signalerkennungspartikel** (**SRP**, Docking Protein) binden an eine solche **Signalpeptidsequenz** des entstehenden Proteins und blockieren vorerst die weitere Translation. Die Signalerkennungspartikel binden an SRP-Rezeptoren der ER-Membran, die wiederum mit Tunnelproteinen assoziiert sind (**Ribophorine**, Rezeptor-Tunnelprotein-Komplexe) und fädeln die Signalsequenz in den Tunnel ein. Diese Sequenz ist das Signal für den **Transfer-Start**. Das SRP löst sich ab, die Proteinsynthese wird jetzt fortgesetzt, wobei das sich bildende Protein gleich in Form einer Schleife in das Lumen des ER eingefädelt wird (Abb. 1.**19**). Die Signalsequenz wird nach Fertigstellung des Proteins durch eine **Signalpeptidase** abgespalten.

Transmembranproteine. Sollen Proteine in die Membran eingebaut werden (transmembranöse Proteine), dienen wiederum Signalsequenzen für den Stopp des Transfers (**Transfer-Stopp**). Durch mehrere aufeinanderfolgende Transfer-Start- und Transfer-Stopp-Signale kann ein Protein schon während seiner Bildung mehrfach durch die Membran gefädelt werden.

Glykosylierung. Die Glykosylierung der Proteine erfolgt cotranslational schon während ihrer Synthese und des Transfers in das ER-Lumen. Ein an einem Lipid-

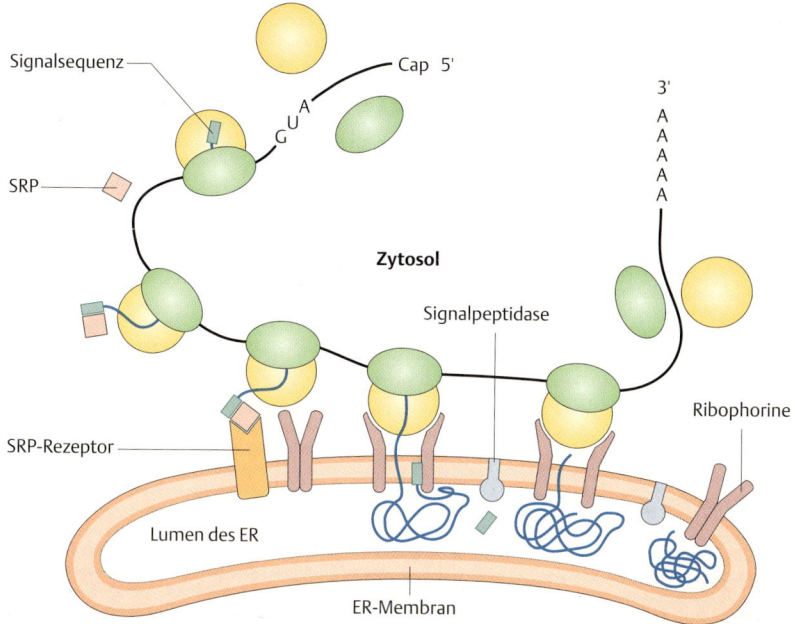

Abb. 1.19 Translokation der Ribosomen zum ER und Einfädeln der sich bildenden Peptidkette. (aus: Königshoff M, Brandenburger T, Kurzlehrbuch Biochemie. Thieme, 2004)

anker (Dolichol) vorgefertigter Kohlenhydratbaum aus 14 Zuckern wird im ER-Lumen in einem Schritt auf Asparagin-Seitenketten des sich bildenden Proteins übertragen (**N-Glykosylierung**). Welche Asparaginseitenketten glykosyliert werden, hängt von der benachbarten Aminosäuresequenz ab. Noch im ER wird dieser Kohlenhydratbaum modifiziert.

Der bereits im ER modifizierte Kohlenhydratbaum wird weiter verändert (Zucker werden entfernt und neu angehängt) und eventuell wird im **Golgi-Apparat** erneut glykosyliert (**O-Glykosylierung**). Dadurch entstehen Glykoproteine und Glykolipide, die später mit ihren spezifischen Kohlenhydratstrukturen die **Glykocalyx** der Zelle bilden.

Disulfidketten. Die Bildung von Disulfidbrücken zwischen **Cystein-Seitenketten** erfolgt ebenfalls bereits im ER.

1

Chaperone.

> Chaperone kontrollieren die korrekte Ausbildung der Tertiärstruktur der sich bilden-den Proteine. Die Tertiärstruktur selbst ist natürlich in der Primärstruktur der Pro-teine verschlüsselt, Chaperone machen den Faltungsprozess jedoch zuverlässiger, indem sie die energetisch günstigsten Faltungswege unterstützen.

Bei einigen Proteinen geschieht dies schon während der Synthese des Proteins. Gelingt es den Chaperonen nicht, ein Protein in seine funktionelle Tertiärstruktur zu falten, wird ein Export aus dem ER verhindert, selbst wenn die Funktion möglicherweise kaum beeinträchtigt wäre.

Die **Cystische Fibrose** beruht auf einer Mutation, die die Faltung eines Proteins leicht beein-flusst, obwohl die Funktion des Proteins noch vorhanden sein könnte. Dies wird von den Zellen jedoch nicht geprüft. Da sich das Protein fehlfaltet, wird es im ER wieder abgebaut, mit schweren Konsequenzen für den Betroffenen (s. S. 289).

Regulation der Translation

Wird eine große Menge eines Genprodukts benötigt, kann dies entweder durch eine hohe Transkriptionsrate oder durch eine besondere Stabilität der mRNA und eine **hohe Translationsrate** erreicht werden.

Es gibt verschiedene Mechanismen zur Kontrolle der Translation:

Transportkontrolle. Ein einfacher Mechanismus ist eine Transportkontrolle der reifen mRNA aus dem Zellkern heraus. Dieser Mechanismus funktioniert nur bei Eukaryonten. Nur die mRNA, die in das Zytoplasma transportiert wird, kann auch translatiert werden.

Ribosomenzahl. Eine weitere Möglichkeit der Kontrolle besteht in der Anzahl an Ribosomen, welche für die Translation zur Verfügung gestellt werden. Da bei der Translation **Polysomen** gebildet werden (ein mRNA-Molekül wird von mehreren Ribosomen abgelesen), beeinflusst die Zahl der Ribosomen auch die Anzahl der an einem mRNA-Molekül hergestellten Proteine.

Translationsfaktoren. Der Start der Translation kann über eine Reihe von **Initiati-onsfaktoren**, die an die kleine ribosomale Untereinheit binden und über das Vorhandensein der Start-t-RNA (Methionyl-tRNA) kontrolliert werden. Für die Fortführung der Translation (Elongation) wird (neben den mit Aminosäuren be-ladenen t-RNA-Molekülen) eine Reihe von Elongationsfaktoren benötigt. Ist die Konzentration dieser Faktoren in der Zelle zu niedrig, können der Translations-start oder die Elongation verlangsamt bzw. verhindert werden.

mRNA-Lokalisation. Die Lokalisation der mRNA an bestimmten Stellen des Zytoplasmas führt dazu, dass die entsprechenden kodierten Proteine nur an einer ganz bestimmten Position in der Zelle gebildet werden. Diese mRNA-Lokalisation wird über regulatorische Proteine, die an bestimmte Elemente der mRNA (meist in der 3'-UTR) gebunden sind, vermittelt. Der Transport aus dem Zellkern zu einem bestimmten Ziel im Zytoplasma sowie die Fixierung der mRNA an bestimmten Stellen des Zytoplasmas erfolgt über Elemente des **Zytoskeletts**.

Regulation durch UTRs (Untranslated Regions). Die eukaryontische mRNA enthält neben den Nukleotidsequenzen, die für das Protein kodieren (**ORF**: Open Reading Frame), sowohl am 5'-Ende als auch am 3'-Ende Sequenzen, die regulatorische Strukturmotive bilden (Abb. 1.**20**).

- **Kurze ORFs**, die sich upstream in der **5'-UTR** befinden, können die Produktion des eigentlichen Proteins verhindern oder verringern. Dabei kann die Translation zwar starten, es wird jedoch nur das kurze ORF gelesen und die Translation bricht bereits vor Erreichen der eigentlich zu translatierenden Region wieder ab.
- Die 5'-UTRs der mRNA können sehr stabile **Sekundärstrukturen** (Stem-Loops) bilden. Zur Regulation können spezifische Proteine an diese Strukturmotive binden, wodurch die Translation blockiert wird (vgl. miRNA, S. 29).
- Sequenzmotive in der **3'-UTR** der mRNA können ein sogenanntes **zytoplasmatisches Polyadenylierungselement** enthalten. Daran binden spezifische Proteine im Zytoplasma und führen eine Adenylierung durch. Dieses wiederum kann die Translation auslösen und die **mRNA stabilisieren**. Diese Form der Polyadenylierung ist unabhängig von der Polyadenylierung im Zellkern während der Transkription (vgl. S. 24).

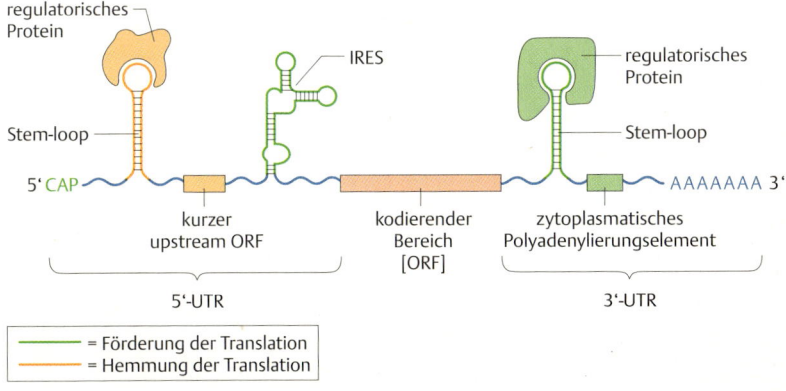

Abb. 1.**20 Regulatorische Sequenzen der mRNA.**

1

- **Stem-loops** in der 3'-Region können durch die Bindung von Proteinen ebenfalls die mRNA stabilisieren und vor dem Abbau schützen.

IRES. Für den Translationsstart ist bei Eukaryonten normalerweise das Vorhandensein der CAP-Struktur wichtig. Komplexe Sekundärstrukturen, die sich innerhalb der 5'-UTR in der Nähe des Startcodons befinden, sogenannte **Internal Ribosome Entry Sites** (IRES), können jedoch den Translationsstart unabhängig von der CAP-Struktur ermöglichen. Diesen Mechanismus nutzen bestimmte Viren für die Translation ihrer RNA aus.

Regulation der Eisenaufnahme. Ein Beispiel der Translationsregulation über regulatorische Proteine, die an **Stem-loops** binden, ist die Regulation der Eisenaufnahme in die Zelle durch die **zytosolische Aconitase**. Eisen wird in der Zelle in einem Bindungsprotein (**Ferritin**) gespeichert und kann nur über ein Transportprotein (**Transferrin**) in die Zellen aufgenommen werden. Die zytosolische Aconitase reguliert diesen Prozess auf der Ebene der Translation. Sie kann, falls bei Eisenmangel kein Eisenbindungsprotein benötigt wird, an eine Loop-Struktur der UTR im 5'-Bereich der mRNA für Ferritin binden und die Translation verhindern. Gleichzeitig kann sie bei Eisenmangel an eine Loop-Struktur der UTR am 3'-Ende der mRNA für den Transferrinrezeptor binden und diese mRNA stabilisieren. Steigt daraufhin die Eisenkonzentration in der Zelle an, wird jetzt Eisenbindungsprotein benötigt. Durch den Eisenüberschuss wird die zytosolische Aconitase inaktiviert. Das löst zwei Prozesse aus: Einmal löst sich die zytosolische Aconitase von der Ferritin-mRNA. Dadurch kann die Ferritin-mRNA translatiert werden, was zur Bildung des Eisenbindungsproteins Ferritin führt (Abb. 1.**21**). Zum anderen wird der Schutz der mRNA für den Transferrinrezeptor aufgehoben, die mRNA wird instabil und abgebaut (und damit die weitere Eisenaufnahme in die Zelle verlangsamt). ■

1.2.5   Lebensdauer von Proteinen

Neben der Proteinsynthese spielt der **Proteinabbau** eine entscheidende Rolle für die Mengenregulation eines Proteins in der Zelle. Die Lebensdauer der synthetisierten Proteine ist extrem unterschiedlich und reicht von wenigen Sekunden bis zu Jahren. Proteine verfügen über Signalsequenzen, die durch spezielle Enzyme erkannt werden. Diese Enzyme knüpfen ein kleines Protein, das **Ubiquitin**, durch eine kovalente Verknüpfung zwischen dem C-terminalen Glycin 76 des Ubiquitins und der ε-Aminogruppe eines Lysin des abzubauenden Proteins an die Proteine an. An dieses erste Ubiquitin werden weitere Ubiquitinmoleküle angefügt. Durch die Stärke der Ubiquitinierung wird die Lebensdauer, das Verfallsdatum eines Proteins bestimmt. Neben der Kontrolle der Lebensdauer von Proteinen erfolgt auch der gezielte Abbau von Ausschussware (defekter Moleküle und solcher, die nicht korrekt synthetisiert oder gefaltet worden sind) durch eine Ubiquitin-Markierung.

Eisenmangel

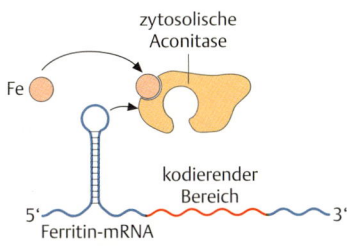

zytosolische
Aconitase

kodierender
Bereich

5'~~~~~~~~~~3'

Ferritin-mRNA

→ Die Translation ist gehemmt,
es wird kein Ferritin synthetisiert.

Ferritin ⊖

zytosolische
Aconitase

kodierender
Bereich

5'~~~~~~~~~~3'

Transferrin-Rezeptor-mRNA

→ Die RNA wird stabilisiert,
der Transferrin-Rezeptor wird synthetisiert.

Transferrin-Rezeptor ⊕

Eisenüberschuss

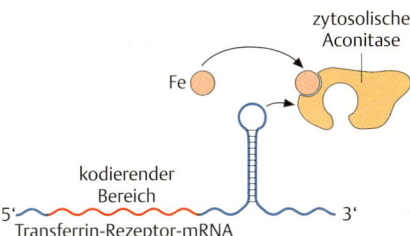

zytosolische
Aconitase

Fe

kodierender
Bereich

5'~~~~~~~~~~3'

Ferritin-mRNA

→ Durch Eisenbindung an die zytosolische
Aconitase löst sich das Protein vom
5'-Stem-loop. Ferritin wird translatiert.

Ferritin ⊕

zytosolische
Aconitase

Fe

kodierender
Bereich

5'~~~~~~~~~~3'

Transferrin-Rezeptor-mRNA

→ Auch hier löst sich die zytosolische Aconitase
vom 3'-Stem-loop. Die Transferrin-Rezeptor-
mRNA wird instabil, abgebaut und so nicht
translatiert.

Transferrin-Rezeptor ⊖

Abb. 1.21 Regulation der Eisenaufnahme in die Zelle durch zytosolische Aconitase und Eisen.

Je stärker ein Protein ubiquitiniert ist, umso schneller wird es abgegeben. Dieser Abbau erfolgt in den so genannten **Proteasomen**. Sie bestehen aus Proteasen, die einen Proteinzylinder bilden, bei dem die katalytischen Zentren im Inneren liegen. Diese Komplexe erkennen das Ubiquitinsignal eines Proteins, binden die Proteine, transportieren sie in das Innere des Zylinders und zerstückeln sie in kleine Peptide.

Bei der **Parkinson-Erkrankung** sind genetische Defekte im proteasomalen Abbau neuronaler Proteine nachgewiesen.

1

1.3 Epigenetik

K. Zerres

Der von dem Biologen Conrad Hal Waddington 1942 geprägt Begriff wird heute in unterschiedlicher Bedeutung verwendet. Beispiele sind:

> • Die Epigenetik beschäftigt sich mit der Weitergabe von Eigenschaften an Nachkommen, die **nicht** auf Abweichungen in der DNA-Sequenz zurück gehen, sondern auf eine **vererbbare Änderung der Genregulation** und **Genexpression**.
> • Epigenetik befasst sich mit allen Vorgängen, die die **Genexpression ohne Änderung der Genstruktur** beeinflusst.

Die Erforschung der Ursachen komplexer Eigenschafen oder Erkrankungen ist schwierig und steht trotz enormer Anstrengungen erst am Anfang. Es steht außer Frage, dass an der Entstehung eines spezifischen Phänotyps viele Faktoren beteiligt sind. Bisher galt, dass hierfür neben einer erblichen Basis auch exogene Einflussfaktoren verantwortlich sind. Die Epigenetik liefert einen molekularen Erklärungsansatz für eine prinzipiell reversible Wechselwirkung von Umwelt und Genfunktion.

Es existieren Befunde, dass epigenetische Veränderungen u. U. über mehrere Generationen hinweg als sogenannte **Transgenerationeneffekte** Phänotypen beeinflussen können. Solche Mechanismen, die die Aktivität von Genen beeinflussen und an die nächste Generation weitergegeben werden können, haben daher für das Verständnis der Entstehung von Volkskrankheiten eine besondere Bedeutung.

Überraschend sind Befunde, dass entgegen der Erwartung die Beiträge der identifizierten Gene an der Entstehung häufiger Krankheiten insgesamt sehr klein sind und damit die Zahl der beteiligten Gene sehr groß sein muss. Einer der zahlreichen Gründe hierfür sind epigenetische Veränderungen der Genaktivität. In Familien- und Zwillingsstudien können epigenetische Mechanismen allerdings nicht von Mechanismen unterschieden werden, die auf Veränderungen der DNA selbst beruhen.

1.3.1 Genregulation als Schlüssel für das Verständnis differenzierter Entwicklung

Ein komplexes Programm der Genregulation ist die Voraussetzung für die Entwicklung jedes Lebewesens aus einer einzelnen Zelle. Sie trägt das Potenzial für die Entwicklung eines ganzen Menschen, der schließlich über mehr als 200 verschiedene Gewebetypen mit gänzlich unterschiedlichen Funktionen verfügt. In einem einzigen Zelltyp ist wahrscheinlich jeweils nur ca. ein Drittel der Gene aktiv.

> Jeder Organismus muss also über Mechanismen verfügen, die dafür verantwortlich sind, dass in den jeweiligen Geweben nur diejenigen Proteine gebildet werden, die dort auch gebraucht werden. Von besonderer Bedeutung ist, dass **Gene** nicht nur in bestimmten Geweben des Körpers **selektiv reguliert** bzw. an- oder abgeschaltet werden können, sondern dass diese Aktivitätsmuster auch durch **äußere Einflüsse** prinzipiell beeinflusst werden können.

Unter den vielen Mechanismen, die eine **differenzierte Genregulation** ermöglichen, sind vor allem drei hervorzuheben:

1. **DNA-Methylierung**: Die starke Methylierung eines Gens unterdrückt im Allgemeinen seine Expression, eine geringe Methylierung hält dagegen das Gen aktiv. Der Methylierungszustand eines Gens bleibt über die Zellteilung hinweg sehr stabil erhalten.
2. **Modifikation an Histonproteinen** verändert den Grad der Kondensierung der DNA (Abb. 1.22). Dichtgepackte DNA ist der Transkriptionsmaschinerie nicht zugänglich und deshalb inaktiv. Damit ein entsprechendes Gen abgelesen werden kann, muss die dichte Verpackung durch Histonmodifikation gelockert werden. Die chemischen Veränderungen erfolgen insbesondere an den aminoterminalen, lysinreichen Enden der Histone.
   - **Acetylierung** und **Phosphorylierung** sind prinzipiell **reversible** Markierungen und spielen bei der Umorganisation des Chromatins bei **Transkription** und **Replikation** eine Rolle.
   - **Methylierung** stellt dagegen eine sehr **stabile**, **langlebige** Modifikation dar und eine selektive Methylierung des Lysin 9 am Histon H3 ist eng mit der Bildung von konstitutivem **Heterochromatin** assoziiert.
3. **RNA-Interferenz** (**RNAi**, auch **RNA-Silencing**): Hierunter versteht man einen natürlichen Mechanismus in eukaryontischen Zellen, der die Genexpression ein-

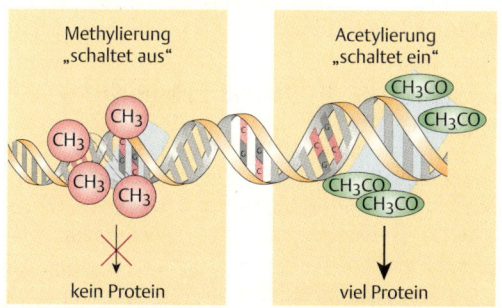

Methylierung „schaltet aus"

Acetylierung „schaltet ein"

kein Protein

viel Protein

Abb. 1.22 Schematische Darstellung von Methylierung und Acetylierung.

1

zelner Gene beeinflusst. Dabei ist immer RNA als zielerkennendes Molekül beteiligt. Kleine kurze RNA-Bestandteile können über einen speziellen Mechanismus die Aktivität eines Gens beeinflussen bzw. das Gen funktionell gänzlich ausschalten. Die Bedeutung kurzer RNA-Moleküle ist bisher kaum verstanden. Die komplexen Befunde weisen jedoch auf eine herausragende Bedeutung hin, insbesondere der heterochromatischen Bereiche der DNA, denen bisher keine klare Funktion zugeschrieben werden konnte. RNA-Interferenz kann auf unterschiedlichen Ebenen eintreten:
- auf Chromatin-Ebene,
- post-transkriptionell oder
- translationell.

Die Chromatinstruktur ändert sich auch in Abhängigkeit der **Zellzyklusphase** (s. S. 163), bei der **Reparatur** von DNA-Schäden und während der **Rekombination**. Auch hier regulieren epigenetische Modifikationen die Etablierung des fakultativen Heterochromatin und des Euchromatin und sind deshalb für die Regulation der Genexpression essenziell.

Klassische Beispiele epigenetischer Wirkungen sind die **X-Inaktivierung** (s. S. 174) und das Imprinting einzelner Genregionen (s. u.). Die Epigenetik spielt eine weitere bedeutende Rolle bei der **Stammzellentwicklung** und bei der Entstehung von **Krebs**.

1.3.2   Genomisches Imprinting

> Von geprägten Genen (imprinted genes) spricht man, wenn normalerweise nur **ein Allel** in Abhängigkeit von der **elterlichen Herkunft** (das väterliche oder das mütterliche) **aktiv**, das andere „ausgeschaltet" ist. Die Inaktivierung erfolgt durch **DNA-Methylierung** in der frühen Embryogenese. Bei der X-Inaktivierung ist genomisches Imprinting der entscheidende Mechanismus (s. S. 174).

In der Regel werden die Gene der beiden homologen Chromosomen eines diploiden Chromosomensatzes unabhängig von der elterlichen Herkunft zu gleichen Teilen exprimiert. Keimbahnspezifische Aktivierung bzw. Inaktivierung verschieben jedoch das Verhältnis, sodass „väterliche" und „mütterliche" Allele unterschiedlich exprimiert werden, obwohl beide die gleichen Nukleotidsequenzen besitzen. Man spricht von **genomischer Prägung**, die durch epigenetische Vorgänge kontrolliert wird. Wie Abb. 1.**23** zeigt, werden bei der Reifung der Geschlechtszellen zunächst die vorhandenen Prägungsmuster durch Demethylierung von Cytosin entfernt. Später in der Reifung, während der Oogenese und Spermiogenese, wird Cytosin dann geschlechtspezifisch wieder methyliert. Diese Methylierung bewirkt, dass die entsprechenden genetischen Bereiche inaktiviert werden. Damit wird für jede Generation reversibel festgelegt, ob ein Gen

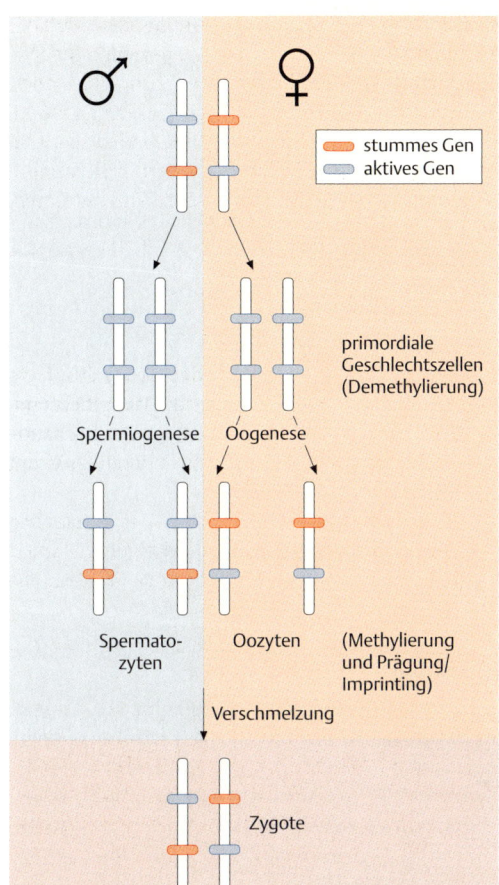

Abb. 1.**23 Genomische Prägung.** In frühen Stadien der Reifung der Geschlechtszellen wird die DNA zunächst vollständig demethyliert und später während der Oogenese und Spermiogenese geschlechtsspezifisch wieder methyliert. In der Zygote liegt dann die Hälfte der Erbinformation derjenigen Gene, die einem genomischen Imprinting unterliegen, mütterlich und die andere Hälfte väterlich geprägt vor.

nach der Befruchtung im sich entwickelnden Organismus exprimiert wird. Geprägte Gene sind oft in Clustern angeordnet, befinden sich also in enger Nachbarschaft. Das Chromosom 15 besitzt mehrere geprägte Gene – die einen werden nur auf dem mütterlichen Chromosom exprimiert, die anderen nur auf dem väterlichen. Eine weitere geprägte Region des menschlichen Genoms ist auf Chromosom 11 lokalisiert.

1

Prader-Willi-Syndrom und Angelman-Syndrom

Das **Prader-Willi-** und das **Angelman-Syndrom** (s. a. S. 230) zeigen in eindrucksvoller Weise die Auswirkung von genomischer Prägung beim Menschen.

> Beide Syndrome beruhen in fast 70 % der Fälle auf einer **Deletion** im langen Arm des **Chromosoms 15**, haben jedoch einen unterschiedlichen klinischen Phänotyp.
> - Beim **Prader-Willi-Syndrom** ist das paternale Chromosom deletiert und das maternale durch Methylierung ausgeschaltet, weshalb die in diesem Bereich lokalisierten paternalen Gene nicht mehr exprimiert werden.
> - Beim **Angelman Syndrom** ist das maternale Chromosom deletiert und das paternale durch Methylierung ausgeschaltet.

Es können auch Imprintingdefekte, bei denen die Ausprägung des **Methylierungsmusters** fehlerhaft verläuft, zu Prader-Willi- und Angelman-Syndrom-Phänotypen führen. Solche Imprinting-Defekte werden heute im Zusammenhang mit in-vitro-Fertilisation diskutiert.

1.3.3 Bedeutung epigenetischer Mechanismen für die Krankheitsentstehung

> In vielfältigen Tierversuchen wurden Beobachtungen gemacht, die auch für den Menschen von Bedeutung sein könnten:
> 1. Epigenetische Mechanismen sind für die differenzielle **Regulation von Genen** verantwortlich, die mit einem morphologischen aber auch Verhaltensphänotyp spezifisch korreliert sein können.
> 2. Epigenetische Muster einzelner Gene (vor allem der Methylierungsstatus) können an **nachfolgende Generationen** weitergegeben werden (Transgenerationeneffekt).
> 3. Epigenetische Mechanismen können **geschlechtsspezifisch** wirken (Imprinting).
> 4. Die epigenetischen Muster können durch **exogene Einflüsse** (Ernährung, Verhalten) beeinflusst werden.

Eine zunehmende Anzahl von Befunden legt nahe, dass epigenetische Mechanismen auch für die Krankheitsentstehung beim Menschen Bedeutung haben. So werden umfangreiche Untersuchungen der Folgen des Holländischen Hungerwinters 1944/45 bis zum heutigen Tag fortgeführt. Sie liefern wichtige Erkenntnisse über die **Langzeitfolgen des Hungerns**. In zahlreichen Studien konnte gezeigt werden, dass die Nachfahren der Mütter, die in der Schwangerschaft gehungert haben, erhöhte Risiken für **niedriges Geburtsgewicht**, Diabetes, koronare Herzkrankheit, Brustkrebs aber auch niedrige Geburtsgewichte für Enkelkinder der hungernden Mütter trugen. Die vereinfachte Erklärung hierfür ist, dass diejenigen Mechanismen, die den unterversorgten Kindern das Überleben sichern sollen, im Laufe des Lebens ein Risiko darstellen. Eine erhöhte Aktivität z. B. des autonomen Nervensystems erweist sich im fortgeschrittenen Alter als nachteilig.

Inzwischen ist durch eine Fülle von Daten die Gültigkeit dieses im Tierversuch bereits vor vielen Jahren nachgewiesenen Mechanismus auch beim Menschen belegt. Bei den drei Generationen umfassenden Bewohnern des kleinen nordschwedischen Ortes Överkalix wurde indirekt von dem bekannten Nahrungsangebot auf die Ernährungslage der Bewohner geschlossen. Die Studie zeigte, dass dann, wenn das Nahrungsangebot der Großväter während der Phase der langsamen Wachstumsgeschwindigkeit (SGP) vor dem Pubertätswachstumsschub knapp war, das kardiovaskuläre Risiko der Enkelsöhne vermindert war. Das Diabetesrisiko stieg, wenn das Nahrungsangebot der väterlichen Großväter während der SGP groß war. Die Befunde lassen sich als epigenetischer Transgenerationeneffekt deuten.

Auch die Bedeutung der Epigenetik für vielfältige Hirnfunktionen wird immer klarer. Es konnte gezeigt werden, dass epigenetische Mechanismen für die **Gedächtnisfunktion** wichtig sind. Mit zunehmendem Alter wird eine steigende Anzahl von Genen methyliert und damit praktisch funktionell ausgeschaltet, während wenige andere demethyliert und damit aktiviert werden. Es existieren Hinweise dafür, dass epigenetische Mechanismen auch bei der Entstehung der **Alzheimer Erkrankung**, **Psychosen** und **Autismus** involviert sind, wobei es sich hierbei ätiologisch sicher um sehr heterogene Krankheitsbilder handelt.

Im Tierversuch konnten auch Zusammenhänge zwischen **mütterlicher Zuwendung** und **Methylierungsstatus des Glukocorticoidrezeptorgens** gezeigt werden. Dies könnte auch beim Menschen Bedeutung haben.

Vielfältige Studienergebnisse zur Frage von Risikofaktoren für die Entwicklung einer **Psychose** bei Kindern von Müttern, die Krieg, Hunger und eine unerwünschte Schwangerschaft erlebt hatten, könnten durch epigenetische Mechanismen erklärt werden.

In einer umfangreichen holländischen Studie konnte gezeigt werden, dass für Kinder dann ein erhöhtes **Schizophrenierisiko** bestand, wenn ein naher Verwandter der Mutter von bis zu sechs Monaten vor der Konzeption bis zur Geburt plötzlich verstorben ist. Diese Daten stimmen mit Beobachtungen ganzer Bevölkerungen überein, für deren Nachfahren ebenfalls erhöhte Erkrankungsrisiken nach Stresssituationen gezeigt werden konnten. Wiederum könnte die Epigenetik hier einen plausiblen Mechanismus zur Erklärung anbieten.

Eine zunehmende Zahl von Befunden legt auch für den Menschen nahe, dass epigenetische Mechanismen an der Entstehung der **Drogensucht** beteiligt sind. Neben erblichen Faktoren, wie die Veränderung der Funktion von Enzymen, die bei Entgiftungsreaktionen beteiligt sind, können auch epigenetische Mechanismen das Suchtverhalten beeinflussen.

1

1.3.4   Bedeutung und Ausblick

Erste Befunde lassen den Schluss zu, dass epigenetische Mechanismen für die Entstehung von **Merkmalen**, **Eigenschaften** aber auch **Krankheiten** große Bedeutung haben. Dass hierbei auch unser **Verhalten** die Regulationsmechanismen von Genen beeinflussen kann, könnte unser Verständnis über die Entstehung von Erkrankungen in noch nicht absehbarer Weise verändern und gleichzeitig gänzlich neue Ansätze für die Erforschung der Wirkung von (Psycho-)Therapien liefern.

> Die Beobachtung, dass die Methylierungsmuster einzelner Gene an Kinder weitergegeben werden können, kann **Wechselwirkungen** zwischen **Vererbung** und der Wirkung **exogener Einflüsse** erklären. Die Epigenetik als dynamisches System ist somit ein Bindeglied zwischen Anlage und Umwelt und liefert wesentliche neue Gesichtspunkte für das Verständnis von Evolutionsmechanismen.

Die Erkenntnisse der Epigenetik lassen Elemente der **Theorie von Lamarck** (1744 – 1829), die auch aus ideologischen Gründen gänzlich abgelehnt wurden und in Vergessenheit gerieten, heute wieder in einem anderen Licht erscheinen. Lamarck ging davon aus, dass evolutionäre Veränderungen erworben sind. Diese während des Lebens erworbenen Veränderungen haben das Ziel, die Überlebenschancen zu erhöhen und werden genetisch kodiert an die Kinder weitergegeben werden.

Epigenetik muss also im Kontext der Erkenntnisse der **Evolutionslehre**, der **klassischen Genetik** und der **Umweltforschung** gesehen werden. Sie wird das Wissen dieser Disziplinen nicht ersetzen, sondern bietet vielmehr einen Schlüssel für die Verknüpfung ihrer Erkenntnisse und gänzlich neue Interpretationsmöglichkeiten. Epigenetische Forschung wird auch entgegen vorschneller Äußerungen insbesondere die Erkenntnisse der Humangenetik nicht ersetzen, denn Epigenetik ist ohne die Kenntnis der Funktionen von Genen nicht denkbar, sie baut vielmehr darauf auf.

Unser bisheriges Wissen über epigenetische Faktoren an der Krankheitsentstehung macht jedoch auch deren Komplexität und Dynamik deutlich. Die Analyse der komplexen Wechselwirkung von Genen und Umwelt steht sicher erst am Anfang.

1.4 Mutationen beim Menschen und ihre Folgen

E. Holinski-Feder

Die genetische Information aller lebenden Zellen ist zumeist in der DNA gespeichert, bei einigen Viren befindet sich die Erbinformation auch in der RNA. Für die Evolution ist die Veränderung der Erbinformation von grundlegender Bedeutung, denn dies führt zu neuen Genotypen. Solche Veränderungen werden als **Mutationen** bezeichnet und können für die jeweilige Zelle oder das jeweilige Individuum mit Vorteilen oder Nachteilen belegt sein.

> Mutationen sind vererbbare Veränderungen des Erbgutes. Hierbei unterscheidet man
> - **konstitutionelle Mutationen bzw. Keimbahnmutationen**, die in allen Körperzellen vorliegen und innerhalb einer Familie vererbt werden, von
> - **somatischen Mutationen**, die plötzlich und ohne erkennbare Ursache auftreten, nur in einer oder einer begrenzten Anzahl von Körperzellen vorliegen und nicht innerhalb einer Familie vererbt werden.

1.4.1 Klassifikationen von Mutationen

Keimbahnmutationen und somatische Mutationen können in drei Arten auftreten als
- Genommutationen,
- Chromosomenmutationen und
- Genmutationen.

Tab. 1.1 Systematik der Mutationen beim Menschen

Klassifikation	Arten
Genommutationen	• numerische Veränderungen des gesamten Chromosomensatzes • numerische Veränderungen eines einzelnen Chromosoms
Chromosomenmutationen	• Deletionen • Duplikationen • Translokationen • Inversionen • Insertionen

Genmutationen	• Punktmutationen
	  – Substitutionen
	  – Deletionen und Insertionen einzelner Nukleotide
	• Deletionen und Insertionen im Kilobasenbereich
	• Deletionen und Insertionen im Megabasenbereich
	• Inversionen
	• dynamische Mutationen

1

Genommutationen (Ploidiemutationen)

> **Genommutationen** bezeichnen eine Veränderung der Gesamtzahl der Chromosomen.

Dies kann den gesamten Chromosomensatz oder nur einzelne Chromosomen betreffen.

Der Überbegriff für numerische Veränderungen des gesamten Chromosomensatzes ist **Polyploidie**. Ist der Chromosomensatz in einer Zelle z. B. dreimal vorhanden, bezeichnet man dies als Triploidie (s. S. 235), ist er vierfach vorhanden, als Tetraploidie.

Betrifft die numerische Veränderung nur einzelne Chromosomen, so nennt man dies **Aneuploidie**. Im Falle eines zusätzlichen Chromosoms z. B. liegt eine **Trisomie** vor, wie bei der Trisomie 21, die zum Down-Syndrom (s. S. 204) führt. Fehlt eines der beiden homologen Chromosom, so nennt man dies **Monosomie**, wie z. B. beim Ullrich-Turner-Syndrom mit einem 45,X-Chromosomensatz (s. S. 213).

Genommutationen werden ausführlich im Kapitel 2 ab S. 183 besprochen.

Chromosomenmutationen

> **Chromosomenmutationen** nennt man große Veränderungen der Struktur eines einzelnen Chromosoms.

Diese umfassen:
- **Deletionen:** Verlust chromosomalen Materials
- **Insertionen:** Einschübe chromosomalen Materials
- **Duplikationen:** Verdopplung chromosomalen Materials
- **Translokationen:** Umlagerung chromosomalen Materials, wie z. B. Transfer eines Abschnittes eines Chromosoms auf ein anderes, homologes oder nichthomologes Chromosom.
- **Inversionen:** Die Abfolge des genetischen Materials in einem bestimmten Chromosomenabschnitt wird umgekehrt. Ist das Zentromer in dem invertierten Bereich eingeschlossen, bezeichnet man dies als perizentrische Inversion. Ist das Zentromer nicht eingeschlossen, bezeichnet man es als parazentrische Inversion.

Außerdem können **Ring-** und **Isochromosomen** auftreten. Die Chromosomenmutationen werden ausführlich in Kap. 2.2 ab S. 180 besprochen.

Genmutation

1

In diesem Kapitel sollen die Genmutationen, also (nur) die Auswirkungen von relativ kleinen Veränderungen innerhalb eines Gens, behandelt werden.

> **Genmutationen** sind Veränderung nur eines oder mehrerer benachbarter Nukleotide auf einem Chromosom.

Sie umfassen:
- Punktmutationen
  - Substitutionen
  - Deletionen und Insertionen einzelner Nukleotide
- Deletionen und Insertionen im Kilobasenbereich
- Deletionen und Insertionen im Megabasenbereich
- Inversionen
- dynamische Mutationen

1.4.2   Arten von Genmutationen

Punktmutationen

> Ist nur ein Nukleotid oder sind nur wenige aufeinander folgende Nukleotide gegenüber dem Wildtyp-Gen verändert, spricht man von einer **Punktmutation.**

Punktmutationen umfassen Substitutionen sowie Deletionen und Insertionen einzelner Nukleotide.

Substitutionen
Bei der Substitution einzelner Nukleotide unterscheidet man Transitionen von Transversionen:
- Bei der **Transition** (63 %) wird eine Pyrimidinbase (Cytosin, Thymin) durch eine andere Pyrimidinbase ersetzt; gleiches gilt für die Purinbasen (Guanin, Adenin).
- Bei einer **Transversion** (27 %) wird eine Pyrimidinbase durch eine Purinbase, bzw. eine Purinbase durch eine Pyrimidinbase ersetzt.

Betrachtet man alle Mutationsmechanismen, so sind Substitutionen mit einem Anteil von 68 % die häufigsten Mutationen des menschlichen Genoms (HGMD-Datenbank).

1

Deletionen oder Insertionen einzelner Nukleotide

Kleine Deletionen oder Insertionen machen etwa 25 % aller Mutationen im menschlichen Genom aus. Als Mutationsmechanismus liegt in den meisten Fällen ein „**Slipped-Strand-Mispairing**" zugrunde (Abb. 1.**24**).

Bei diesem Mechanismus verschieben sich die komplementären Stränge innerhalb einer DNA-Doppelhelix an kurzen repetitiven Sequenzabschnitten gegeneinander. Bei der Replikation gehen die entsprechenden Sequenzen dann entweder verloren (Deletion) oder liegen in den Tochtersträngen als Insertion zusätzlich vor (Abb. 1.**24**).

Analog können bei der Replikation einzelne Nukleotide verloren gehen oder zusätzlich eingebaut werden, wenn mehrere gleiche Nukleotide unmittelbar aufeinander folgen.

Invers angeordnete repetitive Sequenzen, sog. **symmetrische Elemente**, können ebenfalls für Deletionen oder Inversionen verantwortlich sein.

Folgen von Substitutionen, Deletionen oder Insertionen einzelner Nukleotide

Je nach der Lokalisation der Mutation in einem Gen unterscheidet man:
* Mutationen innerhalb des kodierenden Bereichs (**stille Mutation, Missense-Mutation, Nonsense-Mutation, Leserastermutation**),
* Mutationen im **Promoter**,

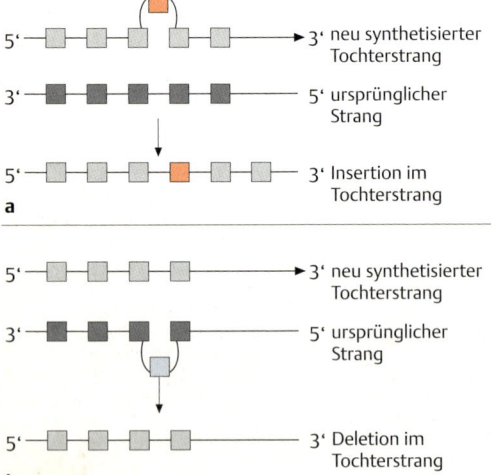

Abb. 1.24 Kleine Deletionen oder Insertionen. Die Abbildung stellt dar, wie es während der Replikation zu einer Fehlpaarung der DNA-Stränge kommen kann. Unten ist jeweils der ursprüngliche Strang gezeigt (dunkelgrau), oben der neu synthetisierte, komplementäre Strang (hellgrau). Zur Strangverschiebung kommt es durch die Ausbildung von nichtgepaarten Bereichen, die dann nach der Replikation zu einer Insertion (Duplikation) **(a)** oder zu einer Deletion **(b)** der entsprechenden Sequenzen in den Tochtersträngen führen („Slipped-Strand-Mispairing").

- Mutationen in **Spleißregionen** sowie
- Mutationen der **Polyadenylierungsstelle** und der **Cap-site.**

Mutationen außerhalb dieser definierten Bereiche eines Gens sind bezüglich ihrer Konsequenzen für ein Genprodukt oft schwer zu interpretieren.

Stille Mutation, Missense-Mutation, Nonsense-Mutation.

> **Stille Mutation (Sense-Mutation):** Gleiche Aminosäure wird kodiert.
> **Missense-Mutation:** Falsche Aminosäure wird kodiert.
> **Nonsense-Mutation:** Stopp-Codon wird kodiert.

Je nachdem an welcher Stelle in der **kodierenden Region** eines Gens die Substitution erfolgt, kann dies unterschiedliche Auswirkungen haben. Da der genetische Code degeneriert ist, das heißt, viele Aminosäuren bereits durch die ersten beiden Nukleotide in einem Codon eindeutig definiert sind, kommt es bei Substitutionen an den ersten beiden Positionen eines Codons meist zu einem **Aminosäureaustausch (Missense-Mutation)**. Betrifft die Substitution die dritte Position eines Codons, kodiert das Codon häufig weiterhin die korrekte Aminosäure (**stille Mutation** oder **Sense-Mutation**).

Ensteht durch die Mutation ein Stopp-Codon, so wird entweder die jeweilige RNA abgebaut (NMD: nonsense mediated decay, s. S. 54) oder die Proteinsynthese vorzeitig abgebrochen und man spricht von einer **Nonsense-Mutation** (Abb. 1.**25**).

Missense-Mutationen müssen nicht zwangsläufig zu einer Funktionseinschränkung des entsprechenden Proteins führen. Es wird zwischen einem konservativen und einem nicht konservativen Aminosäureaustausch unterschieden.

- Bei einem **konservativen Aminosäureaustausch** wird eine Aminosäure durch eine andere Aminosäure mit ähnlichen chemischen Eigenschaften ersetzt. Der Austausch hat unter Umständen keine Folgen für die Proteinfunktion. Er ist tolerierbar.

		Substitutionen		
a	TTA Leu	CGA Arg	TCT Ser	Wildtyp-Sequenz Aminosäuren-Sequenz
b	TTA Leu	CGA Arg	TC**A** Ser	stille Mutation T → A kein Aminosäureaustausch
c	TT**C** **Phe**	CGA Arg	TCT Ser	Missense-Mutation A → C Aminosäureaustausch: Leucin → Phenylalalin
d	TTA Leu	**T**GA **Stopp**	TCT Ser	Nonsense-Mutation C → T Entstehung eines Stopp-Codons

Abb. 1.**25 Substitutionen.**
a Wildtyp-Sequenz mit der zugehörigen Aminosäureabfolge. **b** Bei einer stillen Mutation findet kein Aminosäureaustausch statt. **c** Die Missense-Mutation führt zu einem Aminosäureaustausch. **d** Bei der Nonsense-Mutation kommt es zu Ausbildung eines Stopp-Codons.

1

- Bei einem **nicht konservativen Aminosäureaustausch** wird die ursprüngliche Aminosäure durch eine Aminosäure mit anderen chemischen Eigenschaften ausgetauscht. Ein solcher Austausch wirkt sich vor allem, wenn er in einer funktionellen Domäne des Proteins lokalisiert ist, auf die Struktur des Proteins aus und führt so zu einer Funktionseinschränkung oder zu einem Funktionsverlust.

Ein bekanntes Beispiel für eine Krankheit, die durch eine einzige Missense-Mutation verursacht wird, ist die Sichelzellanämie. Hier kommt es durch eine Transversion im Codon 6 des Betaglobin-Gens zu einem Aminosäureaustausch von Glutamin zu Valin.

- Im **homozygoten Zustand** führt diese Mutation bei Sauerstoffmangel zu einer Konformationsänderung des Hämoglobins, was sich in der Sichelform der Erythrozyten manifestiert. Homozygote Anlageträger zeigen schon im Säuglingsalter klinische Manifestationen wie z. B. eine hämolytische Anämie und schmerzhafte vasookklusive Krisen mit Organinfarkten.
- **Heterozygote Anlageträger** sind in der Regel klinisch gesund und haben einen relativ guten Schutz gegenüber Malaria. Aufgrund dieses Selektionsvorteils konnte die Mutation sehr häufig weitergegeben werden und hat heute eine Heterozygotenfrequenz von 20 – 40 % in der schwarzen Bevölkerung Afrikas.

Das homozygote (zwei gleiche Mutationen in beiden Allelen) oder compound-heterozygote (zwei unterschiedliche Mutationen in beiden Allelen) Vorliegen von Missense-Mutationen in anderen Positionen des Betaglobin-Gens führen zum klinischen Bild der Beta-Thalassämie. Hierbei ist das physiologisch im Erythrozyten am höchsten konzentrierte Hämoglobin HbA1 instabil, kompensatorisch ist HbA2 und HbF erhöht. Das klinische Bild einer Thalassaemia major (Cooley-Anämie) wird durch eine bereits im Kindesalter transfusionspflichtige hämolytische Anämie bestimmt; Mutationen finden sich auf beiden Allelen des Betaglobin-Gens. Bei der Thalassaemia minor liegt meist nur eine mikrozytäre Anämie vor, i. d. R. ist nur ein Allel mutiert.

Leserastermutation (Frameshift-Mutation).

Durch eine Deletion oder eine Insertion innerhalb der kodierenden Region eines Gens kann es zu einer **Verschiebung des Leserasters** kommen.

Im falschen Leserahmen folgt i. d. R. nach wenigen Aminosäuren ein Stopp-Codon. Eine nicht vollständig translatierte mRNA wird meist erkannt und abgebaut (NMD: Nonsense mediated decay), sodass kein Protein synthetisiert wird (Abb. 1.**26**).

TTA	CGA	TCT	TTA	CGA	TCT	TTA	ACA	TCT
Leu	Arg	Ser	Leu	Arg	Ser	Leu	Thr	Ser

↓ Deletion von T

TTA	CGA	TCT	TAC	GAT	CTT	TAA	CAT	CTX
Leu	Arg	Ser	Tyr	Asp	Leu	Stopp		

Abb. 1.26 Leseraster-Mutation. Durch die Deletion eines Thymin-Nukleotids kommt es zu einer Verschiebung des Leserasters und so zur Ausbildung eines verfrühten Stopp-Codons.

Leseraster-Mutation: ab der Deletionsstelle werden andere Aminosäuren kodiert. Im 4. Codon entsteht ein Stopp-Codon, das bei der Translation zum Kettenabbruch führt.

Promoter-Mutation.

Promotermutationen sind Punktmutationen im Promoterbereich eines Gens, die zu einer verminderten oder vermehrten Expression desselben führen können.

Entsprechend der derzeitigen Datenlage führt vor allem eine **verminderte Genexpression** zu Krankheiten. Eine vermehrte Genexpression ist nur für sehr wenige bislang beschriebene Erkrankungen die Ursache.

Durch Punktmutationen können Bindungsstellen für Proteine, die den Promoter regulieren, verändert werden. Betrifft dies Bindungsstellen für Proteine, die die Transkription aktivieren, kommt es zu einer verminderten Expression des Gens.

Ein Beispiel hierfür ist der in unserer Bevölkerung mit einer Inzidenz von 10–20% sehr häufige Morbus Meulengracht. Dieser Erkrankung liegt eine Synthesestörung der UDP-Glukuronyltransferase in der Leberzelle zugrunde, was zu einer verminderten Umwandlung von indirektem (im Blut an Albumin gebundenem) in direktes (in der Leberzelle glukuronidiertes) Bilirubin führt. Da nur glukuronidiertes Bilirubin über die Leberzelle ausgeschieden werden kann, kommt es im Blut zu erhöhten Bilirubinwerten und im Extremfall zu einer leichten Gelbfärbung der Haut. Bei der zugrunde liegenden genetischen Veränderung handelt es sich um eine **Mutation in der TATA-Box** (Pribnow-Box) des Promoters des UDP-Glukuronyltransferase-Gens. In der Wildtyp-Sequenz weist der Promoter eine Nukleotidabfolge von $A(TA)_6TAA$ auf, beim Morbus Meulengracht liegt eine homozygote Insertion der beiden Nukleotide TA zu $A(TA)_7TAA$ in der TATA-Box vor. Dies führt zu einer um 30% verminderten Synthese von UDP-Glukuronyltransferase.

Spleiß-Mutation.

Für den Ablauf des Spleißvorgangs sind bestimmte Sequenzmotive in den Übergangsbereichen zwichen Exon und Intron notwendig. **Spleißmutationen** verändern diese Sequenzmotive und stören so den Spleißvorgang.

Der Spleißvorgang (s. S. 24) kann nur dann ordnungsgemäß ablaufen, wenn die hierfür notwendigen Sequenzmotive vorhanden sind. Zu diesen gehören:

- die **Spleiß-Donor-Sequenz** am 3'-Ende des Introns und die **Spleiß-Akzeptor-Sequenz** am 5'-Ende des Introns. Es handelt sich um hoch konservierte Nukleotidpositionen (GU-Intron-AG), die in allen prä-mRNAs vorkommen und an denen der Spleißvorgang erfolgt. Punktmutationen an diesen Positionen führen in der Regel dazu, dass das betroffene Exon nicht in der mRNA-Sequenz enthalten ist oder das Intron nicht entfernt wird.
- die sog. **Branching Site** (Verzweigungsstelle), die ca. 20 – 40 Nukleotide stromaufwärts von der 5'-Spleißstelle entfernt liegt. Sie besteht aus 5 – 6 Nukleotiden, wobei hier vor allem ein Adenosinrest für die Funktion wichtig ist,
- **Spleiß-Enhancer-Sequenzen**, die sowohl für Exon- als auch für Intronsequenzen beschrieben sind, und
- **Spleiß-Silencer-Sequenzen**, die bisher nur für Exonsequenzen beschrieben sind.

Spleißmutationen können alle genannten Sequenzmotive betreffen und so zu einer fehlerhaften mRNA-Synthese führen.

Als Beispiel für **Spleiß-Enhancer-Mutationen** ist die autosomal rezessiv vererbte spinale Muskelatrophie (SMA) zu nennen. Die Erkrankung wird durch Mutationen im *SMN1*-Gen verursacht und führt zu einer progredienten Muskelschwäche. Ursache ist die abnehmende Innervation der Muskulatur durch einen Defekt der Spinalnerven (s. S. 293). *SMN1* liegt auf Chromosom 5 und wurde in der Evolution des menschlichen Genoms verdoppelt, sodass jetzt zwei SMN-Genkopien, *SMN1* und *SMN2*, vorliegen, die sich nur in wenigen Nukleotidpositionen unterscheiden. Eine dieser Veränderungen betrifft einen Splice-Enhancer in Exon 7. Bei der aktiven, näher am Telomer gelegenen Genkopie des *SMN1*-Gens ist der Spleiß-Enhancer intakt. Bei der näher am Zentromer gelegenen *SMN2*-Genkopie ist der Spleiß-Enhancer mutiert, das Gen wird nur noch zu 10 % exprimiert. Patienten mit einer spinalen Muskelatrophie weisen zu etwa 30 % eine **homozygote Deletion** des *SMN1*-Gens oder Teile des *SMN1*-Gens auf. Bei Patienten mit einem milderen klinischen Verlauf wird häufig eine Punktmutation in der Spleiß-Enhancer-Sequenz in Exon 7 des *SMN1*-Gens gefunden, das sich dann wie eine *SMN2*-Genkopie mit einer Restaktivität verhält.

Mutationen der Polyadenylierungsstelle.

Die Polyadenylierung der mRNA ist für den Export der mRNA aus dem Zellkern notwendig (s. S. 24). Durch **Mutationen der Polyadenylierungsstelle** wird die mRNA nicht oder nur in geringem Maße aus dem Zellkern exportiert.

Das Signal für die Polyadenylierung ist die mRNA-Sequenz AAUAAA, die sich 10 – 30 Nukleotide vor der Polyadenylierungsstelle befindet. Sequenzvariationen in diesem Abschnitt können zum einen zu einer unvollständigen Polyadenylierung, zum anderen zu einer verlängerten und in der Folge meist instabilen mRNA führen. Beides resultiert in einem verminderten mRNA-Export aus dem Zellkern und damit in einer **verminderten** Proteinmenge.

Eine G→A-Mutation der Polyadenylierungsstelle ist z. B. bei der **Thrombophilie-neigung** für das Prothrombin-Gen an Position 20 210 beschrieben. Hierbei handelt es sich um die häufigste Mutation in diesem Gen. Ca. 2 % unserer Bevölkerung sind heterozygote Anlageträger. Interessanterweise führt diese Mutation nicht zu einer Destabilisierung der Prothrombin-mRNA sondern zu einer Stabilisierung und somit zu einer verstärkten Translation. Die vermehrte Synthese des Prothrombin-Proteins erhöht das Risiko für ein thromboembolisches Ereignis um den Faktor 3 – 4.

Mutationen der Cap-Site. Um die mRNA vor dem Abbau durch Exonukleasen zu schützen, wird am 3'-Ende der mRNA, der sog. Cap-Site, ein Alpha-Methylguanin angehängt (s. S. 23).

Mutationen dieser Cap-Site führen zu einer Destabilisierung der mRNA.

Für das **Betaglobin-Gen** ist eine Mutation der Cap-Site beschrieben, die zu einer verminderten Proteinexpression führt. Diese ist vermutlich auf eine verkürzte Halbwertszeit der entsprechenden mRNA zurückzuführen.

Deletionen und Insertionen im Kilobasenbereich

Deletionen und Insertionen über einige hundert oder mehrere tausend Nukeotide können im gesamten Genom auftreten. Als Mutationsmechanismus liegt in vielen Fällen ein ungleiches Cross-over an repetitiven Sequenzen zugrunde.

Liegen die Deletionen außerhalb von kodierenden Bereichen, kann dies für den betroffenen Organismus ohne Konsequenzen bleiben, liegen sie in Genbereichen, kann dies zu verschiedenen Unterarten von Mutationen führen:
• Verlust einzelner oder mehrerer Exons, ganzer Gene oder mehrerer benachbarter Gene,
• Duplikation einzelner oder mehrerer Exons, ganzer Gene oder mehrerer benachbarter Gene.

Deletionen oder Insertionen, die nur ein Gen betreffen, verursachen **monogene Erkrankungen**, Deletionen, die mehrere Gene betreffen, verursachen sogenannte **„Contigeous Gene Syndromes"**.

Ein interessantes Beispiel für eine Deletionen kann man im **Dystrophin-Gen** beobachten, das vor allem im Muskel exprimiert wird. Das Genprodukt Dystrophin ist als Strukturprotein einerseits im Inneren der Muskelzelle mit Aktin verbunden und andererseits über Membranproteine mit Laminin außerhalb der Muskelzelle. Es hat also die Aufgabe, die Kraftwirkung der Muskelfasern über die Zellmembran auf extrazelluläre Strukturproteine zu übertragen. Durch eine **Deletion mehrerer Exons** im Dystrophin-Gen kann ein fehlerhaftes Spleißprodukt synthetisiert werden, das von Enzymen erkannt und abgebaut wird (Nonsense mediated decay). Es kommt zum völligen Fehlen des Dystrophin-Proteins (s. S. 299) und zu einer sich bereits im Kindesalter manifestierenden Muskeldystrophie Typ Duchenne. Bleibt bei einer Deletion mehrerer Exons das Leseraster erhalten, kommt es meist zur Synthese eines verkürzten Proteins und der klinischen Manifestation einer Muskeldystrophie Typ Becker im Erwachsenenalter.

Deletionen und Insertionen im Megabasenbereich

Deletionen und Insertionen im Megabasenbereich sind zwar lichtmikroskopisch nicht zu erfassen, unterscheiden sich aber ansonsten nicht von den Deletionen und Insertionen, die in Kapitel 2.2 „Chromosomenaberrationen" (s. S. 180) beschrieben werden.

> Deletionen oder Insertionen im Megabasenbereich entstehen häufig durch ungleiches Cross-over von homologen Sequenzen (Abb. 1.27). Hierbei entsteht auf einem Chromosom eine Deletion und auf dem anderen Chromosom eine Duplikation.

Bei den meisten Erkrankungen, die durch Deletionen oder Insertionen mehrerer Gene verursacht werden, ist nur die **Deletion** mit einer charakteristischen Klinik assoziiert, die Duplikation manifestiert sich wesentlich seltener in einer spezifischen klinischen Symptomatik. Das bekannteste Beispiel für das ungleiche

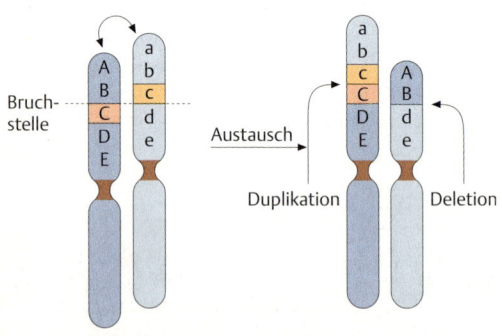

Abb. 1.**27 Ungleiches Cross-over.** Durch die ungleiche Paarung von Chromatiden mit anschließendem Cross-over entsteht ein Bruch mit einer erneuten Verknüpfung. Das Resultat ist die Duplikation des Gens C auf dem einen Chromatid und eine Deletion dieses Gens (c) auf dem anderen.

1

Cross-over als Ursache einer Erkrankung ist die **Alpha-Thalassämie**, die durch eine verminderte Synthese der Alphaglobin-Ketten zu den Hämoglobinopathien gerechnet wird. Im Laufe der evolutionären Entwicklung wurde der Genort für das Alphaglobin-Gen dupliziert, sodass beide Gene benachbart zu liegen kamen. Ein ungleiches Cross-over resultiert entweder in einer Deletion oder Duplikation des DNA-Abschnittes, der für die Alphaglobinketten kodiert. Hierbei kann es zu einer unterschiedlichen Anzahl der Alphaglobin-Gene auf den einzelnen Chromosomen kommen:

- Es kann ein Chromosom mit drei Alphaglobin-Genen und ein Chromosom mit nur einem Alphaglobin-Gen entstehen,
- es kann aber auch ein Chromosom mit keinem bzw. ein Allel mit vier Alphaglobin-Genen entstehen.

Das klinische Bild der Alpha-Thalassämie hängt von der Anzahl der vorhandenen Alphaglobin-Gene ab. Das klinische Spektrum umfasst

- den **intrauterinen Fruchttod** bei dem Fehlen aller vier Alphaglobin-Gene,
- die **Alpha-Thalassaemia intermedia** mit einer Genkopie,
- die **Alpha-Thalassaemia minor** mit zwei Genkopien und
- die klinisch in der Regel **unauffällige Form** mit drei Genkopien.

Es wurde eine Reihe von weiteren Krankheitsbildern beschrieben, die durch das Fehlen eines im Lichtmikroskop nicht erkennbaren Abschnittes chromosomalen Materials gekennzeichnet sind. Man nennt diese Krankheiten **Mikrodeletionssyndrome**. Sie werden ausführlich in den Kapiteln 2.2 und 2.3 besprochen (s. S. 180 und 201).

Duplikationen entstehen als reziprokes Produkt von Deletionen und kommen daher vermutlich auch in der gleichen Größenordnung wie Deletionen vor, sind aber im Vergleich zu Deletionen als Krankheitsursache viel seltener. Sie werden ebenfalls meist durch ungleiches Cross-over zwischen homologen Sequenzen hervorgerufen. Das klassische Beispiel hierfür ist die Erkrankung **Charcot-Marie-Tooth Typ1 (CMT Typ1)** die durch eine 1,5 Mb große Duplikation im Bereich 17p12, die das Gen für Peripheres-Myelin-Protein-22 (*PMP22*) umfasst. Sie entsteht durch ungleiches Cross-over zwischen 24 kb langen Repeats, die die Duplikationsregion flankieren. Das Syndrom resultiert in einer **heriditären motorisch-sensorischen Neuropathie (HMSN)** mit zunehmender Muskelschwäche und Sensibilitätsstörungen an Füßen und Händen (s. S. 287).

Inversionen

Eine **Inversion** führt zu der umgekehrten Anordnung eines Sequenzabschnittes auf einem Chromosom. Findet diese Inversion innerhalb des kodierenden Bereichs eines Gens statt, können **Funktionsausfälle** die Folge sein.

Verursacher sind meist invers repetitive Sequenzabschnitte, die hoch homolog sind, sodass es z. B. durch Schleifenbildung zu einer Fehlpaarung der entgegengesetzt orientierten Wiederholungen und zum Bruch der Chromatinstruktur kommt. Die erneute Verknüpfung des Chromatids führt dann zur Inversion des jeweiligen Sequenzabschnittes und kann mehrere hundert bis mehrere tausend Nukleotide betreffen.

Die am häufigsten beschriebene Inversion betrifft das auf dem X-Chromosom gelegene **Faktor-VIII-Gen** (Abb. 1.**28**). Sie wird durch eine **intrachromosomale Rekombination** verursacht: Im Intron 22 des Faktor-VIII-Gens findet sich eine Sequenz, die zusätzlich noch zweimal außerhalb des Genbereiches vorliegt. Da das X-Chromosom in der Meiose der männlichen Keimbahn kein homologes X-Chromosom zur Rekombination aufweist, finden offenbar teilweise intrachromosomale Rekombinationsvorgänge statt. Es erfolgt eine Schleifenbildung, bei der die Exons 1 bis 22 in ihrer Orientierung zu den Exons 23 bis 26 umgedreht werden, was eine vollständige Transkription und Translation des Faktor-VIII-Gens unmöglich macht. Der Faktor-VIII-Mangel führt zum klinischen Bild der Hämophilie A bzw. Bluterkrankheit. Eine genaue Beschreibung des Krankheitsbildes erfolgt im Kap. 3.3.3 (s. S. 297).

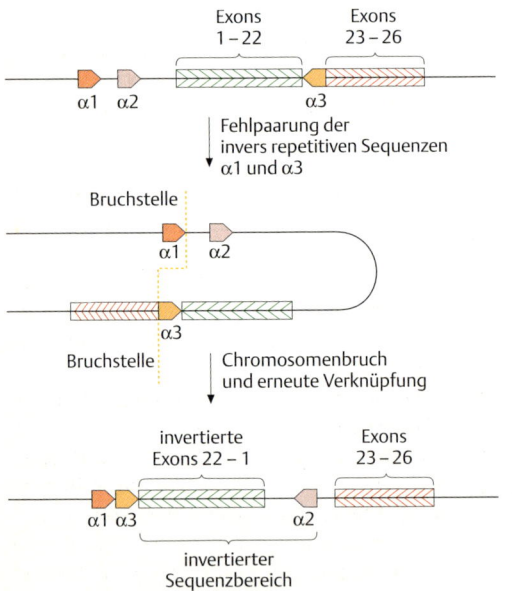

Abb. 1.**28 Inversion, erklärt am Faktor-VIII-Gen.** Es kommt zu einer Fehlpaarung der invers repetitiven Wiederholungen α1, α2 und α3 und damit zum Bruch des Chromatids. Eine erneute Verknüpfung an den fehlgepaarten Sequenzen führt zur Inversion des dazwischen liegenden Sequenzbereichs.

Dynamische Mutationen

Das menschliche Genom enthält einen hohen Anteil (ca. 10%) an sog. kurzen **repetitiven DNA-Sequenzen**. Hier handelt es sich in der Regel um Di- oder Trinukleotid-Wiederholungen.

> Überschreitet die Anzahl der Wiederholungen einen anscheinend für jede repetitive Sequenz spezifischen Schwellenwert, so kann es bei der Vererbung von einer Generation auf die nächste zu **weiteren Veränderungen** – meist Verlängerungen, seltener Verkürzungen – der repetitiven Sequenz kommen. Dies wird als dynamische Mutation bezeichnet.

Warum und wie es bei einzelnen repetitiven Sequenzen zu einem Überschreiten des Schwellenwertes kommen kann, ist nicht bekannt. Man vermutet, dass DNA-Polymerasen bei der Replikation auf diesen Sequenzen „stolpern" und entsprechend dem „slipped-strand-mispairing" auf diese Weise versehentlich zu viele der repetitiven Sequenzabfolgen in den neu synthetisierten DNA-Strang einbauen.

Manche dieser Sequenzen liegen im Bereich von Genen entweder in den **Introns** oder in den **Promoterbereichen** und werden nicht als Proteinsequenzen exprimiert. Die hier lokalisierten repetitiven Sequenzen können bis zu einem Faktor von über 1000 vermehrt werden. Im Promoterbereich kann dies zu einem Abschalten des Promoters und damit der Genexpression führen. In Introns können sie eine Destabilisierung und somit einen vorzeitigen Abbau der mRNA zur Folge haben. Dies wiederum resultiert in einer verminderten Proteinexpression des jeweiligen Gens.

Trinukleotid-Wiederholungen in **Exonsequenzen** werden in einem wesentlich geringeren Ausmaß verlängert. Dies hat in der Regel keine Auswirkung auf die Genexpression, vielmehr kommt es hier zu einer verlängerten Abfolge der immer gleichen Aminosäure, was die Proteinstruktur und Proteinfunktion stören kann. Für die verlängerte Abfolge von Glutaminresten ist beschrieben worden, dass diese Abschnitte einzelner Proteinmoleküle miteinander interagieren und so zu einer Verklumpung der Proteine führen können.

Interessant ist die Dynamik dieser Mutationen bei der **Vererbung**: Trinukleotid-Wiederholungen in kodierenden Bereichen werden meist bei der Vererbung über die männliche Keimbahn verlängert, wohingegen Trinukleotid-Wiederholungen außerhalb kodierender Bereiche meist über die weibliche Keimbahn eine zusätzliche Verlängerung erfahren. Mit zunehmender Länge der Repeats nimmt die Instabilität zu, sodass in vielen Fällen ein somatisches Mosaik mit variabler Triplettrepeatlänge vorliegt. Selten treten auch Verkürzungen der mutierten Repeats auf, die mit milderem Verlauf einhergehen können.

In Tab. 1.2 sind Erkrankungen aufgelistet, für die eine Verlängerung einer repetitiven Sequenzabfolge als Ursache nachgewiesen worden ist.

Tab. 1.2 Verlängerung der repetitiven Sequenzen sind als Ursache für über 60 verschiedene Erkrankungen bekannt, die Tabelle gibt eine Auswahl wieder.

Syndrom	Vererbung	Gen	Chromosom	OMIM	Repetitive Sequenz	Normale Wiederholung	Mutation	Ort der Wiederholung
Verlängerung der repetitiven Sequenzen im Intron- oder Promoterbereich								
Fragiles-X-Syndrom	XLD	FMR1	Xq27.3	309 550	CGG	6-52	56 – 200 Prämutation 200 – 1000 Vollmutation	5'-UTR
Friedreich-Ataxie	AR	FRDA	9q13-21.1	229 300	GAA	6 – 34	80 Prämutation 112 – 1700 Vollmutation	Intron1
Machado-Joseph-Disease (SCA3)	AD	MID	14q32.1	109 150	CAG	12 – 43	45 – 86	Offener Leserahmen
Myotone Dystrophie 1 (MD 1)	AD	DMPK	19q13	160 900	CTG	5 – 34	50 – 3000	3'-UTR
Myotone Dystrophie 2 (MD 2)	AD	ZNF9	3q13.3-q24	602 668	CCTG	11 – 26	75 – 11 000	Intron1
Verlängerung der repetetiven Sequenzen im Exon								
Chorea Huntington (HD)	AD	HD	4p16.3	143 100	CAG	6 – 26	36 – 121	Offener Leserahmen
Okulopharyngeale Muskeldystrophie (OPMD)	AD	PABPCP2	14q11.2-q13	602 279	GCC	10	(7 – 13) 12 – 17 auf dom. 11 auf rec.	Offener Leserahmen

Tab. 1.2 Fortsetzung

Syndrom	Ver-erbung	Gen	Chromosom	OMIM	Repetitive Sequenz	Normale Wieder-holung	Mutation	Ort der Wieder-holung
Spinocerebelläre Ataxie Typ 7 (SCA7)	AD	SCA7	3p12-13	164 500	CAG	7 – 19	34 – 130	Offener Lese-rahmen
Spinobulbäre Muskel-atrophie (SBMA)	XLR	AR	Xq13-21	913 700	CAG	11 – 33	37 – 66	Offener Lese-rahmen
Spinocerebelläre Ataxie Typ 1 (SCA1)	AD	SCA1	6p23	601 556	CAG	6 – 21	39 – 91 uninterrupted	Offener Lese-rahmen
Spinocerebelläre Ataxie Typ 2 (SCA2)	AD	SCA2	12q24.1	601 517	CAG	14 – 31	32 – 200	Offener Lese-rahmen
Spinocerebelläre Ataxie Typ 6 (SCA6)	AD	CACNA1A	19p13	601 011	CAG	7-18	20 – 33	Offener Lese-rahmen

1

Das bekannteste Beispiel ist das **Fragile-X-Syndrom**, das mit einer Häufigkeit von ca. 1:2500 in unserer Bevölkerung auftritt. Das Phänomen brüchiger (fragiler) Stellen sowie das Fragile-X-Syndrom werden in Kapitel 2 und 3 auf den Seiten 199 und 303 beschrieben.

Ein weiteres ebenfalls sehr bekanntes Beispiel für eine Erkrankung aufgrund einer verlängerten Triplett-Wiederholung ist die **Huntington-Krankheit** (s. S. 280), die sich meist zwischen dem 30. und 40. Lebensjahr manifestiert Es handelt sich hier um eine neurodegenerative Erkrankung, die zu unmotivierten choreatiformen Bewegungsstörungen führt. Im Krankheitsverlauf kommt es zu einer fortschreitenden Demenz mit Todesfolge. Die Erkrankung wird durch eine CAG-Triplett-Verlängerung im kodierenden Bereich des Huntingtin-Gens auf Chromosom 4 verursacht.

1.4.3   Mutationen und deren Verteilung im Körper

Die Konsequenzen von Mutationen für den Phänotyp des Mutationsträgers und die Wahrscheinlichkeit der Weitergabe an die nächste Generation werden von der Verteilung im Körper mitbestimmt.

- Mutationen, die vererbt werden und in sämtlichen Zellen des Körpers vorliegen, werden als **konstitutionelle Mutationen** bezeichnet.
- Mutationen, die nur in einem Teil der Zellen vorliegen, sind **somatische** oder **erworbene Mutationen.** Entsprechend wird das Vorliegen von mindestens zwei verschiedenen Zelllinien in einem aus einer Zygote entstandenen Individuum als **Mosaik** (s. S. 183) bezeichnet. Dabei unterscheidet man Keimzellmosaike und somatische Mosaike. Im Extremfall ist eine Mutation nur auf ein Gewebe beschränkt.
- **Mitochondriale Mutationen** (s. S. 307) werden, entsprechend der maternalen Weitergabe der Mitochondrien, nur von der Mutter an die Nachkommen weitergegeben. Liegt eine Mutation im Genom aller Mitochondrien vor, bezeichnet man dies als **Homoplasmie.** Liegt die Mutation nur in einem Teil der Mitochondrien vor, bezeichnet man dies als **Heteroplasmie.** Heteroplasmie entsteht entweder durch das Auftreten einer Neumutation oder durch die gleichzeitige Vererbung von Mitochondrien mit und ohne Mutation aus der Vielzahl von Mitochondrien, die eine Eizelle trägt.

1.4.4   Ursachen von Mutationen

Die weitaus meisten Mutationen gehen auf normale zelluläre Ereignisse im Nukleinsäurestoffwechsel zurück und werden durch unterschiedliche molekulare Mechanismen ausgelöst.

> Neben chemischen Modifikationen, die in diesem Kapitel behandelt werden, gehören zu diesen Mechanismen auch DNA-Replikationsfehler, Rekombinations-Fehler (Cross-over-Fehler in der Meiose) und Verteilungsfehler während der Zellteilung (Disjunction-Fehler).

Grundsätzlich besitzt jede Zelle eine Vielzahl von außerordentlich komplexen Reparaturmechanismen, die DNA-Fehler sowohl außerhalb als auch während der Replikation erkennen und reparieren können. Nur ein Bruchteil der in der Zelle entstehenden DNA-Defekte wird dabei nicht korrigiert, bleibt als Mutation oder Polymorphismus erhalten und wird somit bei der nächsten Zellteilung auf die Tochterzelle(n) übertragen. Tritt eine Mutation im Zellkern einer Keimzelle auf, die zur Befruchtung kommt, so trägt der sich aus der Zygote entwickelnde Mensch die entsprechende Mutation in allen kernhaltigen Zellen des Körpers. Solche Neumutationen werden als krankheitsrelevant erkannt, wenn es sich um eine dominante Mutation oder eine rezessive Mutation eines X-chromosomalen Gens bei einem männlichen Individuum handelt. Rezessive Mutationen werden nicht krankheitsrelevant, da sie bei Neumutationen nur auf einem der beiden homologen Allele vorliegen (s. auch „Mendel-Erbgänge", S. 241).

Auf die Entstehung von Chromosomenaberrationen wird noch einmal gesondert in Kapitel 2.2 ab S. 180 eingegangen.

Zerfallsreaktionen von Nukleinsäuren

DNA und RNA sind komplexe Makromoleküle, die wie alle anderen chemischen Substanzen auch, nicht unbegrenzt haltbar sind.

> Die meisten Zerfallsreaktionen sind **Hydrolysen**, die in der DNA und der RNA an unterschiedlichen Stellen mit unterschiedlicher Häufigkeit erfolgen.

Hydrolysen führen zur Spaltung der Phosphodiesterbindung im DNA-Rückgrat oder zu Desaminierungen.

Hydrolysen
Hydrolyse der Phosphodiesterbindung.

> Die RNA unterscheidet sich von der DNA durch eine **zusätzliche 2'-OH-Gruppe** im Riboserng. Diese Hydroxylgruppe erleichtert die Hydrolyse der Phosphodiester-bindungen im RNA-Rückgrat. RNA wird also leichter in Fragmente gespalten als DNA.

1

Das Fehlen dieser 2'-OH-Gruppe im Ribosering (2'-Desoxyribose) der DNA ist eine wesentliche Voraussetzung für die relativ große Haltbarkeit langer DNA-Moleküle.

Für das Problem der Hydrolyseanfälligkeit haben einige Organismen eine Lösung gefunden. Da hohe Temperaturen diesen Vorgang auch in der DNA beschleunigen, verfügen Bakterien, die z. B. in heißen Quellen leben, über ein Protein, das durch seine Anlagerung die DNA-Struktur stabilisiert und so die Hydrolyse verhindert. Auch bakterielle Sporen können Tausende von Jahren überdauern. Zur Sporulation werden große Mengen von SASP (small acid soluble protein) gebildet, das die DNA umhüllt und Wassermolekülen den Zugang verwehrt.

Hydrolyse der N-glykosidischen Bindung.

Spaltungen der N-glykosidischen Bindung in der DNA führt zu **Desaminierung**, es entsteht eine AP-Stelle (a-purinisch bzw. a-pyrimidinisch). Je nachdem welche Basen betroffen sind, unterscheidet man Depurinierung und Depyrimidierung (s. S. 68).

Das Fehlen der 2'-OH-Gruppe in der DNA hat auch einen Nachteil: Hierdurch wird die N-glykosidische Bindung zur jeweiligen Base destabilisiert, was im Vergleich zur RNA zu einer höheren Rate an hydrolytischen Desaminierungen in der DNA führt.

Chemische Modifikation von Nukleinsäuren

Die Induktion von Mutationen in der DNA durch Alkylierungen, Desaminierungen, interkalierende Substanzen oder Oxidationsreaktionen kann über eine Vielzahl von **mutagenen Chemikalien** (Abb. 1.**29**) verlaufen.

Es kommt zu Quervernetzungen der DNA und/oder zu Störungen der Transkription und Replikation.

Alkylierungen

Bei der Alkylierung werden Kohlenwasserstoffmoleküle (C_nH_m) oder komplexe Heterozyklen kovalent an die DNA gebunden.

Alkylierungen erfolgen über die freien Elektronenpaare entweder der Stickstoff- oder Sauerstoffatome der Nukleoside oder über eines der beiden freien Sauerstoffatome in der Phosphodiesterbindung im DNA-Rückgrat. Je nach Größe und chemischer Formel des Kohlenwasserstoffmoleküls unterscheidet man verschiedene Formen der Alkylierung.

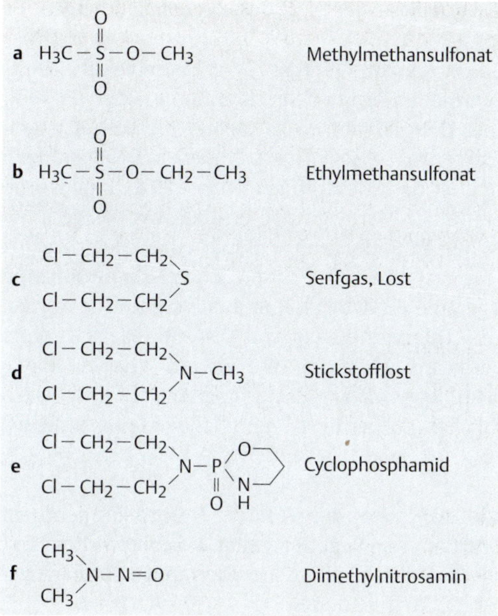

Abb. 1.**29 Beispiele für mutagene Chemikalien.**

Methylierungen. Die Methylierung, d. h. das Anfügen eines **CH₃-Restes**, erfolgt in der Zelle als ein physiologischer Vorgang. Meist findet **S-Adenosylmethionin** als Methylgruppenüberträger Verwendung. Es überträgt seine Methylgruppe auf Adenin- und Guaninnukleotide, sodass **3-Methyladenin** und **7-Methylguanin** entstehen. Die Bildung von 5-Methlylcytosin durch S-Adenosylmethionin erfolgt nur in geringem Ausmaß. Diese Reaktion ist energieaufwendiger und wird durch mehrere Enzyme katalysiert. Eine stark methylierende Chemikalie stellt z. B. das **Methylmethansulfonat** (**MMS**, Abb. 1.**29 a**) dar.

Ethylierungen. Ethylgruppen, **C₂H₅-Reste**, werden z. B. durch **Ethylmethansulfonat** (Abb. 1.**29 b**) übertragen. Methylmethansulfonat und Ethylmethansulfonat werden in Tierversuchen als Karzinogene eingesetzt.

Höhere Alkylierungen. Unter diesem Begriff werden Methylierungsreaktionen durch größere Kohlenwasserstoffverbindungen subsummiert, die in therapeutischer aber auch in kriegerischer Absicht an die DNA gebunden werden können. Durch die Größe der Alkylreste und das häufige Vorhandensein von zwei funktionellen Gruppen in einem Molekül, die beide mit der DNA reagieren, wird die DNA **quervernetzt** und die DNA-Replikation stark beeinträchtigt. Zudem erleich-

1

tern höhere Alkylierungen die Hydrolyse der N-glykosidischen Bindungen, es entstehen **AP-Stellen**.

Das gegenüber Luftsauerstoff sehr instabile **Senfgas**- bzw. **Lostmolekül** (Bis-[2-chlorethyl-]sulfid, Abb. 1.**29 c**) enthält zwei reaktive Chloratome, über die eine Alkylierung ablaufen kann. In der DNA können so kovalente Quervernetzungen innerhalb der DNA-Stränge, aber auch zwischen verschiedenen DNA-Strängen erfolgen. Eine Weiterentwicklung ist das **Stickstofflost** (Abb. 1.**29 d**), hier wurde der Schwefel durch Stickstoff mit einer Methylgruppe ersetzt, was das gesamte Molekül stabilisiert. Der Ersatz der N-Methylgruppe durch einen Heterozyklus führt zu dem bei Raumtemperatur stabilen und festen Stoff **Cyclophosphamid** (Abb. 1.**29 e**), der in der Tumortherapie als Zytostatikum oral verabreicht werden kann. Der Wirkmechanismus, die Quervernetzung von DNA-Strängen, ist trotz der chemischen Modifikation erhalten geblieben. Eine Vielzahl höherer Alkyle befinden sich auch im **Tabakrauch**. Ihre kanzerogenen Eigenschaften entwickeln viele von ihnen erst im menschlichen Körper durch modifizierende Enzyme wie z. B. Cytochrom-p-Hydroxylasen.

Nitrosierungen. Hier werden die Alkylreste über reaktive Nitroso-Gruppen auf die DNA übertragen. Nitrosamine kommen weit verbreitet in Lebensmitteln vor, insbesondere in gepökeltem Fleisch und in alkoholischen Getränken. Am häufigsten wird **Dimethylnitrosamin** (Abb. 1.**29 f**) gefunden.

Für Erwachsene in der Bundesrepublik wird eine tägliche Aufnahme von 1 – 2 µg Dimethylnitrosamin angenommen, bei der Maus sind 10 µg/kg/Tag karzinogen. Eine durchschnittliche Zigarette enthält neben anderen karzinogenen Substanzen ca. 1 µg Nitrosamine. Der Rauch einer Zigarette ist ein Gemisch aus Gasen und Aerosolen mit mehreren tausend Substanzen, von denen bislang erst mehrere hundert chemisch identifiziert wurden.

Desaminierungen der DNA-Basen durch Nitrosoverbindungen

Durch Oxidation mit Nitrosoverbindungen können die Aminogruppen der DNA-Basen chemisch verändert werden. **5'-Methylcytosin** kann z. B. zu **Thymin** desaminiert werden, was eine GC→AT-Transversion zur Folge hat.

Hier wirken mutagene Nitrosoverbindungen wie Salpetersäure (HNO_3) auf die DNA ein, was zu einer Oxidation der Aminogruppen führt. Eine Desaminierung von 5-Methylcytosin kann von zellulären Reparaturmechanismen nicht erkannt werden, da mit Thymin ein physiologisches Produkt entsteht. Im DNA-Strang steht dem Guanin nun ein Thymin gegenüber. Das Guanin wird als „falsch" erkannt und zu Adenin korrigiert, womit es zu einer Transversion kommt.

Im menschlichen Genom sind ca. 5 % aller Cytosine methyliert, dies vor allem in sogenannten CpG-Islands, die daher Hot-Spots für Mutationen darstellen. Bei der Hämophilie A resultieren 42 % aller krankheitsverursachenden Mutationen aus der Desaminierung von 5-Methylcytosin. 30% aller Single Nucleotide Polymorphismen (SNP) sind ebenfalls auf diesen Mechanismus zurückzuführen. Er leistet somit einen ganz wesentlichen Beitrag zu genetischen Veränderungen als Grundlage der Evolution (Abb. 1.**30**).

Welches Ausmaß das umfasst, lässt sich durch ein Zahlenbeispiel verdeutlichen: Mithilfe einer Computersimulation kann man berechnen, welche Kombinationen der vier DNA-Nukleotide in welcher Häufigkeit im menschlichen Genom vorkommen sollten. Hierbei lässt sich auch die Anzahl der CpG-Islands abschät-

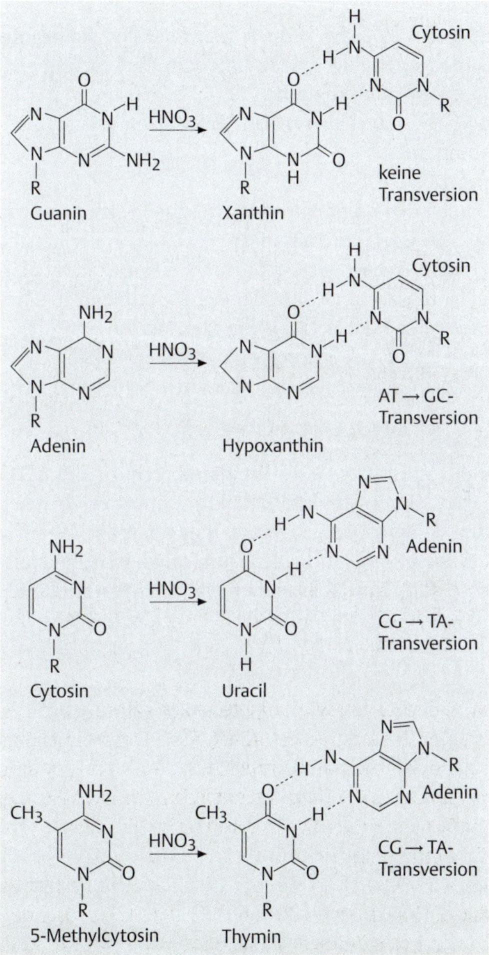

Abb. 1.**30 Desaminierungen der verschiedenen Basen durch Salpetersäure (HNO₃).**

zen. Die Sequenzanalyse des menschlichen Genoms hat gezeigt, dass nur noch 20 – 25 % der zu erwartenden CpG-Islands vorhanden sind. Die übrigen sind vermutlich dem oben dargestellten Mutationsmechanismus zum Opfer gefallen.

Interkalierende Substanzen

Flache aromatische Ringsysteme in der Größe eines DNA-Basenpaares können sich zwischen die DNA-Basenpaare im DNA-Doppelstrang schieben bzw. interkalieren, was zu einer Strukturänderung der DNA und zu einer Störung der Replikation und Transkription führt.

Durch Einwirkung von langwelligem **UV-Licht** können anschließend **kovalente Verbindungen** zwischen den aromatischen Substanzen und dem DNA-Strang entstehen, solche Stoffe nennt man daher phototoxisch.

In der Dermatologie werden solche interkalierenden Substanzen z. B. zur Behandlung der Schuppenflechte eingesetzt.

Furanocumarine. In der Natur finden sich unter den phototoxischen Substanzen am häufigsten Furanocumarine (Abb. 1.31), z. B. im Wiesenbärenklau und in der bei uns immer häufiger vor allem an Straßenrändern anzutreffenden Herkulesstaude. Kontakt mit der Pflanze bzw. dem Pflanzensaft führt unter Sonneneinstrahlung zu einer scharf umschriebenen Verbrennung der Haut u. U. bis hin zur Nekrose und Abheilung mit Narbenbildung. Bei oraler Aufnahme kommt es zu einer generellen Überempfindlichkeit der Haut gegenüber Sonnenlicht und klinischen Symptomen wie Schwindel, Übelkeit und Erbrechen. ■

Im Labor werden interkalierende Substanzen wie **Ethidiumbromid** (Abb. 1.31) zum **Anfärben von DNA** verwendet. Durch die Interkalation kommt es zu einer Wechselwirkung der konjugierten p-Elektronen-Systeme, dies kann im UV-Licht sichtbar gemacht werden. Das Tragen konventioneller Gummihandschuhe stellt hier keinen ausreichenden Schutz dar, wohl aber stehen spezielle Gummihandschuhe zur Verfügung.

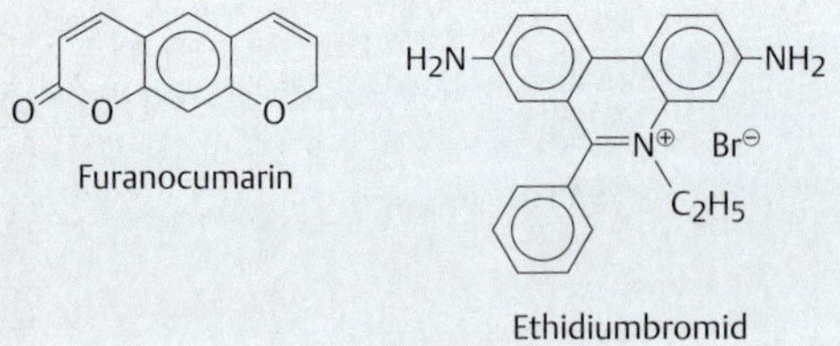

Abb. 1.31 Beispiele für interkalierende Substanzen. Furanocumarin und Ethidiumbromid.

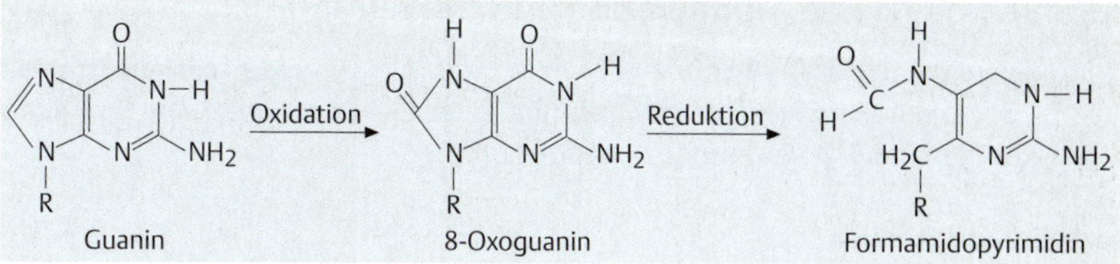

Abb. 1.**32 Oxidative Modifikation von Guanin zu 8-Oxoguanin und Formamidopyrimidin.**

Oxidative Modifikation von Nukleinsäuren

Einige Chemikalien können in der Gegenwart von Sauerstoff und geringen Mengen Metallen (Spurenelemente) freie Radikale und Wasserstoffperoxid (H_2O_2) bilden. Daraus entstehen unter anderem Hydroxidradikale, die eine Bildung von **8-Oxoguanin** induzieren können, was eine GC→TA-Transversion nach sich zieht.

Hauptverursacher der oxidativen Schäden sind Hydroxidradikale, die entweder durch Bestrahlung oder durch chemische Reaktionen entstehen.

Man unterscheidet Reaktionen, die durch exogene Chemikalien verursacht werden, von solchen, die natürlicherweise, also endogen, in der Zelle auftreten.

Hydroxidradikale entstehen endogen aus Wasserstoffperoxid, einem Nebenprodukt der Atmungskette. Aber auch Substanzen wie Hydroxylamin, Hydrazin oder Doxorubizin, ein Zytostatikum, können eine Quelle für Hydroxidradikale sein. Außerdem entstehen sie, wenn im Körper Wassermoleküle durch ionisierende Strahlung gespalten werden.

Anfällig gegenüber oxidativen Veränderungen ist vor allem Guanin, das zu 8-Oxoguanin oder Formamidopyrimidin werden kann (Abb. 1.**32**). Komplementär zu 8-Oxoguanin kann bei der DNA-Replikation Adenin eingebaut werden, was eine GC→TA-Transversion nach sich zieht.

Oxidative Veränderungen an den Nukleosiden treten etwa 10 000 bis 50 000 mal pro Zelle und Tag auf. Dennoch haben diese Veränderung nur einen geringen mutagenen Effekt, da es einen effizienten Reparaturmechanismus für diese Modifikationen gibt: Erst vor kurzem konnte gezeigt werden, dass die autosomal rezessiv vererbte **Adenomatöse Polyposis coli** (s. S. 529), bei der es zum Auftreten von hunderten von Polypen im Dickdarm kommen kann, durch Mutationen im *MUTYH*-**Gen** verursacht wird. *MUTYH* kodiert für einen Bestandteil des Reparatursystems für 8-Oxoguanin.

1

Strahleninduzierte Modifikation von Nukleinsäuren

Veränderungen in der DNA können durch **ionisierend wirkende Teilchen-Strahlen** (α-, β-, Protonen- und Neutronen-Strahlung) oder **elektromagnetische Strahlung** (UV-, Röntgen- und γ-Strahlung) zustande kommen.

Ionisierende Strahlen.

Ionisierende Strahlen können der DNA auf zweierlei Weise schaden:
- **direkt**, durch DNA-Strangbrüche oder falsche kovalente Bindungen der DNA und
- **indirekt** über die Erzeugung von Hydroxidradikalen aus Wassermolekülen.

Hydroxidradikale schädigen die DNA über die oben beschriebenen oxidativen Modifikationen. Außerdem entstehen **Doppelstrangbrüche** (bzw. Chromosomenbrüche), die durch direkte Strahleneinwirkung induziert wurden. Chromosomenbrüche führen u. a. zu Ringchromosomen und dizentrischen Chromosomen und sind für die Zelle in der Regel nicht reparabel.

Teilweise repariert werden können:
- DNA-Einzelstrangbrüche,
- kovalente Verbindungen innerhalb des DNA-Moleküls,
- kovalente Verbindungen zwischen DNA-Molekül und Proteinmolekülen und
- Veränderungen der DNA-Basen.

Für einige strahleninduzierte Modifikationen konnten sich im Laufe der Evolution zelluläre Reparaturmechanismen entwickeln, da bestimmte Arten von ionisierender Strahlung in niedriger Intensität als ständige Umweltfaktoren präsent sind.

Man muss auch berücksichtigen, dass Mutationen als natürliches Ereignis schon immer von selbst aufgetreten sind und die gesamte Entwicklung der Tier- und Pflanzenwelt sowie des Menschen auf Mutationen beruht. Man geht davon aus, dass es in 1000 männlichen Keimzellen im Laufe ihrer Lebenszeit zu etwa 140 Genmutationen kommt. Erst durch eine ionisierende Strahlung, die etwa 500mal größer ist als die natürliche Strahlenbelastung, wird diese spontane Mutationsrate verdoppelt.

Zur besseren Vergleichbarkeit der Strahlenarten untereinander wurde die sogenannte **Äquivalentdosis H** eingeführt. Sie berücksichtigt die unterschiedliche Ionisationsfähigkeit der verschiedenen Strahlenarten.

Die Äquivalentdosis ist das Produkt aus der Energiedosis D und einem strahlenartabhängigen Bewertungsfaktor q (Tab. 1.**3**):
H = D × q

Tab. 1.**3** Zusammenhang von Eindringtiefe und Bewertungsfaktor für die verschiedenen Arten ionisierender Strahlung

Strahlenart	Eigenschaften	Eindringtiefe	Bewertungs-faktor q
ionisierende Teilchen-Strahlung			
α-Strahlung	Heliumkerne	1 mm	20
β-Strahlung	negativ geladene Teilchen	einige mm	1
Neutronen	ungeladene Teilchen	viele cm	5 – 10
Protonen	positiv geladene Teilchen	viele cm	5
elektromagnetische Strahlung			
γ-Strahlung		viele cm	1
Röntgenstrahlung		mm bis cm	1
UV-Licht		1 mm	sehr gering

Weiterhin ist die **Eindringtiefe** der einzelnen Strahlenarten zu berücksichtigen (Tab. 1.**3**).

Der Mensch ist ständig **natürlicher ionisierender Strahlung** ausgesetzt. In Deutschland führen kosmische und terrestrische Strahlen pro Kopf im Mittel zu einer jährlichen effektiven Äquivalentdosis von 2,0 mSv. Die Dosisbeiträge der einzelnen Komponenten zeigen erhebliche Unterschiede. Beim Aufenthalt in Häusern erfolgt allein durch Radon und seine Zerfallsprodukte bereits die Hälfte der natürlichen Strahlenexposition.

Einen weiteren Beitrag leistet die **zivilisatorische Strahlenbelastung** z. B. durch diagnostische Maßnahmen, die im Schnitt bereits 1,5 mS pro Jahr ausmacht. Zum Vergleich: Durch den Reaktorunfall in Tschernobyl wurde im Raum München im Mittel mit einer zusätzlichen effektiven Dosis von 0,2 – 0,5 mSv gerechnet.

Im Jahr 1998 betrug die gesamte Strahlenbelastung der Bevölkerung in Deutschland nach Angaben des Bundesumweltministeriums durchschnittlich 4 mS. Davon sind etwa 60% natürlichen Ursprungs, rund 40% entfallen auf zivilisatorische Strahlenquellen.

Abschätzungen des **genetischen Risikos** können mithilfe der genetisch signifikanten Dosis **(GSD)** durchgeführt werden. Hierzu wird lediglich die **Strahlenbelastung der Keimzellen** berücksichtigt. Es ergibt sich für Deutschland eine GSD von 1,7 mSv pro Jahr (Tab. 1.**4**).

Tab. 1.**4** Natürliche und künstliche Strahlenexposition des Menschen

Strahlenquelle	jährliche effektive Äquivalentdosis [mSv]
kosmische Strahlung	0,30
terrestrische Strahlung	0,45
körperinnere Bestrahlung	0,25
Strahlenbelastung in Häusern	1,00
Summe der natürlichen Strahlenexposition:	**2,00**
medizinische Strahlenexposition	1,50
Fallout	0,02
Technik und Forschung	0,02
kerntechnische Anlagen	0,01
berufliche Strahlenexposition	0,01
Summe der künstlichen Strahlenexposition:	**ca. 1,50**
Gesamtexposition:	**3,50**

Elektromagnetische Strahlung.

Die Energie der elektromagnetischen Strahlung ist zu gering, um Ionisationen aus-zulösen. Es kommt durch Elektronenumlagerungen zu **Quervernetzungen der DNA** über Pyrimidindimere (Thymin und Cytosin), was im Falle der Thymindimere Transversionen nach sich zieht.

Als Mechanismus der Strahlenschädigung seien beispielhaft die **photochemischen Reaktionen** durch Absorption von **UV-Strahlung** beschrieben: Zwischen den konjugierten p-Elektronen-Systemen benachbarter Thymine oder Cytosine kann es unter UV-Anregung zu Wechselwirkungen kommen, es erfolgt eine kovalente Verbindung der beiden Moleküle über einen Cyclobutanring. In ca. 20 % entstehen Pyrimidin-Pyrimidin-(6-4-)Photoprodukte (Abb. 1.**33**): Die aus den beiden Pyrimidinbasen Thymin und Cytosin am häufigsten auftretenden Reaktionsprodukte sind die **Thymin-Dimere,** seltener entstehen **Cytosin-Dimere** oder **Cytosin-Thymin-Dimere**. Bei der DNA-Replikation und der Transkription entstehen dadurch sterische Hindernisse, die zu Fehlern führen können. Außerdem werden diese Nukleotide nicht korrekt erkannt. DNA-Polymerasen neigen dazu, gegenüber „ungewissen" Nukleotiden Adenin einzubauen. Bei Thymindimeren entstehen daher keine Fehler, bei Cytosindimeren kommt es dagegen zu Transitionen.

UV-induzierte DNA-Schäden können effektiv repariert werden (s. S. 91). In reparaturdefekten Zellen kommt es zu stark erhöhten Mutationsraten.

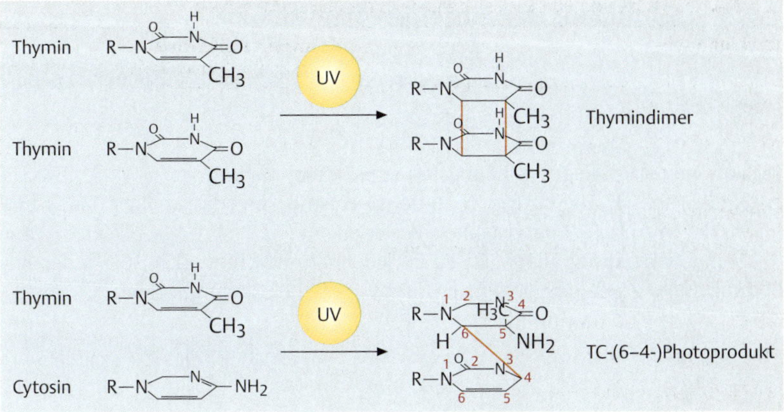

Abb. 1.33 Bildung von Thymin-Dimeren und TC-(6-4)-Photoprodukten durch UV-Anregung. Die Bildung dieser Dimere führt zu einer Verzerrung der DNA-Doppelhelix und somit zu mechanischen Hindernissen bei Replikation und Transkription.

Für den Menschen sind sechs verschiedene Formen der autosomal rezessiv vererbten Erkrankung **Xeroderma pigmentosum** (detaillierte Informationen s. S. 99) beschrieben. Die Betroffenen reagieren auf UV-Licht mit starker Rötung und Ekzemen und versterben häufig bereits vor dem 20. Lebensjahr an Hautkrebs. Die Mutationen betreffen verschiedene Gene der „Nukleotid-Exzisions-Reparatur".

Repetitive DNA-Sequenzen als Ursache für Mutationen

Ca. 10 % des menschlichen Genoms bestehen aus kurzen repetitiven Sequenzen, weitere 30 % des Genoms bestehen aus mittellangen und langen repetitiven Sequenzen.

Da repetitive Elemente untereinander hoch homolog sind, können sie zu falschen Rekombinationen sowohl innerhalb eines Chromosoms als auch zwischen homologen oder nicht homologen Chromosomen führen. Es kommt zum Verlust oder zur Duplikation chromosomaler Abschnitte.

Repetitive Elemente können, wie in den vorangegangenen Abschnitten bereits besprochen, zu vielen verschiedenen Mutationen führen:
- großen und kleinen Deletionen und Insertionen (s. S. 49),
- Inversionen (s. S. 59) und
- dynamischen Mutationen (s. S. 61).

1

1.4.5 Häufigkeit der einzelnen Mutationen

Der häufigste Mutationsmechanismus ist der **Austausch eines einzelnen Nukleotids**.

Diesem wiederum liegt am häufigsten eine **Desaminierung** von 5-Methylcytosin zugrunde (s. S. 68). Die übrigen Mutationsmechanismen sind weniger häufig und folgen der in Abb. 1.**34** dargestellten Verteilung.

Bei der Betrachtung dieser Daten ist jedoch zu beachten, dass die in der Abbildung angegebene Verteilung sich auf das gesamte Genom bezieht.

Betrachtet man diese Verteilung für einzelne Gene, so können die Häufigkeiten sehr unterschiedlich ausfallen.

Bei der X-chromosomal vererbten **Ichtyosis** liegt z. B. in 84% der Fälle eine **Deletion des gesamten Genortes** vor, wohingegen bei der **Achondroplasie** (s. S. 285) in praktisch 100% der Fälle eine **Punktmutation**, meist eine Transversion, besteht.

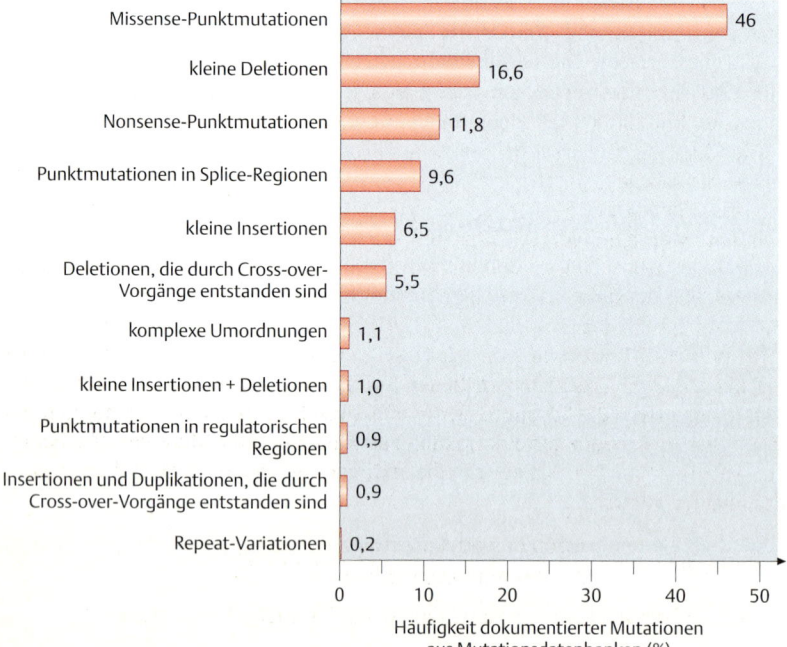

Abb. 1.**34 Häufigkeit von Mutationsmechanismen.**

Das **Spektrum** der in einem Gen auftretenden Mutationen scheint also wesentlich abzuhängen von:
- der **Größe** des Gens,
- den **flankierenden Sequenzen** und
- vermutlich auch der **Stabilität** des jeweiligen Chromatingerüstes.

Spontanmutationen

> Mutationen, die ohne erkennbare Ursache auftreten, werden als Spontanmutationen (**Neumutationen**) bezeichnet.

Bei dominant und X-chromosomal vererbten Leiden treten sogenannte **sporadische Fälle** auf, die auf Spontanmutationen zurückgeführt werden. Von einem sporadischen Fall spricht man, wenn bei völlig gesunden Eltern erstmals in einer Familie ein Kind mit einer ansonsten dominant vererbten Krankheit oder Anomalie geboren wird.

Bestimmung der Mutationsrate. Die Bestimmung des Anteils derartiger Neumutationen bei Neugeborenen erfolgt mit der sogenannten **direkten Methode:**

$$\text{Mutationsrate } \mu = \frac{[\text{Zahl der Neugeborenen mit der Erkrankung}]}{2 \times [\text{Zahl der Neugeborenen}]}$$

Für diese Bestimmung können nur diejenigen Fälle herangezogen werden, bei denen nachweislich beide Eltern **keine Mutation** aufweisen.

Die Mutationsrate wird für jeden Genort einzeln ermittelt und bei den autosomal dominanten Mutationen auf die haploiden Keimzellen bezogen, weshalb statistisch betrachtet die Zahl der Neugeborenen verdoppelt werden muss.

Die **indirekte Methode** zur Schätzung der Mutationsrate geht von der Beobachtung aus, dass bei vielen Erbkrankheiten ein Gleichgewicht zwischen Mutation und Selektion besteht, da viele Erkrankte sich nicht mehr fortpflanzen. In diesen Fällen entspricht die Zahl der Neumutationen der Zahl der durch Auslese verschwindenden Gene, sodass die Häufigkeit einer genetischen Erkrankung in der Bevölkerung von Generation zu Generation etwa gleich bleibt. Unter dieser Voraussetzung kann die Bestimmung der effektiven Fruchtbarkeit der Patienten mit einer genetisch bedingten Erkrankung zur Schätzung der Mutationsrate herangezogen werden. Die Formel für die indirekte Methode lautet bei autosomal dominanter Vererbung:

$$\text{Mutationsrate } \mu = \frac{[\text{Anzahl der Merkmalsträger}]}{2 \times [\text{Gesamtbevölkerung}]} \times (1 - f)$$

f = relative Fruchtbarkeit der Patienten, wobei f immer < 1 sein muss.

Tab. 1.**5** Ausgewählten Erkrankungen mit zugrunde liegenden Mutationsraten (nach Vogel und Motulsky)

Erkrankung	Mutationsrate
dominante Mutationen	
Achondroplasie	$1 - 1,3 \times 10^{-5}$
Retinoblastom	$6 - 7 \times 10^{-6}$
Neurofibromatose	1×10^{-5}
Polyposis coli	$1,3 \times 10^{-5}$
Akrozephalosyndaktylie (Apert)	3×10^{-5}
Osteogenesis imperfecta	$0,7 - 1,3 \times 10^{-5}$
Multiple kartilaginäre Exostosen	$6,3 - 9,1 \times 10^{-6}$
X-rezessive Mutationen	
Hämophilie A	$3,2 - 5,7 \times 10^{-5}$
Hämophilie B	$2 - 3 \times 10^{-8}$
Muskeldystrophie Typ Duchenne	$4,3 - 9,5 \times 10^{-5}$

Bei der indirekten Methode ergibt sich folgende Korrelation: Je mehr Merkmalsträger es gibt und je geringer die Fruchtbarkeit der Patienten ist, desto höher liegt die Neumutationsrate für das betreffende autosomal dominant vererbte krankheitsauslösende Gen. Umgekehrt weist eine hohe Fruchtbarkeit gepaart mit einer geringen Anzahl von Merkmalsträgern auf einen nur geringen Anteil an Neumutationen hin.

Die Mutationsraten liegen beim Menschen in der Größenordnung von 10^{-4} bis 10^{-6} bezogen auf den jeweiligen Genort. Ausgewählte Beispiele zeigt Tab. 1.**5**.

Geschlechtsspezifische Unterschiede

Bei **Nukleotidsubstitutionen** und **kleinen Deletionen/Insertionen** liegen die Mutationsraten beim männlichen Geschlecht deutlich höher als beim weiblichen. Sechs von acht Punktmutationen entstehen in der männlichen Keimbahn.

Eine Ursache für die höhere Mutationsrate bei Punktmutationen in der männlichen Keimbahn kann die hier **höhere Zellteilungsrate** sein. Bei der Frau werden die Keimzellen bereits in der Embryonalentwicklung angelegt und durchlaufen keine weiteren Teilungen mehr. Beim Mann dagegen werden Keimzellen laufend

Tab. 1.**6** Geschlechtsspezifische Unterschiede im Vorkommen von Punktmutationen. α gibt den Faktor für das relative Überwiegen der Mutationsentstehung in der männlichen Keimbahn an. α ist unendlich, wenn die Mutation ausschließlich in der männlichen Keimbahn entstanden ist und null, wenn die Mutation nie in der männlichen Keimbahn entstanden ist.

Syndrom	Gen	α
Multiple, endokrine Neoplasie (MEN) Typ 2B (MEN 2B)	*RET*	∞
MEN 2A	*RET*	∞
Morbus Hirschsprung	*RET*	0
Tuberöse Sklerose	*TSC 2*	0,66
Achondroplasie	*FGFR3*	∞
Pfeiffer-Syndrom	*FGFR2*	∞
Crouzon-Syndrom	*FGFR2*	∞
Apert-Syndrom	*FGFR2*	∞
Neurofibromatose 2	*NF2*	1,3
Neurofibromatose 1	*NF1*	4,5
Von-Hippel-Lindau-Syndrom	*VHL*	1,3
Retinoblastom	*RB1*	8,5

nachgebildet. Männliche Keimzellen eines 30-Jährigen haben 10 – 20mal mehr Teilungen durchlaufen als weibliche Keimzellen.

Eine zweite Ursache kann der unterschiedliche **Methylierungsgrad** der DNA in der weiblichen und der männlichen Keimbahn darstellen. Die DNA der weiblichen Keimbahn weist nur einen sehr geringen Methylierungsgrad auf, wohingegen die DNA der männlichen Keimbahn einen hohen Methylierungsgrad hat. Bekanntermaßen sind methylierte Cytosinreste besonders anfällig für Mutationen: Die Desaminierung eines methylierten 5-Methylcytosins führt zu Thymin, einem physiologischen Bestandteil menschlicher DNA, und wird daher von zellulären Reparaturmechanismen nicht erkannt.

Es ist jedoch anzumerken, dass das Überwiegen der Mutationsentstehung in der männlichen Keimbahn nicht grundsätzlich gilt. Beim **Morbus Hirschsprung** entstehen die Punktmutationen praktisch ausschließlich in der weiblichen Keimbahn. Beispiele für einige Erkrankungen mit geschlechtsspezifischen Unterschieden bei der Entstehung der zugrunde liegenden Mutationen sind in Tab. 1.**6** dargestellt.

Elterliches Alter

1

> **Mutationsraten** hängen häufig vom **Alter der Eltern** ab (s. auch S. 398).

Wie weiter oben bereits besprochen, liegen die Mutationsraten von Punktmutationen sowie kleine Deletionen und Insertionen im männlichen Geschlecht deutlich höher als im weiblichen. Zusätzlich nehmen sie mit dem Alter zu, sodass **Spontanmutationen** gehäuft in der Keimbahn **älterer Männer** auftreten. Als Beispiel können die Achondroplasie (s. S. 285) und das Apert-Syndrom aufgeführt werden. 40-jährige Väter weisen bei diesen Erkrankungen um ein Mehrfaches erhöhte Mutationsraten im Vergleich zu 20-jährigen Vätern auf (Abb. 1.35).

So ist beispielsweise für die spezifische Mutation der Achondroplasie an Position 1138 des *FGFR3*-Gens die Mutationsrate bei 40-jährigen Vätern etwa um das Fünffache höher als bei 20-jährigen.

Hingegen ist die Häufigkeit von **Chromosomenverteilungsfehlern** (Nondisjunction in der Meiose), die zu chromosomalen Aneuploidien (z. B. Trisomie 21,

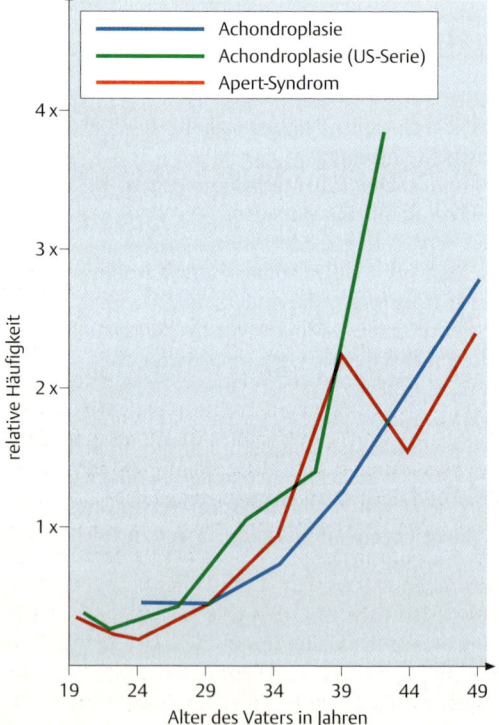

Abb. 1.**35 Relative Häufigkeit von Achondroplasie und Apert-Syndrom in Abhängigkeit vom Alter des Vaters.**

Down-Syndrom) führen, beim **weiblichen Geschlecht** deutlich höher und nimmt ebenfalls mit dem Alter zu.

1.4.6 Genotyp-Phänotyp-Korrelation

> Die Genotyp-Phänotyp-Korrelation beschreibt die Folgen bzw. Konsequenzen, die sich aus einem Genotyp (Mutation) für den Phänotyp (klinisches Bild einer Erkrankung) ergeben.

Seit die umfassende Analyse einer großen Zahl von Genen in Assoziation mit Erbkrankheiten möglich geworden ist, haben sich bei der Betrachtung von Genotyp und Phänotyp einige generelle Grundsätze herauskristallisiert, die mit definierten Begriffen belegt worden sind.

Zu unterscheiden sind Genotypen, die eine **fehlende** oder in der Menge **eingeschränkte Proteinsynthese** zur Folge haben, von solchen, die zur Synthese eines in der Menge zwar ausreichend vorhandenen, aber **funktionell veränderten** Proteins führen. Die zugrunde liegenden Mutationen wurden bereits auf S. 51 beschrieben. In diesem Abschnitt wird auf den Phänotyp, also die Folgen des Genotyps, eingegangen.

„Gain of function"-Mutation

> „Gain of function"-Mutation bedeutet, dass das Genprodukt durch eine Mutation eine **neue** oder **zusätzliche Funktion** erhält.

Multiple endokrine Neoplasie Typ 2A. Die MEN 2A z. B. zeichnet sich durch medulläre Schilddrüsenkarzinome und Phäochromozytome aus. Die Erkrankung wird durch Mutationen im *RET*-Protoonkogen verursacht. Das *RET*-Protoonkogen kodiert für einen Transmembranrezeptor, der extrazelluläre hormonelle Signale in das Zellinnere weiterleitet. Die Rezeptorproteine binden mit ihrem extrazellulären Anteil an ein Hormonmolekül. Dies führt zur Dimerisierung zweier Rezeptormoleküle, was wiederum die Weiterleitung des Signals in das Innere der Zelle bewirkt. Bei der endokrinen Neoplasie finden sich **Missense-Mutationen** an Cysteincodons in der extrazellulären und der transmembranösen Domäne des Moleküls. Normalerweise bilden zwei Cysteine eine Disulfidbrücke und stabilisieren so **intramolekular** das monomere Rezeptormolekül. Ist eines der beiden Cysteine einer Disulfidbrücke durch eine Missense-Mutation verloren gegangen, so sucht sich das verbliebene Cystein ein anderes Cystein in einem ebenfalls mutierten, benachbarten Rezeptormolekül und bildet so eine **intermolekulare Disulfidbrücke**. Die beiden über die Disulfidbrücke miteinander verbundenen Rezeptormoleküle sind nun **„dauer"-dimerisiert**. Da die Dimerisierung der Rezeptormoleküle

1

zur Signalweiterleitung führt, erfolgt nun eine hormonunabhängige, **konstitutive Aktivierung** der RET-Rezeptoren. Dies wiederum führt zum klinischen Bild der multiplen endokrinen Neoplasie Typ 2A.

Multiple endokrine Neoplasie Typ 2B. Diese Erkrankung tritt bereits in der Kindheit auf und wird durch eine **Missense-Mutation** in einem Thyrosin-Codon in der **intrazellulären Domäne** verursacht. Durch diese Missense-Mutation im aktiven Zentrum der Signalübertragung kommt es zu einer noch effektiveren **konstitutionellen Aktivierung** als bei MEN 2A.

„Loss of function"-Mutation

> „Loss of function"-Mutation bedeutet, dass das Genprodukt aufgrund einer Mutation seine **Funktion verliert** oder nicht synthetisiert werden kann.

Wird ein Genprodukt aufgrund einer Mutation nicht synthetisiert, liegen häufig **trunkierende Mutationen** vor. Hierbei handelt es sich z.B. um Nonsense- oder Frameshift-Mutationen, bei denen die mRNA vorzeitig abgebaut wird. „Loss of function"-Mutationen können aber auch in **regulatorischen Bereichen** eines Gens liegen. Sind z.B. wichtige Promotorsequenzen mutiert, erfolgt keine Transkription und somit keine Translation.

Morbus Hirschsprung. Liegt im *RET*-**Protoonkogen** (s.o.) eine trunkierende Mutation vor, so kommt es zum Morbus Hirschsprung, einer Erkrankung, bei der die parasympatische Innervation der Darmmuskulatur nicht ausreichend ausgebildet ist. Durch Überwiegen der sympatischen Innervation in den betroffenen Darmabschnitten kommt es zu einer Engstellung des Darmlumens mit **chronischer Obstipation** oder Darmverschluss. Mutationen im *RET*-Protoonkogen können jedoch nur bei einer geringen Anzahl von Patienten nachgewiesen werden. Mindestens sechs verschiedene Gene sind mit dem Morbus Hirschsprung in Zusammenhang gebracht worden, für zwei, *GDNF* und *NTV*, konnten Mutationen nachgewiesen werden.

Dominant negative Mutation

> Eine **dominant negative Mutation** auf einem Allel hebt durch Wechselwirkung mit dem Genprodukt des zweiten Allels dessen Funktionsfähigkeit auf.

Diese funktionseinschränkende Wirkung kann auch das Genprodukt eines anderen Gens betreffen.

Osteogenesis imperfecta. Hier kommt es zu einer Strukturveränderung der Kollagenmoleküle mit unterschiedlichem Schweregrad. Normales Kollagen ist aus Kollagenketten mit zwei Pro-alpha-1-Ketten und einer Pro-alpha-2-Kette aufgebaut.

Bei der **milden Form** der Osteogenesis imperfecta Typ I (OI Typ I) liegt in einem Allel des Pro-alpha-1-Gens eine Mutation vor, die zu keiner nennenswerten Proteinsynthese der Pro-alpha-1-Ketten führt; man bezeichnet dies auch als **Null-Mutation**. Aufgrund der Synthese von Pro-alpha-1-Ketten von nur einem Allel wird zu wenig normales Kollagen gebildet, im Gegensatz zur Osteogenesis imperfecta Typ II, IV, V und VI ist dieses Kollagen strukturell intakt.

Bei den **schweren Formen** der Osteogenesis imperfecta Typ II, IV–VI (Typ II mit intrauterinen Frakturen) liegt in einem Allel des Pro-alpha-1-Gens eine **Missense-Mutation** vor, die zur Synthese eines **strukturell veränderten** Pro-alpha-1-Proteins führt. Durch die Zusammenlagerung einer mutierten Pro-alpha-1-Kette und einer nicht mutierten Pro-alpha-2-Kette wird auch die Struktur der nicht mutierten Kette gestört. Je nach Ausmaß der Strukturveränderung kommt es zu einer unterschiedlich schweren Ausprägung.

Haploinsuffizienz

Haploinsuffizienz beschreibt die Tatsache, dass eine funktionierende Genkopie für die Aufrechterhaltung der Genfunktion nicht ausreicht.

Deletionen im terminalen Bereich von Xp oder Yp (Pseudoautosomale Region) führt zu **Minderwuchs**. In dieser Region konnte das *SHOX*-Gen lokalisiert werden, das in der Embryonalentwicklung in den distalen Enden der Extremitäten und im ersten und zweiten Gaumenbogen exprimiert wird. Dem **Ullrich-Turner-Syndrom** der Frau (s. S. 213) liegt u. a. eine Deletion von einer der beiden *SHOX*-Genkopien zugrunde, was zur klinischen Symptomatik wie Minderwuchs und Flügelfellbildung am Hals führt.

Die Expression des *SHOX*-Gens, ausgehend von nur einem Allel, reicht für eine normale Entwicklung nicht aus, dies bezeichnet man als Haploinsuffizienz (Abb. 1.**36**).

Positionseffekte

Positionseffekte werden durch Mutationen hervorgerufen, die **nicht die kodierende Sequenz** eines Gens oder seinen unmittelbaren **Promoter** betreffen.

1

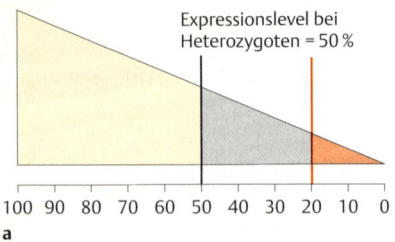

a

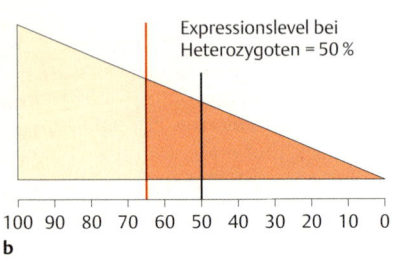

b

Abb. 1.36 Auswirkung von Mutationen, die die Menge eines Genproduktes verringern. Die rote Linie zeigt den Schwellenwert der Genexpression an, die nötig ist, damit es nicht zu klinischen Manifestationen kommt. Für das in **a** aufgeführte Gen bricht eine Erkrankung erst aus, wenn das Expressionsniveau auf unter 20 % fällt. Deswegen exprimiert auch ein heterozygoter „Loss of function"-Mutationsträger noch ausreichende Mengen des Proteins und bleibt gesund. Für das in **b** dargestellte Gen kommt es bereits zu einer klinischen Manifestation, wenn die Expression des Genprodukts unter 65 % fällt. Heterozygote Menschen mit einer nicht funktionierenden Kopie dieses Gens werden dominant betroffen sein. Es liegt eine Haploinsuffizienz vor.

Die Mutationen können mehrere Kilobasen vom Gen entfernt liegende **Kontrollelemente** wie z. B. Enhancer oder Silencer betreffen. Solche Mutationen können zudem mehrere Gene gleichzeitig beeinflussen.

Thalassämien. Für die **Betaglobin-Gen-Familie** sind Mutation in der sogenannten **„Locus Control Region"** (LCR) beschrieben. In diesem Bereich wird das Gen Epsilon 1 (*HBE1*) exprimiert. Durch das Epsilon-1-Protein wird die Chromatinstruktur der Betaglobin-Gen-Familie über einen Bereich von 60 kb verändert, was zu einer verstärkten Expression der Betaglobin-Gene führt. Deletionen in der LCR der Betaglobin-Gen-Familie führen zu einem Expressionsausfall mehrerer dieser Gene gleichzeitig und sind als Ursache für Thalassämien beschrieben.

Fusionsproteine

Fusionsproteine entstehen durch **Translokationen**, **ungleiches Cross-over** oder **große Deletionen**.

Aus vormals zwei Genen entsteht ein zusammengesetztes neues Gen, über das ein Protein exprimiert wird, das Anteile der beiden zugrunde liegenden Proteine enthält. Durch diese Fusion erhält das Protein eine neue Funktion.

Chronische myeloische Leukämie. Das wohl bekannteste Beispiel ist das der chronischen myeloischen Leukämie zugrunde liegende Fusionsprotein **BCR-abl**. Es entsteht aus einer Translokation der Chromosomen 9 und 22. Das *ABL 1*-Gen (Abelson murine leukemia viral oncogene homolog 1) auf Chromosom 9 und das *BCR*-Gen (breakpoint cluster region) auf Chromsom 22 bilden ein Fusionsgen und somit ein Fusionsprotein, das als Transkriptionsfaktor mit einer neuen Funktion die Erkrankung verursacht.

Im Jahre 2002 ist es gelungen, ein **„Designermolekül"** (Imatinibmesylat) herzustellen, das durch Anlagerung an das Fusionsprotein dessen Wirkung aufheben kann. Auf diesem Wege ist es möglich geworden, die chronische myeloische Leukämie mit einem oral verabreichbaren Medikament zu behandeln. Dies erspart vielen Patienten die sehr belastende und nur fraglich wirksame Chemotherapie.

Klinische Aspekte der Genotyp-Phänotyp-Korrelation

Die intensive Analyse der für viele genetische Erkrankungen ursächlichen Mutationen hat einige grundsätzliche Prinzipien ergeben, die in den folgenden Abschnitten dargestellt sind. Für jeden Abschnitt wird eines aus vielen möglichen klinischen Beispielen angegeben. Wir möchten den Leser daher an dieser Stelle auf die Informationen zu zahlreichen weiteren unterschiedlichen Krankheiten in der Datenbank des „online inheritance in men" unter www.ncbi.omim.com bzw. www.genetests.org verweisen.

Eine bestimmte Mutation in einem Gen – unterschiedliche Krankheiten

Ein und dieselbe Mutation kann zu unterschiedlichen klinischen Symptombildern führen.

Klinisch eindeutig zu differenzierende Syndrome wie z. B. das **Pfeiffer-** und das **Crouzon-Syndrom** (Craniosynostosen, d. h. vorzeitiger Schluss der knöchernen Schädelnähte) können durch die Mutationen C342Y oder C 342 R im *FGFR2*-Gen verursacht werden. Ob hier andere Gene den Ausprägungsgrad beeinflussen, kann derzeit nicht beantwortet werden.

1

Sicherlich spielen in vielen Fällen **exogene Faktoren** eine Rolle. Ein Beispiel hierfür ist die Phenylketonurie (s. S. 292), eine Stoffwechselerkrankung, die durch Mutationen im Gen der **Phenylalaninhydroxylase** hervorgerufen wird. Kinder mit einer homozygoten oder compound-heterozygoten Mutation entwickeln eine schwere geistige Behinderung, wenn sie nicht eine spezielle phenylalaninarme Diät einhalten. Achten die Mütter schon während der Schwangerschaft auf diese Diät und wird sie nach der Geburt beibehalten, entwickeln die Kinder eine normale Intelligenz.

> Als beeinflussende Faktoren sind daher sowohl **genetische Faktoren** als auch **Umweltfaktoren** wie z. B. Ernährung zu nennen.

Unterschiedliche Mutationen in einem Gen – unterschiedliche Krankheiten

> Unterschiedliche Mutationen in **einem** Gen können für **verschiedene Erkrankungen** verantwortlich sein.

Diese Erkenntnis scheint trivial, sollte aber dennoch nicht außer Acht gelassen werden. Mutationen unterschiedlicher Art und an unterschiedlichen Stellen können verschiedene Funktionen des exprimierten Proteins beeinflussen und somit auch zu differenzierbaren Krankheitsausprägungen führen.

Zum Beispiel finden sich sowohl bei der β-Thalassämie als auch bei der Sichelzellanämie die zugrunde liegenden Mutationen im **Betaglobin-Gen**.

Auch im *L1CAM*-Gen Xq28 finden sich Mutationen bei verschiedenen Krankheitsbildern wie Hydrozephalus mit Aquäduktstenose, MASA-Syndrom (**M**ental retardation, **A**phasia, **S**huffling gait, **A**dducted thumbs) und bei der spastischen Paraplegie.

> Die Tatsache der klinisch eindeutigen Differenzierbarkeit bei aber dennoch krankheitsverursachenden Mutationen in nur einem Gen wurde mit dem sehr treffenden Ausdruck „**The geneticists fuse what the clinicians dissect**" belegt. ■

Mutationen in unterschiedlichen Genen – eine Krankheit

> Mutationen in **unterschiedlichen Genen** können zu klinisch ähnlichen und zum Teil auch zu **nicht differenzierbaren Krankheitsbildern** führen.

Die größte hier zu nennende Gruppe ist die nicht syndromale geistige Behinderung. Sie ist als unspezifisches Resultat einer Vielzahl von unterschiedlichen Mutationen in wiederum einer Vielzahl von unterschiedlichen Genen anzusehen. Allein auf dem X-Chromosom werden über 160 Gene vermutet, die in ihrer mutierten Form zu einer nicht syndromalen Form der geistigen Behinderung führen.

Ein anderes Beispiel ist die **Retinitis pigmentosa**, eine Augenerkrankung, bei der es durch Pigmentverschiebungen in der Netzhaut zur langsamen Erblindung kommt, für die Mutationen in über 20 verschiedenen Genorten beschrieben worden sind.

Mutationen in mehreren Genen – eine Krankheit

> Bei manchen Erkrankungen müssen Mutationen in **mindestens zwei verschiedenen Genen** vorliegen, damit es zur klinischen Manifestation der Erkrankung kommt.

Bei den meisten Formen der Retinitis pigmentosa ist für die klinische Manifestation der Erkrankung eine Mutation in einem Gen ausreichend. Bei einer Form jedoch muss zur klinischen Manifestation eine Mutation im *RDS*-Gen (Retinitis pigmentosa 7) auf Chromosom 6 und eine Mutation im *ROM1*-Gen auf Chromosom 11 vorliegen. Das Vorliegen nur einer Mutation in einem der beiden Gene ist für die klinische Manifestation der Krankheit nicht ausreichend.

Von einer **triallelischen Vererbung** spricht man z. B. beim **Bardet-Biedl-Syndrom**. Hier müssen zur klinischen Manifestation

- entweder zwei Mutationen im *MKKS*-**Gen** (McKusick-Kaufmann) und eine Mutation im *BBS 2*-**Gen** (Bardet-Biedl-Syndrome 2) oder
- eine Mutation in *MKKS*- und zwei Mutationen in *BBS 2*-**Gen** vorliegen.

Unterschiedliche Mutationen in einem Gen – unterschiedliche Erbgänge

> **Verschiedene Mutationen in einem Gen** können zu unterschiedlichen, autosomal dominanten oder autosomal rezessiven Erbgängen führen.

Mutationen im *GH1*-**Gen** (Growth hormone 1, Wachstumshormon) führen in der Regel nur bei **rezessiver Vererbung** zu **Kleinwuchs**. Es gibt jedoch **Splice-Mutationen,** die zum Verlust der Exon-3-Sequenzen im GH1-Protein führen. Dieser Abschnitt des Proteins enthält einen Cysteinrest, der normalerweise für die kovalente Dimerisierung der Hormonmoleküle verantwortlich ist. Fehlt dieses Cystein, ist eine Dimerisierung nicht mehr möglich. Das GH-1-Protein, das vom nicht mutierten Allel aus exprimiert wird, ist jedoch intakt und besitzt einen Cysteinrest. Wegen des „Partnermangels" kann es aber illegitime Cysteinbindungen mit anderen Molekülen eingehen, sodass das an sich funktionelle GH-Molekül ebenfalls funktionslos wird. Diese Mutation wird also **dominant vererbt**. Sie hat eine **dominant negative Wirkung**, da eine Mutation auf einem Allel dazu führen kann, dass auch die Funktionalität des Genprodukts des anderen Allels in Mitleidenschaft gezogen wird.

1

1.5 DNA-Reparaturmechanismen

H. Höhn

> Ein **stabiles Genom** ist die Voraussetzung für **Langlebigkeit** und (gesundes) **Altern**. Ungenügend oder fehlerhaft reparierte **DNA-Schäden** können zur Aktivierung von Proto-Onkogenen oder zur Inaktivierung von Tumor-Suppressorgenen in den betroffenen Zellen führen. Sie sind damit **potenzielle Krebszellen**.

Mutationen in Genen, welche für die Schadenserkennung und Reparatur zuständig sind, führen beim Menschen zu verfrühtem Auftreten von **Krebserkrankungen** und beschleunigen den **Alterungsprozess**. Die altersabhängige Zunahme von Krebserkrankungen reflektiert sowohl die mit dem Alter zunehmende Akkumulation von DNA-Schäden als auch die mit dem Alter nachlassende Effektivität unserer Schadenserkennungs- und Reparatursysteme.

1.5.1 Ursachen von DNA-Schäden

DNA-Schäden entstehen durch exogene und endogene Ursachen. Eine ausführliche Beschreibung der Entstehungsmechanismen finden Sie im Kapitel 1.4 auf S. 64.

Exogene Ursachen. Hierzu gehören ionisierende Strahlung, UV-Strahlung (im Wellenbereich von 260 nm, UV-C), und Chemikalien wie polyzyklische Kohlenwasserstoffe (u. a. im Zigarettenrauch), Alkylanzien und Toxine (z. B. Aflatoxine).

Endogene Ursachen. Hierzu gehören vor allem reaktive Sauerstoffspezies, die während der oxidativen Phosphorylierung in den Mitochondrien produziert werden, sowie die Körpertemperatur von 37 Grad Celsius, bei der die Basen unserer DNA nicht stabil sind, sondern ständigen Modifikationen wie Depurinierung und Deaminierung unterliegen (Thermoinstabilität). Weitere endogene Ursachen sind Fehler bei der DNA-Replikation, z. B. der Einbau von Uracil anstelle von Thymidin, sowie Fehler bei der DNA-Reparatur, durch die z. B. Strangbrüche, Deletionen oder Insertionen in der DNA zurückbleiben können.

1.5.2 Schadenserkennung und Vorbereitung der DNA-Reparatur

Zur Aufrechterhaltung der genomischen Integrität verfügen Säugerzellen über mehr als 150 DNA-Überwachungs- und Reparatur-Gene (sogenannte Caretaker-Gene). Mutationen in Caretaker-Genen führen zu genetischer Instabilität, in deren Folge es zu verfrühten Alterungserscheinungen und Krebserkrankungen kommt.

> **ATR-** und **ATM-Kinasen** sowie **p53** sind zentrale Proteine der Signalkaskade zwischen Schadenserkennung und DNA-Reparatur.

Sind UV-Licht oder Chemikalien die Ursache für den Schaden, wird die **ATR-Kinase** aktiviert, und die Reparatur erfolgt über den Nukleotid-Exzisions-Apparat (NER, s. S. 94). Sind die Schäden dagegen durch ionisierende Strahlung entstanden, wird die **ATM-Kinase** aktiviert. Im ATM-Kinase-Weg werden die Schäden in der DNA entweder durch die Rekombinations-Reparatur (RR, s. u.) repariert, oder der Zellzyklus wird durch die Phosphorylierung von Checkpoint-Kinasen und des p53-Proteins angehalten.

> Das **p53-Protein** ist eines der wichtigsten **Caretaker-Proteine**, die Schäden an der DNA erkennen. p53 arretiert den Zellzyklus an sogenannten Checkpoints, damit die Reparatur der DNA durchgeführt werden kann.

Wie die Proteine ATM, ATR, NBS-1, MRE11 und RAD 50 (s. u.) gehört das p53-Protein zu den zentralen Proteinen der Schadenserkennung. p53 kontrolliert sogenannte **Zellzyklus-Checkpoints** (s. S. 164). An diesen Kontrollstellen wird jeweils überprüft, ob die DNA intakt ist oder ob der Zellzyklus zur Durchführung der DNA-Reparatur angehalten werden muss, damit Schäden nicht unrepariert an die Tochterzellen weitergegeben werden.

Das p53-Protein hat eine Vielzahl von Funktionen beim Erhalt der genetischen Stabilität unserer Somazellen. Man nennt es daher auch „Guardian of the Genome" (Abb. 1.**37**). In Tumorzellen ist es oft durch Mutationen inaktiviert.

Keimbahnmutationen im *p53*-Gen sind eine Ursache der familiären Häufung von Krebserkrankungen (**Li-Fraumeni-Syndrom**, s. S. 538). In diesen Familien treten schon in jungen Jahren ganz unterschiedliche Arten von Leukämien und Tumoren auf.

Mutationen im *ATM*-Gen machen Menschen hoch empfindlich gegenüber **ionisierender Strahlung**, da die Erkennung und Reparatur von DNA-Strangbrüchen nicht mehr richtig funktioniert. Dadurch kommt es auch zu Störungen des Immunsystems und dem vermehrten Auftreten von lymphoretikulären Neoplasien. Das entsprechende Krankheitsbild ist die **Ataxia telangiectasia** (s. S. 100).

> Gelingt die Reparatur der DNA-Schäden nicht oder sind die Schäden zu stark, kommt es zum **Zelltod (Apoptose).**

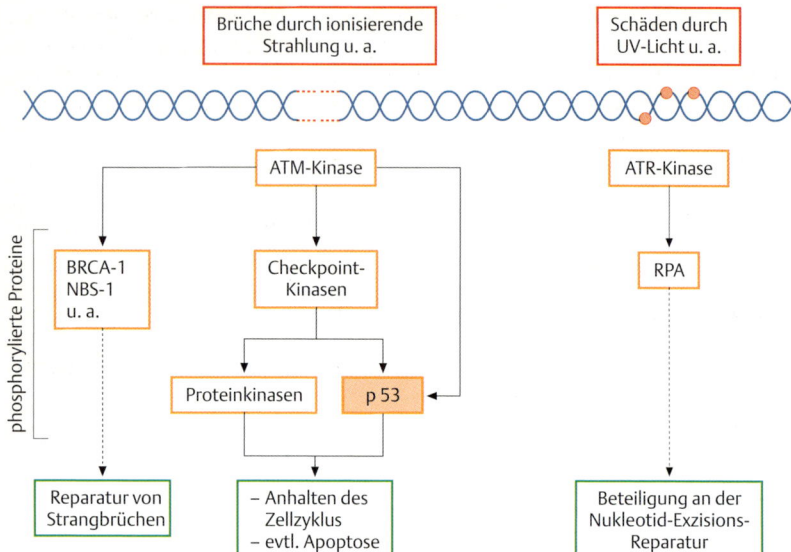

Abb. 1.**37 Schadensinduzierte Regulation der Zellproliferation (Checkpoint-Kontrolle).**

1.5.3 Chromatin-Modifikation als Voraussetzung für DNA-Reparatur

Damit die geschädigte DNA repariert werden kann, müssen die DNA-Reparaturproteine **Zugang zur DNA** erhalten.

Da die DNA-Doppelhelix um Nukleosomen gewunden und in Form von Chromatinfibrillen verpackt ist, muss zunächst eine Änderung der Chromatin-Verpackung erfolgen. Zur Vorbereitung der postreplikativen Reparatur von DNA-Doppelstrangbrüchen erfolgt die Phosphorylierung der **Histone H2A** und **H2AX**. Durch diese posttranslationelle Modifikation kommt es u. a. zur Rekrutierung der Cohesine, welche die Schwester-Chromatiden zusammenhalten und damit Schadensbehebung auf dem Wege der Rekombinationsreparatur ermöglichen.

Die Modifikation des Chromatins geschieht durch **Histon-Acetylierung, Histon-Phosphorylierung** und **ADP-Ribosylierung.**

Die Veränderungen des Chromatins und der DNA-Doppelhelix bei Replikation (s. S. 15), Transkription (s. S. 21) und DNA-Reparatur sind prinzipiell ähnlich. Deshalb verwundert es nicht, dass die beteiligten Protein-Komplexe zum Teil aus identischen Komponenten bestehen. Dies gilt teilweise auch für die Protein-Komplexe, die die Enden der Chromosomen (Telomere, s. S. 146) stabil halten.

Die schadensinduzierten Chromatinveränderungen sowie die Rekrutierung der Reparatur-Protein-Komplexe sind im Zellkern als sogenannte **Kern-Foci** lichtmikroskopisch nachweisbar. Diese Kern-Foci reflektieren die DNA-Reparaturaktivität einer Zelle.

1.5.4 DNA-Reparatur in Säugerzellen

Abb. 1.**38** fasst die in Säugerzellen verfügbaren DNA-Reparatursysteme zusammen. Welches der verschiedenen Systeme jeweils aktiviert wird, hängt von der Ursache und Art des DNA-Schadens ab.

Reversions-Reparatur (RER)

> Bei der **Reversions-Reparatur** (Abb. 1.**38**) wird die modifizierte Base in **einem** Schritt in die Ursprungsform zurückkonvertiert.

Diese seltene Reparaturart wird auch **„direkte" DNA-Reparatur** genannt, weil sie ohne Zwischenschritte erfolgt. **Alkylierende Verbindungen** bzw. deren reaktive Stoffwechselprodukte können Nukleotide der DNA an verschiedenen Positionen methylieren oder ethylieren. Die dadurch veränderten Eigenschaften der Basen führen zu Fehlpaarungen. So kann zum Beispiel **O^6-Methylguanin** statt mit Cytosin mit Thymin und **O^4-Methylthymin** statt mit Adenin mit Guanin paaren. Ein wichtiges Enzym für die Rückkonvertierung ist die **O^6-Methylguanin-Methyltransferase** (MGMT), die die Methyl-Gruppe von alkyliertem Guanin und Thymin entfernt und dadurch selbst inaktiviert wird.

Basen-Exzisions-Reparatur (BER)

> Die **Basen-Exzisions-Reparatur** (Abb. 1.**38**) ist die bevorzugte Reparaturart für **oxidativ veränderte** oder **alkylierte DNA-Basen** und erfolgt in mehreren Schritten.

Diese oxidativen Schäden können endogen (spontan), bei Entzündungsprozessen oder durch exogene Faktoren (z. B. ionisierende Strahlung) entstehen. Bisher sind über 100 verschiedene durch Oxidation bedingte DNA-Modifikationen bekannt. Eine der häufigsten ist die Modifikation der Purinbase **Guanin** (s. S. 71). Das oxi-

Ursache des DNA-Schadens	Alkylanzien, UV-Strahlung	reaktive Sauerstoffspezies, ionisierende Strahlung, Alkylanzien	Replikationsfehler; hydrolytische Deaminierung von 5-Methylcytosin	UV-Strahlung, polyzyklische Kohlenwasserstoffe	ionisierende Strahlung, DNA-Crosslinkers, Zytostatika (z. B. Cisplatin, Mitomycin)
Art des DNA-Schadens (Beispiele)	O^6-Methylguanin, O^4-Methylthymin, 3-Methylcytosin, Einzelstrangbrüche	7,8-Dihydro-8-Oxoguanin, AP-Stellen, Einzelstrangbrüche, Uracil	A-G- oder T-C-Fehlpaarungen, Insertionen, Deletionen	Pyrimidin-Dimere, DNA-Addukte („bulky adducts")	Doppelstrangbrüche, Inter-Strang-Vernetzungen
Art der DNA-Reparatur	Reversionsreparatur (**RER**)	Basen-Exzisions-Reparatur (**BER**)	Mismatch-Reparatur (**MMR**)	Nukleotid-Exzisions-Reparatur (**NER**)	Rekombinations-Reparatur (**RR:** HR, NHEJ)
beteiligte Gene (Auswahl)	MGMT	ADPRT, APTX1, FEN1, LIG1, NEIL1, NEIL2, hOGG1, PCNA, UNG2, XRCC1, TDP1, MUTYH	hMLH1, hMLH3, hMSH1, hMSH2, hMSH3, hMSH6, hPMS1, hPMS2	CKN1, ERCC1–6, RAD23a, RAD23b, RPA1, RPA3, XPA-XPF, CSA, CSB, TTD1	BRCA1/2, FANCA-P, MRE11A, NBS1, RAD50, RAD51, RAD51C, RAD51L1, RAD52, RAD54L, XRCC2–5, LIG4, Ku70, Ku80

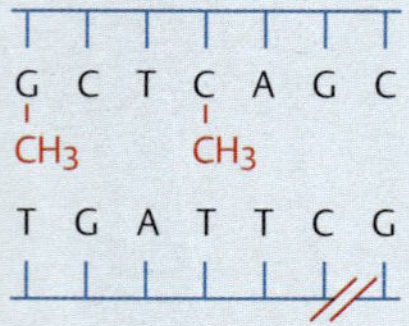

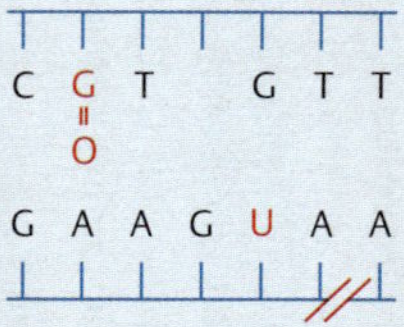

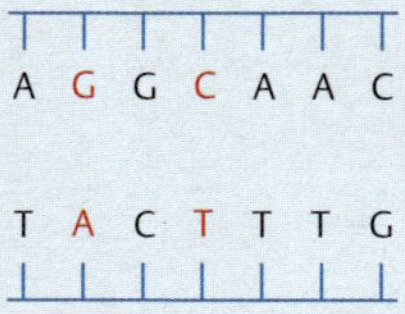

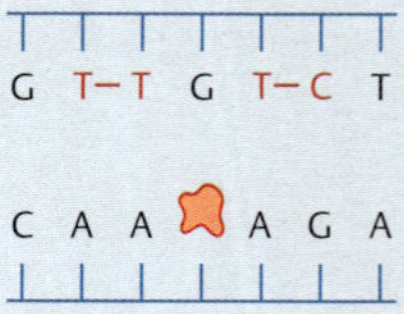

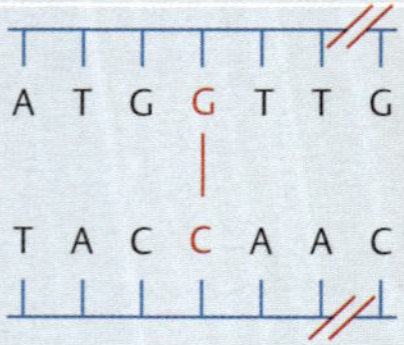

Abb. 1.38 **Möglichkeiten der DNA-Reparatur in Säugerzellen.**

dativ modifizierte **8-Oxoguanin (8-OHdG)** führt zur Fehlpaarung mit Adenin. Dadurch wird ein GC-Paar durch ein AT-Paar ersetzt.

> Diese sogenannte **GC→AT-Transversion** ist eine der häufigsten mutagenen Veränderungen der menschlichen DNA.

Apurin-Stellen (AP-Stellen, s. S. 66) gehören zu den häufigsten und potenziell gefährlichsten DNA-Läsionen. Mehr als 10 000 solcher Läsionen entstehen pro Zelle und Tag. Zusätzlich entstehen täglich ca. 400 **Apyrimidin-Stellen** im Genom jeder somatischen Zelle. Dies geschieht meist durch eine Deaminierung von Cytosin, was zur Bildung von Uracil führt. Uracil wird als falsche Base von der **Uracil-DNA-Glykosylase** erkannt und von dieser herausgeschnitten. Dadurch entsteht die Apyrimidin-Stelle.

Die BER erfolgt im sogenannten **Short-Patch-Weg** in mehreren Schritten unter Beteiligung verschiedener DNA-Glykosylasen. Die Reparatur des 8-OHdG erfolgt zum Beispiel durch das Reparaturenzym 8-Oxoguanin-Glykosylase I (*OGG1*). Es wird vermutet, dass bestimmte Krebsrisiken (z. B. für **nasopharyngeale Karzinome**, **Ösophaguskarzinom, Lungen-** und **Prostatakarzinom**) von der Aktivität des BER-Reparaturenzyms hOGG1 beeinflusst werden.

Außerdem existiert ein sogenannter **Long-Patch-Weg** der BER, bei der die DNA-Polymerase β mehrere Nukleotide über die AP-Stelle hinweg synthetisiert.

Von BER-Defekten betroffene Patienten zeigen variable neurologische Symptomatik. Das Krebsrisiko ist nur bei Defekten des *MUTYH*-Gens erhöht (Tab. 1.7).

Tab. **1.7** Klinische Manifestationen von Defekten in Komponenten der Basen-Exzisions-Reparatur (BER)

Erkrankung	Erbgang	Gensymbol	Neoplasie	sonst. Defekte
Sonderform des familiären kolorektalen Ca	AR	MYTH (Glysosylase)	kolorektales Karzinom	assoziierte Tumoren
Ataxia-oculomotor-apraxia-Syndrom (AOA1)	AR	APTX (aprataxin)	kein erhöhtes Krebsrisiko	zerebelläre Atrophie kognitive Defekte neurol. Defekte
spinozerebelläre Ataxie mit axonaler Neuropathie	AR	TDP1 (Tyrosyl-DNA-Phosphodiesterase)	kein erhöhtes Krebsrisiko	zerebelläre Atrophie periphere Neuropathie Hypoalbuminämie

AR = autosomal rezessiv

1

Mismatch-Reparatur (MMR)

> Die **Mismatch-Reparatur** (Abb. 1.**38**) entfernt Falschpaarungen von Basen, die durch Deaminierung, Oxidation, Methylierung modifiziert sind.

Eine der Hauptaufgaben der Mismatch-Reparatur ist die Korrektur der **Basenfehlpaarung GT**. Diese entsteht an Stellen mit 5-Methylcytosin, das nach hydrolytischer Deaminierung in Thymin übergeht. Thymin wird als normaler Baustein der DNA nicht von den Reparaturenzymen erkannt und paart in der nächsten Replikationsrunde mit Adenin. Wird die GT-Fehlpaarung nicht repariert, kommt es zu einer **GC→AT-Transversion**.

Eukaryontische Mismatch-Reparatur-Systeme erkennen und entfernen auch **Insertionen** von einer Länge bis 16 Nukleotide, wie sie z. B. in Form von repetitiven Mikrosatelliten im menschlichen Genom sehr häufig sind. Ebenso werden Fehlpaarungen in Heteroduplex-Bereichen, die bei der Rekombination auftreten können, erkannt und beseitigt.

In menschlichen Zellen wird Mismatch-Reparatur durch eine Reihe von Proteinen bewerkstelligt:
- Erkennen der Basenfehlpaarung durch mehrere verwandte Proteine (**MSH2 bis MSH6**, in Kombination mit den Proteinen **MLH1** und **PMS 2**),
- Entfernen der Fehlpaarung über die fehlerhafte Stelle hinaus (**Exonuklease I**),
- Neusynthese der entfernten Nukleotide (**DNA-Polymerase δ**),
- Schließen des DNA-Strangs (**DNA-Ligase**).

Defekte in den Mismatch-Reparatur-Genen manifestieren sich mit stark erhöhtem Risiko für erbliche Formen kolorektaler Karzinome (**Lynch-Syndrom**) (Tab. 1.**8** und s. S. 525).

Nukleotid-Exzisions-Reparatur (NER)

> Durch **Nukleotid-Exzisions-Reparatur** (Abb. 1.**38**) können **größere DNA-Läsionen** repariert werden, wie sie z. B. nach Einwirkung von polyzyklischen Kohlenwasserstoffen entstehen.

Durch NER können insbesondere folgende Arten von DNA-Schäden repariert werden:
- **UV**-induzierte Cyclobutan-Pyrimidin-Dimere, wie das Thymin-Dimer und das T-C(6-4)-Photoprodukt,
- **Inter-Strang-Vernetzungen** und
- durch **polyzyklische Kohlenwasserstoffe** wie Benzpyren und Aflatoxin bedingte unförmige DNA-Addukte („bulky adducts").

Tab. 1.**8** Klinische Manifestation von Defekten in Komponenten der Mismatch-Reparatur. Die betroffenen Patienten zeigen vor allem ein stark erhöhtes bzw. verfrühtes Risiko, an malignen und/oder benignen Tumoren bzw. Hautveränderungen zu erkranken.

Erkrankung	Erb-gang	Gen-symbol	maligner Tumor	benigner Tumor
hereditäre nicht polypöse Darm-krebserkrankung (HNPCC; Lynch-Syndrom 1)	AD	hMSH1, hMSH2, hMSH6, hPMS 2	Kolon-Karzinom u. assoziierte Tumoren (Endometrium, Ovar, Magen, Niere, Dünndarm)	keine
Muir-Torre-Syndrom	AD	hMSH1, hMSH2	Kolon-Karzinom u. assoziierte Tumoren (s. o. plus Talg-drüsen-Ca)	Keratoakanthome, Talgdrüsen-Adenome und Epitheliome
Turcot-Syndrom	AD	hMSH1, hPMS 2	Medulloblastome, Gliome, Lymphome, Kolon-Karzinom u. assoziierte Tumoren	Meningiome, Kranio-pharyngiome, Hypo-physenadenome
Mismatch-Repair-Defizienz-Syndrom (MMR-D)	AR		Kindesalter: Gliome, Leukämien Erwachsenenalter: Kolon-Karzinom	Cafe-au-lait-Flecken, neurofibromähnliche Hautläsionen

AD = autosomal dominant, AR = autosomal rezessiv

NER ist ein komplizierter, mehrstufiger Prozess, an dem bis zu 30 verschiedene Proteine beteiligt sind.

Man unterscheidet zwei unterschiedliche Arten von NER:
- **Globale genomische Reparatur** (GGR), bei der Schäden aus nicht transkribierten Bereichen des Genoms entfernt werden, und
- **Transkriptions-gekoppelte Reparatur** (TCR), wobei selektiv transkribierte Gene repariert werden.

Die von NER-Defekten betroffenen Patienten zeigen erhöhte Sensitivität gegenüber **UV-Strahlung** sowie variable neurologische Symptomatik. Das Hautkrebsrisiko ist nur bei Defekten des GGR-Systems erhöht (Tab. 1.**9**).

Rekombinations-Reparatur (RR)

> Durch Rekombinations-Reparatur (Abb. 1.**38**) werden **Doppelstrang-Brüche** in der DNA und **Inter-Strang-Vernetzungen** repariert.

Inter-Strang-Vernetzungen (sogenannte DNA-Crosslinks) entstehen durch kovalente Verknüpfung von Nukleotiden verschiedener DNA-Stränge und werden,

1

Tab. 1.**9** Beispiele für klinische Manifestationen von Defekten in Komponenten der Nukleotid-Exzisions-Reparatur (NER)

Erkrankung/ Defekt	Erb- gang	Gensymbol	Neoplasie	sonst. Defekte
Xeroderma pigmentosum (XP) Defekt in GGR[1]	AR	*XPA, XPB, XPC, XPD, XPE, XPF, XPG, XPV*	Basalzell-Karzinom, SCC, Melanome	Pigmentierungsveränderungen, Hautatrophie, neurol. Symptome
Cockayne-Syndrom CS-Defekt in TCR[2]	AR	*CAS, CSB*	kein erhöhtes Hautkrebsrisiko	Hyperpigmentierung, Minderwuchs, geistige Behinderung
Trichothiodystrophie (TTD) Defekt in GGR und TCR	AR	*TTD-A, XPB, XPD*	kein erhöhtes Hautkrebsrisiko	Erytheme, Ichtyose, neuroektodermale Dysplasie, typische Haarveränderungen

[1] GGR = globale Exzisions-Reparatur
[2] TCR = Transkriptions-gekoppelte Reparatur, AR = autosomal rezessiv

ebenso wie Doppelstrang-Brüche, durch **ionisierende Strahlung** sowie **Zytostatika** wie Cisplatin oder Mitomycin C verursacht.

Zellen mit nicht reparierten Doppelstrang-Brüchen werden in der G2-Phase des Zellzyklus arretiert und gehen zugrunde.

Bei der Rekombinations-Reparatur unterscheidet man zwischen

- **homologer Rekombination** (HR oder HRR) und
- **nicht homologer End-zu-End-Verknüpfung** (Non-homologous-end-joining, NHEJ).

Bei allen RR-Prozessen sind verschiedene Helikasen und Ligasen beteiligt.

Homologe Rekombination. In den letzten Jahren wurde HR als eine auch beim Menschen wichtige Reparaturart erkannt. HR ist eine **fehlerfreie** Form der DNA-Reparatur, da die Information des intakten homologen Chromosoms bzw. des Schwesterchromatids zur Wiederherstellung des defekten DNA-Stranges verwendet wird (Abb. 1.**39**). Der gebrochene Strang lagert sich bei der Reparatur an den entsprechenden komplementären Bereich des homologen Stranges an, der als Matrize für die Wiederherstellung dient.

Treten die Doppelstrangbrüche zwischen S-Phase und Mitose, also in der G2-Phase des Zellzyklus auf, können sie durch Paarung mit den Schwesterchromatiden repariert werden („Postreplikations-Reparatur"). Zu den wichtigen **Proteinen**, die an der RR durch homologe Rekombination beteiligt sind, gehören:

- Kohäsine, mit deren Hilfe die Paarung der Schwesterchromatiden erfolgt,
- NBS, MRE11 und RAD 50 (= MNR-Komplex),
- BRCA1 und BRCA2: BRCA2 rekrutiert die Rekombinase RAD 51, mit deren Hilfe der Austausch zwischen intaktem und geschädigtem DNA-Strang erfolgt.

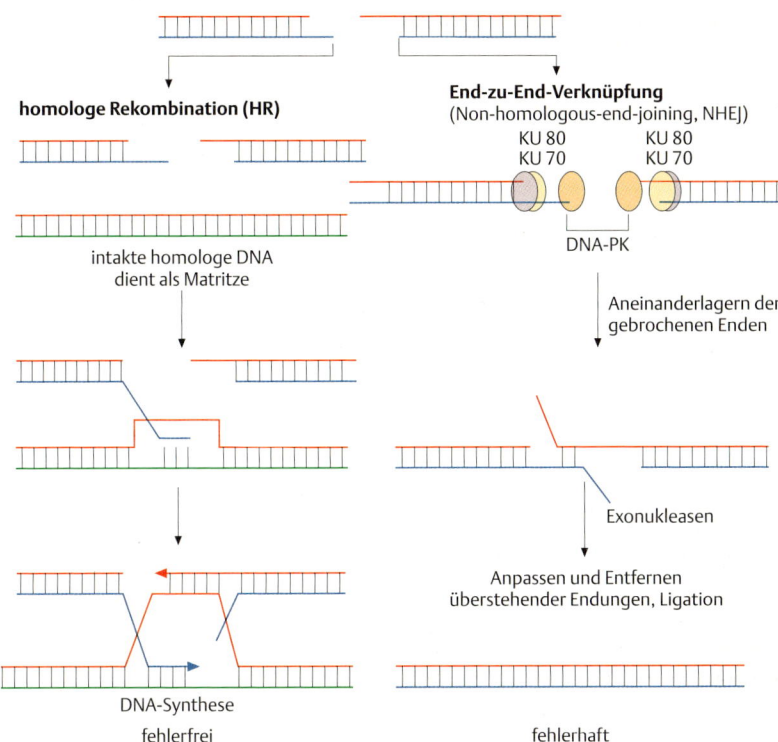

homologe Rekombination (HR)

End-zu-End-Verknüpfung
(Non-homologous-end-joining, NHEJ)

KU 80   KU 80
KU 70   KU 70

DNA-PK

intakte homologe DNA
dient als Matritze

Aneinanderlagern der
gebrochenen Enden

Exonukleasen

Anpassen und Entfernen
überstehender Endungen, Ligation

DNA-Synthese
fehlerfrei

fehlerhaft

Abb. 1.**39 Reparatur von Doppelstrangbrüchen in der DNA.**

Nicht homologe End-zu-End-Verknüpfung. Im Gegensatz zur HR ist die Reparatur von Doppelstrangbrüchen durch nicht homologe End-zu-End-Verknüpfungen **nicht** fehlerfrei. Proteine mit Exonuklease-Aktivität schneiden die Enden der DNA-Bruchstellen zurecht, sodass sie durch die Ligase IV kovalent verknüpft werden können (Abb. 1.**39**). Während HR auf die späte S- bzw. die G2-Phase begrenzt ist („Postreplikations-Reparatur"), findet die Reparatur via NHEJ vor allem in der G0/G1-Phase des Zellzyklus statt. Physiologischerweise benutzt das Immunsystem den Mechanismus der NHEJ-Reparatur bei der Generierung seiner millionenfachen Vielfalt an Antikörpern und zytotoxischen T-Zellen.

Wie die Tab. 1.**10** zeigt, gibt es zahlreiche (seltene) syndromale Erkrankungen sowie (häufige) Krankheitsdispositionen (z. B. Brustkrebsgene *BRCA1* und *BRCA2*), denen ursächlich Defekte in der Rekombinations-Reparatur zugrunde liegen. Die betroffenen Patienten zeigen erhöhte Empfindlichkeit gegenüber bestimmten Umweltfaktoren (z. B. ionisierende Strahlung, Chemikalien). Gemeinsam ist den

Tab. 1.**10** Syndromale und neoplastische Manifestation von Defekten in Komponenten der Rekombinations-Reparatur (HR bzw. NHEJ).

Erkrankung/Syndrom	Gensymbol	Umweltfaktor	Neoplasie
Werner-Syndrom	WRN	bestimmte Chemikalien	Sarkome
Bloom-Syndrom	BLM	UV-Strahlung	multiple Neoplasien
Rothmund-Thompson-Syndrom	RECQL 4	?	Sarkome
Rapadilino-Syndrom	RECQL 4	?	?
Ataxia telangiectasia (AT)	ATM	ionisierende Strahlung	Lymphome
AT-ähnliche Erkrankung	MRE11	ionisierende Strahlung	Lymphome
Seckel-Syndrom[1]	ATR	ionisierende Strahlung	?
Nijmegen-Breakage-Syndrom[1] (NBS)	NBN	ionisierende Strahlung	Lymphome
NBS-ähnliches Syndrom[1]	NHEJ1	ionisierende Strahlung	?
RAD 50-Defizienz-Syndrom[1]	RAD 50	ionisierende Strahlung	?
Ligase-IV-Defizienz-Syndrom[1]	DNA-LIG4	ionisierende Strahlung	Leukämie
Immunodefizienz-Mikro-zephalie-Syndrom[1]	XLF	Infektanfälligkeit	Lymphome
Kombiniertes Immuno-defizienz-Syndrom	Artemis	Infektanfälligkeit	EBV-assoziierte Lymphome
Fanconi-Anämie[1]	FANC	Cisplatin, Mitomycin	AML, SCC
Familiäre Brust-/Eierstockkrebserkrankung (mit assoziierten Tumoren)	BRCA1/2, RAD 5K, BRIP1, PALB2, RAD 51C	Diepoxybutan, re-aktive Sauerstoff-spezies (ROS)	Brust-Eierstock-Ca/Brust-Eierstock-Ca (Pankreas-, Prostata)
Warsaw-Breakage-Syndrom	DDX11	Mitomycin	(Eltern, Großeltern)[2]
Li-Fraumeni-Syndrom 1	TP53	?	multiple Neoplasien
Li-Fraumeni-Syndrom 2	CHEK2	Reaktive Sauer-stoffspezies (ROS)	multiple Neoplasien
Lymphom-Erkrankung	KU70	Infektanfälligkeit	T-Zell-Lymphome
Lymphom-Erkrankung	KU80	Infektanfälligkeit	B-Zell-Lymphome

AML = Akute Myeloische Leukämie; SCC = Squamous Cell Carcinoma (Schleimhaut-Ca)
[1] Mikrozephalie als häufiges phänotypisches Merkmal; [2] bisher 14-jähriger Patient nicht selbst, sondern nur (heterozygote) Eltern und Großeltern von soliden Tumoren betroffen

verschiedenen Defekten ein stark erhöhtes Neoplasierisiko. Defekte der an NHEJ beteiligten Proteine führen zu einer hohen Fehlerrate der somatischen Rekombination im Immunsystem. Diese Patienten weisen daher zusätzlich Immundefizienz und damit Infektanfälligkeit auf. Bemerkenswert häufig kommt es auch zur Mikrozephalie, was die Bedeutung von intakten DNA-Reparatursystemen während der Nervenzellentwicklung unterstreicht.

1.5.5 Beispiele für klinische Auswirkungen von Defekten der DNA-Reparatur

Xeroderma pigmentosum und (XP-)Gruppe

Xeroderma pigmentosum, das **Cockayne-Syndrom** und die **Trichothiodystrophie** sind **autosomal rezessiv** vererbte Erkrankungen, die durch Mutationen in Genen des Nukleotid-Exzision-Reparatur-Systems (s. S. 94) verursacht werden. Klinisches Leitsymptom ist eine hohe **Lichtempfindlichkeit** der Haut.

Das Spektrum der erhöhten UV-Licht-Empfindlichkeit der Patienten reicht von verstärkten Sommersprossen bis hin zu multiplen Hautkarzinomen. Der Erkrankung liegt eine Störung der Exzisions-Reparatur UV-Licht-geschädigter DNA zugrunde. Auf der Basis der Persistenz und damit Anhäufung von DNA-Schäden (Mutationen) kommt es zur malignen Entartung.

Auffallend sind die fleckigen Hyperpigmentierungen sowie die papillomatösen und verrukösen Läsionen der Haut. Im Auge erkennt man eine Konjunktivitis (Abb. 1.**40**).

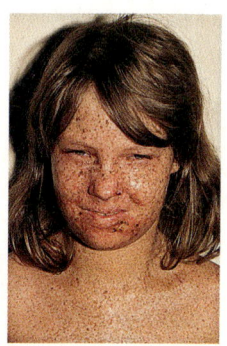

Abb. 1.**40 Haut- und Augenmanifestationen bei der Xeroderma pigmentosum.** (aus: Passarge E, Taschenatlas der Genetik. Thieme, 2004)

1

Ataxia telangiectasia (AT) und verwandte mit Strahlensensitivität einhergehende Syndrome

Homozygote oder compound-heterozygote Genträger sind sehr **strahlenempfindlich** und entwickeln das klinische Bild der AT. Sie kommen in der europäischen Bevölkerung mit einer Häufigkeit von **1:40 000** vor. Etwa jeder 100. Mensch ist somit AT-heterozygot.

Heterozygote Anlageträgerinnen haben ein erhöhtes Brustkrebsrisiko, aber auch ein erhöhtes Risiko für gastrointestinale Tumoren.

Lymphozyten von AT-Patienten zeigen variable, klonale Translokationen unter Einbeziehung der Chromosomen 14q11 – 12, 14q32, 7q35 oder/und 7p14, was auf Fehler der **somatischen Rekombination** innerhalb der T-Zellrezeptorketten- und der Immunglobulin-Gene hinweist.

Das **ATM-Protein** spielt eine zentrale Rolle in der Erkennung und Abwehr von DNA-Schäden, die durch ionisierende Strahlen ausgelöst werden. Entsprechend besteht bei AT-Patienten eine erhöhte Strahlenempfindlichkeit, die auch in vitro nachweisbar und diagnostisch relevant ist.

Leitsymptom der Ataxia teleangiectasia sind die bereits zwischen dem 1. und 3. Lebensjahr manifesten Gang- und Koordinationsstörungen (**Ataxie**).

Es folgen **Störungen der Augenmuskeln** und **Teleangiektasien** der Augenbindehaut. Die bildgebende Diagnostik zeigt ab dem 4. Lebensjahr eine deutliche **Kleinhirnatrophie**. 95 % der Patienten weisen einen erhöhten AFP-(alpha-1-Fetoprotein-)Spiegel sowie **Immundefekte** auf, 38 % der Patienten entwickeln eine **lymphoretikuläre Neoplasie**.

Das ebenfalls durch Strahlenempfindlichkeit gekennzeichnete **Nijmegen-Breakage-Syndrom** (NBS) geht mit Minderwuchs und deutlicher **Mikrozephalie** mit charakteristischer Fazies einher.

Im Gegensatz zu AT-Patienten zeigen NBS-Patienten keine erhöhten AFP-Werte. Sie haben jedoch ebenfalls Immundefekte aufgrund fehlerhafter Rekombination der T-Zellrezeptor- und Immunglobulingene und tragen ebenso ein hohes Risiko für lymphoretikuläre Neoplasien und andere Tumoren.

Bloom-Syndrom (BS)

Ursache des Krankheitsbildes sind homozygote bzw. compound-heterozygote Mutationen in einem **Helikase-Gen (*BLM*),** dessen Genprodukt für die Entwindung der DNA während Replikation und Reparatur zuständig ist.

Im peripheren Blut der Patienten findet sich eine erhöhte SCE-Rate (SCE: sister chromatid exchange), die über dem 10-fachen der normalen SCE-Rate liegt und als zytogenetischer Marker hohen diagnostischen Wert hat. Darüber hinaus finden sich **Austauschfiguren** (Quadriradiale), vor allem zwischen homologen Chromosomen.

Bei compound-heterozygoten Patienten kann es durch intragenes Cross-over zur Reversion des SCE-Phänotyps kommen. Das **Werner-Syndrom**, das **Rothmund-Thomson-Syndrom** und das **Rapadilino-Syndrom** werden ebenfalls durch Defekte in verwandten RECQ-Helikasen bedingt (vgl. Tab. 1.**10**).

Das autosomal-rezessiv vererbte **Bloom-Syndrom** zeichnet sich durch primordialen, proportionierten **Minderwuchs** (Endgröße 130 – 150 cm) mit **fazialen Dysmorphien**, erhöhte **Empfindlichkeit der Haut** gegenüber UV-Licht, **Immundefizienz** und stark erhöhtes **Tumorrisiko** aus.

Fanconi-Anämie (FA)

Zur Manifestation der Multisystem-Erkrankung kommt es, wenn biallelische Loss-of-function-Mutationen (entweder klassisch homozygot oder compound heterozygot) in einem der mehr als 15 *FANC*-Gene vorliegen. Bemerkenswert ist, dass **30 % der Träger** von biallelen FANC Mutationen **klinisch nahezu unauffällig** sind. Dabei handelt es sich vermutlich um Träger von Mutationen, bei denen noch (funktionelles) Restprotein gebildet wird. Oft werden diese Menschen erst im (jungen) Erwachsenenalter aufgrund ihrer Überempfindlichkeit gegenüber Chemotherapeutika diagnostiziert, wenn sie an AML oder Schleimhauttumoren erkranken. Bis auf das X-chromosomale *FANCB*-Gen ist der Erbgang autosomal rezessiv. Bei somatischen Reversionen eines der beiden defekten Allele kann es zur Selbstheilung des hämatopoietischen Systems kommen („natürliche Gentherapie", S. 553).

Die Portraits der Abb. 1.**41** veranschaulichen die vielfältigen Auswirkungen von Mutationen der Fanconi-Anämie-(*FANC*-)Gene, wie sie sich bei 70 % der Patienten manifestieren:

Abb. 1.**41a:** Philipp im Alter von 6 Jahren. Schwere Beeinträchtigungen (im Sinne einer VACTERL-Assoziation) u. a. durch Handfehlbildungen (bilaterale Radialaplasie), Gehörgangsatresie, Hydrozephalus internus, Kryptorchismus, Analstenose, multiple Cafe-au-Lait-Flecken,

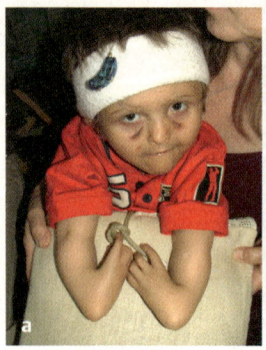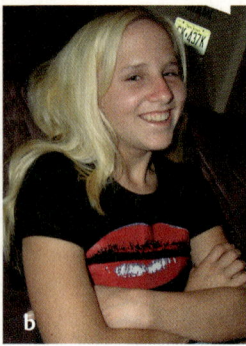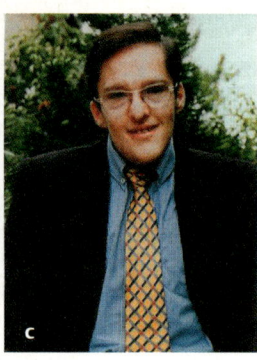

Abb. 1.41 Phänotyp und klinische Variabilität bei Fanconi-Anämie. a Philipp. **b** Marleen. **c** Michael. Erläuterungen s. Text. (aus: Schindler D, Hoehn H (eds): Fanconi Anemia. A Paradigmatic Disease for the Understandig of Cancer and Aging. Monogr Hum Genet. Basel, Karger, 2007, vol 15, pp 9-22; S. Karger AG, Basel)

Hufeisenniere, pulmonare Hypertension, Lippen-Kiefer-Gaumenspalte (operativ korrigiert), Kleinwuchs, Rippenanomalien, statomotorische und mentale Retardierung. Tod im Alter von 7 Jahren an Multiorganversagen.

Abb. 1.**41b**: Marleen im Alter von 13 Jahren. Keine größeren Fehlbildungen außer Pankreas annulare (operativ korrigiert), einseitige Daumenaplasie, multiple Cafe-au-Lait-Flecken. Häufige Atemwegsinfekte und Blutbild einer beginnenden aplastischen Anämie im Alter von 6 Jahren. Akute myeloische Leukämie (AML) im Alter von 8,5 Jahren. Kurative Intervention durch haploidentische Knochenmarktransplantation.

Abb. 1.**41c**: Michael im Alter von 25 Jahren. Geboren mit bilateraler Daumenaplasie, rechtseitigem Augenkolobom, rechtseitiger Inguinalhernie sowie membranöser Ösophagusverengung, die langjährige Sonderernährung erforderlich machte. Im Alter von 9 Jahren beginnende, aber nicht progressive Thrombopenie und Erythropenie. Im Alter von 24 Jahren Hypophysen-, Gonaden- sowie Schilddrüsen-Unterfunktion, vier Jahre später Typ-II-Diabetes. Behandlung mit Androgenen, Wachstumshormon, Thyroxin und Metformin. Im Alter von 31 Jahren bilaterale Katarakt-Extraktion und Resektion einer (malignen) Unterkiefer-Läsion. Ein Jahr später Diagnose eines fortgeschrittenen Schleimhautkarzinoms des Oropharynx. Als Abiturient war Michael bis zu seinem Krebs-Tod im Alter von 32 Jahren in verschiedenen anspruchsvollen Berufen tätig.

Erwachsene Träger monoallelischer Mutationen in bestimmten *FANC*-Genen (klinisch unauffällige heterozygote Anlageträger) haben ein erhöhtes Risiko für **Brust- und Eierstockkrebs**, **Pankreaskarzinom** sowie **Prostatakarzinom**. Hierzu gehören die Gene *FANCD 1* (identisch mit dem Brustkrebsgen *BRCA2*), *FANCJ* (identisch mit dem Brustkrebsgen *BRIP1*), *FANCN* (identisch mit dem Brustkrebsgen *PALB2*) sowie *FANCO* (identisch mit dem Brustkrebsgen *RAD 51C*).

Während das früher oft fatale Knochenmarkversagen („aplastische Anämie") durch Verbesserung der hämatopoietischen Stammzelltransplantation zunehmend beherrschbar wird, persistiert das stark erhöhte Risiko für Schleimhauttumoren der Mundhöhle und des Genitaltraktes. Die Früherkennung dieser aggressiven Tumoren kann lebensrettend sein.

> Das Beispiel der Fanconi-Anämie belegt eindrücklich, dass intakte Caretaker-Gene (und damit die Aufrechterhaltung der genetischen Stabilität unserer Somazellen) sowohl bei der Prävention von angeborenen Fehlbildungen, der Kontinuität der Hämatopoiese sowie bei der Prävention von Neoplasie und vorzeitigem Altern eine wichtige Rolle spielen.

1.6 DNA-Untersuchung – Diagnostische Anwendung beim Menschen

E. Holinski-Feder

Eines der wesentlichen Ziele der molekularen Genetik ist das Verständnis für Erkrankungen, die durch genetische Veränderungen verursacht werden. Erst wenn wir verstehen, warum eine genetische Veränderung zu einer bestimmten Erkrankung führt und welche Klinik mit ihr assoziiert ist, können wir das diagnostische Vorgehen verbessern und gezielte Therapien entwickeln.

Die molekulargenetischen Analysen werden sowohl an der doppelsträngigen DNA des Zellkerns als auch anhand einzelsträngiger Ribonukleinsäuren (z. B. mRNA) durchgeführt.

In der Regel wird DNA aus **peripheren Blutleukozyten** als Analysematerial verwendet. Die DNA wird daher postnatal durch **Blutabnahme** oder pränatal aus Zellen des **Chorionzottengewebes** oder **Fruchtwassers** gewonnen.

> Das Ziel der molekulargenetischen Diagnostik ist der **Nachweis** oder der **Ausschluss** einer konkreten krankheitsverursachenden **Sequenzveränderung** in der DNA.

Da die genetische Ausstattung eines Individuums in allen Körperzellen gleich ist, kann man mit der DNA aus diesen Zellen auch Fragestellungen zu Krankheiten bearbeiten, die von Seiten der Klinik nicht die Blutzellen sondern z. B. den Darm betreffen.

1

1.6.1 Grundlegende Verfahren zur Analyse genomischer DNA

DNA-Isolierung

Zur Isolierung der DNA aus Blutzellen müssen zunächst die kernhaltigen Zellen einer Blutprobe angereichert werden. Dies erfolgt durch **Lyse** der Erythrozyten und **Abzentrifugation** der kernhaltigen weißen Blutzellen.

Anschließend geht man folgendermaßen vor:
- Mittels hochmolekularer Seifen (SDS: Sodiumdodecylsulfat) werden die **Zellmembranen aufgelöst**.
- Die in der Zelle vorliegenden Proteine sowie die der DNA anhaftenden Proteine (Chromosomengerüst und Histone) werden durch einen **proteolytischen Verdau** mit Proteinase K zerstört.
- Durch eine anschließende **Ethanolfällung** erhält man genomische DNA, die in der ethanolischen Lösung ähnlich einem weißen geknäuelten Seidenfaden sichtbar wird.
- Die genomische DNA kann durch **Abzentrifugation** und Verwerfen des flüssigen ethanolischen Überstandes gewonnen werden.
- Für die folgende molekulargenetische Analyse muss die genomische DNA in einer **abgepufferten Salzlösung** gelöst werden. In dieser Form kann sie im Kühlschrank praktisch unbefristet aufbewahrt werden.

Die Anzahl der kernhaltigen Zellen einer Blutprobe ist limitiert und in jeder dieser Zellen sind nur zwei Kopien einer spezifischen Gensequenz enthalten. Das bedeutet, dass für die Mehrzahl der Analyseschritte im Wesentlichen zwei Hindernisse überwunden werden müssen.
- Zum einen muss die zu analysierende Sequenz in **ausreichenden Mengen** vorhanden sein,
- zum anderen muss die zu analysierende Sequenz von den Sequenzabschnitten, die in der Analyse nicht von Interesse sind, **getrennt** vorliegen.

Beide Probleme werden durch die **Polymerase-Kettenreaktion** (**PCR**) gelöst.

Polymerase-Kettenreaktion (PCR)

Die PCR wurde 1983 von Karry Banks Mullins entwickelt.

Mithilfe dieses Verfahrens können spezifische DNA-Abschnitte **millionenfach vervielfältigt** werden und stehen dann für weitere Analyseverfahren zur Verfügung.

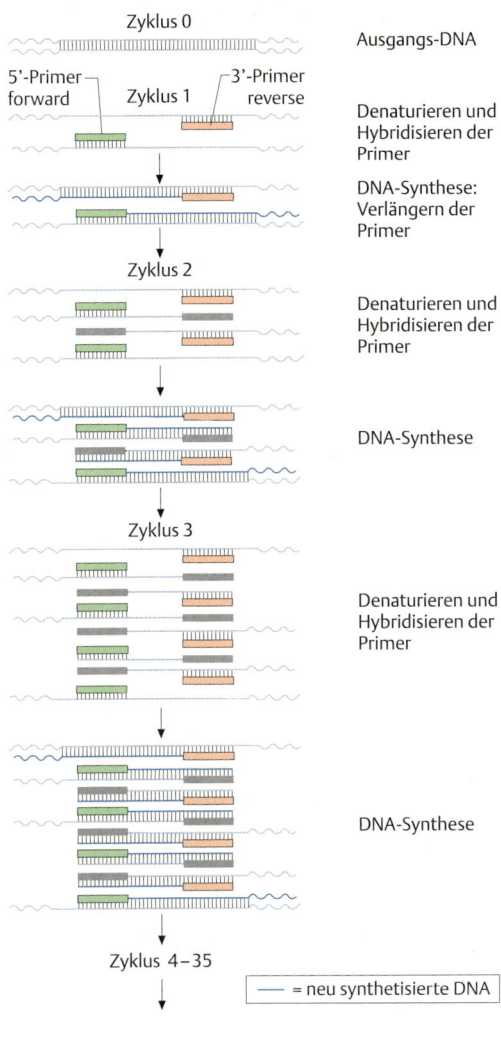

Zyklus 0 — Ausgangs-DNA

5'-Primer forward — Zyklus 1 — 3'-Primer reverse — Denaturieren und Hybridisieren der Primer

DNA-Synthese: Verlängern der Primer

Zyklus 2 — Denaturieren und Hybridisieren der Primer

DNA-Synthese

Zyklus 3 — Denaturieren und Hybridisieren der Primer

DNA-Synthese

Zyklus 4–35

— = neu synthetisierte DNA

Abb. 1.42 Ablauf einer PCR. Zunächst wird der DNA-Doppelstrang durch Erhitzen denaturiert. Die anschließende Temperatursenkung führt zu einer Anlagerung der 3'- und 5'-Primer an die Zielsequenzen der einzelsträngigen DNA. Mithilfe einer DNA-Polymerase kann der zwischen den Primern liegende DNA-Abschnitt synthetisiert werden. Die entstandenen Doppelstränge werden danach durch Erwärmen wieder getrennt und die Reaktion wird wiederholt. Die im 1. Zyklus hergestellten DNA-Stränge weisen ein definiertes 5'-Ende (entspricht dem Primer) und ein nichtdefiniertes 3'-Ende auf. Alle folgenden Tochterstränge haben eine einheitliche definierte Länge.

Diese Methode kann nur für **bekannte DNA-Sequenzen** angewendet werden, da sie die synthetische Herstellung von kurzen DNA-Abschnitten, sogenannten **Oligonukleotiden (Primer)**, voraussetzt. Die PCR wird in speziell hierfür entwickelten PCR-Geräten (**Thermocycler**) durchgeführt:

• Die DNA wird zunächst **thermisch denaturiert**, sodass sie einzelsträngig vorliegt.

- Durch eine **anschließende Temperatursenkung** kommt es zur **Anlagerung** zweier spezifischer PCR-Primer an ihre komplementären Zielsequenzen (ca. 15 – 30 Nukleotide) auf den DNA-Einzelsträngen. Dabei muss es einen **Forward-** und einen **Reverse-Primer** geben, die jeweils an einem der beiden komplementären DNA-Strängen hybridisieren und deren beiden 3'-Enden die zu amplifizierende Sequenz einklammern (Abb. 1.**42**).
- Mithilfe einer spezifischen thermostabilen **DNA-Polymerase**, die in ca. 35 Zyklen an den 3'-Enden der Primer immer wieder eine DNA-Synthese startet, wird die zwischen den Primern liegende Zielsequenz millionenfach exponenziell **amplifiziert**. Dafür müssen im Reaktionsansatz die **4 Desoxynukleotide (dNTPs)** dATP, DTTP, dCTP und dGTP vorliegen. Die optimale Synthesetemperatur für die DNA-Polymerase liegt bei ca. 72 °C.

Der Zyklus von Denaturierung, Primer-Anlagerung und Synthese dauert durchschnittlich ca. 1 – 2 Minuten, sodass innerhalb von 1 – 2 Stunden die Gewinnung einer großen Menge der gewünschten DNA-Sequenz möglich ist (Abb. 1.**42**).

DNA-Sequenzierung

Durch die DNA-Sequenzierung kann die **Abfolge der DNA-Basen** bestimmt und somit eine Sequenzvariation nachgewiesen werden.

Kettenabbruch-Synthese

Die methodische Grundlage für die DNA-Sequenzierung haben Walter Gilbert und Fred Sanger gelegt und hierfür im Jahre 1980 den Nobelpreis erhalten. Analog zur PCR erfolgt auch hier eine DNA-Synthese ausgehend von einem Primer, der an seine entsprechende Zielsequenz gebunden hat. Dem PCR-Ansatz sind jedoch, neben den normalen vier Nukleotiden Adenin, Thymin, Guanosin und Cytosin, in einem geringen Anteil Nukleotide beigemischt, die keine 3'-OH-Gruppe tragen, sogenannte **Didesoxyribonukleotide (ddNTPs)**. Wird ein solches Nukleotid in den neu synthetisierten DNA-Strang eingebaut, kann die Synthese nicht weitergeführt werden. Es fehlt die 3'-OH-Gruppe, die für die Ausbildung einer Esterbindung zum nächsten Nukleotid notwendig wäre.

Da alle vier Nukleotide zu einem geringen Anteil auch in ihrer Didesoxy-Form vorliegen, werden diese Nukleotide statistisch an **allen Positionen** eingebaut. Das bedeutet, die DNA-Synthese wird statistisch auch an allen Positionen abgebrochen.

Trägt man die PCR-Produkte einer solchen Sequenzierungsreaktion in einer Gelelektrophorese auf, kann man DNA-Fragmente mit jeweils einem Nukleotid Län-

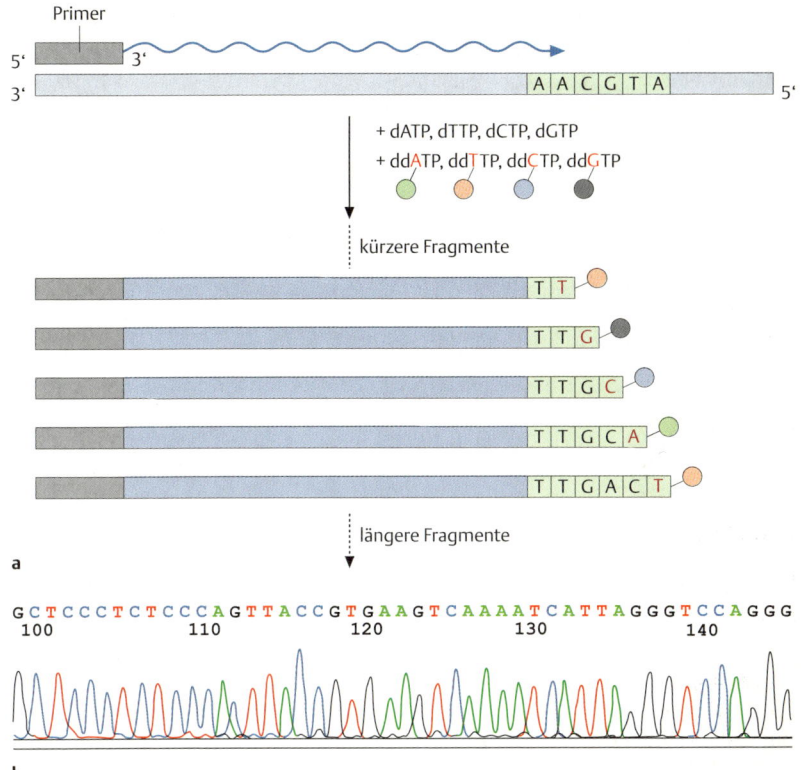

Abb. 1.**43 DNA-Sequenzierung in einem Reaktionsansatz. a** Alle vier Didesoxyribonukleotide sind im Reaktionsgemisch enthalten, jedoch mit unterschiedlichen Farbstoffen fluoreszenzmarkiert. Die Reihenfolge der Fluoreszenz in der Elektrophorese-Kapillare erlaubt die Bestimmung der DNA-Sequenz. **b** Beispiel einer ausgedruckten Sequenzierung.

genunterschied nachweisen. Es wäre eine sog. **DNA-Leiter** zu sehen, die in dieser Form aber keine Bestimmung der Nukleotidabfolge zulässt.

Sind die vier Didesoxyribonukleotide jeweils mit **Floureszenzfarbstoffen** unterschiedlicher Farbe markiert (z. B. Adenin: grün; Cytosin: blau), so werden die Sprossen der Leiter farbig. Erfolgt der Syntheseabbruch durch den Einbau eines blau markierten Didesoxycytosins, so wird die Leiter an dieser Stelle eine blaue Sprosse haben. Folgt in der Sequenz an der nächsten Position ein Adenin, so wird sich hier ein grünes Signal finden. Aus der Farbabfolge der Leitersprossen lässt sich auf diesem Wege auf die Nukleotidsequenz rückschließen (Abb. 1.**43**).

Diese Sequenzierungsverfahren sind heutzutage in einem hohen Maße automatisiert: Die Gelelektrophorese zur Auftrennung der Leiterfragmente erfolgt in einer **Kapillare**, die Farbabfolge wird mithilfe eines **Lasers** bestimmt (Abb. 1.**43**).

Next Generation Sequencing

Unter „Next Generation Sequencing" (NGS) werden verschiedene neue Technologien zusammengefasst, die **nicht** auf kapillarbasierenden Sequenzierautomaten beruhen. Das 1990 ins Leben gerufene „Humane Genome Project" (HGP), das die komplette Sequenzierung des menschlichen Genoms zur Zielsetzung hatte, basierte noch ausschließlich auf Kapillarsequenzierautomaten in Kombination mit der von Sanger entwickelten Didesoxymethode (Kettenabbruch-Synthese). Der technische Fortschritt seit Beendigung des HGP im Jahr 2003 hat sowohl die Geschwindigkeit als auch den Umfang der DNA-Sequenzierung um mehrere Größenordnungen gesteigert, sodass heute ein menschliches Genom in wenigen Wochen und mit einem Bruchteil der Kosten sequenziert werden kann. Aber auch dies ist nur ein weiterer Zwischenschritt zum „1000-Dollar-Genom innerhalb eines Tages", das in unmittelbarer Nähe scheint. NGS ermöglicht heute eine Vielzahl unterschiedlicher Anwendungen, welche zusammengenommen in der biologischen Forschung und der molekulargenetischen Diagnostik zu enormen Veränderungen geführt haben.

Bei der NGS-Technologie kann man entweder das **gesamte Genom** sequenzieren oder durch Anreicherungsverfahren z. B. alle **Exons** oder eine **Gruppe verschiedener Gene** für eine Person oder für **viele Personen** dasselbe **Gen gleichzeitig**. Bei der Sequenzierung werden viele kurze DNA-Sequenzen ermittelt, der Computer setzt diese dann wie bei einem Puzzle durch überlappende Sequenzabschnitte zusammen.

Next-Generation-Sequenzer benötigen länger für einen Sequenzlauf (je nach Plattform und Laufbedingung zwischen 8 Stunden und 10 Tagen), was durch die Notwendigkeit bedingt ist, die einzelnen Sequenzreaktionen in paralleler Anordnung (bis mehrere Millionen Positionen) gleichzeitig laufen zu lassen und auszulesen. Die Ausbeute an Sequenzspuren und Gesamtbasen pro Lauf ist im Vergleich zu Kapillarsequenzautomaten, die maximal über 94 Kapillaren verfügen und pro Kapillare bis zu 750 Nukleotidbasen lesen können, allerdings um mehrere Größenordnungen höher (Abb. 1.**44**, Tab. 1.**11**).

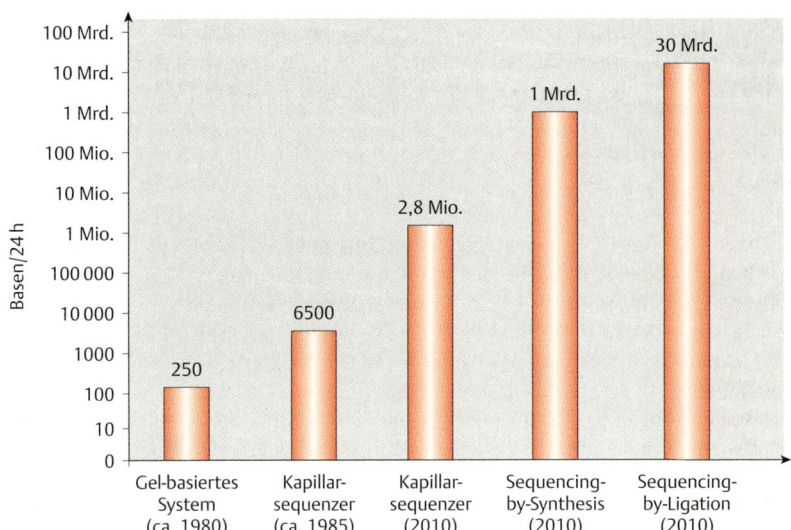

Abb. 1.**44 Vergleich der Effizienz verschiedener alter und neuer Sequenzierungsmethoden.**

Roche 454 FLX.

Der Roche 454 FLX Sequenzer war 2004 das erste kommerziell auf dem Markt verfügbare NGS-Gerät und verwendet eine alternative Sequenziertechnologie, die als **Pyrosequenzierung** (Abb. 1.**45**) bezeichnet wird. Das Roche-System erzeugt die größten Leseweiten aller NGS-Geräte (bis 500 bp) und ist deshalb insbesondere für die Analyse von **Strukturvarianten** geeignet. Außerdem zeichnet es sich durch eine hohe Qualität der Daten aus.

Die Erzeugung der für die Sequenzierung notwendigen **DNA-Library** erfolgt zunächst durch Fragmentierung der DNA und Ligation an spezifische **Adaptersequenzen**. Durch Inkubation der DNA-Fragmente mit einem Überschuss an **Agarosebeads**, die zu den Adaptersequenzen komplementäre Oligonukleotide tragen, findet eine spezifische Bindung eines DNA-Fragments an genau ein Agarosebead statt (Abb. 1.**45 a**). Die anschließende klonale Amplifikation in einer Öl/Wasser-Micelle („Emulsion-PCR"), die auch die für die PCR nötigen Reagenzien enthält, erzeugt ca. 1 Million DNA-Kopien auf der Oberfläche jedes Beads (Abb. 1.**45 b**). Die eigentliche Sequenzierung findet dann in einer Mikrotiterplatte statt, in der jedes Bead eine fixe Position belegt. Sie fungiert als „Flow Cell", auf der in aufeinanderfolgenden Schritten Lösungen aus reinen Nukleotiden, DNA-Polymerase und Puffern aufgebracht und abgewaschen werden können. Jeder Nukleotidein-

Abb. 1.**45 Next Generation Sequencing Roche 454 FLX. a** Physikalische Fragmentierung ▶ der DNA und Ligation mit zwei verschiedenen Primern A und B. Die DNA-Fragmente werden thermisch denaturiert und als Einzelstränge über Primer B an Streptavidinpartikel (Beads) gebunden. **b** Die Beads werden in einer sehr kleinen Menge wässriger Phase in Öl gelöst, hier findet die PCR statt. **c** Jedes Wassertröpfchen mit Bead und PCR-Produkt wird in ein einzelnes „Well" gespült, hier findet die Sequenzreaktion statt. Dem Sequenzierprimer A und den Enzymen wird in allen „Wells" gleichzeitig z.B Cytosintriphosphat angeboten. Das beim Einbaus des Nukleotids frei werdende Pyrophosphat wird von Luziferase gespalten, es wird Licht emittiert, das mit einer CCD-Kamera aufgezeichnet wird.

bau wird durch die Abspaltung von Pyrophosphat begleitet, was letztendlich zur registrierbaren **Emission von Licht** durch das Enzym Luciferase führt (Abb. 1.**45 c**). Der Betrag an emittiertem Licht ist dabei proportional zur Zahl inkorporierter Nukleotide.

Bei der Sequenzierung wird allen Beads gleichzeitig z. B. Cystosintriphosphat angeboten, das aber nur da eingebaut werden kann, wo gerade in der Sequenzierreaktion ein Cytosin zum Komplementärstrang passt. Es werden daher bei diesem Schritt nur diejenigen Beads Licht emmitieren, bei denen ein Cytosin auch tatsächlich eingebaut wurde. Zur Sequenzierung werden so der Reihe nach alle Nukleotide immer wieder angeboten und dabei die Lichtemission gemessen.

Illumina/Solexa Genome Analyzer II.

Im Illumina-System werden nach der DNA-Fragmentierung **Adapter** an **beide DNA-Enden** ligiert. Die klonale Amplifikation findet dann auf der Oberfläche einer mit komplemetären Adapteroligonukleotiden beschichteten Flow Cell im sog. „Bridge-Amplification"-Verfahren statt. Die Sequenzierung der Amplifikate beruht dabei auf dem sog. „Sequencing-by-Synthesis"-Verfahren, bei dem alle 4 mit **unterschiedlichen Fluoreszenzmarkern** markierten Nukleotide mit geblocktem 3'-OH-Ende zusammen mit der DNA-Polymerase auf die Flow Cell gegeben werden.

Das Illumina-System kann in einem Lauf bis zu 270 Millionen Sequenzen liefern, die eine Leseweite von bis zu 100 Basen aufweisen. Ein **Paired-End-Lauf** (ein DNA Fragment wird von beiden Seiten ansequenziert) erzeugt auf diese Weise bis zu 27 Gb an Sequenzdaten – dies ist neben der sehr einfachen Probenvorbereitung der Hauptvorteil dieser Technologie.

Bei jedem Zyklus wird nun genau ein Nukleotid in die an die Adapteroligonukleotide gebundenen Amplifikate eingebaut und detektiert. Anschließend werden die nicht inkorporierten Nukleotide und die Polymerase entfernt und die 3-OH-Schutzgruppe wird chemisch abgespalten. Ein neuer Zyklus kann beginnen (Abb. 1.**46**).

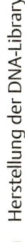

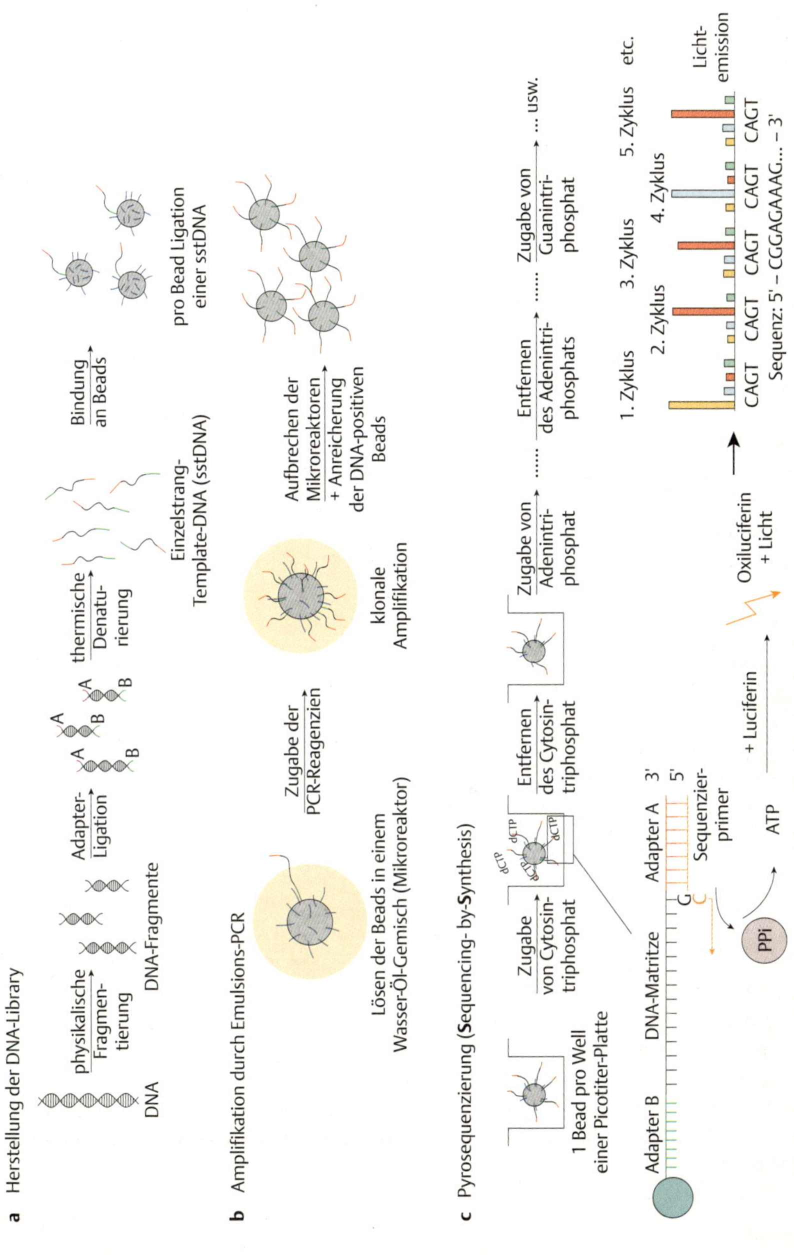

a Herstellung der DNA-Library

DNA

DNA-Fragmente

physikalische Fragmentierung

Adapter-Ligation

A
B
A
B
A
B

thermische Denaturierung

Einzelstrang-Template-DNA (sstDNA)

Bindung an Beads

pro Bead Ligation einer sstDNA

b Amplifikation durch Emulsions-PCR

Zugabe der PCR-Reagenzien

Lösen der Beads in einem Wasser-Öl-Gemisch (Mikroreaktor)

klonale Amplifikation

Aufbrechen der Mikroreaktoren + Anreicherung der DNA-positiven Beads

c Pyrosequenzierung (**S**equencing-by-**S**ynthesis)

Adapter B

DNA-Matritze

1 Bead pro Well einer Picotiter-Platte

Adapter A

Sequenzier-primer

3'
5'

G
C

Zugabe von Cytosin-triphosphat

dCTP
dCTP

Entfernen des Cytosin-triphosphats

Zugabe von Adenintri-phosphat

Entfernen des Adenintri-phosphats

Zugabe von Guanintri-phosphat

... usw.

+ Luciferin

ATP

PPi

Oxiluciferin + Licht

Licht-emission

1. Zyklus   2. Zyklus   3. Zyklus   4. Zyklus   5. Zyklus   etc.

CAGT   CAGT   CAGT   CAGT   CAGT

Sequenz: 5' – CGGAGAAAG.... – 3'

Abb. 1.**46 Next Generation Sequencing Ilumina. a** An physikalisch fragmentierte DNA ▶ werden Adapter ligiert, die DNA-Fragmente dann als Einzelstränge über Primer an eine Oberfläche gebunden. Da an beide Enden der DNA-Fragmente die gleichen Primer binden, werden die DNA-Fragmente kleine Brücken auf der Oberfläche bilden. Auf diesen Brücken findet dann die PCR statt. **b** Es werden alle vier Nukleotide mit unterschiedlichen Fluoreszenzfarbstoffen angeboten, Cytosintriphosphat z. B. blau. Bei den Nukleotiden ist die 3'-OH-Gruppe geblockt, es kann daher bei jeden Syntheseschritt nur ein Nukleotid eingebaut werden. Je nachdem wo auf der Oberfläche die DNA-Fragmente gebunden haben, werden von diesen immer wieder Fluoreszenzsignale ausgesendet werden, je nachdem, ob ein Nukleotid gepasst hat oder nicht. Es entsteht also in der Anordnung der Fragmente ein Image von farbigen Punkten in der Kamera, das nach jedem Sequenzierschritt aufgezeichnet wird.

Applied Biosystems SOLiD Sequencer.

Hier kommt eine Emulsion-PCR mit Magnetic-Beads zum Einsatz. Das SOLiD-System verwendet als Sequenzierprinzip ein Verfahren, das als „Sequencing-by-Ligation" bezeichnet wird. Zuerst werden Primer auf die Adaptersequenzen ligiert. In einem nächsten Schritt werden kurze **synthetische DNA-Fragmente (Oktamere)** angeboten, wobei die ersten beiden Nukleotide dieser Fragmente definiert sind, z. B. „AT", was durch einen **Fluoreszenzfarbstoff** verschlüsselt ist.

Die übrigen Nukleotide des Oktamers sind zufällig synthetisiert. Das zur komplementären Sequenz passende Oktamer wird an den Primer ligiert, die nicht gebundenen Nukleotide werden abgewaschen und das Fluoreszenzsignal des gebundenen Primers wird detektiert. Im nächsten Schritt wird das Fluoreszenzsignal entfernt, damit dann das nächste Oktamer binden kann. Diese Schritte werden mehrfach wiederholt. Eine lesbare Sequenz entsteht durch die **Wiederholung der Schritte** an einem um jeweils **ein Nukleotid verkürzten** Primer und das an diesem Primer wiederholte Auslesen der Oktamerligierungen. Weil die ersten beiden Positionen des Oktamers die Dekodierung der Template-DNA vermitteln, wird jede Base zweimal durch die ligierten Oktamere abgedeckt. Somit kann gegenüber den anderen Systemen theoretisch eine bessere Diskriminierung der einzelnen Basen ermöglicht werden.

An die DNA-Fragmente werden Adapter ligiert, die thermisch denaturierten Einzelstränge werden über die Adapter an Magnetic-Beads gehängt. Die Beads mit einem DNA-Fragment werden in einzelne „Wells" gespült, dort erfolgt eine Amplifikation der DNA-Fragmente. Zur Sequenzierung werden Primer auf die Adaptersequenzen ligiert.

In einem nächsten Schritt werden kurze synthetische DNA-Fragmente (Oktamere) angeboten, wobei die ersten beiden Nukleotide dieser Fragmente definiert sind, z. B. „AT", was durch eine Fluoreszenzfarbstoff verschlüsselt ist. Die übrigen Nukleotide des Oktamers sind zufällig synthetisiert. Das zur komplementären Sequenz passende Oktamer wird an den Primer ligiert, die nicht gebundenen Nukleotide werden abgewaschen, das Fluoreszenzsignal des gebundenen Primers wird detektiert. Im nächsten Schritt wird das Fluoreszenzsignal

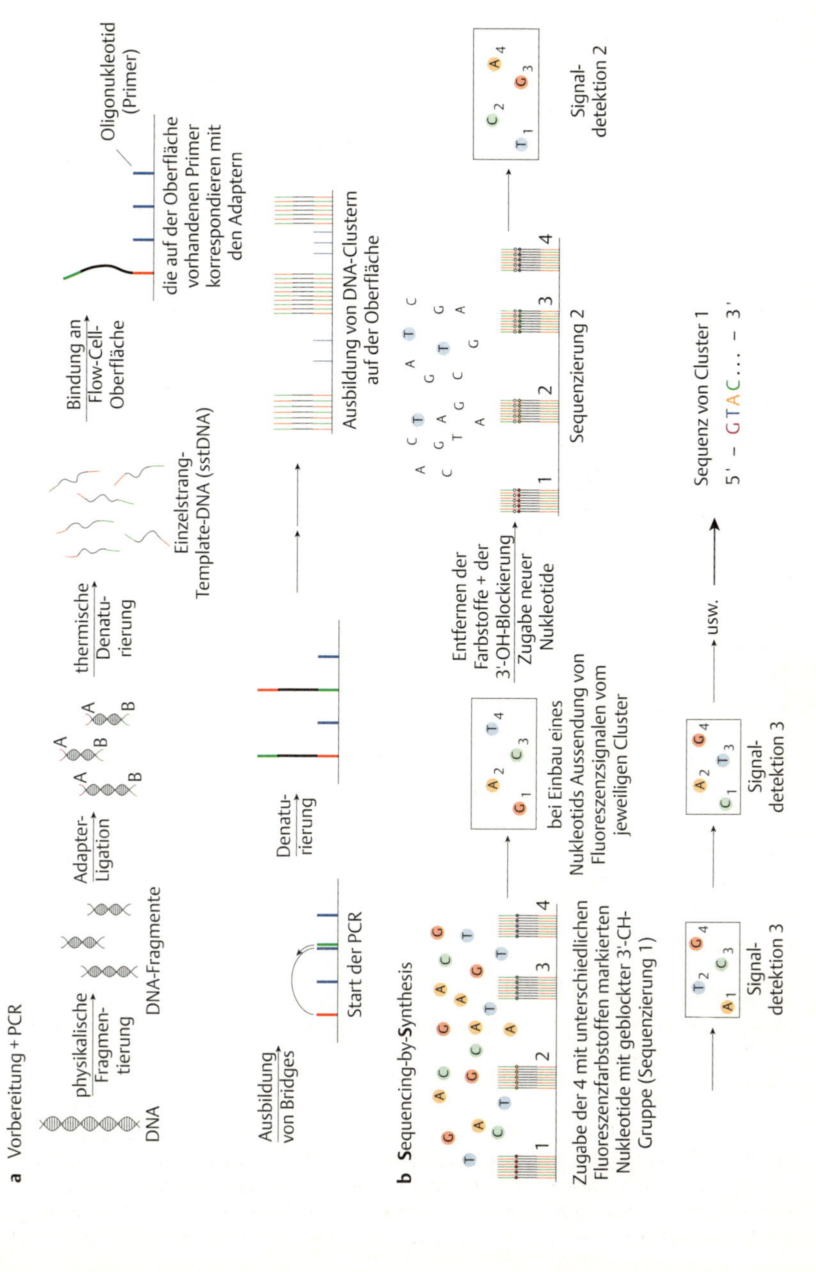

a Vorbereitung + PCR

DNA → physikalische Fragmentierung → DNA-Fragmente → Adapter-Ligation → thermische Denaturierung → Einzelstrang-Template-DNA (sstDNA) → Bindung an Flow-Cell-Oberfläche

Oligonukleotid (Primer)

die auf der Oberfläche vorhandenen Primer korrespondieren mit den Adaptern

Ausbildung von DNA-Clustern auf der Oberfläche

b Sequencing-by-Synthesis

Ausbildung von Bridges

Start der PCR

Denaturierung

Zugabe der 4 mit unterschiedlichen Fluoreszenzfarbstoffen markierten Nukleotide mit geblockter 3'-CH-Gruppe (Sequenzierung 1)

Signal-detektion 3

bei Einbau eines Nukleotids Aussendung von Fluoreszenzsignalen vom jeweiligen Cluster

Entfernen der Farbstoffe + der 3'-OH-Blockierung Zugabe neuer Nukleotide

Sequenzierung 2

Signal-detektion 2

Signal-detektion 3

→ usw. →

Sequenz von Cluster 1

5' – G T A C . . . – 3'

Tab. 1.**11** Vergleich der NGS-Plattformen

	GS FLX Roche/454	GA IIx Illumina	SOLiD V3 AB
Prinzip	Pyrosequencing	Sequencing-by-Synthesis	Sequencing-by-Ligation
Reads pro Lauf	1 – 1,5 Mio.	bis zu 270 Mio.	bis zum 320 Mio.
Leselänge	> 400 Basen	26, 36, 51, 76, 101 Basen	25, 35, 50 Basen
Verwertbare Sequenzinformation	400 – 620 Mb	bis zu 27 Gb	bis zu 32 Gb
Laufzeit	10 Stunden	9 Tage	10 Tage
Durchsatz/Tag	1,2 Gb	3 Gb	3,2 Gb
Amplifikationsschritt	emPCR	Bridge Amplification	emPCR
Träger	Picotiter-Platte	Flowcell	Slides
Größe der Rohdaten	40 Gigabyte	4,4 Terabyte	7,2 Terabyte

(nach: B. Timmermann, Laborwelt (10) Nr. 3/2009)

entfernt, damit das nächste Oktamer binden kann. Diese Schritte werden mehrfach wiederholt. Eine lesbare Sequenz entsteht durch die Wiederholung der Schritte an einem um jeweils ein Nukleotid verkürzten Primer und das an diesem Primer wiederholte Auslesen der Oktamerligierungen.

Die ersten beiden Nukleotide sind mit einem definierten Farbcode verschlüsselt, z. B. erstes Nukleotid A und zweites Nukleotid A ist blau. Die möglichen Kombinationen von zwei Nukleotiden für einen blauen Punkt kann man dem Schema (Abb. 1.**47 b**) entnehmen, für jeden Punkt gibt es vier Kombinationsmöglichkeiten. Mit dieser Information alleine könnte man allerdings keine Sequenz sicher definieren. Dies wird ermöglicht, indem die gesamte Prozedur mit einem n-minus-1-Primer, dann n-minus-2-Primer usw. wiederholt wird. Die sich daraus ergebenden Farbcodes werden entschlüsselt und eine Sequenz definiert. Diese Verfahren benötigt eine enorme Rechnerleistung im Terabytebereich.

Ein weiteres Charakteristikum der SOLiD-Methode ist die Verwendung von fünf jeweils um ein Nukleotid kürzeren Primersets, die nacheinander in der Sequenzierung verwendet werden (**„Primer Reset"**). Dadurch wird pro Template eine fünffache Abdeckung erzielt, was die Genauigkeit weiter steigert. Ein typischer SOLiD-Lauf erzeugt ca. 320 Mio. Sequenzdaten (aus bis zu 600 Mio. Reads).

Abb. 1.**47 Next Generation Sequencing Applied Biosystems SOLiD. a** Prinzip (Einzelheiten ▶ s. Text). Die Schritte der DNA-Fragmentierung, Emulsions-PCR und Bead-Bindung sind vergleichbar denen der 454-Methodik (Abb. 1.**45 a**, **b**). Bei der SOLiD-Analyse werden die Beads über ein 3'-Modifikation an eine Glasplatte gebunden. **b** Entschlüsselung der Farbcodes: Nach jeder Ligation werden die Farbcodes der einzelnen Reaktionen aufgezeichnet.

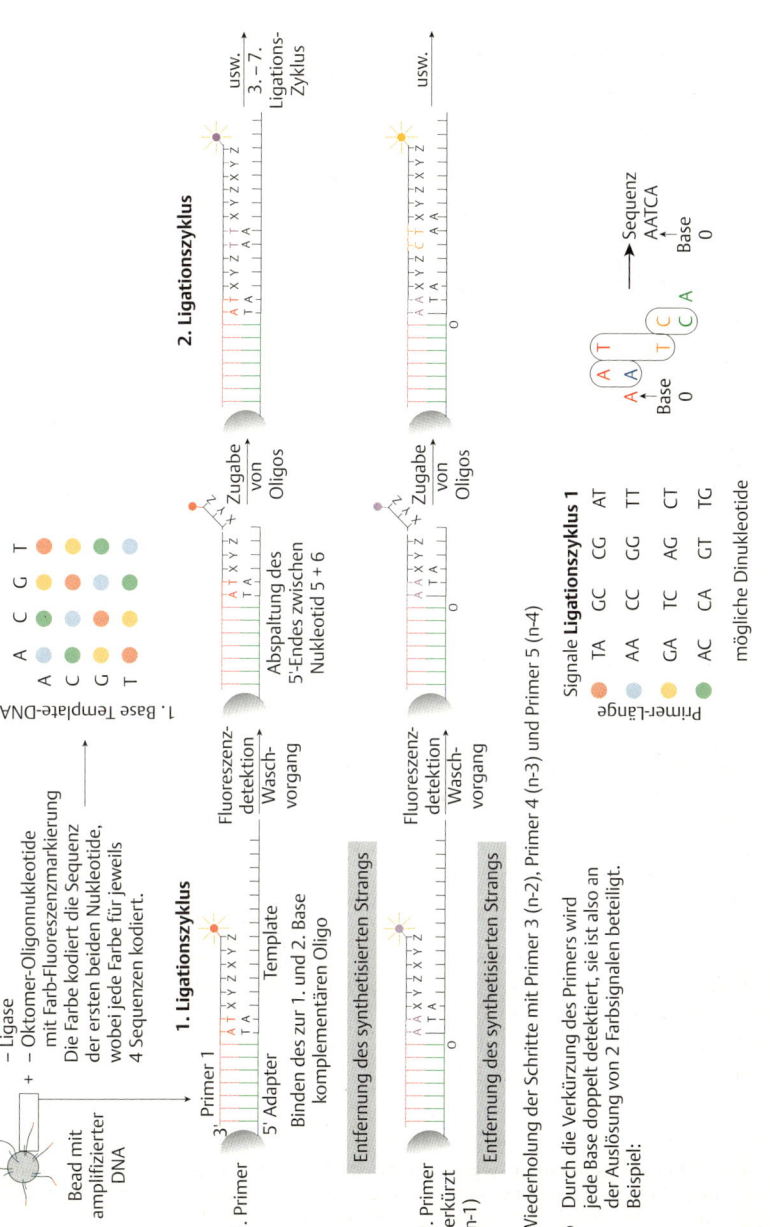

1

Spezifische Verwendungsmöglichkeiten des „Whole Genome Sequencing" (WGS)

Targeted-Resequencing.

> Mit der NGS-Technologie können neben der oben erwähnten Analyse ganzer Genome auch „Targeted-Resequencing"-Ansätze gefahren werden, was speziell für die molekulargenetische Diagnostik von Bedeutung ist. Dabei wird nicht das komplette Genom sequenziert, sondern nur die für die jeweilige Fragestellung relevanten Bereiche.

Aufgrund des enormen Durchsatzes können in solch einem Ansatz beispielsweise mehrere Dutzend Gene mehrerer Patienten gleichzeitig analysiert werden. Die **parallele Analyse mehrerer Gene**, die für ein bestimmtes klinisches Erkrankungsbild ursächlich sind (z. B. Gene für Neuropathien oder Tumorsuppressorgene), senkt sowohl die Kosten als auch die Bearbeitungszeit im Vergleich zur herkömmlichen Sanger-Sequenzierung beträchtlich. Für die Vorselektion der entsprechenden Gene stehen dabei mehrere Methoden zur Verfügung. So kann beispielsweise nach einer Anreicherung der für Gene kodierenden DNA-Abschnitte (Exons, mit flankierenden intronischen Bereichen) eine „Whole-Exome"-Analyse gefahren werden, was im Vergleich zum gesamten Genom nur einen Bruchteil an erzeugten Daten verursacht (ca. 5 %).

Whole-Transcriptome-Analyse. Weitere Anwendungen des NGS stellt die „Whole-Transcriptome"-Analyse dar.

> Hierbei werden im Gegensatz zum „Whole-Genome-Sequencing" nur die tatsächlich in der RNA transkribierten Sequenzen sequenziert. Dies ermöglicht u. a. den Vergleich der Genexpression in verschiedenen Geweben (z. B. Tumor- gegen Normalgewebe).

Die Analyse des Transkriptoms per NGS ermöglicht außerdem die sensitive und kostengünstige quantitative Bestimmung der Genexpression mittels „Serial Analysis of Gene Expression" (SAGE) im großen Maßstab, was u. a. für die Analyse neuer, alternativ gespleißter Gen-Isoformen von Bedeutung ist.

Restriktionsverdau von DNA

> Restriktionsenzyme sind Enzyme, die **sequenzspezifisch** doppelsträngige **DNA spalten**.

Liegen sich die Schnittstellen in den beiden DNA-Strängen unmittelbar gegenüber, entstehen sog. **„Blunt Ends"**. Sind die Schnittstellen um einige Nukleotide gegeneinander versetzt, entstehen überhängende Enden, sog. **„Sticky Ends"**. Die Erkennungssequenz ist für jedes Restriktionsenzym spezifisch, die Längen variieren zwischen 4 und 10 Basenpaaren.

Eines der bekanntesten Restriktionsenzyme wurde aus dem Bakterium E.coli isoliert und trägt daher den Namen *Eco*RI. Bakterien benutzen ihre Restriktionsenzyme, um z. B. durch Phagen importierte DNA zu zerstören.

Restriktionsenzyme erkennen also bestimmte Sequenzabfolgen und durchtrennen in einem **Hydrolyseschritt** den DNA-Doppelstrang an dieser Stelle. Schneidet man die DNA z. B. mit den oft schneidenden Restriktionsendonukleasen *Eco*RI, *Bam*HI und *Hind*III, so entstehen ca. 1 Million Fragmente unterschiedlicher Länge.

Gelelektrophorese

Um DNA-Fragmente unterschiedlicher Größe nach ihrer Länge zu ordnen, werden sie mittels der Gelelektrophorese aufgetrennt. Bei diesem Verfahren wird ein Gemisch aus DNA-Fragmenten in die Vertiefungen (Slots) eines **Agarose-** oder **Acrylamidgels** pipettiert. Das Gel befindet sich in einer Salzlösung, und mithilfe von Elektroden wird ein Spannungsfeld aufgebaut. Die DNA-Fragmente tragen negative Ladungen, was im elektrischen Feld dazu führt, dass sie sich in Richtung der Kathode bewegen. Der ungehinderten Bewegung steht jedoch die Agarose im Wege.

Kleine DNA-Fragmente werden ihren Weg durch das Gel schneller finden als die großen DNA-Fragmente. Die Fragmente werden also im elektrischen Feld entsprechend ihrer **Länge** aufgetrennt (Abb. 1.**48**).

Die Sichtbarmachung der DNA-Fragmente erfolgt über interkalierende fluoreszierende Substanzen (z. B. Ethidiumbromid, s. S. 70, Abb. 1.**31**) oder durch radioaktive Markierung und anschließende Detektion der DNA.

Southern-Blot-Hybridisierung

Die Southern-Blot-Hybridisierung wurde Mitte der 70er-Jahre von E. M. Southern entwickelt und stellte die erste Methode zur Analyse genomischer DNA mittels **Hybridisierung** dar.

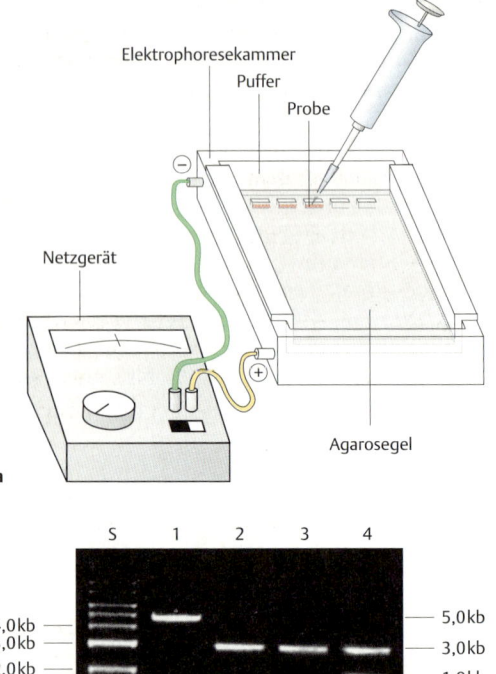

Abb. 1.**48 Verfahren der Gelelektrophorese.**
a Gelkammer zur Durchführung einer Gelelektrophorese. **b** Gelaufenes Gel mit den durch Ethidiumbromid sichtbar gemachten DNA-Banden verschiedener Größe.

> Ziel der Southern-Blot-Hybridisierung ist es, mithilfe eines kurzen, radioaktiv markierten DNA-Fragments einer bekannten Sequenz (**DNA-Sonde**) entsprechende komplementäre genomische **DNA-Abschnitte** aufzufinden.

Aus Zellkernen isolierte genomische DNA muss man sich wie ein unordentliches Knäuel Wolle vorstellen. Wenn man sich für ein bestimmtes Gen interessiert, benötigt man eine Methode, diesen Faden zu entwirren und mit laborchemischen Methoden in „handliche Abschnitte" zu sortieren. Eine Möglichkeit ist, mithilfe von **Restriktionsenzymen** (s. o.) den DNA-Faden in **Fragmente** zu zerschneiden und diese per Gelelektrophorese (s. o.) der Länge nach aufzutrennen.

Für den Hybridisierungsschritt muss nun die durch Gelelektrophorese aufgetrennte DNA auf ein **Filterpapier** gebunden werden. Hierzu wird die Agarose auf ein Pufferreservoir gelegt, auf die Agarose legt man das Filterpapier und durch **Kapillarkraft** oder durch **Elektroblotting** (mithilfe einer angelegten Spannung) werden die DNA-Fragmente aus der Agarose auf das Filterpapier transportiert (**geblottet**). Die Poren dieses Filterpapiers sind so eng, dass die DNA-Fragmente darauf hängen bleiben. Das Filterpapier wird anschließend zur Fixierung der genomischen DNA im Ofen getrocknet (**gebacken**).

Bei der Hybridisierungsreaktion wird die auf dem Filter gebundene DNA mit der radioaktiv markierten DNA-Sonde in einer Hybridisierungslösung inkubiert. Innerhalb von mehreren Stunden Reaktionszeit sucht sich das markierte DNA-Fragment die zu ihm komplementäre DNA-Sequenz auf dem Filterpapier und bindet an diese, indem ein DNA-Doppelstrang ausgebildet wird.

Zur Detektion legt man einen unbelichteten Film auf das Filterpapier und lässt diesen durch die radioaktiv markierte Sonde belichten (Abb. 1.**49**). Mit dieser Methode kann also die Frage beantwortet werden, ob in der genomischen DNA eines Individuums oder Patienten ein bestimmtes Gen oder ein bestimmter Genabschnitt vorhanden ist.

In der molekulargenetischen Diagnostik findet das Verfahren der Southern-Blot-Hybridisierung z. B. bei der Diagnostik der **fazio-scapulo-humeralen Muskeldystrophie** Anwendung. Die Erkrankung weist eine Häufigkeit von ca. 3:100 000 auf. Sie beginnt im Jugend- oder jungen Erwachsenenalter mit einer Schwäche der Gesichts- oder Schultergürtelmuskulatur. Charakteristisch ist die Unfähigkeit zu pfeifen oder durch einen Strohhalm zu trinken. Die Zungen- und Schlundmuskulatur ist nicht betroffen, sodass keine Schluckstörungen auftreten. Bei zwei Drittel der Patienten liegt eine Innenohrschwerhörigkeit vor, die Hälfte der Patienten leidet an einer vaskulären Retinopathie.

Die Erkrankung wird durch eine Deletion im subtelomeren Bereich von Chromosom 4 verursacht. In diesem Bereich findet sich eine Abfolge von mehreren 3,2 kb langen repetitiven Sequenzblöcken, von denen im Krankheitsfall einige deletiert sind. Da in diesem Bereich keine zu transkribierenden Gene lokalisiert sind, liegt als Pathomechanismus vermutlich ein Positionseffekt zu Grunde. Durch Southern-Blot-Hybridisierung kann die Deletion bei einem Patienten im Vergleich zu einer gesunden Kontrollperson identifiziert werden.

Analog zum Southern-Blotting wird beim **Northern-Blotting mRNA** durch den Einsatz von radioaktiven Sonden untersucht.

Das **Western-Blotting** funktioniert ebenfalls nach dem gleichen Prinzip. Hier wird ein gesuchtes **Protein** durch radioaktive oder Farbstoff-/Fluoreszenz-markierte Antikörper nachgewiesen.

1.6.2 Verfahren zum Nachweis unbekannter Mutationen

In der molekulargenetischen Diagnostik muss zwischen dem Nachweis einer **bekannten** und einer **unbekannten Mutation** bei einem bestimmten Krankheitsbild unterschieden werden. Bei vielen erblichen Erkrankungen weiß man zwar,

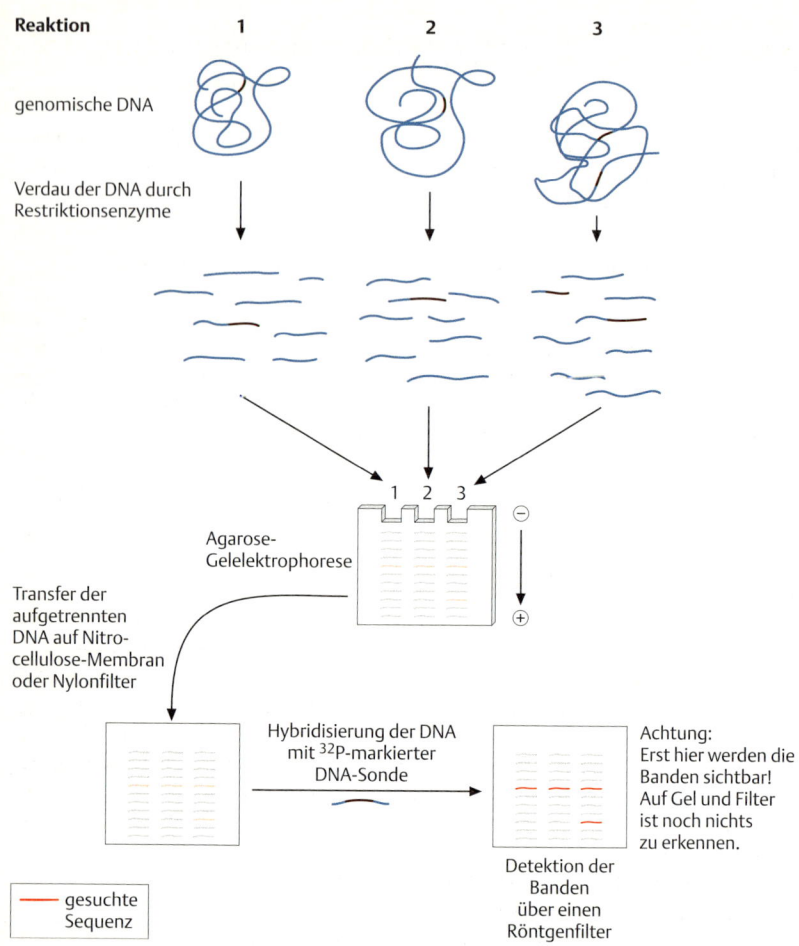

Reaktion   1   2   3

genomische DNA

Verdau der DNA durch
Restriktionsenzyme

1 2 3

Agarose-
Gelelektrophorese

Transfer der
aufgetrennten
DNA auf Nitro-
cellulose-Membran
oder Nylonfilter

Hybridisierung der DNA
mit ^{32}P-markierter
DNA-Sonde

Achtung:
Erst hier werden die
Banden sichtbar!
Auf Gel und Filter
ist noch nichts
zu erkennen.

Detektion der
Banden
über einen
Röntgenfilter

—— gesuchte
Sequenz

Abb. 1.49 Verfahren des Southern-Blot. Zunächst wird die genomische DNA durch Restriktionsenzyme in Fragmente gespalten. Diese Fragmente werden durch eine Gelelektrophorese entsprechend ihrer Länge aufgetrennt und danach auf einen Filter transferiert. Auf diesem Filter findet die Hybridisierungsreaktion mit der radioaktiv markierten Sonde statt, die durch Aufbringen eines strahlungssensitiven Films nachgewiesen werden kann.

welches Gen eine Mutation trägt, man weiß aber nicht, wo sie im Gen lokalisiert ist.

> Es wurden daher **Präscreening-Verfahren** entwickelt, die eine schnelle Lokalisation der Mutation in einem Gen ermöglichen, aber keine Aussage über die exakte Veränderung der Nukleinsäuren zulassen.

Diese Frage muss im Anschluss durch eine Sequenzierung beantwortet werden.

Die Faktor-V-Mutation (Leiden-Mutation) bei erhöhter **Thromboembolieneigung** ist ein Beispiel für eine bekannte Mutation. Nach einem thromboembolischen Ereignis findet sich bei 20 % der Patienten die Mutation **p.Arg506Gln** im Faktor-V-Gen, welches für ein wichtiges Protein in der Gerinnungskaskade kodiert. In diesen Fällen erfolgt eine molekulargenetische Analyse bezüglich Nachweis oder Ausschluss dieser fraglichen Mutation.

Ein Beispiel für den Nachweis einer unbekannten Mutation ist die Suche nach einer Veränderung im *BRCA1*-**Gen** bei familiärem Brustkrebs. Bei dieser Erkrankung treten immer wieder andere Mutationen im *BRCA1*-Gen auf, nur selten findet sich die gleiche Mutation in zwei nicht verwandten Familien. Hier muss eine vollständige Analyse des Gens mit Squenzierung erfolgen.

Es gibt eine Reihe von **molekulargenetischen Präscreening-Verfahren,** die das Vorliegen einer Sequenzvariation in einem DNA-Fragment anzeigen. Diesen Verfahren geht in der Regel eine **PCR** voraus, mittels derer der zu analysierende Abschnitt genomischer DNA amplifiziert wird, z. B. das Exon eines Gens. Es folgt eines der im Anschluss beschriebenen Präscreening-Verfahren, die auf das Vorliegen einer Sequenzvariation in dem analysierten Fragment hinweisen. Diese Verfahren lassen jedoch keine Aussage über die Lokalisation und die Art der Sequenzvariation zu. Eine Sequenzanalyse des entsprechenden Fragmentes ist daher in der Regel notwendig.

Verfahren zum Nachweis unbekannter Mutationen sind:
- High-Resolution-Melting (HRM)
- Denaturierende Hochdruck-Flüssigkeits-Chromatografie (DHPLC)

High-Resolution-Melting

Bei der „High-Resolution-Melting"-Technik wird ein PCR-Fragment in einem Reaktionsgefäß langsam von 50 °C auf 95 °C erwärmt. In Abhängigkeit von seiner Nukleotidabfolge und Länge hat jedes PCR-Fragment ein spezifisches Schmelzverhalten. Dem PCR-Fragment wird ein Fluoreszenzfarbstoff zugegeben, der nur dann fluoresziert, wenn er an doppelsträngige DNA gebunden ist. Wenn das PCR-Fragment mit steigender Temperatur schmilzt bzw. einzelsträngig wird, geht das Fluoreszenzsignal langsam verloren. Dieser Abfall der Fluoreszenz in Abhängigkeit von der Temperatur wird aufgezeichnet und erlaubt die Unterscheidung von mutierten und nicht mutierten DNA-Fragmenten.

Denaturierende Hochdruck-Flüssigkeitschromatografie

> **Heteroduplex-DNA** kann mit hoher Sensitivität durch DHPLC nachgewiesen werden.

Bei der DHPLC werden DNA-Fragmente unter Druck unter denaturierenden Bedingungen in eine Säule injiziert, die aus der neutralen Polymermatrix Polystyren-Divinylbenzol besteht. Über ein sogenanntes Brückenmolekül (TEAA, Triethylammonium-Kation) bindet sich die DNA an das Säulenmaterial. Anschließend erfolgt die Elution. Hierbei wird die Säule mit einer kontinuierlich ansteigenden Acetonitrilkonzentration (Gradient) bei einer bestimmten Temperatur gespült. Dabei lösen sich die DNA-Moleküle wieder von der Säule.

Bei einer nicht denaturierenden Temperatur (50 °C) verläuft das Trennverfahren der DNA-Fragmente nach **Fragmentlänge** und ist unabhängig von der Basenzusammensetzung.

> Längere Fragmente haften dabei im Vergleich zu kürzeren Fragmenten stärker an der Säule. Sie haben eine verlängerte **Retentionszeit**. Bei **höheren Temperaturen** wird die Retentionszeit zusätzlich durch das **Aufschmelzen** der DNA-Fragmente beeinflusst, sodass Fragmente mit Heteroduplex, d. h. mit Mutation, eine unterschiedliche Retentionszeit aufweisen.

Findet sich in einer Schmelzdomäne eine Heteroduplex aufgrund einer Mutation, so wird diese eine andere Retentionszeit auf der Säule aufweisen als die Homoduplex-DNA der Wildtypfragmente (Abb. 1.**50**).

1.6.3   Verfahren zum Nachweis bekannter Mutationen

Eine Reihe von Erkrankungen wird durch ganz bestimmte, immer wieder auftretende Mutationen verursacht. Ein Beispiel, die erhöhte **Thrombophilieneigung** durch die Faktor-V-Mutation, wurde bereits oben erwähnt, ein weiteres Beispiel ist die Achondroplasie (s. S. 285). Bei dieser autosomal dominanten Erkrankung findet sich die Mutation im *FGFR3*-**Gen** (Fibroblast Growth Factor Receptor 3) immer an **Position 1138**, wobei es sich entweder um einen Austausch von G nach A oder G nach C handelt. Beide Veränderungen führen zur gleichen Aminosäuresubstitution **G308 R** (Glycin nach Arginin). In der Mehrzahl der Fälle tritt die Mutation neu auf. Sie entsteht in der Regel in der **männlichen Keimbahn**, und die Wahrscheinlichkeit ihres Auftretens steigt mit dem Alter des Vaters (s. S. 80).

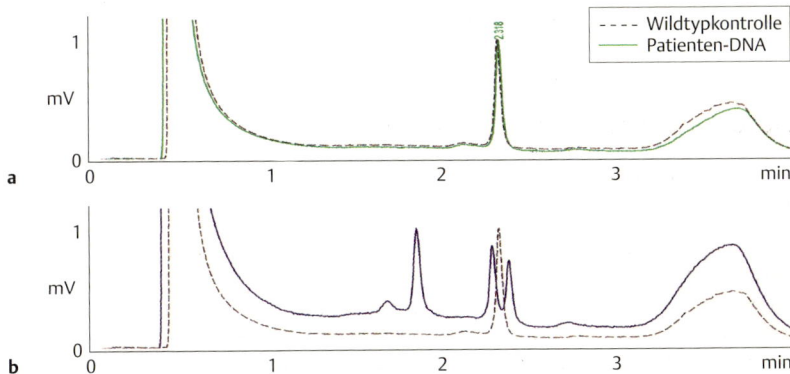

Abb. 1.**50 Elutionsprofil eines DNA-Fragmentes. a** Ohne Mutation. **b** Mit Mutation. Trägt ein Allel eine Mutation, kann mit beiden DNA-Strängen eines Allels eine Heteroduplex mit dem DNA-Strang der nicht mutierten DNA gebildet werden. Bei guter Auflösung sind daher zwei zusätzliche Heteroduplexbanden zu sehen.

> Zum Nachweis solcher spezifischer Mutationen sind Verfahren entwickelt worden, die die **gezielte Analyse** eines oder weniger Nukleotide zulassen. Eine anschließende Sequenzanalyse ist hier nicht notwendig.

Diese Verfahren finden vor allem in der Pharmakogenetik Anwendung. Die Aktivität einer Reihe von Enzymen, die z. B. am Stoffwechsel von Medikamenten beteiligt sind, werden durch SNPs (**S**ingle-**N**ucleotide-**P**olymorphism, s. S. 364) beeinflusst. Die Analyse dieser SNPs erlaubt eine Vorhersage der Stoffwechselsituation und somit eine Aussage über mögliche Unverträglichkeiten, die z. B. durch einen zu langsamen Abbau des Medikamentes verursacht werden.

Verfahren zum Nachweis bekannter Mutationen sind:
- Restriktionsenzym-Spaltung
- allelspezifische Polymerase-Ketten-Reaktion
- Primer-Extension-Reaktion
- allelspezifische Oligonukleotidhybridisierung
- Oligonukleotidligierung
- TaqMan
- Mikro-Array: Minisequencing, SNP-Array
- Mikro-Array: Primer-Extension, SNP-Array

1

Restriktionsenzym-Spaltung

Wie oben bereits erwähnt, spalten Restriktionsenzyme sequenzspezifisch doppelsträngige DNA (s. S. 116).

> Führt eine Mutation zum **Verlust** oder zur **Entstehung** einer Restriktionsschnittstelle, so kann dies zum Mutationsnachweis genutzt werden.

In der Praxis wird der DNA-Abschnitt, der die Mutation trägt, amplifiziert. Anschließend wird eine Restriktionsenzym-Spaltung durchgeführt. Wurde durch die Mutation eine neue Spaltstelle generiert, so werden sich in der Gelelektrophorese nach der Restriktionsspaltung zwei DNA-Fragmente nachweisen lassen. Geht durch die Mutation eine Spaltstelle verloren, so wird die Spaltung des PCR-Produktes ausbleiben.

Allelspezifische Polymerase-Ketten-Reaktion

Allelspezifische Oligonukleotide können auch als **Primer** in der PCR verwendet werden. In diesem Falle muss der Primer so gewählt sein, dass das **letzte Nukleotid** am **3'-Ende** des Primers zur **Mutation** komplementär ist. Eine vollständige Anlagerung des Primers ist also nur möglich, wenn die mutierte Sequenz vorliegt. Da die DNA-Synthese in der PCR ausgehend von dem 3'-Ende des Primers – also von dem letzten Nukleotid aus – erfolgt, ist dies nur möglich, wenn das 3'-Ende an den komplementären DNA-Strang hybridisiert. Es kann eine DNA-Synthese mit einem für die Mutation spezifischen Primer daher nur auf der mutierten Sequenz erfolgen.

> Ist ein PCR-Primer zur **mutierten DNA-Sequenz** komplementär, so entsteht nur bei **vorhandener Mutation** ein PCR-Produkt. Das Vorhandensein eines PCR-Produktes deutet also darauf hin, dass die zu analysierende Mutation vorliegt.

Um zu diskriminieren, ob die Mutation auf einem Allel oder auf beiden Allelen vorliegt, muss parallel eine PCR mit einem Primer, der für die **Wildtyp-Sequenz** spezifisch ist, durchgeführt werden. Unterscheiden sich die PCR-Produkte der allelspezifischen PCR für die Mutation und den Wildtyp z. B. durch unterschiedliche Länge, können beide Fragmente auch in einem Reaktionsansatz amplifiziert werden.

In der molekulargenetischen Routinediagnostik kommt dieses Verfahren bei der Analyse der **erblichen Thrombophilieparameter** zum Einsatz. Eine erblich bedingte Thrombophilieneigung wird in den meisten Fällen durch Mutationen im **Faktor-V-Gen** oder im **Faktor-II-Gen** verursacht. In einem Multiplex-PCR-Ansatz können alle vier denkbaren Sequenzabfolgen gleichzeitig nachgewiesen werden.

Primer-Extension-Reaktion

Für dieses Verfahren wird ein PCR-Primer generiert, dessen 3'-Ende unmittelbar **vor** dem zu analysierenden Nukleotid endet. In der Wildtyp-Sequenz folgt dann z. B. ein Adenin, wohingegen in der mutierten Sequenz ein Cytosin folgt. Es wird eine PCR durchgeführt, statt der üblichen vier Nukleotide (dATP, dCTP, dGTP und dTTP) wird jedoch nur **ein** Nukleotid angeboten, z. B. ein Thyminnukleotid. Dieses kann nur dann eingebaut werden, wenn in der DNA-Probe die Mutation (Adenin, s. o.) vorliegt.

> Bei der Primer-Extensions-Reaktion wird im Falle der **Mutation** der Primer also **um genau ein Nukleotid verlängert**, im Falle des Wildtyp-Allels nicht.

Die PCR-Produkte werden anschließend in einem modernen Sequenziergerät analysiert, da nur hier die Auftrennung von DNA-Fragmenten möglich ist, die sich nur um ein Nukleotid in der Länge unterscheiden.
- Wenn auf beiden Allelen **keine** Mutation vorliegt, findet man **ein** Signal mit der **ursprünglichen Länge** des eingesetzten Primers.
- Liegt auf **einem Allel** eine Mutation vor, so finden sich **zwei** Signale: eines für den nicht verlängerten Primer, das dem Wildtyp-Allel entspricht, und eines für den verlängerten Primer, das der Mutation entspricht.
- Liegt auf **beiden Allelen** eine Mutation vor, erhält man nur **ein** Signal für den **verlängerten Primer**.

Allelspezifische Hybridisierung

Mit allelspezifischen Verfahren können eine oder mehrere bekannte Mutationen im Genom nachgewiesen werden.

> Hierbei werden synthetische **DNA-Sonden** hergestellt (allelspezifische Oligonukleotide), die spezifisch die Mutation und die sie umgebende Sequenz erkennen.

Die Anlagerung dieser Sonden und die anschließende Detektion kann im Rahmen einer **Hybridisierung** erfolgen. Da hier nur der Nachweis bezüglich einer **spezifischen Mutation** geführt werden soll, ist eine Southern-Blot-Hybridisierung (Restriktionsspaltung, Agarosegelelektrophorese und der Transfer der aufgetrennten DNA auf einen Filter, s. o.) nicht notwendig. Es ist ausreichend, eine geringe Menge gelöster genomischer DNA auf einen Filter aufzutropfen und mit diesem Material die Hybridisierungsreaktion durchzuführen. Nur wenn in der zu analysierenden DNA die gesuchte Mutation vorhanden ist, kann ein Hybridisierungssignal detektiert werden.

1

Oligonukleotid-Ligation

Binden zwei Oligonukleotide **unmittelbar nebeneinander** an die DNA, so können ihre benachbarten Enden durch eine **Ligasereaktion** miteinander verbunden werden.

> Diese Reaktion findet jedoch nur statt, wenn die **Enden der beiden Oligonukleotide** zur DNA, die entweder der Wildtyp- oder der mutierten Sequenz entspricht, **komplementär** sind.

Bei diesem Verfahren müssen zwei Ligasereaktionen durchgeführt werden, eine mit der **Wildtyp-DNA** und eine mit der **mutierten DNA.** Hierzu werden drei verschiedene Oligonukleotide benötigt:

- ein **Forward-Oligonukleotid,** das komplementär zu **beiden DNA-Formen** ist,
- ein **Reverse-Oligonukleotid,** das die **Wildtyp-Sequenz** erkennt und
- ein **Reverse-Oligonukleotid,** das die **mutierte Sequenz** erkennt.

Nach dem Binden der Oligonukleotide erfolgt die **Ligasereaktion,** anschließend werden die zu einem langen Oligonukleotid verbundenen Primer mittels **Gelelektrophorese** nachgewiesen. Diese Reaktion kann für viele Fragmente in einem Ansatz durchgeführt werden.

Eine Differenzierung der beiden Ligationsprodukte, z. B. bei heterozygotem Vorliegen der Mutation, erfolgt durch die **unterschiedliche Länge** der beiden verschiedenen Ligationsprodukte, die durch die unterschiedliche Länge der Reverse-Primer vorgegeben worden ist (Abb. 1.**51**).

TaqMan-Methode

Bei dieser Methode wird die **5'-Nukleaseaktivität** der **Taq-DNA-Polymerase** ausgenutzt.

> Stößt die Taq-DNA-Polymerase während der DNA-Synthese auf ein Hindernis, z. B. auf ein an die Template-DNA hybridisiertes **Oligonukleotid,** so baut sie das Hindernis mithilfe ihrer **Nukleaseaktivität** ab.

Diese Nukleaseaktivität kann sich jedoch nur entfalten, wenn das Oligonukleotid perfekt am DNA-Strang hybridisiert ist.

Für den Mutationsnachweis benutzt man einen **Forward-** und einen **Reverse-Primer**, die im Rahmen einer PCR ein bestimmtes DNA-Fragment amplifizieren können. Innerhalb dieses Fragments liegt die bekannte Mutation, die nachgewiesen werden soll. Ein drittes Oligonukleotid, die **TaqMan-Sonde,** ist komplementär zu der **mutierten** DNA-Sequenz und hybridisiert zwischen dem Forward- und

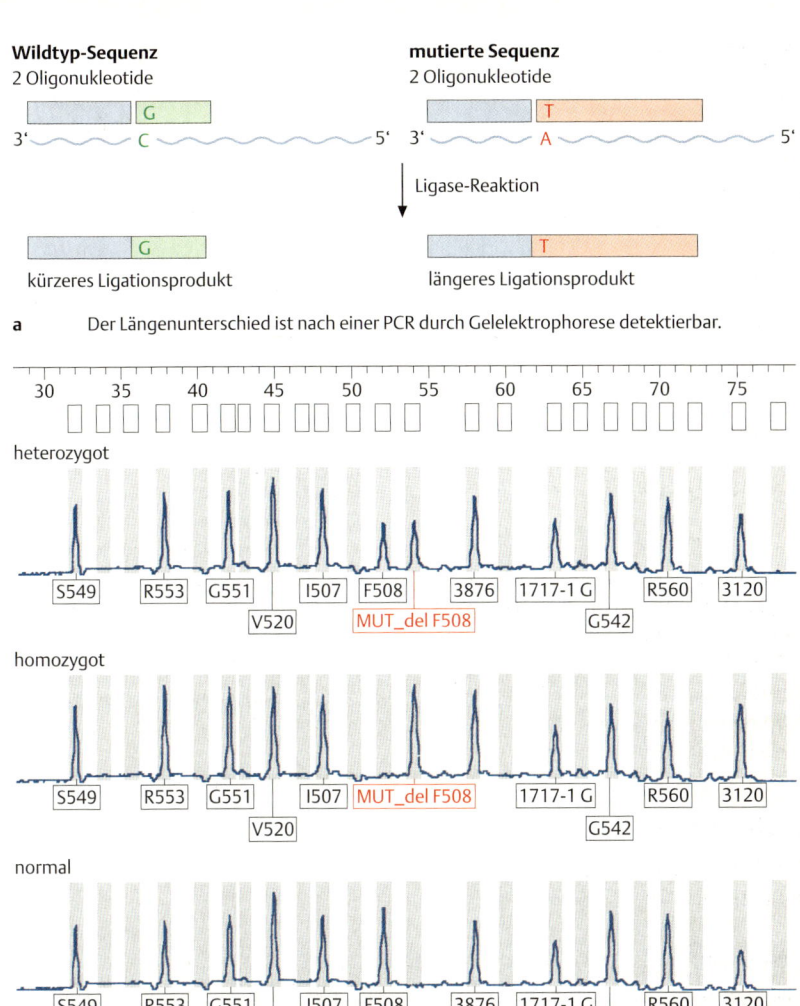

a Der Längenunterschied ist nach einer PCR durch Gelelektrophorese detektierbar.

b

Abb. 1.**51 Verfahren der Oligonukleotid-Ligation. a** Je nachdem, ob die Wildtyp- oder die mutierte Sequenz vorliegt, entstehen durch gezielte Oligonukleotid-Wahl nach Hybridisierung und Ligation unterschiedlich lange Ligationsprodukte. Sie können aufgrund ihrer Längenunterschiede nach einer PCR in der Gelelektrophorese differenziert werden. **b** Auswertung einer Oligonukleotid-Ligation zur Diagnostik der cystischen Fibrose. In der untersten Spur ist ein unauffälliges Peakmuster für 11 Mutationen dargestellt, die alle in einem PCR-Ansatz analysiert werden. In der obersten Spur erkennt man einen zusätzlichen Peak für die Mutation deltaF508. Da der normale Peak ebenfalls vorhanden ist, deutet dies auf das Vorliegen der Mutation in heterozygoter Form hin. In der mittleren Spur ist kein normaler Peak mehr vorhanden, die Mutation liegt in homozygoter Form vor.

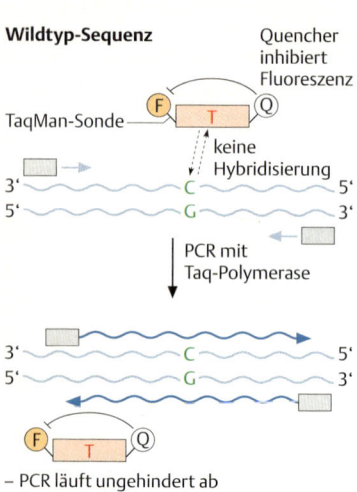 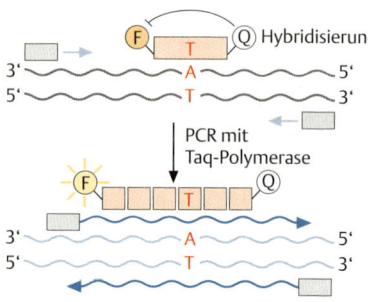

Abb. 1.52 TaqMan-Methode. Im rechten Abschnitt ist die Situation für die mutierte Sequenz dargestellt. Mit dem Beginn der PCR baut die Taq-Polymerase die hybridisierte TaqMan-Sonde an den jeweiligen DNA-Strängen ab. Damit wird der Quencher unwirksam, es entsteht ein Fluoreszenzsignal und gleichzeitig wird das PCR-Produkt amplifiziert. Bei der Wildtyp-Sequenz (links) erfolgt keine Hybridisierung der TaqMan-Sonde. Hier kann die Amplifikation zwar ablaufen, weil die Sonde aber nicht abgebaut wird, erhält man kein Fluoreszenzsignal.

dem Reverse-Primer mit der DNA. Sie trägt an einem Ende ein **Fluoreszenzsignal** und am anderen Ende einen **Quencher**, der bei ausreichender räumlicher Nähe das Fluoreszenzsignal unterdrücken kann.

> Startet man die PCR, so wird die **TaqMan-Sonde** durch die 5'-Nukleaseaktivität der Taq-Polymerase **abgebaut**. Hierdurch wird das Fluoreszenzsignal von dem Quencher getrennt und kann detektiert werden.

Dies geschieht allerdings nur, wenn die TaqMan-Sonde der zu untersuchenden DNA komplementär ist und eine Hybridisierung stattgefunden hat.

Abb. 1.53 Mikro-Array: Minisequencing. Die PCR-Produkte der zu untersuchenden DNA ▶ werden zusammen mit einer DNA-Polymerase und den Fluoreszenzfarbstoff-markierten Didesoxynukleotiden auf eine Mikro-Array-Platte gebracht. Dort hybridisieren die amplifizierten DNA-Abschnitte mit den auf der Platte immobilisierten Oligonukleotiden. Durch die DNA-Polymerase werden die Oligonukleotide durch ein Fluoreszenzfarbstoff-markiertes Didesoxynukleotid verlängert und zwar komplementär zu dem Nukleotid des hybridisierten DNA-Abschnittes.

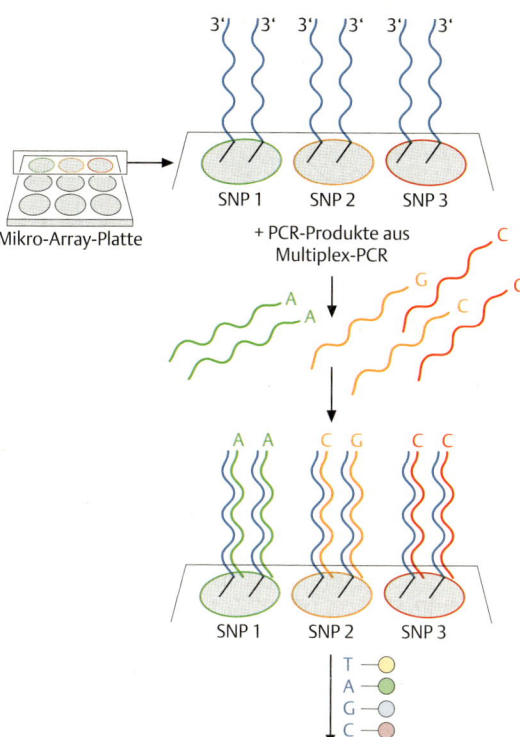

Mikro-Array-Platte

+ PCR-Produkte aus
Multiplex-PCR

+ Polymerase
+ Mix der fluoreszenzmarkierten ddNTPs

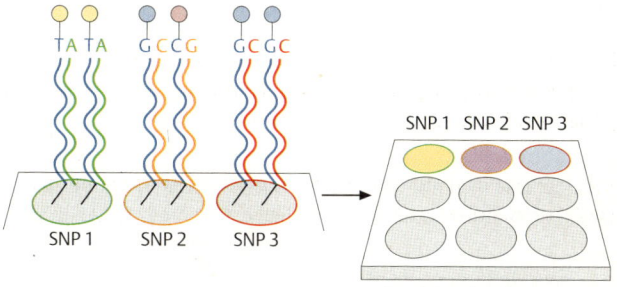

Detektion der Fluoreszenz

SNP 1: A/A → homozygot
SNP 2: C/G → heterozygot
SNP 3: C/C → homozygot

1

Die Amplifikation des PCR-Produktes wird auch auf der Wildtyp-Sequenz versucht, hier ensteht allerdings kein Fluoreszenzsignal, da die TaqMan-Sonde nicht hybridisiert und daher nicht abgebaut werden kann (Abb. 1.52).

Nur bei Vorliegen der Mutation kann ein mit den PCR-Zyklen **ansteigendes Fluoreszenzsignal** detektiert und auf einem Bildschirm in einem grafischen Plot verfolgt werden.

Man bezeichnet dies als „**Real-Time-PCR**".

Mikro-Array-Methoden (SNP-Array)

Mikro-Arrays sind **Chips**, auf denen zahlreiche verschiedene DNA-Sequenzen an definierten Stellen lokalisiert sind. Auf einem Mikro-Array können viele Mutationen bzw. SNPs **gleichzeitig analysiert** werden.

Solche Verfahren werden derzeit hauptsächlich im Rahmen wissenschaftlicher Projekte eingesetzt. Dies wird sich aber in den nächsten Jahren ändern, wenn man mehr über die Bedeutung einzelner SNPs weiß und diese Verfahren somit in der Diagnostik oder vor dem Einsatz einer medikamentösen Therapie sinnvoll anwenden kann.

Minisequencing

Beim Minisequencing sind Oligonukleotide, die mit ihrem 3'-Ende jeweils **vor** einem SNP oder einer Mutation enden, auf eine Arrayoberfläche gebunden. Für jeden potenziellen SNP gibt es jeweils **zwei** Oligonukleotide, die zusammen auf **einem** Spot des Mikro-Arrays immobilisiert sind. Dadurch kann nicht nur die Frage zum Vorkommen eines bestimmten SNPs beantwortet werden, sondern auch, ob es sich im Bezug auf den SNP um einen **homo-** oder **heterozygoten Genotyp** handelt. Auf den Chip werden PCR-Produkte der zu untersuchenden genomischen DNA gegeben, die sich an die Oligonukleotide anlagern. In dem Reaktionsgemisch befinden sich außerdem **Didesoxynukleotide** (ddNTPs, s. S. 106), die alle vier Nukleotide repräsentieren und mit unterschiedlichen **Fluoreszenzfarbstoffen** gekoppelt sind.

In einer **Polymerasereaktion** werden nun die 3'-Enden der Array-Nukleotide verlängert. Als Template dient die angelagerte DNA. Je nachdem, welches Nukleotid in der Template-DNA vorhanden ist, wird ein Didesoxynukleotid mit seinem entsprechenden Fluoreszenzfarbstoff eingebaut (Abb. 1.53).

Die Verwendung der ddNTPs gewährleistet, dass die Polymerasereaktion nach dem Einbau eines Nukleotids abgebrochen wird.

Mittels eines Lasers werden anschließend die einzelnen Spots der Oligonukleotide ausgewertet, es erscheint eine Farbe entsprechend dem eingebauten Nukleotid.

Der Vorteil gegenüber konventionellen Verfahren liegt in der Kostenersparnis durch sehr kleine Reaktionsansätze und in der Möglichkeit der gleichzeitigen Analyse vieler SNPs.

Primer-Extension

Das Mikro-Array basierte Primer-Extension-Verfahren funktioniert analog zum Minisequencing. Jedoch werden bei diesem Verfahren allelspezifische Oligonukleotide auf die Arrayoberfläche gebunden, die an ihrem 3'-Ende jeweils mit einem SNP oder einer Mutation enden. Zu jedem SNP bzw. zu jeder Mutation gibt es also **zwei** Oligonukleotide, die sich jeweils an ihrem 3'-Ende unterscheiden und auf dem Array in **unterschiedlichen** Spots immobilisiert vorliegen. Der eine Primer repräsentiert die **Wildtyp-Sequenz** und der andere die **mutierte Form** der DNA.

Zu diesen immobilisierten Oligonukleotiden werden die PCR-Produkte der zu untersuchenden DNA gegeben, die sich an die Oligonukleotide anlagern. Im Reaktionsgemisch befinden sich nun keine ddNTPs, sondern alle vier **Desoxynukleotide** (dNTPs), von denen jedoch nur eines mit einem Fluoreszenzfarbstoff gekoppelt ist.

> Es folgt eine **Polymerasereaktion**, in der nur diejenigen Oligonukleotide auf dem Array verlängert werden können, die zu einem der PCR-Produkte komplementär sind.

In der Auswertung erhält man ein Fluoreszenzsignal für diejenigen Spots, die **komplementäre Oligonukleotide** der zu untersuchenden DNA tragen (Abb. 1.**54**). So kann zum einen nachgewiesen werden, ob ein bestimmter SNP in der DNA vorhanden ist, und zum anderen kann die Aussage getroffen werden, ob dieser homozygot oder heterozygot vorliegt.

1.6.4 Verfahren zum Nachweis genomischer Deletionen

Genomische Deletionen, die einzelne Exons oder größere Abschnitte eines Gens mit mehreren Exons umfassen, sind besonders bei Genen mit sehr vielen Exons ein nicht seltener Mutationsmechanismus. In der heterozygoten Situation ist ein nicht deletiertes Allel vorhanden, z. B. ist ein Allel für Exon 4 deletiert und das andere nicht. Dadurch wird die Analyse der Deletion durch Methoden, denen eine PCR vorausgegangen ist, erschwert. Es sind **quantitative PCR-Verfahren** not-

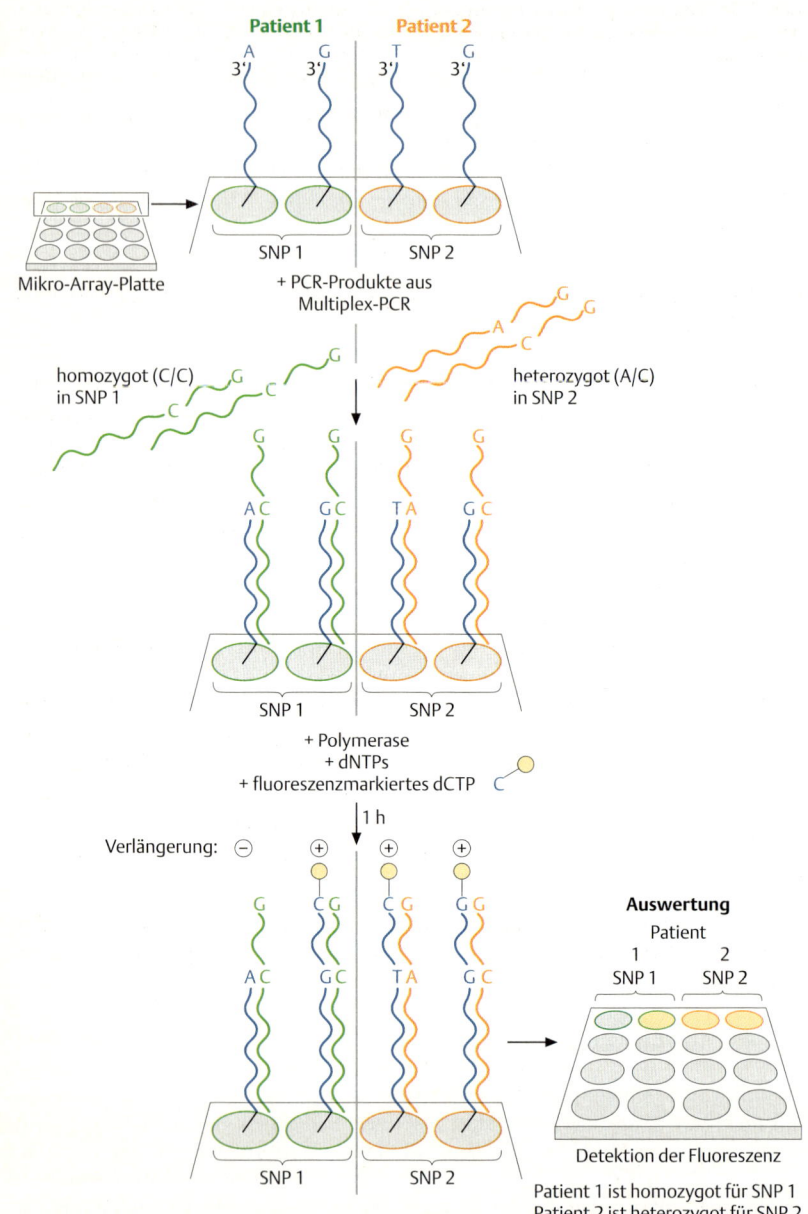

Mikro-Array-Platte

Patient 1
A 3′   G 3′

Patient 2
T 3′   G 3′

SNP 1   SNP 2

+ PCR-Produkte aus
Multiplex-PCR

homozygot (C/C)
in SNP 1

heterozygot (A/C)
in SNP 2

SNP 1   SNP 2

+ Polymerase
+ dNTPs
+ fluoreszenzmarkiertes dCTP

1 h

Verlängerung: ⊖ ⊕   ⊕ ⊕

SNP 1   SNP 2

Auswertung

Patient
1   2
SNP 1   SNP 2

Detektion der Fluoreszenz

Patient 1 ist homozygot für SNP 1
Patient 2 ist heterozygot für SNP 2

◀ Abb. 1.**54 Mikro-Array: Primer-Extension.** Die PCR-Produkte der zu untersuchenden DNA werden zusammen mit einer DNA-Polymerase und den vier Desoxynukleotiden, von denen eines Fluoreszenzfarbstoff-markiert ist (hier C), auf die Mikro-Array-Platte gegeben. Es findet eine Hybridisierung der DNA-Abschnitte mit den auf der Platte immobilisierten Oligonukleotiden statt. Die Polymerase kann das Oligonukleotid nur dann verlängern, wenn dessen letztes Nukleotid komplementär zu dem des hybridisierten DNA-Stranges ist. Durch den Einbau des Fluoreszenzfarbstoff-markierten Desoxynukleotids kann ein Fluoreszenzsignal nachgewiesen werden. Danach erfolgt die Auswertung der untersuchten SNPs anhand der erhaltenen Signale.

wendig, von denen sich mit der **MLPA** (Multiplex-Ligation-dependent Probe-Amplification) eines zu bewähren scheint.

MLPA. In einem Multiplex-PCR-Ansatz werden die Primer zur Amplifikation mehrerer Exons gleichzeitig eingesetzt. Man benötigt für jedes zu untersuchende Exon im Gen zwei spezifische Oligonukleotide. Diese sind hierbei so zu lokalisieren, dass das 3'-Ende des einen und das 5'-Ende des anderen Oligonukleotids **unmittelbar nebeneinander** liegen. Durch eine **Ligasereaktion** können die beiden Oligonukleotide miteinander verbunden werden. Diese Reaktion läuft in einem Multiplex-Ansatz für alle zu analysierenden Exons gleichzeitig ab. Fehlt ein Exon, findet keine Hybridisierung und damit auch keine Ligation der Oligonukleotide statt (Abb. 1.**55**).

Die Oligonukleotide sind hier an den Enden mit einer „**Universal-Sequence**" versehen, die die Anlagerung eines **weiteren Primerpaares** ermöglicht. Diese „Universal-Sequence" ist an allen Primern gleich. Das bedeutet, dass die auf die Exons hybridisierten, miteinander verbundenen Oligonukleotide nach der Ligasereaktion mit einem zusätzlichen Primerpaar **amplifiziert** werden können.

Diese Polymerasereaktion kann jedoch nur für die Exons erfolgen, auf denen die Hybridisierungsreaktion stattfinden konnte, also **nicht** für die deletierten Exons.

Eine Differenzierung der Reaktionsprodukte erfolgt über die **Fragmentlänge**, die durch die Länge der exonspezifischen Sequenzen bestimmt werden kann (Abb. 1.**56**).

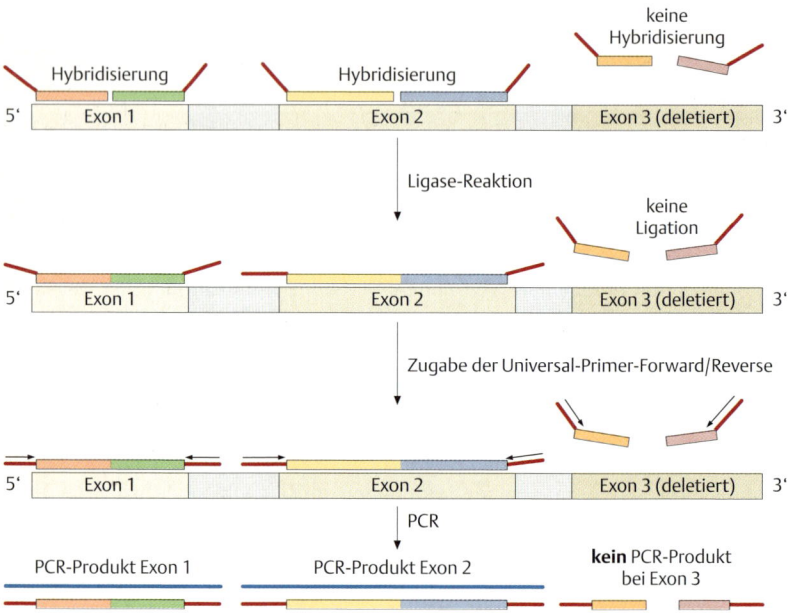

5' ▭ 3' = Forward-Oligonukleotid 1
5' ▭ 3' = Reverse-Oligonukleotid 1

5' ▭ 3' = Forward-Oligonukleotid 2
5' ▭ 3' = Reverse-Oligonukleotid 2

5' ▭ 3' = Forward-Oligonukleotid 3
5' ▭ 3' = Reverse-Oligonukleotid 3

= „Universal-Sequence"
= Universal-Forward-Primer
= Universal-Reverse-Primer

Abb. 1.55 MPLA-Analyse. Zunächst erfolgt die Anlagerung der Forward- und Reverse-Primer an das jeweilige Exon. Nach der Ligasereaktion können die hybridisierten Primer mit den Universal-Primern amplifiziert werden, und durch eine anschließende Gelelektrophorese kann eine Differenzierung anhand der erhaltenen Fragmentlängen durchgeführt werden. Da bei deletierten Exons keine Hybridisierung stattfinden kann, wird auch kein PCR-Produkt entstehen (Exon 3).

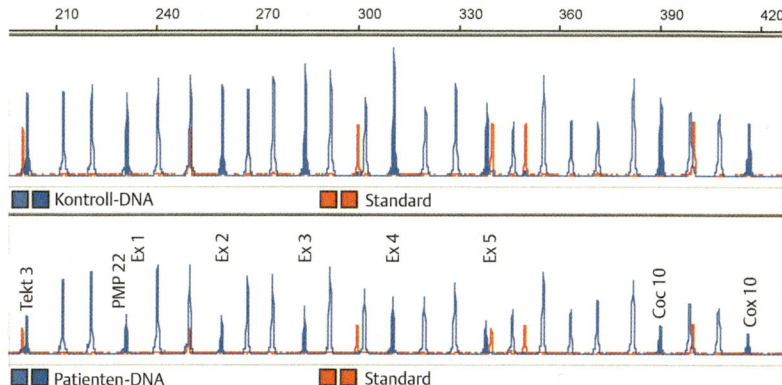

Abb. 1.**56 Quantitative Auswertung der PRC-Amplifikate bei MLPA-Analyse.** In der oberen Spur sind die Signale der Kontroll-DNA dargestellt. In der unteren Spur findet man für die Exons 1 – 5 des *PMP22*-Gens eine gegenüber den Kontrollen verminderte Signalintensität. Dies belegt die Deletion des *PMP22*-Gens. Da auch die Signale für TEKT 3, COC 10 und Cox10 vermindert sind, erstreckt sich die Deletion auch auf flankierende Bereiche des *PMP22*-Gens.

Zytogenetik

2.1 Chromosomen des Menschen

Chromosomenevolution 139

Chromosomenstruktur und Funktion 140

Chromosomendarstellung und -identifizierung 152

Chromosomen während der Zellzyklusphasen 163

Geschlechtschromosomen 172

Zukünftige Entwicklungen der Chromosomenanalyse 176

Zytogenetische Nomenklatur 177

2.2 Chromosomenaberrationen

Ursachen von Chromosomenaberrationen 180

Arten von Chromosomenaberrationen 181

Marker-Chromosomen 200

Chromosomenpolymorphismen und Formunterschiede 200

2.3 Klinische Beispiele von Chromosomenaberrationen

Allgemeine Beobachtungen 202

Fehlverteilung von Autosomen und deren klinische Bilder 204

Fehlverteilungen der Geschlechtschromosomen und deren klinische Bilder 213

Strukturelle Autosomenaberrationen 218

Autosomale Mikrodeletionssyndrome 229

Chromosomenaberrationen bei Spontanaborten 235

Pränatale Ultraschallbefunde 236

2 Zytogenetik

Der Begriff „Chromosom" wurde von dem Anatomen Heinrich Wilhelm Waldeyer 1888 geprägt, den er von „chromos" (griech. Farbe) und „soma" (griech. Körper) ableitete. „Chromosom" bedeutete also im ursprünglichen Sinn „angefärbter Körper". Die Erkenntnis, dass die Chromosomen die Träger der Erbanlagen sind, stammt von dem amerikanischen Biologen Walter Sutton, 1903, und von Theodor Boveri, Biologe in Würzburg, 1904. Später bezeichnete man diese Beobachtungen als Sutton-Boveri-Chromosomentheorie der Vererbung.

Die Chromosomendiagnostik ist seit Jahrzehnten ein essenzieller und integraler Bestandteil der Humangenetik. In den letzten Jahren ist das Spektrum zytogenetischer Untersuchungsmethoden mit neuen Verfahren erweitert worden, die das Auflösungsvermögen kontinuierlich verbessert haben. Somit können zytogenetische Techniken nicht nur häufig die Ursachen von Dysmorphiesyndromen oder mentalen Retardierungen aufklären, sondern können auch einen Beitrag dazu leisten, die Komplexität und Variabilität des menschlichen Genoms aufzuklären.

2.1 Chromosomen des Menschen

M. Speicher

2.1.1 Chromosomenevolution

Die Karyotypen von Säugetieren haben in den letzten 100 Millionen Jahren zahlreiche unterschiedliche Entwicklungen genommen. Dabei haben **strukturelle** und **numerische Veränderungen** der Chromosomen eine entscheidende Rolle gespielt.

Umbauten wie Inversionen, Translokationen, Fusionen, Insertionen oder Verschmelzungen haben zu vielen Variationen in der **Zahl und Morphologie der Chromosomen** geführt.

Obwohl die Größe des Genoms bei allen Säugetieren ähnlich ist, reicht die diploide Chromosomenzahl von 6 beim weiblichen indischen Muntjak (Muntiacus muntjak vaginalis) bis 84 beim schwarzen Rhinozeros (Diceros bicornis). Die Fruchtfliege Drosophila melanogaster hat 8, die Maus (Mus musculus) 40 und das Huhn (Gallus domesticus) 78 Chromosomen.

Die Anzahl der Chromosomen in einem Zellkern ist für die jeweilige Spezies hochspezifisch. Nah verwandte Spezies wie Primaten und Menschen haben häufig den gleichen oder einen ähnlichen Chromosomensatz. Zum Beispiel entstand das menschliche Chromosom 2 durch die Fusion zweier Primaten-Chromosomen, entsprechend haben alle großen Affen 48, der Mensch aber nur 46 Chromosomen.

Die Unterschiede zwischen nah verwandten Spezies, wie Schimpanse und Mensch, kommen nicht nur durch Chromosomenzahl und -morphologie, sondern auch über Änderungen auf Nukleotidebene, über kleine Insertionen und Deletionen und verschieden exprimierte Gene zustande.

2.1.2 Chromosomenstruktur und Funktion

Heterochromatin und Euchromatin

Chromatin besteht aus **DNA, Histon-** und **Nicht-Histon-Proteinen**.

Die DNA eukaryontischer Lebewesen liegt im Inneren des Zellkerns assoziiert mit **Histon-** und **Nicht-Histon-Proteinen** als sogenanntes **Chromatin** vor. In der Interphase des Zellzyklus (s. S. 163) sind die Chromatinfäden weitestgehend entspiralisiert und locker gepackt und deshalb lichtmikroskopisch nicht nachweisbar. In diesem Stadium können sie nur durch spezielle Färbemethoden oder Elektronenmikroskopie sichtbar gemacht werden.

Heterochromatin ist in allen Phasen des Zellzyklus kondensiert und weitestgehend genetisch inaktiv. **Euchromatin** enthält dagegen Gene, die während der Interphase exprimiert werden, sodass das Euchromatin entspiralisiert vorliegt.

Man unterscheidet zwischen konstitutivem und fakultativem Heterochromatin.

Konstitutives Heterochromatin. Es besteht hauptsächlich aus repetitiven DNA-Sequenzen, in denen keine oder nur wenige Gene liegen (s. S. 12). Es liegt auch in Interphasekernen spiralisiert vor und ist hauptsächlich in der Nähe der Zentromere und der Telomere (s. u.) lokalisiert. Zusätzlich hat das Y-Chromosom an seinem langen Arm einen großen Heterochromatinblock.

Fakultatives Heterochromatin. Es enthält im Gegensatz zum konstitutiven Heterochromatin Gene, die entwicklungsabhängig aktiviert bzw. inaktiviert werden. Zum Beispiel liegt in Zellen weiblicher Säugetiere, die zwei X-Chromosomen besitzen, eines der beiden X-Chromosomen als fakultatives Heterochromatin (Barr-Körperchen, s. S. 174) vor und ist weitestgehend genetisch inaktiv. Auf diese Weise wird die im Vergleich zum männlichen Chromosomensatz doppelte Anzahl von X-Chromosomen des weiblichen Chromosomensatzes kompensiert.

Euchromatin. Es liegt im Interphasekern entspiralisiert vor, kondensiert während der Mitose und erreicht in der Metaphase (s. S. 165) die maximale Verdichtung.

Die lockere Verpackung in der Interphase ist ein Zeichen dafür, dass in diesen Regionen Gene aktiv transkribiert werden (s. S. 163). Es werden jedoch nicht alle im Euchromatin liegenden Gene zu jedem Zeitpunkt der Interphase exprimiert. Daher wird nochmals zwischen **aktivem** und **nicht-aktivem** Euchromatin unterschieden.

Die Kondensierung des Chromatins

Die DNA-Doppelhelix kann in den Chromosomen der Mitose bis zu **10 000-fach verdichtet** vorliegen. An dieser Kondensierung sind unter anderem **Histonproteine** beteiligt.

Die $3,4 \times 10^9$ bp des haploiden **menschlichen Genoms** sind auf **23 Chromosomen** verschiedener Länge verteilt. Mit 10 bp auf 3,4 nm DNA-Doppelhelix ergibt sich daraus pro Zelle eine DNA-Länge von insgesamt etwa 100 cm. Während der Mitose beträgt die Gesamtlänge aller Chromosomen des haploiden Satzes jedoch nur ca. 115 µm. Die Chromosomen der Mitose sind also im Vergleich zur reinen DNA um etwa den Faktor 10 000 verkürzt. Um dieses hohe Maß an Kondensierung zu erreichen, lagern sich Proteine an die DNA und vermitteln verschiedene Stadien der Spiralisierung und Verpackung. Abb. 2.1 zeigt die verschiedenen Hierarchien der DNA-Kondensierung im Zellkern.

11-nm-Chromatin-Faser.

Je zwei Exemplare von vier verschiedenen Histonproteinen bilden zusammen ein **Oktamer**, um das sich die DNA windet. Das **Histon H1** stellt den Kontakt zwischen den einzelnen Oktameren her und hat eine zentrale Bedeutung für die Verpackung der DNA. Den Komplex aus DNA und Histon-Oktamer nennt man **Nukleosom**.

Für die erste Stufe der Verkürzung bilden acht Proteine, jeweils zwei **Histone H2A, H2B, H3** und **H4**, das Grundgerüst. Es entsteht ein zylindrisches **Oktamer**, um das sich spiralförmig die DNA-Doppelhelix mit ihrem Durchmesser von 2 nm windet. Das Histon H1 lagert sich an Oktamer und DNA. Diese Einheit aus DNA und Histon-Oktamer, der Kern des sogenannten **Nukleosoms** (Abb. 2.1), hat einen Durchmesser von ca. 11 nm. Bei geringer, nicht physiologischer Salzkonzentration reihen sich die einzelnen Histon-Oktamere auf dem DNA-Faden mit einem Abstand von 10 bis 60 bp nebeneinander auf. Dies verleiht der DNA auf dieser Verpackungsebene in elektronenmikroskopischen Aufnahmen das Aussehen einer „Perlenkette" (Abb. 2.2).

Aufgrund eines hohen Anteils der positiv geladenen Aminosäuren Lysin und Arginin binden Histone stabil an die negativ geladene DNA. Wesentliche Elemente der Histonproteine sind

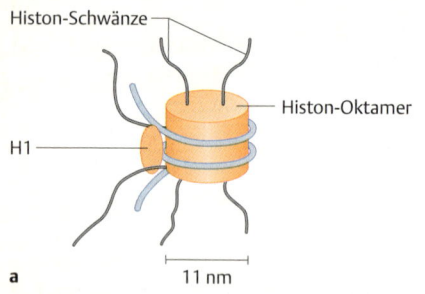

a

11 nm

Abb. 2.**1 Die Kondensierung der DNA im Zellkern. a** Das Histon-Oktamer bildet die Basis für die erste Stufe der höheren Ordnungsstruktur der DNA. Das Histon H1 lagert sich an und vervollständigt die Struktur zum Nukleosom. **b** Die verschiedenen Ebenen der Faltung und Kompaktierung chromosomaler DNA.

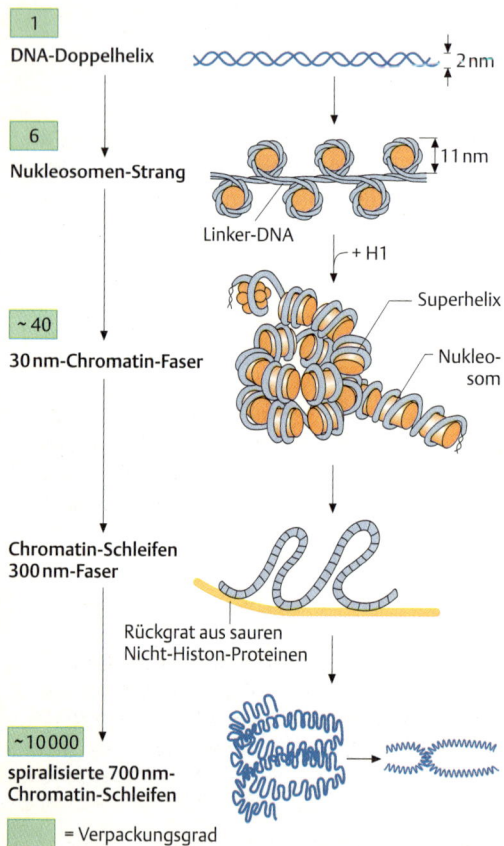

1

DNA-Doppelhelix

2 nm

6

Nukleosomen-Strang

11 nm

Linker-DNA

+ H1

~ 40

30 nm-Chromatin-Faser

Superhelix

Nukleosom

Chromatin-Schleifen 300 nm-Faser

Rückgrat aus sauren Nicht-Histon-Proteinen

~ 10 000

spiralisierte 700 nm-Chromatin-Schleifen

= Verpackungsgrad

b

2

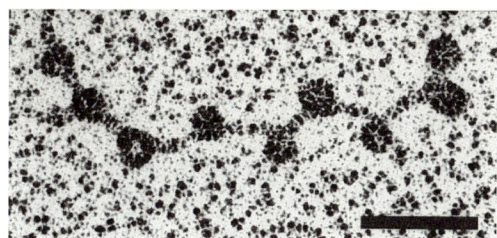

Abb. 2.**2 Elektronenmikroskopische Aufnahme von Chromatin.** Die DNA windet sich um die Histon-Oktamere, die sich nebeneinander aufreihen. Das verleiht der DNA in diesem Stadium der Verpackung das typische Aussehen einer Perlenkette (aus: Knippers R, Molekulare Genetik. Thieme, 2006; Bild: U. Ramsperger, Konstanz).

die **N-terminalen** und **C-terminalen Domänen**, die aus den Oktameren herausragen (auch „Histonschwänze" genannt). An ihnen finden epigenetische Modifikationen wie **Acetylierung**, **Methylierung** oder **Phosphorylierung** statt, die unter anderem zur Regulation der Transkription von Genen beitragen (s. S. 43).

30-nm-Chromatin-Faser.

> Die **zweite Ebene der Kompaktierung** besteht aus aufeinander folgenden Nukleosomen, die eine fadenförmige Struktur von 30 nm Durchmesser bilden.

Mithilfe von H1 treten die Nukleosomen in einer eng spiralisierten Kette miteinander in Kontakt und verdichten so das Chromatin (s. u.). Diese fadenförmige Struktur – die zweite Ebene der Kompaktierung – hat einen Durchmesser von etwa 30 nm. Die Kräfte, die hinter dieser Kondensierung der DNA stehen, sind noch nicht vollständig aufgeklärt. Gesichert ist, dass Interaktionen zwischen den Enden der Histonproteine eine wesentliche Rolle spielen.

300- und 700-nm-Chromatin-Faser.

> Die 30-nm-Faser ist in **Schleifen** organisiert, die einen Durchmesser von ca. 300 nm haben. Durch weitere Verdichtung entsteht kondensiertes Chromatin von 700 nm Durchmesser. Die Bindung dieser Schleifen an ein Proteingerüst erlaubt eine hohe Verdichtung und gibt den Chromosomen ihre typische Form in der Metaphase der Mitose.

Die extremste Verdichtung des Chromatins findet in der Metaphase der Mitose statt, denn hier werden die 300-nm-Schleifen zu kondensiertem Chromatin mit 700 nm Durchmesser verpackt. Hierfür bindet das Chromatin mittels besonderer

Anheftungsstellen (**Matrix Attachment Region**, **MAR**) an eine **Matrix** (engl. scaffold) aus verschiedenen Proteinen, die das Chromosomengrundgerüst bildet.

Das Zentromer

> Das Zentromer verbindet nach der Replikation der DNA die beiden Schwesterchromatiden und ist in der Metaphase der Mitose als **Einschnürung** der Chromosomen sichtbar.

Während der Replikation wird jeder DNA-Strang verdoppelt, sodass in der Metaphase jedes Chromosom aus zwei identischen Chromatiden besteht. Das Zentromer, das als Einschnürung der Chromosomen sichtbar ist, verbindet diese beiden Chromatiden. Es unterteilt ein Chromosom in zwei Chromosomenarme, den kurzen, sogenannten **p-Arm** (p steht für „petit" = kurz) und den langen **q-Arm** (q wurde als im Alphabet auf p folgender Buchstabe gewählt). Liegt das Zentromer in der Mitte des Chromosoms, haben p- und q-Arme ungefähr die gleiche Länge und man spricht von einem **metazentrischen** Chromosom. Bei **submetazentrischen** Chromosomen sind die p-Arme deutlich kürzer als die q-Arme. Dagegen liegt das Zentromer **akrozentrischer** Chromosomen so nahe am Ende eines Chromosoms, dass dessen p-Arm extrem kurz ist (Abb. 2.**3**).

> Die wesentliche Funktion des Zentromers besteht in der **gleichmäßigen Verteilung** der Chromatiden eines Chromosoms auf die Tochterzellen während Mitose und Meiose.

Dazu treten spezielle Anheftungsstellen an den Zentromeren, die **Kinetochore**, mit den Mikrotubuli der Zelle in Kontakt (s. S. 165).

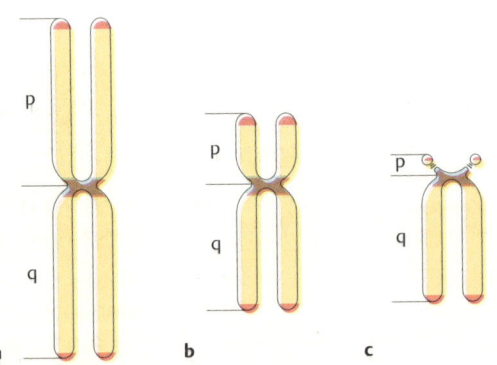

Abb. 2.**3 Schematische Abbildung von Metaphase-Chromosomen. a** Metazentrisches Chromosom. **b** Submetazentrisches Chromosom. **c** Akrozentrisches Chromosom. Gelb: Schwesterchromatiden; braun: Zentromer; rot: Telomere.

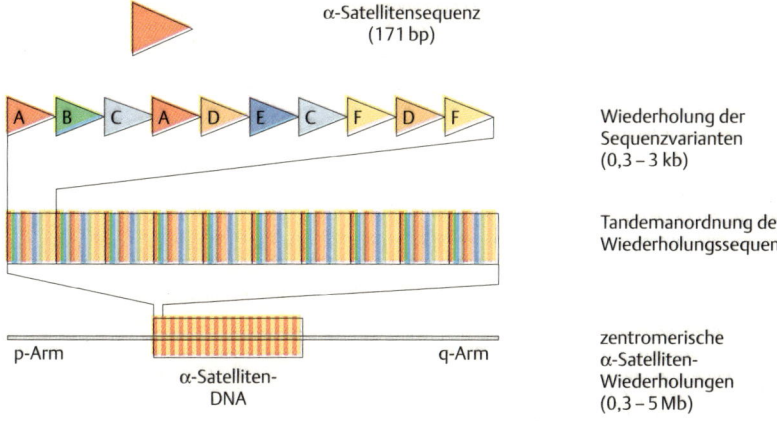

Abb. 2.**4 Die hierarchische Organisation der α-Satelliten-DNA.** Die unterste Ebene der Hierarchie bildet eine Sequenz aus 171 bp, die in Nukleotidsequenz-Varianten wiederholt wird und so eine höhere Ordnungsebene (farbige Pfeile) schafft. Diese Einheit wird ebenfalls mehrfach wiederholt und bildet schließlich die α-Satelliten-DNA eines Zentromers.

> Die Zentromere der Eukaryonten bestehen aus repetitiven Sequenzen (Satelliten-DNA), beim Menschen bildet **α-Satelliten-DNA** den wichtigsten Baustein.

Der zentrale DNA-Baustein dieser α-Satelliten-DNA ist eine Folge von 171 bp, die 1500- bis 30 000-fach wiederholt wird, wobei die Sequenz für die Zentromere der verschiedenen Chromosomen spezifisch ist (Abb. 2.**4**).

Zentromere erreichen so eine Größe von 0,3 bis 5 Mb. An diese repetitiven DNA-Sequenzen binden während der Mitose Proteine, die am Aufbau des Kinetochors beteiligt sind.

> **Kinetochore** stellen einen Komplex von verschiedenen Proteinen dar, die an das Zentromer binden und ihrerseits die **Bindung der Mikrotubuli** an das Zentromer ermöglichen.

Diese Interaktion richtet die Chromosomen zwischen den beiden Polen einer Zelle so aus, dass in jede Tochterzelle jeweils eines der beiden Chromatiden eines Metaphase-Chromosoms gelangt.

Die Telomere

> Bei Eukaryonten setzen sich die **Chromosomenenden** (Telomere) aus langen Folgen einfacher **repetitiver DNA** zusammen, deren Nukleotidsequenz von Organismus zu Organismus variiert.

Bei menschlichen Zellen wird die Sequenz 5'-TTAGGG-3' mehr als 1000-fach wiederholt, sodass diese DNA-Bereiche zum Teil über 15 kb umfassen. Telomere sind außerdem mit Proteinen wie **MRE**, **RAD 50** und **NBS 1** besetzt, die auch bei der DNA-Reparatur eine Rolle spielen (s. S. 90), und bilden eine spezielle Chromatin-Struktur aus.

> Den Eukaryonten sind außerdem **Einzelstrangbereiche an den 3'-Enden** der Telomere gemeinsam. Diese entstehen bei der Replikation, da die Synthese eines neuen DNA-Stranges nur von 5' in Richtung 3' stattfinden kann (s. S. 16).

In der Replikationsgabel läuft die Amplifikation nur an dem sogenannten Leitstrang (leading strand) kontinuierlich ab (Abb. 2.5). Am gegenläufigen Strang ist ein kurzes Stück RNA-Primer erforderlich, an dem die Replikation in 5'-3'-Richtung startet und von der Gabel weg so lange abläuft, bis das 5'-Ende des vorherigen Primers erreicht ist. Die so entstandenen DNA-Fragmente (Okazaki-Fragmente) werden durch die DNA-Ligase zu einem fortlaufenden Strang verknüpft. Der Primer wird anschließend entfernt und die Lücke aufgefüllt. Als Konsequenz ergibt sich, dass der DNA-Strang mehrere Basen vor den 3'-Enden einzelsträngig bleibt. Nach jeder Replikationsrunde werden die Chromosomen also ein kleines Stück kürzer (**Endreplikationsproblem**).

> Eine der wichtigsten Funktionen der Telomere ist, das Chromosom vor **Schaden** und **Abbau** der informationstragenden Bereiche zu **schützen**.

Zum Schutz vor enzymatischer Degradation bindet der 200 bis 300 Basen lange 3'-Überhang des Telomers intern an Wiederholungssequenzen und bildet so eine DNA-Duplex-Struktur, die sogenannte **T-Schleife** (T-Loop, Abb. 2.6). Diese Sekundärstruktur verhindert, dass die Chromosomenenden von zellulären Kontrollmechanismen als Strangbruch interpretiert werden und deshalb ein Reparaturprozess eingeleitet wird.

Eine spezielle RNA-abhängige DNA-Polymerase, die sogenannte **Telomerase**, kann unter bestimmten Umständen die Länge der Telomere aufrechterhalten.

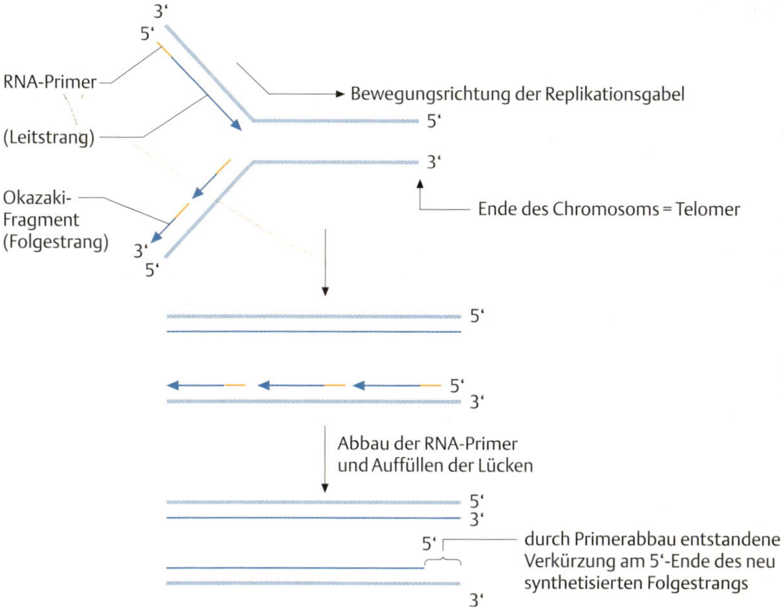

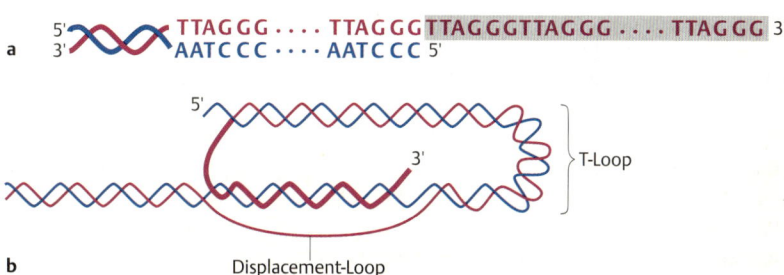

Abb. 2.5 Schema der DNA-Replikation an den Telomeren (Endreplikationsproblem). Nachdem die RNA-Primer entfernt wurden, bleibt am 3'-Ende des unteren Stranges ein Stück einzelsträngige DNA übrig; die Chromosomen werden nach jeder Replikation ein Stück (ca. 50 bp) kürzer.

Abb. 2.6 Struktur am Telomerende. a An den 3'-Enden der Telomere befindet sich ein Einzelstrangbereich, bestehend aus den TTAGGG-Wiederholungssequenzen. **b** Dieser Einzelstrangbereich wird durch ein Schleifenkonstrukt (T-Loop) verstaut, um ihn zu schützen.

Die Telomerase

> Bei der Telomerase handelt es sich um eine **reverse Transkriptase**, die aus zwei essenziellen Bausteinen besteht, einer **RNA-** und einer **Protein-Komponente**. Sie kann Telomere an ihrem 3'-Ende verlängern.

RNA-Bestandteil. Die **hTERC** (human Telomerase RNA-Component) ist etwa 250 Nukleotide lang und kann mit den repetitiven Telomerasesequenzen Basenpaarungen eingehen. Die RNA dient als Matrize, anhand derer der überhängende 3'-DNA-Strang verlängert werden kann (Abb. 2.7). hTERC wird in **allen** Säugerzellen exprimiert.

Protein-Bestandteil. Der wichtigste Protein-Bestandteil ist die **hTERT** (human Telomerase reverse Transcriptase), die mit ihrer katalytischen Untereinheit die benötigte Sequenz vom RNA-Template, der hTERC, abliest und den komplementären DNA-Strang verlängert. Die hTERT wird allerdings nur in **wenigen** Säugerzellen exprimiert (Abb. 2.7).

> Die meisten Säugerzellen besitzen keine aktive Telomerase. Ausnahmen sind in der Regel Zellen, die **fortlaufend proliferieren**.

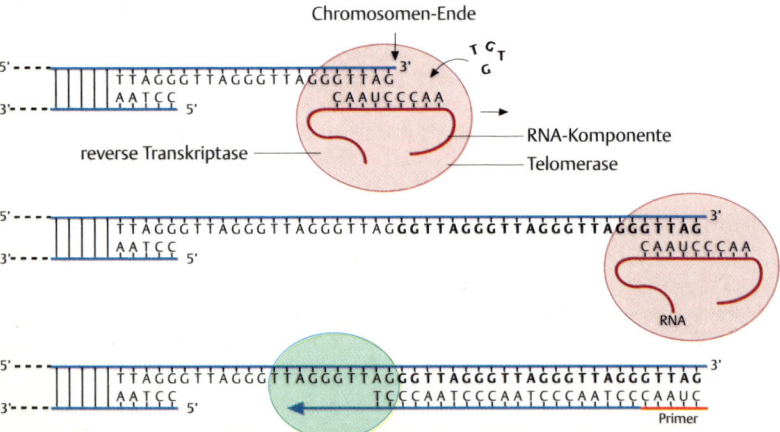

Abb. 2.7 **Synthese der DNA am Ende eines Chromosoms.** Das Ende des 3'-Überhangs der DNA bindet an die RNA-Komponente der Telomerase hTERC, die nun ihrerseits einen Überhang bildet. Anhand dieses Einzelstrangüberhangs wird nun das überhängende 3'-Ende der DNA noch weiter verlängert. Die Telomerase transloziert, paart erneut mit der DNA und der Prozess wird wiederholt. Die DNA-Polymerase-α füllt schließlich die Lücke des Folgestrangs in 3'-Richtung auf.

Zu den wenigen Ausnahmen menschlicher Zellen mit Telomeraseaktivität gehören Zellen, deren Funktion eine fortlaufende Proliferation erfordert, wie Lymphozyten während einer Immunantwort, basale Keratinozyten, intestinale Kryptzellen und CD34-exprimierende Blut-Stammzellen. In den meisten malignen Tumorzellen, die durch rasches und im Wesentlichen unlimitiertes Wachstum charakterisiert sind, ist die Telomerase ebenfalls aktiv.

Telomerase-Funktion. Da die meisten Säugerzellen keine Aktivität der hTERT-Untereinheit haben, verkürzen sich die Enden der Chromosomen mit jeder Zellteilung um etwa 50 bp (s. o.). Unterschreitet die Telomerlänge mit der Zeit eine bestimmte Anzahl an Nukleotiden, setzt **Seneszenz** ein, ein Stadium, in dem die Zelle sich nicht mehr teilen kann. Der kontinuierliche Abbau von DNA an den Chromosomenenden ist deshalb vermutlich ein Faktor, der die Lebensspanne einer Zelle begrenzt.

Es gibt unterschiedliche Vorstellungen darüber, ob die Etablierung der Telomeraseaktivität in Zellen allein ausreicht, um ihnen eine unbegrenzte Teilungsfähigkeit zu verleihen, sie zu immortalisieren. In Fibroblasten und Endothelzellen könnte die alleinige Expression der Telomerase für eine **Immortalisierung** ausreichen, in epithelialen Zellen werden dagegen wahrscheinlich noch weitere, bislang unzureichend definierte Faktoren benötigt.

> Die Telomerlänge wird an den **Zellzyklus-Checkpoints** (s. S. 165) kontrolliert. Sind sie intakt, führen kurze Telomere entweder zur **Seneszenz**, also einem Stopp der Proliferation, oder zur **Apoptose**, dem programmierten Zelltod.

Bei gestörten Zellzyklus-Checkpoints wird die Proliferation fortgesetzt, und es können fehlerhafte Chromosomen und maligne Zellen entstehen.

Besonders häufig sind bei Krebs (s. S. 513) die Zellkyklus-Prüfstellen gestört. So können sich die betreffenden Zellen trotz verkürzter Telomere weiter teilen. Die Telomere verkürzen sich dabei immer mehr. Unterschreiten sie eine bestimmte Länge, können die oben erwähnten **T-Schleifen** (T-Loops) nicht mehr gebildet werden, und es entstehen offene Chromosomenenden, die Reparaturprozesse initiieren. Eine Möglichkeit der Reparatur besteht in der Fusion zweier Chromosomen. Die Folge solcher Fusionen können **Chromosomenaberrationen** (s. S. 180) sein, die das Genom destabilisieren und damit die Kanzerogenese der betreffenden Zellen vorantreiben (s. S. 513).

> Über bislang nicht verstandene Mechanismen wird in der Entwicklung der Tumorzellen die Telomerase aktiviert. Diese **Telomeraseaktivität** führt zu einer **Stabilisierung des Tumorgenoms** und spielt bei der Immortalisierung von Tumorzellen eine wichtige Rolle (Abb. 2.**8**).

2

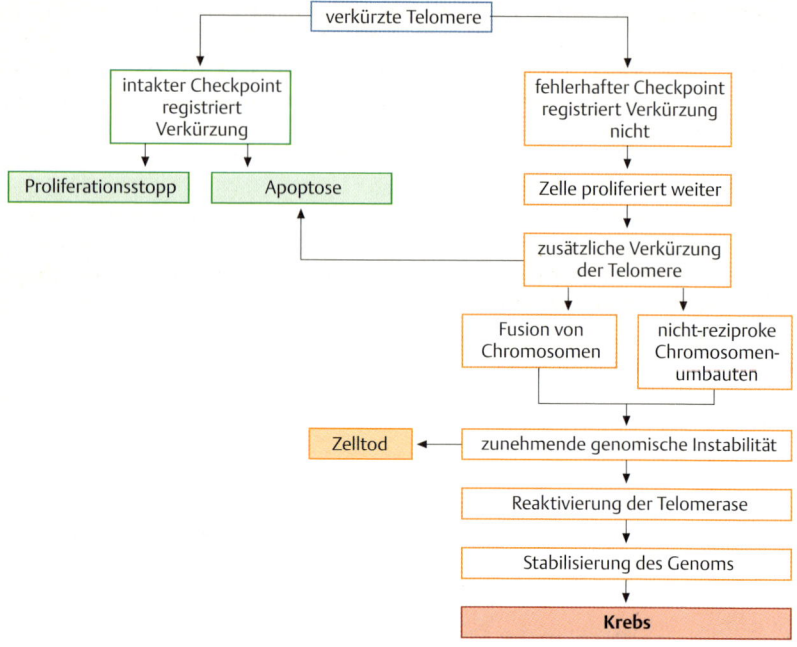

Abb. 2.**8 Die Folgen kurzer Telomere.**

Nukleolus

Die kurzen Arme der akrozentrischen Chromosomen tragen die Gene für die ribosomalen Ribonukleinsäuren (rRNA). Sie bilden den Nukleolus (Kernkörperchen), in dem die Ribosomen der Eukaryonten aus den verschiedenen RNA- und Protein-Komponenten zusammengesetzt werden. Diese Bereiche werden als **Nukleolus-organisierende Bereiche (NOR)** bezeichnet.

Mobile genetische Elemente

Mobile genetische Elemente sind DNA-Sequenzen, die die Fähigkeit zur **Transposition** haben. Sie können sich an einer anderen Position im Genom integrieren.

Mobile genetische Elemente existieren in den Genomen von **Pro- und Eukaryonten**. Bei Säugetieren machen diese Elemente und ihre erkennbaren Überreste ungefähr die Hälfte des Genoms aus, bei einigen Pflanzen sind es sogar bis zu 90 %.

Im menschlichen Genom wurden 4 Millionen mobile Elemente identifiziert. Der größte Teil der **repetitiven DNA** im menschlichen Genom lässt sich aus den beweglichen Elementen ableiten. Ihr Einfluss geht weit über eine einfache Vergrößerung des Genoms hinaus. Die Elemente haben einen beträchtlichen Einfluss auf die Struktur des Genoms und spielen daher eine zentrale Rolle in der **Evolution**. Wird ein Element innerhalb oder in die Nähe eines Gens inseriert, kann dessen Funktion beeinflusst werden. Außerdem rekombinieren diese Elemente leicht. Durch Gen-Duplikationen, Insertionen, Deletionen und Inversionen entstehen **Mutationen** (s. S. 49). Ungefähr 1 von 100 Neugeborenen ist Träger einer neuen Insertion eines beweglichen Elementes. Der Vorteil könnte in einer schnelleren Anpassung an Umweltbedingungen liegen. Die überwiegende Mehrheit der Insertionen verursacht jedoch keine funktionelle Mutation.

Man unterscheidet zwei Klassen: die Transposons und die Retrotransposons.

Transposons

Mobile Elemente der Klasse I kodieren für eine Transposase. Ihre Verbreitung erfolgt über einen **Cut-and-paste-Mechanismus**: Das Transposon wird aus der Donor-Stelle ausgeschnitten und in eine andere Stelle integriert. Die Transposase führt sowohl Exzision als auch Integration des ca. 1,2 – 3 kb langen DNA-Fragments aus.

Retrotransposons

Mobile Elemente der Klasse II verbreiten sich über den **Copy-and-paste-Mechanismus**, bei dem das transponierbare Element vor dem Ausschneiden repliziert wird. In diesem Fall bleibt das Element an der Donor-Stelle erhalten und eine Kopie wird an einer anderen Stelle des Genoms integriert. Retrotransposons werden, je nachdem, ob sie von repetitiven Sequenzen flankiert sind oder nicht, in **LTR-Retrotransposons** bzw. in **Non-LTR-Retrotransposons** differenziert.

LTR-Retrotransposons. Die Long-terminal-repeat-Retrotransposons sind eine auf **Eukaryonten** beschränkte Klasse von ca. 5 – 10 kb langen mobilen genetischen Elementen. Abgesehen von den maximal 10 Basenpaare langen „direct Repeats", die das Element zum Wirtsgenom hin abgrenzen, wird die zentrale, proteinkodierende Region von **LTRs** (**l**ong **t**erminal **r**epeat) flankiert. Die Transposition erfolgt über eine RNA-Zwischenstufe, deren Synthese von den LTRs kontrolliert wird. Eine reverse Transkriptase (RNA-abhängige DNA-Polymerase) schreibt anschließend die RNA in doppelsträngige DNA um, die dann durch eine **Integrase** in das Genom der Wirtszelle integriert wird. Bei der Transposition der LTR-Retrotransposons bleibt die Donor-DNA in jedem Fall an der Donor-Stelle erhalten.

Non-LTR-Retrotransposons (LINEs und SINEs). Die häufigsten mobilen genetischen Elemente in Säugergenomen gehören zur Klasse der Non-LTR-Retrotransposons. Diese sind durch mittelrepetitive DNA-Sequenzen charakterisiert, deren zentrale

Region nicht von LTRs flankiert ist. Je nach Länge des Elements unterscheidet man:

- **LINEs** (**l**ong **in**terspersed **e**lements): lange, verstreut liegende Elemente mit einer Länge von etwa 7 kb, und
- **SINEs** (**s**hort **in**terspersed **e**lements): kurze, verstreut liegende Elemente von etwa 300 bp Länge.

LINEs besitzen in ihrem zentralen Bereich zwei offene Leseraster für eine reverse Transkriptase und eine Endonuklease, kodieren also im Gegensatz zu SINEs für Proteine und sind autonom replizierend.

Obwohl die Elemente keine LTRs zur Kontrolle der Transkription besitzen, wird auch hier die Donor-DNA zunächst transkribiert, dann die RNA durch eine **Integrase** vermittelt an einer anderen Stelle in das Genom eingebaut und die reverse Transkription direkt an der Integrationsstelle vorgenommen. Die nachfolgenden Schritte der Ligation erfolgen wahrscheinlich durch das Reparatursystem der Zelle.

SINEs könnten sich als Parasiten des LINE-Vermehrungssystems entwickelt haben. Im menschlichen Genom gibt es über 1,8 Millionen SINE-Insertionen, die etwa 13 % der DNA ausmachen. Sie bilden verschiedene Familien, unter ihnen auch die **Alu-Familie**, die eine Schnittstelle für das Restriktionsenzym *Alu* besitzt. Diese Familie stammt von revers transkribierten kleinen RNA-Molekülen ab, der 7 SL-RNA, die eine Funktion bei der Regulation der Translation hat.

2.1.3 Chromosomendarstellung und -identifizierung

Bei den 46 Chromosomen des Menschen unterscheidet man **22 homologe Autosomenpaare** und **2 Geschlechtschromosomen**, das homologe XX-Paar im weiblichen und das nicht-homologe XY-Paar im männlichen Genotyp. Zellen, die Paare homologer Chromosomen enthalten, werden diploid genannt. Keimzellen, also die Eizelle bei der Frau oder ein Spermium beim Mann, haben dagegen von jedem Chromosom nur eine Kopie und sind haploid. Diese Keimzellen verschmelzen bei der Befruchtung zu einer diploiden Zelle. Von jedem Chromosomenpaar einer diploiden Körperzelle stammt also **ein Chromosom** von der **Mutter** und eines vom **Vater**.

> Um den Karyotyp zu bestimmen, werden Chromosomen nach ihrer **Größe**, der **Lage der Zentromers** und ihrem **spezifischen Bandenmuster** geordnet.

Da Abweichungen von der Norm oft zu Krankheiten führen, ist die Analyse der charakteristischen Merkmale eines Chromosoms ein wichtiger Gegenstand der Humangenetik. Für solche Untersuchungen eignen sich Chromosomen der Metaphase der Mitose, da das Chromatin zu diesem Zeitpunkt maximal kondensiert ist und die Chromosomen lichtmikroskopisch sichtbar sind. Die Chromosomenpaare werden durch geeignete Präparationsmethoden und Bänderungstechniken, die die Chromosomen anhand von Helligkeitsunterschieden entlang ihrer Längsachse unterscheiden, dargestellt und geordnet.

Präparation von Chromosomen

Wegen ihrer starken Kondensierung sind **Metaphase-Chromosomen** besonders gut für die Bänderungstechniken geeignet. Sie werden aus Zellkulturen gewonnen.

Für medizinische Routineuntersuchungen menschlicher Chromosomen werden in der Regel aus wenigen Millilitern heparinisierten Blutes **Lymphozyten** isoliert. Die überwiegende Mehrheit dieser Lymphozyten befindet sich jedoch in der mitotischen Ruhephase G0. In Kultur lassen sich diese Zellen mit pflanzlichen Glykoproteinen wie dem Mitogen **Phytohämagglutinin** (PHA), die die Mitose stimulieren, zur Teilung anregen. Ungefähr 40 Stunden nach PHA-Stimulierung beginnen die Zellteilungen, die nach 72 Stunden ein Maximum erreichen. Um die maximal kondensierten Chromosomen der Metaphase zu gewinnen, wird der Kultur zu diesem Zeitpunkt das Spindelgift **Kolchizin** zugegeben, das die Mitose im Metaphasestadium arretiert. Kolchizin löst den Spindelapparat aus Mikrotubuli auf und verhindert so das Auseinanderweichen der Schwesterchromatiden (s. S. 166). Alle Zellen, die während dieser Inkubation in die Mitose eintreten, bleiben daher in der Metaphase arretiert. In zwei weiteren Schritten wird das Chromatin durch Zugabe von hypotoner Salzlösung gequollen, damit sich die Chromosomen ausbreiten und dann mit einem Gemisch aus Essigsäure und Methanol fixiert. Die Suspension wird auf einem Objektträger aufgetropft und kann nun mit verschiedenen Techniken angefärbt werden.

Die Chromosomenfeinstruktur wird in der Regel mit einer 1000-fachen Vergrößerung beurteilt. Im mikroskopischen Bild liegen die Chromosomen ungeordnet vor. Um den Karyotyp zu erstellen, werden die Chromosomen über eine Fotografie oder ein Computerbild erfasst und nach Größe, Lage des Zentromers und Bandenmuster geordnet. Entsprechende Software unterstützt die Erstellung der **Karyogramme**. Diesbezüglich ist anzumerken, dass es bislang kein Computerprogramm gibt, das, basierend auf dem Bandenmuster, ein vollständig korrektes Karyogramm erstellt. Deshalb hängt das Ergebnis der Bänderungsanalyse (s. u.) entscheidend von den Kenntnissen des entsprechend geschulten Personals ab.

Bänderungstechniken

Bei einer Chromosomenanalyse werden die fixierten Chromosomen angefärbt und anhand der Bänderung, also der **Helligkeitsunterschiede** entlang ihrer Längsachse, analysiert und geordnet.

Nach Einführung von **Färbemethoden** für Metaphase-Chromosomen zu Beginn der 70er-Jahre des vergangenen Jahrhunderts konnten erstmals die homologen Chromosomen des diploiden Chromosomensatzes und kleinere strukturelle Chromosomenumbauten eindeutig identifiziert werden. Derzeit gibt es eine Vielzahl dieser sogenannten Bänderungstechniken, die die Analyse bestimmter Chromosomenstrukturen ermöglichen oder zumindest vereinfachen. Das Auflösungsvermögen dieser Untersuchungstechnik ist jedoch gering, da zum Beispiel die kleinste sichtbare G-Bande (s. u.) noch mehr als eine Million Basenpaare enthält. Bei einer guten Chromosomenpräparation können strukturelle Chromosomenveränderungen mit einer Größe von ca. 5 Mb erkannt werden.

GTG-Bänderung

Das am weitesten verbreitete Bänderungsverfahren, das für die Routinediagnostik eingesetzt wird, ist die sogenannte GTG-Bänderung. Es handelt sich hier um sogenannte **G**-Bänder, die durch Behandlung mit **T**rypsin und Färben mit dem Farbstoff **G**iemsa (**GTG**) entstehen.

Die GTG-Bänderung unterscheidet Chromosomen anhand individueller heller und dunkler Bereiche (Abb. 2.**9**). Die entstehenden **dunklen Banden** sind in der Regel **AT-reich** und **dichter gepackt** und enthalten weniger Gene als die hellen.

Eine Standardpräparation von Metaphase-Chromosomen, wie sie für diagnostische Zwecke durchgeführt wird, sollte – bezogen auf einen haploiden Chromosomensatz – eine Bandenzahl von mindestens 400 auflösen. Andere Analysemethoden wie die GBG-Bänderung (s. u.) erreichen in der Regel Bandenzahlen von mehr als 500 oder 550.

Die Anzahl der sichtbaren Banden lässt sich durch **spezielle Präparationstechniken** erhöhen. Dazu müssen die Zellen zunächst synchronisiert, also in das gleiche Zellzyklus-Stadium gebracht werden. Die Kultur wird dann in der **Prometaphase** unterbrochen. In dieser Phase sind die Chromosomen noch nicht maximal kondensiert, sodass eine spätere Metaphasenbande in diesem Stadium in mehrere Banden unterteilt sein kann. Auf diese Weise erreicht man eine Auflösung von bis zu 850 Banden.

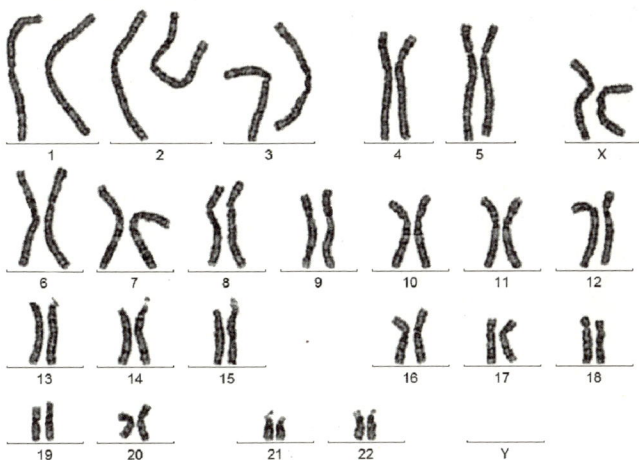

Abb. 2.9 GTG-Bänderung. Weiblicher Karyotyp (46,XX) mit etwa 460 Banden pro haploidem Chromosomensatz (mit freundlicher Genehmigung von Dr. Udo Köhler, MGZ München).

Tab. 2.1 Unterschiede zwischen hellen und dunklen G-Bändern

helle G-Bänder	dunkle G-Bänder
GC-reich, niedriger Faltungsgrad	AT-reich, hoher Faltungsgrad
früh replizierende Region des Genoms	spät replizierende Region des Genoms
Gen-reich (Haushaltsgene)	Gen-arm (entwicklungs- oder gewebespezifisch exprimierte Gene)
repetitive Sequenzen: SINEs (short interspersed elements) und Alu-Sequenzen	repetitive Sequenzen: LINEs (long interspersed elements)

Die hellen und dunklen G-Banden unterscheiden sich bezüglich
- **Basenzusammensetzung,**
- **Gendichte** und
- **Zeitpunkt der Replikation** während des Zellzyklus (Tab. 2.1).

Bis vor wenigen Jahren wurden dunkle G-Bänder generell als **AT-reich** und helle G-Bänder als **GC-reich** beschrieben. Die G-Bänderung geht aber aller Voraussicht nach nicht ausschließlich auf die unterschiedliche Basenzusammensetzung, sondern auch auf den **erhöhten Faltungsgrad** AT-reicher Sequenzen zurück. Diese Sequenzen haben besonders viele Anheftungsstellen (Matrix Attachment Region,

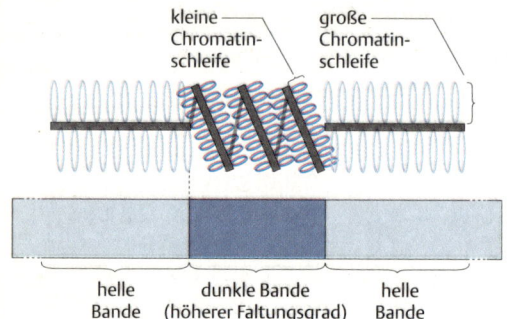

kleine Chromatin-schleife   große Chromatin-schleife

helle Bande   dunkle Bande (höherer Faltungsgrad)   helle Bande

Abb. 2.**10 Modell der Meta-phasen-Chromatin-Struktur.** Die DNA-Schleifen in hellen und dunklen Banden weisen unterschiedliche Längen auf. Die dunklen Banden haben zusätzlich einen höheren Faltungsgrad (Modell nach Y. Saitoh und U. K. Laemmli [1994] Cell 76: 609 – 622).

MAR, s. S. 143) an die Protein-Matrix, die das Grundgerüst der Chromosomen in der Metaphase bildet. Die Konsequenz ist eine dichtere Verpackung der DNA in den dunklen Banden, in denen außerdem die Länge der einzelnen **DNA-Schleifen** geringer ist als in den hellen (Abb. 2.**10**).

Andere Bänderungstechniken

Neben der GTG-Bänderung gibt es mehrere andere Bänderungstechniken, die für verschiedene Fragestellungen eingesetzt werden können. Die wichtigsten Verfahren sind in Tab. 2.**2** zusammengefasst.

Fluoreszenz-in-situ-Hybridisierung (FISH)

Die Fluoreszenz-in-situ-Hybridisierung (**f**luorescence **i**n **s**itu **h**ybridization, **FISH**) ist eine essenzielle Technik zur hochauflösenden Darstellung von Chromosomen und Chromosomensegmenten in allen Zellzyklusphasen, also auch während der Interphase.

> FISH beruht auf der spezifischen Bindung markierter, einzelsträngiger **DNA-Sonden** an fixierte, **chromosomale DNA**. Diese Bindung wird durch Fluoreszenzmikroskopie nachgewiesen und hat im Vergleich zu den Bänderungstechniken eine **sehr hohe Auflösung**. Während die konventionelle Karyotypisierung ihre Grenze beim Nachweis von 5000 kb bzw. 5 Mb hat, können mit der FISH strukturelle Aberrationen bis 100 kb bzw. 0,1 Mb detektiert werden.

FISH basiert auf der Fähigkeit der markierten, einzelsträngigen DNA (**Sonde**), selektiv an komplementäre Bereiche fixierter Chromosomen zu binden – d. h. mit ihnen zu hybridisieren. Hat man diese Sonden anfangs radioaktiv markiert und die **Hybridisierung** mit bestimmten Chromosomenabschnitten autoradiografisch nachgewiesen, werden die Sonden heute mit **Fluoreszenzfarbstoffen** (Fluo-

Tab. 2.2 Weitere Chromosomen-Bänderungstechniken

Bänderungsmethode	Angefärbte Regionen	Einsatzgebiet
GBG-Bänderung (**G**-Banden nach **B**rdU-Einbau und **G**iemsa-Färbung)	wie bei der GTG-Bänderung	Untersuchung aller Chromosomen auf numerische und strukturelle Veränderungen
Q-Bänderung (**Q**uinacrin-Bänderung)	wie bei GTG-Bänderung, zusätzlich einige Zentromere und langer Arm des Y-Chromosoms	Untersuchung aller Chromosomen auf numerische und strukturelle Veränderungen
R-Bänderung (**R**everse-Bänderung)	Umkehrung von G-Bänderung (d. h. dunkle G-Banden erscheinen hell und helle G-Banden dunkel)	Untersuchung aller Chromosomen auf numerische und strukturelle Veränderungen
DA/DAPI-Färbung (**D**istamycin **A**/ **Dia**minophenylindol-Färbung)	AT-reiche Regionen der DNA, Bandenmuster, das dem der G-Bänderung sehr ähnlich ist	Untersuchung aller Chromosomen auf numerische und strukturelle Veränderungen, kann leicht zusammen mit FISH-Sonden eingesetzt werden
C-Bänderung (**C**onstitutive Heterochromatin-Bänderung)	konstitutives Heterochromatin wie Zentromere und Heterochromatinregionen von Chromosom 1q, 9q, 16q und Yq	Beurteilung von Chromosomenveränderungen in der Nähe von Zentromeren oder Ausschluss von Heterochromatin-Polymorphismen
Ag-NOR-Färbung (Silber(**Ag**entum)-**N**ukleolus **o**rganisierende **R**egionen-Färbung)	Anfärbung der kurzen Arme fast aller akrozentrischer Chromosomen	Beurteilung von Größenpolymorphismen der p-Arme akrozentrischer Chromosomen
SCE-Färbung (**S**ister **c**hromatid **e**xchange-Färbung)	Nachweis des Austauschs von genetischem Material zwischen zwei Schwesterchromatiden	Die SCE-Rate kann Aufschluss geben über eine mögliche Exposition zu mutagenen Substanzen und Funktion von DNA-Reparaturmechanismen.

rochromen) versehen (Abb. 2.11). Die fluoreszierenden, spezifisch an eine bestimmte Region der Chromosomen gebundenen DNA-Sonden werden mit Mikroskopen detektiert, die mit speziellen Filtern ausgerüstet sind. Mittlerweile existiert eine ganze Reihe von Fluorochromen, die durch verschiedene Wellenlängen des Lichts angeregt werden und Licht verschiedener Wellenlängen emittieren. Das eröffnet die Möglichkeit, verschieden markierte DNA-Sonden simultan zu verwenden, gleichzeitig zu hybridisieren und ihre Bindung zu analysieren. M-FISH oder SKY-FISH stellen solche erweiterten Methoden dar (s. u.).

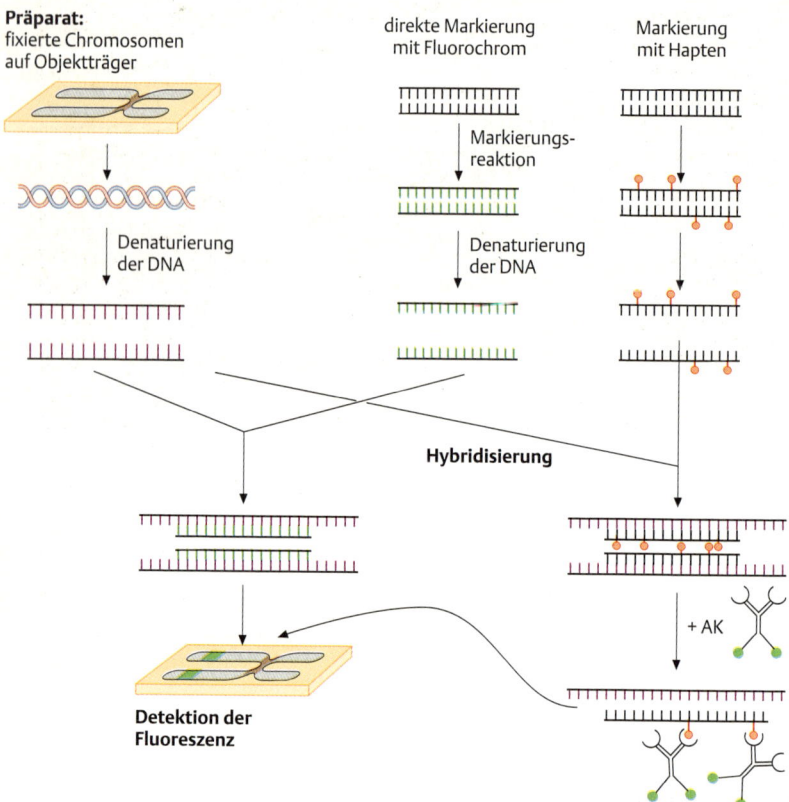

Abb. 2.**11 Schema der Fluoreszenz-in-situ-Hybridisierung (FISH).** Die DNA-Sonde wird entweder direkt mit einem Fluorochrom oder mit einem Hapten markiert, das später von einem fluorochromgekoppelten Antikörper detektiert wird. Damit die Sonde an die auf einem Objektträger fixierten Chromosomen binden kann, werden beide Nukleinsäuren durch Erhitzen zunächst denaturiert, also einzelsträngig gemacht. Nach Hybridisierung und ggf. Antikörper-Inkubation werden die fluoreszierenden Abschnitte mit einem Fluoreszenzmikroskop detektiert.

Die Auswahl an DNA-Sonden, die heute für Untersuchungen zur Verfügung stehen, ist groß und beinhaltet Sonden, die folgende Regionen spezifisch anfärben können:

- ein ganzes Chromosom,
- einzelne Chromosomenarme,
- Zentromere einzelner oder aller Chromosomen,

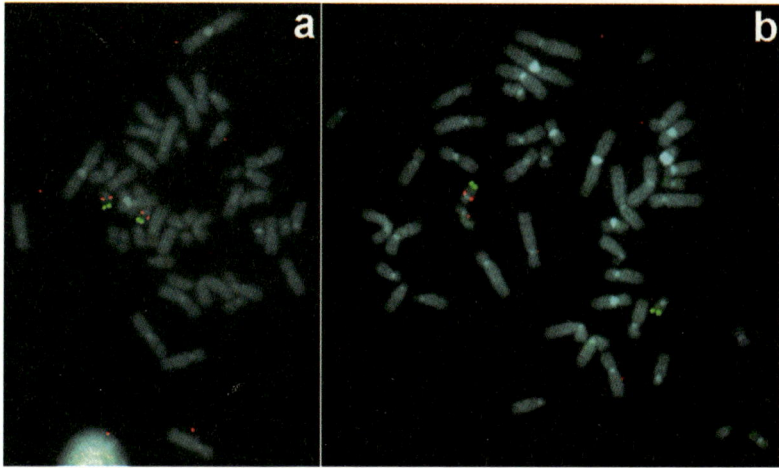

Abb. 2.**12 Nachweis einer Mikrodeletion in der Chromosomenbande 22q11.** Der Hybridisierungsansatz besteht aus einer Kontrollsonde (grün), die die Bande 22q13 nachweist und der Überprüfung der Versuchsdurchführung dient. Außerdem ist eine zweite Sonde (rot) enthalten. Diese hybridisiert mit der Region 22q11, die auf die Mikrodeletion getestet werden soll. **a Unauffälliger Normalbefund.** Sowohl die Kontrollsonde (grün) als auch die Sonde für die Mikrodeletion 22q11 (rot) haben jeweils mit beiden Chromosomen 22 hybridisiert. **b Nachweis einer Mikrodeletion 22q11.** Die Kontrollsonde (grün) hat mit beiden Chromosomen 22 hybridisiert. Die Sonde für den Nachweis der Mikrodeletion 22q11 (rot) konnte dagegen nur an eines der beiden Chromosomen 22 binden. Bei dem anderen Chromosom fehlt die Zielsequenz aufgrund der Mikrodeletion, sodass die Sonde nicht binden kann.

- Telomere oder Subtelomerregionen,
- jede beliebige Chromosomenbande bzw. -region.

Die Vielzahl der zur Verfügung stehenden DNA-Sonden hat das Potenzial der Chromosomendiagnostik deutlich verbessert. Strukturelle Aberrationen können mit entsprechenden FISH-Sonden eindeutig abgeklärt werden. Die Sonden haben ein so gutes Auflösungsvermögen, dass Umbauten in Chromosomen analysiert werden können, die die Bänderungsanalyse nicht erfasst. Ein Beispiel hierfür ist die **Mikrodeletion 22q11** in Chromosom 22, die u. a. zu **Herzfehlern** oder zu verschiedenen Syndromen, wie dem DiGeorge-Syndrom (s. S. 233) führen kann (Abb. 2.**12**). In der Routinediagnostik ist die Identifizierung von Mikrodeletionen jedoch mittlerweile weitgehend durch ein anderes Verfahren, der MLPA (s. S. 133), abgelöst worden.

24-Farben-FISH-Karyotypisierungen

Für die Fluoreszenzmarkierung von DNA-Sonden steht eine Reihe von **Fluoro-chromen** zur Verfügung. Verschiedene Fluoreszenzfarbstoffe unterscheiden sich durch die Wellenlängen des Lichts, mit dem sie angeregt werden können, und durch die Wellenlängen, die sie nach der Anregung emittieren. Diese Eigenschaft erlaubt es, mehrere, mit unterschiedlichen Fluorochromen markierte Sonden simultan zu analysieren.

> **24-Farben-Karyotypisierungsverfahren**, von denen die am häufigsten eingesetzten als M-(**m**ultiplex-)FISH oder SKY (**s**pectral **k**aryotyping-)FISH bezeichnet werden, bieten neue Strategien für die vollautomatische Karyotypisierung und haben eine weite Verbreitung in der Diagnostik gefunden. Bei diesen Verfahren wird jedes menschliche Chromosom farblich anders markiert und dargestellt.

Die Vielfarbenhybridisierung hat ein sehr hohes Auflösungsvermögen für die Identifizierung interchromosomaler Aberrationen und ermöglicht eine schnelle Analyse sehr komplexer Umbauten des Genoms, wie sie beispielsweise häufig in soliden Tumoren gefunden werden (Abb. 2.**13**).

Vergleichende genomische Hybridisierung (CGH)

> Bei der CGH wird die **Fluoreszenzintensität zweier genomischer DNA-Proben** miteinander verglichen. Diese lässt man kompetitiv an Chromosomen oder, im Fall von Array-Techniken (s. u.), an DNA-Fragmente binden. Auf diese Weise werden numerische Abweichungen zwischen den beiden Sondenpopulationen analysiert.

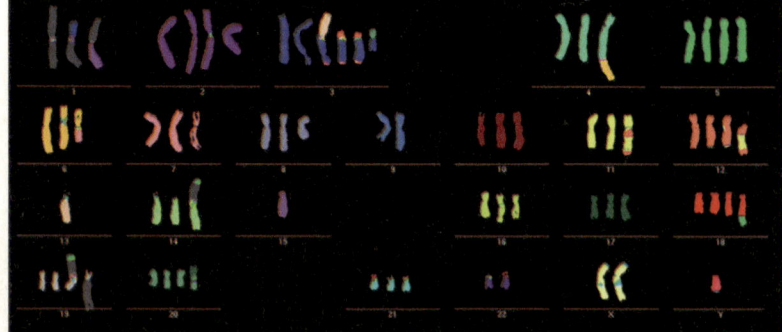

Abb. 2.**13 Beispiele für 24-Farben-Karyotypisierung.** Kleinzelliges Bronchialkarzinom: Zahlreiche strukturelle und numerische Aberrationen (s. S. 183) sind sichtbar. Eine so hohe Anzahl an Chromosomenstörungen ist für solide Tumoren typisch.

Die Vergleichende Genomische Hybridisierung (**c**omparative **g**enomic **h**ybridization, CGH) macht sich zunutze, dass nach einer Hybridisierung die Fluoreszenzintensität an einem speziellen Locus mit der Zahl der gebundenen Sondenfragmente korreliert. Diese Fluoreszenzintensität lässt sich mit den sensitiven Kamerasystemen der meisten Fluoreszenzmikroskope exakt quantifizieren und computergestützt auswerten. Die Methode wird eingesetzt, um **Deletionen** und **Amplifikationen** von DNA-Sequenzen im Genom nachzuweisen und zu kartieren.

CGH wird insbesondere in der **Tumorzytogenetik** angewendet, da die aufwändige und fehleranfällige Präparation von Metaphase-Chromosomen aus Tumorzellkulturen umgangen wird, während die für CGH notwendige Präparation von DNA aus Gewebe ein Standardverfahren ist (s. u.). Das zweite Anwendungsgebiet, das besonders von den neuen, hochauflösenden Array-Technologien (s. u.) profitiert, ist die Untersuchung von Syndromen unklarer Genese. In diesen Fällen hat die Array-CGH das Potenzial, kleine Deletionen oder Duplikationen zu detektieren, die mit anderen Verfahren nicht identifiziert werden können.

> Für die CGH werden zwei **genomische DNA-Proben** benötigt. Die zu testende genomische DNA wird je nach Fragestellung aus einer **Tumorzellpopulation** oder beispielsweise aus Lymphozyten eines Patienten extrahiert. Die Referenz-Sonde wird in der Regel aus Zellen einer **normalen Kontrollperson** gewonnen.

Das Prinzip der CGH ist in Abb. 2.**14** gezeigt. Man unterscheidet die Metaphasen-CGH und die Array-CGH. Bei beiden Verfahren wird zunächst die zu testende DNA eines Tumors oder eines Patienten extrahiert und mit einem zum Beispiel grün fluoreszierenden Farbstoff markiert. Die Referenz-DNA einer Kontrollperson wird mit einem anderen, beispielsweise rot fluoreszierenden Farbstoff markiert.

- Bei der **Metaphasen-CGH** werden dann beide genomischen DNA-Sonden unter Suppressionsbedingungen gleichzeitig und kompetitiv mit normalen, fixierten Metaphase-Chromosomen hybridisiert und das Ergebnis mit einem Fluoreszenzmikroskop analysiert.
- Bei der **aCGH** erfolgt die Hybridisierung auf einem sogenannten Microarray. Bei einem solchen Array liegt die genomische Ziel-DNA nicht in Form ganzer Metaphase-Chromosomen vor, sondern als definierte Fragmente in einem Koordinatensystem auf einer Oberfläche fixiert, z. B. Glas. Durch dieses Verfahren lassen sich kleine Deletionen oder Duplikationen von weniger als 100 kb identifizieren.

Bei beiden Verfahren wird das **Hybridisierungsmuster** der grün markierten Test-DNA mit dem der rot markierten Referenz-DNA verglichen. Regionen, die in der zu testenden DNA überrepräsentiert sind, erscheinen intensiver grün, während unterrepräsentierte Regionen geringere Intensitäten grüner Fluoreszenz aufweisen. Computerprogramme erlauben die exakte **Quantifizierung** der Fluoreszenz-

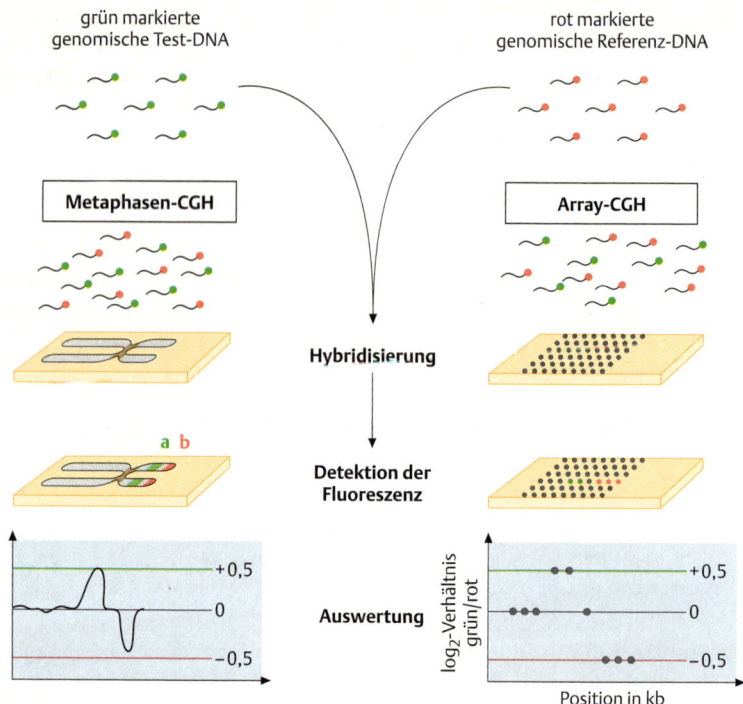

grün markierte
genomische Test-DNA

rot markierte
genomische Referenz-DNA

Metaphasen-CGH

Array-CGH

a b

Hybridisierung

**Detektion der
Fluoreszenz**

Auswertung

log$_2$-Verhältnis
grün/rot

+0,5

0

−0,5

+0,5

0

−0,5

Position in kb

→ Region a ist in der Test-DNA im Vergleich zur Referenz-DNA überpräsentiert, Region b dagegen
ist unterrepräsentiert.

Abb. 2.14 Prinzip der Vergleichenden Genomischen Hybridisierung (CGH). Als Ziel-DNA
für die Hybrisidisierung von Test- und Referenz-DNA-Sonden dienen entweder Metaphase-
Chromosomen (links) oder sogenannte Microarrays (rechts). Auf der Y-Achse ist das Verhältnis von grüner zu roter Fluoreszenz logarithmisch aufgetragen. Die X-Achse des Array-
CGHs gibt die Position der auf dem Objektträger fixierten DNA-Fragmente im jeweiligen
Chromosom in kb an. Region a ist in der Test-DNA im Vergleich zur Referenz-DNA überpräsentiert, Region b dagegen ist unterrepräsentiert.

intensitätsverhältnisse und zeigen in Profilen an, an welcher Stelle des Chromosoms der Schwellenwert für Überrepräsentation (grüne Linie in Abb. 2.14) bzw.
Unterrepräsentation (rote Linie in Abb. 2.14) überschritten wird. Auf diese Weise
werden numerische Abweichungen von Test- und Referenz-DNA identifiziert. Die
CGH stellt somit ein Screeningverfahren dar, mit dem ein Genom auf Deletionen
oder Amplifikationen untersucht werden kann.

Die Array-CGH hat sich aufgrund ihres hohen Auflösungsvermögens rasch zum
wichtigsten Verfahren zur Abklärung von Kindern mit Entwicklungsverzögerun-

gen oder mentaler Retardierung und Dysmorphien entwickelt. In rund 15 – 20 % aller Fällen mit unklaren **Dysmorphie- bzw. Retardierungssyndromen** lässt sich mittels Array-CGH eine Deletion oder Duplikation nachweisen, die den auffälligen Phänotyp verursacht. Diese Deletionen/Duplikationen haben in den meisten Fällen eine Größe unterhalb des Auflösungsvermögens der Bänderungsanalyse, sodass sie mit der klassischen Bänderungsanalyse nicht mehr erfasst werden können. Aus diesem Grund verdrängt die Array-CGH für diese Fragestellung die Bänderungsanalyse als erste anzuwendende Routineuntersuchung.

Darüberhinaus ergab die Array-CGH, dass das menschliche Genom überraschend variabel ist und jeder Mensch Verluste und Duplikationen genomischer Regionen aufweist, die auch Gene enthalten können. Der Einfluss dieser Kopienzahl-Varianten auf den menschlichen Phänotyp und für die Empfänglichkeit für bestimmte Erkrankungen ist zurzeit noch nicht verstanden.

2.1.4 Chromosomen während der Zellzyklusphasen

Der Zellzyklus

Der Zellzyklus ist eine Folge immer wiederkehrender Stadien, die von **proliferierende Zellen** durchlaufen werden. Die Phasen (Abb. 2.15) unterscheiden sich hinsichtlich Stoffwechselaktivität, DNA-Replikation und Zellteilung. **Nicht-proliferierende** Zellen scheiden aus dem Zellzyklus aus und befinden sich in einem Ruhestadium, der G_0-Phase.

Eine neu entstandene Zelle ist entweder aus einer **Mitose** oder **Meiose** hervorgegangen. Beide Formen der Zellteilung umfassen mehrere Phasen (s. S. 165), bei der entweder Tochterzellen (Mitose) oder Keimzellen (Meiose) entstehen. An die Mitose oder Meiose schließt sich die **Interphase** mit **G-** und **S**-Phase an:

- In der unterschiedlich lang dauernden **G_1-Phase** (Gap-Phase) erfüllt die Zelle ihre Stoffwechselfunktionen. In diesem Zeitraum werden zell- und organspezifische Gene exprimiert.
- Zellen, die sich nicht mehr teilen, wechseln von hier aus in die **G_0-Phase**, die sie durch Einwirken entsprechender Wachstumsfaktoren wieder verlassen können.
- Proliferierende Zellen treten in die etwa 8-stündige **S-Phase** (Synthese-Phase) ein, in der die **semikonservative Replikation** des Genoms (s. S. 15) stattfindet. Am Ende der S-Phase besteht jedes Chromosom aus zwei Schwesterchromatiden, der DNA-Gehalt hat sich verdoppelt.
- Während der anschließenden, etwa 4-stündigen **G_2-Phase** findet eine Überprüfung der DNA auf Replikationsfehler und Strangbrüche statt. Damit diese Schäden nicht in die Tochterzellen übertragen werden, findet gegebenenfalls eine Reparatur statt (Abb. 2.**15**).

2

Zellen vermehren sich in Gegenwart von Nährstoffen und **Wachstumsfaktoren**. Wachstumsfaktoren binden an Rezeptoren auf der Zelloberfläche und lösen so intrazelluläre Signale aus. Diese induzieren die Expression von Genen, welche an der DNA-Replikation beteiligt sind.

Zellzyklusregulation.

> Verantwortlich für die Übergänge von einer Zellzyklusphase in die nächste sind die sogenannten **Cyclin-abhängigen Protein-Kinasen** (**C**yclin **d**ependent **K**inase, **CDK**).

Die CDK-Aktivität bestimmt den Ablauf des Zellzyklus (Abb. 2.**15**). Die CDKs selbst werden durch spezielle regulatorische Proteine, die **Cycline** kontrolliert, deren Konzentration während des Zellzyklus fluktuiert. Neben den Cyclinen spielen auch **CDK-Inhibitoren**, wie zum Beispiel p21, eine wichtige Rolle bei der Regulation des Zellzyklus.

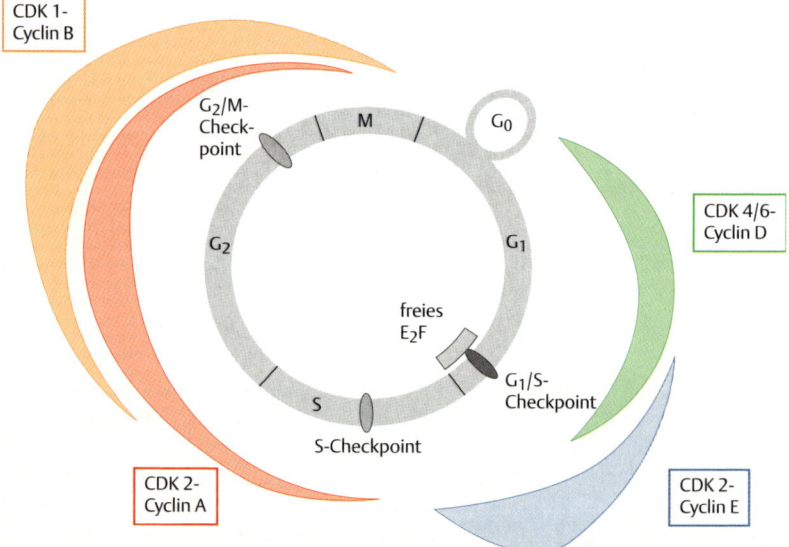

Abb. 2.**15 Phasen des Zellzyklus.** Beim Menschen gibt es mindestens vier verschiedene Cyclin-abhängige Proteinkinasen (CDK), die durch Bindung der regulatorischen Cycline im Verlauf des Zellzyklus aktiviert werden. In der G_1-Phase sind die Cycline-D-1 – 3 für die Überschreitung des G1/S-Überganges verantwortlich. Der Übergang von der G_1- in die S-Phase wird von Cyclin E und den Transkriptionsfaktor E2F reguliert. Im weiteren Verlauf kontrollieren Cyclin A und B den Zyklus.

Zellzyklus-Checkpoints.

Im Zellzyklus sind an drei verschiedenen Stellen **„Zellzyklus-Checkpoints"** eingebaut. An ihnen wird überprüft, ob der Zyklus fehlerfrei abläuft, die DNA intakt ist
und die Telomere (s. S. 146) eine bestimmte Länge nicht unterschreiten.

Diese Checkpoints hindern Zellen entweder daran, mit der DNA-Replikation zu
beginnen (G_1/S-Checkpoint), mit der Replikation fortzufahren (Checkpoint innerhalb der S-Phase) oder die Mitose einzuleiten (G_2/M-Checkpoint) (Abb. 2.**15**).

Mitose

Der Begriff „Mitose" wurde 1882 von Walther Fleming eingeführt. Es leitet sich
von dem griechischen Wort für „Faden" ab und bezieht sich auf das fadenähnliche
Aussehen von kondensierten Chromosomen.

Die Mitose dient der Weitergabe des zuvor replizierten Chromosomensatzes an die
Tochterzellen. Sie verläuft in verschiedenen Phasen, die durch die **Kondensierung
des Chromatins**, den Aufbau des **Spindelapparates** und die **Anordnung der Chromosomen** in der Zelle charakterisiert sind (Abb. 2.**16**).

Mitosephasen

Prophase. Die Mitose beginnt mit der Prophase. Gleichzeitig wird durch den
Umbau der Mikrotubuli, die in der Interphase das Zytoskelett gebildet und das
Zytoplasma organisiert haben, der **Spindelapparat** aufgebaut. Dieser Aufbau geht
von den beiden Zentrosomen aus. Jedes der Zentrosomen besteht aus zwei recht-
winklig zueinander angeordneten Zylindern (Zentriolen), umgeben von einer
Proteinschicht. Die Zentrosomen wandern an die Zellpole.

Prometaphase. Mit dem Abbau der Kernmembran beginnt die Prometaphase.
Ungefähr 20 bis 30 Spindelfasern (Kinetochor-Mikrotubuli) heften sich an das
Kinetochor eines Chromosoms. Bei den Kinetochoren handelt es sich um Multiproteinkomplexe, die auf den Zentromeren aufliegen. Die Chromosomen bewegen sich zunächst ungerichtet zwischen den Spindelpolen, bis die Kinetochoren
auf beiden Seiten der Zentromere Kontakt zu den Pol-Mikrotubuli aufgenommen
haben und die Chromosomen in die Äquatorialebene dirigiert werden.

Metaphase. Sie ist durch die Anordnung der maximal verdichteten Chromosomen
in der Äquatorialebene gekennzeichnet. In dieser Metaphasenplatte sind die beiden Chromatiden eines Chromosoms häufig getrennt sichtbar, sie sind aber noch
an den Zentromeren miteinander verbunden.

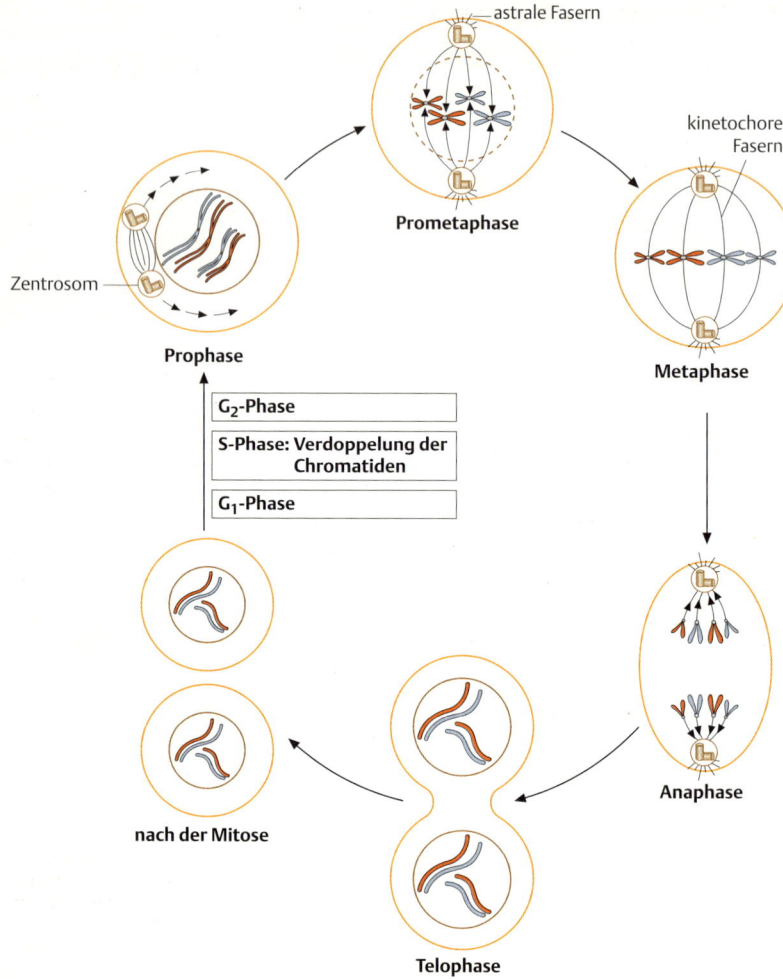

astrale Fasern

Prometaphase

kinetochore
Fasern

Zentrosom

Metaphase

Prophase

| G₂-Phase |
| S-Phase: Verdoppelung der Chromatiden |
| G₁-Phase |

nach der Mitose

Telophase

Anaphase

Abb. 2.**16 Die verschiedenen Phasen der Mitose.**

Anaphase. In der folgenden Anaphase werden die beiden Chromatiden voneinander getrennt und durch die Spindelfasern, die an die Kinetochoren geheftet sind, zu den entgegengesetzten Polen der Zelle gezogen.

Telophase. In der letzten Phase dekondensieren die Chromatiden wiederum zu Chromatin, die Kernhülle bildet sich aus und die mitotischen Mikrotubuli werden wieder zu zytoplasmatischen umgebaut. Anschließend werden Zytoplasma, Zellorganellen, Proteine und Komponenten des Zytoskeletts aufgeteilt und die Zelle teilt sich.

> Die Ereignisse von der Replikation bis zur Aufteilung der Chromatiden auf die Tochterzellen müssen mit **höchster Präzision** vor sich gehen und sind **stark reguliert**, damit alle Nachkommenzellen den identischen und vollständigen Chromosomensatz erhalten.

Der Zentrosomenzyklus

In Säugetierzellen werden Anzahl, Polarität und Orientierung der Spindelfasern von den **Zentrosomen** organisiert, die somit eine zentrale Bedeutung bei der **Chromosomensegregation** in der Anaphase haben. Im Normalfall besitzt jede Zelle in der G_1-Phase des Zellzyklus eine Kopie des Zentrosoms. Während der S-Phase wird dieses Zentrosom zeitgleich mit der DNA dupliziert. Der „Zentrosomen-Zyklus" ist daher eng an den „Chromosomen-Zyklus" gekoppelt (Abb. 2.**17**).

Eine abweichende Zentrosomenzahl oder modifizierte Zentrosomen, die ihre Funktion nicht mehr erfüllen können, führen häufig zu einer **Aneuploidie** (s. S. 183). So weisen viele Tumorzellen drei oder mehr Zentrosomen auf.

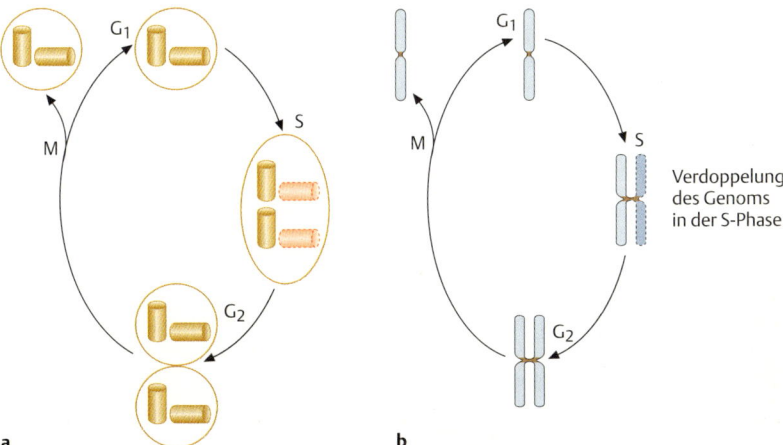

a   b

Abb. 2.**17 Zentrosomen-Zyklus und Chromosomen-Zyklus sind eng aneinander gekoppelt. a** Zentrosomen-Zyklus. **b** Chromosomen-Zyklus.

Meiose

> Die Meiose führt zur Bildung von **haploiden Gameten** aus diploiden Vorläuferzellen.

Diese Reduktion von 46 auf 23 Chromosomen sorgt dafür, dass die Größe des Genoms trotz sexueller Vermehrung über alle Generationen hinweg konstant bleibt. Im Jahre 1905 gaben Farmer und Moore dieser speziellen Form der Zellteilung den Namen Meiose, der sich vom dem griechischen Wort für Reduktion ableitet.

> Während in der **Mitose** nach Replikation aus einer diploiden Zelle zwei identische **diploide Tochterzellen** entstehen, generiert die **Meiose** aus einer diploiden Zelle **haploide Keimzellen**, in denen das genetische Material neu kombiniert vorliegt.

Meiosephasen
Vor der eigentlichen Meiose wird die DNA zunächst repliziert, sodass jedes Chromosom aus zwei Chromatiden besteht.

> In der ersten Reifeteilung (**Meiose I**) werden die homologen **Chromosomen** des diploiden Chromosomensatzes voneinander getrennt und damit die Zahl von 46 auf 23 reduziert. In der zweiten Reifeteilung (**Meiose II**) werden wie in der Mitose die **Schwesterchromatiden** voneinander getrennt und auf zwei Zellen verteilt.

Meiose I. In der Meiose I erfolgt neben der Trennung der homologen Chromosomen eine **Neukombination** des genetischen Materials durch zwei Mechanismen:
- Ursprünglich väterliches und mütterliches Gen-Material wird durch **Rekombination** zwischen Nicht-Schwesterchromatiden homologer Chromosomen ausgetauscht.
- Die ursprünglich väterlichen und mütterlichen Chromosomen werden **zufällig** auf die Tochterzellen verteilt, dabei erhält jedoch jede Zelle einen vollständigen Chromosomensatz.

Abb. 2.**18** zeigt die unterschiedlichen Stadien der Meiose. Die Meiose I beginnt, wie die Mitose, mit der Verdopplung der DNA, sodass jedes Chromosom des diploiden Chromosomensatzes zu Beginn der Prophase I aus zwei Chromatiden besteht. Die **Prophase I** wird in verschiedene Stadien unterteilt:
- Im Stadium des **Leptotän** sind die Chromosomen als lange dünne Fäden sichtbar.
- Im **Zygotän** legen sich die homologen Chromosomen mit hoher Präzision paarweise aneinander, ein Vorgang der auch **Synapsis** genannt wird. Die vier Chro-

matiden bilden mit dem Proteingerüst, das sie zusammenhält, den **synaptonemalen Komplex**. Die Paare homologer Chromosomen werden in diesem Stadium auch Bivalente genannt.

- Im folgenden **Pachytän** sind die Bivalente verdickt und verkürzt. In den sogenannten Rekombinationsknoten wird die **Rekombination**, also der Austausch von DNA-Stücken zwischen homologen Chromosomen, durch **Cross-over** eingeleitet.
- Im darauffolgenden Stadium des **Diplotän** weichen die beiden homologen Chromosomen auseinander. Sie bleiben lediglich an den Cross-over-Positionen durch sogenannte **Chiasmata** verbunden. Diese Bezeichnung wurde 1909 von Janssens nach dem griechischen Wort Chiasma für „Kreuz-ähnliche Struktur" geprägt. Während der **Rekombination durch Cross-over** brechen homologe Nicht-Schwesterchromatiden an äquivalenten Positionen und die beiden Fragmente werden neu zusammengesetzt. Auf diesem Weg wird in einigen Bereichen eines Chromosoms ursprünglich mütterliches und väterliches Genmaterial ausgetauscht. Die entstehenden Keimzellen tragen dann **neue Allelkombinationen** und sind genetische Variationen der Eltern.
- In der folgenden **Diakinese** lösen sich die Enden der Chromosomen von der Kernhülle und die Chromatiden beginnen auseinander zu weichen.

Wenn die Zelle in die **Metaphase I** eintritt, ist der Austausch genetischen Materials abgeschlossen, die Chromosomen sind maximal verdichtet und ordnen sich in der Äquatorialebene an.

Es folgt die **Anaphase I**, in der die homologen Chromosomen zu entgegengesetzten Polen gezogen werden. Die Zentromere werden, anders als in der Mitose, in diesem Stadium nicht geteilt.

Die sich in der **Telophase** bildenden Zellkerne enthalten den haploiden Chromosomensatz. Deshalb wird die Meiose I auch **Reduktionsteilung** genannt.

Meiose II. In der Meiose II werden die beiden Schwesterchromatiden voneinander getrennt. Die Verteilung der Chromatiden ist dabei zufällig und somit ebenfalls eine Möglichkeit der Neukombination genetischen Materials. Die Chromosomen ordnen sich in der **Metaphase II** in der Äquatorialebene des Spindelapparates an. Wie in der Mitose weisen nun die Mikrotubuli der Zentromere beider Schwesterchromatiden zu den entgegengesetzten Polen des Spindelapparates. In der **Anaphase II** werden die Schwesterchromatiden zu den beiden Polen gezogen. Durch eine weitere Zellteilung erhält nun jede Tochterzelle je ein Chromatid eines Chromosoms. Da die Meiose II eine Längsteilung der Chromosomen ist, wird sie auch **Äquationsteilung** genannt.

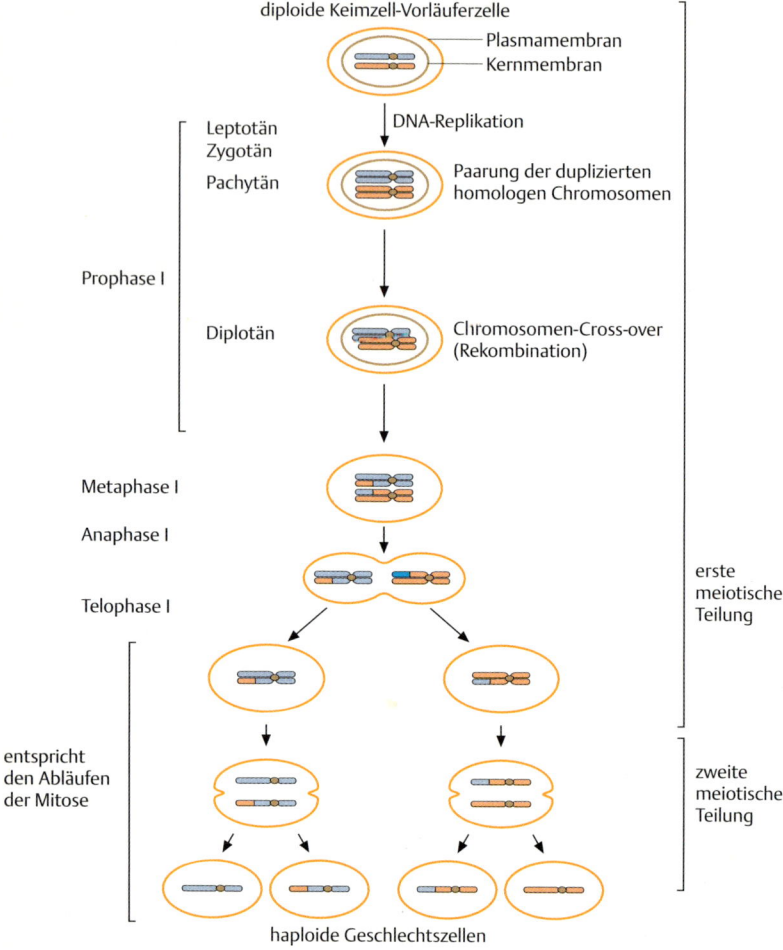

Abb. 2.**18 Die verschiedenen Stadien der Meiose.**

Gametogenese

Bei der **Gametogenese** (Abb. 2.**19**) gibt es sowohl Gemeinsamkeiten als auch geschlechtsspezifische Unterschiede. Sowohl Oogenese als auch Spermatogenese gehen von **primordialen Keimbahnzellen** aus. Diese wandern während der Embryogenese in die Gonadenanlagen ein, vermehren sich dort zunächst mitotisch und bilden die **Oogonien** bzw. **Spermatogonien**.

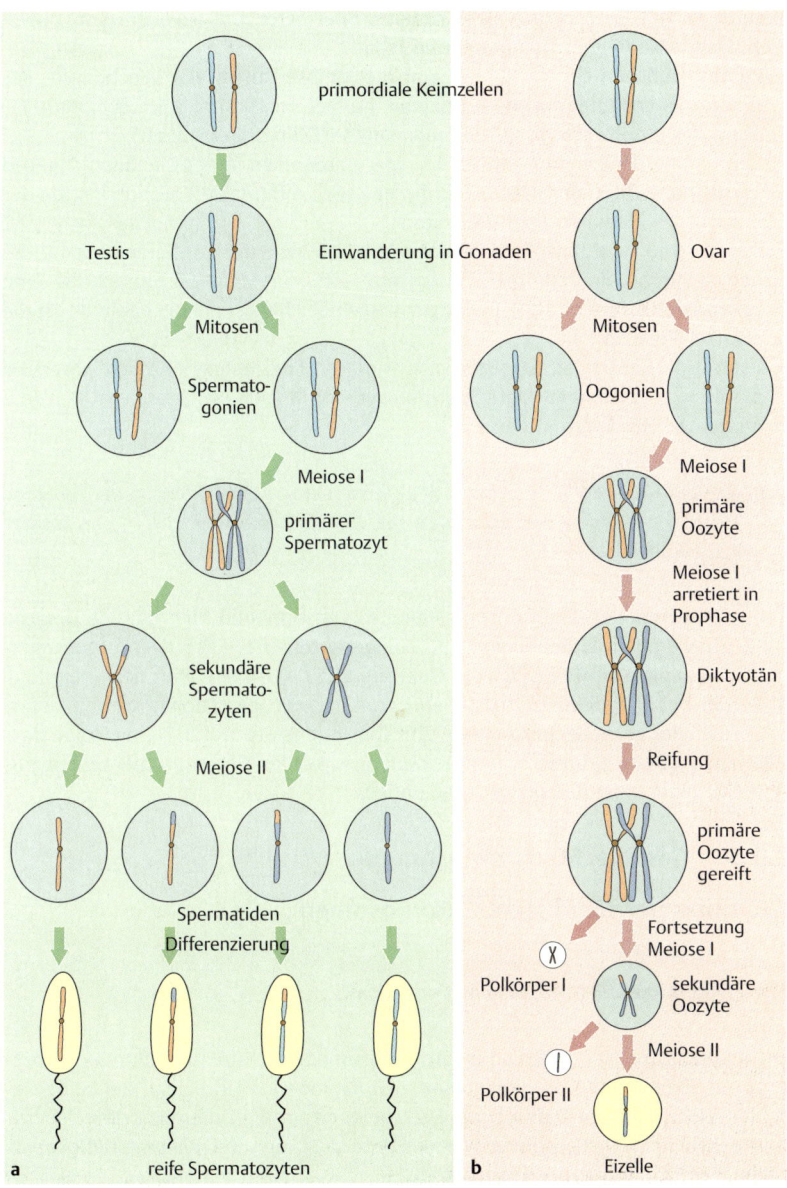

Abb. 2.**19 Gametogenese. a** Spermatogenese. **b** Oogenese.

Bereits bei der Entwicklung der primären Spermatozyten bzw. Oozyten zeigen sich **Unterschiede zwischen Mann und Frau**:

- Beim weiblichen Geschlecht beginnt die Meiose I etwa vier Wochen vor der Geburt. Es entstehen **primäre Oozyten**, die bis zur Ovulation im Diplotän-Stadium der Prophase I verharren (sogenanntes **Diktyotän-Stadium**).
- Beim Mann dauern die Mitosen der **Spermatogonien** in den Gonaden dagegen bis ins hohe Alter an. Nur ein Teil dieser Zellen differenziert sich ab Beginn der Pubertät zu **primären Spermatozyten**.
- Bei der Frau wird nach jeder meiotischen Teilung einer der beiden entstandenen Zellkerne als **Polkörper** verworfen. Nach der Meiose I entsteht so eine **sekundäre Oozyte** und der Polkörper I, nach der Meiose II eine haploide **Eizelle** und der Polkörper II.
- Beim Mann entstehen dagegen aus primären Spermatozyten nach Abschluss der Meiose I **zwei sekundäre Spermatozyten** und nach Abschluss von Meiose II insgesamt **vier Spermatiden**.

> Am Ende der Gametogenese hat jede primäre Oozyte **eine Eizelle**, jeder primäre Spermatozyt dagegen **vier Spermien** mit jeweils haploidem Chromosomensatz hervorgebracht.

Fehler in der meiotischen Chromosomensegregation sind eine häufige Ursache für chromosomale **Aneuploidien** und **Fehlgeburten** (s. S. 434). Nach gegenwärtigen Schätzungen sind 10 – 30 % der Oozyten und 2 – 10 % der Spermien aneuploid. Trotz der hohen Rate an numerischen Chromosomenaberrationen weisen jedoch nur 0,5 % aller Lebendgeburten eine Chromosomenstörung auf. Daraus folgt, dass die meisten Konzeptionen, die mit einem aneuploiden Chromosomensatz beginnen, mit einer spontanen Fehlgeburt enden.

2.1.5 Geschlechtschromosomen

Evolution der Geschlechtschromosomen

> Die menschlichen Gonosomen X und Y haben sich vor ca. 300 Millionen Jahren aus einem **gemeinsamen Autosomen-Paar** entwickelt.

Die gemeinsame Herkunft von einem Autosomenpaar wird auch durch die Existenz der sogenannten **pseudoautosomalen Regionen** (**PAR**) belegt, die beide Geschlechtschromosomen aufweisen. Entscheidend für die Differenzierung der beiden Geschlechtschromosomen war die **Unterdrückung der Rekombination** zwischen dem X- und dem Y-Chromosom.

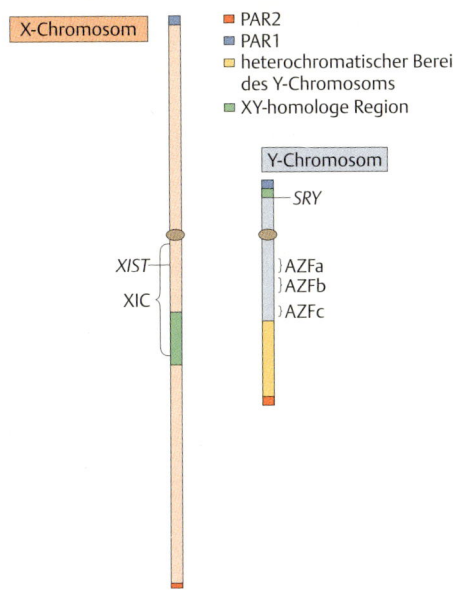

Abb. 2.20 Schema der menschlichen Geschlechtschromosomen X und Y. Die pseudoautosomalen Regionen PAR1 und PAR2 liegen an den Enden der Chromosomen. Das Y-Chromosom besitzt außerdem am Ende des langen Arms einen heterochromatischen Bereich und die für die Spermatogenese wichtige AZF-Region.

Der wahrscheinlichste Mechanismus zur Rekombinationssuppression war eine chromosomale Inversion auf dem Y-Chromosom. Regionen, die an Rekombinationen nicht mehr teilnehmen, sind für ein Genom potenziell gefährlich, da schädigende Mutationen nicht mehr selektioniert werden können. Dies ist der wahrscheinlichste Grund für die kontinuierliche Verkleinerung des Y-Chromosoms.

Gemeinsame Regionen zwischen den Geschlechtschromosomen

Es gibt insgesamt **vier gemeinsame Regionen** zwischen den Geschlechtschromosomen: PAR1, PAR2, sowie die XY-homologen Regionen Xq21.3 und Yp11.1.

Pseudoautosomale Regionen (PARs). PAR1 und PAR2 befinden sich jeweils an den **distalen Enden** der Geschlechtschromosomen. Wie die Autosomen enthalten diese Bereiche identische Gensequenzen, die in der Meiose ohne nachteilige Folgen rekombinieren können. In der PAR1 findet während der männlichen Meiose ein obligatorisches Cross-over statt, welches für die korrekte meiotische Segregation der Geschlechtschromosomen benötig wird. Bis heute konnten 16 Gene in der PAR1 identifiziert werden. Im Gegensatz zur PAR1 ist ein Cross-over zwischen den PAR2 des X- und Y-Chromosoms während der männlichen Meiose nicht obligatorisch und sogar relativ selten. Die PAR2 enthält 3 Gene und ein Pseudogen.

Einige der phänotypischen Auffälligkeiten beim **Turner-Syndrom** (s. S. 213) werden als Ergebnis der Haploinsuffizienz von PAR1-Genen zugeschrieben. Beispielsweise wird der Verlust des *SHOX*-(short stature homeobox-)Gens für den **Kleinwuchs** beim Turner-Syndrom verantwortlich gemacht.

Xq21.3 und Yp11.1. Auch in den Regionen, die nicht an der Rekombination teilnehmen, existieren Gene, Pseudogene oder repetitive Sequenzen, die hohe Sequenzhomologien zwischen dem X- und dem Y-Chromosom aufweisen. Die mit 4 Mb größte dieser homologen Regionen besteht zwischen **Xq21.3** und **Yp11.1**. Diese Region weist zwischen den beiden Geschlechtschromosomen eine Sequenzidentität von 99 % auf, bislang wurde in dieser Region vier Protein-codierende Gene identifiziert.

X-Chromosom

> Das menschliche X-Chromosom ist ein **großes**, **submetazentrisches** Chromosom, das aus ungefähr 155 Mb DNA besteht. Es enthält mehr als 800 Protein-codierende, hoch konservierte Gene, darunter über 200 Gene, welche kognitive Funktionen mitbestimmen.

In jeder somatischen Zelle ist jeweils immer nur ein X-Chromsom aktiv, das andere X-Chromosom ist inaktiviert.

X-Inaktivierung
Der Mechanismus der X-Inaktivierung wurde zuerst von **Mary Lyon** im Jahre 1961 diskutiert und später bestätigt. Sie dient der Gen-Dosis-Kompensation und gewährleistet, dass im weiblichen Organismus im Vergleich zum männlichen nicht die doppelte X-chromosomale Gen-Dosis exprimiert wird. Das inaktive X-Chromosom ist zytologisch als kondensiertes **„Barr-Körperchen"** sichtbar (Abb. 2.**21**).

> Die **Lyon-Hypothese** besagt, dass in der frühen weiblichen Embryonalentwicklung in jeder somatischen Zelle eines der beiden X-Chromosomen nach dem Zufallsprinzip inaktiviert wird. Weibliches Gewebe weist also hinsichtlich der Aktivität des X-Chromosoms eine **Mosaikkonstellation** auf.

In Zellen mit mehr als einem X-Chromosom werden alle zusätzlichen X-Chromosomen inaktiviert. Dies gilt auch für X-chromosomale Polysomien wie XXX und XXY. Die X-Inaktivierung wird in der embryonalen Entwicklung durch nicht kodierende **Sense-** und **Antisense-RNAs** initiiert, die vom **X-Inaktivierungszentrum** (**XIC**) auf Xq gebildet werden. Auf dem inaktiven X-Chromsom wird in diesem Bereich ein spezielles Transkript gebildet (**XIST = X inactive specific Transcript**),

2

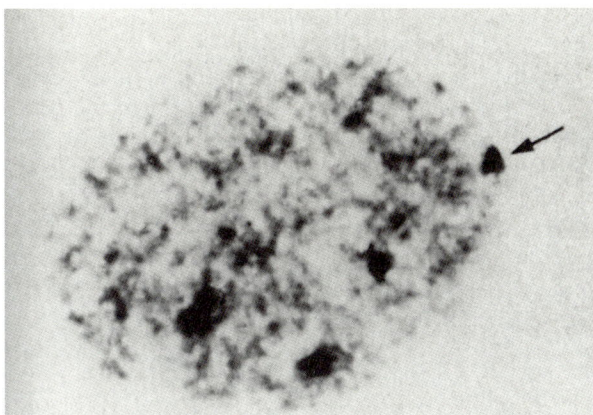

Abb. 2.**21 Barr-Körperchen (X-Chromatin) in Zellen weiblicher Individuen.**

welches sich als langes RNA-Molekül über nahezu das gesamte Chromosom aus-
breitet. Die Bedeutung der X-Inaktivierung wird aus der Tatsache ersichtlich, dass
eine Störung der X-Inaktivierung in der Regel bereits in der frühen Embryo-
nalphase letal ist.

Unvollständige X-Inaktivierung.

Die X-Inaktivierung ist nicht vollständig: Einige Gene werden auch vom **inaktiven X-
Chromosom** exprimiert.

Beispiele hierfür sind die Gene in den **pseudoautosomalen Regionen,** aber auch
Gene in der XY-homologen Region in Xq21.3. Die fehlende Inaktivierung solcher
Gene wird für die leichten kognitiven Einschränkungen von Menschen mit X-
chromosomalen Polysomien verantwortlich gemacht.

Präferenzielle X-Inaktivierung.

Das Verhältnis von Zellen mit einem paternal oder maternal inaktiviertem X-Chromosom müsste theoretisch immer in einem Bereich von 1:1 liegen. Manchmal wird
aber auch eine deutliche Verzerrung beobachtet, sodass präferenziell nur eines der
beiden elterlichen Chromosomen inaktiviert wird.

Ursachen können in bestimmten Variationen des Lokus liegen, der die X-Inaktivierung kontrolliert und somit die Auswahl des zu inaktivierenden X-Chromosoms beeinflusst. Die X-Inaktivierung kann auch durch bestimmte Mutationen

auf dem X-Chromosom verzerrt werden. In diesem Fall werden Auswirkungen der Mutation durch die X-Inaktivierung beseitigt oder gemildert. Eine andere Ursache können Translokationen zwischen Autosomen und X-Chromosomen sein, in diesen Fällen ist es häufig für die Zelle von Vorteil, das intakte X-Chromosom zu inaktivieren, sodass die beiden X-Chromosom-Fragmente aktiv bleiben, die bei einer solchen Translokation entstehen.

Y-Chromosom

Im Gegensatz zum X-Chromosom, handelt es sich beim Y-Chromosom um ein **kleines**, **genarmes**, **submetazentrisches** Chromosom, bestehend aus ca. **60 Mb DNA**.

Die distalen 30 Mb des langen Arms sind zytologisch als Heterochromatin sichtbar und bestehen aus repetitiver, nicht kodierender DNA. Der euchromatische Anteil des Y-Chromosoms besteht aus ca. 110 Genen. Viele dieser Gene haben spezifische Funktionen, die auf das männliche Geschlecht beschränkt sind. Zu diesen gehören vor allem das *SRY*-Gen auf Yp und die *AZF*-Gen-Familien auf Yq. Das Y-Chromosom bestimmt das männliche Geschlecht durch das *SRY*-**Gen**, den Testis-bestimmenden (testis-determining) Faktor, das auf dem kurzen Arm in der Chromosomenbande Yp11.32 liegt. Die Mechanismen, die zur Geschlechtdifferenzierung führen, werden ab S. 467 besprochen.

2.1.6 Zukünftige Entwicklungen der Chromosomenanalyse

Die diagnostischen Möglichkeiten innerhalb der Zytogenetik haben sich in den vergangenen Jahren kontinuierlich verbessert:

- Mittels **Bänderungsanalysen** wird ein Auflösungsvermögen für die Identifizierung von Deletionen oder Duplikationen von ungefähr 5-10 Mb erreicht (s. S. 154).
- Mit geeigneten **FISH-Sonden** (s. S. 156) lassen sich deutlich kleinere strukturelle Veränderungen erkennen. Hier hängt das Auflösungsvermögen hauptsächlich von der Auswahl der Sonden ab und kann im geeigneten Fall auf ca. 50 kb reduziert werden. Besonders wichtig ist in diesem Zusammenhang, dass mittels FISH die Signale auch im Interphase-Zellkern zu sehen sind.
- **Vielfarben-FISH-Ansätze** ermöglichen die simultane Analyse zahlreicher unterschiedlicher Regionen im Genom (s. S. 160).
- Die **Array-Techniken** (s. S. 161) verbessern das Auflösungsvermögen (um 100 kb) weiter und werden für bestimmte Fragestellungen die Zytogenetik ergänzen.
- Neben den Array-Techniken werden viele zytogenetische Einsatzgebiete künftig auch mit **neuen Sequenzierungsverfahren** (Next-generation sequencing,

S. 108) konkurrieren, die es erlauben, das gesamte Genom kostengünstig zu sequenzieren.

> Auch wenn die Array-Techniken oder neue Sequenzierungstechnologien das Auflösungsvermögen verbessern und Genomanalysen im Hochdurchsatzverfahren ermöglichen, bedürfen in der Praxis wichtige Analysen auf dem Einzelzellniveau weiterhin der klassischen Zytogenetik.

2.1.7 Zytogenetische Nomenklatur

Unter **Karyotyp** versteht man die Anordnung von Chromosomen nach Größe, Form und Bänderungsmuster. Die Nomenklatur erfolgt nach einem international einheitlichen Schema (**I**nternational **S**ystem for **C**ytogenetic **N**omenclature, **ISCN**).

> Die **ISCN-Nomenklatur** legt international einheitlich die Beschreibung von Karyotypen fest. Zuerst wird die **absolute Chromosomenzahl** des Chromosomensatzes genannt, dann, durch ein Komma getrennt, die **Konstellation** der **Geschlechtschromosomen**, anschließend werden eventuell vorhandene numerische und strukturelle Veränderungen wie unten beschrieben aufgelistet.

Ein normaler weiblicher Chromosomensatz wird dementsprechend mit 46,XX und ein normaler männlicher Chromosomensatz mit 46,XY beschrieben.

Ebenso legt diese Standard-Chromosomen-Nomenklatur die **fortlaufende Nummerierung** und die Unterteilung der Chromosomen in **p-** und **q-Arm** fest (S. 144). Basierend auf diesen internationalen Vereinbarungen werden die Chromosomenarme weiter in **Regionen** und jede dieser Regionen nochmals in **Chromosomenbanden** unterteilt, die nach Färben der Chromosomen mikroskopisch nachweisbar sind (s. S. 154). Anhand dieser Bandenfärbungen haben Genetiker zur besseren Orientierung sogenannte **Ideogramme** erstellt, d. h. schematische Darstellungen der Chromosomen (Abb. 2.**22**).

Das Ideogramm z. B. des **Chromosoms 11** (Abb. 2.**22**) zeigt, dass die Bande 14 des p-Arms weiter in bis zu 3 Subbanden unterteilt werden kann. Die Angabe 11p14.1 bezeichnet also auf dem kurzen Arm von Chromosom 11 die Region 1, Bande 4 und Subbande 1 (gesprochen: Chromosom elf p eins vier eins).

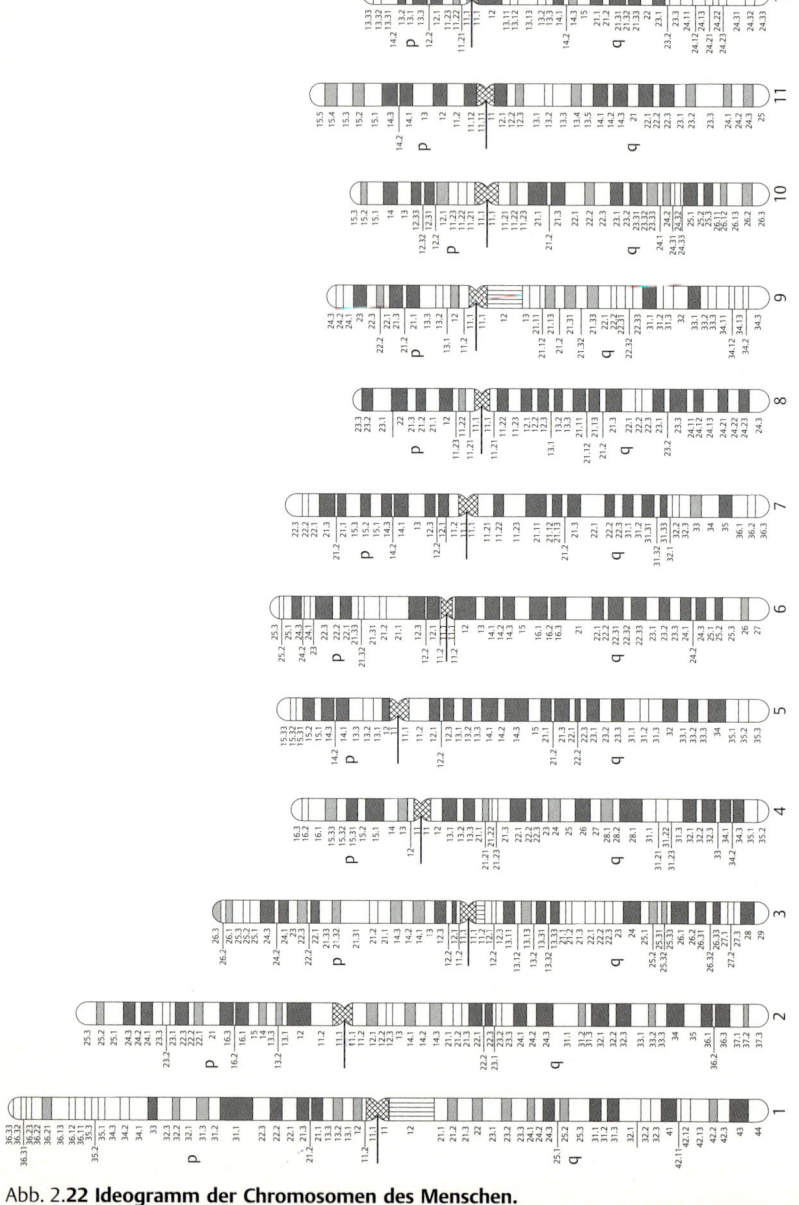

Abb. 2.**22 Ideogramm der Chromosomen des Menschen.**

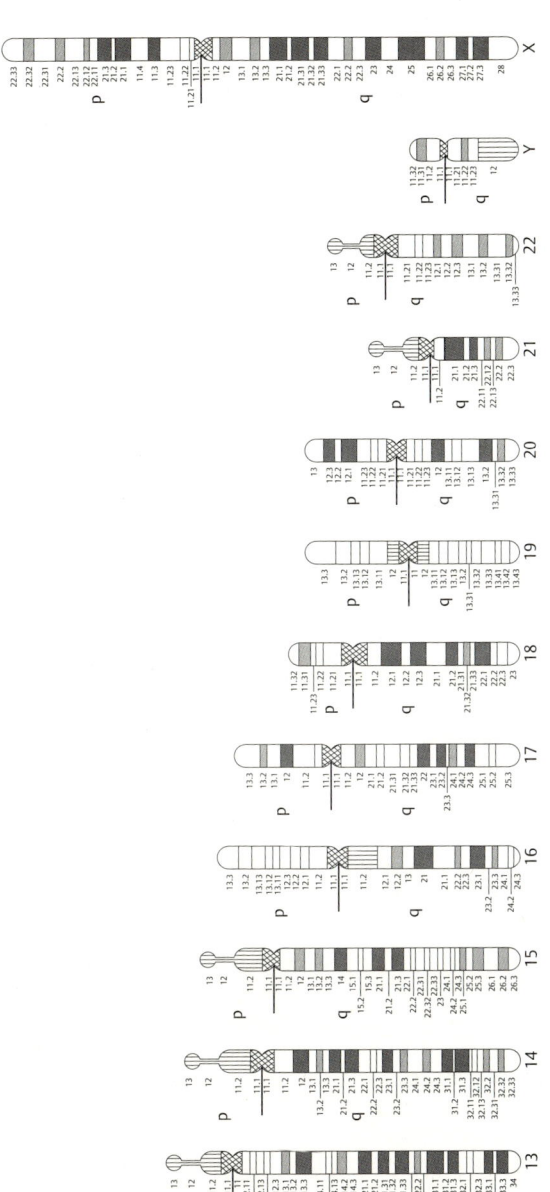

2

2.2 Chromosomenaberrationen

M. Speicher

2.2.1 Ursachen von Chromosomenaberrationen

Chromosomenaberrationen nach Einwirkung exogener Noxen

> Chromosomendefekte können durch die Einwirkung exogener Noxen (**ionisierende Strahlung**, **chemische Substanzen** und **Viren**) hervorgerufen werden.

Da in vielen Fällen eine hohe Korrelation zwischen strukturellen Chromosomenaberrationen und Einwirkung exogener Noxen besteht, sind sie für die angewandte Mutagenitätsforschung von Bedeutung. Chromosomendefekte lassen sich prinzipiell in jedem Körpergewebe nachweisen. Aus praktischen Gründen ist die Analyse jedoch vor allem auf Lymphozyten, Fibroblasten und Knochenmarkzellen beschränkt. Für Routineuntersuchungen im Rahmen der Mutagenitätstestung ist die **Lymphozytenkultur** die Methode der Wahl.

Detailliertere Informationen zu den Entstehungmechanismen von DNA-Schäden durch exogene Noxen sind in Kap. 1 ab S. 66 beschrieben.

Chromosomenaberrationen nach Einwirkung ionisierender Strahlen

Dizentrische Chromosomen als typische strahleninduzierte Aberrationen wurden bei Überlebenden der Atombombenexplosionen von Hiroshima und Nagasaki, nach Strahlenunfällen (Tschernobyl) und bei beruflicher Strahlenexposition nachgewiesen.

> Im Rahmen der medizinischen Strahlenschutzüberwachung können Chromosomendefekte in Lymphozyten als **quantitativer biologischer Indikator** für eine Abschätzung der **Körperdosis** (z. B. bei Überexposition beruflich strahlenbelasteter Personen) verwendet werden.

Die Bestimmung der Dosis erfolgt anhand von **Dosiswirkungskurven**, die für verschiedene Aberrationstypen bei Bestrahlungsexperimenten in vitro erstellt wurden. Art und Zahl der Aberrationen erlauben jedoch keine unmittelbaren Rückschlüsse auf gesundheitliche Risiken der exponierten Personen.

Chromosomenaberrationen nach Einwirkung chemischer Substanzen

Für eine Reihe chemischer Substanzen konnte nachgewiesen werden, dass sie entweder **strukturelle Chromosomendefekte** auslösen können oder als **Spindelgifte** wirken. Im letzteren Fall entstehen aneuploide oder polyploide Zellen. Die mutagene Wirkung bestimmter Chemikalien zeigt sich darüber hinaus durch eine Erhöhung der **Schwester-Chromatid-Austauschrate (SCE)**.

Zu den sogenannten „Klastogenen", also chromosomenschädigenden Substanzen, gehören z. B. industrielle Chemikalien (Arsen, Chrom, Kadmium, Benzol, Vinylchlorid, Äthylenoxid), Naturstoffe (verschiedene Alkaloide, Aflatoxine), bestimmte Medikamente (insbesondere alkylierende Substanzen, die in der Krebstherapie eingesetzt werden), bestimmte Antibiotika und natürlich auch Zigarettenrauch. Auf die teratogene Wirkung dieser Substanzen wird auf S. 437 hingewiesen.

Chromosomenaberrationen nach Einwirkung biologischer Noxen

Eine zytogenetische Wirkung biologischer Noxen ist von verschiedenen **Viren**, **Schimmelpilzen** und **Mykoplasmen** bekannt.

Die ersten Befunde wurden 1962 bei Masernpatienten in Lymphozyten erhoben. Typisch sind **Einzelbruchaberrationen** vom Chromatidtyp. In viral infizierten Zellkulturen kommt es nach Synzytienbildung zur **vorzeitigen Kondensation** der Chromosomen (PCC, Premature Chromosome Condensation) bis hin zur **Pulverisierung** des gesamten Chromatins der betroffenen Zellkerne.

2.2.2 Arten von Chromosomenaberrationen

Der Chromosomensatz der somatischen Zellen des Menschen ist in der Regel **diploid**, d. h. von jedem der **22 Autosomen** ist in jeder Zelle ein Paar vorhanden: ein Chromosom von der Mutter und eines vom Vater. Dazu kommen die **Geschlechtschromosomen** (Gonosomen) X und Y.

Man unterscheidet zwischen numerischen und strukturellen Chromosomenaberrationen:

- **Numerische Aberration:** Hierbei ist die Zahl ganzer Chromosomen oder auch des ganzen Chromosomensatzes durch eine Fehlverteilung verändert.
- **Strukturelle Aberration:** Im Gegensatz dazu finden bei einer strukturellen Chromosomenaberration Umbauten innerhalb eines oder verschiedener Chromosomen statt.

2

Tab. 2.3 Häufigkeit von Chromosomenstörungen bei Lebendgeburten

Chromosomenaberration	Häufigkeit (bei Lebendgeburten)
perizentrische Inversion	1:100
balancierte Translokation	1:500
Trisomie 21	1:700
unbalancierte Translokation	1:2000
47,XXY	1:1000 (Männer)
47,XYY	1:1000 (Männer)
47,XXX	1:1000 (Frauen)
45,X	1:2000 (Frauen)
Trisomie 18	1:3000
Trisomie 13	1:5000

Außerdem werden konstitutionelle und somatische Aberrationen gegenübergestellt:

- **Konstitutionelle Aberration:** Sie treten in Keimzellen oder deren Vorläufern auf. Sie sind also bereits in der Zygote (der befruchteten Eizelle) vorhanden und liegen dann in allen Körperzellen der betroffenen Person vor. Sie sind eine wesentliche Ursachen kongenitaler Anomalien und Entwicklungsstörungen.
- **Somatische Aberration:** Sie tritt erst nach dem Zygoten-Stadium auf, d. h. sie ist nicht in allen Körperzellen vorhanden, sondern auf einzelne Gewebe beschränkt. Typisches Beispiel somatischer Aberrationen sind die klonalen Aberrationen bei Leukämien oder Tumorerkrankungen (s. S. 513).

Zu den **somatischen Aberrationen** gehören auch seltene Erkrankungen mit autosomal-rezessivem Erbgang, bei denen in somatischen Zellen eine **erhöhte Chromosomenbrüchigkeit** vorliegt (sogenannte Chromosomenbruchsyndrome). Ursache für diese Erkrankungen sind Störungen der DNA-Reparaturmechanismen. Die Patienten zeigen häufig eine stark erhöhte Sensitivität gegenüber exogenen Noxen wie UV-Strahlen und stark erhöhter Tendenz zur Tumorbildung. Zu diesen Erkrankungen gehört die Fanconi-Anämie (s. S. 101), das Bloom-Syndrom (s. S. 101), das Nijmegen-Breakage-Syndrom (s. S. 100), das Werner-Syndrom und die Ataxia telangiectasia (s. S. 100).

Numerische Aberrationen

Numerische Chromosomenaberrationen gehören zu den **Genommutationen** (s. S. 50) und entstehen durch **Fehlverteilung der Chromosomen** auf die Tochterzellen.

Durch sogenannte **Nondisjunction** (Nicht-Trennung der Chromosomen) kommt es zu **Aneuploidien**, bei denen einzelne Chromosomen in den entstehenden Tochterzellen nur einfach vorliegen (**Monosomie**) oder mehr als zwei homologe Chromosomen des diploiden Satzes in den Zellen vorhanden sind (z. B. **Trisomie**).

Im Gegensatz zu wenigen Trisomien ist eine **Monosomie** von Autosomen **nicht mit dem Leben vereinbar**. Lebensfähig sind nur **partielle Monosomien** (Deletionen). Viele autosomalen Aberrationen haben sehr schwerwiegende phänotypische Auswirkungen, was bei gonosomalen Aberrationen nicht der Fall ist.

Die meisten autosomalen Aberrationen enden mit einer spontanen **Fehlgeburt** (s. S. 235) bereits vor der 12. Schwangerschaftswoche, treten jedoch mit unterschiedlicher Häufigkeit auch bei **Lebendgeburten** auf (Tab. 2.3).

Außerdem kann eine Nondisjunction den Ploidiegrad des ganzen Chromosomensatzes verändern. So ist die Triploidie eine **Polyploidie**, bei der jedes der 23 Chromosomen in dreifacher statt zweifacher Ausführung vorliegt (Tab. 2.4).

Die Nondisjunction findet hauptsächlich während der ersten und zweiten Teilung der **Meiose** (s. S. 168) statt und wird dann über die Gameten an die Nachkommen vererbt.

Eine Fehlverteilung von Chromosomen tritt aber auch in somatischen Zellen auf. Ist sie mit dem Überleben der Zellen vereinbar, existieren im Gewebe aberrante Zellklone neben nicht veränderten Zellen und bilden ein **somatisches Mosaik**. Mosaike für numerische Chromosomenaberrationen kommen meist durch postzygotischen, also mitotischen Verlust zustande. Dieses trifft sowohl für die sogenannten Turner-Mosaike als auch die Mosaike für Trisomien zu (s. S. 204).

Tab. 2.**4** Übersicht über die numerischen Chromosomenaberrationen

Aneuploidie (einzelne Chromosomen liegen in fehlerhafter Anzahl vor)	Monosomie
	Trisomie
	Tetrasomie
Polyploidie (der gesamte Chromosomensatz liegt in fehlerhafter Anzahl vor)	Triploidie
	Tetraploidie

2

Durch mitotischen Verlust eines Chromosoms können aus ursprünglich trisomen Zygoten wieder diploide Körperzellen entstehen. Man bezeichnet dies als **Trisomiekorrektur**. Hierbei kann in der nun diploiden Zelle entweder ein väterliches und ein mütterliches Chromosom verbleiben, es können aber auch zwei väterliche oder zwei mütterliche Chromosomen verbleiben. Den letzten Fall bezeichnet man als **uniparentale Disomie** (s. S. 275).

Nomenklatur der numerischen Chromosomenaberrationen

Die **ISCN-Nomenklatur** (s. S. 177) ermöglicht eine international einheitliche Beschreibung von numerischen Chromosomenanomalien.

Aneuploidie der Geschlechtschromosomen. Bei einer Aneuploidie der Geschlechtschromosomen (gonosomale Aberration) wird laut Nomenklatur zuerst die Gesamtzahl der Chromosomen angegeben, dann die Konstellation bezüglich der Geschlechtschromosomen. Der Karyotyp des **Klinefelter-Syndroms** 47,XXY besagt, dass insgesamt 47 Chromosomen vorliegen, wobei ein **zusätzliches X-Chromosom** vorhanden ist. Der Karyotyp beim **Ullrich-Turner-Syndrom** wird folglich mit **45,X** beschrieben.

Aneuploidie der Autosomen. Ist dagegen in einer ansonsten diploiden Zelle ein zusätzliches **Autosom** (autosomale Aberration) vorhanden, wird es im Karyotyp mit einem Plus-Zeichen (+) angegeben. So ist bei einer **Trisomie 21** (**Down-Syndrom**) das Chromosom 21 nicht zweifach (disom), sondern in drei Kopien (trisom) vorhanden. Für eine Frau mit Down-Syndrom lautet der Kayotyp daher **47,XX,+21**. Ein fehlendes Autosom wird hingegen mit einem Minus-Zeichen gekennzeichnet.

Polyploidie. Das dreifache Vorliegen des haploiden Chromosomensatzes (**Triploidie**) wird je nach gonosomaler Konstellation mit **69,XXY, 69,XXX** oder **69,XYY** beschrieben. Entsprechend liegt bei einer **Tetraploidie** jedes Chromosom vierfach vor, ein möglicher Karyotyp ist **92,XXYY**.

Bei einer Mosaikkonstellation. Bei dem Vorhandensein von zwei chromosomal unterschiedlichen Zelllinien werden alle Zellklone aufgelistet, wobei der normale Zellklon immer zuletzt genannt wird. Wird beispielsweise bei einer Frau mit klinischen Zeichen des **Down-Syndroms** der Karyotyp als **47,XX,+21[40]/46,XX [10]** beschrieben, zeigt dies an, dass insgesamt 50 Zellen untersucht wurden. Vierzig davon wiesen eine Trisomie 21 auf, 10 Zellen hatten einen disomen Chromosomensatz.

Fehlverteilung von Geschlechtschromosomen

> Die Fehlverteilung von Geschlechtschromosomen führt zu einer relativ **geringen Störung des Phänotyps**. Geschlechtsentwicklung, Körperbau und geistige Entwicklung sind in der Regel unauffällig oder leicht verändert.

Ein Beispiel für eine solche gonosomale Aneuploidie ist das **Ullrich-Turner-Syndrom** (bei 50 % der Betroffenen mit Karyotyp 45,X, s. S. 213). In 60 % der Fälle trägt die Patientin das mütterliche X-Chromosom, was darauf hinweist, dass das väterliche Gonosom während der Keimzellbildung oder nach der Befruchtung verloren gegangen ist. Weitere Beispiele für die Fehlverteilung der Geschlechtschromosomen sind das **Klinefelter-Syndrom** (47,XXY, s. S. 216), die Karyotypen **47,XXX** (s. S. 215) und **47,XYY** (s. S. 218).

Fehlverteilung von Autosomen

> Die Fehlverteilung von Autosomen **beeinträchtigt** im Gegensatz zu der Nondisjunction der Geschlechtschromosomen die **körperliche** und **geistige Entwicklung** deutlich. Während autosomale Monosomien immer zu einem Abort führen, sind Träger von Trisomien und Tetrasomien durchaus lebensfähig.

Klinisch bedeutsam sind vor allem **Trisomien** der **Chromosomen 21, 18** und **13**, da diese potenziell lebensfähig sind. Nur ca. 5 % aller Trisomien haben ihren Ursprung in einer postzygotischen, mitotischen Nondisjunction. So entstehen die meisten Trisomien in der Meiose – zwei Drittel durch **Teilungsfehler in Meiose I** und ein Drittel durch **Fehler während der Meiose II**. Eine Ausnahme ist die **Trisomie 18**, die zum Großteil ihren Ursprung in der zweiten meiotischen Teilung hat. Die Häufigkeit meiotischer Teilungsfehler korreliert dabei mit dem mütterlichen Gebäralter (s. S. 80). Beispiele für Trisomien sind das **Down-Syndrom** (z. B. 47,XX,+21, s. S. 204), das **Edwards-Syndrom** (z. B. 47,XX,+18, s. S. 207) und das **Pätau-Syndrom** (z. B. 47,XX,+13, s. S. 209).

Polyploidie

> In polyploiden Zellen betrifft die Fehlverteilung von Chromosomen den **ganzen Chromosomensatz**.

Unter Polyploidie versteht man die Fehlverteilung eines kompletten **Chromosomensatzes**, sodass in den betroffenen Zellen ein Mehrfaches des üblichen Satzes vorliegt – bei somatischen Zellen also mehr als zweifach, bei Gameten mehr als einfach.

Ursache für Ploidieaberrationen ist in etwa 75 % die **Fehlbildung des Spindelapparates** durch eine Retention der Polkörperchen von Meiose I oder II. Die Polkörperchen werden anschließend in die Zygote inkorporiert, die resultierende

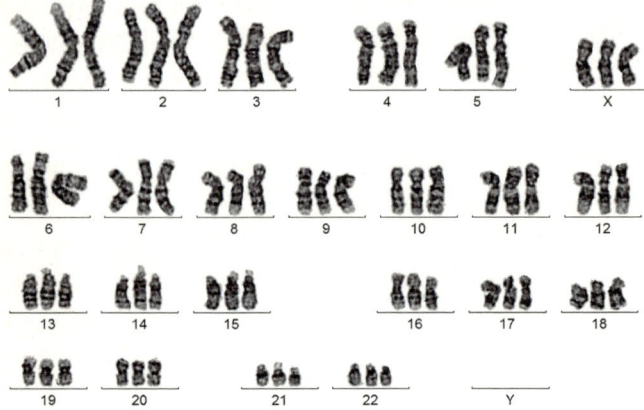

Abb. 2.**23 Karyogramm einer Triploidie 69,XXX.** (mit freundlicher Genehmigung von Dr. Udo Köhler, MGZ München)

Zygote trägt zwei mütterliche Chromosomensätze, man bezeichnet dies als **digyne Diploidie**.

Zu etwa 25 % ist aber auch **Dispermie**, also Befruchtung der Eizelle durch zwei Spermien, der Grund für eine Polyploidie. Es resultiert eine Zygote mit einem weiblichen und zwei männlichen Chromosomensätzen, man bezeichnet dies als **diandrische Polyploidie** (s. S. 212).

Triploidien mit den Karyotypen 69,XXX und 69,XXY gehört zu den häufigsten Ursachen früher Spontanaborte und nur sehr selten werden Kinder lebend geboren. Haploidie konnte bei Lebendgeburten bisher nicht nachgewiesen werden und ist wahrscheinlich schon für die Zygote letal. Besonders häufig sind solche Polyploidien in Tumorgewebe (Abb. 2.**23**).

Strukturelle Chromosomenaberrationen

Strukturelle Chromosomenaberrationen entstehen durch **Deletion/Duplikation** oder **Austausch** von chromosomalem Material innerhalb eines Chromosoms (**intrachromosomal**) oder zwischen zwei verschiedenen Chromosomen (**interchromosomal**).

Balancierte Aberration.

Bei einer balancierten Aberration ist das Material nach der Vereinigung der Fragmente lediglich **anders verteilt**, in der Gesamtheit in der Zelle aber erhalten. Häufig handelt es sich um eine reziproke Translokation, d. h. Austausch von genetischem Material zwischen zwei Chromosomen. Diese Art der Aberration führt nur dann zu phänotypischen Auffälligkeiten, wenn Gene in den **Bruchpunkten** liegen und durch die Umbauten in ihrer **Funktion beeinträchtigt** werden.

In diesen Fällen entspricht der Phänotyp dem eines monogenen Erbleidens, bei dem nur ein intaktes Allel der beiden homologen Chromosomen vorhanden ist. Da jedoch nur ungefähr 2 % des menschlichen Genoms proteinkodierende Sequenzen beinhalten, ist die Wahrscheinlichkeit sehr gering, dass Bruchpunkte innerhalb von wichtigen Genbereichen liegen und eine Genfunktion beeinträchtigt wird.

Die Mehrheit balancierter Aberrationen hat für den Träger also **keine unmittelbaren Konsequenzen**.

Balancierte Aberrationen können daher über viele Generationen hinweg vererbt werden. Das Hauptproblem liegt darin, dass sie unbalanciert weitergegeben werden können. In solchen Fällen manifestieren sich Gewinn oder Verlust eines Chromosomenfragments erst durch die Verteilung der Chromosomen in der Meiose. In Familien, in denen eine balancierte Chromosomenaberration vorhanden ist, findet man daher gehäuft Unfruchtbarkeit, erhöhte Spontanabortraten und Nachkommen mit unbalancierten Aberrationen (s. S. 424).

Unbalancierte Aberration.

Bei der unbalancierten Aberration führt **Duplikation** oder **Deletion** (Verlust) von autosomalen Chromosomensegmenten in der Regel zu **phänotypischen Auffälligkeiten**, da die fehlende bzw. überrepräsentierte Region meist schwerwiegende Folgen für die Genexpression haben kann.

Im Fall einer unbalancierten Translokation, die mit Duplikation (partielle Trisomie) und Deletion (partielle Monosomie) von zwei verschiedenen chromosomalen Regionen assoziiert ist, wird das klinische Bild meist durch die partielle Monosomie und weniger durch die partielle Trisomie bestimmt. Typisch sind hier Fehlbildungs-, Retardierungs- oder Dysmorphie-Syndrome. Die wichtigsten Strukturaberrationen sind schematisch in Abb. 2.**24** dargestellt.

Nomenklatur struktureller Chromosomenaberrationen

Laut Vereinbarung der ISCN (s. S. 177) wird nach der Gesamtzahl der Chromosomen und der Konstellation der Geschlechtschromosomen die **Art der Aberration** durch das entsprechende **Kürzel** (Tab. 2.**5**) und das **betreffende Chromosom** angegeben.

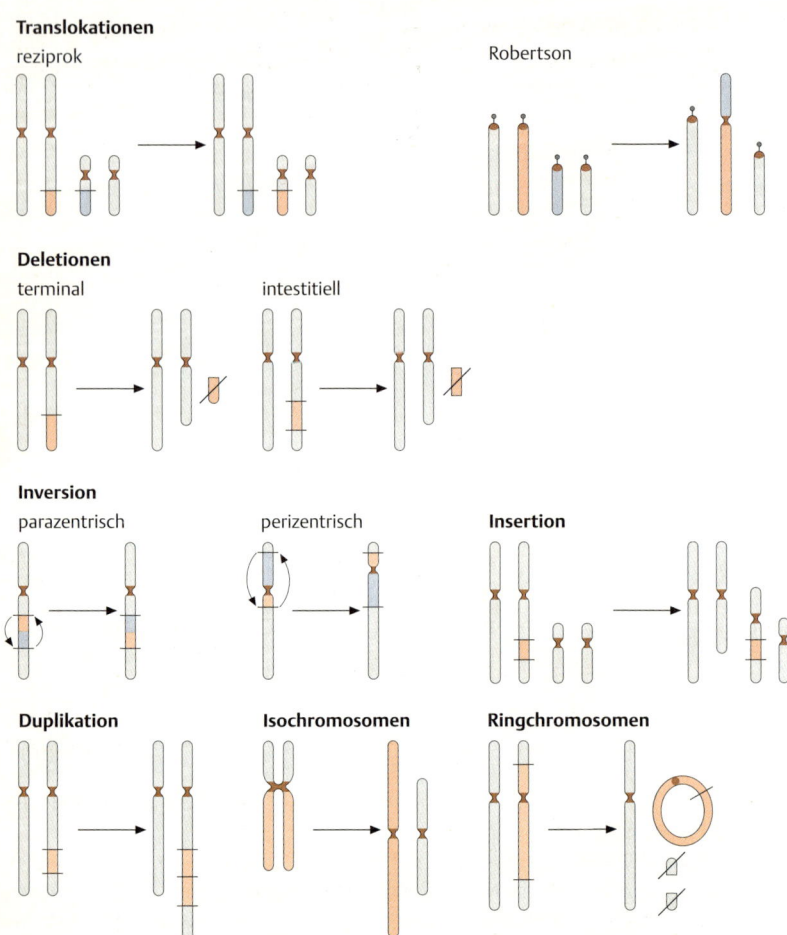

Abb. 2.24 Schema struktureller Chromosomenaberrationen.

Ein weiblicher Chromosomensatz, der mit 46,XX,t(11;22)(q23;q11.2) beschrieben wird, muss wie folgt interpretiert werden:

• Das „**t**" gibt die Translokation an.

• Die Zahlen in der ersten Klammer benennen die Chromosomen, zwischen denen sich die Translokation ereignet hat (hier: 11 und 22).

• Die Zahlen der zweiten Klammer bezeichnen die genauen Bruchpunkte (hier: für Chromosom 11, langer Arm, Region 2, Bande 3; für Chromosom 22, ebenfalls langer Arm, Region 1, Bande 1, Subbande 2).

Tab. 2.**5** ISCN-Nomenklatur der Chromosomenaberrationen

Abkürzung	Aberration	Beispiel
p	kurzer Arm	
q	langer Arm	
cen	Zentromer	
ter	am Ende von p oder q	
t	Translokation balanciert	46,XX,t(11;22)(q23;q11.2)
der	Translokation nicht balanciert	46,XX,der(11)t(11;22)(q23;q11.2)
inv	Inversion	46,XX,inv(2)(p14p21)
del	Deletion	46,XY,del(5)(p13)
dup	Duplikation	46,XX,dup(1)(q22q25)
r	Ringchromosom	46,XX,r(13) oder 46,X,r(X)
i	Isochromosom	46,XX,i(13)(q10)
ins	Insertion	46,XX,ins(5;2)(p14;q22q32)
fra	fragile Stelle	46,XX,fra(X)(q27.3)
+ oder –	zusätzliches oder fehlendes Chromosom	47,XX,+21
/	Mosaikkonstellation	47,XX,+21[40]/46,XX[10]

Diese Schreibweise zeigt an, dass es sich um eine balancierte Chromosomentranslokation handelt, bei der also kein Chromosomenmaterial deletiert oder dupliziert wurde.

Entsprechend gibt es in der ISCN-Nomenklatur auch die Möglichkeit, Deletionen, Duplikationen und Insertionen zu beschreiben:

- Das Kürzel **del**(1)(p36.3) beschreibt einen Bruch in der Bande 1p36.3, wobei das Chromosomenmaterial distal dieses Bruches deletiert ist.
- Eine Tandemduplikation des Chromosomensegmentes 1q22 bis 1q25 wird als **dup**(1)(q22q25) beschrieben.
- Wurde in die Chromosomenbande 5p14 die Chromosomenregion 2q22 bis 2q32 inseriert, wird dieser Vorgang als **ins**(5;2)(p14;q22q32) dokumentiert.

Translokationen
Reziproke Translokation.

Reziproke Translokationen sind Umbauten, bei denen jedes der involvierten Chromosomen eine **einzige Bruchstelle** besitzt und das Chromosomenmaterial reziprok, also **wechselseitig** ausgetauscht wird.

In der Regel kommt es dabei nicht zu einem Gewinn oder Verlust von Fragmenten. Deshalb ist die reziproke Translokation häufig **balanciert** (s. S. 186). Die Träger der balancierten Aberration sind phänotypisch unauffällig. Meist werden sie entdeckt, nachdem habituelle Fehlgeburten aufgetreten oder Kinder mit einem Dysmorphiesyndrom zur Welt gekommen sind.

Die Träger der reziproken Translokation bilden in der Meiose verschiedene Gameten – chromosomal unauffällige, balancierte und unbalancierte. Welche Gameten entstehen, hängt von der Segregation der homologen Chromosomen in der Meiose I ab. Da bei reziproker Translokation neben den strukturell veränderten zwei normale homologe Chromosomen vorhanden sind, bilden sich bei der Paarung in der Meiose I statt der üblichen Bivalente (s. S. 168) sogenannte **Quadrivalente**.

Abb. 2.25 zeigt, ausgehend von dem Quadrivalent, drei Möglichkeiten für eine 2:2-Segregation bei der Gametenbildung:

- Bei **alternierender Segregation** gelangen die im Quadrivalent gegenüberliegenden Chromosomen in einen Gameten. Die Hälfte der Nachkommen hat dann einen normalen, die andere Hälfte einen balancierten Karyotyp. Alle sind phänotypisch unauffällig.
- Bei den **Adjacent-Segregationen** gelangen die im Quadrivalent benachbarten Chromosomen in einen Gameten. Die Nachkommen haben einen unbalancierten Chromosomensatz mit partieller Monosomie bzw. Trisomie (Duplikations-Defizienz) für die translozierten Segmente.
- Ein seltener Spezialfall ist die **3:1-Segregation**, bei der stets unbalancierte Gameten entstehen.

Reziproke Translokationen treten mit einer Häufigkeit von 1:500 in der Bevölkerung auf. Dabei sind Translokationen mit denselben Bruchpunkten bei nicht verwandten Personen sehr selten.

Eine Ausnahme ist die relativ häufige Translokation zwischen den **Chromosomen 11** und **22**. Eine solche Translokation wird laut ISCN-Nomenklatur für einen weiblichen Organismus mit 46,XX,t(11;22)(q23;q11.2, s. oben) beschrieben.

> Im Allgemeinen führen **unbalancierte Karyotypen** je nach der Größe der translozierten Segmente und deren genetischem Gehalt zu Frühaborten, Spätaborten, Totgeburten oder Kindern mit einem Dysmorphie-Syndrom.

Das empirische Risiko, dass es zur Lebendgeburt von Kindern mit unbalanciertem Karyotyp kommt, ist abhängig von den an der Aberration beteiligten Chromosomen und Lage der Bruchpunkte. Je nach beteiligtem Chromosom kann es zwischen 0 und 60 % betragen.

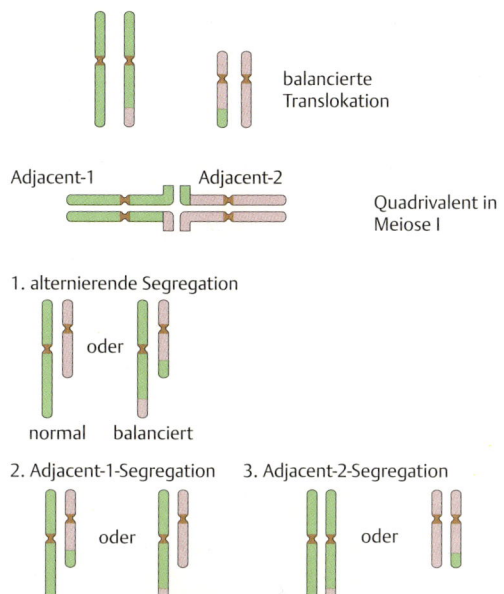

balancierte
Translokation

Abb. 2.**25 Segregationsmöglichkeiten bei reziproker
Translokation.**

Adjacent-1   Adjacent-2

Quadrivalent in
Meiose I

1. alternierende Segregation

oder

normal   balanciert

2. Adjacent-1-Segregation   3. Adjacent-2-Segregation

oder   oder

unbalanciert unbalanciert   unbalanciert   unbalanciert

Robertson-Translokationen.

Bei einer Robertson-Translokation, auch **zentrische Fusion** genannt, vereinigen sich zwei der **akrozentrischen Chromosomen** (Chromosomen 13, 14, 15, 21 oder 22) nach Brüchen im oder unmittelbar neben dem Zentromer.

Die kurzen Arme der betreffenden akrozentrischen Chromosomen, die lediglich die Gene für die ribosomale RNA enthalten, können dabei verloren gehen. Dieser Verlust ist kompensierbar, da diese Gene in mehrfacher Kopie im Genom vorliegen. Die Robertson-Translokation führt zur **Reduktion der Chromosomenzahl** auf 45, zählt aber zu den **balancierten Translokationen**, da ein möglicher Verlust von p-Arm Material der akrozentrischen Chromosomen kompensierbar ist.

Die Träger einer Robertson-Translokation sind in der Regel **phänotypisch unauffällig** und werden meist erst dann erkannt, wenn ein Kind mit einer Translokationstrisomie geboren wird (bevorzugt bei mütterlichen Überträgerinnen), oder – seltener – wenn eine Sterilität vorliegt (bevorzugt bei väterlichen Überträgern).

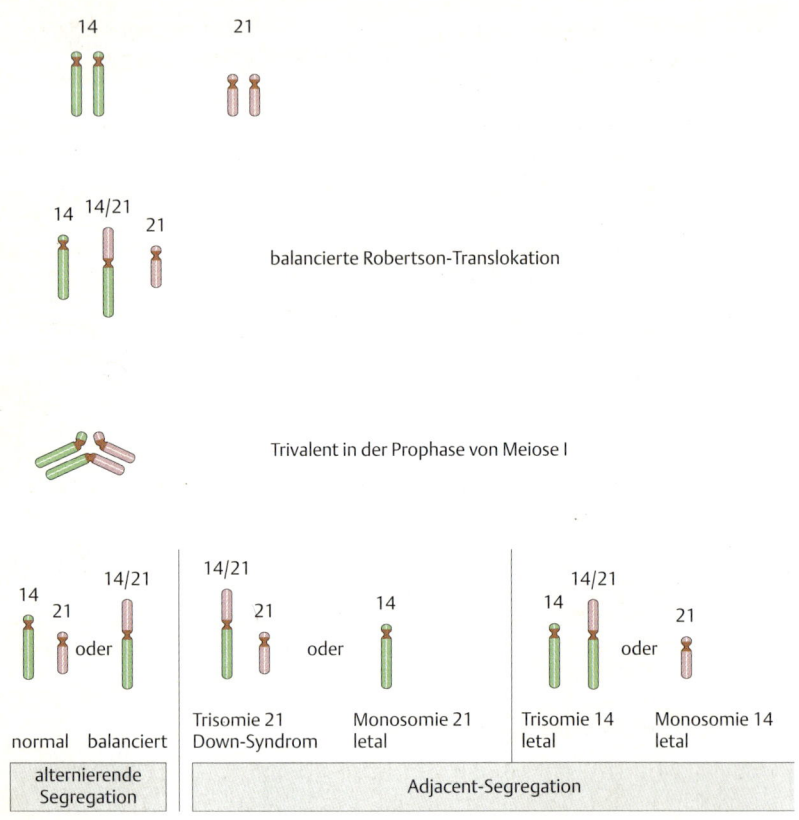

Abb. 2.**26 Segregationsmöglichkeiten bei Robertson-Translokation.**

Während Robertson-Translokationen die Mitose offensichtlich nicht beeinflussen (keine Neigung zur Mosaikentstehung), kommt es bei der **Meiose** zu **Komplikationen**. Die homologen Chromosomen bilden in der Prophase der Meiose I bei der Paarung der homologen Abschnitte sogenannte **Trivalente**, anstelle der sonst üblichen Bivalente. Abb. 2.26 zeigt, ausgehend von einem solchen Trivalent, die Möglichkeiten bei der alternierenden und der Adjacent-Segregation.

- Bei der **alternierenden Segregation** wandern die nicht veränderten Homologen in die eine Keimzelle und das Translokationsprodukt in die andere. Nach Befruchtung mit einer normalen Keimzelle entstehen normale und balancierte Nachkommen im Verhältnis 1:1. In beiden Fällen ist der **Phänotyp unauffällig**.
- Während der **Adjacent-Segregation** wandert das Translokationschromosom zusammen mit einem von der Translokation nicht betroffenen homologen Chro-

mosom in eine Keimzelle. Nach Befruchtung resultiert daraus für die Nachkommen ein unbalancierter Karyotyp mit **Trisomien** bzw. **Monosomien**.

Insgesamt beträgt die **Häufigkeit** der Robertson-Translokation 1:1000. Beim Menschen machen Translokationen zwischen Chromosom 13 und 14 und Chromosom 14 und 21 ca. 85% aller Robertson-Translokationen aus.

Eine besondere Position nimmt dabei die akrozentrische Fusion der Chromosomen 14 und 21 ein. Der Karyotyp einer Trägerin einer Robertson-Translokation zwischen dem Chromosom 14 und 21 wird laut ISCN mit 45,XX,rob(14;21)(q10;q10) beschrieben. Die verschiedenen Keimzellen dieser Trägerin können nach Befruchtung zu Monosomie 21, Monosomie 14 oder Trisomie 14 führen. Keine dieser Konstellationen ist mit einem postnatalen Leben vereinbar und endet entweder als Fehlgeburt oder bleibt als Frühabort unerkannt. Zusätzlich ergibt sich ein Risiko für ein Kind mit einer Translokationstrisomie 21, die zum Vollbild des **Down-Syndroms** führt (s. S. 204). Weiterhin muss aufgrund einer möglichen Trisomie 14 daran gedacht werden, dass durch eine Trisomiereduktion eine Disomie für das Chromosom 14 erreicht worden sein könnte. Eine solche Trisomiereduktion könnte dann aber auch zu einer uniparentalen Disomie für das Chromosom 14 führen. Daher sollte fast immer eine pränatale Diagnostik angeboten werden, um mögliche Chromosomenkonstellationen auszuschließen, die mit auffälligen Phänotypen assoziiert sind. Die meisten lebend geborenen Kinder werden jedoch balancierte Karyotypen aufweisen und klinisch gesund sein.

Bei elterlicher Robertson-Translokation rob(14;21)(q10;q10) beträgt das Risiko für ein Kind mit Down-Syndrom etwa 1–2%, wenn der Vater Translokationsträger ist, und etwa 10%, wenn die Mutter die strukturelle Aberration besitzt.

Chromosomentranslokationen in Tumorgewebe.

Translokationen sind ein häufiges Ereignis in Tumorzellen. Durch Translokationen können **Fusionsgene** und **Proteine mit veränderten Eigenschaften** entstehen, die zu einer Aktivierung der Zellteilung führen.

Bei ca. 50% aller **Leukämien** findet man typische Chromosomentranslokationen, die somatisch in einer Zelle des hämatopoetischen Systems entstanden sind.

Ein bekanntes Beispiel ist das **Philadelphia-Chromosom**, das durch eine Translokation zwischen den Chromosomen 9 und 22 t(9,22) entsteht (s. S. 520).

Inversionen

Inversionen entstehen durch **zwei Brüche** innerhalb eines Chromosoms, bei denen das Segment zwischen den Bruchstücken um 180° gedreht und revers wieder in dasselbe Chromosom integriert wird.

perizentrische Inversion

parazentrische Inversion

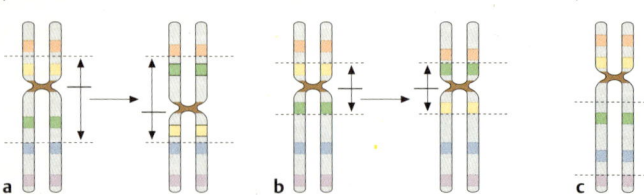

a   **b**   **c**

Abb. 2.**27 Peri- und parazentrische Inversion. a + b Perizentrische Inversion.** Die Bruchpunkte liegen zu beiden Seiten des Zentromers; mit unterschiedlichen Abständen der Bruchstellen zum Zentromer (**a**) und mit gleich großen Abständen zum Zentromer (**b**). **c Parazentrische Inversion.** Die Bruchpunkte liegen auf dem gleichen Chromosomenarm.

Inversionen sind in der Regel **balancierte Aberrationen**, da genetisches Material weder verloren geht noch gewonnen wird. Einzig wenn die der Inversion zugrunde liegenden Chromosomenbrüche in einem aktiven Gen liegen, sind phänotypische Auswirkungen möglich.

Perizentrische Inversionen. Bei perizentrischen Inversionen liegen die Bruchpunkte zu beiden Seiten des Zentromers. Sind die Abstände der Bruchstellen vom Zentromer ungleich, resultiert aus der Inversion ein morphologisch modifiziertes Chromosom, das an einer veränderten Zentromerposition zu erkennen ist (Abb. 2.**27a**). Sind die Abstände der Bruchstellen vom Zentromer gleich, bleibt die Zentromerposition erhalten und die Inversion ist nur durch ein geändertes Bandenmuster zu erkennen (Abb. 2.**27b**).

Parazentrische Inversion. Bei parazentrischen Inversionen (Abb. 2.**27c**) liegen beide Bruchpunkte auf dem gleichen Chromosomenarm. Man kann parazentrische Inversionen deshalb nur an der Änderung der Bandenfolge erkennen. Ist nur eine einzige Bande invertiert, bleibt die Inversion unerkannt.

Beispielsweise wird laut ISCN bei einer weiblichen Trägerin eine parazentrische Inversion im kurzen Arm von Chromosom 2 mit 46,XX,inv(2)(p14p21) beschrieben.

Folgen von Inversionen.

In der **Meiose** können Inversionen zu schwerwiegenden **chromosomalen Modifikationen** und **unbalancierten Gameten** führen.

Um eine Paarung der homologen Segmente während der Meiose I zu gewährleisten, bilden die Inversionschromosomen **Schleifen**. Wie die Abb. 2.**28** und Abb. 2.**29** zeigen, führt der Austausch genetischen Materials durch Cross-over in dem Schleifenbereich zu schwerwiegenden chromosomalen Veränderungen an

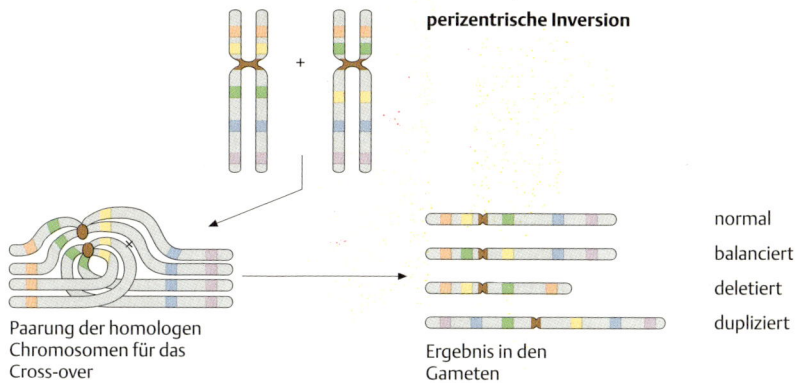

perizentrische Inversion

normal
balanciert
deletiert
dupliziert

Paarung der homologen
Chromosomen für das
Cross-over

Ergebnis in den
Gameten

✕ = hier findet Cross-over statt

Abb. 2.**28 Meiose bei perizentrischer Inversion.**

statt zur einfachen Neukombination von Genen in den betreffenden Chromosomen.

Bei **perizentrisch** invertierten Chromosomen gehen aus Schleifenbildung und anschließendem Cross-over unterschiedliche Gameten hervor. Zum einen entstehen Keimzellen mit unveränderten oder balancierten Karyotypen. Auf der anderen Seite finden sich Gameten mit Chromosomen, die sowohl Duplikationen als auch Deletionen tragen und aus denen unbalancierte Nachkommen hervorgehen. Die **Größe der Inversion** bestimmt dabei offenbar das Risiko von balancierten und unbalancierten Nachkommen.

Aus **parazentrisch** invertierten Chromosomen entstehen ebenfalls Keimzellen mit normalen und balancierten Karyotypen. Außerdem treten Gameten mit azentrischen oder dizentrischen Chromosomen auf. Diese Chromosomen werden in der Mitose nicht oder nur unregelmäßig auf die Tochterzellen verteilt und gehen deshalb nach der Befruchtung in den postzygotischen Teilungen verloren. Hier ist die Wahrscheinlichkeit eines sehr frühen Aborts relativ hoch.

Insertionen

Bei einer Insertion werden **Fragmente** eines Chromosoms an einer anderen Stelle im Genom **integriert**.

Insertionen entstehen unter anderem im Zuge genomischer Umbauten, wie reziproken Translokationen. Wenn eine Insertion im balancierten Zustand vorliegt,

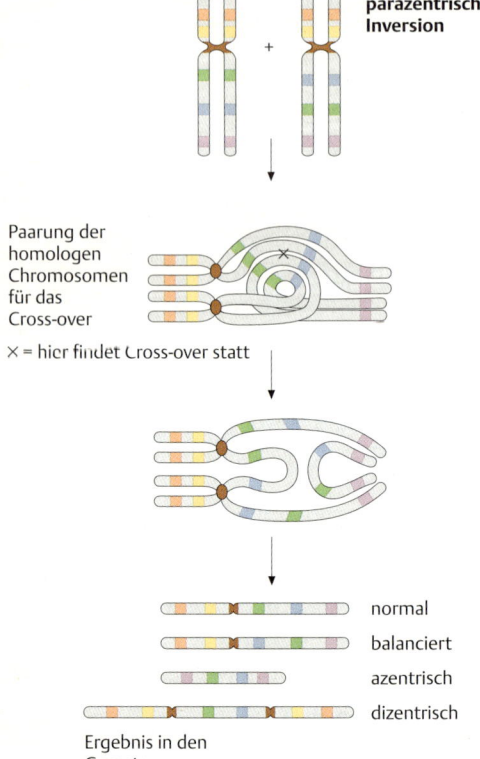

**parazentrische
Inversion**

Abb. 2.**29 Meiose bei parazentrischer Inversion.**

Paarung der
homologen
Chromosomen
für das
Cross-over

× = hier findet Cross-over statt

normal

balanciert

azentrisch

dizentrisch

Ergebnis in den
Gameten

kann es in der darauf folgenden Meiose aber zur Bildung unbalancierter Gameten und daher letztendlich zu Nachkommen mit unbalanciertem Karyotyp kommen.

Laut ISCN wird eine Insertion der Region q22 bis q32 des Chromosoms 2 in die Bande p14 des Chromosoms 5 als ins(5;2)(p14;q22q32) dokumentiert.

Duplikationen

Bei der Duplikation wird ein **Chromosomenabschnitt verdoppelt**. Dies führt zu einer **partiellen Trisomie**.

Duplikationen entstehen durch sogenanntes **ungleiches Cross-over** (s. S. 58), das durch **repetitive Sequenzen** begünstigt wird. Bei diesem ungleichen Cross-over, das zwischen Schwesterchromatiden in der Mitose selten, aber auch zwischen homologen Chromosomen in der Meiose I stattfindet, erhält ein Chromatid ein

Fragment des anderen. In der Meiose können auf diese Weise Gameten entstehen, aus denen nach Befruchtung Nachkommen mit unbalancierten Karyotypen hervorgehen.

Laut ISCN wird eine Duplikation des Chromosomensegmentes q22 bis q25 des Chromosoms 1 als dup(1)(q22q25) dokumentiert.

Deletionen

> Bei einer Deletion **fehlen** in der konventionellen Karyotypisierung darstellbare **terminale** oder **interstitielle Bereiche** eines Chromosoms.

Ein Beispiel für eine Deletion ist das Katzenschrei- oder Cri-du-Chat-Syndrom (s. S. 219), das auf eine Deletion des Abschnitts p15 von Chromosom 5 zurückgeht. Ein weiblicher Karyotyp wird laut ISCN mit 46,XX,del(5)(p15) beschrieben. Ebenso geht das Wolf-Hirschhorn-Syndrom (s. S. 221) auf eine partielle Monosomie zurück. Hier fehlt der Abschnitt p16 des Chromosoms 4.

Mikrodeletionen

> Bei Mikrodeletionen handelt es sich um **submikroskopische Deletionen**, die zum **Verlust** eines oder mehrerer Gene führen. Bei Verlust mehrerer Gene werden die daraus resultierenden Erkrankungen auch als **Contiguous Gene Syndromes** bezeichnet.

Deletionen können, wie Duplikationen, durch **ungleiches Cross-over** zwischen Schwesterchromatiden bzw. den Chromatiden homologer Chromosomen entstehen (s. S. 58). Die Folge ist eine **Monosomie** für das betroffene Segment.

Mikrodeletionen entstehen in erster Linie bei der Meiose durch **nicht-homologe Rekombination** zwischen repetitiven Sequenzen. Mikrodeletionen umfassen weniger als 2 – 3 Mb, sind also im Lichtmikroskop in der Regel nicht mehr erkennbar, weil hier die Auflösungsgrenze bei ca. 5 Mb liegt. Zum Nachweis dienen deshalb andere Methoden, wie die FISH-Methode (Fluoreszenz-in-situ-Hybridisierung, s. S. 156), MLPA (s. S. 133) oder die aCGH (s. S. 160).

Mikrodeletionen führen zu einer **Monosomie** für das betroffene Chromosomensegment. Beispiele für eine interstitielle Mikrodeletion sind:
- das Prader-Willi-Syndrom (s. S. 230): Verlust von Allelen auf dem väterlichen Chromosom 15, beschrieben mit del(15)(q11.2q13),
- das Angelman-Syndrom (s. S. 231): Verlust von Allelen auf dem mütterlichen Chromosom 15, ebenfalls beschrieben mit del(15)(q11.2q13) und
- das Retinoblastom (s. S. 537): Monosomie 13q14.

Manche Mikrodeletionen führen zu einem Verlust von mehreren benachbarten Genen (**Contiguous Gene Syndrome**). Dabei handelt es sich um atypische Phäno-

2

typen, die sich aus der Kombination verschiedener monogener Erbleiden ergeben.

Ein Beispiel für ein Contiguous Gene Syndrome ist das **Giedion-Langer-Syndrom**, bei dem die zwei eng benachbarten Gene deletiert sind. Der Verlust des einen Gens bedingt Zapfenepiphysen (*TRPS 1*-Gen), der des anderen kartilaginäre Exostosen (*EXT 1*-Gen). Ein weiteres Beispiel ist das **WAGR-Syndrom** mit Deletion von mindestens drei Genen, die sich phänotypisch durch einen **W**ilms-Tumor (*WT 1*-Gen), **A**niridie (*PAX6*-Gen), intersexuelle männliche **G**enitalien und geistige **R**etardierung äußert.

Jedoch ist nicht jede Deletion eines Gens zwangsläufig mit einem pathologischen Phänotyp assoziiert. Bei manchen Genen ist es ausreichend, wenn sie in einer Kopie vorliegen.

Ringchromosomen

Ringchromosomen sind deshalb klinisch relevant, weil beim Ringschluss die **distalen Enden** der Chromosomen **verloren gehen** können. Außerdem werden die Ringchromosomen in der Mitose nicht stabil an die Tochterzellen weitergegeben, sodass diese als Mosaike in verschiedenen Kopienzahlen in Zellen vorliegen können.

Die Ausprägung des pathologischen Phänotyps hängt unter anderem von Art und Größe der deletierten Sequenzen ab. Schließt sich zum Beispiel das akrozentrische Chromosom 22 zu einem Ring, hat der Verlust des kurzen Armes in der Regel keine Auswirkung, da er durch die ribosomalen Gene der anderen akrozentrischen Chromosomen kompensiert wird. Für den klinischen Phänotyp bedeutsam ist dagegen das deletierte Fragment des langen Arms.

Isochromosomen

Isochromosomen sind meist die Folge einer **transversalen** statt einer longitudinalen **Teilung des Zentromers** während der Zellteilung. Die häufigsten Isochromosomen bestehen aus zwei langen Armen des X-Chromosoms oder aus zwei langen Armen der akrozentrischen Chromosomen.

In der ISCN-Nomenklatur wird ein Isochromosom, bestehend aus zwei langen Armen des Chromosoms 13, beispielsweise als 46,XX,i(13)(q10) dokumentiert. Liegt der lange Arm des X-Chromosoms als Isochromosom vor – laut ISCN beschrieben mit 46,X,i(X)(q10) – entsteht für den kurzen Arm eine Monosomie, die sich phänotypisch als **Ullrich-Turner-Syndrom** äußert.

Double Minutes und Homogeneously stained Regions

Sowohl bei den **Double Minutes** (**DMs**) als auch bei den **Homogeneously stained Regions** (**HSRs**) handelt es sich um amplifizierte DNA-Sequenzen, die typischerweise in Zellen fortgeschrittener Tumoren auftreten.

Double Minutes sind kleine, paarweise vorkommende Chromatinstrukturen, die in der Chromosomenanalyse als kleine, gedoppelte Punkte **zusätzlich** zu den normalen Chromosomen auffallen. Sie haben kein Zentromer und ihre Anzahl kann in verschiedenen Zellen derselben Zellpopulation stark variieren. Bei der Zellteilung werden sie als **azentrische Fragmente** zufällig auf die Tochterzellen verteilt.

Homogeneously stained Regions sind dagegen interstitielle oder terminale Amplifikationen bestimmter DNA-Sequenzen. Diese führen zur **Verlängerung** eines Chromosomenarms und lassen sich gewöhnlich einheitlich und meistens relativ hell mit den verschiedenen Bänderungstechniken anfärben.

Brüchige (fragile) Stellen

Fragile Stellen sind Bereiche in Metaphase-Chromosomen, die eine **erhöhte Brüchigkeit** und deshalb eine hohe klinische Relevanz besitzen. Molekulargenetisch liegen den fragilen Stellen repetitive DNA-Sequenzen zugrunde.

Um fragile Stellen lichtmikroskopisch nachweisen zu können, muss die „Brüchigkeit" durch spezielle Kulturbedingungen induziert werden. Zu sichtbaren fragilen Stellen im Genom führen beispielsweise:
- der Entzug von Folsäure und die daraus resultierende Reduktion der Menge an Deoxythymidin-5'-Triphosphat (dTTP) oder
- die Zugabe von Distamycin A, das AT-reiche Regionen bindet.

Das beste Beispiel ist der als **Martin-Bell-** oder **Fragile-X-Syndrom** klinisch manifestierte Phänotyp der fragilen Stelle FRAXA (s. S. 303). Das **Jacobson-Syndrom** dagegen basiert auf dem Verlust des distalen Abschnitts des langen Arms von Chromosom 11. Dieser Verlust beruht auf einer fragilen Stelle in der Chromosomenbande 11q23.3, die auch mit FRA11B bezeichnet wird.

Inzwischen sind mehr als **50 fragile Stellen** im menschlichen Genom bekannt. Die Regionen werden nach ihrer Häufigkeit in der Bevölkerung eingeteilt:
- **Seltene fragile Stellen** treten in weniger als 5 % aller Chromosomen an speziellen Stellen auf,
- **häufige fragile Stellen** befinden sich wahrscheinlich auf allen Chromosomen und repräsentieren daher eine normale Komponente der Chromosomenstruktur.

2

2.2.3   Marker-Chromosomen

> Als Marker-Chromosom bezeichnet man alle zunächst **nicht näher definierten aberranten Chromosomen**, die in einem menschlichen Chromosomensatz auftreten.

Marker-Chromosomen können von praktisch jedem regulären Chromosom des Chromosomensatzes abgeleitet („deriviert") sein. Ein Marker-Chromosom eines entwicklungsgestörten Kindes kann durch eine **balancierte elterliche Translokation** verursacht sein. Nach der Untersuchung des elterlichen Chromosomensatzes wird auch das kindliche Marker-Chromosom in seiner Herkunft verständlich.

Eine klinisch bedeutsame Kategorie von Marker-Chromosomen sind die als **sSMC** bezeichneten kleinen überzähligen Markerchromosomen („**small supernumerary Marker Chromosomes**"). Nur 0,043 % aller Neugeborenen, aber 0,433 % aller geistig behinderten Menschen weisen sSMCs auf.

- Mit ca. **30 %** sind die sSMCs am häufigsten Derivate des **Chromosoms 15**,
- **11 %** sind **Isochromosomen** des kurzen Armes eines **Chromsoms 12** (i(12)(p10), Pallister-Killian-Syndrom),
- **10 %** sind Derivate eines **Chromosoms 22**,
- **7 %** sind als invdup(22) bezeichnete **invertierte Duplikationen** von Segmenten des **Chromosoms 22** (= Cat-Eye-Syndrom) und
- ca. **6 %** entsprechen einem **Isochromosom** des kurzen Arms von **Chromosom 18**.

Die Herkunft des restlichen Drittels aller sSMCs verteilt sich über alle übrigen Chromosomen. Klinisch bedeutsam ist dabei die Unterscheidung zwischen klinisch stummen Marker-Chromosomen, welche praktisch nur aus Heterochromatin bzw. repetitiver DNA bestehen, und solchen mit euchromatischen Anteilen, die in der Regel mit klinischen Auffälligkeiten verbunden sind.

Diese Differenzierung wird meist mit hochauflösenden FISH-Verfahren unter Einsatz von Chromosomen- und Banden-spezifischen DNA-Sonden erreicht.

2.2.4   Chromosomenpolymorphismen und Formunterschiede

> Die **Variationen der Chromosomenstruktur** werden als chromosomale Polymorphismen bezeichnet, wenn sie in der Bevölkerung eine **Häufigkeit von mehr als 1 %** aufweisen.

Besonders häufig finden sich Polymorphismen in bestimmten Chromosomenregionen, wie den kurzen Armen der **akrozentrischen Chromosomen**, die aus den Banden p11, p12 und p13 bestehen. Sie enthalten verschiedene Typen von

Tandem-DNA-Wiederholungssequenzen, u. a. Gene für die ribosomale RNA in mehrfachen Kopien und β-Satelliten-DNA. Ein Verlust oder Zugewinn von mehreren solcher Genkopien ist durch Regulation der Genaktivität kompensierbar und hat keinen Einfluss auf den Phänotyp. Diese Polymorphismen können in der Regel durch eine AgNOR-(Silber-)Färbung () identifiziert werden.

Weitere sehr häufige Chromosomenpolymorphismen stellen Amplifikationen und Inversionen der großen **Heterochromatinblöcke** dar, die sich durch C-Bänderung nachweisen lassen.

> Der **häufigste Chromosomenpolymorphismus** beim Menschen ist eine Inversion des Heterochromatinblocks von Chromosom 9, wodurch Heterochromatin des q-Arms in den kurzen Arm verlagert wird.

Auch beim **Y-Chromosom** gibt es Polymorphismen. So kann die Größe des Heterochromatinblocks im distalen Bereich des q-Arms erheblich variieren.

Seltenere Polymorphismen treten in den **Zentromerregionen** der Chromosomen 3, 4, 5, 11, 18 und 20 auf. All diese Polymorphismen haben keine klinische Relevanz, sind also nicht mit einem erhöhten Risiko für Fehlbildungen assoziiert.

2.3 Klinische Beispiele von Chromosomenaberrationen

A. Schinzel

Es ist anzunehmen, dass eine hohe Zahl von Frühschwangerschaften Chromosomenanomalien aufweisen. Ca. 30–40% der weiblichen und 10–20% der männlichen Keimzellen weisen Chromosomenaberrationen auf. Der größte Anteil der Feten mit Chromosomenanomalien wird jedoch spontan abortiert, so weisen 50–60% aller Aborte im ersten Trimenon Chromosomenanomalien auf, bei den lebend geborenen Kindern haben Chromosomenaberrationen noch eine Häufigkeit von 0,5%. Chromosomenaberrationen können numerisch oder strukturell sein, in seltenen Fällen kommen sie auch in Kombination vor.

2

2.3.1   Allgemeine Beobachtungen

> Die klinischen Bilder autosomaler Chromosomenaberrationen sind gekennzeichnet durch 4 Hauptbefunde:
> - **Wachstumsrückstand**, oft bereits intrauterin, aber häufiger und ausgeprägter postnatal,
> - ein Muster kleiner Auffälligkeiten, sog. **Dysmorphiezeichen**,
> - angeborene, oft multiple **Fehlbildungen**,
> - **Verzögerung** der motorischen und geistigen **Entwicklung** und **Intelligenzdefekt**.

Diese 4 Befunde haben verschiedene Wertigkeit für den individuellen Patienten, seine Betreuer und Ärzte.

Der häufigste und die Lebensführung am meisten beeinflussende Befund ist die geistige Behinderung. Für das postnatale Überleben am entscheidendsten hingegen sind Umfang und Schweregrad angeborener Fehlbildungen, vor allem solcher, die Gehirn, Herz und Nieren betreffen.

Dysmorphien

Am wichtigsten für die klinische Erkennung und Diagnosestellung ist das **Dysmorphiemuster**. Unter Dysmorphien versteht man **Gestaltauffälligkeiten**, die einen fließenden Übergang zum Normalen haben und für ihren Träger außer ästhetischer keine Beeinträchtigung zur Folge haben. Sie erklären sich aus einer verlangsamten und defekten embryonalen Entwicklung bzw. Rückstand des Wachstums bestimmter Strukturen und lassen häufig Rückschlüsse bezüglich des Zeitpunkts dieses Rückstands zu. Dysmorphien können mit den Jahren durch Aufholwachstum verschwinden, etwa die inneren Epicanthusfalten, oder erst mit den Jahren auftreten, etwa zurückgesetzte 4. Zehen bei unproportionalem Wachstumsrückstand der 4. Metatarsalia. Wichtig für die klinische Erkennung einer Chromosomenaberration ist aber nicht das einzelne Zeichen, sondern die **typische Kombination**.

Ein bestimmtes Dysmorphiemuster macht z.B., zusammen mit Mimik und Gestik, das Erscheinungsbild von Patienten mit dem Down-Syndrom so unverwechselbar. Die sogenannte **Vierfingerfurche** etwa, die man in ca. der Hälfte der Hände von Down-Syndrom-Patienten antrifft, zeigt an, dass die Mittelhand in der 17. Schwangerschaftswoche, wenn sich die Handlinien bilden, zu kurz war, um zwei transversale Linien entstehen zu lassen. Selbst wenn später ein Aufholwachstum der Hand stattfindet, bleiben die Handlinien doch so, wie sie damals entstanden sind.

Dysmorphien betreffen vor allem hochdifferenzierte Körperstrukturen, also das Gesicht, die männlichen äußeren Genitalien sowie die distalen Extremitäten.

Beispiele sind „tiefsitzende" (in Wirklichkeit meist nach hinten rotierte) Ohren, weiter Augenabstand, ein enger (meist nicht hoher) Gaumen aufgrund prominenter lateraler Gaumenleisten, Klinodaktylie (Schiefstellung eines Fingers) und Brachymesophalangie (Verkürzung der Mittelphalanx) der 5. Finger u. v.m.

Fehlbildungen

Viel variabler als Dysmorphien im Auftreten und Schweregrad sind bei Chromosomenaberrationen angeborene Fehlbildungen. Diese können, müssen aber nicht funktionelle Nachteile bis hin zu entscheidender Lebensverkürzung bedingen. Präaurikuläre Fisteln oder Anhängsel sowie überzählige Mamillen sind Beispiele für Fehlbildungen ohne funktionelle Benachteiligung ihrer Träger. Fehlbildungen sind sie aber, weil sie normalerweise nicht auftreten.

Bei Chromosomenaberrationen häufig auftretende Fehlbildungen zeichnen sich durch zwei Beobachtungen aus:

- Es sind fast ausschließlich sogenannte **Hemmungsmissbildungen**, die durch das Unterbleiben eines wichtigen Schritts in der Organogenese bedingt sind.
- Es handelt sich überwiegend um das **gleichzeitige Vorliegen von mehreren Fehlbildungen**, die isoliert auch in der Normalbevölkerung auftreten können.

Die am häufigsten betroffenen Organe sind Gehirn, Herz und Nieren, gefolgt von Darm, Skelett, Augen und männlichen äußeren Genitalien.

Wachstumsrückstand

Intrauteriner und postnataler Wachstumsrückstand sind bei autosomalen Chromosomenaberrationen sehr häufig. Verzögerung des fetalen Wachstums ist damit auch eine der häufigsten Ultraschallauffälligkeiten bei Feten mit Chromosomenstörungen. Die Verzögerung ist aber praktisch nie so stark ausgeprägt wie etwa bei bestimmten Skelettdysplasien oder bei Wachstumshormonmangel.

Viele Patienten mit Chromosomenaberrationen durchlaufen eine verzögerte und abgeschwächte Pubertät und wachsen länger als „normale" Adoleszenten. Sie holen daher ihren Rückstand zumindest teilweise wieder auf.

Großwuchs

Hyperdiploidie der Geschlechtschromosomen (erhöhte Anzahl eines Chromosoms) geht mit Tendenz zu Großwuchs einher. Selten findet sich auch bei autosomalen Chromosomenaberrationen, v. a. bei der **Mosaik-Trisomie 8** und der **distalen Deletion von 22q(13)**, ein gesteigertes Größenwachstum.

2.3.2   Fehlverteilung von Autosomen und deren klinische Bilder

Down-Syndrom, Trisomie 21

Langdon Down beschrieb den klinischen Phänotyp 1866 und prägte den Ausdruck Mongolismus, der heute nach Möglichkeit nicht verwendet werden sollte. Die Abhängigkeit der Inzidenz vom mütterlichen Gebäralter wurde schon um die Jahrhundertwende nachgewiesen, aber erst 1959 gelang Lejeune und seinen Mitarbeitern der Nachweis der Trisomie für das kleinste Autosom, dem er willkürlich die Nummer 21 gab. Die Häufigkeit von Trisomie 21 unter Neugeborenen hängt stark von demografischen Faktoren ab, wie etwa der Inanspruchnahme der vorgeburtlichen Diagnostik und des vorgeburtlichen Ultraschalls und dem durchschnittlichen mütterlichen Gebäralter, da das Risiko für ein Kind mit einer Trisomie 21 mit dem mütterlichen Alter steigt. Bei systematischem Screening aller über 35-jährigen Schwangeren würden 20 – 30 % der Feten mit einer Trisomie 21 vorgeburtlich entdeckt.

> Die Inzidenz des Down-Syndroms bei Neugeborenen beträgt **1:600 bis 1:800**, wobei das männliche Geschlecht häufiger betroffen ist (1,3:1).

Zytogenetik.

> Etwa 95 % der Fälle sind Folge eines **Teilungsfehlers**, der zu 90 % im mütterlichen Genom (ca. ⅔ Meiose I, ⅓ Meiose II), zu 5 % im väterlichen Genom und zu 5 % postzygotisch stattfindet.

Durch Nondisjunction (s. S. 183) werden in der Zellteilung die beiden homologen Chromosomen 21 nicht getrennt. Diese Form der Trisomie bezeichnet man auch als **freie Trisomie**. Dabei wirkt sich ein erhöhtes mütterliches Gebäralter nur auf die Rate der Teilungsfehler im mütterlichen Genom aus.

Ca. 3 % der Trisomien 21 entstehen durch **Translokationen**, wobei 2 Typen vorherrschen:
- 14;21-Translokationen, die zu etwa der Hälfte von balancierten Trägern (meist Müttern) vererbt werden (familiäre Translokationstrisomie) und
- 21;21-Translokationen, die praktisch immer neu entstehen.

Die restlichen 2 % sind **Mosaike**, wobei solche mit sehr mildem Phänotyp häufig unerkannt bleiben. Mosaike gehen zumeist auf einen sekundären somatischen Verlust eines Chromosoms 21 bei trisomer Zygote zurück (Trisomiekorrektur).

Es wird geschätzt, dass ca. 50 % der um die 11. Schwangerschaftswoche durch Chorionzottenbiopsie und 25 % der um die 16. Woche durch Amniozentese erkannten Feten mit Trisomie 21 vor Erreichung des Termins in utero oder während oder kurz nach einer Frühgeburt absterben. Pränatal erhobene Häufigkeits-zahlen können also nicht mit denjenigen von Neugeborenen verglichen werden.

Klinische Befunde. Zum klinischen Phänotyp beim Down-Syndrom gehören:
• Intelligenzdefekt
• fakultativ angeborene Fehlbildungen
• Wachstumsdefizit
• Dysmorphiemuster

Das **charakteristische Dysmorphiemuster** schließt ein:
• Brachyzephalie
• kleine Ohren mit gefalteter Helix
• nach lateral ansteigende Lidachsen
• Brushfield-Irisflecken (weiß, radiär im äußeren Drittel)
• Tendenz zu Lidentzündungen
• Epicanthusfalten (Falten am inneren Lidwinkel)
• kurze Nase mit eingesunkener Wurzel
• rissige Lippen
• große dunkelrote Zunge
• irregular stehende Zähne mit Anfälligkeit zu Karies
• kurzer und breiter Hals mit überschüssigen Hautfalten als Überbleibsel der sichtbaren Nacken-Transparenzverbreiterung bei über der Hälfte der Feten
• breiter Thorax
• im Röntgenbild eine typische Beckenkonfiguration mit flachem Iliakal- und Acetabularwinkel
• kurze breite Hände und Finger
• Vierfingerfurchen (in ca. 50 % der Fälle)
• Klinodaktylie (nach innen gebogenes Endglied des 5. Fingers)
• Brachymesophalangie der 5. Finger, nicht selten mit Ausbildung nur einer Beu-gefurche, breite (Sandalen-)Furche zwischen Großzehen und 2. Zehen

An angeborenen Fehlbildungen stehen die **Herzfehler** bei ca. der Hälfte der Fälle im Vordergrund. 50 % der auftretenden Herzfehler sind operationspflichtig. Be-sonders typisch sind ein **Atrio-Ventrikular-Kanal** und die **Fallot-Tetralogie**. Einige Prozent der Neugeborenen weisen eine Duodenalatresie oder -stenose auf. Diese Gruppe hat jedoch wegen der Tendenz zu Frühgeburtlichkeit (wegen des kon-sekutiven Polyhydramnions) eine relativ ungünstige Prognose.

Das Spektrum von selteneren Fehlbildungen ist groß: Ösophagus- und Anal-atresie, Omphalozele, präaxiale Polydaktylie, Hypothyreose, aganglionäres Mega-kolon, mit atlanto-okzipitaler Instabilität einhergehende Fehlbildungen der obe-ren Zervikalwirbel u. a. (Abb. 2.**30**).

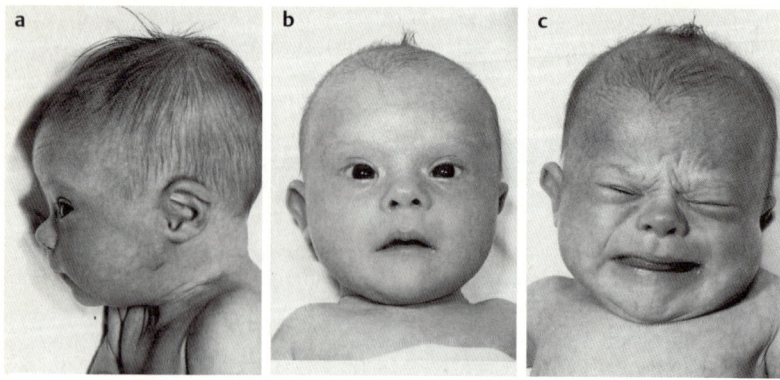

Abb. 2.**30 Down-Syndrom, Trisomie 21.** Rundes Gesicht mit nach außen-oben verlaufenden Lidachsen, Hypertelorismus, Epicanthus, Makroglossie; im Profil eingesunkene Nasenwurzel, Dysmorphie der Ohrmuscheln, Retrogenie.

Verlauf.

Der pränatale **Wachstumsrückstand** des Down-Syndroms setzt sich postnatal fort. Während der ersten Lebensjahre besteht eine Anfälligkeit gegenüber Infekten.

Bevor es Antibiotika gab, verstarben 90 % der Patienten mit Down-Syndrom vor dem 10. Lebensjahr an Infektionserkrankungen. Frühkindliche Leukämien treten ca. 50-mal häufiger als bei Kontrollen auf.

Bis zum 10. Lebensjahr versterben heute nur noch ca. 15 % der Kinder mit Down-Syndrom, meistens infolge eines Herzfehlers oder einer Leukämie. Dann bleibt die Mortalitätskurve bis ins mittlere Erwachsenenalter stabil und ähnelt derjenigen von Kontrollen, um danach wieder anzusteigen. Die **durchschnittliche Lebenserwartung** beim Down-Syndrom liegt heute bei **über 60 Jahren**.

Verschiedene Formen von **Epilepsie** kommen gehäuft vor. Die betroffenen Patienten weisen ein für das Down-Syndrom unterdurchschnittliches Intelligenzprofil auf. Im Erwachsenenalter führt häufig ein Katarakt zu Sehbeeinträchtigung. Die **Pubertät** tritt bei beiden Geschlechtern spontan ein. Frauen können fertil sein und das Extrachromosom an ihre Kinder (mit einer Wahrscheinlichkeit von unter 50 %) weitergeben. Bei Männern wurde eine Vaterschaft vereinzelt nachgewiesen, dies ist aber wohl extrem selten. **Alterungsprozesse** inklusive präsenile Demenz treten verfrüht auf, was u. a. für die steigende Mortalitätskurve ab dem mittleren Erwachsenenalter verantwortlich ist. Erwachsene mit dem Down-Syndrom wirken oft um Jahre bis ein Jahrzehnt älter als sie tatsächlich sind, in erster Linie wegen der durch die Alterungsprozesse bedingten Veränderungen der Haut.

Intelligenz- und Charakterprofil.

Charakteristisch ist ein **höherer Sozial- als Intelligenzquotient**. Das Defizit betrifft besonders die höheren intellektuellen Funktionen und mathematische Fähigkeiten.

Bemerkenswert sind die Sensibilität und die Fähigkeit zum Nachahmen bekannter Personen. Die Umgebung spielt eine entscheidende Rolle. Sind die Umstände ungünstig, so sind Autismus und Neurosen häufig. Der IQ fällt mit dem Alter und liegt bei jungen Erwachsenen gewöhnlich zwischen 40 und 60. Sehr wichtig ist die Frühförderung. Mit entsprechenden Maßnahmen verbessern sich sowohl die Lebensqualität der Betroffenen als auch ihre gesellschaftliche Akzeptanz.

Gute Beispiele für eine erfolgreiche Förderung finden sich unter www.ohrenkuss.de, einer Online-Zeitschrift, die von Menschen mit Down-Syndrom herausgegeben wird.

Genetische Beratung.

Auch wenn klinisch kein Zweifel an der Diagnose besteht, ist der Nachweis der Trisomie durch Chromosomenuntersuchung zur Unterscheidung der sogenannten **„freien" Trisomien** von den (unter Umständen familiären) **Translokations-Trisomien** essenziell, da die Phänotypen sich nicht voneinander unterscheiden.

Weibliche Träger der häufigsten 14;21-Translokation haben ein Risiko von 10 % für Nachkommen mit dem Down-Syndrom, während dieses Risiko bei männlichen Trägern unter 1 % liegt.

Bei den sehr seltenen Fällen mit charakteristischem Phänotyp, aber normalem Blut-Karyotyp sind weitere Untersuchungen angezeigt, z. B.
- FISH (s. S. 156) zum Ausschluss von partiellen Trisomien,
- Familien-Untersuchung mit Mikrosatelliten aus der „kritischen" Region 21q22.1, deren Duplikation in erster Linie für den Phänotyp des Down-Syndroms verantwortlich ist, sowie
- Untersuchung eines zweiten Gewebes (meist Haut-Fibroblasten) im Hinblick auf eine Mosaikbildung.

Edwards-Syndrom, Trisomie 18

Die Erstbeschreibung erfolgte 1960 durch John Edwards und Mitarbeiter.

Die Häufigkeit unter Neugeborenen betrug in der Vor-Ultraschall-Ära ca. **1:2500** (ca. 80 % davon Mädchen). Die Quoten von Aborten und Totgeburten sind sehr hoch.

2

Theoretisch lassen sich alle Fälle vorgeburtlich erkennen, wenn bei pathologischem PAPP-A-Test und auffälligen Ultraschallbefunden eine vorgeburtliche Chromosomenuntersuchung erfolgt. Praktisch werden in Mitteleuropa ca. 80% der chromosomal bestätigten Fälle vorgeburtlich untersucht.

Zytogenetik.

> Dem Edwards-Syndrom liegt ein zusätzliches drittes Chromosom 18 zugrunde. Das klassische Syndrom beruht auf einer Trisomie des gesamten Chromosoms oder des gesamten langen Armes. Von diesen Fällen sind über 90% durch „freie" Trisomien bedingt. Die übrigen Fälle sind Translokations-Trisomien, die entweder den gesamten langen Arm oder das gesamte Chromosom betreffen, und Mosaike. Partielle Trisomien des kurzen und proximalen Armes oder des distalen langen Armes führen zu einem unterschiedlichen und wesentlich milderen klinischen Verlauf.

Der Anteil mütterlicher Herkunft bei der vollständigen Trisomie 18 entspricht etwa 90%, und das durchschnittliche mütterliche Gebäralter ist erhöht.

Klinische Befunde. Das klinische Bild ist unverwechselbar (Abb. 2.**31**):
- durchschnittliches Geburtsgewicht am Termin um 2 kg
- Mikrozephalie, wenig profiliertes Gesicht mit fliehender breiter Stirn, unterentwickelter unterer Gesichtshälfte, engen Lidspalten, kleiner Mundöffnung, nach hinten rotierten und dysplastischen Ohren und prominentem Hinterhaupt
- auffallend schmale Rippen im Röntgenbild
- prominente Klitoris und hypoplastische Labien
- eingeschlagene Finger mit Überkreuzen des 5. und 2. über den 4. bzw. 3. Finger
- verstrichenes Fußgewölbe, prominente Ferse, zurückversetzte Großzehe, häufig partielle kutane Syndaktylie zwischen den 2. und 3. Zehen, hypoplastische Zehennägel
- initial stark erhöhter Muskeltonus, der sich aber mit den Monaten bei den Überlebenden normalisiert

Organfehlbildungen sind häufig und multipel. Es zeigt sich vor allem ein breites Spektrum von Herzfehlern und Nierenmissbildungen, Malrotation und Mesenterium commune, Meckel-Divertikel, Omphalozele, Ösophagusatresie, Radius- und Daumenaplasie und isolierte Gaumenspalte. Seltener sind Myelomeningozele, Klumpfuß, Lippen-Kiefer-Gaumen-Spalten, Holoprosenzephalie und Anenzephalus.

Von den Neugeborenen verstirbt ca. die Hälfte bis zum 4. Tag, ca. 5–10% erreichen das erste Lebensjahr. Der Intelligenzdefekt ist sehr schwer, alle Patienten sind ohne Sprache, bettlägerig, inkontinent und vollumfänglich auf fremde Hilfe angewiesen. Überleben bis ins Erwachsenenalter kommt ausnahmsweise vor,

2

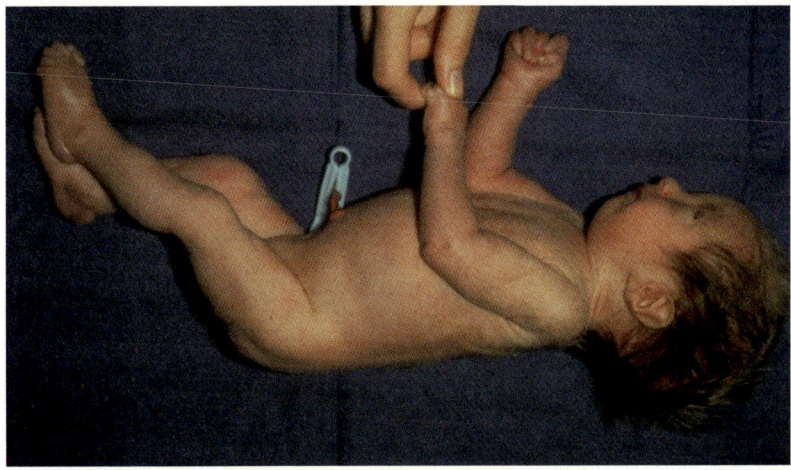

Abb. 2.**31 Edwards-Syndrom, Trisomie 18.** Kleines Mittelgesicht mit Mikroretrogenie, nach oben ausgezogene Ohrmuschel („Faunenohr"), Beugekontrakturen der Hände und Finger mit typischen Fingerüberlagerungen.

doch nur bei exzellenter Pflege und intensiver Betreuung. Das klinische Bild ändert sich merklich, sodass eine klinische Verdachtsdiagnose nach dem ersten Lebensjahr nicht mehr einfach ist.

Pätau-Syndrom, Trisomie 13

Die Erstbeschreibung erfolgte 1960 durch Klaus Pätau und Mitarbeiter.

> Die Häufigkeit des Pätau-Syndroms unter Neugeborenen betrug in der Vor-Ultraschall-Ära ca. **1:6000**. Die Rate von Aborten und Totgeburten ist niedriger als bei Trisomie 18.

Auch bei der Trisomie 13 lassen sich theoretisch praktisch alle Fälle vorgeburtlich erkennen, wenn bei pathologischem PAPP-A-Test und abnormen Ultraschallbefunden eine vorgeburtliche Chromosomenuntersuchung erfolgt. In Mitteleuropa werden deutlich über 80 % der karyotypisierten Fälle vorgeburtlich untersucht. **Hauptultraschallbefunde** sind:
- beidseitige Lippen-Kiefer-Gaumenspalte
- Holoprosenzephalie
- Mikrophthalmie
- Wachstumsrückstand

2

Zytogenetik. Der Anteil von Translokations-Trisomien (meist 13;14 Translokationen) und Mosaik-Trisomien, die mütterliche Altersverteilung und die Verteilung der Teilungsfehler verhalten sich sämtlich analog zur Trisomie 21.

Klinische Befunde. Eine klinische Verdachtsdiagnose ist in allen Fällen und meist mit sehr hoher Sicherheit möglich.

> Die **charakteristische Trias** besteht aus (Abb. 2.**32**):
> * beidseitiger Lippen-Kiefer-Gaumen-Spalte
> * postaxialer Hexadaktylie
> * Mikrophthalmie

Die meisten Fälle weisen **Holoprosenzephalie** unterschiedlichen Schweregrades auf, von Fehlen des peripheren Riechhirns bis zur Zyklopie. Selbst wenn keine Spalte vorliegt, ist das Gesicht mit Hämangiomen über und zwischen den Oberlidern, bulböser Nase und engen Lidspalten sehr charakteristisch. Patienten mit a- oder semilobärer Holoprosenzephalie sterben kurz nach der Geburt, für die übrigen sind die Lebensaussichten deutlich günstiger als bei Trisomie 18. Die Aussichten hinsichtlich geistiger Entwicklung sind aber kaum besser.

> Ein weiterer fast einzigartiger Befund sind **Skalpdefekte**, meist paarig zu Seiten der Pfeilnaht im Parietalbereich.

Weitere Befunde sind Genitalhypoplasie und stark konvexe Fingernägel, Herz- und Nierenmissbildungen sowie Malrotation der Eingeweide.

Fast alle Patienten sind blind, taub, leiden unter Epilepsie und sind vollumfänglich auf Betreuung angewiesen. Nach einem Monat lebt noch ca. die Hälfte der Lebendgeborenen, ein Überleben bis ins Erwachsenenalter ist sehr selten.

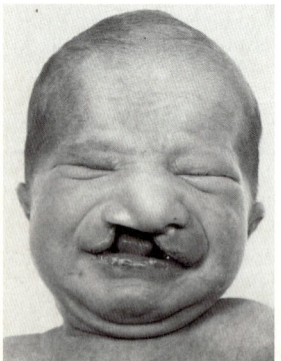

Abb. 2.**32 Pätau-Syndrom, Trisomie 13.** Charakteristisch sind doppelseitige Lippen-Kiefer-Gaumen-Spalte, Mikrophthalmie und tiefer Ohransatz.

Mosaik-Trisomie 8

Die Erstbeschreibung erfolgte 1962 durch Warkany. Die Häufigkeit ist unbekannt. Trisomie 8 scheint nur im Mosaik-Zustand mit intrauterinem Überleben des Fetus vereinbar zu sein, bei vollständiger Trisomie kommt es zum Spontanabort bis zur 8. Schwangerschaftswoche. Männer überwiegen im Verhältnis 5:1, was für eine Chromosomenaberration sehr ungewöhnlich ist.

Zytogenetik.

Die Mosaik-Trisomie 8 geht mit einem **zusätzlichen dritten Chromosom 8** in einem Teil der somatischen Zellen einher. Sie ist die einzige Mosaik-Trisomie, bei der die Mehrheit der Fälle auf postzygotische **mitotische Teilungsfehler** zurückzuführen und somit vom Alter der Mutter unabhängig ist.

Dies haben diverse Herkunftsstudien gezeigt und auch das normale durchschnittliche mütterliche Gebäralter weist darauf hin. Der Anteil der trisomen Zellen im Blut kann bei gleicher Ausprägung des Phänotyps zwischen fast null und bis zu 100 % schwanken. Die Abnahme bis zum allmählichen Aussterben der trisomen Zelllinie im Blut mit der Zeit ist die Regel, sodass bei typischem klinischen Bild und normalem Blut-Resultat ein zweites Gewebe untersucht werden muss.

Klinische Befunde. Das klinische Bild ist sehr spezifisch und in manchem ungewöhnlich für eine autosomale Chromosomenaberration:
- tiefe Hand- und Fußlinien (die Ersteren verschwinden nach einigen Jahren)
- Kielbrust (Pectus carinatum)
- Fehlen der Patella (Patellaagenesie)
- multiple Wirbelmissbildungen
- Balkenmangel (Corpus-callosum-Agenesie)
- vesiko-ureteraler Reflux
- typisches Gesicht mit prominenter, runder Nase, ausgestülpter prominenter Unterlippe und abstehender unterer Ohrpartie
- initiale Bewegungseinschränkung in multiplen Gelenken, die sich unter Physiotherapie stark bessert
- Großwuchs

Der **Röntgenbefund** zeigt Halbwirbel, Spina bifida, schmetterlingsförmige Wirbel, oft zwei zusätzliche Thorakalwirbel mit Rippen, stark geschwungene laterale Claviculae, ein schmales Becken und Fehlen einer knöchernen Patella-Anlage.

Mosaik-Trisomie 8 ist eine der ganz wenigen Autosomenaberrationen, bei denen **Großwuchs** nicht selten ist. Die zusätzlichen Brustwirbel tragen dazu bei und verstärken den Eindruck eines relativ langen und schmalen Stamms.

2

Triploidie

Wie 45,X und Trisomie 16 ist Triploidie eine der häufigsten Chromosomenaberrationen bei frühen Spontanaborten. Die Inzidenz bei Termingeburten liegt **unter 1:30 000**, wobei manche lebendgeborene Kinder mit Triploidie möglicherweise versteckte Mosaike mit einer diploiden Zelllinie tragen.

Zytogenetik. Die Konstellationen 69,XXX und 69,XXY sind etwa gleich häufig, während 69,XYY extrem selten und nur bei frühen Spontanaborten vorkommt.

In etwa 80 % liegt **Digynie** (2 mütterliche haploide Chromosomensätze) vor, wobei die Inkorporation des Polkörperchens der 1. Meiose etwas häufiger ist als diejenige der 2. Meiose.

Digynie ist gekennzeichnet durch extremen fetalen Wachstumsrückstand bei sehr kleiner, fibrotisch veränderter Plazenta.

Die 20 % der Fälle mit **Diandrie** (zwei väterliche haploide Chromosensätze) beruhen fast sämtlich auf Dispermie (Befruchtung der Eizelle durch 2 Spermien) und gehen häufig mit großer Plazenta mit hydatidiformer Degeneration und mäßiger Untergewichtigkeit des Feten einher. Eine hydatidiforme Degeneration der Plazenta kann zu schwerer therapieresistenter Gestose im 2. Trimenon führen. Charakteristisch ist eine niedrige Östriol-Ausscheidung sowie ein exzessiv hoher Serum-Chorion-Gonadotropin-Wert.

Klinische Befunde.

Typischster Befund ist **totale Syndaktylie** zwischen 3. und 4. Fingern und 2. und 3. Zehen.

Weitere Befunde sind ungleich lange Finger und Zehen, variable Gesichtsdysmorphien, ZNS-Missbildungen, insbesondere Holoprosenzephalie, lumbale Myelomeningozele, Hypoplasie der Hypophyse und Nebenniere, Kolobom, Mikrophthalmie, diverse Herzfehler, Nierenfehlbildungen u. a.

Reine (nicht Mosaik-)Triploidie ist mit längerfristigem Überleben nicht vereinbar.

Haploidie und Tetraploidie

Haploidie ist vermutlich bereits für die Zygote letal. **Tetraploidie** ohne Mosaizismus mit einer normalen Zelllinie wurde niemals überzeugend bei Neugeborenen dokumentiert.

2.3.3 Fehlverteilungen der Geschlechtschromosomen und deren klinische Bilder

Normalerweise haben Frauen zwei X-Chromosomen, während Männer ein X- und ein Y-Chromosom aufweisen. Kommt es, z. B. durch Nondisjunction während der Meiose, zu einer falschen Verteilung dieser Geschlechtschromosomen, resultiert dies in bestimmten Syndromen, die im Folgenden dargestellt werden. Die Entstehungsmechanismen dieser Fehlverteilungen werden auf S. 185 besprochen. Tab. 2.6 zeigt eine Übersicht über die verschiedenen Syndrome.

Ullrich-Turner-Syndrom, 45,X

Der Nachweis, dass die Ursache des 1929 von Ullrich und 1938 von Turner beschriebenen Phänotyps auf den Karyotyp 45,X zurückgeht, gelang 1959 Charles Ford.

Die Häufigkeit des Ullrich-Turner-Syndroms liegt bei **1:3000** Neugeborenen.

Zytogenetik.

Etwa die Hälfte der Patientinnen mit Geschlechtschromosomenaberrationen und weiblichem Phänotyp haben nur ein Geschlechtschromosom, nämlich **ein X** (Karyotyp 45,X).

Tab. 2.6 Anzahl der X- bzw. Y-Chromatinkörperchen bei verschiedenen gonosomalen Chromosomenkonstellationen

Gonosomenbefund	Klinik	X-Chromatin-körperchen	Y-Chromatin-körperchen
X	Ullrich-Turner-Syndrom, 45,X	0	0
XX	weiblich, normal	1	0
XY	männlich, normal	0	1
XYY	47,XYY	0	2
XXYY	48, XXYY	1	2
XXY, XXXY, XXXXY	Klinefelter-Syndrom und Varianten	1 (2, 3)	1
XXX	Trisomie X, 47,XXX	2	0
XXXX	48,XXXX	3	0
XXXXX	49,XXXXX	4	0

2

Der zweithäufigste Befund ist ein 46,XX/45,X-Mosaizismus, gefolgt von Isochromosomen des langen Arms, Ring-X-Chromosomen, partiellen Deletionen und anderen numerischen oder strukturellen X- oder Y-Aberrationen. Deletionen mit Einschluss des Segments Xq13, welches das Gen für die X-Inaktivierung *XIST* enthält, sind ebenso wenig lebensfähig wie Isochromosomen des kurzen Arms oder Patientinnen mit kleinem Ringchromosom ohne Mosaizismus, denen das Segment Xq13 fehlt.

Bei Mosaizismus mit einer 46,XY-Zelllinie oder einer Zelllinie mit einem strukturell abnormen Y-Chromosom sollte wegen der Gefahr eines Gonadoblastoms eine präpubertäre Gonadenexstirpation vorgenommen werden. Im Falle intersexueller äußerer Genitalien ist in der Regel die Korrektur in Richtung weiblicher Identität vorzuziehen.

Klinische Befunde bei Karyotyp 45,X. Das durchschnittliche Geburtsgewicht liegt unter 3 kg. Ein Teil der Neugeborenen zeigt Zeichen von Lymphgefäßdysplasie, nämlich Pterygiumfalten im Nacken, Hand- und Fußrücken-Ödeme, hypoplastische und tief eingewachsene Nägel, komplexe Fingerbeerenmuster und selten Chylothorax und chylösen Aszites. Dazu können Herzfehler (vor allem Aortenisthmusstenose) und Nierenfehlbildungen (einseitige Aplasie, Hufeisennieren u. a.) kommen.

An **Dysmorphien** können vorliegen:
- Maskengesicht mit geringer Mimik
- große und abstehende Ohren
- tiefer Haaransatz im Nacken
- breiter Thorax
- Cubitus valgus
- multiple Naevi

Die äußeren und inneren Genitalien sind zwar anatomisch korrekt angelegt, aber die Ovarien enthalten keine oder nur spärliche Eizellen („streak ovaries", bindegewebige Ovarien). Daher unterbleibt meist die Menarche, selten tritt nach primärer Oligo- eine frühe sekundäre Amenorrhö ein. Östrogensubstitution induziert Regelblutungen, und unter Eispende sind nach hormoneller Vorbehandlung Schwangerschaften möglich. Die Pubertät ist vermindert, aber nicht aufgehoben, Brustwachstum ist reduziert. Das Wachstum ist vermindert, mit Erwachsenengrößen je nach familiärem Hintergrund zwischen 1,35 und 1,50 m. Eine Therapie mit Wachstumshormonen wird heute in den meisten Fällen durchgeführt. Viele Mädchen entwickeln zunächst eine Schallleitungsschwerhörigkeit und in der Folge eine Innenohrschwerhörigkeit.

Klinische Befunde bei anderen Karyotypen. Die klinischen Befunde sind weit geringer ausgeprägt, Herz- und andere Fehlbildungen seltener. Der Wachstumsrückstand ist etwas geringer und Fertilität etwas häufiger. Im Einzelnen besteht eine Korrelation mit dem Chromosomenbefund und, vor allem bei Mosaizismus, mit dem Anteil der 45,X Zellinie.

Intelligenz- und Charakterprofil. Die Intelligenzverteilung bei Mädchen mit Ullrich-Turner-Syndrom (Ausnahme: kleine Ringe mit Verlust von XIST) entspricht derjenigen in der allgemeinen Bevölkerung. Während die sprachlichen Fähigkeiten normal entwickelt sind, können bei einem Teil der Patientinnen beim räumlichen Denken sowie bei den mathematischen Fähigkeiten unterdurchschnittliche Ergebnisse vorliegen. 60 % der Monosomie-X-Frauen haben ein mütterliches, 40 % ein väterliches X-Chromosom. Untersuchungsresultate, die darauf hinweisen, dass die Turner-Frauen mit dem väterlichen X-Chromosom eine bessere soziale Kompetenz aufweisen als Turner-Frauen, die das mütterliche X-Chromosom erhalten haben, sind umstritten.

Trisomie X, 47,XXX

> Eine Trisomie X, also das Auftreten eines zusätzlichen dritten X-Chromosoms, ist die klinisch **unauffälligste Form** einer numerischen Geschlechtschromosomenaberration.

Betroffen sind Frauen und Mädchen, deren Phänotyp von völlig unauffällig bis hin zu Großwuchs mit im Vergleich zu gesunden weiblichen Familienangehörigen relativ plumpen Gesichtszügen variieren kann. Viele Trisomie-X-Frauen werden vermutlich lebenslang nicht diagnostiziert.

Eine Indikation zur Untersuchung ist am ehesten gegeben bei grenzwertig normaler Intelligenz bis milder geistiger Behinderung, begleitet von relativem Großwuchs und selten einer Fertilitätsstörung. Die meisten Trägerinnen werden zufällig bei Familienabklärungen wegen anderer Chromosomenstörungen oder anlässlich der vorgeburtlichen Diagnose entdeckt.

> Die Aberration ist, analog zum Down-Syndrom, meist die Folge **mütterlicher meiotischer Nondisjunction**, das durchschnittliche mütterliche Gebäralter dementsprechend erhöht.

Aus prospektiven Untersuchungen durch die pränatale Diagnose oder durch Neugeborenenscreening weiß man, dass das Intelligenzdefizit etwas ausgeprägter ist als bei den beiden anderen häufigen Hyperdiploidien der Geschlechtschromosomen (XXY; XYY). Schulleistungen und Ausbildungsniveau sind meist niedriger als bei den Geschwistern. Die Fertilität kann evtl. leicht herabgesetzt sein. Wenn überhaupt, so ist die Rate von Geschlechtschromosomenaberrationen (also 47,XXX oder 47,XXY) bei Nachkommen aber nur geringfügig erhöht.

2

48,XXXX und 49,XXXXX

> Bei diesen beiden höhergradigen Hyperdiploidien des X-Chromosoms sind der Grad der geistigen Behinderung und Gesichtsdysmorphien wesentlich ausgeprägter als bei 47,XXX, und die Fertilität ist deutlicher herabgesetzt.

Dazu kommen fakultativ Skelettfehlbildungen, insbesondere radioulnare Synostosen und ab der Adoleszenz Skoliosen. Die überzähligen X-Chromosomen stammen fast immer ausschließlich von einem Elternteil, häufiger von der Mutter, das durchschnittliche Gebäralter ist aber nicht erhöht. Bei 49,XXXXX deckt die molekulargenetische Herkunftsbestimmung meist Teilungsfehler in der ersten und zweiten Meiose bzw. einer frühen postzygotischen Mitose auf.

Klinefelter-Syndrom, 47,XXY

Dieses Syndrom wurde 1942 von Klinefelter ohne Kenntnis der Ursache klinisch definiert. Die Erstbeschreibung der Chromosomenaberration erfolgte 1959 durch Patricia Jacobs und Mitarbeiter.

> Die Inzidenz bei männlichen Neugeborenen beträgt etwa **1:1000**.

Zytogenetik.

> Fast immer liegt der Karyotyp **47,XXY** vor. Selten sind die Karyotypen 48,XXXY, 49,XXXXY und 47,XY,i(Xq).

Etwa die Hälfte der Personen mit 47,XXY-Karyotyp haben das überzählige X-Chromosom von der Mutter geerbt, die andere Hälfte vom Vater. Bei gleicher Wachstumstendenz nehmen mit steigender Zahl von X-Chromosomen bei Vorhandensein eines Y der Intelligenzdefekt, die Genitalhypoplasie und Gesichtsdysmorphien zu. Letztere sind bei Personen mit 47,XXY-Karyotyp noch unauffällig (s. u.). Vor allem bei 49 Chromosomen finden sich häufig kleinere Skelettanomalien, besonders häufig proximale radioulnare Synostose, Skoliose und Veränderungen an den Epiphysen. In allen bisher untersuchten 49,XXXXY-Fällen stammten sämtliche X-Chromosomen von der Mutter.

Klinische Befunde.

> Hauptbefunde sind:
> - relativer **Großwuchs** (im Vergleich zu den Brüdern, bedingt durch längere Beine)
> - **Unfruchtbarkeit** (Azoospermie)
> - leichte **Intelligenzverminderung** (im Vergleich zu den Geschwistern)

Vorgeburtlich finden sich an den Genitalien keine Auffälligkeiten, auch keine erhöhte Inzidenz von Kryptorchismus. Ab der Adoleszenz macht sich eine Tendenz zu **Stamm-Adipositas** bemerkbar, und manchmal kommt es während der Pubertät zu vorübergehender oder permanenter **Pseudo-Gynäkomastie**. Die Brustkrebs-Inzidenz soll höher als bei 46,XY-Männern sein. Ein pubertäres Wachstum der Testes findet kaum statt, und der Penis bleibt ebenfalls kleiner als bei XY-Männern. **Hodenbiopsien** zeigen:

- Fibrose
- Hyalinose
- Tubulussklerose
- Vermehrung von Leydig-Zellen

Hormonal findet sich ein **hypergonadotroper Hypogonadismus**. Libido und Potenz sind im Durchschnitt reduziert, aber vorhanden.

Das Spermiogramm zeigt entweder **Azoospermie** oder **Oligospermie** mit wenigen meist unbeweglichen Spermien. Bei einer Hodenpunktion kann man jedoch manchmal auch dann Spermien finden, wenn das Spermiogramm negative Ergebnisse zeigt. Falls Spermien vorhanden sind, besteht die Chance einer Schwangerschaft durch intrazytoplasmatische Spermieninjektion (ICSI). Die Rate von Geschlechtschromosomenaberrationen unter diesen Nachkommen scheint, wenn überhaupt, jedenfalls nicht stark erhöht zu sein.

Im Erwachsenenalter treten außerdem **thromboembolische Erkrankungen** und **Ulcera cruris** gehäuft auf.

> Im **Intelligenzquotient** liegen Klinefelter-Patienten durchschnittlich **10 Punkte tiefer** als ihre Geschwister. Im Kleinkindesalter fallen sie durch ruhiges Verhalten, motorische Entwicklungsverzögerung und Interesselosigkeit auf.

Oft sind sie schlechte Schüler und zeigen Konzentrationsschwierigkeiten und Mangel an intellektueller Neugier. Kontaktarmut, sozialer Rückzug, Affektlabilität und aggressive Ausbrüche können ebenfalls beobachtet werden. Im Beruf bewähren sich viele aber wesentlich besser, als man es vom Schulerfolg her erwarten würde. In manchen Fällen, vor allem bei einem ungünstigen sozialen Umfeld, wird Psychotherapie angezeigt sein.

Therapie.

> **Testosteron-Behandlung** führt:
> - zu Penis-, nicht aber Testis-Wachstum
> - zu stärker ausgeprägten Pubertätszeichen
> - zu erhöhtem sexuellem Interesse

2

Testosterontherapie im Erwachsenenalter ist angezeigt, um eine **Osteoporose** zu vermeiden. Manchmal kann diese Therapie auch psychisch stabilisierend wirken.

47,XYY

> Patienten mit **2 Y-Chromosomen** im Karyotyp sind im Durchschnitt ca. 10 cm größer als ihre Brüder. Sie sind normal bis leicht vermindert fertil.

Ein väterlicher Alterseffekt kann nicht beobachtet werden, und nur selten hat ein 47,XYY-Vater Nachkommen mit Aneuploidie der Geschlechtschromosomen. Wie auch beim Klinefelter-Syndrom scheint eine Selektion zugunsten euploider Zellen während der Spermiogenese aufzutreten.

Höhergradige Aneuploidien. Patienten mit dem **Karyotyp 48,XXYY** zeigen den XYY-Phänotyp plus Infertilität und Tendenz zu einer etwas stärker ausgeprägten Intelligenzminderung als bei 47,XYY. In allen bisher untersuchten Fällen stammten 3 der 4 Geschlechtschromosomen vom Vater.

48,XYYY und, äußerst selten, 49,XYYYY liegen häufig im Mosaik-Zustand vor. Diese Patienten weisen eine etwas höhergradige Intelligenzminderung auf als sie durchschnittlich bei 47,XYY vorliegt. Außerdem sind zusätzliche Dysmorphien, Genitalhypoplasie mit verminderter Fertilität, gelegentlich Herzfehler, Augen- und andere Organfehlbildungen sowie epileptische Anfälle vorhanden.

Intelligenz- und Charakterprofil.

> Die durchschnittliche **Intelligenz** ist gegenüber Geschwistern **leicht vermindert**, und in einem Teil der Fälle liegen Defizite in der sozialen Anpassung, im Kontaktvermögen und der Frustrationstoleranz vor.

Manchmal führen diese Störungen und die als negativ empfundenen Schwächen auch zu reaktivem, impulsivem Verhalten. Von einer „kriminellen Veranlagung" von 47,XYY Männern kann aber keineswegs gesprochen werden.

2.3.4 Strukturelle Autosomenaberrationen

Distale Deletion des kurzen Arms von Chromosom 1 (1 p)

> Obwohl erst kürzlich definiert, scheint die Deletion des kurzen Arms von Chromosom 1 die häufigste terminale autosomale Deletion beim Menschen zu sein. Die Häufigkeit wird heute auf **zwischen 1:5000 und 1:10 000** Neugeborene geschätzt.

2

Zytogenetik. Zum Nachweis ist eine **FISH-Untersuchung** (S. 156) mit subtelomernahen 1 p-Markern oder eine aCGH-Untersuchung (S. 160) indiziert, da die Deletion wegen des unspezifischen G-Bandmusters des distalen kurzen Arms von Chromosom 1 schwer erkennbar ist. Deshalb wurde die Aberration auch so spät definiert und ist die bei weitem häufigste durch Subtelomerscreening erkannte Aberration. Der überwiegende Teil der Fälle entsteht neu, meist während der Spermatogenese.

Klinischer Befund. Der Phänotyp ist mäßig typisch. Die Hauptbefunde sind:
- fast immer schwere geistige Behinderung, oft vergesellschaftet mit Verhaltensstörungen, insbesondere (Auto-)Aggressivität
- Wachstumsrückstand
- prämature Kraniosynostose mit konsekutivem Plagiozephalus
- Mikrozephalie
- Hirnatrophie
- Kardiomyopathie
- Ebstein-Anomalie des Herzens

Als **Dymorphiemuster** gelten:
- tiefliegende Augen mit nach außen aufsteigenden Lidachsen
- eingesunkene Nasenwurzel
- kleiner Mund mit abfallenden Mundwinkeln
- kleine, tief sitzende und abstehende Ohren

Das Spektrum fakultativer Fehlbildungen ist breit und schließt Lippen-Kiefer-Gaumenspalten, Katarakt und Hydronephrose ein.

Cri-du-Chat-Syndrom, distale Deletion des kurzen Arms von Chromosom 5 (5p)

Diese Aberration wurde als erste autosomale Deletion 1963 von Lejeune und Mitarbeitern beschrieben.

Die Häufigkeit wird auf **1:50 000** unter Neugeborenen und **1,5:1000** unter geistig schwer Behinderten geschätzt.

Zytogenetik.

Die Deletion entsteht in 9 von 10 Fällen **neu**, die übrigen sind Folge einer elterlichen Translokation oder Inversion. De-novo-Deletionen ereignen sich zu 80 – 90 % im **väterlichen Genom**.

2

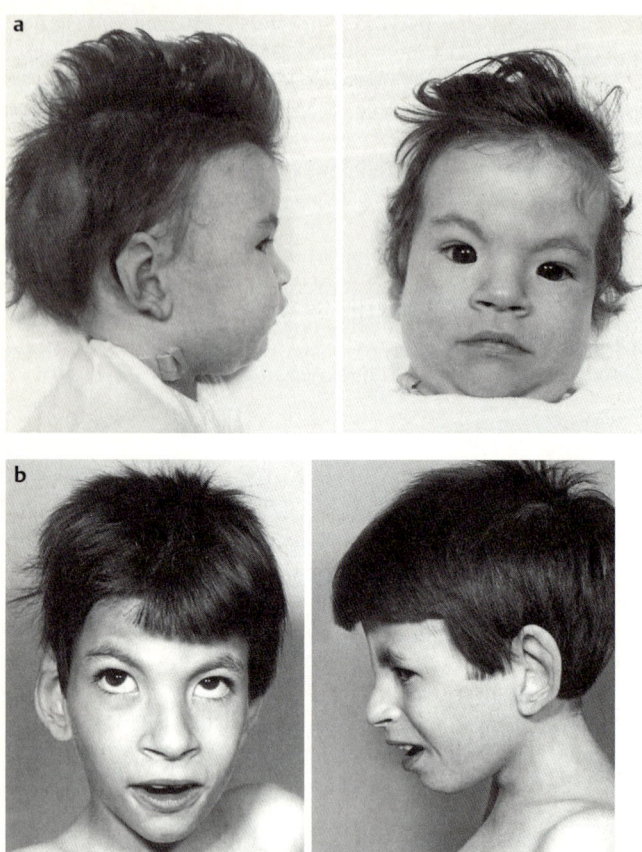

Abb. 2.**33 Cri-du-Chat-Syndrom (Katzenschrei-Syndrom, partielle Monosomie 5p).** **a** Jüngeres Kind. **b** Älteres Kind. Mikrozephalie mit kraniofazialer Dysmorphie, deutlichem Hypertelorismus, flachem Profil und Retrogenie.

Die Deletion muss minimal das kritische Segment 5p15.1 umfassen und kann maximal fast den gesamten kurzen Arm umspannen. Kleinere Deletionen und solche, die mit einer Duplikation einhergehen (an der Stelle des fehlenden Segments sitzt ein Segment eines anderen Chromosoms), sind mitunter nur durch FISH mit einer spezifischen Sonde oder aCGH zu erkennen. Sehr kleine interstitielle Deletionen mit Einschluss des Segmentes 5p15.1, auf welchem u. a. ein Gen für das Larynxwachstum vermutet wird, können mit einem milderen Phänotyp und weniger hochgradigem Intelligenzdefekt einhergehen.

Klinischer Befund.

Lejeune benannte das klinische Bild nach einem **charakteristischen Schrei** der Neugeborenen, der durch **Larynxhypoplasie** bedingt ist.

Er erinnert an den Schrei einer jungen Katze und ist etwa um eine Oktave höher als der Schrei gesunder Neugeborener.

Weitere typische Befunde sind:

- Untergewicht
- Minderwuchs und Mikrozephalie ab der Geburt
- „Vollmondgesicht" (schmale Stirn, breite Wangen)
- Epicanthusfalten
- nach außen abfallende Lidachsen
- Klinodaktylie der 5. Finger
- muskuläre Hypotonie

Fehlbildungen innerer Organe sind selten, deshalb sind die Überlebenschancen im Vergleich zu anderen autosomalen Aberrationen sehr gut. Die geistige Entwicklung ist jedoch schwerst verzögert, die allermeisten Patienten bleiben stumm, inkontinent und lebenslänglich auf Betreuung angewiesen.

Der Phänotyp ändert sich mit der Entwicklung, so wird das Gesicht eher länglich und asymmetrisch (Abb. 2.**33**), und das 4. Metacarpale und -tarsale bleiben im Längenwachstum zurück. Altersveränderungen setzen früh ein. Frauen durchlaufen meist eine normale Pubertät und können die Chromosomenaberration an Nachkommen weitergeben.

Wolf-Hirschhorn-Syndrom, distale Deletion des kurzen Arms von Chromosom 4 (4p)

Die Aberration wurde erstmals 1965 von Ulrich Wolf und Mitarbeitern beschrieben; die Abgrenzung von 5p– erfolgte damals, in der Vor-Bänderungs-Ära, durch Autoradiografie.

Epidemiologie und Zytogenetik.

Die Häufigkeit des Wolf-Hirschhorn-Syndroms beträgt mindestens **1:50 000**, die Deletion 4p entsteht in 9 von 10 Fällen **neu**, die übrigen Fälle sind Folge elterlicher Translokationen oder Inversionen. Das kritische Segment ist **4p16.1**.

Wegen der hohen Letalitätsrate (mindestens 50 % während der ersten 18 Monate) dürfte sich die Prävalenz jedoch bereits im Alter von einem Jahr halbieren. Charakteristisch für distale Deletionen von 4p ist, dass sie häufig sehr klein sind und

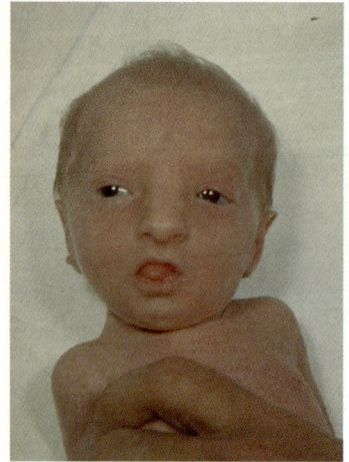 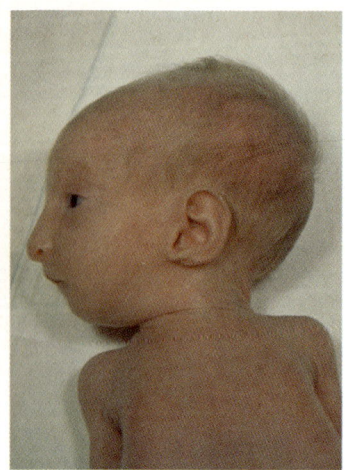

Abb. 2.**34 Wolf-Hirschhorn-Syndrom.** Prominentes Hinterhaupt, Hypertelorismus, Ptose der Oberlider, prominente Nasenwurzel, Retrogenie, kurzer Hals.

nur durch Spezialuntersuchungen erkannt werden können. Daher kommt der klinischen Diagnose eine große Bedeutung zu.

Klinischer Befund. Totgeburten und Spätaborte sind häufig. Der klinische Phänotyp ist **sehr charakteristisch** (Abb. 2.**34**):
- auf durchschnittlich 2000 g reduziertes Geburtsgewicht
- fliehende Stirn
- Verschmälerung der Nase gegen die prominente Nasenwurzel, hypoplastische Nasenspitze
- kurze aufgeworfene Oberlippe
- zurückversetztes Kinn (Retrogenie)
- Exophthalmus, Hypertelorismus, Strabismus, Ptose der Oberlider, Iriskolobome
- präaurikuläre Fisteln
- Lippen-Kiefer-Gaumen-Spalten
- verschiedenartige Herzfehler
- Hypospadie
- Kryptorchismus
- dysplastische Handleisten und schlanke lange Finger

Darüber hinaus existiert eine Vielfalt seltenerer Befunde, u. a. sogar Spalthand/Spaltfuß und teilweises oder vollständiges Fehlen von Extremitäten. Praktisch alle Patienten entwickeln ein Anfallsleiden. Das Ausmaß der geistigen Entwicklungsverzögerung ist ähnlich demjenigen bei Deletion von 5p.

Deletion des gesamten kurzen Arms von Chromosom 18 (De-Grouchy-Syndrom Typ I)

Das Syndrom wurde erstmalig durch De Grouchy und seine Mitarbeiter im Jahr 1964 beschrieben.

Die Inzidenz des De-Grouchy-Syndroms Typ I unter Neugeborenen beträgt etwa **1:50 000**.

Zytogenetik.

Ca. 9/10 der Deletionen entstehen neu als **einfache Deletionen**.

Die zweithäufigste Gruppe sind Translokationen des langen Arms von 18 auf den kurzen Arm eines akrozentrischen Chromosoms (meist 14), gefolgt von familiären Translokationen.

Klinischer Befund. Das klinische Bild ist etwas weniger charakteristisch als bei den meisten „klassischen" autosomalen Deletionssyndromen. Das durchschnittliche Geburtsgewicht liegt mit 3000 g im unteren normalen Bereich.

Das **Dysmorphiemuster** beinhaltet:
- ein breites Gesicht mit Hypertelorismus, Ptose, Strabismus und Epicanthusfalten (Abb. 2.**35**)
- irreguläre Zahnstellung und Tendenz zu Karies

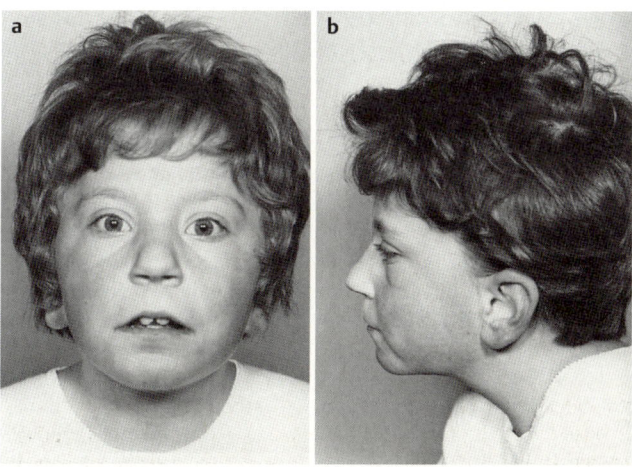

Abb. 2.**35 Syndrom bei Deletion 18p.** Hypertelorismus, flache breite Nasenwurzel, lange Oberlippe mit verstrichenem Philtrum, große Ohren, Retrogenie.

2

- Trichterbrust
- hypoplastische äußere Genitalien
- Klinodaktylie der 5. Finger

Ca. 10 % der Patienten weisen eine **Holoprosenzephalie** unterschiedlichen Schweregrades auf. Sie haben im Gegensatz zu den übrigen 90 % sehr schlechte Überlebenschancen. Seltener sind diverse Augen-, Herz- und Nierenfehlbildungen sowie Fehlbildungen abdominaler Organe. Diverse Erkrankungen aus dem rheumatischen Formenkreis und Störungen der endokrinen Organe treten überdurchschnittlich häufig auf. Ebenso wie bei der distalen Deletion des langen Arms zeigt eine Minderheit der Patienten einen totalen IgA-Mangel. Selten zeigt sich auch eine kongenitale totale Alopezie.

Die Entwicklung ist gekennzeichnet durch **Minderwuchs** und **Intelligenzdefekt**, eine meist mäßige geistige Behinderung (IQ um 50), selten kann die Intelligenz auch grenzwertig normal sein. Betroffene Frauen können fertil sein und die Aberration weitervererben.

Deletion des distalen langen Arms von Chromosom 18 (De-Grouchy-Syndrom Typ II)

Auch dieses Syndrom wurde erstmalig durch De Grouchy und seine Mitarbeiter 1964 beschrieben. Die Inzidenz ist niedriger als diejenige der Deletion des kurzen Arms.

Zytogenetik.

Die Bruchpunkte der Deletion variieren zwischen 18q21.1 und 18q23.1, mit entsprechend milderem Phänotyp bei kleineren Deletionen. Das kritische Segment dürfte bei **18q22 bis 18q23.1** liegen.

Familiäre **Translokationen** und **Inversionen** sind häufiger als bei den meisten anderen distalen Deletionen. Es kommen auch **Ringchromosomen** vor, bei denen Deletionen sowohl am kurzen als auch am langen Arm von Chromosom 18 vorliegen. Hier findet man klinisch eine Kombination aus den Phänotypen beider Deletionssyndrome, wobei je nach Bruchstelle einer der beiden Phänotypen im Vordergrund stehen kann. Diese Ringchromosomen kommen fast so häufig vor wie einfache Deletionen. Die Herkunft ist bei beiden Deletionstypen überwiegend väterlich.

Klinische Befunde.

> Das klinische Bild ist charakteristisch mit intrauterinem und postnatalem **Wachstumsrückstand** (durchschnittliches Geburtsgewicht 2750 g) und **Intelligenzdefekt** (IQ < 50). Schwerhörigkeit ist häufig.

Die typischen mit dem De-Grouchy-II-Syndrom assoziierten **Dysmorphien** sind:
- Brachyzephalie
- Mittelgesichtsdysplasie mit Unterbiss und eingesunkener Nasenwurzel (Abb. 2.**36**)
- enge (bis verschlossene) äußere Gehörgänge
- Optikusatrophie
- proximal angesetzte Daumen und Klinodaktylie der 5. Finger

Relativ häufig treten auf:
- Lippen-Kiefer-Gaumen-Spalten
- Iriskolobom und andere Augenfehlbildungen
- Mikrophthalmie
- Herzfehler
- Hypospadie
- Klumpfuß

Im Verlauf kommen **ekzematöse Veränderungen** auffällig häufig vor. Ca. 1 von 10 Patienten stirbt während der ersten 10 Lebensjahre, meist infolge eines Herzfehlers.

Betroffene Frauen können fertil sein und die Aberration weitervererben.

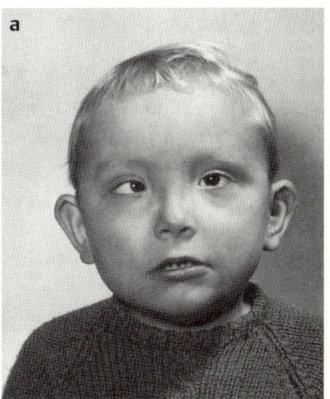 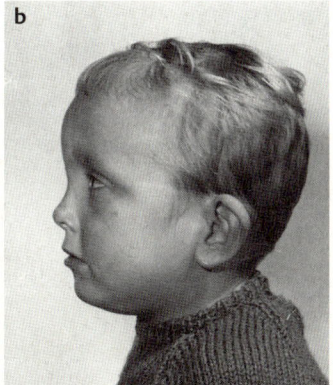

Abb. 2.**36 Syndrom bei Deletion 18q.** Das Gesicht ist dem beim Down-Syndrom ähnlich: Hypertelorismus, nach außen oben verlaufende Lidachsen, außerdem große Ohren bei tiefem Ohransatz.

Distale Deletion des kurzen Arms von Chromosom 9

Die Häufigkeit liegt bei Neugeborenen **über 1:50 000**.

Zytogenetik.

Die Bruchpunkte liegen **zwischen 9p21 und 9p24.1**, mit entsprechend schwererer geistiger Behinderung bei größeren Deletionen.

Familiäre Translokationen oder Inversionen finden sich bei ca. jedem 10. Fall. Die Geschlechtsverteilung ist 2:1 zugunsten des weiblichen Geschlechts verschoben. Ungewöhnlich ist, dass nur ca. ⅔ der neu entstandenen Deletionen sich in der männlichen Keimbahn ereignen. Dies steht im Gegensatz zum viel höheren männlichen Anteil bei praktisch allen anderen distalen Deletionen und Ringchromosomen.

Klinische Befunde. Das charakteristische Fehlbildungsmuster dieser Deletion umfasst (Abb. 2.**37**):
- Trigonozephalie mit sehr schmaler Stirn
- aufsteigende Lidachsen
- kleine Nase
- sehr kleine und stark gefaltete Ohren
- Herzfehler
- lange mittlere Phalangen
- kurze distale Phalangen und Nägel

In einigen Fällen stellt man einen „Sex Reversal" fest, d. h. es liegt ein weiblicher Phänotyp bei XY-Konstellation der Geschlechtschromosomen vor. Ursache hierfür

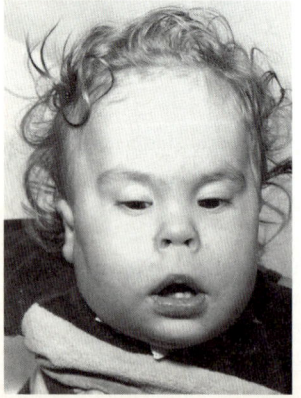

Abb. 2.**37 Syndrom bei Deletion 9p.** Hohe gewölbte Stirn, Ptosis, kurze breite Nase mit eingesunkener Nasenwurzel, lange Oberlippe.

ist die Deletion des *DMRT1*-Gens (s. Abb. 5.**10**, S. 428), welches zusätzlich zum *SRY*-Gen eine Rolle in der männlichen Geschlechtsdifferenzierung spielt. Erwachsene leiden meist unter Verhaltensstörungen, auch Psychosen kommen vor. Die geistige Behinderung ist mittel- bis (meist) schwergradig.

Duplikation des kurzen Arms von Chromosom 9, Trisomie 9p

Die Erstbeschreibung erfolgte bereits 1962 durch Edwards ohne Kenntnis darüber, um welches Chromosom es sich handelt.

> Die Trisomie 9p ist mit einer Häufigkeit von **1:50 000** die häufigste partielle autosomale Trisomie.

Zytogenetik.
> Die Bruchpunkte schwanken bei ähnlichem klinischen Bild **zwischen 9p13 und 9q21**.

Familiäre und De-novo-Duplikationen sind etwa gleich häufig, letztere treten nicht selten als überzähliges Chromosom 9p oder als direkte oder invertierte Duplikation auf.

Klinische Befunde. Das klinische Bild ist verwandt mit demjenigen der Mosaik-Trisomie-9 und der Tetrasomie 9p aufgrund des überzähligen Isochromosoms 9p. Der Phänotyp wurde 1970 durch Rethoré und Mitarbeiter definiert. Das Fehlbildungsmuster ist **leicht erkennbar** (Abb. 2.**38**):
- tief liegende Augen
- Hypertelorismus
- lateral abfallende Lidachsen
- große breite Nase
- kurze aufgeworfene Oberlippe
- abfallende Mundwinkel
- große stark abstehende Ohren
- Skoliose
- kleine Hände und Füße mit Klinodaktylie und Brachymesophalangie der 5. Strahlen
- Nagelhypoplasie v. a. der 5., 1. und 2. Finger

Es zeigen sich charakteristische **Röntgenbefunde** des Skeletts mit breiten Epiphysen der kurzen Röhrenknochen. Organfehlbildungen sind relativ selten, weshalb die Überlebenschancen für eine autosomale Chromosomenaberration vergleichsweise gut sind. Der Grad der geistigen Behinderung schwankt zwischen mäßig und profund, meist ist er schwer.

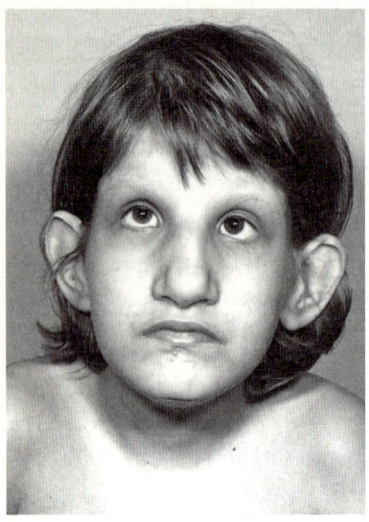

Abb. 2.**38 Trisomie 9p.** Gewölbte Stirn, Lidachsen von innen nach außen unten verlaufend, Hypertelorismus, breite Nase, große tief ansetzende dysplastische Ohren.

Cat-Eye-Syndrom, partielle Tetrasomie 22 (pter-q11.2)

Epidemiologie und Zytogenetik. Die Häufigkeit ist unbekannt, da wegen des stark variablen klinischen Bildes vermutlich nur ein Teil der Fälle diagnostiziert wird.

> Zu beobachten ist ein kleines **Extrachromosom**, das spiegelbildlich symmetrisch den kurzen Arm, das Zentromer und den proximalen langen Arm von Chromosom 22 umfasst.

Offenbar ist dieses Extrachromosom mitotisch instabil, daher ist ein Mosaizismus nicht selten. Eine direkte Weitergabe des Extrachromosoms durch beide Geschlechter wurde schon beobachtet.

Klinische Befunde. Hauptbefunde dieser Chromosomenaberration sind:
- Iriskolobom
- Analatresie
- lateral abfallende Lidachsen
- präaurikuläre Fehlbildungen
- Nierenfehlbildungen
- spezifischer Herzfehler (komplette Lungenvenenfehlmündung)

Es können aber fast alle dieser Befunde fehlen, nicht selten bei einem Elternteil eines Kindes mit dem Vollbild. Die geistige Entwicklung schwankt zwischen normal und mäßiger, selten schwerer Behinderung.

Partielle Tetrasomie 15 (pter-q13)

Die Häufigkeit dürfte bei **1:20 000 bis 30 000** unter Neugeborenen liegen.

Zytogenetik.

Wie bei der partiellen Tetrasomie 22 findet sich ein überzähliges **Extrachromosom**, das spiegelbildlich symmetrisch den kurzen Arm, das Zentromer und den proximalen langen Arm von Chromosom 15 umfasst.

Der Bruchpunkt entspricht dem distalen Bruchpunkt der typischen Deletion beim Prader-Willi- und Angelman-Syndrom (s. u.). Das Extrachromosom entsteht in der Regel durch ein Rearrangement nach vorausgegangener mütterlicher Meiose-II-Nondisjunction.

Klinische Befunde.

Ungewöhnlich an dieser Chromosomenaberration ist, dass bei schwerer bis schwerster geistiger Behinderung der klinische Phänotyp sehr diskret ist.

Man findet ein normales Bild bis milde Dysmorphien wie:
- abfallende Lidachsen
- Epicanthus
- Strabismus
- tief liegende Augen
- dysmorphe Helices der Ohren
- Klinodaktylie der 5. Finger
- milde kutane Syndaktylie zwischen 2. und 3. Zehen

Verhaltensauffälligkeiten mit Hyperaktivität und (Auto-)Aggressivität sind häufig. Fast immer treten schwere, schlecht einstellbare epileptische Anfälle auf. Der größere Teil der Betroffenen ist rollstuhlabhängig und vollständig auf Fremdhilfe angewiesen.

2

2.3.5 Autosomale Mikrodeletionssyndrome

> Mikrodeletionen (s. auch S. 197) nennt man Deletionen, die **zu klein** sind, um durch eine **konventionelle Chromosomenanalyse** sicher erkannt zu werden. Sie gehen meist mit einem distinkten Phänotyp einher.

So kann die Untersuchung gezielt mittels fluoreszierender In-situ-Hybridisierung (FISH, s. S. 156) oder aCGH-Untersuchung (S. 160) durchgeführt werden. Manche Mikrodeletionen schließen dominante oder geschlechtsgebundene Gene ein, dann zeigen die Patienten u. a. den Phänotyp eines oder mehrerer dominanter Erbleiden („Contiguous Gene Syndromes", s. S. 197).

Prader-Willi-Syndrom, väterliche Deletion 15q11.2-q12

Die klinische Erstbeschreibung erfolgte bereits 1959 durch Prader, Labhart und Willi anhand von 9 Fällen.

Epidemiologie und Zytogenetik.

> Die Inzidenz unter Neugeborenen beträgt etwa **1:20 000**. Ca. 70 % der Patienten weisen eine Deletion des **Segments 15q11.2-q12** auf dem **väterlichen** Chromosom auf, welche u. a. das Small-nuclear-Ribonucleoprotein-Polypeptide-N-Gen (*SNRPN*-Gen) einschließt.

Fast 30 % der Fälle zeigen eine mütterliche **uniparentale Disomie** (UPD, s. S. 275) für Chromosom 15. Dieser Anteil wächst mit steigendem durchschnittlichem Gebäralter. Weniger als 1 % zeigen sogenannte **Imprinting-Defekte**.

Die Hypopigmentierung (s. u.) beschränkt sich auf die Fälle mit Deletion, in die praktisch immer das *P*-Gen eingeschlossen ist. Das *P*-Gen ist u. a. für das Eumelanin-Pigment (schwarz-braun) verantwortlich. Homozygote Mutationen im *P*-Gen führen zum **okulokutanen Albinismus Typ II** (s. S. 295).

Klinische Befunde. Das klinische Bild ist außerordentlich **typisch**:
- stark verminderte Kindsbewegungen in utero
- mäßig erniedrigtes Geburtsgewicht (um 2800 g)
- massive Hypotonie des Neugeborenen (die in den meisten Fällen Sondenernährung über einige Monate notwendig macht)
- hypotone Fazies mit mandelförmigen Augen
- kleine feine Hände und Finger sowie Füße
- Genitalhypoplasie mit hypoplastischem Skrotum und Kryptorchismus bei Knaben
- Hypopigmentierung (nur bei Deletion, Tendenz zu blonden Haaren und blauen Augen)

Mit ca. 9 bis 15 Monaten setzt **unersättlicher Appetit** ein, die wegen der Ernährungsschwierigkeiten anfänglich untergewichtigen Neugeborenen nehmen massiv an Gewicht zu, wenn die Nahrungsaufnahme nicht rigoros eingeschränkt wird. Die zumeist leichte muskuläre Hypotonie bleibt lebenslänglich bestehen. Dicker Speichel auf den Mundwinkeln und Kratzspuren, vor allem an Unterarmen und Handrücken, sind typisch. Das Wachstum ist mäßig retardiert. Ab der Pubertät, die vor allem beim männlichen Geschlecht stark vermindert ist, stellen sich häufig, vor allem bei massivem Übergewicht, Diabetes und Herzinsuffizienz ein. Selten kommt es zu unerklärtem plötzlichen Kindstod.

> Die **geistige Entwicklungsverzögerung** ist meist mäßig, seltener milde, beides bei schwierigem Sozialverhalten (v. a. in Fällen von uniparentaler Disomie).

Angelman-Syndrom, mütterliche Deletion 15q11.2-q12

Die klinische Erstbeschreibung erfolgte 1965 durch Harry Angelman, der das Syndrom wegen des Staccato-Gangs „Happy Puppet Syndrome" nannte.

> Die Inzidenz dürfte etwas unterhalb derjenigen des Prader-Willi Syndroms liegen.

Zytogenetik.

> Der Anteil von Deletionen des **mütterlichen Segments 15q11.2-q12** liegt bei 70%.

In etwa 5% der Fälle liegt eine väterliche **uniparentale Disomie** vor. Die restlichen 25% teilen sich auf in **Mutationen** im *UBE3A*-Gen und **Imprinting-Defekte** (etwa 1%, s. S. 46 und 524).

Klinische Befunde. Die Hauptbefunde sind:
- mäßig erniedrigtes Geburtsgewicht
- Mikrozephalie
- anfangs unauffällige Fazies, ab dem Kleinkindesalter zunehmend ein breiter Mund und ein markantes Kinn
- Ataxie mit Gangunsicherheit
- schwere und vor allem schwer medikamentös beeinflussbare Epilepsie mit verschiedenartigen Anfällen und charakteristischem EEG (parietale „spikes")
- schwere geistige Behinderung, meist ohne jegliche Sprechfähigkeit
- freundliche Grundstimmung mit anfallsweise unmotivierten Lachanfällen

2

Williams-Beuren-Syndrom

Die Erstbeschreibungen erfolgten 1961 durch Williams und 1962 durch Beuren.

> Die Häufigkeit beträgt ca. **1:20 000 bis 1:50 000**.

Zytogenetik. Es liegt eine Mikrodeletion auf dem Chromosom 7 (**7q11.23**) vor. Die Deletion mit im Allgemeinen konstanten Bruchpunkten ist nur durch molekular-zytogenetische Methoden erkennbar.

> Die Mehrheit der Fälle entsteht durch **unbalanciertes meiotisches Cross-over**, in ca. 60 % während der mütterlichen Meiose.

Klinische Befunde. Das klinische Bild ist gekennzeichnet durch:
- mäßig reduziertes Geburtsgewicht
- ein typisches Gesicht mit voller Periorbitalregion, vollen Wangen und Lippen sowie reichem Irismuster bei verminderter Pigmentierung
- Klinodaktylie der 5. Finger
- typische Herzfehler, v. a. supravalvuläre Aortenstenose und periphere Pulmonalstenose
- seltener auch anderer Stenosen, z. B. einer Nierenarterie

In den ersten Monaten findet sich nicht obligat eine Hyperkalzämie. Besonders charakteristisch sind später auch die tiefe Stimme und die Lärmempfindlichkeit. Die Patienten sind von ausgesprochen freundlicher, extrovertierter Wesensart, ohne Berührungsängste, manchmal gar distanzlos. Es liegt eine leichte bis mittelschwere geistige Behinderung vor.

Giedion-Langer-Syndrom, Deletion des Segments 8q24.1

Die Häufigkeit des Giedion-Langer-Syndroms ist unbekannt, es wird weit seltener beobachtet als die meisten anderen bekannten Mikrodeletionen.

Zytogenetik.

> Hierbei handelt es sich um ein klassisches **„Contiguous Gene Syndrome"**, dessen Phänotyp vor allem durch die Kombination der Deletion zweier benachbarter Gene – dem *EXT 1*-**Gen** für multiple kartilaginäre Exostosen und dem *TRPS 1*-**Gen** für Zapfenepiphysen – bedingt ist.

2

Die Bruchpunkte der Deletion variieren von Fall zu Fall, was die hohe phänotypische Variabilität erklärt. Ein Teil der Deletionen ist nur durch molekularzytogenetische Untersuchungen erkennbar.

Klinische Befunde. Neben **multiplen kartilaginären Exostosen** und **Zapfenepiphysen** weisen die Patienten weitere Befunde auf:
- Zeichen von ektodermaler Dysplasie (feines schütteres Haar mit Tendenz zu frühzeitiger Glatzenbildung)
- Wachstumsrückstand
- geistige Behinderung variablen Grades
- ein typisches Gesicht mit runder, prominenter Nasenspitze, insgesamt „traurigem Ausdruck"

Fakultativ liegt ein breites Spektrum assoziierter Dysmorphien und Fehlbildungen vor, besonders Herz, Nieren, Augen und Skelett betreffend.

DiGeorge-Syndrom, Velo-cardio-faciales Syndrom (Shprintzen- oder Sedlackova-Syndrom), Takao-Syndrom, Mikrodeletion 22q11.22

Die Häufigkeit unter Neugeborenen wird auf etwa **1:5000** geschätzt. Damit handelt es sich um die **häufigste Mikrodeletion** beim Menschen.

Zytogenetik.

Der überwiegende Teil der Fälle beruht auf Mikrodeletionen, die zur Mehrheit die Folge **interchromosomaler unbalancierter Rekombinationen** familiärer balancierter parazentrischer Inversionen sind und zu ⅗ im mütterlichen Genom während der Meiose auftreten.

Die Weitergabe von einem Elternteil auf einen Nachkommen kommt in ca. 10 % dieser Fälle vor, wobei die intrafamiliäre Variabilität der Befunde, vor allem der Herzfehler, ausgeprägt ist. Eine Minderzahl der Fälle sind **unbalancierte Translokationen**, die zum Verlust des kritischen Segments (**22q11.22**) plus der gesamten Region proximal davon (inklusiv Zentromer und kurzen Arm) führen. Diese unbalancierten Translokationen können von Eltern mit balancierten Translokationen stammen.

Klinische Befunde. Die **Hauptbefunde** sind:
- konotrunkale Herzfehler
- Aplasie oder Hypoplasie von Thymus und Parathyreoidea

- ein kurzes Gaumensegel mit oder ohne offene oder submuköse Gaumenspalte, näselnde Sprache
- milde geistige Behinderung
- Minderwuchs

Unter den **Herzfehlern** stehen der unterbrochene Aortenbogen und die Fallot-Pentalogie mit Pulmonalatresie im Vordergrund. **Thymusaplasie** ist mit Schwächung der zellulären Immunantwort verbunden, **Hypoparathyreoidismus** kann zu hypokalzämischen Krämpfen führen.

Das Spektrum weiterer Auffälligkeiten ist sehr breit: Polydaktylie, Oligodaktylie, Klumpfuß, Hypospadie, Augenmissbildungen, Nierenfehlbildungen, Neuralrohrdefekte, Analatresie, Radiusaplasie und vieles mehr.

Im Erwachsenenalter besteht ein hohes Risiko zur Ausbildung einer **Psychose**, meist aus dem schizophrenen Formenkreis.

Andere submikroskopische Chromosomenaberrationen

Die Untersuchungen mittels Array comparative genomic Hybridisation (**aCGH**, s. auch S. 161) erlaubten in den letzten Jahren die Aufdeckung zahlreicher **diskreter Chromosomenaberrationen**. Ohne auf einzelne klinische Bilder einzugehen, sollen hier typische Merkmale und Befunde erwähnt werden.

Die **klinischen Bilder** sind vielfach wesentlich **unspezifischer** als diejenigen bei den Aberrationen, die mit konventionellen Methoden diagnostizierbar sind. Auffallend ist vor allem die **phänotypische Variabilität** in zahlreichen Familien mit gleicher „Copy Number Variation" (CNV). Die Frage: „Variante oder klinisch relevante Aberration?" kann daher oft nicht sicher bzw. nur nach umfangreicheren Familienuntersuchungen beantwortet werden. Dies betrifft einerseits das klinisch-dysmorphologische Bild, andererseits aber auch das Auftreten und den Schweregrad angeborener Fehlbildungen, das Wachstum und die geistige Entwicklung. Deshalb werden häufig betroffene Eltern nur über ihre klinisch stärker betroffenen Nachkommen erfasst.

aCGH-Studien wurden unter anderem an Patientenserien mit bestimmten Diagnosen durchgeführt, vor allem angeborenen Herzfehlern und Autismus. Unter den Befunden fällt auf, dass sogenannte syndromale Fälle, d. h. Patienten, die neben dem Hauptbefund noch weitere „kleine Zeichen" oder etwa geistige Behinderung aufwiesen, wesentlich häufiger sind (das war zu erwarten), aber nicht ausschließlich vorliegen. Auch in diesen Gruppen finden sich bei einem Elternteil mit derselben CNV nicht selten Grenzbefunde, was bei Autismus nicht verwundert.

Ein weiterer eindrücklicher Befund von aCGH-Untersuchungen mit hochauflösenden Arrays ist, dass die Unterscheidung zwischen **monogenen Erbleiden** und **Chromosomenaberrationen** fließend wird: Die Arrays decken mehr und mehr Deletionen eines oder mehrerer Gene, intragenische Deletionen und sogar andere Mutationstypen auf, die zu CNVs führen.

Vor allem in Labors, in denen eine große Zahl von Untersuchungen durchgeführt werden, werden sehr viele Aberrationen gefunden, und es ist unmöglich, auch nur einen Bruchteil davon zu publizieren. Daher wird es im Interesse der Beratung der betroffenen Familien in Zukunft sehr wichtig sein, dass Informationen über solche Fälle anonymisiert in internationalen Registern und in kollaborativen Studien festgehalten werden. Auf diesem Weg gelang es unabhängig voneinander drei Gruppen, einige häufigere syndromale Aberrationen zu entdecken, etwa die 17q21.31 Deletion.

Zusammenfassend erweitern Untersuchungen auf **submikroskopische Chromosomenaberrationen** die Palette von Chromosomenaberrationen um eine weitere Dimension, ähnlich wie es die Einführung von Bänderungstechniken in den frühen 70er-Jahren des 20. Jahrhunderts taten. Die Flut der neuen Informationen muss allerdings erst verarbeitet werden. Sobald diese Untersuchungen auf Spontanaborte ausgeweitet werden, sind weitere Entdeckungen zu erwarten.

2.3.6   Chromosomenaberrationen bei Spontanaborten

Die Zahl chromosomal unbalancierter befruchteter Eizellen ist beim Menschen ungewöhnlich hoch. Nachweislich ist etwa die Hälfte der zwischen der 8. und 12. Woche der Schwangerschaft auftretenden Spontanaborte durch Chromosomenaberrationen bedingt. Wenn man zudem bedenkt, dass gewisse Aberrationen, z. B. fast alle Monosomien, in diesen Untersuchungen nicht gefunden werden, da sie zum Zeitpunkt der frühesten Analyse von Abortgewebe in der 6./7. SSW bereits abortiert sind, kann man sich das Ausmaß der vorgeburtlichen Verluste aufgrund von Chromosomenstörungen vorstellen.

> Typisch für Aborte mit Chromosomenaberrationen ist, dass **zwischen Absterben** der Frucht und deren spontaner **Ausstoßung** ca. **4 Wochen** vergehen und dass die Häufigkeit mit fortlaufender Schwangerschaft stetig abnimmt.

Hauptbefunde

> Die drei wichtigsten Chromosomenaberrationen in Spontanaborten sind **Trisomie 16, Triploidie** und **45,X ohne Mosaizismus**.

Trisomie 16. Diese Aberration führt zum Spontanabort in der 10. bis 14. Schwangerschaftswoche, bei Lebendgeborenen wurde sie nie beobachtet.

2

Triploidie. Es handelt sich um eine Aberration, die, außer im Mosaik mit Diploidie, beim Menschen ebenfalls letal ist. Überleben bis in das dritte Trimenon kommt nur sehr selten vor.

45,X ohne Mosaizismus. Aufgrund von Serienuntersuchungen an unselektionierten Neugeborenen und Spontanaborten wird geschätzt, dass zwischen 90 und 98 % der 45,X-Feten in der 8.– 12. Schwangerschaftswoche spontan abortieren. Der Grund für das Absterben ist ein **generalisierter Hydrops**, bedingt durch verspätete und defekte Anlage des lymphatischen Systems. Auch die Befunde bei Neugeborenen lassen sich auf eine Insuffizienz des lymphatischen Systems zurückführen (s. a. **Ullrich-Turner-Syndrom**, S. 213).

Andererseits kann in einem Teil der Feten und Lebendgeborenen mit dem Karyotyp 45,X ein geringer Mosaizismus mit einem zweiten X oder einem Y nachgewiesen werden. Da bei den Schwangeren mit solchen Feten das durchschnittliche Gebäralter nicht erhöht ist – im Gegensatz zur Situation mit trisomen Feten – lässt sich vermuten, dass Konzeptionen mit dem Karyotyp 45,X sehr früh und unbemerkt absterben und dass alle nachweisbaren 45,X-Feten ihre Ursache in **postzygotischem Verlust** eines Geschlechtschromosoms haben.

Weitere Befunde

Neben den erwähnten 3 häufigsten Chromosomenaberrationen finden sich in karyotypisierten Spontanaborten in unterschiedlicher Häufigkeit verschiedene **autosomale Trisomien** sowie **Tetraploidie**.

Relativ häufig werden **doppelte autosomale Trisomien** beobachtet, die bei Neugeborenen nicht vorkommen, also 48 oder gar 49 Chromosomen mit 2 – 3 verschiedenen zusätzlichen Chromosomen.

Strukturelle Chromosomenaberrationen sind selten. Einschränkend muss jedoch gesagt werden, dass die normalerweise durchgeführten Untersuchungen ihre Erkennung wegen der niedrigen Bandenauflösung in den Chromosomen der Abortgewebe nicht immer erlauben.

Chromosomenuntersuchung bei den Eltern

In den meisten westlichen Ländern wird die Chromosomenuntersuchung eines Paares nach mindestens 3 nicht karyotypisierten Spontanaborten empfohlen, und die Kosten werden von den Krankenkassen übernommen (s. auch Kap. 5, S. 435). Dabei geht es in erster Linie um die Entdeckung einer **balancierten Aberration** bei einem der Partner als Ursache der Fehlgeburten.

Eine balancierte Aberration bei einem Elternteil erklärt die frühen Fehlgeburten, und ihre Diagnose ermöglicht die vorgeburtliche Erkennung weiterer unbalancierter Schwangerschaften.

Je mehr Spontanaborte aufgetreten sind, umso häufiger findet man bei der Chromosomenuntersuchung eine balancierte Aberration etwa in 7 Prozent bei einem Partner nach 3 Spontanaborten.

2.3.7 Pränatale Ultraschallbefunde

Ein bedeutender und steigender Anteil von Trägern autosomaler Chromosomenaberrationen und des Chromosomensatzes 45,X wird pränatal im 1. oder 2. Trimenon entdeckt.

Neben dem erhöhten **Gebäralter** sind es vor allem auffällige **Ultraschallbefunde** beim Fetus und pathologische Resultate mütterlicher **Blutuntersuchungen**, die Anlass zur vorgeburtlichen Chromosomenuntersuchung geben.

Verdächtig auf Chromosomenstörungen sind vor allem:
- intrauteriner Wachstumsrückstand
- Omphalozele
- Klumpfuß
- Ösophagusatresie
- Herzfehler
- Hydronephrose und -ureteren
- Wachstumsstörung der Plazenta

Nicht als Hinweise für eine Chromosomenstörung gelten:
- siamesische Zwillinge
- Akardier oder andere desorganisierte Zwillinge
- Sakrococcygealteratom
- Sirenenbildung
- Extrophie von Blase oder Kloake
- Gastroschisis
- Zeichen von amniotischen Schnürfurchen
- massiver Minderwuchs bei Hinweisen auf Skelettdysplasien

Formale Genetik

3.1   **Stammbaumnomenklatur**   241

3.2   **Mendel-Erbgänge**

Begrifflichkeiten   244
Kodominante und intermediäre Vererbung   245
Autosomal dominanter Erbgang   245
Autosomal rezessiver Erbgang   251
X-chromosomale Vererbung   260
Y-chromosomale Vererbung   267
Genetische Heterogenität   267
Mutationsheterogenität   271
Abweichungen von den Mendel-Regeln   271

3.3   **Klinische Beispiele für monogene Erkrankungen**

Autosomal dominante Krankheiten   280
Autosomal rezessive Krankheiten   289
X-chromosomal rezessive Krankheiten   297
X-chromosomal dominante Krankheiten   305

3.4   **Mitochondriale Vererbung**

Mitochondriales Genom   307
Mitochondriale Erkrankungen   310

3.5   **Multifaktorielle Merkmale und Erkrankungen**

Einleitung und Definition   314
Modifier-Gene, digene Vererbung und maternale Faktoren   325
Resistenzgene und Suszeptibilitätsgene für Infektionskrankheiten   327
Genetische Tests bei komplexen Erkrankungen   329
Beispiele für komplexe Erkrankungen   331

3 Formale Genetik

Die klinische Genetik beginnt 1908 mit dem Werk von Archibald Garrod „Inborn Errors of Metabolism". Er zeigte schon 1902 als erster die Gültigkeit der Mendel-Gesetze beim Menschen und übertrug den von Mendel geprägten Begriff des rezessiven Erbgangs auf seine Beobachtungen. 1903 wurde von Farabee zum ersten Mal der dominante Erbgang beim Menschen am Beispiel der Brachydaktylie beschrieben.

3.1 Stammbaumnomenklatur

T. Grimm

In einem Stammbaum (Abb. 3.1) können die wichtigsten genetischen Informationen einer Familie übersichtlich dargestellt werden.

> Sinnvoll ist es dabei, **einheitliche** und **eindeutige Symbole** zu benutzen. Die Index-Person wird durch einen Pfeil markiert.

3.2 Mendel-Erbgänge

T. Grimm

Mithilfe von Kreuzungsexperimenten an Erbsen konnte Johann Gregor Mendel 1866 zeigen, dass Eigenschaften nach festen Regeln von Generation zu Generation weitergegeben werden.

Mendel-Regeln. 1. Regel: **Uniformitätsregel** (Abb. 3.2a): Nachkommen von entgegengesetzt homozygoten Eltern sind alle uniform heterozygot (AA × aa > 100 % Aa).

2. Regel: **Spaltungsregel** (Abb. 3.2b): Nachkommen von Heterozygoten sind nicht uniform, die Phänotypen spalten sich jedoch in einem bestimmten Verhältnis auf (Aa × Aa > 25 % AA + 25 % aa + 50 % Aa).

3. Regel: **Unabhängigkeitsregel** (Abb. 3.2c): Verschiedene Merkmale verteilen sich unabhängig voneinander in der nächsten Generation. ◼

Heute weiß man, dass nicht die Eigenschaften oder Erbkrankheiten (= Phänotyp) von den Eltern an die Kinder vererbt werden, sondern die **Erbanlagen**, die seit 1909 „Gene" (Wilhelm Johannsen) genannt werden. Durch Mutationen können verschiedene Varianten eines Gens entstehen, die man als Allele bezeichnet. Solche Varianten können sowohl normale Phänotypen (= Normvarianten, Poly-

3

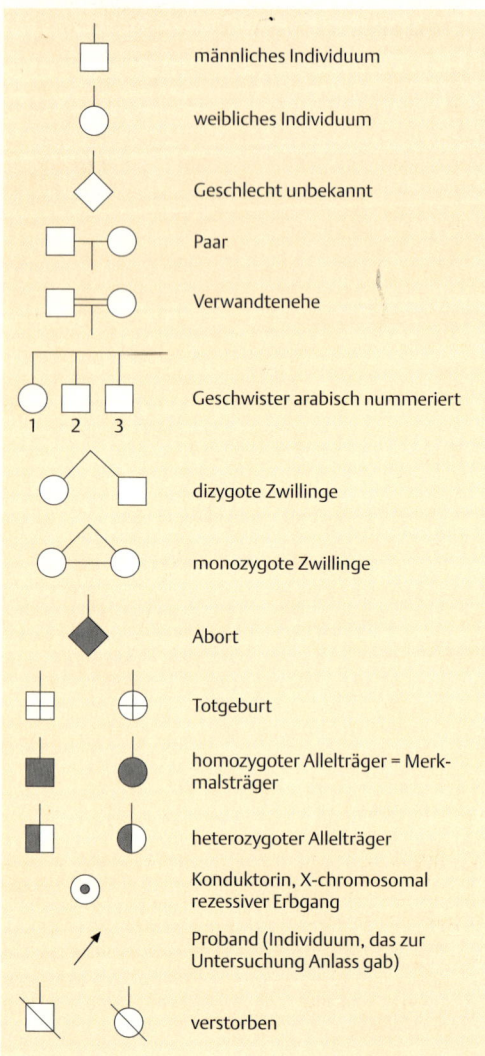

Abb. 3.**1 Stammbaum-symbole.**

männliches Individuum

weibliches Individuum

Geschlecht unbekannt

Paar

Verwandtenehe

Geschwister arabisch nummeriert

1 2 3

dizygote Zwillinge

monozygote Zwillinge

Abort

Totgeburt

homozygoter Alleleträger = Merk-malsträger

heterozygoter Alleleträger

Konduktorin, X-chromosomal rezessiver Erbgang

Proband (Individuum, das zur Untersuchung Anlass gab)

verstorben

morphismen) als auch pathologische Phänotypen (= Erbkrankheiten) hervorbrin-gen.

Erbgänge die durch Mutationen in einem Gen verursacht werden, werden **monogene Erbgänge** oder **Mendel-Erbgänge** genannt.

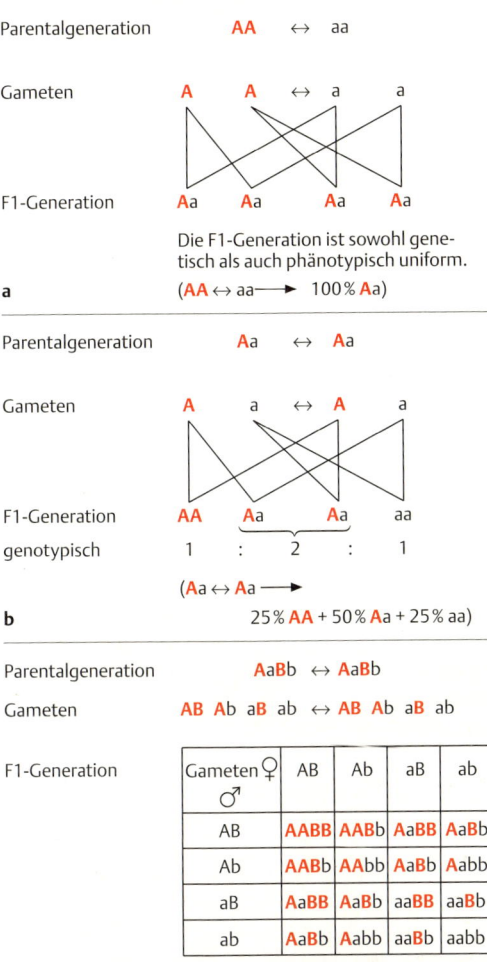

Abb. 3.**2 Die 3 Mendel-Regeln. a** Uniformitätsregel. **b** Spaltungsregel. **c** Unabhängigkeitsregel.

Parentalgeneration   **AA**   ↔   aa

Gameten   **A**   **A**   ↔   a   a

F1-Generation   **A**a   **A**a   **A**a   **A**a

Die F1-Generation ist sowohl genetisch als auch phänotypisch uniform.

a   (**AA** ↔ aa ⟶ 100 % **A**a)

Parentalgeneration   **A**a   ↔   **A**a

Gameten   **A**   a   ↔   **A**   a

F1-Generation   **AA**   **A**a   **A**a   aa

genotypisch   1   :   2   :   1

          (**A**a ↔ **A**a ⟶

b   25 % **AA** + 50 % **A**a + 25 % aa)

Parentalgeneration   **A**a**B**b   ↔   **A**a**B**b

Gameten   **AB** **A**b a**B** ab   ↔   **AB** **A**b a**B** ab

F1-Generation

Gameten ♀ ♂	**AB**	**A**b	a**B**	ab
AB	**AABB**	**AAB**b	**A**a**BB**	**A**a**B**b
Ab	**AAB**b	**A**abb	**A**a**B**b	**A**abb
a**B**	**A**a**BB**	**A**a**B**b	aa**BB**	aa**B**b
ab	**A**a**B**b	**A**abb	aa**B**b	aabb

In der F1-Generation verteilen sich die Gene für die Merkmale **A**/a und **B**/b in allen möglichen Gametenkombinationen unabhängig voneinander.

c

Das menschliche Genom enthält ca. 25 000 bis 30 000 Gene. Viele Gene und ihre Phänotypen sind in den letzten Jahrzehnten beschrieben worden. Victor McKusick (Johns Hopkins Universität, Baltimore) begründete 1966 den Katalog monogen vererbter Merkmale des Menschen (Mendelian Inheritance in Man,

3

MIM). Während in der ersten Auflage 1487 Erbkrankheiten mit einem mono-genen Erbgang aufgeführt wurden, sind heute bereits über 20 000 Eintragungen erfasst. Dieser Katalog wird von einem Herausgebergremium ständig aktualisiert und kann online abgerufen werden (Online Inheritance in Man, OMIM; www.ncbi.nlm.nih.gov/omim).

3.2.1 Begrifflichkeiten

Autosomale Erbgänge beziehen sich nur auf die **Autosomen**. Die Vererbung von Merkmalen, die auf den Gonosomen, also auf den Geschlechtschromosomen, kodiert sind, wird ab S. 260 besprochen. In allen Zellen (mit Ausnahme der reifen Keimzellen) liegen die autosomalen Gene paarweise vor. Ein Gen stammt jeweils vom Vater, das andere von der Mutter.

Die beiden für ein bestimmtes Merkmal verantwortlichen Gene (= Allele), die in homologen Chromosomen an der gleichen Stelle lokalisiert sind, können gleich oder zumindest von gleicher Wirkung sein. Dann ist das Individuum bezüglich dieser Anlage **homozygot**.

Liegen die beiden Allele in verschiedener Zustandsform vor, so ist das Individuum **heterozygot**.

Am Beispiel des MN-Blutgruppensystems bedeutet das:

- **Homozygoter Zustand:** Mütterliches und väterliches Allel enthalten das gleiche Gen, also beide M oder beide N (Genotyp: MM oder NN).
- **Heterozygoter Zustand:** Von Vater und Mutter wurden unterschiedliche Allele geerbt (Genotyp: MN).

Durch Kenntnis des Genotyps lässt sich jedoch nur im homozygoten Zustand vorhersagen, wie der **Phänotyp**, also die Merkmalsausprägung, bei einem Individuum sein wird. Ein Homozygoter mit dem Genotyp MM wird auf jeden Fall nur das entsprechende Merkmal M ausprägen.

Im heterozygoten Zustand ist dies anders: Es kann ein Allel **dominant** gegenüber einem anderen ausgeprägt sein, dann wird nur das zugehörige dominante Merkmal sichtbar. Das andere, im Phänotyp unterdrückte Allel nennt man dann **rezessiv** (s. u.). Auf dieser Basis des dominanten und rezessiven Verhaltens von Genen begründete Mendel seine Vererbungsregeln. Im Rahmen seiner Experimente kreuzte er Erbsenpflanzen, die sich bezüglich Farbe (grün/gelb) und Form (rund/eckig) der Erbsen unterschieden. Dabei stellte er fest, dass die Vererbung bestimmten Regeln folgt und dass die Merkmalsausprägung abhängig davon ist, ob sich das betreffende Gen dominant oder rezessiv verhält.

Auch eine **kodominante** Vererbung ist möglich, hier werden beide heterozygoten Merkmale nebeneinander ausgeprägt (s. u.).

3.2.2   Kodominante und intermediäre Vererbung

Kodominanter Erbgang.

> Sind bei Heterozygotie die Phänotypen beider Allele **nebeneinander nachweisbar**, so sprechen wir von **kodominanter Vererbung**.

Dieses Phänomen beobachtet man auch bei dem bereits oben erwähnten MN-Blutgruppensystem. Beim Heterozygoten mit dem Genotyp MN werden beide Merkmale M und N gleichzeitig und **nebeneinander ausgeprägt**, keines der beiden Gene verhält sich dominant bzw. rezessiv gegenüber dem anderen.

Auch im **AB0-Blutgruppensystem** kann man Kodominanz beobachten. Bei einem AB-Genotyp kommt es nämlich wie im MN-System zur Ausprägung beider Merkmale nebeneinander.

Es gibt viele weitere Allelpaare, die nicht die dominant-rezessive Phänotypverteilung zeigen, die Mendel ursprünglich bei seinen Experimenten mit Erbsen beobachtet hatte.

Intermediärer Erbgang.

> Der Phänotyp der Heterozygoten muss nicht unbedingt eine Ausprägung von zwei gut unterscheidbaren Merkmalen aufweisen. Er kann auch **zwischen** dem der beiden homozygoten Phänotypen liegen.

Ein Beispiel aus der Pflanzenwelt verdeutlicht das. Bei einem kodominanten Erbgang sind Blüten mit dem heterozygoten Genotyp RW (für rote und weiße Blütenfarbe) rosa, also eine **Mischung** aus beiden Merkmalen.

3.2.3   Autosomal dominanter Erbgang

> Falls ein Allel im heterozygoten Zustand allein den Phänotyp prägt, wird es als **dominant** bezeichnet.

So ist von den Allelen der **AB0-Blutgruppe** das Allel mit der Information für die Blutgruppe A dominant gegenüber dem Allel für die Blutgruppe 0. Ein Homozygoter mit dem Genotyp AA und ein Heterozygoter mit dem Genotyp A0 werden beide den Phänotyp A zeigen.

> Beim dominanten Erbgang ist **jeder heterozygote Träger** einer Mutation **Merkmalsträger**, das heißt, die Mutation setzt sich gegenüber dem nicht mutierten Allel durch.

Das Allel, welches die Mutation trägt, wird statistisch an die Hälfte seiner Nachkommen weitergegeben. Schon aus der Analyse eines einzigen Stammbaums, der mehrere Generationen und eine größere Zahl von Familienmitgliedern umfasst, kann eine Krankheit als einfach dominant vererbt erkannt werden. Sofern bei regelmäßiger Dominanz die volle Merkmalsausprägung (**vollständige Penetranz**) gegeben ist, sind die entscheidenden Kriterien:

- Merkmalsträger geben das zugrunde liegende Gen an die Hälfte ihrer Nachkommen weiter.
- Die Bevorzugung eines bestimmten Geschlechts besteht nicht.
- Unter den Nachkommen merkmalsfreier Personen tritt das Merkmal nicht auf (von einer theoretisch möglichen Spontanmutation oder einem Keimzellmosaik abgesehen, s. S. 272).

In Abb. 3.**3a** ist der autosomal dominante Erbgang schematisch dargestellt.

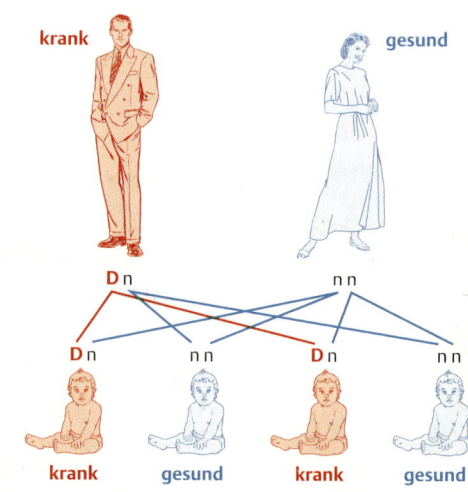

Abb. 3.3 Autosomal dominante Vererbung bei einem heterozygot kranken und einem homozygot gesunden Elternteil. 50 % der Nachkommen sind heterozygot und erkranken.
a Übersicht.
b Punnet-Quadrat
(D = Defektallel, n = Wildtypallel).

Gameten der Eltern	Elternteil krank	
	D	n
n	**D**n **krank**	nn gesund
		Kinder
n	**D**n **krank**	nn gesund

(Elternteil gesund)

b

Wiederholungsrisiken

Mit einem Kombinationsquadrat oder Punnett-Quadrat (entwickelt von dem britischen Genetiker Reginald Punnett, 1875 – 1967) kann man die Kombinationsmöglichkeiten der Gameten bei Mendel-Erbgängen erklären. (Abb. 3.**3b**).

Merkmalsausprägung

Pleiotropie.

> Autosomal dominante Erbkrankheiten können sich in nur einem Organ oder in vielen Organen des Körpers manifestieren. Eine **vielfältige Merkmalsausprägung** nennt man Pleiotropie.

Polydaktylie, also die Entwicklung eines oder mehrerer zusätzlicher Finger, kann autosomal dominant vererbt werden. Hier manifestiert sich die Krankheit nur an einem Körperteil mit einem ganz spezifischen Phänotyp.

Im Gegensatz dazu findet man z. B. bei der **myotonen Dystrophie** Pleiotropie. Viele Organe sind betroffen, und es kommt z. B. zu Muskelschwäche, Myotonie, Katarakt, Herzrhythmusstörungen und endokrinen Störungen.

Variable Expressivität.

> Typisch ist beim autosomal dominanten Erbgang auch, dass die einzelnen Träger einer Mutation, selbst in der gleichen Familie, **unterschiedlich schwer betroffen** sein können.

Es liegt damit eine variable Expressivität des klinischen Bildes vor. So findet man bei der **myotonen Dystrophie** neben Personen mit dem Vollbild der Erkrankung auch Angehörige, die trotz entsprechendem Genotyp nur einen Katarakt aufweisen.

Bei der **Neurofibromatose Typ 1** können Betroffene nur wenige Café-au-Lait-Flecken aufweisen oder der gesamte Körper kann mit Neurofibromen übersät sein.

Reduzierte Penetranz.

> Oft berichten Ratsuchende, dass in ihrer Familie die Erbkrankheit trotz autosomal dominanter Vererbung Generationen überspringt, d. h. sichere Träger einer Mutation zeigen keine klinischen Symptome.

Die genauen Hintergründe dieser Beobachtung, die als reduzierte Penetranz bezeichnet wird, sind in der Regel noch nicht bekannt. Ursachen der reduzierten

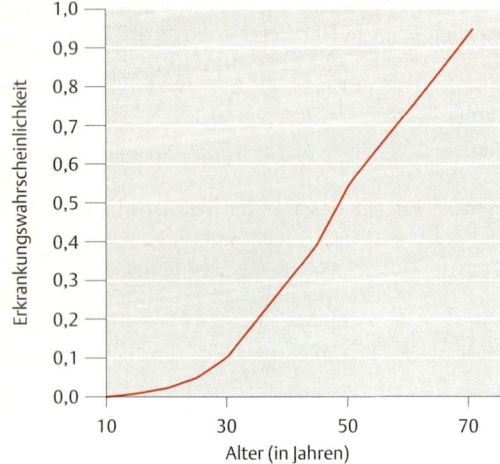

Abb. 3.**4 Erkrankungswahrscheinlichkeit in Abhängigkeit vom Alter bei Genträgern für die Huntington-Krankheit.** (Daten nach Harper und Newcombe, 1972)

Penetranz könnten modifizierende Effekte anderer Gene oder der Einfluss von unbekannten Umweltfaktoren sein.

Die Penetranz wird angegeben in Prozent der Häufigkeit, in der ein Gen sich im Phänotyp manifestiert:
- Vollständige Penetranz: Die Penetranz beträgt **100 %**, d. h. ein Gen bewirkt **immer** die Ausprägung des Merkmals, dessen Information es trägt.
- Unvollständige Penetranz: Die Penetranz liegt **unter 100 %**.

Auch wenn die genaue Penetranz einer Mutation nicht bekannt ist, kann das maximale Erkrankungsrisiko für ein Kind von klinisch gesunden Eltern mit einem erkrankten Großelternteil abgeschätzt werden (s. S. 372).

Bei einigen Erbkrankheiten kann die Penetranz auch **altersabhängig** sein, d. h. bei Geburt liegen noch keine klinischen Symptome vor, und die Träger einer Mutation erkranken erst mit zunehmendem Alter. Die **Huntington-Krankheit** ist ein klassisches Beispiel dafür. Das mittlere Erkrankungsalter liegt zwischen dem 30. und 50. Lebensjahr (Abb. 3.**4**).

Neumutationen. In der Regel findet man beim autosomal dominanten Erbgang Betroffene in mehreren Generationen.

In einigen Fällen werden jedoch von **gesunden Eltern**, die keine Mutation tragen, Kinder mit einer **autosomal dominanten** Erbkrankheit geboren.

Hier liegt dann eine Neumutation vor, d. h. in den Gameten (Meiose) eines gesunden Elternteils ist ein Normalallel in ein Defektallel mutiert (s. S. 272).

Der Anteil der Neumutationen unter allen Patienten kann sehr unterschiedlich sein. So ist z. B. die **Achondroplasie** (s. S. 285) bei etwa 90 % der Patienten auf Neumutationen zurückzuführen, bei der **Neurofibromatose Typ 1** beträgt die Rate etwa 50 % und bei der **Huntington-Krankheit** liegt nur sehr selten eine Neumutation vor.

Während das Wiederholungsrisiko für ein Geschwister des Betroffenen sehr niedrig ist, tragen die Betroffenen selbst natürlich wieder ein Risiko von 50 %, ein betroffenes Kind zu bekommen.

Keimzellmosaik. Gelegentlich wird beobachtet, dass bei zwei oder mehr Geschwistern eine autosomal dominante Erbkrankheit vorliegt, aber beide Eltern gesund sind.

> Da zwei unabhängige Neumutationen bei Geschwistern sehr unwahrscheinlich sind, liegt eher ein Keimzellmosaik (s. S. 272) vor, d. h. das Mutationsereignis hat sich **während der Keimbahnentwicklung** (Mitose) der Eltern ereignet.

Sporadische Fälle der **Osteogenesis imperfecta** gehen besonders häufig auf Keimzellmosaike der Eltern zurück. Hier muss z. B. ein Wiederholungsrisiko für ein weiteres betroffenes Kind in Höhe von ca. 6 % angegeben werden.

Homozygotie beim autosomal dominanten Erbgang

In der Regel treten autosomal dominante Erbkrankheiten sehr selten auf und werden überwiegend im heterozygoten Zustand beobachtet. Dennoch gibt es einige bekannte Fälle von homozygot betroffenen Kindern, deren beide Eltern heterozygot sind (Abb. 3.5).

Gameten der Eltern	Elternteil krank	
	D	n
D	DD krank (homozygot)	Dn krank
n	Dn krank	nn gesund

Abb. 3.**5 Autosomal dominante Vererbung bei zwei heterozygoten (kranken) Elternteilen.** Punnett-Quadrat: 25 % der Kinder sind homozygot für das Defektallel (krank), 50 % der Kinder sind heterozygot (krank) und 25 % sind homozygot für das Normalallel (gesund).

Je nach Mutationsart führt die Homozygotie beim autosomal dominanten Erbgang dazu, dass der Phänotyp der homozygot Betroffenen identisch mit dem Phänotyp der Heterozygoten ist oder ein schwererer Phänotyp vorliegt.

Bisher sind einige Mutationen bekannt, die im heterozygoten und im homozygoten Zustand den **gleichen Phänotyp** zeigen, das heißt, das Vorliegen eines zweiten mutierten Allels führt nicht zu einer schwereren Ausprägung des Krankheitsbildes. Die Mutation im Huntington-Gen (**Huntington-Krankheit**) führt z. B. zu einem pathologisch veränderten Protein, das bereits in der einfachen Dosis das Wildallel vollständig beeinträchtigt (s. „Dominant negative Mutationen", S. 82). Mutationen im Keratin-5-Gen (**Epidermolysis bullosa simplex**) bilden mit dem Wildtyp-Protein ein Polymer, das die normale Funktion vollständig beeinträchtigt.

Dagegen ist jedoch bei vielen bisher beobachteten autosomal dominanten Erbkrankheiten der Phänotyp der Homozygoten deutlich **schwerer ausgeprägt** als der Phänotyp der Heterozygoten (z. B. **Osteogenesis imperfecta**, **Marfan-Syndrom**, **Waardenburg-Syndrom** oder **Aniridie**).

Häufigkeit autosomal dominanter Krankheiten

Die Gesamthäufigkeit autosomal dominanter Krankheiten beträgt etwa 7:1000.

Jeder Versuch, die Gesamthäufigkeit genetisch bedingter Erbkrankheiten anzugeben, stößt an Grenzen, da die Störungen nicht einheitlich in einer Population erfasst werden können und jede einzelne Krankheit sehr selten ist. Viele Auffälligkeiten können bei der Geburt noch nicht diagnostiziert werden, sondern zeigen sich erst im Laufe des Lebens. Sie bieten dann z. T. große differenzialdiagnostische Schwierigkeiten.

Die Inzidenzen und Genfrequenzen einiger Krankheiten sind in Tab. 3.1 aufgeführt. Hierbei fällt die **monogene Hypercholesterinämie** mit ihrer hohen Genfrequenz von fast 0,001 besonders auf. Die Erkrankung macht damit fast 30 % aller Störungen zusammen aus.

Von vielen anderen gut bekannten autosomal dominanten Störungen fehlen bis heute genaue Studien zur Frage der Häufigkeit, jedoch liegen sie vermutlich alle unter 1 pro 10 000 Lebendgeburten.

Tab. 3.**1** Inzidenzen und Genfrequenzen von autosomal dominanten Erbkrankheiten

Erbkrankheit	Inzidenz	Genfrequenz
Achondroplasie	1 : 20 000	0,000 025
familiäre monogene Hypercholesterinämie	1 : 500	0,001
Huntington-Krankheit	1 : 10 000	0,00 005
Myotone Dystrophie Typ 1 (Curschmann-Steinert)	1 : 8000	0,000 063
Myotone Dystrophie Typ 2 (PROMM)	1 : 10 000	0,00 005
Neurofibromatose Typ 1	1 : 3000	0,000 167
Neurofibromatose Typ 2	1 : 35 000	0,000 014

3.2.4   Autosomal rezessiver Erbgang

> Rezessiv ist ein Gen dann, wenn sein korrespondierendes Merkmal nur im **homozygoten**, nicht aber im heterozygoten Zustand in Erscheinung tritt.

Für krankheitsauslösende Gendefekte bedeutet das, dass heterozygote Träger des mutierten Gens phänotypisch gesund sind. Nur **Homozygote** zeigen das klinische Bild der jeweiligen Erkrankung.

Stoffwechseldefekte (s. S. 484) werden in der Regel rezessiv (autosomal und X-chromosomal) vererbt. Im heterozygoten Zustand genügt die genetische Information des „normalen" Gens, um eine ausreichende Stoffwechselfunktion zu gewährleisten. Zum völligen Funktionsausfall des Genprodukts und damit zur Erkrankung kommt es erst, wenn beide Gene defekt sind.

Nur durch die unmittelbare biochemische Untersuchung des betreffenden Genprodukts, z. B. durch Belastungstests oder durch die gentechnologische Diagnostik ist der Heterozygotenstatus nachweisbar.

AB0-Blutgruppensystem. Auch im AB0-Blutgruppensystem wird der autosomal rezessive Erbgang sichtbar. Von den Allelen des AB0-Gen-Locus wird das Allel für die Blutgruppe 0 von den dominanten Allelen A oder B überdeckt. Das Allel 0 verhält sich rezessiv, der Phänotyp der Blutgruppe ist daher bei einer A0- oder B0-Konstellation immer A bzw. B. Nur beim homozygoten Genotyp 00 wird auch phänotypisch die Blutgruppe 0 sichtbar.

Aus diesem Beispiel wird klar, dass sich die Begriffe dominant und rezessiv komplementär zueinander verhalten. Schematisch ist in der Abb. 3.**6a** der autosomal rezessive Erbgang dargestellt. ◼

Wiederholungsrisiken

> Die Erkrankten beim autosomal rezessiven Erbgang stammen in der Regel von **heterozygoten** aber gesunden Eltern ab. Die Wahrscheinlichkeit, dass zwei heterozygote Eltern ein homozygot erkranktes Kind bekommen, beträgt 25 % (Abb. 3.**6a**).

Häufig sind daher nur einzelne Geschwister von der Erkrankung betroffen.

Auch das Punnett-Quadrat in Abb. 3.**6b** zeigt dies deutlich: 75 % der Nachkommen insgesamt sind gesund, 50 % sind heterozygot und 25 % homozygot. Bei gesunden Nachkommen kann also ausgeschlossen werden, dass sie homozygot krank sind. **Gesunde Geschwister** einer betroffenen Person können folglich:

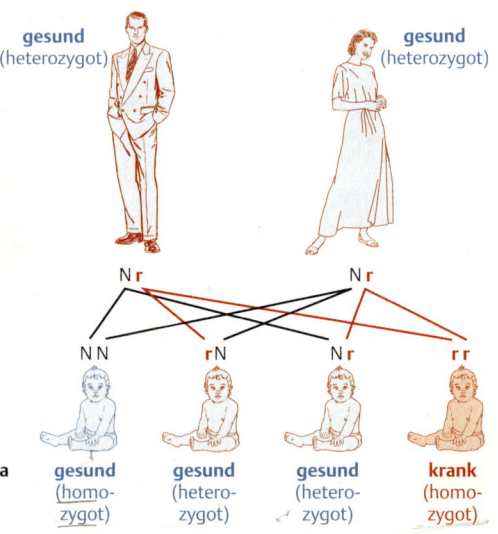

a

Abb. 3.6 Autosomal rezessive Vererbung bei zwei heterozygot gesunden Elternteilen. a Übersichtsschema. **b** Punnett-Quadrat. 25 % der Kinder sind homozygot für das Wildtypallel und gesund, 50 % der Kinder sind heterozygot und ebenfalls gesund, weitere 25 % sind homozygot für das Defektallel und somit krank (r = Defektallel, N = Wildtypallel).

Gameten der Eltern	Elternteil gesund (heterozygot)	
	N	r
N (Elternteil gesund, heterozygot)	NN gesund	Nr gesund (heterozygot)
r	Nr gesund (heterozygot)	rr krank

Kinder

b

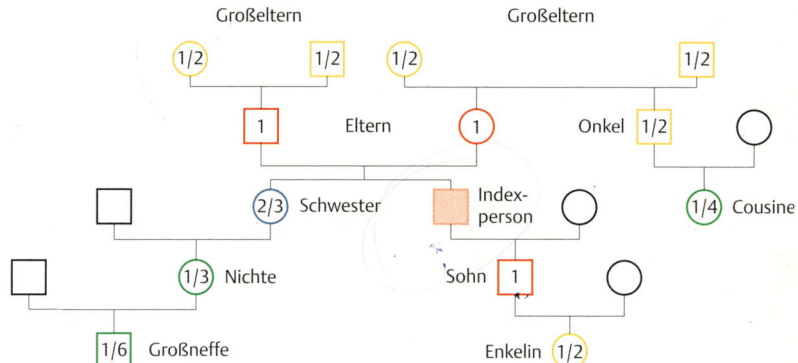

Abb. 3.**7 Heterozygotenwahrscheinlichkeit** für Verwandte eines homozygoten Kranken im autosomal rezessiven Erbgang.

- entweder mit einer Wahrscheinlichkeit von **66,6 %** (= 2/3) **heterozygot** sein und die Mutation von einem Elternteil geerbt haben oder
- mit einer Wahrscheinlichkeit von **33,3 %** (= 1/3) **homozygot** gesund sein.

Das Risiko für die Verwandten, ein krankes Kind zu bekommen, leitet sich rein mathematisch aus der **Heterozygotenwahrscheinlichkeit** des Verwandten und seines Partners ab. In Abb. 3.7 werden die Heterozygotenwahrscheinlichkeiten gesunder Angehöriger einer Indexperson mit autosomal rezessiver Erbkrankheit dargestellt. So sind gesunde Geschwister eines Kranken mit einer Wahrscheinlichkeit von 66,6 % (2/3) heterozygote Träger einer Mutation (s. o.). Geschwister der Eltern sind mit einer Wahrscheinlichkeit von 50 % und Cousins bzw. Cousinen mit einer Wahrscheinlichkeit von 25 % heterozygot (Abb. 3.**7**).

Das Erkrankungsrisiko für die Kinder eines gesunden Verwandten des Indexpatienten, wenn keine Verwandtenehe vorliegt, ist gleich dem **Produkt** aus:
- dem **eigenen** Heterozygotenrisiko,
- der Heterozygotenfrequenz des **Partners** (= Heterozygotenfrequenz in der Population = 2pq; s. „Hardy-Weinberg-Regel", S. 342) und
- dem **Erkrankungsrisiko** für ein Kind, wenn beide Eltern heterozygot sind (= 25 %, siehe Punnett-Quadrat in Abb. 3.**6b**).

Heterozygotenwahrscheinlichkeit bei Phenylketonurie. Die Schwester eines Patienten, der an Phenylketonurie (PKU) erkrankt ist (Homozygotenfrequenz: q^2 = 1:10 000), möchte das Risiko wissen, ebenfalls Kinder mit PKU zu bekommen. Ihr Heterozygotenrisiko beträgt 2/3 (Abb. 3.**7**). Ihr Partner ist nicht mit ihr verwandt; sein Heterozygotenrisiko beträgt daher 2pq = 0,02 = 1/50 (zur Berechnung s. **Hardy-Weinberg-Regel**, S. 342). Das Erkrankungsrisiko für ein Kind beträgt somit:

Erkrankungsrisiko = 2/3 × 1/50 × 1/4 = 1/300 (= 0,33 %) ■

3

> Je seltener ein rezessives Gen ist, umso unwahrscheinlicher ist es, dass Heterozygo-
> te mit anderen Heterozygoten aus der Normalpopulation Kinder zeugen. Somit
> bleibt Homozygotie und damit das Auftreten der Krankheit der **Ausnahmefall**.

Verhältnis Homozygotie zu Heterozygotie

Die Mehrzahl der Mutationen, die einem autosomal rezessiven Erbgang folgen,
findet man bei den gesunden Heterozygoten. Nach der Hardy-Weinberg-Regel
(s. S. 342) ergibt sich beispielsweise, dass bei einer Homozygotenfrequenz (q^2)
von 1:10 000 (das ist die Größenordung der Phenylketonurie-Häufigkeit) die
Genfrequenz des rezessiven Gens $q = 0,01$ und die Genfrequenz des dominanten
Gens $p = 0,99$ beträgt. Daraus ergibt sich eine Heterozygotenfrequenz ($2pq$) von
0,0198 (bzw. = 1:50). In einer Population von 10 000 Individuen finden sich also
eine homozygot kranke Person und 198 gesunde Heterozygote.

> Dies bedeutet, dass nur 1 % der mutierten Allele bei den Kranken (Homozygoten)
> und 99 % bei den gesunden Heterozygoten vorliegen (Abb. 3.**8**)

Im Rahmen der Prävention ist es nur bei Erkrankungen mit einer sehr hohen
Heterozygotenfrequenz in einer bestimmten Bevölkerung sinnvoll, Paare mit Kinderwunsch auf dieses Risiko hinzuweisen. Praktiziert wird dies z. B. in der jüdi-
schen Bevölkerung für bestimmte Stoffwechselerkrankungen (z. B. **Tay-Sachs-Erkrankung**) und in Zypern für die **Thalassämie**.

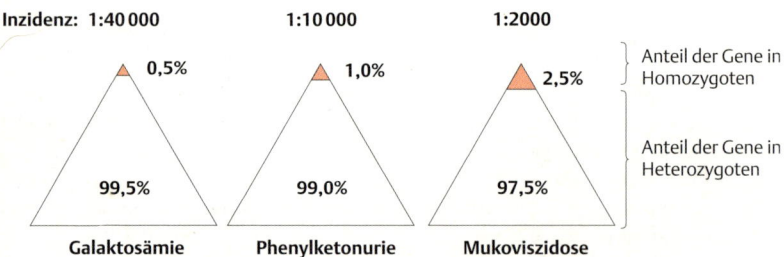

Abb. 3.**8 Verhältnis Homozygotie zu Heterozygotie: „Die Spitze des Eisberges".** Die
Abbildung stellt für drei autosomal rezessive Erbkrankheiten das Verhältnis homozygot
auftretender Gene zu in heterozygotem Zustand vorliegenden Genen dar. Je seltener eine
Erbkrankheit ist, desto kleiner ist der Anteil der Mutationen bei den homozygot Erkrankten.

Blutsverwandtschaft

> Je seltener eine rezessive Erbkrankheit ist, desto häufiger findet man bei ihrem Auftreten den Umstand, dass beide Eltern miteinander verwandt sind.

Dies liegt daran, dass die Wahrscheinlichkeit relativ gering ist, dass zwei seltene Gene, die gleichmäßig in der Bevölkerung verteilt sind, zusammentreffen. Bei Nachkommen von Blutsverwandten steigt jedoch das Erkrankungsrisiko an, da beide Eltern durch die gemeinsamen Vorfahren Übereinstimmungen in Teilen ihrer Erbinformation haben. Vettern und Basen ersten Grades (gemeinsame Großeltern) haben 12,5 % (1/8) der Gene gemeinsam (Abb. 3.**9**; Tab. 3.**2**).

In Deutschland sind Verwandtenehen relativ selten. Ihr Anteil liegt bei etwa 0,2 %.

> Der sogenannte **Inzuchtkoeffizient (F)** beschreibt die Wahrscheinlichkeit, dass eine homozygote Person beide Allele eines Gens von einem einzigen gemeinsamen Vorfahren der Eltern geerbt hat.

Mithilfe der Pfadanalyse kann F berechnet werden. Falls n1 und n2 die **Zahl der Generationen** in der Abstammungslinie von einem gemeinsamen Vorfahren zu den Eltern der betreffenden Person ist, dann beträgt der Inzuchtkoeffizient **F**:

$$F = \Sigma(1/2)^{n1 + n2 + 1}$$

Dabei wird die Summe für jeden gemeinsamen Vorfahren gebildet.

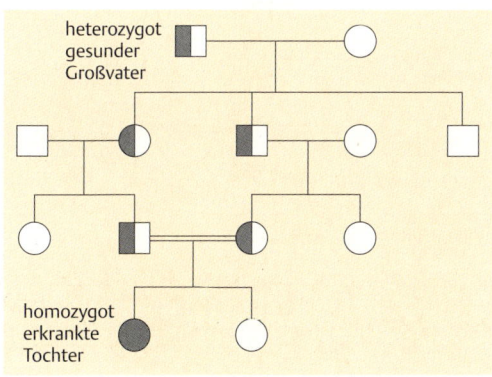

heterozygot
gesunder
Großvater

homozygot
erkrankte
Tochter

Abb. 3.**9 Blutsverwandt-schaft: Stammbaum bei Cousin-Cousinen-Ehe ersten Grades.** Cousin und Cousine haben beide vom heterozygot gesunden Großvater das krankheitsauslösende Gen geerbt. Die gemeinsame Tochter trägt beide mutierten Allele und erkrankt.

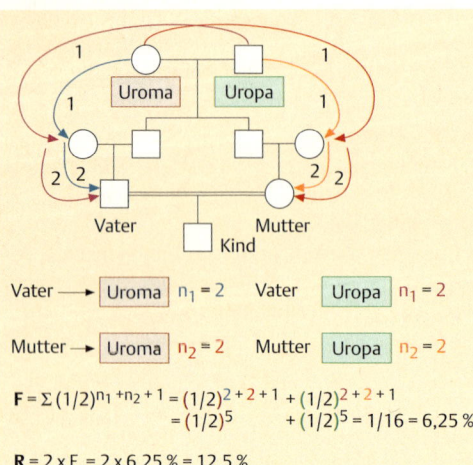

Abb. 3.10 Ermittlung des Inzucht- und Verwandtschaftskoeffizienten bei Cousin-Cousinen-Ehe ersten Grades.

Vater ⟶ Uroma $n_1 = 2$ Vater Uropa $n_1 = 2$

Mutter ⟶ Uroma $n_2 = 2$ Mutter Uropa $n_2 = 2$

$$F = \Sigma (1/2)^{n_1 + n_2 + 1} = (1/2)^{2+2+1} + (1/2)^{2+2+1}$$
$$= (1/2)^5 \qquad + (1/2)^5 = 1/16 = 6,25\,\%$$

$$R = 2 \times F = 2 \times 6,25\,\% = 12,5\,\%$$

Beispiel. Bei Cousin-Cousinen-Ehen 1. Grades (Abb. 3.**10**) hat ein Kind eine Wahrscheinlichkeit von:

$F = (1/2)^5 + (1/2)^5 = 1/16 = 6,25\,\%$

für irgendein urgroßelterliches Allel homozygot zu sein. Es liegen zwei den Eltern gemeinsame Vorfahren vor (die Urgroßeltern des Kindes bzw. Großeltern der Eltern) und zwischen den Urgroßeltern bis zu den Eltern liegen jeweils 2 Generationsschritte ($n1 = n2 = 2$; daher $n1 + n2 + 1 = 5$).

Wir haben bereits festgestellt, dass bei abnehmendem Verwandtschaftsgrad auch der Anteil gemeinsamer Gene abnimmt (s. o., Abb. 3.**9**). ■

Der **Verwandtschaftskoeffizient R** beschreibt die Wahrscheinlichkeit, dass verwandte Personen dieselbe Kopie eines Allels von einem der beiden gemeinsamen Vorfahren tragen.

Man berechnet R wie folgt:

R = $\Sigma (1/2)^{n1 + n2}$ = 2 F

Beispiele. Bei **Cousin-Cousinen-Ehen** 1. Grades (Abb. 3.**10**) beträgt der Verwandtschaftskoeffizient:

$R = (1/2)^4 + (1/2)^4 = 1/8 = 12,5\,\%$

Bei **Vater-Tochter-Inzest** (Abb. 3.**11**) beträgt der Inzuchtkoeffizient (für C) $F = 1/4 = 25\,\%$ und der Verwandtschaftskoeffizient für Vater und Tochter $R = 1/2 = 50\,\%$. ■

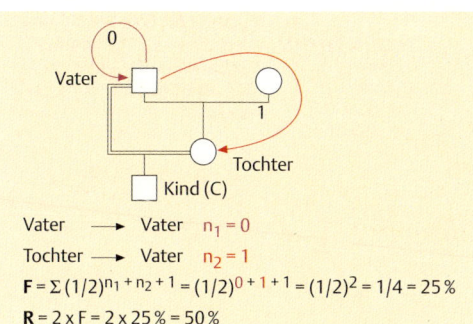

Vater $\longrightarrow$ Vater $\quad n_1 = 0$

Tochter $\longrightarrow$ Vater $\quad n_2 = 1$

$\mathbf{F} = \Sigma\,(1/2)^{n_1 + n_2 + 1} = (1/2)^{0 + 1 + 1} = (1/2)^2 = 1/4 = 25\,\%$

$\mathbf{R} = 2 \times F = 2 \times 25\,\% = 50\,\%$

Tab. 3.**2** Inzucht- und Verwandtschaftskoeffizient bei verschiedenen Verwandtschaftsverhältnissen

Verwandtschaftsbeziehung	Inzuchtkoeffizient (F)	Verwandtschafts-koeffizient (R)
Vater-Tochter	1/4 = 25 %	1/2 = 50 %
Geschwister	1/4 = 25 %	1/2 = 50 %
Onkel-Nichte	1/8 = 12,5 %	1/4 = 25 %
Vetter-Basen 1. Grades	1/16 = 6,25 %	1/8 = 12,5 %
Vetter-Basen 1. Grades, eine Generation verschoben	1/32 = 3,125 %	1/16 = 6,25 %
Vetter-Basen 2. Grades	1/64 = 1,5625 %	1/32 = 3,125 %

In Tab. 3.2 sind für unterschiedliche Verwandtenehen die Werte für den Inzuchtkoeffizienten und den Verwandtschaftskoeffizienten angegeben.

In der genetischen Beratung stellt sich bezüglich der Verwandtenehen am ehesten die Frage nach der Risikoerhöhung für genetisch kranke Kinder aus einer Beziehung zwischen Cousin und Cousine. Das Basisrisiko für ein Kind mit einer nicht vorhersehbaren Erkrankung wird für die Allgemeinbevölkerung mit 2 – 4 % angegeben. Im Falle einer Beziehung zwischen Cousin und Cousine 1. Grades besteht eine Verdopplung dieses Risikos.

3

Gameten der Eltern		**Elternteil krank** (homozygot)	
		r	**r**
Elternteil gesund (heterozygot)	N	N**r** **gesund** (heterozygot)	N**r** **gesund** (heterozygot)
		——— **Kinder** ———	
	r	**rr** **krank**	**rr** **krank**

Abb. 3.**12 Punnett-Quadrat: Autosomal rezessiver Erbgang, falls ein Elternteil homozygot krank und der andere Elternteil heterozygot gesund ist.** Das Erkrankungsrisiko beträgt nun bei den Kindern 50 %, damit wird ein autosomal dominanter Erbgang vorgetäuscht (Pseudodominanz).

Pseudodominanz

Falls ein homozygot Erkrankter mit einem heterozygoten Partner Nachkommen hat, werden **50 % der Nachkommen** ebenfalls homozygot sein und erkranken – vergleichbar mit dem autosomal dominanten Erbgang.

Deswegen bezeichnet man das Ergebnis dieser Konstellation auch als Pseudodominanz (Abb. 3.**12**).

Heterozygotentest

Der Nachweis heterozygoter Träger eines pathologischen rezessiven Gens ist für die genetische Beratung von besonderer Bedeutung (s. auch S. 384).

Ein Heterozygotentest ist immer dann angezeigt, wenn das Risiko des Ratsuchenden, heterozygot zu sein, besonders groß ist, z. B. bei Geschwistern und nahen Verwandten von Homozygoten.

Ist der Proband tatsächlich heterozygot, sollte auch der Partner auf Heterozygotie getestet werden. Ist der Partner nicht heterozygot, ist bezüglich der fraglichen Erbkrankheit aus dieser Partnerschaft kein krankes Kind zu erwarten. Zur Testung bieten sich verschiedene klinisch-praktische Möglichkeiten an:

Molekulargenetischer Mutationsnachweis. Diese Methode kann eingesetzt werden, wenn das Gen identifiziert bzw. die spezifische Mutation in der Familie bekannt ist. Wenn ein bekanntermaßen heterozygoter Anlageträger z. B. für die **Cystische Fibrose** einen Kinderwunsch hat, sollte zur besseren Abschätzung des

Risikos für betroffene Kinder auch der Partner bezüglich seiner möglichen Anlageträgerschaft getestet werden.

Bestimmung der Enzymaktivität. Die Enzymaktivitäten Heterozygoter, z. B. bei der **Galaktosämie** (Galaktose-1-Phosphat-Uridyl-Transferase), bei der **Glykogenose Typ I** (Glucose-6-Phosphatase) oder bei der **Histidinämie** (Histidin-Desaminase) liegen recht genau in der Mitte zwischen den Enzymaktivitäten homozygot Normaler und homozygot Kranker.

Abgeschwächte Merkmalsmanifestation. Heterozygote können durch die abgeschwächte Manifestation des Merkmals nachgewiesen werden: Bei der **Mukopolysaccharidose Typ III** (Sanfilippo) finden sich im homozygoten Zustand hochgradig geistige Behinderung, typische Skelettmanifestationen und vermehrte Ausscheidung von Heparansulfat im Urin. Bei Heterozygoten ist die Intelligenz normal, phänotypisch findet sich keine Auffälligkeit, es wird jedoch gleichfalls vermehrt Heparansulfat im Urin ausgeschieden (Tab. 3.**4**, S. 270).

Belastungstest. Bei dieser Methode wird der Proband mit der abzubauenden Substanz belastet (z. B. Phenylalanin bei **Phenylketonurie**): Man wird bei dem Heterozygoten einen deutlich stärkeren Anstieg der Phenylalaninkonzentration im Blut finden als beim homozygot Gesunden, außerdem steigt der Spiegel des Tyrosin, in das das Phenylalanin umgebaut werden sollte, im Blut sehr viel weniger deutlich an.

Häufigkeit autosomal rezessiver Krankheiten

Die Gesamthäufigkeit der autosomal rezessiven Erbkrankheiten beträgt etwa 2,5:1000.

Tab. 3.**3** gibt die geschätzten Häufigkeiten wichtiger autosomal rezessiver Erbkrankheiten in Europa wieder.

In ethnischen Isolaten können aufgrund der höheren Blutsverwandtschaft seltene autosomal rezessive Erbkrankheiten wesentlich häufiger sein (z. B. **Tay-Sachs-Erkankung** bei den Ashkenasi-Juden).

Tab. 3.**3** Inzidenz (q^2) und Heterozygotenfrequenz ($2pq$) wichtiger autosomal rezessiver Erbkrankheiten in Europa

Erbkrankheit	Inzidenz	Heterozygoten-frequenz
Mukoviszidose (CF)	1:1600	ca. 1:20
Phenylketonurie	1:10 000	ca. 1:50
Sichelzellanämie	1:10 000	ca. 1:50
Spinale Muskelatrophie	1:8000	ca. 1:45
Tay-Sachs-Erkrankung	1:25 000	1:80
Tay-Sachs-Erkrankung (bei Ashkenasi-Juden)	1:2000	1:23
Galaktosämie	1:50 000	1:112
Metachromatische Leukodystrophie	1:50 000	1:112
Mukopolysaccharidose Typ I	1:50 000	1:112

3.2.5 X-chromosomale Vererbung

Der X-chromosomalen Vererbung kommt eine besondere Bedeutung zu, da auf dem X-Chromosom kodierte Merkmale **geschlechtsgebunden** vererbt werden.

Dies liegt an der unterschiedlichen Anzahl der X-Chromosomen im männlichen und weiblichen Organismus. Während Frauen eine X-chromosomal rezessive Mutation durch ihr zweites intaktes X-Chromosom kompensieren können (s. S. 174), kommt es bei Männern, die nur ein X-Chromosom aufweisen (sie sind **hemizygot** für das X-Chromosom), immer zu einer Auswirkung der Mutation.

X-chromosomal rezessive Vererbung

Rezessiv vererbte Merkmale oder krankheitsauslösende Mutationen auf dem X-Chromosom kommen bei Männern **immer zur Ausprägung**, weil sie nur ein X-Chromosom besitzen.

Im weiblichen Organismus treten X-chromosomal rezessiv vererbte Krankheitsbilder mit einer Wahrscheinlichkeit von nur ca. 2% dann in Erscheinung, wenn die Frau eine **nicht zufällige X-Inaktivierung** aufweist (s. S. 174). Im sehr seltenen Fall des **homozygoten** Zustands einer Mutation auf beiden Allelen der weiblichen X-Chromosomen kann es ebenfalls zur klinischen Manifestation der Erkrankung kommen.

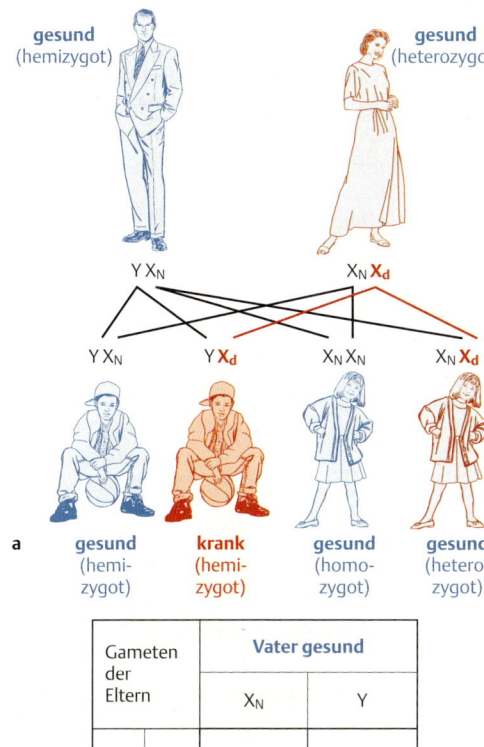

Gameten der Eltern		Vater gesund	
		X_N	Y
Mutter gesund (heterozygot)	X_N	$X_N X_N$ gesund	$X_N Y$ gesund
		—Mädchen—	—Jungen—
	X_d	$X_N X_d$ gesund (heterozygot)	$X_d Y$ krank

b

Abb. 3.**13a** zeigt das Schema des X-chromosomal rezessiven Erbganges. Die Mutter ist heterozygot für eine X-chromosomal rezessive Erbkrankheit (**Konduktorin**) und der Vater ist **hemizygot gesund**. Das Erkrankungsrisiko beträgt daher für Söhne 50 % und für Töchter praktisch 0 %. Jedoch sind 50 % der Töchter Konduktorinnen, gelegentlich können auch Konduktorinnen klinische Symptome zeigen (s. S. 266).

3

Beschneidungsregeln im Talmud. Kenntnisse über die besondere Art der X-chromosomal rezessiven Vererbung lassen sich weit in der Geschichte zurückverfolgen: Seit dem 2. Jahrhundert unserer Zeitrechnung liegen im Talmud Regeln vor, welche die Beschneidung von Knaben solcher Mütter betraf, die bereits zwei Söhne durch Verbluten infolge des Eingriffs verloren hatten. Weitere Söhne sowie Söhne der Schwestern der betreffenden Mutter waren danach von diesem Ritual dispensiert. Dagegen behandelte man die Söhne desselben Vaters, jedoch mit einer anderen Mutter wie normale Knaben. Damit wurde bereits damals ein X-chromosomal rezessiver Defekt erkannt, die **Hämophilie** (s. S. 297). ■

Wiederholungsrisiken

Da das X-Chromosom beim Mann – abgesehen von den pseudoautosomalen Regionen, die auch auf dem Y-Chromosom vertreten sind (s. S. 176) – keinen homologen Partner besitzt, gibt es zu den X-chromosomal kodierten Genen auch keine Allele. Ein rezessives Gen führt folglich in diesem als **hemizygot** bezeichneten Zustand bereits in einfacher Dosis zur Manifestation des Merkmals, weil kein normales Allel zur Kompensation zur Verfügung steht.

> Die **Häufigkeit** hemizygot betroffener Männer entspricht der Häufigkeit des X-Chromosoms mit dem mutierten Gen in der männlichen Bevölkerung, da ja jeder hemizygote Träger des Gens gleichzeitig Merkmalsträger ist.

Genetisch sind folgende Fälle typisch:

- **Konduktorinnen** (heterozygote Frauen) übertragen das X-Chromosom mit dem mutierten Gen bei einer Partnerschaft mit einem **gesunden Mann** auf die Hälfte ihrer Söhne und Töchter. Hemizygot (X_dY) kranke wie normale (X_NY) Söhne treten in einem Verhältnis 1:1 auf ebenso wie heterozygote Töchter (Überträgerinnen, Konduktorinnen, X_NX_d) und homozygot gesunde Töchter (X_NX_N, s. Punnett-Quadrat, Abb. 3.**13b**).
- Ein **hemizygot betroffener Mann** (X_dY) wird mit einer bezüglich des betrachteten Merkmals **homozygot gesunden Frau** (X_N, X_N) nur genotypisch gesunde Söhne haben, denn das X-Chromosom stammt immer von der Mutter (Abb. 3.**14a**). Alle Töchter sind Konduktorinnen (Überträgerinnen). Sie tragen das X-Chromosom mit dem mutierten Gen des Vaters (X_d) und ein normales X-Chromosom der Mutter (X_N). Sie sind also alle heterozygot und infolge der Dominanz des normalen Allels phänotypisch gesund (X_NX_d, s. Punnett-Quadrat, Abb. 3.**14b**).
- **Homozygotie** für das X-chromosomal rezessive Gen kann bei Frauen auftreten, wenn ein **hemizygoter Mann** mit einer **heterozygoten Überträgerin** Kinder hat. Mit gleicher Häufigkeit (25%) sind betroffene Söhne, betroffene Töchter, gesun-

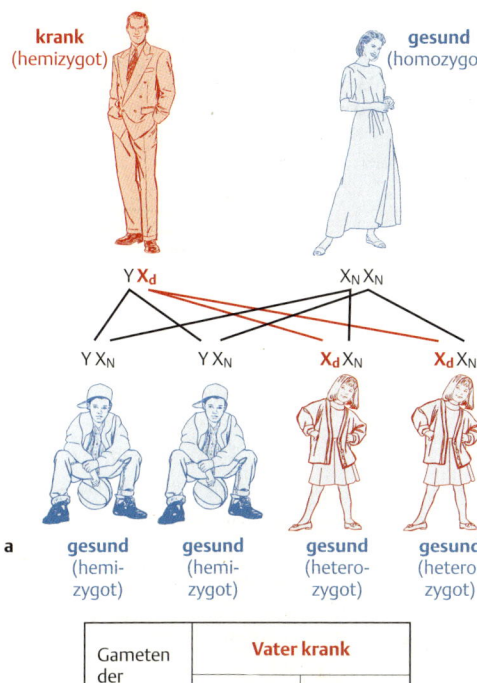

krank
(hemizygot)

gesund
(homozygot)

Y X_d $X_N X_N$

Y X_N Y X_N $X_d X_N$ $X_d X_N$

a

gesund
(hemi-
zygot)

gesund
(hemi-
zygot)

gesund
(hetero-
zygot)

gesund
(hetero-
zygot)

Abb. 3.**14 X-chromosomal rezessiver Erbgang bei einer homozygot gesunden Mutter und einem hemizygot betroffenen Vater.** Alle Söhne sind gesund und alle Töchter sind gesunde heterozygote Konduktorinnen. **a** Übersicht. **b** Punnett-Quadrat.

Gameten der Eltern		**Vater krank**	
		X_d	Y
Mutter gesund	X_N	$X_N X_d$ gesund (heterozygot)	X_N Y gesund
		—**Mädchen**—	—**Jungen**—
	X_N	$X_N X_d$ gesund (heterozygot)	X_N Y gesund

b

de Söhne und phänotypisch gesunde, aber heterozygote Töchter zu erwarten (Abb. 3.**15**).

- Eine **homozygote betroffene Frau** hat mit einem **gesunden Mann** nur hemizygote, also kranke Söhne und heterozygote Töchter.
- Ein betroffener **hemizygoter Mann** hat mit einer **betroffenen homozygoten Frau** nur betroffene Kinder (100 % homozygote Töchter und 100 % hemizygot betroffene Söhne).

3

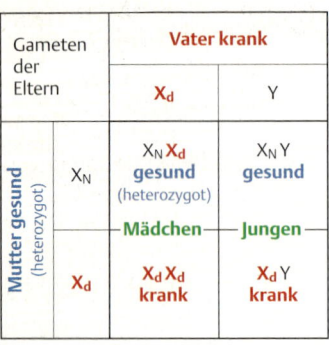

Gameten der Eltern		Vater krank	
		X_d	Y
Mutter gesund (heterozygot)	X_N	X_N X_d **gesund** (heterozygot)	X_N Y **gesund**
		— **Mädchen** —	— **Jungen** —
	X_d	X_d X_d **krank**	X_d Y **krank**

Abb. 3.**15 X-chromosomal rezessiver Erbgang bei einer heterozygot gesunden Mutter und einem hemizygot betroffenen Vater.** Punnett-Quadrat: 50 % der Söhne erkranken; die Töchter sind zu jeweils 50 % entweder heterozygot (gesund) oder homozygot (krank).

Kinder gesunder Brüder von Patienten mit einem X-chromosomal rezessiven Leiden werden sämtlich gesund sein, da ein gesunder Mann auf seinem X-Chromosom das normale Gen trägt.

Zu beachten ist, dass auch bei zwei genetisch gesunden Elternteilen eine **Neumutation** (s. S. 77) bei den Nachkommen oder ein **Keimzellmosaik** (s. S. 272) bei der Mutter für das Auftreten einer X-chromosomal rezessiven Erkrankung verantwortlich sein kann.

Eine zumindest bei der Analyse der DNA aus Blutzellen homozygot gesunde Mutter, die bereits einen an Muskeldystrophie Duchenne (s. S. 299) erkrankten Sohn zur Welt gebracht hat, trägt eine Risiko von etwa 10 %, durch ein Keimzellmosaik einen weiteren kranken Sohn zu gebären.

Klinische Manifestation bei Heterozygoten

Bei X-chromosomal rezessiv vererbten Genen findet man entsprechend der Lyon-Hypothese (s. S. 174) bei Frauen unterschiedliche Genaktivitäten in den einzelnen Somazellen.

> Bei Frauen besteht ein **Mosaik** aus zwei verschiedenen Zellpopulationen (klonale Inaktivierung). Dieses Mosaik kann klinisch nachgewiesen werden.

Bei Frauen mit **monogenen X-chromosomalen Hautkrankheiten** zeigt sich die klonale Inaktivierung der beiden funktionell verschiedenen Zellpopulationen während der Embryogenese der Haut in Form der **Blaschko-Linien**. Diese Blaschko-Linien werden sichtbar im Heterozygotenstatus monogener Hautkrankheiten wie der Incontinentia pigmenti, der fokalen dermalen Hypoplasie, der X-chromosomal-dominanten Chondrodysplasia punctata, der ektodermalen Dysplasie und dem Menkes-Syndrom (Abb. 3.**16**).

Bei Konduktorinnen einer X-chromosomalen Form des okulären Albinismus (OA) findet die zufällige X-Inaktivierung ihr morphologisches Korrelat in der

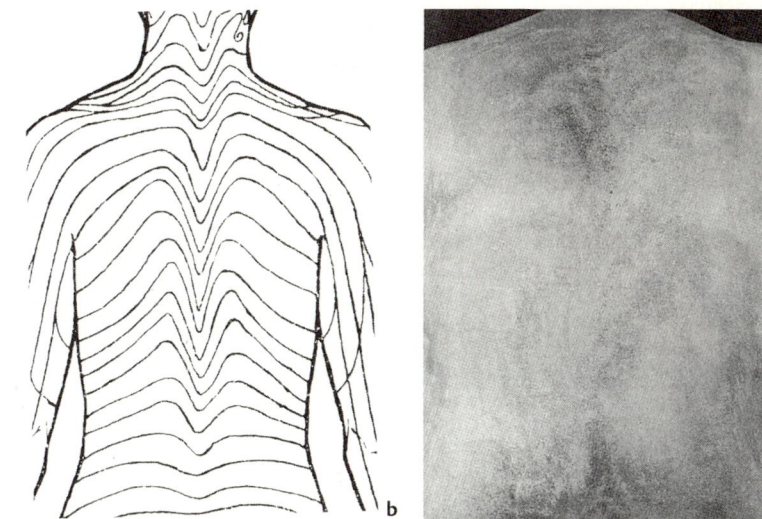

Abb. 3.16 Blaschko-Linien im Heterozygotenstatus monogener Hautkrankheiten.
a Schema der Blaschko-Linien auf dem Rücken (gezeichnet nach Blaschkos Originalarbeit 1901, s. Happle 1985). **b** Muster der hypohydrotischen Bezirke auf dem Rücken einer 31-jährigen Frau, die heterozygot für die X-chromosomal rezessive hypohydrotische ektoder-male Dysplasie ist (Zeichnungen und Foto: R. Happle, Dermatologische Klinik der Universität Marburg).

Mosaikstruktur der Retina: Neben Arealen mit normaler Pigmentierung (überwiegend Zellen, in denen das X-Chromosom mit dem Gendefekt inaktiviert ist) gibt es Areale mit Pigmentstörungen (überwiegend Zellen, in denen das normale X-Chromosom inaktiviert ist, Abb. 3.17).

Sind durch Zufall bei einer heterozygoten Frau ganz überwiegend die X-Chromosomen mit dem Normalallel genetisch inaktiviert, kann die X-chromosomal rezessiv bedingte Erbkrankheit klinisch in Erscheinung treten. Bei der **Muskeldystrophie** zeigen etwa 2 – 3 % der Konduktorinnen typische klinische Symptome.

Häufigkeit
Die beiden wichtigsten X-chromosomal rezessiv vererbbaren Krankheiten sind die **Muskeldystrophie Duchenne** (s. S. 299) mit einer Häufigkeit von 0,3 auf 1000 männliche Lebendgeborene und die klassische **Hämophilie A** (s. S. 297) mit einer Häufigkeit von 0,1 auf 1000 männliche Lebendgeborene.

3

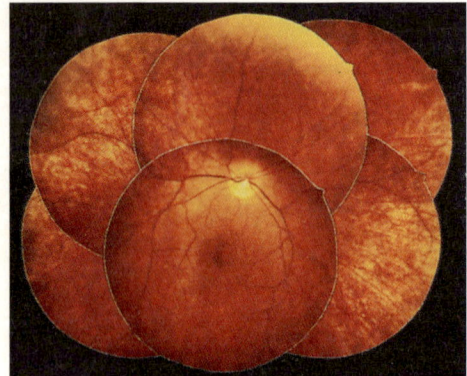

Abb. 3.**17 Fundusaufnahmen einer Überträgerin des X-chromosomal vererbten okulären Albinismus.** Neben normal pigmentierten Bereichen (überwiegend normales X-Chromosom aktiv) finden sich hypopigmentierte Bereiche (überwiegend X-Chromosom mit dem Gendefekt aktiv). (Foto S. Lorenz, Augenklinik der Universität Regensburg)

Weitere klinisch bedeutsame Leiden, die mit einer Frequenz zwischen 0,1 und 0,01 auf 1000 vorkommen, sind die **Hämophilie B** (s. S. 297), die X-chromosomal bedingte **Taubheit**, der X-chromosomal bedingte **Nystagmus**, die **Hypogammaglobulinämie Typ Bruton**, die **anhydrotische ektodermale Dysplasie**, die X-chromosomal bedingte **Aquaeduktstenose** und das **Martin-Bell-Syndrom** (fragiles X-Chromosom, s. S. 303).

Die Gesamthäufigkeit aller bisher bekannten X-chromosomal rezessiv bedingten Erbkrankheiten wird auf 0,8 auf 1000 männliche Lebendgeborene geschätzt.

X-chromosomal dominante Vererbung

Im Gegensatz zum X-chromosomal rezessiven Erbgang ist für ein X-chromosomal dominantes Merkmal charakteristisch, dass neben Männern auch Frauen im heterozygoten Zustand betroffen sein können.

Beispiele für die X-chromosomal dominante Vererbung sind die **hypophosphatämische Rachitis** (s. S. 305), das **Rett-Syndrom** (s. S. 306), das **Aicardi-Syndrom**, die **Incontinentia pigmenti**, die **Hypomelanosis Ito**, die **Chordodysplasia punctata** und das **Oro-fazio-digitale Syndrom**.

Männliches Geschlecht. Das männliche Geschlecht ist bei X-chromosomal dominanter Vererbung im Allgemeinen schwerer betroffen, da in allen Zellen das dominante Gen hemizygot, d. h. ohne ein zweites Allel vorliegt. Viele der X-chromosomal dominanten Erkrankungen sind im männlichen Geschlecht letal.

Weibliches Geschlecht. Beim weiblichen Geschlecht haben wir nach der Lyon-Hypothese (s. S. 174) ein Mosaik aus Zellen, in denen entweder das X-Chromosom mit dem mutierten dominanten Gen inaktiviert ist – solche Zellen werden phänotypisch normal sein – oder in denen das X-Chromosom mit dem normalen Gen inaktiviert ist. Nur in diesen Zellen tritt der pathologische Phänotyp in Erscheinung.

X-chromosomal dominante Vererbung mit **Letalität** der Hemizygoten liegt vor, wenn die klinische Wirkung des X-chromosomalen Gens so schwerwiegend ist, dass Überleben nur in Anwesenheit des normalen Allels möglich ist. Männliche Föten sterben ab, es gibt nur weibliche Merkmalsträger. Das **Oro-fazio-digitale-Syndrom (OFD-Syndrom)**, ein Fehlbildungskomplex mit Zahnstellungsanomalien, paramedianer Gaumenspalte, Syn-, Poly- und Kamptodaktylie, zeigt diesen Erbgang.

Wiederholungsrisiken. Im Einzelnen sind genetisch folgende Fälle typisch:
- Alle Söhne **betroffener Männer** sind merkmalsfrei, alle Töchter sind Anlageträger und in der Regel Merkmalsträger.
- Unter den Kindern **weiblicher heterozygoter Merkmalsträger** findet sich eine 1:1-Aufspaltung wie beim autosomal dominanten Erbgang (s. Abb. 3.**3**, S. 246) unabhängig vom Geschlecht, wenn der Vater hemizygot gesund war.
- Sind **Vater und Mutter** betroffen, tragen sämtliche Töchter das Merkmal, und die 1:1-Aufspaltung tritt nur bei den Söhnen ein.
- Die Kinder **homozygoter weiblicher Merkmalsträger** sind alle betroffen, gleichgültig ob der Vater hemizygot normal war oder auch betroffen ist.

3.2.6 Y-chromosomale Vererbung

Bei der Y-chromosomalen Vererbung – sie wird auch als **holandrische Vererbung** bezeichnet – wird die genetische Information nur an Männer weitergegeben.

Ein betroffener Mann überträgt sein Y-Chromosom und damit auch eine ggf. vorhandene Mutation nur an seine Söhne, sodass **alle Söhne** erkranken werden.

Gesichert sind bisher nur Defekte von Y-chromosomal vererbten Genen, die eine Rolle bei der Spermatogenese spielen. Deletionen solcher Gene führen zur **Sub-** oder **Infertilität** aufgrund einer Oligo- oder Azoospermie bei Männern.

3.2.7 Genetische Heterogenität

Ein Phänotyp bzw. eine Erbkrankheit kann auf Mutationen in **unterschiedlichen Genen** zurückgehen. Dies bezeichnet man dann als **genetische Heterogenität**. Sie kann für autosomal rezessive, autosomal dominante und X-chromosomal vererbte Erkrankungen vorliegen.

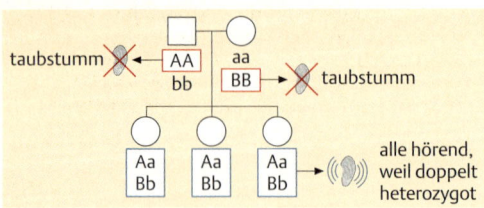

Abb. 3.**18 Genetische Heterogenität.** Zwei homozygot betroffene taubstumme Eltern haben nur gesunde Nachkommen, da bei jedem Elternteil Homozygotie in einem anderen Gen vorliegt.

So wird z. B. die Gehörlosigkeit (Taubstummheit) häufig autosomal rezessiv vererbt. Sollten zwei Gehörlose, die beide homozygot sind, Nachkommen haben, müssten ebenfalls alle Nachkommen homozygot und betroffen sein. Allerdings wird oft beobachtet, dass alle Nachkommen von taubstummen Eltern unauffällig sind. Diese Beobachtung kann leicht damit erklärt werden, dass die betroffenen Eltern homozygot für unterschiedliche Genorte sind. Die Kinder sind dann doppelt heterozygot (Abb. 3.**18**). Bisher sind bei der Gehörlosigkeit (Taubstummheit) **über 30 Gene** bzw. Genorte bekannt, die einem autosomal rezessiven Erbgang folgen.

Ein Beispiel für autosomal dominant vererbte Erkrankungen und genetische Heterogenität ist die familiäre adenomatöse Polyposis coli (s. S. 529). Autosomal dominant vererbte Fälle werden durch Mutationen im **APC**-Gen und autosomal rezessiv vererbte Formen durch Mutationen im **MUTYH**-Gen verursacht. Da Mutationen im APC-Gen in ca. 30 % der Fälle Neumutationen sind, ist zumindest in diesen Fällen, die auch klinisch nicht unterscheidbar sind, eine Risikoabschätzung für Familienangehörige nur nach molekulargenetischer Abklärung möglich.

> Erbkrankheiten mit dem gleichen Phänotyp als Folge von Mutationen in unterschiedlichen Genen bezeichnet man als **Genokopien**. Rufen dagegen nicht vererbbare Faktoren eine Erkrankung hervor, die den gleichen Phänotyp wie bei einer Erbkrankheit imitiert, spricht man von **Phänokopien**.

Genokopien beobachtete man oft in Familien mit einer erblichen Form einer Brustkrebserkrankung. Häufig findet man hier eine Frau, die ebenfalls Brustkrebs hat, die aber nicht die in der Familie bekannte Mutation trägt. Brustkrebs hat eine Häufigkeit von ca. 9 % in unserer Bevölkerung. Die meisten Fälle sind sogenannte sporadische Fälle, die in genetisch belasteten Familien als Phänokopien mit der gleichen Häufigkeit auftreten wie in der Allgemeinbevölkerung.

Auf Heterogenie können zunächst formal-genetische Kriterien hindeuten. So konnte man von Anfang an bei den Mukopolysaccharidosen eine Heterogenie annehmen, da der Typ I (Hurler-Syndrom) sich vom Typ II (Hunter-Syndrom) bereits im Erbgang unterscheidet: Der Typ I wird autosomal rezessiv, der Typ II

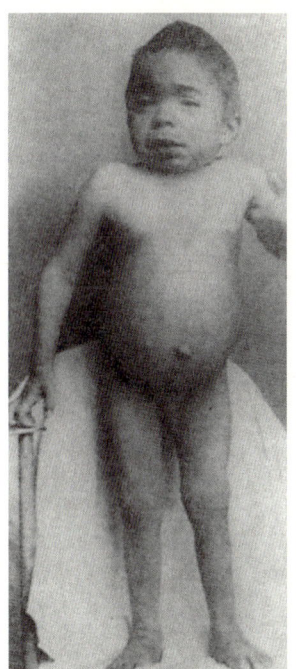

Abb. 3.19 Hurler-Syndrom (Mukopolysaccharidose Typ I). Der abgebildete Patient ist eines der Kinder, an denen Gertrud Hurler und Meinhard v. Pfaundler 1919 auf einer Sitzung der Münchner Kinderärztlichen Gesellschaft erstmals das klinische Bild definierten.

dagegen X-chromosomal rezessiv vererbt. Beide Krankheiten entstehen durch pathologische Speicherung saurer Mukopolysaccharide aufgrund genetisch bedingter lysosomaler Enzymdefekte. Genaue Analysen haben gezeigt, dass den klinisch ähnlichen Phänotypen biochemisch unterschiedliche Enzymdefekte zugrunde liegen.

Abb. 3.19 veranschaulicht den Phänotyp nach einem Foto aus der Originalarbeit von Gertrud Hurler (1920). Tab. 3.4 zeigt vereinfacht verschiedene Formen der Mukopolysaccharidosen. Der Erbgang ist bis auf Typ II (X-chromosomal rezessiv) bei allen Formen autosomal rezessiv.

Im Allgemeinen kann die Heterogenie einer Erbkrankheit erst dann genau definiert werden, wenn verschiedene Genotypen über primäre Genprodukte zu differenzieren sind oder wenn verschiedene Genorte für ein anscheinend klinisch homogenes Krankheitsbild festgestellt worden sind.

Tab. **3.4** Diagnose der Mukopolysaccharidosen

Erkrankung	klinische Merkmale	Enzymdefekt
MPS I/V (Hurler-Syndrom)	gargoyloides Gesicht Skelettabnormitäten frühe psychomotorische Retardierung Korneatrübung Hepatosplenomegalie Tod meist vor dem 10. Lebensjahr	α-L-Iduronidase
MPS I S (Scheie-Syndrom)	grobe Gesichtszüge gewöhnlich normale Intelligenzentwicklung geringe Skelettabnormitäten Tod im Erwachsenenalter	α-L-Iduronidase
MPS II (Hunter-Syndrom)	später Beginn klare Kornea Skelettabnormitäten geistige Retardierung Hepatosplenomegalie Tod vor dem 20.– 30. Lebensjahr	Iduronatsulfatase
MPS III (Sanfilippo-Syndrom)	normale Entwicklung in den frühen Lebensjahren später psychomotorische Retardierung, neurologische Ausfallserscheinungen Tod meist vor dem 2. Lebensjahrzehnt	Typ A: Heparansulfatase Typ B: N-Azetyl-alpha-D-Glukosaminidase
MPS IV (Morquio-Syndrom)	schwere Skelettabnormitäten, Zwergwuchs Korneatrübung Hepatosplenomegalie Taubheit Tod meist im 1.– 2. Lebensjahrzehnt	Chondroitin-Sulfat-Sulfatase
MPS VI (Maroteaux-Lamy-Syndrom)	schwere Skelettabnormitäten normale Intelligenzentwicklung Korneatrübung Lebenserwartung bis zum Erwachsenenalter	Arylsulfatase B
MPS VII (Sly-Syndrom)	psychomotorische Retardierung grobe Gesichtszüge Hepatosplenomegalie Granulozyteneinschlüsse	β-Glukuronidase

3.2.8   Mutationsheterogenität

> Wenn homozygot Betroffene zwei verschiedene Mutationen in beiden Allelen eines Gens aufweisen, werden sie als **Compound-Heterozygote** bezeichnet.

Während blutsverwandte Eltern vor allem „echte" homozygote Nachkommen zeugen, findet man compound-heterozygote Personen eher bei den Nachkommen nicht miteinander verwandter Eltern. So sind z. B. bei der Mukoviszidose bisher über 1500 verschiedene Mutationen im *CFTR*-Gen bekannt, die auch im compound-heterozygoten Zustand zur klinischen Manifestation der Erkrankung führen.

3.2.9   Abweichungen von den Mendel-Regeln

> Ob eine genetische Veränderung tatsächlich zu einem pathologischen Phänotyp führt, hängt von vielen Faktoren ab. In der Regel ist die Art der Vererbung, autosomal dominant oder rezessiv, X- oder Y-chromosomal, monogen oder polygen, entscheidend für die klinische Manifestation einer Krankheit und deren Verlauf. Grundsätzlich gilt: Gene folgen bei der Vererbung den Mendel-Regeln. Doch es gibt Ausnahmen.

Beim **somatischen Mosaik** besteht ein Gewebe aus verschiedenen Zellklonen, von denen ein Teil Träger einer Mutation oder Aberration ist, der andere Teil jedoch nicht. Mosaike können auch in Keimzellen auftreten (**Keimzellmosaik**). Von der Mutation ist dann nicht die Urkeimzelle betroffen, sondern eine Zelle, die zu einem späteren Stadium durch Mitose aus dieser hervorgegangen ist. Gesunde Eltern können dann mehrere kranke Kinder haben. Auch die **uniparentale Disomie** (s. S. 275) beeinflusst das Auftreten von Krankheiten. Hier erhalten die Nachkommen beide homologen Chromosomen nur von einem Elternteil. Ebenso spielt die **Antizipation** eine Rolle bei der Manifestation von Krankheiten. Sie besagt, dass durch genetische Veränderungen verursachte Krankheiten von Generation zu Generation einen anderen, zum Beispiel schwereren, Verlauf nehmen können (s. S. 274).

Auch die **genomische Prägung (Imprinting)** hat einen Einfluss auf die klinische Symptomatik von Krankheiten. Gene homologer Chromosomen werden offenbar nicht, wie lange Zeit angenommen, zu gleichen Teilen exprimiert. Auf dem mütterlichen Chromosom können andere Gene aktiv sein als auf dem väterlichen. Die genomische Prägung wird ab S. 44 besprochen.

3

Keimzellmosaike

Die Keimzellen entstehen aus der sogenannten **Keimbahn**, einer Reihe von hintereinander geschalteten Vorläuferzellen, aus denen letztendlich die Gameten (Eizellen und Samenzellen) hervorgehen.

> Finden Neumutationen während der mitotischen Teilungen der **Keimbahnentwicklung** statt und nicht erst in der Meiose der Gameten, können Teile der Keimzellpopulation Mutationsträger sein.

Ereignet sich die Neumutation während der **Meiose**, ist nur **eine** Keimzelle Mutationsträger (Abb. 3.**20c**). Findet die Neumutation während der Keimbahnentwicklung statt (**mitotische** Zellteilungen), können **mehrere** Keimzellen betroffen sein (Keimzellmosaik; Abb. 3.**20b**). In der Regel sind die Träger eines Keimzellmosaikes klinisch unauffällig. In den somatischen Zellen liegt die Mutation nicht vor. Nur mit den Gameten kann die Mutation weitergegeben und damit auch phänotypisch sichtbar werden.

Dies hat zur Folge, dass gesunde Eltern mehrere Kinder haben können, die von einer autosomal dominant vererbten Erkrankung betroffen sind. Ein Teil der Keimzellen eines der beiden Elternteile weist dann die entsprechende Mutation auf. Die somatischen Zellen des Elternteils sind also nicht betroffen.

Bisher sind Keimzellmosaike bei mehreren autosomal dominanten und X-chromosomalen Erbkrankheiten beobachtet worden. Es liegen empirische Daten vor, dass das Wiederholungsrisiko, aufgrund eines Keimzellmosaikes ein betroffenes Kind zu haben, bei gesunden Eltern, die somatisch keine Träger einer Mutation sind, bei bis zu 10 % liegen kann (z. B. Muskeldystrophie Duchenne, s. S. 299 und Abb. 3.**21**).

Liegen für Erkrankungen keine Zahlen zum Wiederholungsrisiko aufgrund eines Keimzellmosaikes vor, ist dieses mit ca. 5 % anzunehmen. Daher sollte man bei allen Erkrankungen aufgrund von Neumutationen in der genetischen Beratung auf ein Keimzellmosaik und ggf. auf die Möglichkeit einer pränatalen Diagnostik verweisen.

Chimäre

> Chimären definieren sich durch das Vorhandensein von zwei genetisch **unterschiedlichen Zelllinien** in einem Individuum, die auf zwei unterschiedliche Zygoten zurückzuführen sind.

Hierbei unterscheidet man zwei verschiedene Konstellationen:

- Die gleichzeitige Befruchtung von zwei Eizellen mit zwei Spermien gefolgt von einer Fusion der beiden Zygoten führt zu einer Chimäre. Ein Sonderfall ist die

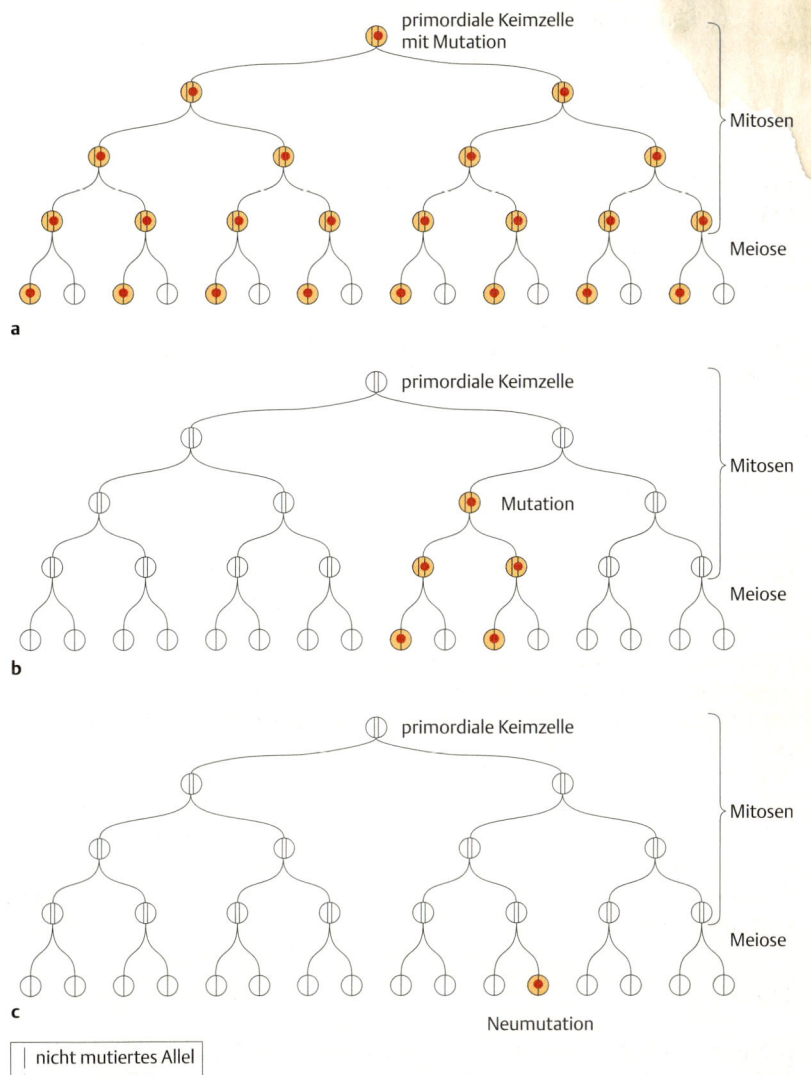

Abb. 3.**20 Entstehung von Mutationen in der Keimbahn. a** Wurde eine Mutation von einem Elternteil geerbt, liegt sie also bereits in der primordialen Keimzelle vor, weisen 50 % der Gameten diese Mutation auf. **b** Entsteht die Neumutation während der mitotischen Teilungen der Keimzellvorläufer, kann ein Teil der Keimzellen Träger der Neumutation sein, dies bezeichnet man als Keimzellmosaik. **c** Entsteht erst in der Meiose eine Neumutation, ist nur die betreffende Keimzelle Träger dieser Neumutation, es liegt kein Keimzellmosaik vor.

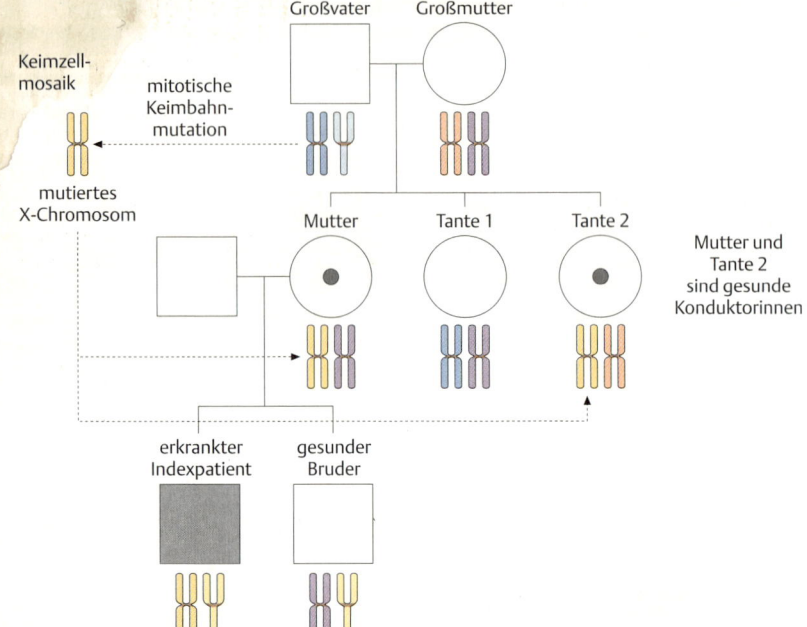

Abb. 3.21 Keimzellmosaik beim Großvater des Indexpatienten. Durch eine Keimbahnmutation beim Großvater wird die Mutter zur gesunden Konduktorin und gibt die Mutation an den Indexpatienten weiter. Da er männlich ist, erkrankt er (z. B. bei Muskeldystrophie Duchenne, X-chromosomal rezessiver Erbgang).

Fusion einer weiblichen und einer männlichen Zygote. Es entsteht ein **echter Hermaphrodit** mit einem XX/XY-Karyotyp.

• Chimären bezüglich der Blutzellen entstehen nach **heterologer Knochenmarktransplantation** bei Leukämie bzw. Tumorpatienten. Ist eine weibliche Patientin von einem männlichen Spender transplantiert, wird sie bei der Analyse der Blutchromosomen einen männlichen Karyotyp aufweisen. Findet man bei dieser Analyse weibliche Zellen, weist dies auf ein Rezidiv der Tumorerkrankung hin.

Antizipation

Bei einigen autosomal dominanten Erbkrankheiten tritt die Erkrankung bei den Nachkommen **früher** auf, teilweise ist die Krankheit auch **schwerer ausgeprägt** als bei dem betroffenen Elternteil.

Dieses Phänomen wird als Antizipation bezeichnet.

Früher nahm man an, dass die Antizipation aufgrund von Erfassungsfehlern vorgetäuscht wurde, da schwer betroffene Angehörige leichter erfasst werden als leicht betroffene. Zusätzlich haben Personen mit einem späteren Krankheitsbeginn eher Nachkommen als Personen mit einem frühen Erkrankungsalter.

3

Neuere molekulargenetische Untersuchungen haben gezeigt, dass z. B. bei der myotonen Dystrophie oder bei Chorea Huntington die Antizipation eine biologische Grundlage hat. Ursache ist eine **Expansion** der krankheitsauslösenden instabilen Repeat-Mutation (s. S. 61).
- Bei der Huntington-Krankheit (s. auch S. 280) expandiert die Zahl des CAG-Triplet-Repeats besonders, wenn der **Vater** Träger einer Mutation ist. Zwischen der expandierten Repeat-Zahl und dem klinischen Phänotyp liegt eine grobe Korrelation vor.
- Bei der myotonen Dystrophie (s. S. 283) findet in der Regel bei **maternaler** Vererbung eine Expansion der CTG-Repeats statt. Falls bei Nachkommen eine deutliche Erhöhung der CTG-Repeats vorliegt, können diese bereits im Säuglingsalter an der sehr schweren kongenitalen myotonen Dystrophie erkranken.

Uniparentale Disomie (UPD)

Uniparentale Disomie bedeutet, dass **beide Homologen** eines Chromosoms von **ein- und demselben Elternteil** stammen. Dies führt dann zu einem abnormen Phänotyp, wenn:
- nur noch das durch Imprinting (s. S. 44) inaktivierte Allel vorliegt und somit **kein aktives Allel** des Gens mehr vorhanden ist,
- dieser Verlust **nicht** durch die Aktivität anderer Gene kompensiert werden kann,
- wegen des Wegfalls des Imprinting eines Allels **zwei aktive Allele** vorliegen und somit eine zu hohe Gendosis vorhanden ist.

Uniparentale Disomie mit Konsequenzen für den Träger beschränkt sich beim derzeitigen Wissensstand auf folgende Chromosomen:
- 6 (2 väterliche Chromosomomen)
- 7 (2 mütterliche Chromosomen)
- 11 (beschränkt auf Segmente des kurzen Arms; 2 väterliche Chromosomen)
- 14 und 15 (sowohl 2 väterliche also auch 2 mütterliche Chromosomen möglich)

UPD anderer Chromosomen dürfte beim Menschen letal sein, jedenfalls wurde bisher kein weiteres Beispiel für väterliche oder mütterliche UPD nachgewiesen.

Entstehung der UPD

Uniparentale Disomie erfordert **zwei Nondisjunction-Ereignisse**. Eines führt zum Erwerb, das andere zum Verlust eines homologen Chromosoms.

Wie DNA-Untersuchungen zeigen, wird das Chromosom in der Regel während der Meiose und (seltener) in der postzygotischen Mitose erworben. Nach der Befruchtung liegt daher eine **Trisomie** vor. Der anschließende Verlust des zusätzlichen Chromosoms lässt sich zwar zeitlich nicht genau eingrenzen, findet aber zeitnah zum Zygotenstadium statt. Bei dieser Trisomiekorrektur kann nun entweder ein väterliches oder ein mütterliches Chromosom verlorengehen. Eine uniparentale Disomie entsteht, wenn zwei Chromosomen entweder von der Mutter oder vom Vater zurückbleiben.

Außerdem existieren geschlechtsspezifische Unterschiede:

Bei **mütterlicher** UPD ereignet sich der „Gewinn" eines Chromosoms überwiegend während der **Meiose**, bei **väterlicher** fast ausschließlich während der **Mitose**.

Die Nondisjunction bei mütterlicher Disomie, bei der beide homologen Chromosomen eines Nachkommen von der Mutter kommen, soll nun genauer beschrieben werden. Je nach Zeitpunkt des Erwerbs des Chromosoms in der Meiose tragen die Nachkommen eine sogenannte uniparentale Heterodisomie oder eine uniparentale Isodisomie.

Uniparenterale Heterodisomie. Bei der Heterodisomie trennen sich die homologen Chromosomen in der mütterlichen **Meiose I** nicht. In der Meiose II werden die Chromatiden aufgeteilt, und es entstehen Gameten, die für manche Chromosomen disom sind (Abb. 3.**22a**). Die Chromatiden dieser Chromosomen stammen von den zwei verschiedenen homologen Chromosomen des Chromosomensatzes der Mutter ab. Nach der Befruchtung liegt kurze Zeit eine Trisomie vor, bevor das Chromosom verlorengeht, das von dem Vater als einzelnes Homolog in der Befruchtung dazukam. Die Nachkommen besitzen also für ein oder mehrere Chromosomen beide homologen Chromosomen der Mutter, sind also uniparental heterodisomisch.

Abb. 3.22 Heterodisomie und Isodisomie. a Heterodisomie entsteht durch Nondisjunction während der Meiose I. Die entstehenden Keimzellen sind für ein bestimmtes Chromosom disom, und die Chromatiden stammen von den zwei unterschiedlichen homologen Chromosomen ab. **b Isodisomie** entsteht durch Nondisjunction während der Meiose II. Die disomen Chromosomen entsprechen den Chromatiden eines einzigen elterlichen Chromosoms. **c Ohne Nondisjunction** entstehen nach Meiose I und Meiose II normalerweise 4 haploide Gameten. ▶

a Heterodisomie

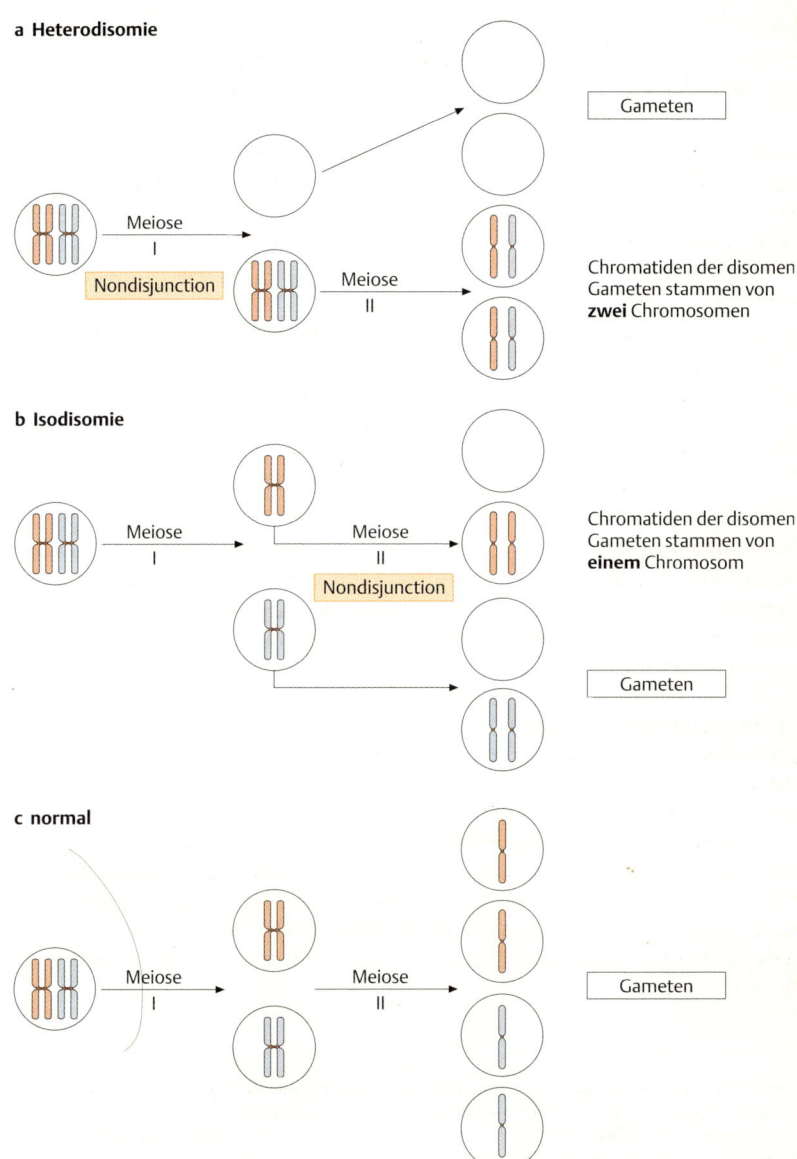

Meiose I

Nondisjunction

Meiose II

Gameten

Chromatiden der disomen Gameten stammen von **zwei** Chromosomen

b Isodisomie

Meiose I

Meiose II

Nondisjunction

Chromatiden der disomen Gameten stammen von **einem** Chromosom

Gameten

c normal

Meiose I

Meiose II

Gameten

3

Uniparentale Isodisomie. Bei der Isodisomie trennen sich dagegen in der **Meiose II** die Chromatiden eines Chromosoms nicht. Als Folge entsteht ebenfalls ein disomer Gamet, der aber, im Gegensatz zur Heterodisomie, zwei Chromatiden eines einzigen Chromosoms trägt (Abb. 3.**22b**). Auch hier kommt es nach der Befruchtung zum Verlust des einzelnen, vom Vater stammenden Chromosoms. Die Nachkommen besitzen in der Folge zumindest von einem Chromosom zwei identische Kopien, die auf nur ein Chromosom der Mutter zurückgehen, sind also uniparental isodisomisch.

Karyotyp. Der Karyotyp der meisten UPDs ist normal, sodass die Fehlverteilung der homologen Chromosomen nur durch molekulargenetische Analysen nachgewiesen werden kann. In wenigen Fällen finden zwischen nicht homologen oder homologen Chromosomen Translokationen statt. Letztere entstehen bevorzugt in Form von Robertson-Translokationen (s. S. 191). Hier entsteht als Folge eine partielle Disomie, die keine ganzen Chromosomen, sondern nur die einzelnen, translozierten Fragmente betrifft.

Klinische Bilder der UPD
Ursache: Allelverlust. Zu den etablierten klinischen Bildern als Folge eines Allelverlustes durch UPD gehören:
- der **benigne neonatale Diabetes** (väterliche UPD 6)
- der **primordiale Minderwuchs** (ca. 10% der Fälle bedingt durch mütterliche UPD 7)
- das **Prader-Willi-Syndrom** (Abb. 3.**23**, mütterliche Disomie 15 in ca. 30% der Fälle, für das klinische Bild siehe S. 230)
- das **Angelman-Syndrom** (väterliche Disomie 15 in ca. 5% der Fälle, siehe S. 231)
- der **primordialer Minderwuchs** mit früh einsetzender Pubertät (mütterliche Disomie 14)
- ein nicht mit einem spezifischen Namen versehenes **Dysmorphiesyndrom** mit Skelettanomalien und Entwicklungsrückstand (väterliche Disomie 14)

Sämtliche genannten Phänotypen sind bedingt durch den Verlust des aktiven Allels eines oder mehrerer geprägter Gene (s. S. 44).

Ursache: Überexpression. Im Gegensatz dazu ist die **segmentale väterliche UPD 11p** (einschließlich 11p15) im Mosaik nicht die Folge von einem Verlust eines geprägten Gens, sondern von **Überexpression** des aktiven Homologs infolge von zwei statt nur einem kodierenden Allel. Das klinische Korrelat heißt **Wiedemann-Beckwith-Syndrom** oder nach der Trias der Hauptbefunde **EMG-Syndrom**:
- **E**xomphalos (= Nabelbruch)
- **M**akroglossie
- **G**igantismus

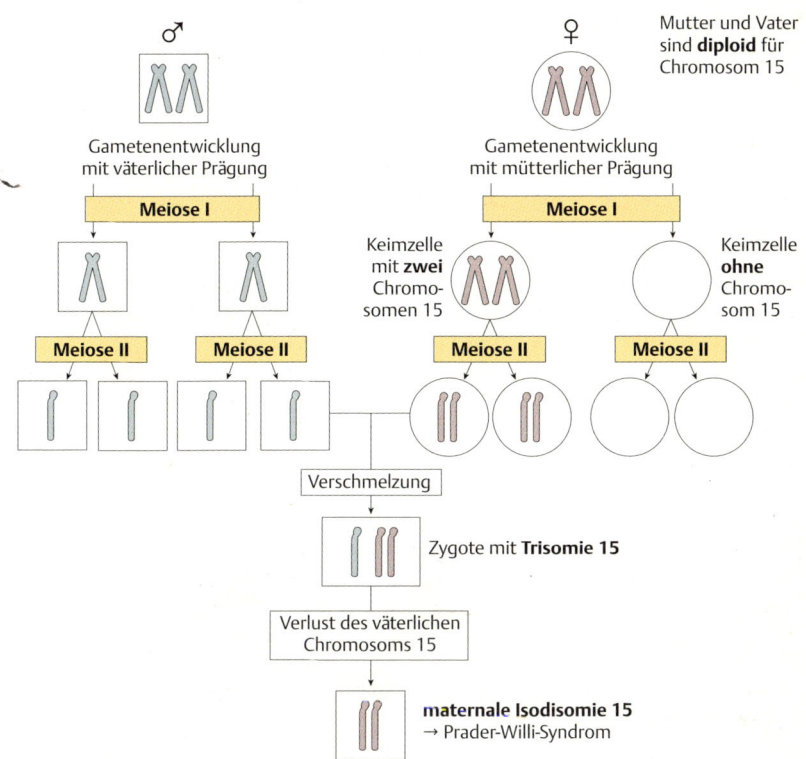

Abb. 3.**23 Maternale Isodisomie 15 als Ursache eines Prader-Willi-Syndroms.**

Die Befunde sind sehr variabel und schließen auch Hemihypertrophie, Organo-megalie, Ohrläppchenkerben und ein Risiko für das Auftreten von Wilms-Tumor und anderen Tumoren ein.

Unklare Ursache. Unklar ist der kausale Zusammenhang zwischen **mütterlicher UPD 16** und **Minderwuchs** sowie fakultativ Hypospadie und geistiger Behin-derung/Entwicklungsrückstand: Eine Plazenta mit Trisomie 16 kann die fetale Versorgung offenbar nur ungenügend gewährleisten, weshalb auch Feten ohne UPD einen Wachstumsrückstand zeigen. Das Gleiche gilt für zumindest einen Teil der Fälle **mütterlicher UPD 2**. Der Grund dafür, warum bei dieser UPD und UPD einiger anderer Chromosomen nur ein Teil der Neugeborenen auffällige Befunde zeigen, ist nicht hinreichend klar.

3.3 Klinische Beispiele für monogene Erkrankungen

T. Grimm, E. Holinski-Feder

3.3.1 Autosomal dominante Krankheiten

Huntington-Krankheit

Die Huntington-Krankheit bzw. Chorea Huntington (HD; OMIM 143 100) ist eine autosomal dominant vererbte **neurodegenerative Erkrankung**. Ihre Prävalenz beträgt 1:16 000.

Benannt ist sie nach Dr. George Huntington, der 1872 als Erster eine größere nordamerikanische Familie mit diesem Phänotyp beschrieb.

Molekulargenetik.

Das **Huntingtin-Gen** (*IT 15*-Gen) liegt auf dem kurzen Arm des Chromosoms 4 (4p16.3). Das Protein, **Huntingtin**, wird in vielen unterschiedlichen Nerven- und anderen Körperzellen exprimiert.

Die eigentliche Rolle des Huntingtins ist noch unklar, vermutet wird eine Funktion bei der Apoptose.

Die Mutation ist ein expandierender **CAG-Triplett-Repeat** in Exon 1 des Huntingtin-Gens. In der Normalbevölkerung weist der CAG-Repeat maximal 26 Tripletts auf und wird stabil, d. h. ohne Verkürzung oder Verlängerung, von einer Generation an die nächste vererbt. Allele in der Größe zwischen 27 bis 35 Repeats verursachen noch nicht die Krankheit, sind aber in der Meiose instabil, d. h. sie können sich bei der Vererbung vergrößern oder verkleinern. Sie bilden somit ein Reservoir für **Neumutationen**, ca. 3 % der Erkrankungen sind auf Verlängerungen der sogenannten Intermediäralleleole zurückzuführen. Personen mit 36 bis 39 CAG-Repeats bleiben unauffällig oder zeigen ein **sehr spätes Erkrankungsalter** (reduzierte Penetranz), Personen mit 40 oder mehr CAG-Repeats erkranken immer. Es besteht eine schwache Korrelation zwischen Repeat-Zahl und Erkrankungsalter. Die meiotische Instabilität der CAG-Repeats liegt besonders in der **Spermatogenese** vor. Daher haben jugendlich Betroffene in der Regel ihre Mutationen von den leichter betroffenen Vätern geerbt (**Antizipation**, s. S. 274, hier vor allem bei Vererbung durch die männliche Keimbahn).

Allen Risikopersonen aus belasteten Familien kann eine sichere **molekulargenetische Diagnostik** angeboten werden, auch wenn sie noch keine klinischen Symptome haben. Diese prädiktive Diagnostik sollte nur im Rahmen einer ausführlichen genetischen Beratung (s. S. 384) und einer psychologischen Beratung durchgeführt werden.

Klinische Befunde.

> Die typischen Merkmale der Huntington-Krankheit sind **Bewegungsstörungen**, **psychische Veränderungen** und **Demenz**.

Die ersten Symptome treten etwa im Alter von **35–40 Jahren** auf, dabei können entweder die Bewegungsstörungen oder die psychischen Veränderungen im Vordergrund stehen. In etwa 10 % der Fälle beginnt die Krankheit bereits im jugendlichen Alter unter 20 Jahren. Die mittlere Lebenserwartung beträgt nach klinischer Manifestation der Erkrankung etwa 15 Jahre.

Klinische Befunde:
- Bewegungsstörungen der willkürlichen und unwillkürlichen Motorik, kurze ruckartige Bewegungen imponieren schon früh als disharmonisch.
- Choreateforme Bewegungen treten in fortgeschritteneren Krankheitsstadien auf, durch die Kontraktionen im Extremitätenbereich kommt es zu ausfahrenden Bewegungen.
- Anfangs liegt ein herabgesetzter Muskeltonus vor, in späteren Krankheitsstadien kann eine rigide Tonuserhöhung und Bradykinesie vorliegen.
- Bewegungsstörungen der Zunge können mit starken Schluckstörungen einhergehen und eine Sondenernährung notwendig machen.
- Psychische Störungen manifestieren sich häufig als Depression, extrovertierte Personen können aber auch zu Agitiertheit und Aggressivität neigen.
- Kognitive Leistungseinbußen führen im Krankheitsverlauf zur Demenz.

Marfan-Syndrom

> Beim Marfan-Syndrom handelt es sich um einen autosomal dominant vererbten generalisierten Bindegewebsdefekt. Die Prävalenz der Erkrankung beträgt 1:10 000 bis 1:20 000.

Molekulargenetik. 25 – 35 % der Krankheitsfälle sind auf **Neumutationen** im *FBN1*-**Gen** zurückzuführen. Bislang wurden über 200 verschiedene Mutationen im *FBN1*-Gen nachgewiesen, sodass nur wenige Familien die selben Mutationen aufweisen. *FBN1* kodiert für ein extrazelluläres Glykoprotein (**Fibrillin**), das ubiquitär exprimiert wird. Das Fibrillinprotein polymerisiert zu Mikrofibrillen des elastischen und nicht elastischen Bindegewebes, wie es z. B. in der Aorta vorkommt.

3

Vor allem Missense-Mutationen im *FBN1*-Gen (Genort 15q21.1) führen zu einer **Störung der Struktur** der Mikrofibrillen und haben von daher einen dominant-negativen Effekt (s. S. 82).

Stopp-Mutationen scheinen durch die verminderte Proteinsynthese (Haploinsuffizienz) das Krankheitsbild zu verursachen.

Klinische Befunde.

Das Marfan-Syndrom manifestiert sich häufig bereits im Kindesalter. Die Hauptsymptome umfassen **Skelettveränderungen**, **kardiovaskuläre Veränderungen** und **Augensymptome**.

Innerhalb einer Familie kann der klinische Phänotyp sehr variieren. Bei betroffenen Geschwistern kann in einem Fall das Vollbild der Erkrankung neben einer isolierten kardiovaskulären Symptomatik bei Fehlen weiterer klinischer Symptome bei dem anderen Geschwister vorliegen. Neben dem klassischen Marfan-Syndrom werden auch das kongenitale Marfan-Syndrom, die familiäre Arachnodaktylie und die autosomal dominant vererbte Linsenluxation durch Mutationen im *FBN1*-Gen verursacht.

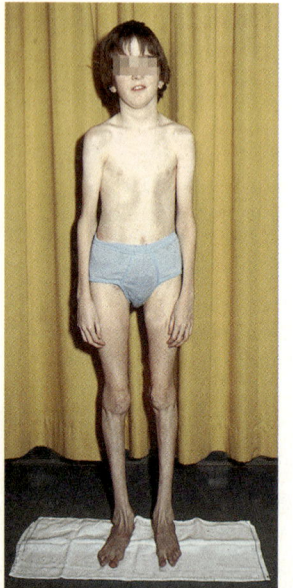

Abb. 3.**24 Marfan-Syndrom im Kindesalter.** Man beachte die langen Finger und Fußzehen sowie den hier nur leicht dysproportionierten Habitus mit langen Armen und Beinen (Dolichostenomelie).
(aus: Sitzmann FC, Duale Reihe Pädiatrie. Thieme, 2007)

Die wichtigsten Befunde des Marfans-Syndroms sind:

- **Augensymptomatik:** Am häufigsten liegt eine ausgeprägte Myopie aufgrund einer Bulbusverlängerung sowie Linsenluxation in ca. 60% der Fälle vor, flache Kornea und Irishypoplasie.
- **Skelettveränderungen** (Abb. 3.**24**): Hierzu gehören Dolichostenomelie, d. h. die Extremitäten sind im Vergleich zum Stamm verlängert, was als dysproportionierter Hochwuchs imponiert (Verhältnis Armspannweite: Größe > 1,05; normal < 1,05). Durch ein zu schnelles Wachstum der Rippen wird das Sternum entweder nach innen (Trichterbrust) oder nach außen (Hühnerbrust) gedrückt. Weitere Symptome sind Arachnodaktylie (lange Finger und Fußzehen), Kyphoskoliose, Streckhemmung im Ellenbogengelenk und Senkfuß. Eine Protrusio acetabulae kann zu früher Hüftgelenksarthrose führen.
- **Kardiovaskuläre Symptome**: Besonderer Überwachung bedürfen der mögliche Mitralklappenprolaps bzw. das Risiko für Aortendilatation oder -ruptur vor allem bei schwangeren Patientinnen.

Myotone Dystrophie

Die myotone Dystrophie (Typ 1) ist die häufigste autosomal dominant vererbte Muskeldystrophie im Erwachsenenalter. Ihre Prävalenz beträgt 1:8000 bis 1:20 000.

Molekulargenetik.

Die Ursache dieser autosomal dominant vererbten Erkrankung ist ein **Trinukleotid-Repeat** (CTG) im nicht translatierten 3'-Bereich des Dystrophia-Myotonica-Protein-Kinase-Gens (**DMPK-Gen**) auf Chromosom 19q13.

Gesunde Personen weisen 5 bis 35 CTG-Repeats auf, bei leicht betroffenen Erwachsenen, die z. B. nur eine Katarakt zeigen, können 50–200 CTG-Repeats nachgewiesen werden. Bei klinischer Manifestation des Vollbildes im Erwachsenenalter finden sich 100 bis 1000 CTG-Repeats, wobei kongenital betroffene Kinder meist über 1000 CTG-Repeats aufweisen.

Liegt eine bei der Vererbung erhöhte Repeatzahl vor, kann diese expandieren, insbesondere wenn die Mutter Anlageträgerin ist (geschlechtsabhängige Antizipation, s. S. 274). So sind bei den kongenitalen Formen die Mütter in der Regel klinisch manifeste Anlageträgerinnen.

Neben der Muskulatur sind viele andere Organe betroffen (**Multisystemerkrankung**), wobei eine sehr variable Expressivität vorliegt.

Differenzialdiagnostisch muss immer auch an die myotone Dystrophie (Typ 2) (Proximale myotone Myopathie; PROMM) gedacht werden, die klinisch sehr ähnlich verläuft. Der Genort von PROMM liegt auf Chromosom 3q13.3-q24. Die Ursache ist eine CCTG-Expansion im Intron 1 des Zinkfinger-Protein-9-Gens (*ZNF9*).

Klinische Befunde. Hinsichtlich des Erkrankungsalters wird zwischen der adulten und der kongenitalen Form unterschieden (Abb. 3.**25** und Abb. 3.**26**).

Das Erkrankungsalter der **adulten Form** liegt in der Regel im 2. bis 4. Lebensjahrzehnt. Die Symptomatik der adulten Form kann vom Vollbild bis hin zu einer minimalen Symptomatik (nur isolierter Katarakt) reichen. Bei der **kongenitalen Form** ist die Erkrankung bereits postpartal klinisch manifest.

Die wichtigsten klinischen Befunde bei myotoner Dystrophie sind:

- **Myotonie der Muskulatur:** Nach Anspannung entspannt die Muskulatur nur langsam. Betroffene berichten, dass ein Abstellen und Loslassen einer Tragetasche nur verzögert möglich ist.
- **Muskelschwäche:** Betroffen ist vor allem die Gesichts-, Schlund- und Extremitätenmuskulatur. Die Rumpfmuskulatur ist meist weniger beteiligt.
- **Katarakt:** Tritt meist in der mittleren Lebensspanne auf und kann bei sehr mild betroffenen Patienten das einzige Symptom darstellen.
- **Beeinträchtigung des kardialen Reizleitungssystems:** Liegt häufig vor und kann zu AV-Block oder Schenkelblock führen, ggf. wird ein Herzschrittmacher notwendig.
- **Endokrine Störungen:** Beschränken sich auf eine Hypoandrogenämie und eine pathologische Glukosetoleranz oder Diabetes mellitus bei ca. 20 % der Patienten.
- **Stirnglatze:** Kann bei Männern und Frauen auftreten.

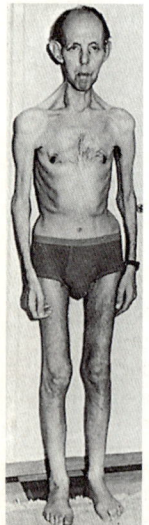

Abb. 3.**25 Myotone Dystrophie Curschmann-Steinert.** 56-jähriger Patient wenige Wochen vor seinem Tod mit generalisierter Muskelatrophie, Facies myopathica und Stirnglatze (aus: Zierz S, Jerusalem F, Muskelerkrankungen. Thieme, 2003).

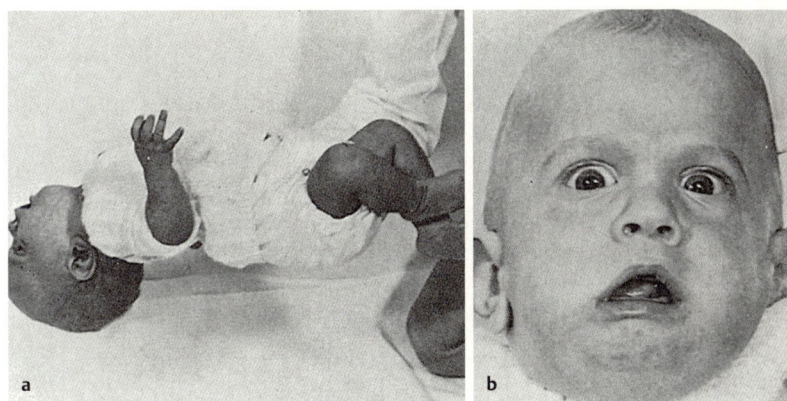

Abb. 3.**26 Kongenitale myotone Dystrophie. a** Hypotoner 5 Monate alter Säugling mit Schwäche der Kopfflexoren. **b** Ausdrucksloser starrer Gesichtsaudruck mit offenem dreieckförmigen Mund (aus: Zierz S, Jerusalem F, Muskelerkrankungen. Thieme, 2003).

- **Exzessive Tagesmüdigkeit:** Schränkt die Belastbarkeit im beruflichen Alltag ein.
- **Wesensänderungen und kognitive Einschränkungen:** Sie finden ihr Korrelat in Veränderungen der weißen Substanz und in einer zerebralen Atrophie.

Kinder mit der kongenitalen Form zeigen klinisch eine generalisierte Muskelhypotonie, Atem- und Trinkprobleme, Intelligenzminderung und eine Verkürzung der Achillessehne. 25 % der betroffenen Kinder versterben in den ersten 18 Lebensmonaten.

Achondroplasie

Diese autosomal dominant vererbte Erkrankung entsteht in über 90 % durch **Neumutationen** und tritt mit einer Inzidenz von 1:20 000 auf.

Molekulargenetik.

Die Mutationsrate ist hoch und nimmt mit dem **Vateralter** signifikant zu (s. Abb. 1.35, S. 80). Zusätzlich liegt für die mutierten Spermien ein Selektionsvorteil vor. Die Ursache sind zwei verschiedene Mutationen im Fibroblasten-Wachstumsfaktor-Rezeptor-3-Gen (**FGFR3-Gen**) in 4p16.3.

Die Penetranz der Mutationen ist hoch, die Expressivität variiert nur in geringem Ausmaß. Erkranken Geschwister bei gesunden Eltern, kann man davon ausgehen, dass bei einem der Elternteile ein Keimzellmosaik (s. S. 272) vorliegt.

3

Klinische Befunde.

Das Leitsymptom der Achondroplasie sind dysproportionierter Minderwuchs mit kurzen Armen und Beinen, Makrozephalus und Gesichtsdysmorphien.

Die wichtigsten klinischen Befunde bei der Achondroplasie sind:

- **Dysproportionierter Minderwuchs bis Zwergwuchs**, bedingt durch eine Ossifikationsstörung mit starker Verkürzung der langen Röhrenknochen, vorwiegend der proximalen Extremitätenabschnitte (Abb. 3.27). Die durchschnittliche Endgröße achondroplastischer Männer und Frauen schwankt zwischen 130 und 150 cm.
- **Makrozephalus** mit prominenter Stirn und eingesunkener Nasenwurzel
- erhebliche **Kyphose** der unteren BWS und **Lordose** der LWS mit vorgewölbtem Abdomen
- relativ **kurze Finger** und V-förmige Abspreizung der Finger 3 und 4.
- Gelenkbeteiligung, hier vor allem des Ellenbogengelenkes, führt zu **Bewegungseinschränkungen**. Aufgrund eine Malformation des Os sacrum besteht bei den Patienten ein **auffälliges Gangbild**.

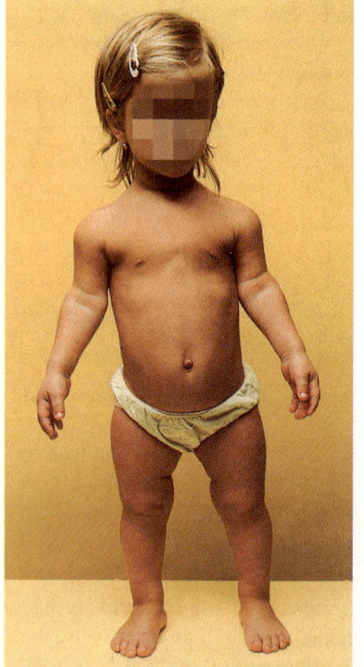

Abb. 3.**27 Fünfjährige mit Achondroplasie.** (aus: Niethard F, Kinderorthopädie. Thieme, 2010)

Die wichtigsten **röntgenologischen Befunde** sind:

- Die langen Röhrenknochen sind kurz und plump mit aufgetriebenen, verbreiterten Metaphysen; die Mineralisation ist nicht gestört, dagegen jedoch der Aufbau und die Proliferation des Säulenknorpels, der für das Längenwachstum verantwortlich ist.
- Der Gesichtsschädel ist prominent bei steil gestellter Schädelbasis. Die Wirbelkörper besonders der LWS sind keilförmig und verschmälert.

Therapie. Therapeutisch muss einer Verbiegung der Röhrenknochen bzw. einer verstärkten Lordose der Wirbelsäule entgegengewirkt werden. Einige orthopädische Zentren wenden spezielle Operationsverfahren zur Erzielung einer größeren Körperhöhe an (Verlängerungsosteotomien).

Charcot-Marie-Tooth-Neuropathien

> Die hereditären Neuropathien sind sehr heterogen. Die Prävalenzin der Bevölkerung wird mit 1:2500 angegeben.

Periphere Neuropathien gehören zu den häufigsten Krankheiten überhaupt, hereditäre Formen machen hierbei nur einen kleinen Teil aus. Die meisten peripheren Neuropathien treten im Rahmen anderer Erkrankungen wie z. B. beim Diabetes mellitus auf oder sind durch exogene Faktoren wie z. B. Alkohol (sekundärer Vitamin-B12-Mangel) bedingt.

Bei den erblichen Formen der Erkrankung unterscheidet man klinisch die häufigen hereditären motorisch-sensiblen Neuropathien (HMSN), die rein vorwiegend motorischen Formen (HMN = distale spinale Muskelatrophie) und fokale Neuropathien (hereditäre Neuropathie mit Neigung zu Druckparesen = HNPP). Entsprechend dem Erstbeschreiber Jean-Martin Charcot (1825 – 1893) und seinem Schüler Pierre Marie sowie Howard Henry Tooth wurde die Erkrankung Charcot-Marie-Tooth-Erkrankung (CMT) genannt. In der Literatur und in Lehrbüchern sind beide Bezeichnungen CMT und HMSN gebräuchlich und als synonym zu betrachten.

Klinisch wird zwischen einer primär demyelinisierenden Form (CMT 1) und einer primär axonalen Form (CMT 2) unterschieden.

Molekulargenetik.

> Die klinisch nur schwer zu differenzierenden Subtypen der dominanten CMT-Neuropathien können durch Mutationen in mehreren Genen verursacht werden. Die häufigste Form ist die CMT1A, die etwa 70 – 80 % der autosomal dominanten Form ausmacht und durch Mutationen im **PMP22-Gen** in 17p11 verursacht wird.

3

In vielen Fällen liegt eine **Duplikation** des gesamten Gens vor, die durch semi-quantitative PCR erfasst werden kann. In selteneren Fällen liegen Punktmutationen im *PMP22*-Gen vor. *PMP22* kodiert für ein peripheres Myeloprotein, dessen Funktion noch weitgehend ungeklärt ist.

Klinische Befunde.

Bei der CMT 1 liegt eine motorische und sensorische Neuropathie mit deutlich herabgesetzter Nervenleitgeschwindigkeit von 5 – 30 m/s (normal > 40 – 45 m/s) vor. Die klinischen Symptome sind Muskelschwäche und Atrophie der distalen Muskulatur, Hohlfußbildung in Kombination mit Sensibilitätsstörungen.

Die häufigsten klinischen Symptome sind (Abb. 3.**28**):
- **Muskelbeteiligung** vor allem der peronealen Muskulatur, was sich in dem für das Krankheitsbild typischen „Steppergang" äußert. Die proximale Bein- und Handmuskulatur ist erst im weiteren Krankheitsverlauf beteiligt. Die ersten Symptome treten im 1. bis 3. Lebensjahrzehnt auf, in vielen Fällen liegt eine positive Familienanamnese vor.
- **Hohlfußbildung** gehört zu den frühen Symptomen und wird durch den ungleichen Muskelzug der teilweise atrophierten Unterschenkelmuskulatur am Skelett des Fußgewölbes verursacht.
- **Sensibilitätsstörungen** können mild ausgeprägt sein und betreffen die distalen Bereiche der Extremitäten, in der Regel die Füße mehr als die Hände.

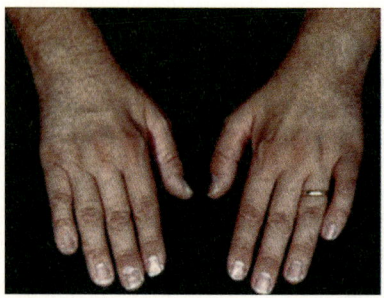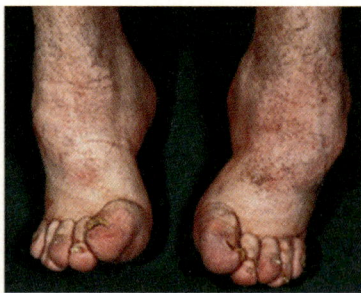

Abb. 3.**28 Autosomal dominante CMT1A.** Handmuskelatrophie und typische Hohlfußbildung bei einem erwachsenen Patienten mit PMP22-Duplikation (aus: Rudnik-Schöneborn S et al., medgen 17, 2005, S. 445).

3.3.2   Autosomal rezessive Krankheiten

Mukoviszidose (Cystische Fibrose)

> Die autosomal rezessiv vererbte Mukoviszidose gehört mit einer Inzidenz von etwa 1:2500 zu den **häufigsten Stoffwechselerkrankungen** in unserer Bevölkerung. Demnach ist etwa jeder 20. in unserer Bevölkerung heterozygot für CF. Die Pathophysiologie wird durch eine Störung des Chloridionentransportes innerhalb epithelialer Zellverbände hervorgerufen.

Fast jeder 20. Nordeuropäer ist heterozygoter Träger einer Mutation im *CFTR*-Gen. Die Wahrscheinlichkeit, dass beide Elternteile heterozygote Anlageträger sind, liegt bei 1:400, die Wahrscheinlichkeit für ein Kind mit einer CF bei ca. 1:1600.

Molekulargenetik. Mehr als 1500 Mutationen im *CFTR*-Gen auf Chromosom 7 sind bereits identifiziert worden.

> Die Mukoviszidose wird durch eine Mutation im **CFTR-Gen** (= **C**ystic **f**ibrosis **t**ransmembrane conductance **r**egulator gene, Gen für einen Chlorid-Ionenkanal) in 7q31.2 ausgelöst. Die häufigste Mutation (60 – 70 % in der mitteleuropäischen Bevölkerung) ist **p.Phe508del**, eine 3bp Deletion, durch die ein Phenylalanin an der Position 508 des Proteins entfällt.

Je nach Beeinträchtigung der Proteinfunktion unterscheidet man schwere und milde Mutationen. Werden zwei verschiedene Mutationen, z. B. p.Phe508del und p.Arg177His bei einem Mukoviszidose-Patienten nachgewiesen, spricht man von **Compound-Heterozygotie** (s. S. 271), da zwei verschiedene Genpositionen mutiert sind. Der Krankheitsverlauf wird dabei von der „milderen" Mutation bestimmt.

Die Mutation p.Phe508del (ΔF508) ist vor ca. 50 000 Jahren in Nordeuropa erstmals aufgetreten. Wie die anderen häufigen Mutationen ist auch ΔF508 nur einmal entstanden und hat sich dann verbreitet. Eine bislang nicht identifizierte genetische Veränderung in unmittelbarer Nachbarschaft zum *CFTR*-Gen mit ΔF508 hat bei Durchfallerkrankungen einen Überlebensvorteil bedeutet, es kam so zu einer positiven Selektion von heterozygoten Anlageträgern für ΔF508.

Für p.Phe508del findet man hinsichtlich der Häufigkeit ein **Nord-Süd-Gefälle**. In Dänemark ist diese Mutation in 87 %, in Deutschland in 71 % und in Italien in 50 % der Fälle für die CF verantwortlich. In außereuropäischen Populationen wird p.Phe508del praktisch nicht gefunden. Hier können andere Mutationen häufiger auftreten, sie erreichen allerdings nicht die Häufigkeit von p.Phe508del.

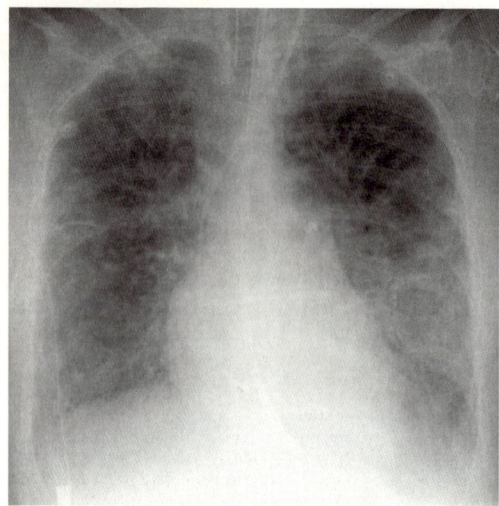

Abb. 3.**29 Mukoviszidose im Röntgen-Thorax.** Die Luftwege sind unregelmäßig erweitert und führen zum typischen blasigen Bild (aus: Oestmann JW, Radiologie. Thieme, 2005).

p.Gly542X stammt von den Phöniziern, **p.Asn1303Lys** von einem mediterranen Bevölkerungsstamm und **p.Gly551Asp** von den Kelten. Alle drei Mutationen sind vermutlich ebenfalls nur einmal entstanden und sind älter als p.Phe508del. Durch die Analyse der *CFTR*-Mutationen kann die Wanderung und Verbreitung einzelner Populationen nachvollzogen werden.

In der **Diagnostik** werden zunächst die häufigen Mutationen analysiert, eine Analyse bezüglich der selteneren Mutationen erfolgt erst in zweiter Linie. Die Pränataldiagnostik wird ebenfalls durch direkten Nachweis von *CFTR*-Mutationen aus Chorionzotten oder Amnionzellen geführt.

Klinische Befunde.

Zur Multisystemerkrankung Cystische Fibrose gehören pulmonale, gastrointestinale und hepatobiliäre Symptome. Die exokrinen Schweißdrüsen sind betroffen, Männer leiden an einer Aplasie der Vas deferens (CBAVD) mit Infertilität.

Durch den **Defekt in einem Chloridionenkanal** weisen die Sekrete der exokrinen Drüsen eine zu hohe Viskosität auf. Die durch diese Elektrolytstörung ausgelösten vielfältigen Wirkungen (Pleiotropie) betreffen verschiedene Organe. Der Krankheitsverlauf kann innerhalb einer Familie variieren und wird von Umweltfaktoren, vermutlich aber auch durch modifizierende Veränderungen in anderen Genen beeinflusst.

Die **frühe Manifestation** ist durch folgende Befunde gekennzeichnet:
- Ungefähr 15% aller Kinder mit Mukoviszidose entwickeln als Neugeborene einen **Mekoniumileus**, der durch das Fehlen der Pankreasenzyme entsteht.
- Danach steht eine **Gedeihstörung** mit Minderwuchs im Vordergrund der Symptomatik.
- Die pulmonale Beteiligung entsteht meist etwas später. Sie verläuft progredient und beginnt mit den Symptomen einer **chronischen Bronchitis**, schließlich bilden sich **Atelektasen** und **Bronchiektasen.**

Neben den frühmanifesten Erkrankungsverläufen kann sich die Erkrankung im Sinne eines sehr milden Krankheitsverlaufes auch erst **im Erwachsenenalter** manifestieren. Hierzu zählen:
- die isolierte obstruktive **Azoospermie** und
- die **exokrine Pankreasinsuffizienz**.

Auch für andere Erkrankungen, wie. z.B. die **idiopathische Pankreatitis**, die **disseminierte Bronchiektasien** und **bronchopulmonale Allergien** wird eine Assoziation zu *CFTR*-Mutationen angenommen.

Diagnostik. Ab einem Alter von 3 Monaten kann die Diagnose durch den sogenannten **Schweißtest** gestellt werden. Der NaCl-Gehalt des Schweißes ist ca. 4-mal höher als bei gesunden Kindern (> 70 mval/l). Eine Frühdiagnose ist durch die Bestimmung des **Albumin-Gehalts im Mekonium** oder durch einen **direkten Nachweis der Genmutationen** im *CFTR*-Gen möglich.

Therapie und Prognose.

Die Behandlung der Mukoviszidose hat sich durch den kombinierten Einsatz medikamentöser (Antibiotika, Pankreasenzym-Supplementation, Schleimverflüssigung) und physikalischer (Abklopfen des Sekrets) Therapien wesentlich verbessert.

Die durchschnittliche Lebenserwartung stieg von weniger als 5 Jahre im Jahr 1960 auf über 25 Jahre heute, und sie steigt weiter an.

CFTR-Gentherapie. Drei Jahre nach der Klonierung des *CFTR*-Gens wurden in den USA erste Gentherapie-Versuche gestartet. Dabei wird das *CFTR*-Gen mit Adenoviren als Vektoren von Patienten mit dem Ziel inhaliert, die Synthese des fehlenden Membranproteins in Lungenepithelzellen in Gang zu setzen. Hierbei wird zum einen nur ein geringer Prozentsatz an Lungenzellen erreicht, zum anderen ist der Effekt vorübergehend, da die behandelten Lungenzellen einer natürlichen Zellerneuerung unterliegen. Dennoch ist dieser Ansatz prinzipiell sinnvoll, da nachgewiesenermaßen die Behandlung einer geringen Zellzahl ausreicht, um den klinischen Verlauf deutlich zu verbessern. ■

3

Phenylketonurie (PKU)

Die Phenylketonurie (PKU) wurde 1934 erstmals von Fölling beschrieben.

Es ist ein klassisches Beispiel für ein autosomal rezessives Stoffwechselleiden, das durch einen Block in der Verstoffwechselung von Phenylalanin zu Tyrosin verursacht wird. Dadurch kommt es zur **Akkumulation von Phenylalanin**. Die Inzidenz der Erkrankung ist populationsabhängig und liegt in Deutschland bei 1:10 000, die Heterozygotenfrequenz bei 1:50.

Molekulargenetik.

Man unterscheidet verschiedene Formen von Hyperphenylalaninämien aufgrund unterschiedlicher Mutationen im Gen der Phenylalaninhydroxylase in 12q24.1 bzw. Mutationen in den Genen des Dihydrobiopterinstoffwechsels (Tab. 3.**5**).

Im Gen der **Phenylalaninhydroxylase** (*PAH*-Gen) wurden bisher mehr als 50 verschiedene Mutationen nachgewiesen, die zu einer Reduktion bzw. zum Fehlen der PAH-Aktivität führen.

Klinische Befunde.

Hauptsymptom der Phenylketonurie ist die schwere **geistige Retardierung,** verursacht durch eine Myelinisierungshemmung.

Der IQ unbehandelter Kinder ist selten höher als 20. Weiterhin bestehen neurologische Symptome in Form von **Krampfanfällen** mit typischen EEG-Veränderun-

Tab. 3.**5** Einteilung der Hyperphenylalaninämien

Erkrankung	Gen	Lokalisation

Phenylalaninhydroxylase-Mangel
• *klassische Phenylketonurie (PKU):*
  – Phenylalaninhydroxylase (PAH) nicht messbar
• *Hyperphenylalaninämie i. e. S.:*
  – PAH erniedrigt → behandlungsbedürftig
  – PAH transitorisch erniedrigt → nicht behandlungsbedürftig
	PAH	12q24.1

6-Pyruvoyl-Tetrahydropterin-Synthase-Mangel	*PTPS*	11q22.3
Dihydropteridine-Reduktase-Mangel	*DHPR*	4p15.31
GTP-Cyclohydrolase-1-Mangel	*GTPCH*	14q22.1
Pterin-4a-Carbinolamine-Dehydratase-Mangel	*PCD*	10q22

gen. Aufgrund des Tyrosinmangels wird kein oder zu wenig Melanin gebildet, die betroffenen Kinder sind in der Regel blond.

Diagnostik und Therapie.

> Entscheidend für eine normale geistige Entwicklung der Kinder ist die Früherkennung der Phenylketonurie und eine sofortige Therapie mit **phenylalaninarmer Diät**.

Die Früherkennung wird am 6 Tage alten Neugeborenen mit dem sogenannten **Guthrie-Test** durchgeführt. Ein Blutstropfen wird auf einem entsprechend imprägnierten Filterpapier aufgefangen und auf einen mit *Bacterium subtilis* beimpften Nährboden gebracht, der einen Hemmstoff (β-Thienylalanin) gegen das *Bacterium subtilis* enthält. Abhängig vom Phenylalaninspiegel im Blut kommt es zu einer Aufhebung der Hemmwirkung und zu einem entsprechenden Wachstumshof im Diffusionsbereich. Dieser wird ausgemessen und davon auf die Konzentration von Phenylalanin geschlossen. Die genaue **Phenylalanin-Bestimmung im Serum** und der **Mutationsnachweis** sichern die Diagnose. In modernen Labors erfolgt eine massenspektometrische Bestimmung der Phenylalaninkonzentration ebenfalls aus einem Blutstropfen, der auf Filterpapier getrocknet ist.

Durch eine streng einzuhaltende phenylalaninarme Diät bis zum 14. Lebensjahr kann man diese Kinder vor einem Entwicklungsrückstand bewahren.

Prognose. Aufgrund der diätetischen Behandlung kommen Patientinnen mit Phenylketonurie heute ins gebärfähige Alter.

Neben dem erhöhten genetischen Risiko für PKU haben die Kinder betroffener Mütter durch die maternale Phenylketonurie ein hohes Risiko für eine **Embryopathie**. Kinder von Müttern mit PKU, die vor und während der Schwangerschaft nicht behandelt werden, weisen geistige Behinderung (90%), Mikrozephalie (75%), intrauterine Wachstumsverzögerungen (30%) und Fehlbildungen (15%) auf. Wird nach der Konzeption mit der Behandlung begonnen, ist das Risiko nach wie vor sehr hoch (50% geistige Retardierung, 45% Mikrozephalie).

Eine Lösung scheint nur darin zu liegen, die phenylalaninarme Diät über das 10. Lebensjahr hinaus auch im fortpflanzungsfähigen Alter bzw. bei Kinderwunsch beizubehalten.

Spinale Muskelatrophie (SMA)

> Die häufigsten Formen der spinalen Muskelatrophie (SMA) werden autosomal rezessiv vererbt. Nach der Cystischen Fibrose ist die SMA die zweithäufigste (ca. 1:8000) rezessive Erkrankung in unserer Bevölkerung.

3

Spinale Muskelatrophien umfassen klinisch und genetisch eine heterogene Gruppe erblicher neuromuskulärer Erkrankungen, verursacht durch den fortschreitenden **Untergang der Vorderhornzellen** im Rückenmark. Je nach Lokalisation der am stärksten beteiligten Muskulatur werden proximale und distale Formen unterschieden, darüber hinaus gibt es Formen mit Beteiligung spezieller Muskelgruppen, wie z. B. die progressive Bulbärparalyse. Die proximale SMA des Kindes- und Jugendalters stellt mit 80–90 % die Mehrzahl aller spinalen Muskelatrophien dar und wird im Folgenden besprochen. Die Heterozygotenfrequenz wird in unserer Bevölkerung mit ca. 1:45 angegeben.

Molekulargenetik.

> Das Survival-of-motor-neuron-1-Gen (**SMN1-Gen**) liegt in 5q12.2 und kodiert für ein Protein, das vermutlich an der Prozessierung von RNA in den Neuronen beteiligt ist. Die SMA wird in 90–98 % aller Fälle durch eine **Deletion** unterschiedlicher Größe im SMN1-Gen verursacht. Daneben liegen auch **Punktmutationen** vor.

Unmittelbar neben dem SMN1-Gen liegt das zu diesem Gen hoch homologe SMN2-Gen. Beide unterscheiden sich im Wesentlichen durch zwei Sequenzvarianten in Exon 7 und 8 und sind vermutlich durch eine Duplikation entstanden. Das SMN2-Gen weist gegenüber dem SMN1-Gen nur eine ca. 30 %ige Transkriptionsaktivität auf und kann selbst wiederum in einer unterschiedlichen Kopienzahl von 1–3 vorliegen. Bei einer homozygoten intragenischen Deletion im SMN1-Gen kann durch eine unterschiedliche Anzahl von SMN2-Genkopien der klinische Phänotyp beeinflusst werden. Das SMN1-Gen kann auch in mehr als einer Kopie vorliegen. Beim Nachweis von Deletionen im SMN1-Gen mit MLPA muss dies berücksichtigt werden.

Klinische Befunde.

> Bei der häufigsten Form der SMA liegt eine **proximal betonte Muskelschwäche** vor, es werden vier Typen der Erkrankung unterschieden. Die klinische Diagnose wird durch fehlende Aktionspotenziale in der neurophysiologischen Untersuchung und Denervierungszeichen in der Muskelbiopsie unterstützt.

Zur Sicherung der Diagnose wird neben neurophysiologischen Untersuchungen heute die molekulargenetische Untersuchung herangezogen. Eine Muskelbiopsie erfolgt erst, wenn sich mit diesen Methoden die klinische Diagnose nicht sichern lässt.

Die SMA Typen I bis IV zeichnen sich durch folgende klinische Bilder aus:

- **SMA Typ I (Typ Werdnig-Hoffmann):** Kinder mit einer SMA Typ I werden als sog. „floppy infants" geboren, sie kommen nicht zum freien Sitzen (Abb. 3.**30**). Durch die zunehmende Muskelatrophie und die sich daraus ergebende Atem-

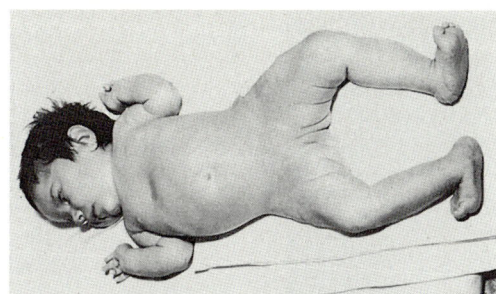

Abb. 3.**30 Spinale Muskel-atrophie Typ I.** Säugling mit allgemeiner muskulärer Hypotonie, Schwäche und leichten Kontrakturen. Weder in Bauch- noch in Rückenlage kann der Kopf selbständig gehalten werden (aus: Zierz S, Jerusalem F, Muskelerkrankungen. Thieme, 2003).

insuffizienz versterben ca. 30% der Kinder in den ersten beiden Lebensjahren. In Einzelfällen wurde ein Überleben bis ins Jugendalter beobachtet.

- **SMA Typ II (intermediäre Form):** Kinder mit einer SMA Typ II erlernen freies Sitzen, kommen aber nie zum freien Laufen. Das Kindes- und Jugendalter wird überlebt. Folgen der Muskelatrophie wie die über die Jahre langsam fortschreitende Muskelschwäche und die sich hieraus ergebenden Probleme wie z.B. eine starke Skoliose führen zu einer verkürzten Lebenserwartung.
- **SMA Typ III (Typ Kugelberg-Welander):** Die Erkrankung manifestiert sich zwischen dem 3.– 30. Lebensjahr durch eine proximale Muskelschwäche, die aber nicht zu einer schweren motorischen Einschränkung führt.
- **SMA Typ IV (adulte Form):** Manifestation der proximalen Muskelschwäche erst nach dem 30. Lebensjahr.

Albinismus

Beim Albinismus liegen verschiedene **Störungen der Pigmententwicklung** vor. Die Melaninsynthese ist reduziert oder fehlt völlig. Man unterscheidet zwei Hauptformen des Albinismus: den **okulokutanen Albinismus** (OCA), hier besteht der Pigmentmangel sowohl in den Augen als auch in der Haut und in den Haaren, sowie den **okulären Albinismus** (OA), hier sind hauptsächlich die Augen betroffen. Der OA wird X-chromosomal vererbt. Beim OCA werden zwei Hauptformen unterschieden; den in der Regel Tyrosinase-negativen Albinismus (OCA Typ 1) und den in der Regel Tyrosinase-positiven Albinismus (OCA Typ 2).

Beim **OCA Typ 1** (Inzidenz: 1:39 000) wird das Enzym Tyrosinase, das Schlüsselenzym zur Melaninsynthese, fehlerhaft oder gar nicht gebildet. Beim **OCA Typ 2** (Inzidenz: 1:68 000) ist Tyrosinase vorhanden.

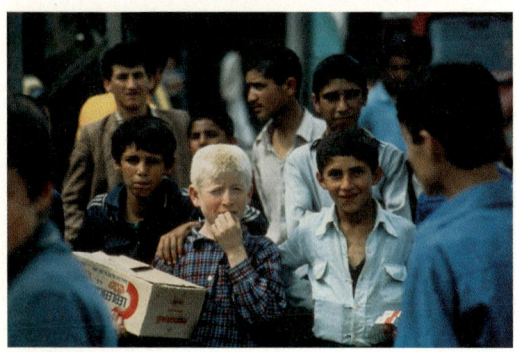

Abb. 3.**31 Junge mit Albinismus.**

Molekulargenetik.

Das Thyrosinase-Gen für OCA Typ 1 ist auf Chromosom 11q14-q21 lokalisiert.

Es werden jedoch noch eine Reihe weiterer Albinismusformen abgegrenzt, z. B.
OCA Typ Ib (**Gelbmutante**), OCA Typ 3 (**Minimal-Pigment-Typ**) und OCA Typ 4
(**Braunmutante**). Es handelt sich um allelische Mutationen in bereits identifizierten Genen (z. B. Gelbmutante im Tyrosinase-Gen) oder um Mutationen in bisher
nicht bekannten Genen.

Klinische Befunde.

Beim OCA Typ 1 kommt es zu einer reduzierten bzw. fehlenden Melaninsynthese
und damit zu einer Hypopigmentierung von Haut, Haaren und Augen (Albino). Eine
i. d. R. schwere Sehstörung ist die Folge.

Der **Tyrosinase-positive Albinismus** (OCA Typ 2) ist klinisch nur schwer vom Tyrosinase-negativen abzugrenzen. Die genetischen Veränderungen finden sich im
OCA2-Gen (oder *P*-Gen) auf Chromosom 15q11.2. Die Genfunktion ist bislang
nicht geklärt. Die Haut kann bei dieser Form nach Sonneneinstrahlung pigmen-
tierte Flecken bilden. Präkanzeröse Veränderungen und Karzinome der Haut infolge von Sonneneinstrahlung sind neben der Augenbeteiligung die Symptome
mit Krankheitswert.

Beim **okulären Albinismus** ist die Hautpigmentierung nur gering gestört. Die
Augensymptome wie verminderte Sehschärfe, Photophobie und Nystagmus stehen im Vordergrund.

3.3.3   X-chromosomal rezessive Krankheiten

Hämophilie A und Hämophilie B

Hämophilie A (Inzidenz: 1:10 000) und Hämophilie B (Inzidenz: 1:30 000) werden X-chromosomal rezessiv vererbt. Bei beiden Erkrankungen sind Gene für **Gerinnungsfaktoren** mutiert, und es kommt zu **verstärkter Blutungsneigung**.

Molekulargenetik.

Bei der **Hämophilie A** finden sich die Mutationen im *FVIII*-Gen in Xq28, das für den Faktor VIII des Blutgerinnungssystems kodiert.

Neben **Deletionen** und **Punktmutationen** findet man bei 25 % der Patienten eine **intrachromosomale Inversion** zwischen homologen Sequenzen in Intron 22 des *FVIII*-Gens und homologen, 3'-flankierenden Sequenzen des *FVIII*-Gens. Es kommt zu einer Inversion des carboxyterminalen Endes des Gens, eine intakte mRNA kann nicht mehr synthetisiert werden. Diese Inversion hat in der Regel einen schweren Verlauf zur Folge. Ein weiterer ungewöhnlicher Mutationsmechanismus sind **L1 Retrotransposons**, die in den kodierenden Bereich von *FVIII* integriert werden und somit den Leserahmen unterbrechen.

Bei der **Hämophilie B** (Abb. 3.**32**), die wesentlich seltener auftritt, ist das *FIX*-Gen in Xq27 mutiert. Es kodiert für den sogenannten Christmas-Faktor (Faktor IX) des Blutgerinnungssystems.

Klinische Befunde.

Hämophilie A und B werden durch einen **Mangel an Gerinnungsfaktoren** VIII bzw. IX verursacht, was zu einer verzögerten Umwandlung von Prothrombin zu Thrombin führt und in der Folge zu einer verlängerten Blutungszeit.

Klinisch sind die beiden Formen nur durch eine Analyse der Gerinnungsfaktoren zu unterscheiden. Beide Erkrankungen betreffen in erster Linie **männliche Patienten**. Sie zeichnen sich durch **Blutungen** in Weichteilgewebe, Muskulatur und Gelenken aus. Die Blutungen treten in der Regel nach Traumen auf und können Stunden bis Tage anhalten. Rezidivierende Gelenkblutungen können über die Jahre zu schweren Destruktionen der Gelenke führen. In Abhängigkeit von der noch vorhandenen Aktivität des Gerinnungsfaktors werden drei Schweregrade der Hämophilie unterschieden (Tab. 3.**6**).

Schwer betroffene Kinder fallen meist bereits bei der Geburt durch **Hämatome** auf, bei milden Verläufen kommt es oft erst in der Jugend zu Gelenkblutungen.

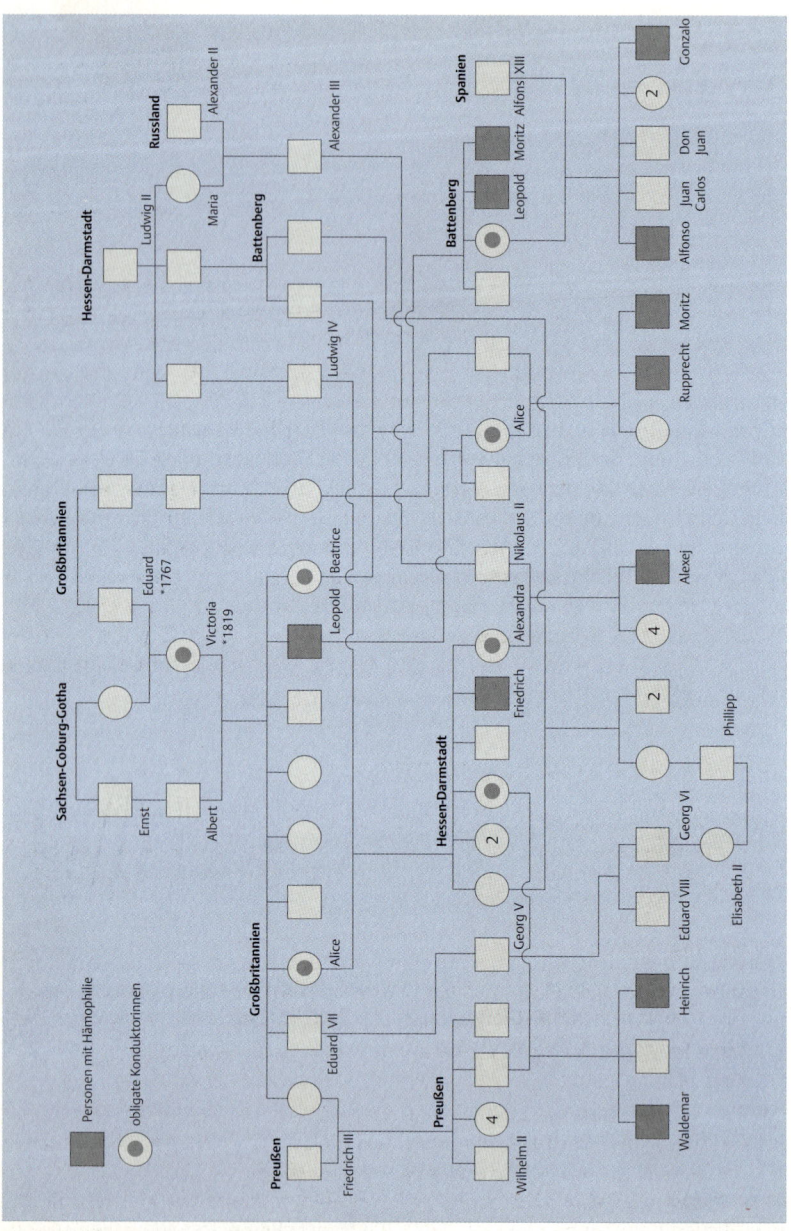

Abb. 3.32 Hämophilie B im europäischen Hochadel.

Tab. 3.**6** Klassifizierung der Hämophilie, Schweregrade in Abhängigkeit der Gerinnungsfaktor-Aktivität

Hämophilie-Schweregrad	Gerinnungsfaktor-Aktivität in %
schwer	0 – 1 %
moderat	1 – 5 %
mild	5 – 25 %

3

Therapie. Therapeutisch kommen die rekombinant hergestellten **Faktoren VIII** bzw. **IX** zum Einsatz. Sie sind jedoch nur bei Patienten wirksam, die noch eine **Restaktivität** der jeweiligen Faktoren aufweisen. Patienten ohne Restaktivität entwickeln eine Immunreaktion gegen den jeweiligen Faktor, da dieser für ihr Immunsystem ein fremdes Protein darstellt.

Bezüglich der Immunreaktion gibt es erste Ansätze, männliche Patienten mit zu erwartender schwerer Hämophilie A oder B bereits intrauterin das Hämophilie-A- bzw. -B-Molekül zu verabreichen, erstens, um damit mögliche intrauterine Manifestationen z. B. bei der Geburt zu mildern, aber auch, um für später notwendige Substitutionstherapien eine Immuntoleranz herzustellen.

Alternativ werden vor allem mit Tiermodellen bereits **Gentherapieexperimente** durchgeführt, die sehr vielversprechend sind. Es konnte für Hunde durch den Transfer von Adenovirus assoziierten *FIX*-Gens langfristige Expression erzielt werden. Diese Experimente bzw. deren Erfolge müssen noch auf den Menschen übertragen werden.

Muskeldystrophie Duchenne (DMD)

Die infantile progressive Muskeldystrophie Typ Duchenne ist eine X-chromosomal vererbte **Myopathie**, die durch das Fehlen eines Strukturproteins, des **Dystrophins**, verursacht ist. Die Häufigkeit beträgt in der männlichen Bevölkerung 1:3500.

Molekulargenetik.

Bei etwa 60 % der Patienten findet man Deletionen von einem oder mehreren Exons im Dystrophin-Gen (**DMD-Gen**) in Xp21.2. Das *DMD*-Gen umfasst als eines der größten Gene des Menschen 79 Exons.

Ca. 30 % der Patienten haben **Punktmutationen** oder sehr kleine **Deletionen** und etwa 10 % der Patienten **Duplikationen** von einem oder mehreren Exons. Etwa 30 % der Patienten weisen **Neumutationen** auf, wobei die großen Deletionen häufiger in der weiblichen Keimbahn und die Punktmutationen häufiger in der männlichen Keimbahn entstehen. Liegt die Neumutation isoliert in den weibli-

3

chen oder männlichen Keimzellen vor, ist dieser Anlageträger klinisch gesund, hat aber ein erhöhtes Risiko für betroffene Kinder. Man bezeichnet dies als **Keim-zellmosaik** (siehe S. 272). In der genetischen Beratung muss daher bei scheinbaren Neumutationen aufgrund des möglichen Keimzellmosaiks ein Wiederholungsrisiko für weitere betroffene Söhne von ca. 10 % ausgesprochen werden. Wenn die krankheitsverursachende Mutation bekannt ist, kann für die 11. SSW eine sichere **pränatale Diagnostik** (CVS) angeboten werden.

Klinische Befunde.

> Die Erkrankung manifestiert sich im Kleinkindalter durch Gangunsicherheit, Stolpern und Schwäche beim Aufrichten. Blutchemisch fällt eine extreme CK-Werterhöhung auf.

Das Strukturprotein Dystrophin wird normalerweise in der Skelett- und Herzmuskulatur exprimiert. Fehlt es, kommt es klinisch schon im **Kleinkindalter** zu Dystrophien der Beckengürtel-, Oberschenkel- und Wadenmuskulatur (Abb. 3.**33**).

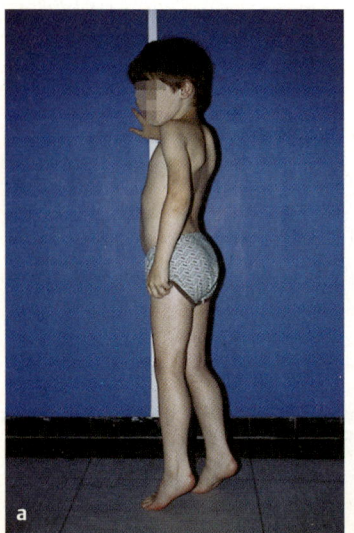
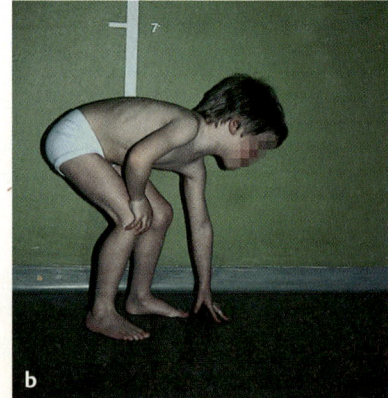

Abb. 3.**33 Muskeldystrophie Duchenne. a** Typische Hyperlordosierung der Lendenwirbelsäule, vorstehender Bauch und Hypertrophie der Waden (Gnomenwaden). **b** Gower-Zeichen: Das Kind stützt sich auf den eigenen Knien ab, um den Oberkörper aufzurichten. (aus: Sitzmann FC, Duale Reihe Pädiatrie. Thieme, 2007)

Die wichtigsten klinischen Befunde bei DMD sind:

- Durch Fetteinlagerung entsteht eine typische **Pseudohypertrophie der Waden-muskulatur.**
- Das **Gower-Zeichen** (Probleme beim Aufrichten) ist positiv.
- Laborchemisch fallen **extrem erhöhte CK-Werte** (i. d. R. > 1000 U/l) auf.
- Bei 95 % der Patienten findet sich eine **Herzbeteiligung** im Sinne einer Reizlei-tungsstörung und/oder dilatativen Kardiomyopathie.

Die Betroffenen sind mit 8 – 10 Jahren auf den Rollstuhl angewiesen und verster-ben im 3. Lebensjahrzehnt meist an bronchopulmonalen Infekten aufgrund einer Ateminsuffizienz bei generalisierter Muskeldystrophie.

Weibliche Anlageträgerinnen können bei einer ungleichen X-Inaktivierung das Vollbild der Erkrankung ausbilden, in der Regel zeigen die Frauen jedoch außer einer mäßigen CK-Wert-Erhöhung keine Symptomatik der Skelettmuskulatur. Bei fast allen Anlageträgerinnen entwickelt sich im Erwachsenenalter eine kardiale Beteiligung, die einer intensivierten Überwachung bedarf.

Muskeldystrophie Becker (BMD)

Die gutartige progressive Muskeldystrophie Typ Becker ist eine X-chromosomal vererbte **Myopathie**, die allelisch zur Muskeldystrophie Typ Duchenne ist. Die Inzi-denz beträgt in der männlichen Bevölkerung etwa 1:30 000.

Molekulargenetik.

Die X-chromosomale Muskeldystrophie Typ Becker geht ebenfalls auf Mutationen im **Dystrophin-Gen** zurück. Dabei kommt es nicht zum Fehlen des Proteins, son-dern nur zu einer **Änderung der Proteinstruktur**.

Bei den zugrunde liegenden Mutationen handelt es sich meist um „In frame"-Deletionen ganzer Exons.

Klinische Befunde.

Die Muskeldystrophie Becker hat eine ähnliche, jedoch wesentlich **mildere Symp-tomatik** als die Muskeldystrophie Duchenne.

Da das mutierte Dystrophin bei der Muskeldystrophie Becker eine Restfunktion hat, beginnt die Erkrankung oft erst im **2. oder 3. Lebensjahrzehnt**.

3

Glucose-6-Phosphatdehydrogenase-Mangel

> Glucose-6-Phosphat-Dehydrogenase-Mangel wird durch Mutationen im entsprechenden **G6PD-Gen** verursacht und folgt einem X-chromosomalen Erbgang. Die Inzidenz kann regional stark variieren und reicht von 1:4 in Zentralafrika bis 1:1000 in Japan unter den männlichen Neugeborenen.

Die Folge eines G6PD-Mangels ist eine **Störung des Glucose-6-Phosphat-Abbaus** über den Pentoseweg. Die dadurch entstehende Störanfälligkeit der Glykolyse führt vor allem in älteren Erythrozyten besonders unter der Einwirkung von bestimmten oxidationsfördernden Substanzen (z. B. Fava-Bohne) zur **Hämolyse**.

Molekulargenetik.

> Für das X-chromosomal lokalisierte Gen der Glucose-6-Phosphat-Dehydrogenase sind bisher **über 400 Varianten** beschrieben worden, wobei die Enzymaktivität der Hemizygoten normal bis deutlich herabgesetzt sein kann.

In afrikanischen, mediterranen und asiatischen Ländern haben sich bestimmte Varianten akkumuliert, da sie einen **Schutz vor Malariainfektionen** und damit einen Selektionsvorteil darstellen. Eine Darstellung der Heterozygotenfrequenz ist in Abb. 3.**34** wiedergegeben.

Diagnostik. Neben der molekulargenetischen Diagnostik kommt hauptsächlich die Aktivitätsbestimmung der Glucose-6-Phosphat-Dehydrogenase zum Einsatz.

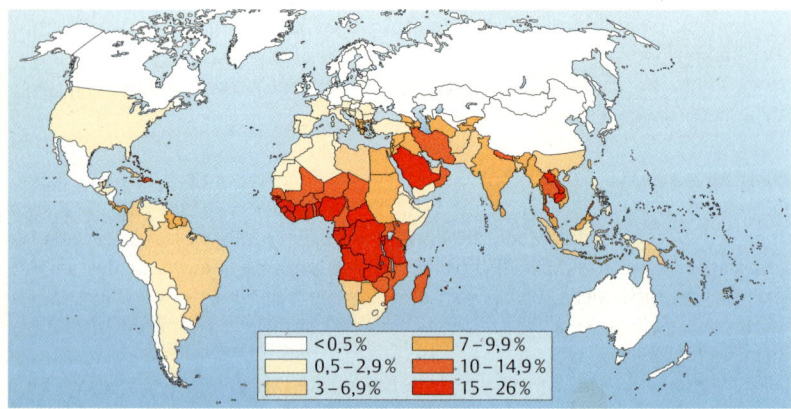

<0,5 %	7–9,9 %	
0,5–2,9 %	10–14,9 %	
3–6,9 %	15–26 %	

Abb. 3.34 Allelfrequenzen für Mutationen in G6PD in den verschiedenen Ländern der Erde. Daten der WHO-Arbeitsgruppe (1989)

Klinische Befunde. An einen Glucose-6-Phosphat-Dehydrogenase-Mangel sollte man im Falle eines **neonatalen Ikterus,** einer **hämolytischen Krise** oder einer **chronischen hämolytischen Anämie** vor allem bei Patienten aus den oben genannten Regionen denken. Aufgrund der X-chromosomalen Vererbung sind in der Regel männliche Patienten betroffen. Eine verminderte Glucose-6-Phosphat-Dehydrogenase-Aktivität führt zu einer verminderten Toleranz gegenüber oxidativen Agenzien wie Sulfonamiden und Nitrofurantoinen, die in der Antibiose häufig eingesetzt werden. Durch die Gabe solcher Medikamente und anderer Oxidanzien (z. B. Fava-Bohnen) können hämolytische Krisen ausgelöst werden.

Fragiles-X-Syndrom

> Das X-chromosomal rezessiv vererbte **Fragiles-X-Syndrom** (Fra-X-Syndrom, Martin-Bell-Syndrom) ist die häufigste genetisch bedingte Form der **unspezifischen mentalen Retardierung**, die überwiegend bei Männern auftritt (Inzidenz etwa 1:1250 unter Knaben).

Die Bezeichnung „Fragiles-X-Syndrom" beruht auf der früher angewendeten zytogenetischen Diagnostik. Zytogenetisch findet man unter bestimmten Kulturbedingungen in einem Teil der Metaphasen eine fragile Stelle am langen Arm des X-Chromosoms. Dieser „Chromosomenbruch" wird durch eine extreme Verlängerung einer instabilen Trinukleotidsequenz (CGG) in der 5'-Region des *FMR1*-Gens hervorgerufen.

Molekulargenetik.

> Die Erkrankung wird durch die Verlängerung eines CGG-Tripletts in der Promotorregion des Fragile-site-mental-retardation-Gens (***FMR*-Gen**) verursacht. Die Triplett-Repeat-Verlängerung führt zu einer Methylierung der Promotorregion und somit zum Abschalten der Genexpression. Das FMR1-Protein ist an der mRNA-Prozessierung beteiligt.

In der Allgemeinbevölkerung finden sich 10 – 50 Kopien der CGG-Trinukleotidsequenz im *FMR1*-Gen. Träger von Prämutationen zeigen 50 – 200 Kopien, Träger einer Vollmutation haben über 200 bis zu 2000 Kopien. Die molekulargenetische Grundlage dieser unterschiedlichen Kopienzahl ist eine meiotische Instabilität der Trinukleotidsequenz, wobei vor allem bei der Vererbung einer Prämutation durch die weibliche Keimbahn eine zusätzliche Verlängerung in den Vollmutationsbereich erfolgt.

   Bei Verlängerungen von mehr als 200 Triplett-Repeats kommt es zu einer Methylierung des Promoters des *FMR1*-Gens und damit zum Abschalten der *FMR1*-

3

Genexpression. Molekulargenetisch lassen sich die unterschiedlichen Kopienzahlen als verschieden große DNA-Fragmente darstellen.

Sherman-Paradox. Eine Frau mit einer Prämutation kann diese mit einer Wahrscheinlichkeit von 50 % an ihre Söhne vererben, meist kommt es hierbei zur Verlängerung des Triplett-Repeats (Antizipation), sodass bei den betroffenen Söhnen das Vollbild eines Fragilen-X-Syndroms vorliegt. In seltenen Fällen können Prämutationen aber auch stabil bleiben, sodass die Söhne wiederum Träger einer Prämutation sind (Normal transmitting Males). Sowohl betroffene Männer als auch männliche Prämutationsträger sind fertil, sie vererben an ihre Töchter aber immer nur Prämutationen, da Spermien mit Vollmutationen nicht lebensfähig sind. Ein betroffener Mann kann daher nur Töchter mit einer Prämutation bekommen, die in der Regel klinisch gesund sind. Diese Besonderheit in der Vererbung wird als Sherman-Paradox bezeichnet. ■

Klinische Symptome.

Die mentale Retardierung zeigt sich bei betroffenen männlichen Patienten zunächst vor allem in einer langsameren Sprachentwicklung, motorische Entwicklungsschritte sind leicht verzögert. Zu den Dysmorphiezeichen gehören ein langes Gesicht, prominentes Kinn, große Ohren und nach der Pubertät eine Makroorchidie.

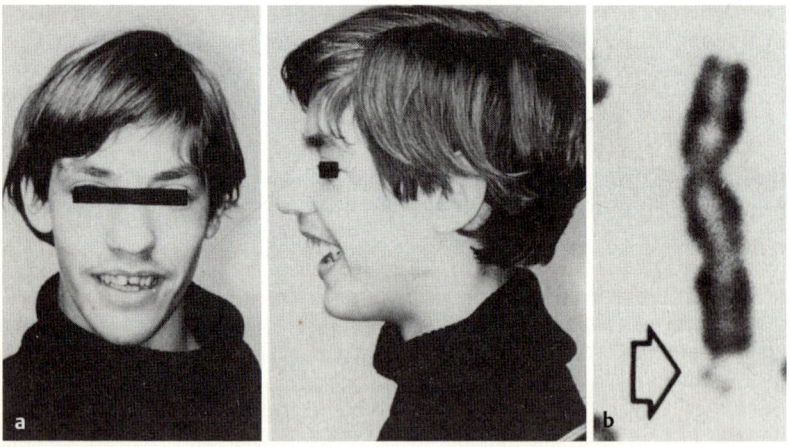

Abb. 3.35 Jugendlicher mit Fragile-X-Syndrome. a Auffällig sind das lange Gesicht, das prominente Kinn und die bereits vergröberten Gesichtszüge. **b** Fragile Stelle am langen Arm des X-Chromsoms. (Bild: E. Schwinger, Institut für Humangenetik, Universität Lübeck)

In der Regel zeigen die Träger von **Prämutationen** nur selten klinische Symptome, hierzu gehören:
- vorzeitige Menopause bei weiblichen Anlageträgerinnen
- psychische Auffälligkeiten bei weiblichen Anlageträgerinnen

Bei beiden Geschlechtern kann es im höheren Lebensalter zu einer neurologischen Symptomatik mit Ataxie und Tremor kommen (FXTAS: Fragile-X-associated Tremor/Ataxia-Syndrome).
   Bei **Vollmutationsträgern** sind die typischen klinischen Befunde:
- mentale Retardierung, insbesondere mit Sprachentwicklungsverzögerung
- Verhaltensauffälligkeiten mit Hyperaktivität, aber auch autistischen Zügen
- Dysmorphiezeichen: langes Gesicht mit prominentem Kinn und abstehenden Ohren. Nach der Pubertät finden sich eine Makroorchidie und eine Vergröberung der Gesichtszüge (Abb. 3.**35**).

3.3.4   X-chromosomal dominante Krankheiten

Vitamin-D resistente hypophosphatämische Rachitis (Phosphatdiabetes)

Das klassische Beispiel X-chromosomal dominanter Vererbung ist die Vitamin-D-resistente hypophosphatämische Rachitis (Phosphatdiabetes).

> Das Leiden ist **selten** und wird durch eine genetisch bedingte Störung im Phosphatstoffwechsel verursacht (Inzidenz 1:25 000).

Molekulargenetik.
> Der Erkrankung liegen Mutationen im *PHEX*-Gen in Xp22.1 zugrunde.

PHEX kodiert für eine Endopeptidase, die an der hormonellen Regulation des Phosphatstoffwechsels beteiligt ist.

Klinische Befunde. Eine Störung der tubulären Phosphat-Rückresorption verursacht **Hypophosphatämie** und **Hyperphosphaturie**. Das Krankheitsbild äußert sich wegen einer durch Phosphatmangel gestörten Knochenmineralisation in **rachitischen Skelettveränderungen** wie Minderwuchs und z. B. Verbiegungen der belasteten langen Röhrenknochen (O-Beine).
   Männliche Hemizygote zeigen durchweg stärker ausgeprägte Skelettveränderungen und deutlichere Hypophosphatämie, während bei heterozygoten Frauen die Skelettanomalien sehr diskret sein können, zuweilen ganz fehlen und die Hypophosphatämie im Grenzbereich zum Normalen liegen kann.

Physiologische Gaben von Vitamin D, das zum Einbau von Phosphat und Calcium in den Knochen beiträgt, bewirken **keinen** therapeutischen Effekt.

3 Rett-Syndrom

Das 1966 erstmals beschriebene Rett-Syndrom ist eine der häufigsten Ursachen einer schweren **geistigen Retardierung** bei Mädchen (Inzidenz bei Mädchen 1:10 000 bis 1:15 000). Die Erkrankung folgt einem X-chromosomal dominanten Erbgang, männliche Anlageträger sind i. d. R. nicht lebensfähig.

Molekulargenetik.

Ursache des Rett-Syndroms sind Mutationen und Deletionen im *MECP2*-**Gen** in Xq28, das unter anderem an der Methylierung von DNA beteiligt ist.

Eine **Mutation** auf einem der beiden elterlichen X-Chromosomen führt bei Mädchen zum Auftreten des Rett-Syndroms. In sehr seltenen Fällen findet man eine Anlageträgerschaft bei der Mutter, die dann in der Regel eine ungleiche X-Inaktivierung aufweist. In über 99 % der Fälle ist die genetische Veränderung bei einer Betroffenen neu entstanden (**Neumutation**) oder liegt als **somatisches Mosaik** bei den Betroffenen oder **Keimzellmosaik** bei einem Elternteil vor.

Bei den schwer betroffenen Mädchen findet man häufig **trunkierende Mutationen**, mildere Verläufe werden häufig durch **Missense-Mutationen** verursacht.

Lange galt eine im männlichen Geschlecht vorliegende Mutation als intrauterin letal. In jüngster Zeit wurden jedoch auch bei Knaben Mutationen im *MECP2*-Gen mit einer sehr variablen Symptomatik gefunden, die von einer mentalen Retardierung ohne typische Rett-Symptome bis zu einer schweren früh letalen Enzephalopathie reicht.

Klinische Befunde.

Nach einer weitgehend unauffälligen Entwicklung kommt es in den meisten Fällen in den ersten 6 – 8 Lebensmonaten zum **Entwicklungsstillstand** und zum **Verlust bereits erworbener Fähigkeiten** wie der Sprache oder des sinnvollen Gebrauchs der Hände (stereotype Handbewegungen, sog. „Waschbewegungen").

Die Entwicklungsstörung des ZNS führt zu einer zunehmenden **Mikrozephalie** mit schwerer geistiger Retardierung und sozialem Rückzug. Ataxien, Schlaf- und Atemstörungen, autistische Züge und Panikattacken können auftreten. Ca. ⅓ der Betroffenen hat **epileptische Anfälle**, nahezu alle Patientinnen weisen EEG-Veränderungen auf. Krankheitsbeginn und -verlauf bzw. die Ausprägung der einzelnen Symptome können individuell stark variieren.

3.4 Mitochondriale Vererbung

A. Abicht, T. Grimm

Mitochondrien sind Organellen innerhalb der Zellen, die dem **oxidativen Energie-stoffwechsel** dienen. In ihrer Größe sind sie mit Bakterien vergleichbar. Es wird angenommen, dass sie aus Archaebakterien hervorgegangen sind, die in primitiven Wirtszellen symbiotisch lebten. In einer Zelle können mehrere hundert bis tausend Mitochondrien vorhanden sein.

Die Mitochondrien besitzen eine Doppelmembran, eine glatte äußere und eine stark gefaltete innere Membran: Hier sind die 5 Komplexe der **Atmungskette** lokalisiert an denen die oxidative Phosphorylierung (OXPHOS) stattfindet. Elektronen aus den Reduktionsäquivalenten des Citratzyklus sowie der Fettsäureoxidation werden unter Bildung von H_2O auf molekularen Sauerstoff übertragen, wobei über die innere Mitochondrienmembran ein Protonengradient erzeugt wird, der die Bildung von ATP an Komplex V (ATPase) ermöglicht.

Daneben nehmen Mitochondrien weitere Aufgaben im Zellstoffwechsel wahr, darunter den Abbau von Acetyl-CoA im Citratzyklus, die Pyruvatdehydrogenasereaktion sowie die Fettsäureoxidation und einige Aufgaben des Aminosäurestoffwechsels.

3.4.1 Mitochondriales Genom

> Das Mitochondrium besitzt ein eigenes **zirkuläres Genom (mtGenom)**, das 16 569 Basenpaare umfasst. Es befindet sich im Innern der Mitochondrien, in der Matrix, und liegt in mehreren Kopien vor.

Das mtGenom kodiert 13 Proteine der **Atmungskette**, 22 Gene der transfer RNA (**tRNA**) und 2 Gene der ribosomalen RNA (**rRNA**) (Abb. 3.36). Alle anderen mitochondrialen Produkte, die für die mehr als 50 Enzyme bzw. die aus bis zu 40 Proteinen bestehenden Enzymkomplexe des Mitochondriums benötigt werden, sind von nukleären Genen kodiert.

Das mtGenom weist gegenüber dem nukleären Genom einige Besonderheiten auf:

- Während der Zellkern nur ein Genom besitzt, können bis zu **10 Kopien** des mtGenoms pro Mitochondrium vorkommen.
- Die mtDNA besitzt **keine Introns** und nur drei nicht-kodierende Regionen.
- Die zirkuläre mtDNA besteht aus zwei komplexen Strängen, dem guaninreichen äußeren H-Strang (heavy-strand) und dem inneren cytosinreichen L-Strang (light-strand).

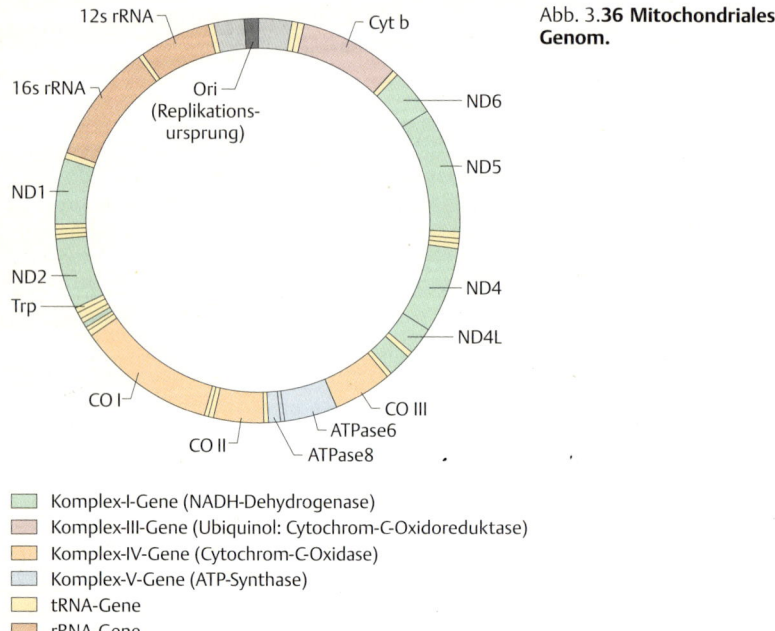

Abb. 3.**36 Mitochondriales Genom.**

Beschriftungen im Diagramm:
- 12s rRNA
- 16s rRNA
- Ori (Replikationsursprung)
- Cyt b
- ND6
- ND5
- ND1
- ND2
- Trp
- ND4
- ND4L
- CO I
- CO II
- ATPase8
- ATPase6
- CO III

Legende:
- Komplex-I-Gene (NADH-Dehydrogenase)
- Komplex-III-Gene (Ubiquinol: Cytochrom-C-Oxidoreduktase)
- Komplex-IV-Gene (Cytochrom-C-Oxidase)
- Komplex-V-Gene (ATP-Synthase)
- tRNA-Gene
- rRNA-Gene

- Das mitochondriale Genom enthält 37 Gene:
  - 2 rRNA-Gene
  - 3 Untereinheiten des Komplexes IV (Cytochom-c-Oxidase)
  - 1 Untereinheit des Komplexes III (Cytochrom b)
  - 7 Untereinheiten des Komplexes I (NADH-Dehydrogenase)
  - 2 Untereinheiten der Adenosintriphosphatase (ATPase)
  - 22 tRNA-Gene
- Zur Translation (s. S. 30) wird ein **eigener genetischer Code** benutzt, der sich in einigen Kodons vom universalen Code unterscheidet. So kodiert z. B. UGA im Mitochondrium für Tryptophan, während im universal Code UGA ein Stop-Kodon ist.
- Die Transkription (s. S. 21) wird durch drei Promotoren polycistronisch gesteuert. Die DNA-Replikation verläuft verzögert bidirektional. Die mtDNA besitzt **keine Histone**.
- Da sich die Mitochondrien asexuell in der Zelle vermehren, findet auch **keine Rekombination** statt.
- Allerdings liegt gegenüber dem nukleären Genom eine 10- bis 20-fach **höhere Mutationsrate** (s. u.) vor, da Mitochondrien über keinen besonders effizienten DNA-Reparaturmechanismus verfügen. In den Zellen können neben normalen

3

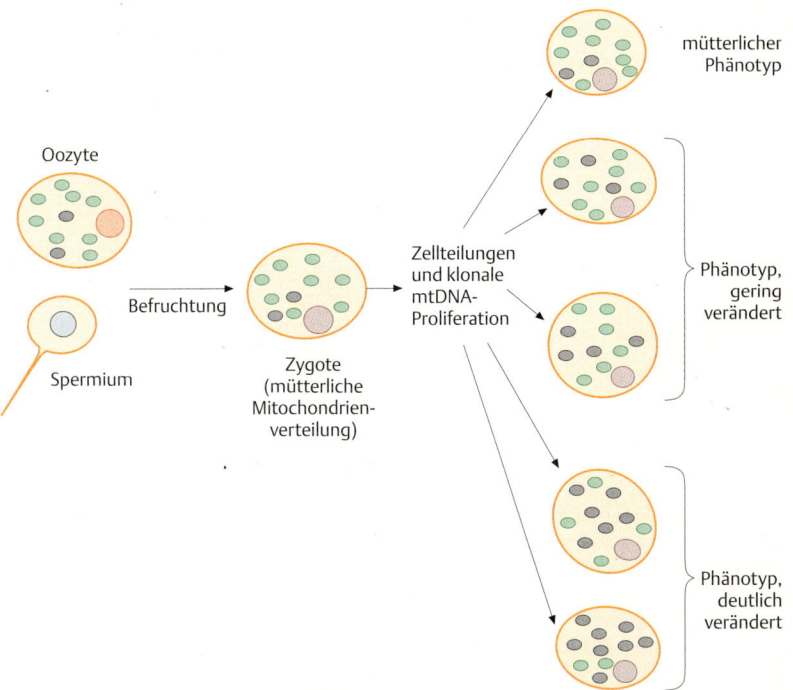

Oozyte

Spermium

Befruchtung

Zygote
(mütterliche
Mitochondrien-
verteilung)

Zellteilungen
und klonale
mtDNA-
Proliferation

mütterlicher
Phänotyp

Phänotyp,
gering
verändert

Phänotyp,
deutlich
verändert

Abb. 3.37 Segregation der mtDNA. Die mtDNA wird ausschließlich mit dem Zytoplasma der Eizelle übertragen, dabei folgt die Segregation einer Zufallsverteilung. Die Ausprägung des Phänotyps, der durch die Mutation der mtDNA verändert ist, hängt vom Verteilungsmuster nicht mutierter und mutierter mtDNA ab (helle Ovale = normale Mitochondrien; schwarze Ovale = mutierte Mitochondrien). Dieses Mosaik von verschiedenen Mitochondrien in einer Zelle bezeichnet man als Heteroplasmie. Der Heteroplasmiegrad kann in verschiedenen Organen ganz unterschiedlich sein. Zu einer relevanten Beeinträchtigung der Atmungskette und damit zu einem – organabhängigen – klinischen Phänotyp kommt es erst ab einem gewissen Schwellenwert.

mtDNA-Molekülen auch mutierte vorliegen (**Heteroplasmie**) (Abb. 3.**37**). Liegen nur veränderte mtDNA-Moleküle vor, bezeichnet man dies als **Homoplasmie**.

Da sich praktisch alle Mitochondrien der Samenzelle im Schwanzteil befinden und daher bei der Befruchtung nicht in die Eizelle gelangen, wird die mtDNA nur über die **Eizelle** vererbt, d. h. mitochondriale Mutationen werden von **Frauen** an **alle** ihre Kinder vererbt (Abb. 3.**38**).

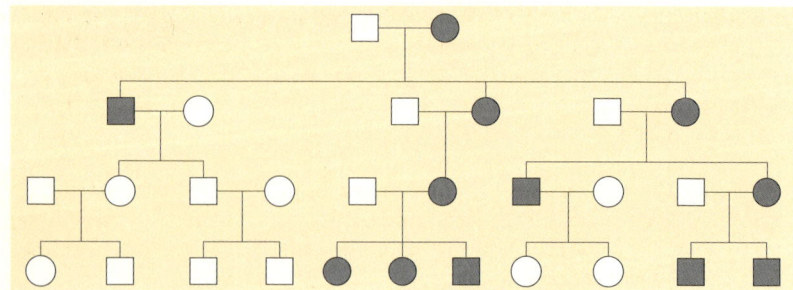

Abb. 3.38 Typischer Stammbaum bei mitochondrialer Vererbung. Die Übertragung erfolgt praktisch ausschließlich über die Mutter, da die Mitochondrien nur im Zytoplasma enthalten sind und damit nur über die Eizelle weitergegeben werden können. Alle Kinder betroffener Mütter sind wieder betroffen. Kinder eines betroffenen Vaters sind niemals betroffen.

3.4.2   Mitochondriale Erkrankungen

Mitochondriale Zytopathien im engeren Sinne sind Erkrankungen, die auf einer Störung der Atmungskette beruhen und klinisch, biochemisch und genetisch äußerst heterogen sind.

Oft sind in unterschiedlichem Ausmaß betroffen:
- **Muskulatur** (**Ausdauerschwäche, Ptosis**)
- **Zentrales Nervensystem** (**Epilepsie**, Myoklonus, Ataxie, stroke-like Episoden, Migräne, psychiatrische Auffälligkeiten oder sensorineurale Schwerhörigkeit)
- **Endokrinum** (Diabetes mellitus)
- **Augen** (Optikusatrophie, Retinitis pigmentosa)
- **Peripheres Nervensystem** (axonale Polyneuropathie)
- **Herz** (Herzrhythmusstörungen, hypertrophe Kardiomyopathie)

> Mitochondriale Zytopathien können sowohl auf maternal vererbten oder sporadisch auftretenden Defekten der mitochondrialen DNA beruhen, als auch durch Mutationen in nukleär kodierten Genen verursacht sein, die dann einem autosomalen oder X-chromosomalen Erbgang folgen.

Teilweise ist eine primäre genetische Diagnostik aus EDTA-Blut möglich (s. u.). Oft ist diagnostisch jedoch eine **Gewebebiopsie** – meist aus dem Muskel – sinnvoll und erforderlich:
- **Histologische Befunde:** Oft lassen sich als Korrelat der mitochondrialen Funktionsstörung charakteristische Befunde wie „**ragged red Fibers**" (**RRF**) und „**COX-negative**" **Muskelfasern** darstellen. Dies ist besonders der Fall, wenn eine Myopathie vorliegt, jedoch keineswegs zwingend.

- **Biochemische Befunde:** Es kann eine Bestimmung der **Enzymaktivität der Atmungskettenkomplexe** aus gefrorenem Gewebe erfolgen, wobei auch hier ein unauffälliger Befund vorliegen kann. Bei Nachweis eines singulären oder kombinierten Atmungskettendefekts ist dies wegweisend für die weitere genetische Diagnostik.

In vielen Fällen ist eine weiterführende **genetische Diagnostik** an der aus dem (Muskel-)Gewebe extrahierten DNA sinnvoll. Als primäre Screeninguntersuchung hat eine Untersuchung der DNA auf multiple mtDNA-Deletionen bzw. bei Kindern auch auf eine mtDNA-Depletion besondere Bedeutung (s. u.).

Mutationen der mtDNA

Primäre Defekte der mitochondrialen DNA können einem **maternalen Erbgang** folgen oder **sporadisch** auftreten. Abhängig von Art der Mutation, Heteroplasmiegrad und betroffenen Organsystemen führen sie zu einer großen Anzahl klinisch **heterogener Krankheitsbilder** mit Manifestation in unterschiedlichem Lebensalter. Teilweise ist eine Syndromzuordnung nach klinischen Kriterien und eine gezielte genetische Diagnostik aus EDTA-Blut möglich (Tab. **3.7**).

Primäre mtDNA Mutationen sind die häufigste Ursache von mitochondrialen Zytopathien des Erwachsenenalters:

- Zum einen finden sich oft **maternal vererbte Punktmutationen**, insbesondere der mitochondrialen tRNA-Gene, die typischerweise heteroplasmisch vorliegen.
- Ebenfalls häufig sind **singuläre mtDNA Deletionen**, die meist in der frühen Embryonalentwicklung sporadisch entstanden und teilweise nur in dem betroffenen Gewebe – meist Muskel – in der Regel heteroplasmisch nachweisbar sind.

Die zahlreichen beschriebenen Veränderungen der mtDNA sind in einer aktuellen online-Datenbank („Mitomap", www.mitomap.org) abrufbar.

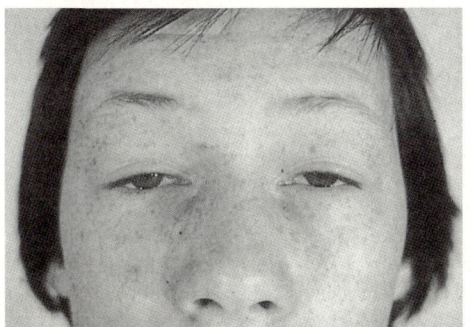

Abb. 3.**39 Kearns-Sayre-Syndrom.** 23-jähriger Patient mit beidseitiger Ptosis (Bild: H. Reichmann, Neurologische Universitätsklinik Dresden).

3

Tab. 3.**7** Einige klassische mitochondriale Syndrome

Krankheit	Klinische Symptome	Mutationen
CPEO und CPEO plus (Chronische progressive externe Ophthalmoplegie)	Im Verlauf bilaterale, meist asymmetrische Ptosis und progrediente externe Ophthalmoplegie, evtl. variable multisystemische Manifestationen mit fließendem Übergang zum KSS	meist (50 – 75 %) singuläre mtDNA-Deletion (fast ausschließlich sporadisch) seltener mtDNA Punktmutation (oft nur in Muskel-DNA nachweisbar) oder multiple Deletionen der mtDNA mit autosomalem Erbgang
KSS (Kearns-Sayre-Syndrom) (Abb. 3.**39**)	Beginn vor dem 20. Lebensjahr: Ptosis, externe Ophthalmoplegie, Retinitis pigmentosa, Ataxie, Liquorprotein erhöht, kardiale Rhythmusstörungen, Myopathie	meist (80 %) singuläre mtDNA-Deletion (fast ausschließlich sporadisch) bei Kindern oft in EDTA-Blut nachweisbar
Pearson-Syndrom	Anämie, Panzytopenie, exokrine Pankreasinsuffizienz, oft letaler Verlauf in den ersten Lebensjahren, bei Überleben im Verlauf Symptomatik eines KSS	fast ausschließlich sporadisch singuläre mtDNA-Deletion, mit hoher Heteroplasmie in allen Geweben
MERRF (Myoklonusepilepsie mit ragged red Fibers)	Myoklonusepilepsie im Kindes- und Jugendalter, ragged red Fibers (RRF), zerebelläre Ataxie, häufig periphere Neuropathie und Lipome im Nackenbereich, seltener Demenz, (Kardio-) Myopathie	Punktmutationen der mtDNA (tRNA-Lys, Heteroplasmie), oft in EDTA-Blut nachweisbar autosomal rezessive Mutationen des nukleär kodierten *POLG*-Gens
MELAS (Mitochondriale Enzephalopathie mit Laktazidose und schlaganfallähnlichen Ereignissen)	Rezidivierende mitochondriale Enzephalopathie mit schlaganfallähnlichen Episoden, migräneartigen Kopfschmerzen, passageren Bewusstseinsstörungen, epileptischen Anfällen und/oder psychotischen Episoden. Meist progrediente kognitive Verschlechterung und weitere multisystemische Begleitsymptome. Beginn meist im Kindesalter	Punktmutationen der mtDNA (in 80 % tRNA-Leu, Heteroplasmie), oft in EDTA-Blut nachweisbar
LHON (Leber's Hereditary Optic Neuropathy)	Initial unilaterale, im Verlauf bilaterale Erblindung, häufiger bei Männern, ab dem 2. Lebensjahrzehnt	Punktmutationen in der mtDNA (ND-Gene) homoplasmisch, in EDTA-Blut nachweisbar

Nukleäre Gendefekte

Nachdem der Großteil aller Proteine, die für Struktur und Funktion der Mitochondrien verantwortlich sind, vom nukleären Genom kodiert ist, erscheint es
naheliegend, dass auch Mutationen in nukleär kodierten Genen ursächlich für
mitochondriale Zytopathien sind, die dann einem autosomal rezessiven, autosomal dominanten oder einem X-chromosomalen Erbgang folgen können.

In den letzten Jahren wurde eine außerordentlich große Anzahl nukleär ko-
dierter Gene identifiziert, deren Veränderungen unterschiedliche Auswirkungen
auf die Funktion der Mitochondrien bzw. der Atmungskette haben und für zahlreiche mitochondriale Zytopathien – insbesondere des Kindesalters – verantwortlich sind.

Interessant ist, dass einige dieser Veränderungen sekundäre Auswirkungen auf
die mtDNA haben können, was sich im Sinne einer qualitativen (Nachweis von
multiplen mtDNA Deletionen) und/oder einer quantitativen Störung (Nachweis
einer **mtDNA Depletion**) manifestieren kann. Bei diesen „**Defekten der inter-
genomischen Kommunikation**" sind typischerweise Proteine betroffen, die selbst
an der mtDNA-Synthese beteiligt oder für die Bereitstellung von Nukleotiden von
Bedeutung sind. „Prototypisch" hier sind Mutationen des *POLG*-Gens, das die für
die Replikation der mtDNA essenzielle mitochondriale DNA-Polymerase kodiert.
POLG-**Mutationen** können sowohl zu einer **mtDNA-Depletion** (autosomal rezessive
Mutationen mit Manifestation im frühen Kindesalter) als auch zu multiplen
mtDNA-Deletionen (autosomal dominant oder rezessiv, unterschiedliche neurologische Symptomatik mit Manifestation im späteren Lebensalter) führen. Diese
phänotypische Variabilität wird durch die Komplexität des Enzyms erklärt, das
eine Exonuklease-Domäne mit vornehmlicher „proof-reading"-Funktion und eine
der mtDNA Replikation dienende Polymerase-Domäne besitzt.

mt-Depletions-Syndrome. Insbesondere im **Kindesalter** hervorzuheben sind solche mtDNA-Depletions-Syndrome, bei denen sich gewebsspezifisch eine **quantitative Reduktion der mtDNA** bis auf wenige Prozent des normalen Gehaltes findet. Dies lässt sich mittels real-time-PCR nachweisen. Eine mtDNA-Depletion ist
die häufigste Ursache frühkindlicher **(Hepato)enzephalopathien** mit kombinierten Atmungskettendefekten. Verschiedene Verlaufsformen werden durch autosomal rezessive Mutationen in unterschiedlichen nukleären Genen verursacht
und entsprechend ihrer klinischen Symptomatik eingeteilt. Besonders häufig
sind Mutationen des *POLG*-Gens als Ursache des **Alpers-Syndrom** (therapieresis-
tente Epilepsie, Hepatopathie und kortikale Blindheit). Die häufigste hepatische
Form (Hepatoenzephalopathie) wird durch Mutationen des *DGUOK*-**Gens** verursacht, das für die Deoxyguanosin-Kinase kodiert. Bei Patienten mit *POLG* und
DGUOK-Mutationen können die Atmungskettenenzyme im Muskel nur eine leichte Aktivitätsverminderung oder normale Aktivität zeigen, da überwiegend Gehirn
und Leber betroffen sind.

mtDNA-Deletionen. Vor allem im **Erwachsenalter** von Bedeutung ist der Nachweis von multiplen Deletionen der aus Muskelgewebe extrahierten mtDNA. Der Nachweis erfolgt per long-range-PCR oder Southern-Blot. Die primäre genetische Ursache hierfür können autosomal dominante Mutationen des ***POLG*-Gens**, seltener der Gene *ANT 1, PEO1 (twinkle),* oder *POLG2* sowie autosomal rezessive Mutationen der Gene *POLG* oder *PEO1* (*twinkle*) sein. ***POLG*-Mutationen** stellen im Erwachsenenalter den häufigsten nukleär kodierten Gendefekt einer mitochondrialen Zytopathie dar und können mit sehr unterschiedlichen klinischen Phänotypen einhergehen. Am häufigsten ist das Bild einer **progressiven externen Ophthalmoplegie (PEO),** häufig liegt aber auch eine variable neurologische Beteiligung mit spinocerebellärer Ataxie, peripherer Neuropathie oder Epilepsie vor.

Translationsdefekt. Kombinierte Defekte der Atmungskettenenzyme ohne mtDNA-Depletion oder Deletion können auch durch autosomal rezessive Mutationen in nukleären Genen verursacht sein, die zu einem Defekt der mitochondrialen Translation führen (Gene *TSFM, TUFM, EFG1, MRPS 16, TRMU*). Klinisch resultieren diese in schweren frühkindlichen Krankheitsbildern (**schwere frühinfantile Laktatazidose**) unterschiedlicher Ausprägung und Organbeteiligung.

Andere Gendefekte. Andere nukleäre Gendefekte betreffen direkt **Proteine** der Atmungskette (insbesondere den aus zahlreichen Untereinheiten zusammengesetzten Komplex I) oder Proteine, die an der Assemblierung der Atmungskettenuntereinheiten beteiligt sind (meist Komplex IV). Darüber hinaus kennt man nukleär kodierte Gene, deren Veränderungen Störungen des Lipidmilieus der Mitochondrienmembran zur Folge haben (**Barth Syndrom** mit X-chromosomal rezessiven *TAZ*-Mutationen) oder eine Störung der mitochondrialen Dynamik (Fusion, Teilung, Transport von Mitochondrien, z. B. *OPA1, MFN2*) bewirken.

3.5 Multifaktorielle Merkmale und Erkrankungen

G. Utermann

3.5.1 Einleitung und Definition

> Multifaktorielle Merkmale und Erkrankungen kommen durch ein Wechselspiel (Interaktion) **genetischer** und **nicht genetischer Faktoren** zustande. Sie folgen **keinem** Mendel-Erbgang.

Die nicht genetischen Faktoren werden häufig, nicht ganz präzise, als Umwelt bezeichnet, schließen aber auch stochastische und epigenetische Faktoren ein. Heute werden multifaktorielle Erkrankungen auch als **komplexe Erkrankungen** bezeichnet (wegen des komplexen Zusammenspiels von genetischen und Umweltfaktoren bei ihrer Entstehung). Aber nicht alle Autoren stimmen überein, dass diese Begriffe synonym sind. Der Begriff „komplexe Erkrankungen" wird hier für die häufigen multifaktoriellen Erkrankungen wie **koronare Herzkrankheit**, **Diabetes mellitus** und **Psychosen** verwendet. Multifaktorielle/komplexe Erkrankungen sind wesentlich häufiger und im medizinischen Alltag relevanter als monogene Erkrankungen, werden aber in der Praxis noch zu selten unter genetischen Gesichtspunkten betrachtet. Sie schließen ein breites Spektrum von Erkrankungen und Merkmalen ein und umfassen praktisch die gesamte Medizin mit Ausnahme der monogenen Erkrankungen und Unfälle (Abb. 3.**40**).

Sinnvoll scheint folgende Einteilung in medizinisch relevante multifaktorielle Merkmale und Erkrankungen:

1. quantitative Merkmale (u. a. Risikofaktoren) und Stoffwechselparameter
2. häufige komplexe Erkrankungen
3. Infektionskrankheiten, chronische Entzündungen und Autoimmunerkrankungen
4. Psychosen
5. multifaktorielle Fehlbildungen

Unter der Vorstellung, dass es sich bei den genetischen Faktoren in der Regel um viele verschiedene Gene (oder besser: um Varianten verschiedener Gene) handelt, die an der Ausprägung eines bestimmten Merkmals oder einer Erkrankung beteiligt sind, wird der Begriff **polygene Vererbung** benutzt. Rein polygene Merkmale oder Erkrankungen sind beim Menschen nicht bekannt.

> Bei allen komplexen Erkrankungen und multifaktoriellen Merkmalen spielen **genetische Faktoren** und **Umweltfaktoren** eine Rolle. Die Begriffe polygen und multifaktoriell/komplex sind also nicht identisch.

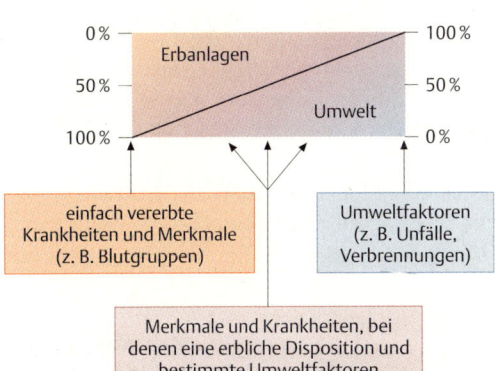

Abb. 3.**40 Vereinfachtes Schema des Zusammenwirkens von Erbanlagen und Umweltfaktoren in der Krankheitsätiologie.**

3

Das Verständnis des Beitrags genetischer Faktoren zur Ätiologie und Pathogenese komplexer Erkrankungen und multifaktorieller Merkmale ist eine der größten Aufgaben der medizinischen Forschung unseres Jahrhunderts. Derzeit gewinnen wir erste Einblicke. Zwei wichtige Fragen müssen in Zusammenhang der Genetik komplexer Erkrankungen beantwortet werden:

- Wie bekommt man einen Hinweis, dass an der Ausprägung von Merkmalen/Krankheiten Gene beteiligt sind?
- Wie findet man die Gene und weist nach, dass Genvarianten pathogenetisch relevant sind?

Qualitative und quantitative multifaktorielle Merkmale

> Bei multifaktoriell bedingten Merkmalen, Störungen oder Erkrankungen kann es sich um **qualitative** oder **quantitative Merkmale** handeln.

Beispiele für **qualitative Störungen** sind:
- multifaktoriell bedingte Fehlbildungen wie Lippen-Kiefer-Gaumen-Spalten (LKG-Spalten)
- angeborene Hüftgelenkdysplasie
- Neuralrohrdefekte

Für viele qualitative Merkmale wurde früher aufgrund von Familienbefunden ein sogenannter polygener Erbgang mit Schwellenwerteffekt postuliert. Diese Hypothesen entstammen mathematischen Modellen, die aber beim Menschen nicht bestätigt wurden.

In Tab. 3.8 werden Häufigkeitsschätzungen einiger multifaktoriell bedingter Fehlbildungen bzw. von Fehlbildungen betroffener Organsysteme aufgeführt.

Multifaktoriell genetisch bedingte Krankheiten zeigen zuweilen eine deutliche Bevorzugung eines Geschlechts (Tab. 3.9). In solchen Fällen wirken Gene bei der Entstehung der Krankheit mit, deren Ausprägung durch das Geschlecht beeinflusst wird. Beispielsweise werden bei Mädchen bevorzugt Gene exprimiert, die die Ausprägung einer Pylorusstenose hemmen. Umgekehrt sind bei Jungen Gene aktiv, die die Ausprägung einer angeborenen Hüftgelenksluxation vermindern.

> Daraus folgt der sogenannte **Carter-Effekt**: Gehört ein Erkrankter zu dem weniger häufig betroffenen Geschlecht, so ist das empirische Risiko höher, dass auch seine Kinder erkranken werden.

Tab. 3.**8** Häufigkeitsabschätzung einzelner multifaktoriell bedingter Fehlbildungen bzw. von Fehlbildungen betroffener Organsysteme pro Lebendgeborene in Bayern 1968 – 1980 (nach: Angerpointner, 1987)

Fehlbildung	Häufigkeit
kongenitale Vitien	1:300
Lippen-/LKG-Spalten	1:900
Hydrozephalus	1:1250
Nierenbecken/Ureter	1:1500
Hypospadie	1:1600
Hüftgelenk	1:1800
Gefäße	1:2000
Fußfehlstellungen	1:2500
Poly-/Syndaktylien, Reduktionsanomalien	1:2500
Gaumenspalten	1:2500
Ohr, Gesicht, Hals	1:3300
Spina bifida (Neuralrohrdefekte)	1:3300
Pylorus	1:3800
Thoraxwand	1:5000
Mikrozephalus	1:5000
Anal-/Rektumatresie/-stenose	1:5600
Gesichts-/Schädeldefekte	1:6000
Omphalozele, Gastroschisis	1:7500
Dünndarmatresie/-stenose	1:8000
Megacolon congenitum	1:9000
Augen, Lider, Orbita	1:10 000
Gehirnfehlbildungen (inkl. Anenzephalus und Enzephalozele)	1:10 000
Nieren	1:15 000
Respirationstrakt	1:15 000
Gallengänge und Leber	1:17 000
Hiatus oesophageus	1:20 000
Zwerchfelldefekte	1:20 000
Blase	1:25 000
Urethra (ohne Hypospadie)	1:25 000
Kraniofaziale Anomalien	1:25 000
Wirbelsäule, Sacrum	1:33 000
Dickdarmatresie/-stenose, Pankreas, weibliche Genitale (ohne adrenogenitales Syndrom), Epispadie, Chondro-Osteodystrophien, Prune-Belly-Syndrom	1:50 000

Tab. 3.**9** Multifaktorielle Erbleiden mit Geschlechtsunterschieden in der Häufigkeit

Krankheit	Geschlechtsverhältnis (männlich:weiblich)
Pylorusstenose	6:1
Klumpfuß	2:1
Kongenitale Hüftgelenksluxation	1:6

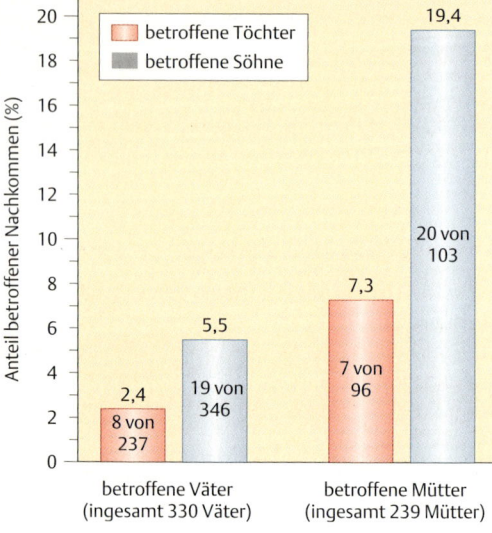

Abb. 3.**41 Empirisches genetisches Risiko bei hypertrophischer Pylorusstenose in Abhängigkeit des befallenen Elternteils.** (nach: V. McKusick u. R. Claiborne, 1973)

Abb. 3.**41** verdeutlicht dies: War die Mutter von einer Pylorusstenose betroffen, betrug das Risiko, ebenfalls zu erkranken, für ihre Söhne 19,4 %, für ihre Töchter etwa 7,3 %. War der Vater betroffen, betrug das Risiko für Söhne nur 5,5 % und für die Töchter 2,4 %. Erwartungsgemäß sind die Proportionen bei der angeborenen Hüftgelenkluxation etwa umgekehrt.

Beispiele für multifaktorielle **quantitative Merkmale** sind:
- die meisten medizinischen Laborparameter wie Cholesterolspiegel, Glukose-Konzentrationen, Harnstoffkonzentrationen,
- aber auch Merkmale wie Körpergröße, Körpergewicht und Intelligenz.

Viele, aber nicht alle quantitativen Merkmale sind normal verteilt.

Für manche komplexe Erkrankungen wie die koronare Herzkrankheit sind **Risikofaktoren** bekannt, wie etwa erhöhtes Plasma-LDL-Cholesterol, die selbst wiederum komplexe quantitative Merkmale darstellen.

> Derartige quantitative Merkmale werden auch als **intermediäre Phänotypen** bezeichnet, da sie quasi zwischen dem Genotyp und dem klinischen Phänotyp stehen.

3

Es ist einleuchtend, dass der Beitrag einer genetischen Variante auf intermediäre Phänotypen größer ist als auf den klinischen Phänotyp.

So erklärt z. B. der **Polymorphismus des Apolipoproteins E** (s. auch S. 331) ca. 40 % der Varianz der APO-E-Konzentrationen im Plasma, 20 % der Varianz der Apolipoprotein-B-Konzentrationen und 4 % der Varianz der Cholesterolkonzentrationen. Er hat aber nur einen **geringen prädiktiven Wert** für die Voraussage einer koronaren Herzkrankheit. Die **Odds ratio** (O.R.) des Genotyps *APO* E4/3 gegenüber dem häufigsten homozygoten *APO* E3/3 beträgt lediglich 1,3. Die Wahrscheinlichkeit eines Variantenträgers zu erkranken ist also im Vergleich zu einem Nichtträger nur gering erhöht. Die O.R. bezeichnet das Maß der Wahrscheinlichkeit eines Variantenträgers gegenüber einem Nichtträger, die Krankheit zu entwickeln.

Grenzwertbestimmung für multifaktoriell bedingte Merkmale

Für biologische Variablen, die im statistischen Sinne normal verteilt sind, ist die Angabe der Abweichung vom Mittelwert als einfache, doppelte oder dreifache **Standardabweichung** (a) sinnvoll. Es wird aus praktischen Gründen per definitionem ein **Grenzwert** gesetzt, an dem das Pathologische beginnt. Letzten Endes ist es eine Frage der Übereinkunft, wo dieser Grenzwert gesetzt wird.

> Für die meisten multifaktoriell bedingten Merkmale hat sich eingebürgert, dass man von **pathologischen Abweichungen** spricht, wenn sie jenseits des ± 2σ-Bereiches liegen. Dieser entspricht recht genau der 3. bzw. 97. Perzentile.

Diese Perzentil-Angaben haben sich heute nicht nur bei körperlichen Merkmalen, sondern auch bei vielen Laborparametern durchgesetzt, weil man hiermit besonders den zeitlichen Verlauf der Veränderung eines Merkmals verfolgen und sehen kann, ob es in einen pathologischen Bereich fällt.

Warum wird der Mensch immer größer? Die sogenannte säkulare Akzeleration des Längenwachstums – die Zunahme der durchschnittlichen Körperlänge im letzten Jahrhundert – ist durch **Umweltfaktoren,** vor allem durch die bessere Hygiene und durch die bessere Ernährung sowie die Morbiditätsabnahme der Säuglinge und Kleinkinder bedingt. Untersuchungen über das Akzelerationsgeschehen zeigen Folgendes (Fleischmann, 1989):
- Es liegen höhere Geburtsmaße vor.
- Die Wachstumsbeschleunigung beginnt im Säuglings- und Kleinkindalter.

- Es besteht eine deutliche Wachstumsbeschleunigung im Schulkindalter mit Vorverlegung der Pubertät.
- Es werden höhere Endgrößen erreicht.
- Es hat sich die Körpergröße für ganze Populationen insgesamt in Richtung höherer Körpermaße verschoben, d. h. der Anteil der Hochwüchsigen hat um den Prozentsatz zugenommen, um den der Anteil der Kleinwüchsigen abgenommen hat (Abb. 3.**42**). Es ist nicht zu einem größeren Anteil Hochwüchsiger gekommen, und das spricht eher gegen eine genetisch bedingte Selektionstheorie der Akzeleration.

Mit anderen Worten ausgedrückt: Die heutige Generation wird nicht nur größer geboren und erreicht im Endeffekt eine höhere Endgröße, sondern zusätzlich ist die Wachstums- und Entwicklungsdauer verkürzt. ■

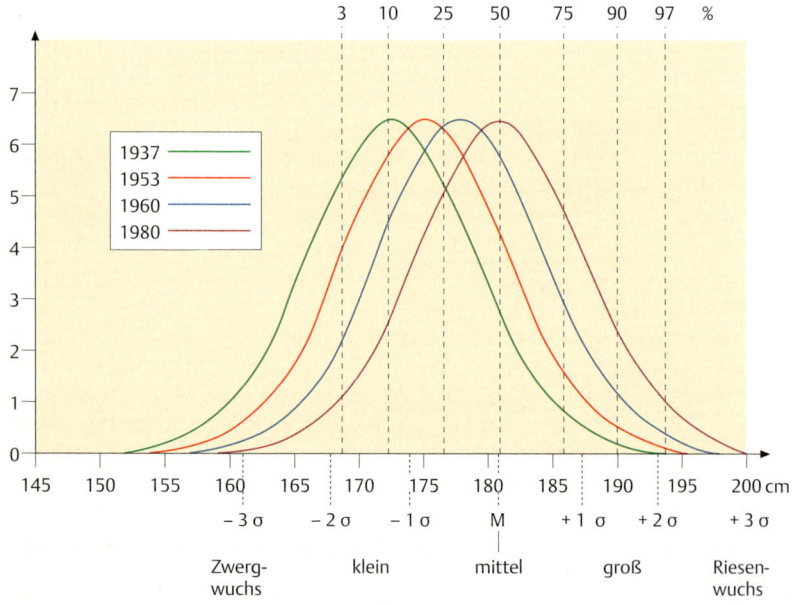

Abb. 3.**42 Die Verteilung der Körperhöhen 20-jähriger Männer in unterschiedlichen Geburtsjahrgänge.** In 43 Jahren haben sich die Werte um 8 cm erhöht, die Gauß-Kurve hat sich um diesen Wert nach rechts verschoben.

Der Korrelationskoeffizient

Für multifaktoriell bedingte Eigenschaften und quantitative Merkmale ist der Korrelationskoeffizient ein sehr nützlicher Messwert.

> Der Korrelationskoeffizient sagt etwas aus über die **Ähnlichkeit** (oder Verschiedenheit) eines Merkmals bei zwei verschiedenen Probanden oder über die Beziehung zweier Merkmale bei ein und derselben Person. Er kann sich von **– 1 bis +1** erstrecken: +1 bedeutet völlige Gleichheit oder Übereinstimmung, 0 bedeutet das Fehlen von Gleichheit, bei – 1 schließen sich beide Merkmale aus.

Die Abb. 3.**43** zeigt, wie die Ähnlichkeit des IQ mit der Nähe der Blutsverwandtschaft zunimmt.

Bei zusammen aufgewachsenen eineiigen Zwillingen ist der Korrelationskoeffizient am höchsten, bei Cousin und Cousinen am niedrigsten. Dazwischen liegen die Korrelationskoeffizienten für Eltern und Kinder sowie für Geschwister untereinander. Die Bedeutung der Anlage für die Höhe des IQ wird besonders dadurch demonstriert, dass die Intelligenzquotienten eineiiger Zwillinge (EZ) und sogar getrennt aufgewachsener EZ weit höher korrelieren als diejenigen zweieiiger Zwillinge (ZZ). Die Umweltwirkung zeigt sich darin, dass zusammen aufgewachsene EZ und Geschwisterpaare jeweils ähnlichere Korrelationskoeffizienten aufweisen als getrennt aufgewachsene, und dass ZZ ähnlicher sind als gewöhnliche Geschwister (s. S. 360).

Gen-Umwelt-Interaktionen

Eine wesentliche Eigenschaft komplexer Erkrankungen ist, dass sie aus Interaktionen zwischen den beteiligten ätiologischen Faktoren resultieren. Der Begriff Interaktion wird häufig umgangssprachlich verstanden. Es ist wichtig, sich klar zu machen, dass die einfache Addition von zwei Risikofaktoren keine Interaktion darstellt; d. h. bei der Interaktion ist eins und eins nicht zwei! Der Nachweis dieser Abweichung deutet auf Interaktionen hin.

> In der Genetik bedeutet Interaktion, dass ein **multiplikativer Effekt von Faktoren** vorliegt.

Ein Beispiel liefert die Interaktion der Faktor-V-Leiden-(p.Arg506Gln-)Variante mit anderen genetischen und nicht genetischen Faktoren bei den **Thrombophilien**:

Venöse Thrombosen resultieren, wenn lokal ein Ungleichgewicht zwischen pro- und antikoagulatorischen Faktoren vorliegt. Zahlreiche Faktoren, die zu einer prokoagulatorischen Situation führen, sind bekannt. Hierzu gehören:

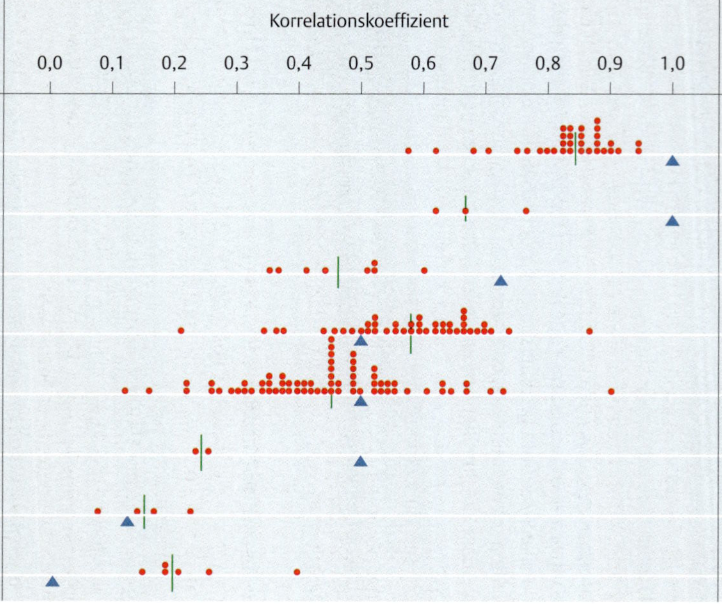

3

Abb. 3.**43 Familiäre Korrelation des IQ in Abhängigkeit von Erbe und Umwelt.** Die Grafik umfasst eine Zusammenstellung der Korrelationskoeffizienten für die IQ-Werte aus 111 Untersuchungen. Die roten Punkte bezeichnen die in einzelnen Serien gefundenen mittleren gewichteten Korrelationskoeffizienten, der grüne Vertikalstrich den aus sämtlichen Arbeiten errechneten Mittelwert, der Keil den Erwartungswert für ein einfaches polygenes Modell ohne selektive Partnerwahl (modif. nach: Th. Bouchard u. M. McGue, 1981).

	Anzahl der Untersuchungen	Anzahl der Paarvergleiche	gewichtete mittlere Korrelation
EZ-zusammen aufgewachsen	34	4572	0,86
EZ-getrennt aufgewachsen	3	65	0,72
Eltern-Kind	8	992	0,50
ZZ-zusammen aufgewachsen	41	5546	0,60
Geschwister zusammen aufgewachsen	69	26473	0,47
Geschwister getrennt aufgewachsen	2	203	0,24
Vettern und Basen	4	1176	0,15
Adopt.-Eltern-Kind	6	758	0,24

- Rauchen
- orale Kontrazeptiva
- Schwangerschaft
- Östrogen-Therapie
- Immobilität, z. B. bei langen Flugreisen
- chirurgische Eingriffe

In den letzten Jahren wurden auch **genetische Faktoren** identifiziert. Hierzu gehören:
- Varianten von Prothrombin (s. u.) und des Faktors V der Blutgerinnung
- Mutationen im Protein S, Protein C und Antithrombin III

Die Faktor-V-Leiden-Variante hat in Mitteleuropa eine Häufigkeit von ca. 5 %. Sie führt zur Resistenz von aktiviertem Protein C (**APC-Resistenz**). Bei 20 % der idiopathischen Erstthrombosen und bei 60 % der Schwangerschaftsthrombosen wird die Faktor-V-Leiden-Variante gefunden.

Ob Interaktionen zwischen Genvarianten und nicht genetischen Faktoren vorliegen, kann durch entsprechende grafische Darstellung leicht verdeutlicht werden (Abb. 3.**44**).

> Es sind sowohl **Gen-Gen-** als auch **Gen-Umwelt-** und **Umwelt-Umwelt-Interaktionen** bekannt. Die Realität der meisten komplexen Erkrankungen wird vermutlich alle Situationen inkludieren, wie dies bei den **Thrombophilien** der Fall ist.

Die **Prothrombin-20210A-Variante**, die ebenfalls das Auftreten von Thrombophilien begünstigt, hat eine Inzidenz von etwa 1 – 2 %. Im Folgenden werden ausgewählte Faktoren, die das Risiko zur Entstehung von Thrombosen beeinflussen, in Korrelation zueinander gesetzt:
- **Heterozygotie für Faktor-V-Leiden** führt zu einer 5-fachen Erhöhung des Risikos für venöse Thrombosen gegenüber Nichtträgern. Heterozygotie für die **Prothrombin-20210A-Variante** führt zu einer Verdopplung des Risikos für eine venöse Thrombose gegenüber Nichtträgern.
- **Orale Kontrazeptiva** erhöhen das Risiko für Thrombose um das 4-fache. Bei **heterozygoten Trägern der Faktor-V-Leiden-Variante** erhöht die Einnahme oraler Kontrazeptiva das Risiko nicht additiv auf das 9-fache, sondern auf das 35-fache.
- **Homozygotie für Faktor-V-Leiden** erhöht das Risiko auf das 80-fache.
- Gleichzeitiges Vorliegen von **Heterozygotie für Faktor-V-Leiden** und die **Prothrombin-2021A-Variante** erhöht das Risiko auf das 20-fache. Dies ist ein Beispiel für eine Gen-Gen-Interaktion.

3

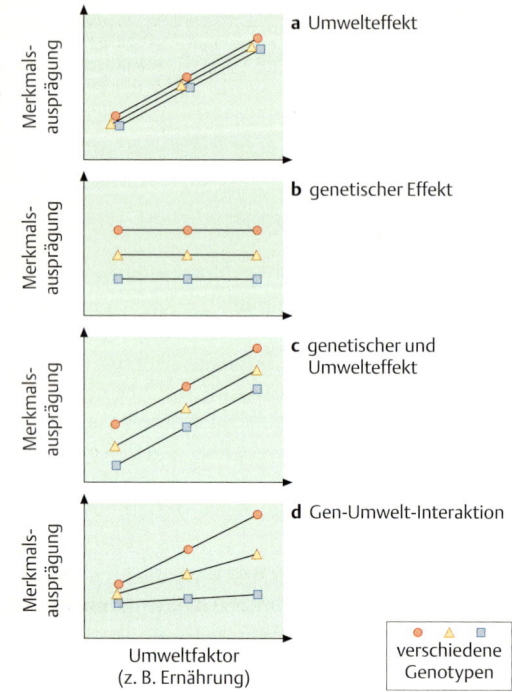

a Umwelteffekt

b genetischer Effekt

c genetischer und
Umwelteffekt

d Gen-Umwelt-Interaktion

Merkmals-
ausprägung

Umweltfaktor
(z. B. Ernährung)

○ △ □
verschiedene
Genotypen

Abb. 3.**44 Möglichkeiten des Zusammenwirkens eines Genotypen mit einem Umwelteffekt in der Merkmalsausprägung. a** Bei Umwelteffekten steigt die Merkmalsausprägung mit zunehmendem Umweltfaktor, verschiedene Genotypen unterscheiden sich **nicht** im Phänotyp. **b** Ein rein genetischer Effekt liegt vor, wenn die unterschiedlichen Merkmalsausprägungen der Genotypen trotz sich ändernder Umweltfaktoren **konstant** bleiben. **c** Liegen genetische und Umwelteffekte kombiniert vor, so verändern sich die unterschiedlich ausgeprägten Merkmale der Genotypen mit zunehmendem Umweltfaktor **parallel**. **d** Bei Gen-Umwelt-Interaktionen reagieren die Merkmalsausprägungen unterschiedlicher Genotypen **verschieden stark** auf den sich ändernden Umweltfaktor.

Ähnliche Interaktionen sind zwischen Hochdruck, Rauchen, Hypercholesterinämie und Genvarianten hinsichtlich des Risikos für Myokardinfarkt bekannt.

Multifaktoriell vs. monogen

Die Unterscheidung zwischen monogenen und komplexen/multifaktoriellen Merkmalen und Erkrankungen ist teilweise willkürlich und es bestehen **fließende Übergänge** (Tab. 3.**10**). Denn auch bei vielen monogenen Erkrankungen spielen nicht genetische Faktoren und zusätzliche genetische Faktoren (**Modifier-Gene, polygener Hintergrund**) eine Rolle.

Zur Verdeutlichung sei in Erinnerung gerufen, dass praktisch alle Patienten mit einer CAG-Repeatlänge > 39 im Huntingtin-Gen im Laufe ihres Lebens an Chorea Huntington erkranken (vorausgesetzt sie sterben nicht vorher an anderer Ursache). Aber nur ca. 60 – 80 % der Trägerinnen von *BRCA1*-Mutationen entwickeln im Laufe ihres Lebens ein Mammakarzinom und nur 50 – 70 % der Träger von

Tab. 3.**10** Beispiele für Manifestationswahrscheinlichkeiten krankheitsrelevanter Mutationen

Krankheit	Etwaige lebenslange Wahrschein-lichkeit der Manifestation
Chronisch rezidivierende Pankreatitis bei Mutationen im *SPINK1*-Gen	1 – 2 %
Alzheimer-Erkrankung bei heterozygoten *APO-E4*-Genträgern	6 – 13 %
Hämochromatose (Vollbild) bei homozygoten *HFE*-Mutationsträgern	10 – 50 %
erblicher Eierstockkrebs bei *BRCA1*- oder *BRCA2*-Mutationsträgerinnen	30 – 40 %
erblicher Brustkrebs bei *BRCA1*- oder *BRCA2*-Mutationsträgerinnen	40 – 80 %
Retinoblastom bei *RB*-Mutationsträgern	90 %
Huntington-Krankheit bei CAG-Repeat 39	fast 100 %

bestimmten Mutationen im *RET*-Gen einen Morbus Hirschsprung. Für Morbus Hirschsprung wurden andere Gene bekannt, die mitauslösend für die Erkrankung sind (s. S. 335). Formal kann man sagen, dass *RET*-Mutationen eine **verminderte Penetranz** bezüglich der Hirschsprung-Erkrankung haben.

Bei komplexen Erkrankungen ist der Prozentsatz von Trägern einer bestimmten Genvariante, die im Laufe ihres Lebens erkranken, noch wesentlich geringer (Tab. 3.**8**, s. S. 317). Es ist aber nicht sinnvoll, in dieser Situation noch von verminderter Penetranz zu reden. Sinnvoll ist es, bei komplexen Erkrankungen den Begriff **Suszeptibilitätsgene** (Definition, s. S. 327) zu verwenden. Diese Gene weisen Varianten auf, die das Risiko für die Erkrankung erhöhen oder senken.

3.5.2   Modifier-Gene, digene Vererbung und maternale Faktoren

Die strikte Unterscheidung zwischen monogenen (Mendel-)Erkrankungen und multifaktoriellen/komplexen Erkrankungen wird zunehmend verwischt.

Zwischenstufen sind monogene Erkrankungen, die stark durch **Modifier-Gene** beeinflusst werden sowie **digene Erkrankungen** und erbliche Erkrankungen, deren Ausmaß durch **maternale Faktoren** beeinflusst wird.

Biologisch betrachtet stehen strikt monogene und polygene/multifaktorielle Erkrankungen jeweils nur am Ende eines **kontinuierlichen Spektrums**. Begriffe wie inkomplette Penetranz und variable Expressivität von monogenen Erkrankungen sind letztlich Ausdruck dafür, dass das „Monogen" nicht allein für das Auftreten, den Schweregrad oder die phänotypische Ausprägung der Erkrankung verantwortlich ist.

„Modifier-Gene".

Für zahlreiche monogene Erkrankungen sind „Modifier-Gene" bekannt: Mutationen in bestimmten Genen führen allein zu einem milden Phänotyp. Bei gleichzeitiger Mutation in einem anderen Gen kann es zu einem schwereren oder leichten Verlauf der Erkrankung kommen.

Beispiele hierfür sind das juvenile Glaukom und die schwere autosomal dominante polyzystische Nierenerkrankung:

- **Juveniles Glaukom**: Die heterozygote Mutation p.Gly399Val im *MYOC*-Gen führt im Erwachsenenalter zu einem Glaukom. Liegt gleichzeitig eine heterozygote Mutation p.Arg368His im *CYBB1*-Gen vor, die allein keinen Phänotyp bewirkt, kommt es zum juvenilen Glaukom.
- **Polyzystische Nierenerkrankung**: Heterozygote Mutationen im *PKD 1*-Gen und die c.2152delA-Mutation im *PKD 2*-Gen bewirken jeweils eine **milde Form** der polyzystischen Nierenerkrankung. Liegen sie gemeinsam vor, resultiert eine **schwere Form** der Erkrankung.

Digene Vererbung.

Bei digen vererbten Erkrankungen liegen bei betroffenen Individuen gleichzeitig **zwei Mutationen** in zwei unterschiedlichen, nicht gekoppelten Genen vor.

Nur die Kombination der beiden Mutationen bewirkt den klinischen Phänotyp. Jede der beiden Mutationen für sich allein löst keine Erkrankung aus. Auch hier sind zahlreiche Beispiele bekannt:

- Formen von **Retinitis pigmentosa (RP)**,
- **prälinguale nicht syndromale Taubheit**,
- **Bardet-Biedl-Syndrom** und
- **Hirschsprung-Erkrankung** (s. S. 335).

Die **Retinitis pigmentosa** wird durch einen fortschreitenden Untergang von Zapfen und Stäbchen der Retina verursacht. Dies führt zu progressivem Verlust des Sehvermögens, Nachtblindheit und den Namen gebenden Pigmentablagerungen in der Retina. RP ist ätiologisch heterogen. Es existieren dominante, autosomal rezessive und X-gekoppelte Formen der Erkrankung, und es sind ca. 30 verschiedene RP-Gene bzw. -Genorte bekannt, die jede/r für sich zur Erkrankung führen können. Retinitis pigmentosa ist meist **monogen** verursacht, aber in einigen Familien wurden Patienten mit Retinitis pigmentosa gefunden, die **doppelt hetero-**

3

zygot für Mutationen in den Genen *ROM1* und *RDS* waren. Familienmitglieder, bei denen nur eines der beiden Gene mutiert war (entweder *RDS* oder *ROM1*), erkrankten nicht.

Maternale Faktoren. Ein weiteres Beispiel ist die Beeinflussung des Schweregrades des Smith-Lemli-Opitz-Syndroms durch den maternalen **Apolipoprotein-E-Genotyp**. Es handelt sich um ein autosomal rezessives schweres Fehlbildungssyndrom mit mentaler Retardierung, das durch Mutation im Gen für **7-Dehydrocholesterolreduktase** (*DHCR7*) verursacht wird. Dieses Gen katalysiert den letzten Schritt der Cholesterolbiosynthese. Embryonen, die homozygot oder compoundheterozygot für Mutationen im *DHCR7*-Gen sind, können kein eigenes Cholesterol synthetisieren, sind also auf exogenes Cholesterol der Mutter angewiesen. Der Schweregrad des Syndroms kann stark variieren. Der maternale *APO-E*-Genotyp scheint hier einen Einfluss darauf zu haben, wie gut das Ungeborene mit Cholesterol versorgt wird. APO E ist wahrscheinlich ein Bestandteil des maternoembryonalen Transportsystems. Je effektiver APO E die Cholestorolversorgung gewährleisten kann, desto geringere Ausprägungen des Syndroms können erwartet werden.

3.5.3 Resistenzgene und Suszeptibilitätsgene für Infektionskrankheiten

Krankheit ist kein qualitatives Phänomen. Krankheiten können schwer oder leicht, akut oder chronisch und mit unterschiedlicher Ausprägung verlaufen.

Für wichtige Infektionskrankheiten wie Malaria oder AIDS ist bekannt, dass Varianten in bestimmten Genen einen **Teilschutz** (**Resistenz**) gegen die Krankheit darstellen. Gene, die die relativen Risiken für eine Erkrankung beeinflussen, werden als **„Suszeptibilitätsgene"** bezeichnet (Tab. 3.**11**). Sie sind per Definition polymorph, somit kommen die Allele (Varianten) eines Suszeptibilitätsgens häufig in der normalen Bevölkerung vor. Varianten eines Suszeptibilitätsgens sind jedoch weder hinreichend noch notwendig, um eine bestimmte Krankheit auszulösen.

Resistenzen gegen Infektionserkrankungen sind ein Beispiel für die Koevolution von Erreger und Wirt. Infektionserreger passen sich durch ständige Veränderungen (Mutationen) in ihrem Genom an ihre Wirte an und erobern neue Wirte (z. B. das HI-Virus vor ca. 60 Jahren den Menschen). In gleicher Weise führen auch beim Wirt, also beim Menschen, Mutation und Selektion zu Anpassungen. So sind zum Beispiel Varianten in der Glucose-6-Phosphat-Dehydrogenase, die Resistenz gegen Malaria vermitteln, erst vor etwa 4000 – 12 000 Jahren in Afrika aufgetaucht. Zu dieser Zeit erfolgte der Übergang von der Jäger-Sammler-Gesell-

3

Tab. 3.**11** Gene und Genvarianten mit Teilresistenz gegen oder Suszeptibilität für Infektionskrankheiten

Gen	Vermittlung von
HBA1 (α-Thal)	Malaria-Resistenz
HBB (HbS, HbC, β-Thal)	
G6PD	
Duffy	
HLA-DR	
CCR5	HIV-Resistenz
PARK2	Suszeptibilität für Lepra
PACRG	
NRAMP1	Suszeptibilität für Tuberkulose
HLA-DQ	

schaft zum Ackerbau. Diese Veränderung der Umwelt hat die Verbreitung des Vektors, der Anopheles-Mücke, begünstigt.

Beispiel Malaria. Varianten der **Globin-β-Ketten**, die zu **HbS-**, **HbC-** oder **β-Thalassämie** führen, sind bei Heterozygoten Schutzfaktoren gegen Malaria. Dies erklärt ihre hohe Frequenz in den von Malaria betroffenen Teilen Afrikas und Asiens. **HbS** z. B. schützt allerdings nicht vollständig vor der Infektion mit dem Malariaerreger Plasmodium falciparum, sondern reduziert das Risiko für die schweren tödlich verlaufenden Formen der Malaria (zerebrale Form, Schwarzwasserfieber).

> Bei Infektionskrankheiten können genetische Faktoren nicht nur beeinflussen, ob eine Infektion überhaupt auftritt oder nicht, sie können auch den Verlauf der Erkrankung mitbestimmen.

Beispiel AIDS. Erstaunlich ist, dass auch gegen die Erreger der in der Menschheitsgeschichte sehr jungen Infektionskrankheit AIDS bereits Varianten des **T-Zell-Korezeptors CCR5** existieren, die Resistenz gegen die HIV-Infektion vermitteln. Bestimmte Mutationen im Korezeptor-*CCR5*-Gen, der für den Eintritt des Virus in die T-Zelle notwendig ist, verhindern die Infektion von T-Lymphozyten mit dem HI-Virus.

3.5.4   Genetische Tests bei komplexen Erkrankungen

In Kap. 4.3 ab S. 357 werden Ihnen die Methoden vorgestellt, die man zur Identifizierung solcher Gene einsetzt, die an der Entstehung von komplexen und multifaktoriellen Erkrankungen beteiligt sind. Nachdem zahlreiche Suszeptibilitätsgene für komplexe Erkrankungen bekannt sind, liegt es nahe, diese zum Zweck des prädiktiven oder differenzialdiagnostischen Testens einzusetzen.

> Der Nachweis, dass eine genetische Variante einen pathophysiologisch nachweisbaren Einfluss auf eine Erkrankung hat, bedeutet jedoch noch nicht, dass klinisch relevante Aussagen gemacht werden können.

Die Nützlichkeit und Zweckmäßigkeit eines genetischen Tests bei einer komplexen Erkrankung hängt von verschiedenen Parametern ab, z. B.:
- der **Stärke**, mit der die Variante mit der Krankheit assoziiert werden kann,
- der sich daraus ergebenden **prädiktiven** oder **differenzialdiagnostischen Wertigkeit**,
- der möglichen **Konsequenz** der Untersuchung, etwa der Behandlungsmöglichkeit oder -entscheidung und
- allgemein von der **Fragestellung**.

Wissenschaftliche Absicherung von Assoziationen. Nicht unerheblich ist, wie wissenschaftlich abgesichert eine Assoziation ist, und wie genau Parameter, wie z. B. das relative Risiko, bekannt sind. Dies wird am Beispiel der Assoziation **ACE/Herzinfarkt** deutlich (Abb. 3.**45**): Bei der ersten Studie (ECTIM) wurde eine Assoziation zwischen ACE-DD-Genotyp und Herzinfarkt gefunden. Hier lag jedoch vermutlich ein **Typ-I-Irrtum** vor (zufällig hochsignifikante Assoziation). Dieser Irrtum wurde in den kleinen publizierten Studien bestätigt (vermutlich wurden kleine negative Studien nicht publiziert). Große Studien und die Metaanalyse konnten diese Assoziation nicht nachweisen.

Auf der Basis der ersten Untersuchungen wurde empfohlen, den ACE-DD-Genotyp zur Prädiktion des Herzinfarktes einzusetzen. Inzwischen ist diese Empfehlung nicht mehr vertretbar. Die Frage der Sinnhaftigkeit dieser Tests muss also für jedes Gen bzw. jede Genvariante neu und individuell gestellt werden. So wird etwa eine Prädiktion durch **APO-E-Typisierung** hinsichtlich des späteren Auftretens einer **Alzheimer-Erkrankung** derzeit abgelehnt, da die Prädiktion zu unsicher ist und sich keine therapeutischen Konsequenzen ergeben. Zur Differenzialdiagnostik bei Patienten mit Demenz wird die APO-E-Typisierung aber sehr wohl eingesetzt.

Paradoxerweise wird die APO-E-Typisierung als „Prädiktor" von Herzinfarktrisiken von manchen Labors angeboten, obwohl die Assoziation viel schwächer ist als bei der Alzheimer-Erkrankung. Obwohl eine sinnvolle Prädiktion bezüglich eines **Herzinfarktes** nicht möglich ist, scheint der Unterschied darin zu liegen, dass dies als ethisch

3

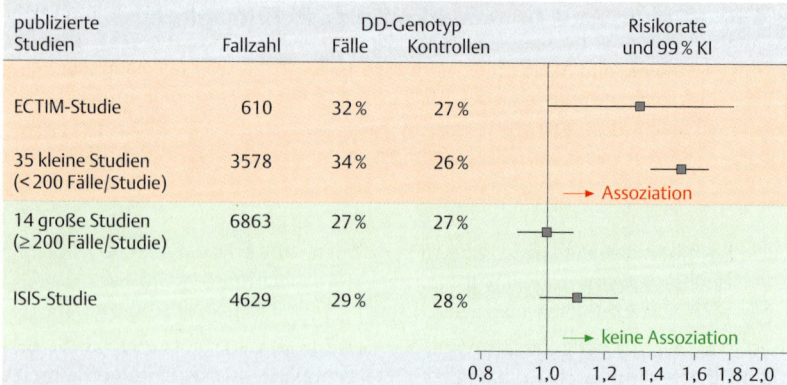

publizierte Studien	Fallzahl	DD-Genotyp		Risikorate und 99 % KI
		Fälle	Kontrollen	
ECTIM-Studie	610	32 %	27 %	
35 kleine Studien (< 200 Fälle/Studie)	3578	34 %	26 %	→ Assoziation
14 große Studien (≥ 200 Fälle/Studie)	6863	27 %	27 %	
ISIS-Studie	4629	29 %	28 %	→ keine Assoziation

Abb. 3.**45 ACE-Genotyp DD und Myokardinfarkt.** Vergleich der Ergebnisse von zwei Einzelstudien (ECTIM/ISIS) und Metaanalysen von 35 kleinen und 14 großen Studien zur Assoziation des Angiotensin-Converting-Enzyme-(ACE-)Genotyps DD mit Myokardinfarkt. KI = Koinzidenzintervall. (Keavney et al., The Lancet 355: 434 – 442)

> unbedenklicher gilt. Andererseits ist die APO-E-Typisierung indiziert zur differenzialdiagnostischen Abgrenzung einer **Hyperlipoproteinämie Typ III** von anderen Hyperlipidämieformen. Mehr als 95 % der Patienten mit Hyperlipoproteinämie Typ III sind homozygot für APO E2/2. ■

SNP-Chips und Genomsequenzierungen. Wegen der geringen Vorhersagekraft der meisten einzelnen Suszeptibilitätsvarianten wurde vorgeschlagen, viele solche Varianten an verschiedenen Genorten gleichzeitig zu testen, um damit die Aussagekraft über ein Erkrankungsrisiko zu erhöhen. Grundlage ist die Identifizierung einer großen Zahl (> 1000) von Genomvarianten, die die Risiken für multifaktorielle Erkrankungen modifizieren. Einige Firmen bieten bereits sog. Gen-Chips (SNP-Chips) als prädiktive, genetische Diagnostik außerhalb der Medizin („over the counter") über das Internet an, mit denen bis zu 40 medizinisch relevante Merkmale erfasst werden sollen. Die resultierenden, persönlichen genetischen Profile sollen Aussagen über Krankheitsrisiken erlauben. Die Anwendung solcher Verfahren, die als **„genomic Profiling"** bezeichnet werden, wird aber derzeit aus theoretischen und praktischen Überlegungen abgelehnt. Es gibt keinerlei wissenschaftlich gesicherte Daten zu solchen multiplen Tests.

Mit den modernen Hochdurchsatz-Sequenzierverfahren, die es erlauben, in kurzer Zeit und mit immer geringeren Kosten individuelle Genome zu sequenzieren, können grundsätzlich alle krankheitsassoziierten Varianten erfasst werden. Limitierend werden in naher Zukunft nicht technische Möglichkeiten, sondern die Probleme der Interpretation und die Möglichkeiten der medizinischen Konsequenzen sein.

Risiko ist nicht gleich Risiko. Die Art der Angaben von Risiken ist nicht ohne Einfluss auf die Beurteilung des Risikos durch Ärzte und Patienten. Häufig werden **relative Risiken** angegeben. Dies kann wesentlich höhere Risiken suggerieren als sie tatsächlich bestehen. So ist das relative Risiko für **Morbus Crohn** eines Homozygoten für eine Variante im *NOD 2/CARD 15*-Gen gegenüber einem Nicht-Variantenträger ca. 40-fach erhöht. Das absolute Lebenszeitrisiko beträgt jedoch lediglich 3 % (s. Tab. 4.4, S. 365). ∎

3.5.5 Beispiele für komplexe Erkrankungen

Apolipoprotein E und Alzheimer-Erkrankung

Apolipoprotein E ist eine Komponente des **Lipoproteintransportsystems** und damit der Cholesterolhomöostase im Plasma und im Zentralnervensystem. Es existiert in der Bevölkerung in drei häufigen Formen, die als **APO E2**, **APO E3** und **APO E4** bezeichnet werden und sich durch Aminosäureaustausche im Protein in den Positionen 112 und 158 unterscheiden. Die APO-E-Isoformen unterscheiden sich funktionell u. a. durch ihre Bindung an den LDL-Rezeptor. Die häufigste APO-E-Variante ist das APO E3 mit 77 %, gefolgt von APO E4 mit 15 % und APO E2 mit 8 %.

APO E4 wird assoziiert mit Auftreten der **Alzheimer-Erkrankung**. Sein Vorhandensein reicht jedoch nicht notwendigerweise aus, um die Erkrankung zu verursachen. Viele Träger der E4-Variante erkranken **nicht**. APO E4 ist außerdem für den Ausbruch der Alzheimer-Erkrankung nicht zwingend erforderlich, auch APO-E3/3-Homozygote oder Träger der protektiven APO-E2-Variante können betroffen sein. Lediglich die **Risiken** für das Auftreten der Erkrankung sind unterschiedlich zwischen den APO-E-Varianten. Apolipoprotein E4 erhöht jedoch nicht nur das Risiko für den Ausbruch der Alzheimer-Erkrankung, sondern führt auch zu einem **früheren Krankheitsbeginn.** Risiko und Krankheitsbeginn sind also abhängig von der ε4-Alleldosis.

Das Risiko ist am höchsten und der Krankheitsbeginn am frühesten bei **Homozygoten** für APO E4. APO E4/4 homozygote Individuen aus Familien mit spät manifestierender Alzheimer-Erkrankung waren im Alter von 80 Jahren fast ausnahmslos erkrankt. **APO E2** senkt demgegenüber das Risiko für Morbus Alzheimer. Dabei wird die Richtung der Wirkung (Erhöhung oder Senkung des Risikos) immer im Vergleich zur häufigsten Variante, also der E3-Form, angegeben.

APO E4 ist demnach **Risikofaktor** für Alzheimer-Erkrankung und **APO E2** ist ein **protektiver Faktor**. Gegenüber E4 ist aber auch E3 protektiv und gegenüber E2 ist E3 Risikofaktor.

3

Diese Angaben sind also immer relativ und sie sind vermutlich von anderen genetischen sowie Umweltfaktoren abhängig.

Der **APO-E-Polymorphismus** ist neben der Alzheimer-Erkrankung auch mit **Hyperlipidämie** und **koronarer Herzkrankheit** assoziiert.

Cholesterolkonzentrationen als Beispiel eines krankheitsassoziierten quantitativen Merkmals

Die Konzentrationen von Cholesterol im menschlichen Plasma sind in der Bevölkerung annähernd normal verteilt (**Gauß-Verteilung**) mit einer geringen Schiefe zu höheren Konzentrationen. Sie variieren in Bevölkerungen mit westlichem Lebensstil zwischen etwa 120 mg/dl und 300 mg/dl, können sich also zwischen einzelnen Individuen um den Faktor 3 unterscheiden. Die Cholesterol-Konzentrationen gehören wegen ihrer Assoziation mit der **koronaren Herzkrankheit** zu den am besten untersuchten quantitativen Merkmalen.

Cholesteroltransport. Cholesterol wird im Plasma in verschiedenen Lipoproteinpartikeln transportiert. Die quantitativ wichtigsten bei stoffwechselgesunden Personen sind die Low-Density-Lipoproteine (**LDL**) und die High-Density-Lipoproteine (**HDL**). LDL sind **atherogen**, während HDL einen **antiatherogenen** Effekt haben, indem sie Cholesterol aus peripheren Zellen aufnehmen und zur Leber transportieren können. Fragt man sich daher, welche Faktoren die Cholesterol-Konzentrationen beeinflussen, kann man die Frage präziser stellen: Welche Gene bzw. welche Umweltfaktoren beeinflussen LDL bzw. HDL-Konzentrationen?

Einfluss von Umweltfaktoren. Der Einfluss von Umweltfaktoren auf die Cholesterolkonzentrationen (und die Unterfraktionen) ist lange bekannt. Migrationsstudien haben beeindruckend den Effekt von **Nahrungsgewohnheiten** auf die Cholesterolkonzentration gezeigt: Bei Japanern, die nach Hawaii auswanderten, stiegen die Cholesterolkonzentrationen gegenüber ihren Landsleuten in Japan, die ihre traditionelle Ernährung beibehielten, deutlich an. Am höchsten war der Anstieg bei Japanern an der Westküste der USA, die sich den westlichen Nahrungsgewohnheiten am meisten annäherten. Parallel damit stieg auch die Herzinfarktrate.

Einfluss von Genen. Neben den lange bekannten Umweltfaktoren wie Ernährung oder körperliche Aktivität wurden durch Assoziationsstudien von Kandidatengenen und in neuerer Zeit durch genomweite Assoziationsstudien (GWAS) mehr als 90 Gene identifiziert, die die LDL- und/oder HDL-Cholesterolkonzentrationen beeinflussen.

An der Cholesterolhomöostase und am Transport des Cholesterols im Plasma sind zahlreiche Gene beteiligt, die an der **Cholesterol-** und **Lipoprotein-Biosynthe-**

se, der **Sekretion** von Cholesterol aus Zellen, dem **Aufbau** von Lipoproteinen, der **Aufnahme** von Cholesterol und Lipoproteinen durch Zellen, dem **Transfer** von Cholesterol zwischen Lipoproteinen, der **Lipolyse** von Lipiden in Lipoproteinen und dem „Messen" des Cholesterolgehaltes von Zellen verantwortlich sind. Für die Entdeckung des Mechanismus der Rezeptor-vermittelten Endozytose von LDL über den LDL-Rezeptorweg erhielten M. Brown und J. Goldstein 1986 den Nobelpreis für Physiologie und Medizin.

Zu den Genen, für die gesichert ist, dass polymorphe Varianten die **LDL-** bzw. **HDL-Konzentrationen** beeinflussen, gehören:

- Apolipoprotein E (s. o.)
- Cholesterinester-Transfer-Protein (CETP)
- der zelluläre ABCA-1-Transporter
- die Lipoprotein-Lipase (LPL)
- PCSK9

Interessanterweise wurden diese Gene als Kandidatengene untersucht, da seltene Mutationen, die zum Funktionsverlust der entsprechenden Genprodukte führen, monogene (rezessive) Lipoprotein-Stoffwechselstörungen verursachen:

- **Homozygotie** für das **Apolipoprotein-ε2-Allel** verursacht die primäre Dysbetalipoproteinämie bzw. Hyperlipoproteinämie Typ III mit palmoplantarer Xanthomatose.
- **Mutationen im** *CETP*-**Gen** bewirken eine familiäre Hyperalphalipoproteinämie (massiv erhöhtes HDL).
- **Mutationen im** *ABCA1*-**Gen** verursachen die Tangier-Erkrankung mit HDL-Defizienz, charakteristischen orangegelben Tonsillen, Splenomegalie und peripherer Neuropathie.
- **Mutationen im** *LPL*-**Gen** führen zu Hyperchylomikronämie, akuter Pankreatitis und eruptiven Xanthomen.

Wir haben es hier also mit allelischen Serien zu tun, bei denen seltene schwere Mutationen abgrenzbare genetische Syndrome verursachen können, während Varianten, die zu geringfügigen Funktionsänderungen führen, den quantitativen Phänotyp „Lipidspiegel" moderat beeinflussen.

Familien- und Zwillingsuntersuchungen haben gezeigt, dass jeweils etwa die Hälfte der Varianz in den Cholesterolkonzentrationen umweltbedingt bzw. durch genetische Faktoren bedingt ist.

Die durch GWAS (Genome-wide Association Studies) entdeckten Genvarianten erklären aber nur einen kleinen Teil der Erblichkeit (Problem der „missing heritability").

> Es konnte jedoch auch gezeigt werden, dass Effekte von Genen und Umwelt nicht unabhängig voneinander sind, sondern **Interaktionen** bestehen.

In Populationen, die aufgrund ihrer Ernährungsgewohnheiten niedrige mittlere Cholesterolkonzentrationen aufweisen, ist der Einfluss des APO-E-Polymorphismus wesentlich geringer als in solchen mit hohen mittleren Cholesterolkonzentrationen (Abb. 3.**46**).

> Mit anderen Worten: Schlechte Gene sind häufig nur in schlechter Umwelt schlecht (Abb. 3.**47**).

Risiken für Individuen und Populationen.

> Auch wenn Varianten eines Gens einen hohen Anteil der Varianz eines Parameters (z. B. die Cholesterolkonzentration) in der Population erklären, kann daraus nicht der **biologische Effekt** einer Variante abgeleitet werden.

Mutationen im **LDL-Rezeptor-Gen** z. B. führen zur monogenen familiären Hypercholesterolämie und haben einen wesentlich stärkeren biologischen Effekt als die APO-E4-Variante: Heterozygotie für LDL-Rezeptor-Mutationen führt zu Cholesterolspiegeln von ca. 350 mg/dl, während APO E4 die Cholesterolspiegel in westlichen Bevölkerungen im Mittel nur um ca. 10 mg/dl erhöht (Abb. 3.**46**).

Aber 27 % der Bevölkerung haben ein E4-Allel und nur 0,2 % eine LDL-Rezeptor-Mutation. Daher ist das dem APO-E-Polymorphismus zuordenbare Risiko („attri-

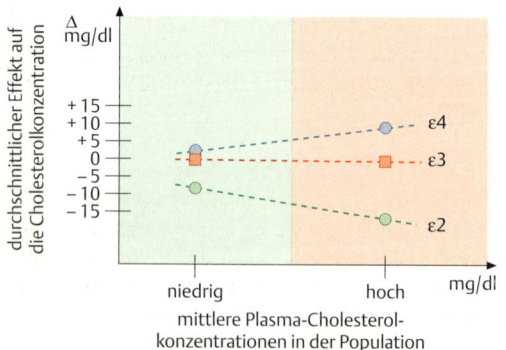

Abb. 3.46 Gen-Umwelt-Interaktion von Apo E. Je höher die mittlere Plasma-Cholesterolkonzentration der betrachteten Populationen ist (z. B. aufgrund ungesunder Ernährungsweise), desto stärker wirkt sich zusätzlich der Apo-E-Polymorphismus auf die Cholesterolkonzentration aus.

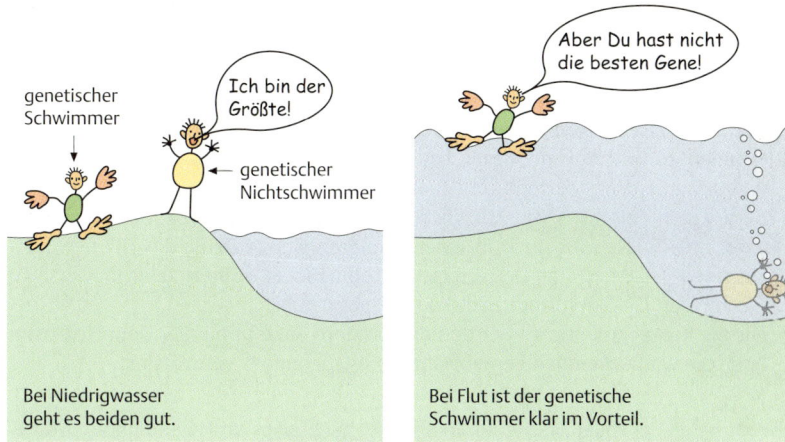

genetischer
Schwimmer

Ich bin der
Größte!

← genetischer
Nichtschwimmer

Aber Du hast nicht
die besten Gene!

Bei Niedrigwasser
geht es beiden gut.

Bei Flut ist der genetische
Schwimmer klar im Vorteil.

Abb. 3.**47 Schlechte Gene sind häufig nur in schlechter Umwelt schlecht.**

butable Risk"), das sich aus biologischem Effekt und Allelfrequenz berechnet, hinsichtlich Herzinfarkt wesentlich höher (ca. 15%) als das Risiko, das man LDL-Rezeptor-Mutationen zuordnen muss (ca. 5%). Es werden also wesentlich mehr Herzinfarkte durch den APO-E-Polymorphismus „erklärt" als durch LDL-Rezeptor-Mutationen. Für Menschen mit einer LDL-Rezeptor-Mutation ist das Risiko für einen Herzinfarkt jedoch höher als für eine Person mit intaktem LDL-Rezeptor-Gen, aber einem E4-Allel.

> Risiken für Individuen und Populationen werden also nicht unbedingt durch die gleichen Genvarianten bestimmt.

Die Verteilung quantitativer Merkmale in Bevölkerungen wird also genetisch maßgeblich durch **häufige Varianten** mitbestimmt. Seltene Varianten, z. B. *LDL*-Rezeptor-Mutationen, können aber zu monogenen Extremausprägungen des quantitativen Merkmals führen.

Hirschsprung-Erkrankung

Klinik. Patienten mit Hirschsprung-Erkrankung fehlen Nervenganglien in Segmenten des Dickdarms (**Aganglionose**). Je nach der Länge der betroffenen Segmente wird zwischen Kurzsegment- und Langsegment-Formen unterschieden. Klinisch resultieren daraus **Megakolon** und **chronische Obstipation**.

3

Molekulargenetik. Die Erkrankung kann familiär oder sporadisch auftreten, ist ätiologisch heterogen und kann sowohl autosomal dominant mit inkompletter Penetranz als auch multifaktoriell bedingt sein. Mindestens **6 verschiedene Gene** sind mit Morbus Hirschsprung in Zusammenhang gebracht worden:

- Hauptgen insbesondere für die Langsegmentform ist das *RET*-Gen, in dem Mutationen sowohl bei familiären als auch bei sporadischen Formen gefunden werden. Allerdings beträgt die Penetranz nur 50 – 70%.
- Bei einigen Patienten mit Hirschsprung-Erkrankung wurden Mutationen sowohl im *RET*-Gen als auch in einem anderen Gen (GDNF), das für den RET-Liganden „Glial Cell-line Derived Neurotropic Factor" kodiert, oder im Gen *NTV*, das für den Liganden Neuturin kodiert, gefunden.
- Für die Kurzsegmentform wurden drei weitere Suszeptibilitäts-Genorte postuliert, die wahrscheinlich gemeinsam die Aganglionose verursachen.

Auch bei dieser multifaktoriellen Erkrankung spielt wohl ein Polymorphismus eine Rolle: Offenbar ist die Ausprägung bzw. Form der Hirschsprung-Erkrankung von einem **Polymorphismus (SNP c.135 G/A)** im *RET*-Gen selbst abhängig.

Das **c.135A-Allel** wurde nämlich nach *RET*-Keimbahnmutationen häufiger bei der **Kurzsegment-Form** gefunden, wohingegen eine *RET*-Keimbahnmutation auf dem **c.135G-Allel** mit der **Langsegmentform** der Erkrankung assoziiert war.

Die Hirschsprung-Erkrankung gibt somit einen Einblick in die komplexen Interaktionen, die einer multifaktoriellen Erkrankung zugrunde liegen können.

Neuralrohrdefekte

Neuralrohrdefekte gehören zu den häufigen angeborenen Fehlbildungen (Tab. 3.**8**, S. 317).

Klinik. Je nach Lage und Ausdehnung führen Störungen am Verschluss der Neuralrinne zu:

- Anenzephalus
- Enzephalozele
- Spina bifida
- Kombinationen dieser Fehlbildungen

Ursachen. Zwillingsuntersuchungen und Familienstudien (Tab. 4.2, S. 360) haben übereinstimmend Hinweise auf **genetische Faktoren** bei der Entstehung von Neuralrohrdefekten gegeben. Ein wichtiger **Umweltfaktor**, der die embryonale Neuralrohrentwicklung beeinflussen kann, ist die mütterliche **Folatzufuhr**.

Sowohl genetische Faktoren als auch Umwelteinflüsse, die Änderungen im **Folat-metabolismus** der Schwangeren bewirken, spielen eine wesentliche Rolle bei der Entstehung von Neuralrohrdefekten.

Nachdem man beobachtet hatte, dass verminderte Folat-Konzentrationen und erhöhte Homocysteinspiegel im Plasma der Mutter mit einem erhöhten Risiko für Neuralrohrdefekte assoziiert sind, hat man nach Zusammenhängen zwischen der Erkrankung und bestimmten funktionellen Varianten von Genen des Folat-Homocystein-Metabolismus der Mutter gesucht.

Dabei wurden Assoziationen zwischen maternalen Genotypen der **5,10-Methylen-Tetrahydrofolat-Reduktase**, der **Methionin-Synthase-Reduktase** und der **Methionin-Synthetase** und dem Risiko für kindliche Neuralrohrdefekte gefunden.

Diese Untersuchungen zeigen, dass nicht nur Keimbahnmutationen des Embryos, sondern auch **maternale Genotypen** als „Umweltfaktoren" zu Störungen der Embryonalentwicklung führen können.

Therapie.

Interventionsstudien und Fall-Kontroll-Studien haben übereinstimmend gezeigt, dass über 50 % der Neuralrohrdefekte durch **perikonzeptionelle Folsäure-Supplementierung** verhindert werden können.

Dabei ist es wesentlich, mit der Folsäuregabe bereits **vor der Konzeption** zu beginnen.

Statistische Genetik

4.1   Populationsgenetik

Population   341
Genfrequenzen   341
Hardy-Weinberg-Gleichgewicht   342
Genetische Polymorphismen   347
Segregationsanalysen   348

4.2   Kopplungsanalyse und Genkartierung

Begriffserklärung Haplotyp   350
Kopplungsanalyse und Genkartierung bei monogenen Erkrankungen   351

4.3   Statistische Analysen bei multifaktoriellen Merkmalen und komplexen Erkrankungen

Nachweis der Beteiligung genetischer Faktoren an multifaktoriellen Merkmalen und komplexen Erkrankungen   357
Auffinden von chromosomalen Regionen und Nachweis pathogenetischer Genvarianten bei komplexen Erkrankungen   364

4.4   Spezielle Risikoberechnung

Das Bayes-Theorem   373

4.5   Genetischer Abstammungs- und Identifikationsnachweis

Nachweismethoden   375
Analyse von Merkmalen   376
Analyse von DNA-Polymorphismen   378
Vaterschaftsausschluss und Vaterschaftswahrscheinlichkeit   379
Identitätsnachweis in der Kriminalistik   379

4   Statistische Genetik

Godfrey Harold Hardy (1877 – 1947, britischer Mathematiker) und Wilhelm Weinberg (1862 – 1937, Arzt und Genetiker in Stuttgart) beschrieben 1908 unabhängig voneinander das grundlegende Gesetz der Populationsgenetik.
Die britischen Genetiker Ronald Fischer (1890 – 1962) und John Burdon Sanderson Haldane (1892 – 1964) sowie der amerikanische Genetiker Sewall Wright (1889 – 1988) erarbeiteten in den 20er- und 30er-Jahren die populationsgenetischen Grundlagen der Evolutionslehre.

4.1   Populationsgenetik

T. Grimm

4.1.1   Population

> Eine Population im genetischen Sinne ist die Gesamtheit der Individuen einer Gruppe, die an der Fortpflanzung von einer Generation zur nächsten beteiligt sind oder beteiligt sein könnten.

Die Gesamtheit der Gene dieser Population kann als gemeinsamer „Genpool" verstanden werden, der für jeden einzelnen Genort mathematisch analysiert werden kann.

4.1.2   Genfrequenzen

> Die Genfrequenz ist die **Häufigkeit eines Allels** an einem Genort in einer Population. Die Verteilung der Genotypen in einer Population folgt unter bestimmten Voraussetzungen dem Gesetz der **statistischen Wahrscheinlichkeit**.

Ist nur ein Gen (A) in der Population vorhanden, ist dessen Genfrequenz **p = 1,0**, da alle Individuen den homozygoten Genotyp AA aufweisen. Sind an einem Genort zwei Allele, **A** und **a**, vorhanden, so sind deren Genfrequenzen **p** und **q** und deren **Summe p + q = 1,0**.

Genfrequenzen werden nach der **Gen-Zähl-Methode** ermittelt. In einer Population mit N Individuen (bzw. in einer Stichprobe mit N Individuen) und bei einem Genort mit zwei Allelen, A und a, und drei Genotypen AA, Aa und aa, geht man in folgender Weise vor:

$$p \text{ (Häufigkeit des Gens für A)} = \frac{2 \times AA + 1 \times Aa}{2N}$$

und

$$q \text{ (Häufigkeit des Gens für a)} = \frac{2 \times aa + 1 \times Aa}{2N}$$

AA = Zahl der Individuen homozygot für A
aa = Zahl der Individuen homozygot für a
Aa = Zahl der Heterozygoten
N = Größe der untersuchten Stichprobe

Nach diesem Prinzip können auch die Genhäufigkeiten bei drei oder mehr Allelen bestimmt werden. Im Folgenden werden diese Voraussetzungen aufgeführt.

4.1.3   Hardy-Weinberg-Gleichgewicht

Das **Populationsgleichgewicht** wird nach seinen Erstbeschreibern auch Hardy-Weinberg-Gleichgewicht genannt. Besteht ein Populationsgleichgewicht, ändert sich diese Verteilung nicht von einer Generation zur nächsten.

Angenommen, in der Stichprobe sind an einem Genort nur die Allele A und a vorhanden, die mit den Häufigkeiten p und q auftreten, so finden wir:
- Eizellen mit **A** mit der Häufigkeit **p** und
- Eizellen mit **a** mit der Häufigkeit **q**

sowie entsprechend
- Samenzellen mit **A** mit der Häufigkeit **p** und
- Samenzellen mit **a** mit der Häufigkeit **q**.

Bei Panmixie (s. u.) verteilen sich die drei Genotypen AA, Aa und aa in den Zygoten, aus denen die Individuen der folgenden Generation hervorgehen (Abb. 4.**1**):
- p^2 für AA
- **pq** und **qp** für Aa (bzw. aA)
- q^2 für aa

Genort mit zwei Allelen:

A = Allel 1
Genfrequenz = p

a = Allel 2
Genfrequenz = q

$p^2 + 2pq + q^2 = 1$
[AA] [Aa] [aa]

Gameten der Eltern ♀ / ♂	A p	a q
A p	AA p^2	Aa pq
a q	Aa pq	aa q^2

Kinder

Abb. 4.**1 Hardy-Weinberg-Regel.** Punnett-Quadrat.

Die Formel lautet:

$(p + q) \times (p + q) = (p + q)^2 = p^2 + 2pq + q^2 = 1{,}0$

Die Verteilung der Genotypen entspricht somit dem **1. Binomialsatz $(p+q)^2$**.

Mithilfe der Formel des Hardy-Weinberg-Gleichgewichts kann die **Heterozygotenhäufigkeit** errechnet werden, wenn die Zahl der homozygot Betroffenen bekannt ist. Ist die **Häufigkeit** einer autosomal rezessiv vererbten Krankheit mit q^2 gegeben, so beträgt die **Genhäufigkeit $q = \sqrt{q^2}$**. Wenn q vernachlässigbar klein ist, z. B. bei einer sehr seltenen Krankheit, wird man p = 1,0 setzen können, da p + q = 1,0 ist. Die **Heterozygotenfrequenz** 2pq errechnet sich dann mit:

$2pq \approx 2 \times 1 \times \sqrt{q^2}$

Als numerisches Beispiel sei die **Phenylketonurie** angeführt: Die Häufigkeit in Deutschland beträgt q^2 = 1:10 000 Neugeborene. Die Genfrequenz ist demnach q = $\sqrt{1/10\,000}$ = 1/100. Die **Heterozygotenhäufigkeit** ist dann ungefähr **1/50**.

Faktoren mit Einfluss auf das Hardy-Weinberg-Gleichgewicht

Es gibt verschiedene Voraussetzungen, die für das Bestehen eines Populationsgleichgewichts unabdingbar sind. Außerdem existieren Faktoren, die ein Populationsgleichgewicht stören oder verändern können. Im Folgenden werden die Faktoren, die Einfluss auf das Hardy-Weinberg-Gleichgewicht haben können, besprochen.

Panmixie

Unter der Bedingung von Panmixie (engl. **Random Mating**) liegt ein System der Partnerwahl vor, bei dem der Genotyp eines Genortes nicht berücksichtigt wird und die Paare sich nach den **Gesetzen der Wahrscheinlichkeit** finden.

Panmixie gilt z. B. für erbliche Merkmale, deren verschiedene Formen uns nicht bewusst sind, und die nicht mit Eigenschaften korreliert sind, die wir bei der Partnerwahl berücksichtigen. Das dürfte z. B. für die Blutgruppengene M und N gelten: Für die 3 Genotypen MM, MN, NN darf man Panmixie annehmen.

Paarungssiebung

Paarungssiebung hingegen bedeutet, dass Individuen bei der Partnerwahl den **Genotyp** beachten – entweder im positiven oder negativen Sinn – weil er sich phänotypisch stark bemerkbar macht.

Gehörlose, auch die mit einer der erblichen Formen, heiraten z. B. häufig untereinander. Sie nehmen bei der Partnerwahl eine Auslese **zugunsten** eines be-

4

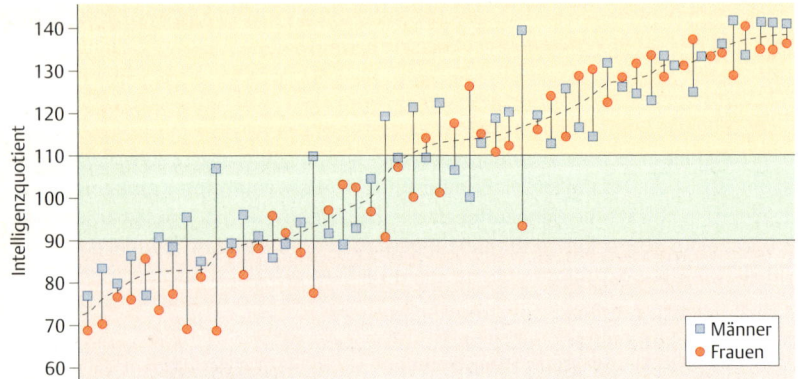

Abb. 4.**2 Beispiel für Paarungssiebung bei multifaktoriell bedingten Merkmalen.** Intelligenzquotient von Männern und Frauen in 51 US-amerikanischen Ehen (modif. nach: Outhit MC, 1933; aus: I. Schwidetzky, 1959).

stimmten Genotyps vor, sofern die Gehörlosigkeit im Einzelfall erblich bedingt ist.

Andere Genotypen, z. B. eine erblich bedingte **entstellende Anomalie**, unterliegen einer **negativen Auslese**. Derart betroffene Personen können Schwierigkeiten bei der Partnersuche haben.

Bei vielen **multifaktoriell** bedingten Merkmalen ist Paarungssiebung eher die Regel als die Ausnahme. Ein Beispiel zeigt die Abb. 4.2. Hier wurde der Intelligenzquotient von Eheleuten verglichen. In der Mehrheit der Ehen haben sich „gleich und gleich gesellt", seltener haben sich bei diesem Merkmal „Gegensätze angezogen".

Eine andere Form der Abweichung von Panmixie ist die **Bevorzugung von Blutsverwandten** als Partner, z. B. eine Verbindung von Vettern und Basen 1. oder 2. Grades, was mit dem Ausdruck **Inzucht** belegt wird.

Zufallsabweichungen

> Zufallsabweichungen der **Genhäufigkeiten** und **Genotyp-Verteilung** beim Vergleich von einer Generation zur anderen werden vor allem bei besonders **kleinen Populationen** beobachtet.

Je größer eine Population ist, desto unwahrscheinlicher ist das Auftreten von Zufallsabweichungen und desto „besser" sind die Bedingungen für das Vorliegen eines Gleichgewichts. In kleinen Populationen hingegen kann sich ein zufälliges genetisches Ereignis, abweichend von der Wahrscheinlichkeit, in erheblichen Teilen der Population äußern.

Die Änderung des genetischen Bestandes einer Population durch Zufallsabweichungen wird als **„Genetic Drift"** bezeichnet. Genetic Drift ist ein wichtiger Mechanismus bei der Ausbildung von Unterschieden von Genhäufigkeiten zwischen verschiedenen Bevölkerungen und vermutlich auch bei der Entstehung neuer Arten.

Ein Sonderfall des Genetic Drift ist der **Gründereffekt (Founder-Effect)**. Er tritt auf, wenn ein genetisches Merkmal besonders häufig in einer Bevölkerungsgruppe auftaucht und dies auf ein einziges Individuum dieser Gruppe – den Stammvater oder die Stammmutter – zurückgeführt werden kann.

Genwanderung (Migration, Genfluss)

Die **Vermischung** einer Population mit Angehörigen einer Bevölkerungsgruppe, die andere Genhäufigkeiten aufweisen, kann ebenfalls die genetische Zusammensetzung einer Population verändern. Dieser Mechanismus hat Änderungen der Genverteilung im Laufe der Geschichte bewirkt, z. B. zu Zeiten der **Völkerwanderungen**. Auch heute ist sie angesichts der **Mobilität** in einer Industriegesellschaft wieder von Bedeutung.

Selektion

Besteht Populationsgleichgewicht, tragen die verschiedenen Genotypen an einem Genort **gleichmäßig** zum Genbestand der folgenden Generation bei, ohne dass der eine oder andere Genotyp mit einer erhöhten oder verminderten Fruchtbarkeit bzw. Lebensfähigkeit einhergeht.

> **Selektionsvorteil** dagegen führt zur **Vermehrung** eines mutierten Gens in einer Population; **Selektionsnachteil** bedingt die **Verminderung** der Häufigkeit eines Allels in einer Population.

Selektionsprozesse sind also Vorgänge, die dazu führen, dass sich ein bestehendes Populationsgleichgewicht ändert.

Mutation

Nur wenn Mutationen **keine nennenswerten Änderungen** der Genhäufigkeiten bewirken, kann an dem betreffenden Genort ein Populationsgleichgewicht bestehen.

Neumutationen

Neumutationen an einem bestimmten Genort beeinflussen das Hardy-Weinberg-Gleichgewicht. Wirkt sich eine Mutation positiv auf die Lebensfähigkeit oder die Fortpflanzungsfähigkeit seines Trägers aus, so wird das mutierte Gen in der Population vermehrt. Wirkt sich eine Mutation ungünstig aus, so verschwindet die Mutante wieder (s. o.).

4

Durch ständige **Neumutationen** jedoch kann sich ein **Gleichgewicht** zwischen **negativer Auslese (Selektion)** und **Mutation** einstellen (Mutations-Selektions-Gleichgewicht nach Haldane, 1935).

Durch immer wiederkehrende Neumutationen können sich so auch sehr schwere Erbkrankheiten in einer Bevölkerung erhalten.

Einfluss von Umweltfaktoren auf die Genfrequenzen

Auch Umweltfaktoren beeinflussen die Häufigkeit von Genen bzw. von erblichen Krankheiten in einer Population.

Ernährung. Als Beispiel für den Einfluss der Ernährungsweise soll die **Laktoseintoleranz** erwähnt werden, bei der im Erwachsenenalter eine Unverträglichkeit gegenüber Milchzucker manifest wird. Sie ist bei Bevölkerungen mit jahrtausendealter Viehzucht-Tradition und Milchernährung wesentlich seltener als bei Populationen ohne Milchproduktion.

Infektionskrankheiten. Sie waren im Zusammenwirken mit genetisch bedingter Resistenz oder Empfänglichkeit immer bedeutsame Auslesefaktoren in der Menschheitsgeschichte. Das eindrucksvollste Beispiel dafür ist die Beziehung von **Malaria** und genetisch determinierten **Eigenschaften des Blutes** (s. S. 327).

Gesellschaftliche Faktoren. Auch sie beeinflussen die Auslese. Beispiele sind:
• Sitten und Gebräuche bei der Partnerwahl
• unterschiedliche Paarungs- und Aufzuchtsysteme mit ungleicher Verteilung der Chancen, eine Familie zu gründen und zu unterhalten
• Modalitäten von Familienpolitik und Familienfürsorge

Medizinischer Fortschritt. Durch therapeutische Maßnahmen wird ebenfalls die Häufigkeit von Genen geändert. Beispiele sind die Insulinbehandlung des **Juvenilen Diabetes**, die Immunglobulinsubstitution bei primären genetischen **Immundefekten** und die Diätbehandlung der **Phenylketonurie**. Durch die neuen medizinischen Entwicklungen können heutzutage Menschen, die früher nicht das reproduktionsfähige Alter erreicht hätten, ihre Gene weitergeben. Jedoch wird das Ausmaß dieser Einwirkung überschätzt. Die Genhäufigkeiten ändern sich nur langsam und verhältnismäßig geringfügig. Man hat beispielsweise berechnet, dass die erfolgreiche Erfassung und rechtzeitige Behandlung aller homozygoten Individuen für Phenylketonurie erst nach etwa 36 Generationen zu einer Verdoppelung der Häufigkeit des PKU-Gens führen würde, unter der Annahme, dass sich die Behandelten in dem gleichen Maße fortpflanzen wie die übrige Bevölkerung.

Unterschiede von Genhäufigkeiten zwischen verschiedenen Bevölkerungen

> Menschliche Bevölkerungen unterscheiden sich in den **Häufigkeiten** ihrer Gene und in ihren **Genotypen**. Es finden sich erhebliche **Verteilungsunterschiede** bei den erblichen Blut-, Serum- und Enzymgruppen sowie bei den Transplantationsantigenen.

Die Ursachen für die Verteilungsunterschiede sind für die meisten Systeme noch ungeklärt. Grundsätzlich sind sie auf die oben aufgeführten Mechanismen zurückzuführen.

Eindrucksvolle Verteilungsunterschiede finden sich auch bei den Erbkrankheiten. In **Deutschland** ist die häufigste rezessiv vererbte Krankheit die **Mukoviszidose** (**Cystische Fibrose**, CF; s. S. 289). Ihre Inzidenz beträgt in Deutschland bei Neugeborenen etwa 1:1600, während sie in den afrikanischen Populationen äußerst selten ist.

Die häufigste Erbkrankheit bei afrikanisch-stämmigen Amerikanern ist mit einer Häufigkeit von 1:400 die Sichelzellanämie. Das Sichelzellgen ist in Deutschland so extrem selten, dass die Krankheit hierzulande kaum beobachtet worden ist.

4.1.4 Genetische Polymorphismen

> Eine genetische Sequenzvariante liegt vor, wenn an einem Genort mindestens **zwei Allele** vorkommen können.

Kommt das seltenere Allel mit einer Häufigkeit von **über 1 %** vor, spricht man von einem **Polymorphismus**. Allele mit einer Häufigkeit **unter 1 %** nennt man **seltene Varianten**.

> Ein **balancierter Polymorphismus** liegt vor, wenn ein Gleichgewicht aufgrund eines **Heterozygotenvorteils** gepaart mit einem **Homozygotennachteil** besteht.

Beispiel eines balancierten Polymorphismus. Das bekannteste Beispiel ist wiederum das Sichelzellhämoglobin. Die Homozygoten für HbS leiden an Sichelzellanämie, ihre Lebenserwartung und ihre Fortpflanzungsfähigkeit sind durch die Krankheit eingeschränkt. Die biologische Fitness ist beim Genotyp $\beta^s\beta^s$ reduziert. Die Genhäufigkeit für β^s bleibt jedoch erhalten durch einen Selektionsvorteil der Heterozygoten $\beta^A\beta^s$ im Vergleich zum normalen Genotyp $\beta^A\beta^A$: Heterozygote sind – besonders im Säuglingsalter – resistenter gegenüber dem Erreger der tropischen Malaria (Plasmodium falciparum). Heterozygote Frauen haben zudem weniger Aborte und weisen eine etwas höhere Fruchtbarkeit auf. ■

4.1.5 Segregationsanalysen

Mithilfe von Segregationsanalysen kann festgestellt werden, wie ein Merkmal in Familien vererbt wird bzw. welcher **Erbgang** vorliegt.

Im Rahmen einer Segregationsanalyse wird der beobachtete Anteil von betroffenen Nachkommen mit den Erwartungswerten aufgrund einer bestimmten genetischen Hypothese (z.B. Mendel-Erbgänge) verglichen. Die Auswertung erfolgt über statistische Testverfahren.

Die Hauptprobleme solcher Studien sind die Erfassung der Familien und die Zusammenführung von mehreren Familien zu einem Datensatz, weil eine einzelne Familie in der Regel nicht groß genug ist, um Erbgangshypothesen zu überprüfen.

Autosomal dominanter Erbgang. Da beim autosomal dominanten Erbgang (s. S. 245) mit vollständiger Penetranz 50% der Nachkommen eines Betroffenen wieder betroffen sind und 50% nicht betroffen sind, kann mit einem χ^2-Test überprüft werden, ob das Verhältnis betroffen zu nicht betroffen 1:1 entspricht.

Autosomal rezessiver Erbgang. Der Nachweis eines autosomal rezessiven Erbganges (s. S. 251) ist wesentlich schwieriger, da heterozygote Ehepaare, die zufälligerweise nur gesunde Kinder haben, in der Regel nicht erfasst werden. Dieser **Erfassungsfehler** muss bei einer Segregationsanalyse berücksichtigt werden. Zusätzlich werden sehr wahrscheinlich Geschwisterschaften mit mehreren Betroffenen leichter erfasst als Familien mit nur einem Betroffenen. In der Regel liegt also eine **multiple inkomplette Erfassung** vor.

Die Erfassungsdaten werden korrigiert, indem die betroffenen Probanden selbst nicht mitgezählt und nur die betroffenen und gesunden Geschwister „ausgewertet" werden: Liegen in einer Geschwisterschaft zwei Probanden vor, d.h. diese Familie ist über zwei Betroffene unabhängig voneinander erfasst worden, wird diese Familie doppelt gezählt (Abb. 4.**3**).

Bei einem rezessiven Leiden besteht für jedes Kind bei zwei heterozygoten Elternteilen ein Risiko von 1/4 homozygot zu erkranken. Umgekehrt beträgt die Wahrscheinlichkeit gesund zu bleiben 3/4. Die Erkrankungsrisiken für eine Zwei-Kinder-Konstellation werden in Tab. 4.**1** dargestellt.

	Probanden	betroffene Geschwister	alle Geschwister
Familie 1	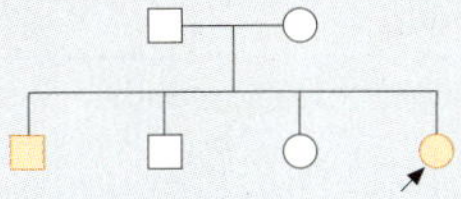 1	1	4
Familie 2	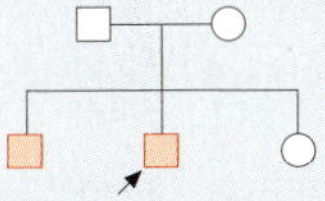 1	1	3
Familie 3	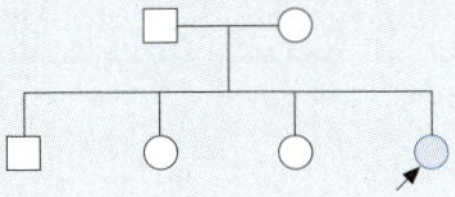 1	0	4
Familie 4	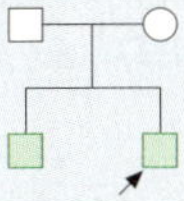 1	1	2
Familie 5	2	1	5
		1	5
Familie 6	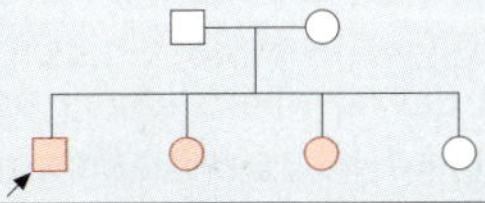 1	2	4
Familie 7	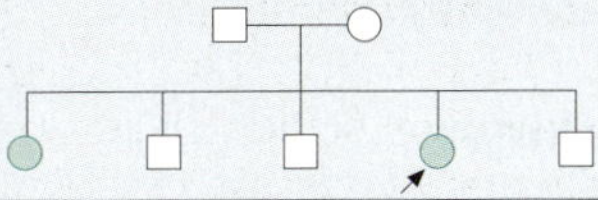 1	1	5
Familie 8	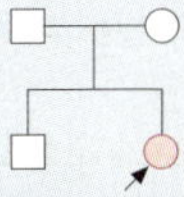 1	0	2
Familie 9	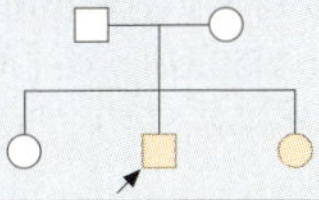 1	1	3
Familie 10	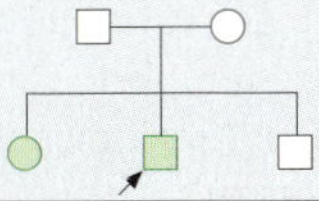 1	1	3
Summe		**10**	**40**
p = 10/40 = 0,25			

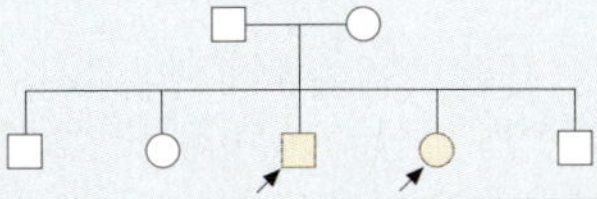

Abb. 4.**3 Segregationsanalyse bei multipler unvollständiger Erfassung.** Mukoviszidose (autosomal rezessiver Erbgang) in 10 Familien; die Probanden sind mit einem Pfeil markiert.

Tab. 4.1 Risikoberechnung bei einer Zwei-Kinder-Konstellation für eine autosomal rezessive Erkrankung.

Konstellation	Berechnung	Risiko
beide Kinder gesund	3/4 (gesund) × 3/4 (gesund)	9/16
beide Kinder krank	1/4 (krank) × 1/4 (krank)	1/16
eines von zwei Kindern krank 1. Kind gesund, 2. Kind krank 1. Kind krank, 2. Kind gesund	2 × 3/16 3/4 (gesund) × 1/4 (krank) 1/4 (krank) × 3/4 (gesund)	6/16 3/16 3/16

Nur 7 von 16 Familien mit zwei heterozygoten Elternteilen können über eine Erkrankung der Kinder erfasst werden. In 9 von 16 betroffenen Familien bleiben beide Kinder gesund.

4.2   Kopplungsanalyse und Genkartierung

T. Grimm

> Mithilfe von Kopplungsanalysen kann die **regionale Zuordnung** eines bisher unbekannten Gens erfolgen, indem der genetische Abstand zu einem bekannten DNA-Abschnitt bestimmt wird.

Sobald die chromosomale Region, in der das Gen liegt, genügend eingeschränkt ist, kann mithilfe von physikalischen Genkartierungsmethoden das Gen identifiziert werden.

4.2.1   Begriffserklärung Haplotyp

Die beiden Allele eines Genlokus auf den beiden homologen Chromosomen bezeichnet man als Genotyp.

> Die gemeinsam vererbten Allele von **eng gekoppelten Genorten** oder **Sequenzvarianten** auf einem Chromosom bilden einen **Haplotyp**.

Neue Daten der Genomforschung legen nahe, dass das komplette Genom in Form sogenannter **Haplotypblöcke** (Haploblöcke), die in der Regel nicht durch Crossover getrennt werden, organisiert ist. Es handelt sich dabei um Bereiche, deren Sequenzvarianten gemeinsam vererbt wurden und auch noch werden. Diese Sequenzen wurden im Laufe der Evolution des modernen Menschen (also ca. in den letzten 175 000 Jahren) nicht komplett durch Rekombination voneinander getrennt, sondern es bestehen mehr oder weniger stark ausgeprägte **Kopplungsungleichgewichte** (Linkage disequilibria = LDs, s. u.) zwischen diesen Markern. Diese Blocks haben Größen von ca. 100 kb.

Die Definition dieser Blocks in verschiedenen Bevölkerungen ist Ziel des **Internationalen HapMap-Projekts**, eines Nachfolgeprojekts des Humangenom-Sequenzierungs-Projekts. Exakte Größe und Zahl dieser Blocks sind derzeit umstritten. Jedoch sind die Blocks bei Schwarz-Afrikanern kleiner und durch eine höhere Haplotypdiversität charakterisiert, was mit dem höheren Alter der afrikanischen Population erklärt ist.

4.2.2 Kopplungsanalyse und Genkartierung bei monogenen Erkrankungen

Gene, die in **verschiedenen** Chromosomen lokalisiert sind, trennen und kombinieren sich **unabhängig** voneinander nach den Mendel-Regeln (s. S. 241).
Gene, die auf dem **gleichen Chromosom** liegen, werden häufig **zusammen** übertragen, sie sind gekoppelt (Morgan, 1910).

Kopplung kann allerdings durch das **Cross-over** (s. S. 14) durchbrochen werden, da hier ein Austausch benachbarter Gene zwischen den homologen Chromosomen stattfindet. Schon Morgan stellte fest, dass die Häufigkeit des Gen-Austausches vom **Abstand der Gene** im Chromosom abhängt.

Je weiter zwei Gene auf einem Chromosom voneinander entfernt liegen, desto eher werden sie durch Cross-over voneinander getrennt, also **unabhängig voneinander** vererbt. Sehr eng benachbarte Gene auf einem Chromosom werden durch Cross-over nur **selten** voneinander getrennt.

Rath konnte 1938 zum ersten Mal ein Cross-over beim Menschen nachweisen. Er fand einen Austausch zwischen den Genen für die **Bluterkrankheit** und der **Rotgrünblindheit** (Abb. 4.**4**).

Beim Menschen lassen sich Kopplung und Austausch am einfachsten im **X-Chromosom** feststellen: Beim **X-chromosomal-rezessiven** Erbgang (s. S. 260) kann bei hemizygoten Männern vom Phänotyp direkt auf den Genotyp geschlossen werden. So können allein durch den Phänotyp die ausgetauschten oder gekoppelt vererbten Gene identifiziert werden. Für den Nachweis von Kopplung auf **Autosomen** sind Familienuntersuchungen (s. u.) erforderlich.

Die **relativen Abstände** zwischen zwei Genen auf einem beliebigen Chromosom können gemessen werden:
• physikalisch in **Basenpaaren** (physikalische Karte) oder
• genetisch in der Wahrscheinlichkeit, dass **Cross-over** zwischen den beiden Genorten stattfindet (genetische Karte).

4

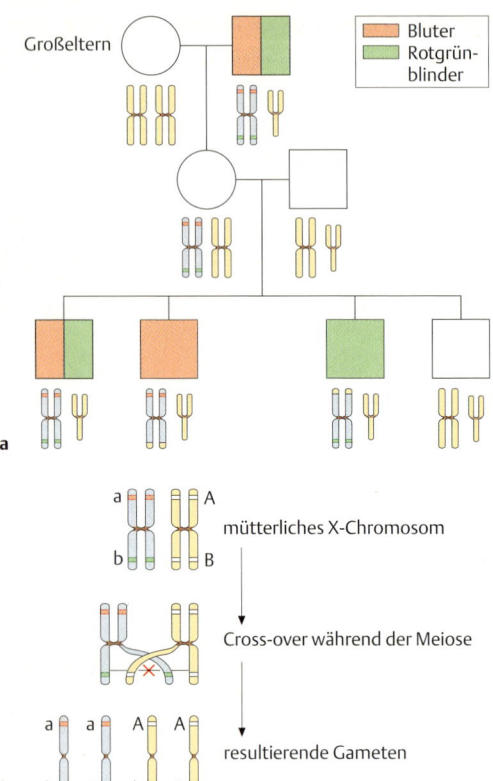

Großeltern

Bluter
Rotgrün-
blinder

a

a   A
mütterliches X-Chromosom

b   B

Cross-over während der Meiose

a   a   A   A
resultierende Gameten

b   b   B   b   B

Abb. 4.**4 Kopplung von Bluterkrankheit und Rotgrün-
blindheit. a** Stammbaum
einer betroffenen Familie.
b Genaustausch im X-Chromosom einer Mutter mit vier
Söhnen, von denen zwei das
ursprüngliche X-Chromosom
tragen (rotgrünblinder Bluter
bzw. Gesunder) und zwei ein
durch Cross-over in der Meiose verändertes X-Chromosom
(Bluter bzw. Rotgrünblinder).
(modif. nach: Rath, 1938)

1 000 000 Basenpaare entsprechen etwa einer Rekombinationshäufigkeit von 1 %.
Allerdings sind die Rekombinationsraten in der Oogenese höher als in der Spermatogenese und auch über das Genom verteilt verhalten sich die Raten sehr
unterschiedlich.

Für kleine Rekombinationsraten kann **1 % Rekombinationshäufigkeit** mit der
genetischen Einheit **1 Centi-Morgan** (cM) gleichgesetzt werden. Da jedoch diese
Abhängigkeit nicht linear ist, gilt allgemein (nach Kosambi, 1944):

D (Kartenabstand in Centi-Morgan; cM) = 0,25 ln [(1 + 2θ)/(1 − 2θ)]

θ = Rekombinationsrate

Zwei-Punkt-Kopplungsanalysen und Lod-Scores

Unabhängige Vererbung. Zwei Genorte (A und B) auf zwei verschiedenen Chromosomen mit jeweils zwei Allelen (A, a und B, b) werden **unabhängig vererbt**. Es können daher vier verschiedene Kombinationen bei den Gameten vorliegen, die jeweils eine Wahrscheinlichkeit von ¼ haben (Abb. 4.**5**).

Abhängige Vererbung. Liegen die beiden Genorte so eng auf einem gemeinsamen Chromosom zusammen, dass eine Trennung durch Cross-over nicht möglich ist, werden diese beiden Genorte immer zusammen vererbt. Es liegt damit eine **abhängige** Vererbung vor. Unter diesen Umständen sind bei den Gameten nur zwei Kombinationen möglich, die jeweils eine Wahrscheinlichkeit von ½ haben (Abb. 4.**6**).

Vererbung mit möglichem Cross-over. Die beiden Genorte liegen auf einem **gemeinsamen** Chromosom, aber eine Trennung durch Cross-over ist möglich (Abb. 4.**7**). Es können vier Kombinationen der Gameten entstehen:
- zwei Kombinationen **ohne Cross-over** mit jeweils einer Wahrscheinlichkeit von $L = \frac{1}{2} \times (1 - \theta)$ oder
- zwei Kombinationen **mit Cross-over** mit einer Wahrscheinlichkeit von jeweils $L = \frac{1}{2} \times \theta$.

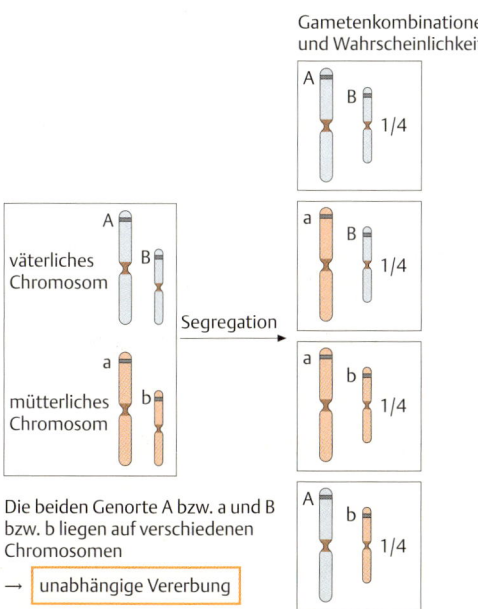

Gametenkombinationen
und Wahrscheinlichkeit

väterliches Chromosom

mütterliches Chromosom

Segregation

Die beiden Genorte A bzw. a und B bzw. b liegen auf verschiedenen Chromosomen

→ unabhängige Vererbung

Abb. 4.**5 Unabhängige Vererbung.** Genorte auf zwei verschiedenen Chromosomen werden immer unabhängig voneinander vererbt.

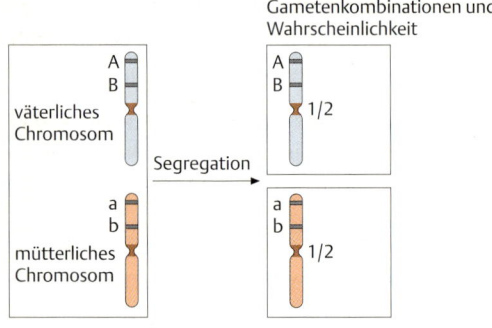

Gametenkombinationen und Wahrscheinlichkeit

Abb. 4.6 Abhängige Vererbung. Genorte, die auf einem Chromosom sehr dicht nebeneinander liegen, werden immer gemeinsam (gekoppelt) vererbt.

Die beiden Genorte A bzw. a und B bzw. b liegen auf dem gleichen Chromosom dicht beieinander

→ abhängige Vererbung

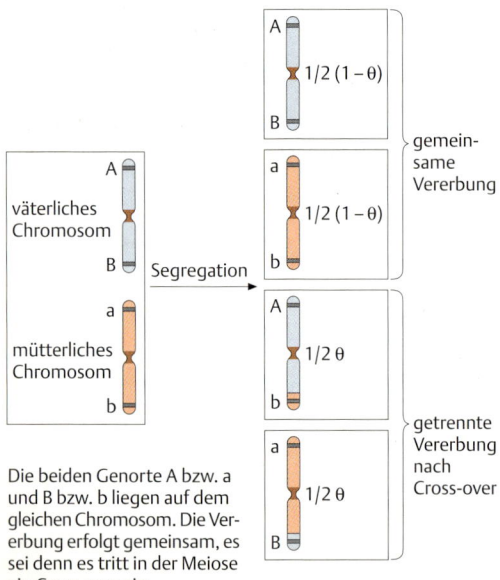

Abb. 4.7 Vererbung mit möglichem Cross-over. Genorte, die auf einem Chromosom mit einem gewissen Abstand voneinander liegen, können gekoppelt oder ungekoppelt vererbt werden.

Die beiden Genorte A bzw. a und B bzw. b liegen auf dem gleichen Chromosom. Die Vererbung erfolgt gemeinsam, es sei denn es tritt in der Meiose ein Cross-over ein.

θ = Rekombinationsrate

4

Maximum-likelihood-Methode. Zur Schätzung des genetischen Abstandes zwischen zwei Genorten wird heute in der Regel eine Maximum-likelihood-Methode benutzt. Die **relative Wahrscheinlichkeit L_R** der Kopplung in einer Familie errechnet sich durch:

Wahrscheinlichkeit für Kopplung in einer Familie ($L_{[Familie]}$) unter der Bedingung einer bestimmten Rekombinationswahrscheinlichkeit θ (s. o.) geteilt durch die **Wahrscheinlichkeit für Nicht-Kopplung** (= unabhängige Vererbung) in dieser Familie. In diesem Fall beträgt θ = 0,5.

$$L_R(\theta) = \frac{L\langle Familie\backslash\theta\rangle}{L\langle Familie\backslash\theta = 0,5\rangle}$$

L_R wird in der Regel als Logarithmus geschrieben. Dieser Logarithmus zur Basis 10 wird als „Log of the Odds" bzw. als **Lod-Score (= Z[θ])** bezeichnet:

$$Z(\theta) = \log_{10}L_R$$

Die Maximum-likelihood-Schätzung von θ erhält man, wenn die Summen der Lod-Scores bei bestimmten θ–Werten zwischen 0 und 0,5 aus allen untersuchten Familien aufgetragen werden. Die Spitze dieser Kurve, die höchste Wahrscheinlichkeit, entspricht dann der **Maximum-likelihood-Schätzung von θ** (Abb. 4.8).

> Allgemein wird angenommen, dass mit einem **Lod-Score von 3 oder größer** die Kopplung von zwei Genorten **statistisch gesichert** ist.

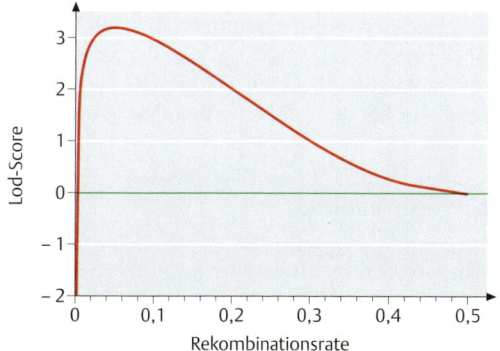

Abb. 4.**8 Lod-Score-Kurve.** Zwei-Punkt-Analyse zwischen einer Erbkrankheit (Phänotyp) und einem polymorphen DNA-Marker. Ausgewertet wurden 20 informative Meiosen, davon zeigten zwei ein Cross-over. Das Maximum der Kurve liegt bei einem Lod-Score von 3,2 und einer Rekombinationsrate von 0,05. Das heißt, der Abstand zwischen dem Locus der Erbkrankheit und dem DNA-Marker beträgt ca. 5 cM, bzw. die Rekombinationsrate zwischen beiden Genorten liegt bei ca. 5 %.

Dies entspricht einer Wahrscheinlichkeit von 1:1000, womit eine statistische Signifikanz von p = 0,05 erreicht wird.

> Bei einem **Lod-Score von − 2** ist eine Kopplung zwischen zwei Genorten statistisch gesichert **ausgeschlossen**.

Bei der Schätzung von genetischen Abständen geben also die Lod-Scores die statistische Sicherheit der Schätzung an.

Multipoint-Linkage-Analyse

Zwei-Punkt-Kopplungsanalysen werden oft benutzt, um die **chromosomale Zuordung** eines bisher unbekannten Genortes vorzunehmen.

> Mithilfe von mehreren polymorphen **DNA-Markern** kann hingegen eine **genaue Lokalisation** erfolgen.

Die Wahrscheinlichkeitsberechnung in diesen Fällen sind so komplex, dass sie nur mithilfe von Computerprogrammen erfolgen können.

Homozygotie-Kartierung

Bei sehr seltenen autosomal rezessiven Erbkrankheiten kann in der Regel angenommen werden, dass **beide Mutationen** bei einem Betroffenen von **einem Vorfahren** abstammen. Mit dem mutierten Gen werden dann natürlich auch intragene und flankierende DNA-Marker vererbt, sodass nicht nur homozygote Mutationen, sondern auch **homozygote Haplotypen** vorliegen. Die gezielte Suche nach solchen homozygoten Haplotypen kann bei der Genkartierung eine große Hilfe sein.

Kopplungsungleichgewicht

> Ein Kopplungsungleichgewicht oder allelische Assoziation liegt vor, wenn zwei Allele an zwei benachbarten Genorten **häufiger** gemeinsam vererbt werden, als durch Zufall in einer Population zu erwarten wäre.

Kopplungsungleichgewichte können entstehen, wenn Allele durch **Mutationen** entstanden sind und der Zeitraum (= Zahl der Meiosen) seit der Entstehung noch nicht ausreichend war, um mithilfe von Cross-over eine zufällige Verteilung in der Population zu erreichen. Der Nachweis von Kopplungsungleichgewichten ist daher auch bei der Kartierung von Genen einsetzbar.

4.3 Statistische Analysen bei multifaktoriellen Merkmalen und komplexen Erkrankungen

G. Utermann

4.3.1 Nachweis der Beteiligung genetischer Faktoren an multifaktoriellen Merkmalen und komplexen Erkrankungen

> Der definitive Nachweis der Beteiligung von Genen an einer komplexen Erkrankung (s. S. 314) besteht in der **Identifizierung** des entsprechenden Gens und dem Nachweis der **pathophysiologischen Relevanz** entsprechender Genvarianten.

Es müssen also Sequenzvarianten nachgewiesen werden, die einen Effekt auf die Erkrankung haben (Wahrscheinlichkeit des Ausbruchs, Schwere des Verlaufs etc.). Dies ist inzwischen bei einer Reihe von häufigen Erkrankungen gelungen. Voraussetzung für die Suche nach Genen, die bei häufigen Erkrankungen eine Rolle spielen können, waren Hinweise, dass solche Gene tatsächlich existieren. Die Existenz solcher Gene für komplexe Merkmale, insbesondere im Bereich des Verhaltens (z. B. bei Suchtabhängigkeit oder Homosexualität), wird jedoch in der Gesellschaft auch heute noch nicht allgemein akzeptiert.

Was sind solche Hinweise? Wichtige Anhaltspunkte für die genetische Mitverursachung von Merkmalen und Erkrankungen stammen aus drei Quellen:
- Familienuntersuchungen (s. u.)
- Zwillingsuntersuchungen (s. S. 360)
- Adoptionsstudien (s. S. 363)

Familienuntersuchungen

Große epidemiologische Familienstudien haben eindrucksvoll familiäre Häufungen von Herzinfarkt und Schlaganfall nachgewiesen. Untersuchungen von über 170 000 Familien in Utah haben gezeigt, dass
- 86 % aller Patienten mit **Schlaganfall** vor dem 55. Lebensjahr (Männer) bzw. 65. Lebensjahr (Frauen) aus nur 11 % der untersuchten Familien stammten.
- 72 % aller Patienten mit **frühem Herzinfarkt** aus 14 % aller Familien stammten.

> Die positive Familienanamnese ist also einer der wichtigsten **Risikofaktoren** – sowohl für Herzinfarkt als auch für Schlaganfall.

4

Familiäre Aggregation ist allerdings noch kein Beweis für genetische Faktoren. Auch die gemeinsame **familiäre Umwelt** kann zu einer Aggregation von Erkrankungen in bestimmten Familien führen, im Falle von Herzinfarkt und Schlaganfall z. B. wegen gleicher Ernährungsgewohnheiten.

Für quantitative Merkmale (s. S. 316) ist die engere Korrelation der Merkmalsausprägung zwischen **Blutsverwandten** gegenüber Nichtblutsverwandten ein Hinweis auf Erblichkeit.

> Die Korrelation ist umso stärker, je enger die Blutsverwandtschaft ist, d. h. sie ist abhängig von der Anzahl gemeinsamer Gene.

Eineiige Zwillinge (s. S. 360), die genetisch identisch sind, zeigen bei erblich mitbedingten Merkmalen die höchsten Korrelationsquotienten (s. Abb. 4.**10**, S. 363). Mit abnehmendem Verwandtschaftsgrad nimmt auch die Korrelation ab.

Heritabilität
Für die Berechnung der Erblichkeit eines quantitativen Merkmals stehen verschiedene Modelle zur Verfügung.

> So kann durch **Varianzanalyse** bei Familienuntersuchungen das Ausmaß von genetischen Faktoren und Umweltfaktoren abgeschätzt werden.

Hierbei geht man davon aus, dass der gemessene Wert des phänotypischen Merkmals, z. B. die Cholesterolkonzentrationen im Plasma, durch zwei prinzipielle Komponenten beeinflusst wird, nämlich durch einen genetischen und einen Umweltfaktor. Es gilt somit:

P = G + E

Hierbei bezeichnet **P** den **phänotypischen** Wert, **G** den dem **Genotyp** zugeordneten Wert und **E** (für „Environment") den durch **Umwelteinflüsse** bedingten Anteil der phänotypischen Merkmalsausprägung.

Die phänotypischen Merkmalswerte (d. h. die gemessenen Werte) sind in der Population um einen Mittelwert gestreut. Daraus lässt sich die **Varianz** dieser Werte bestimmen. Verschiedene Varianzen dürfen mathematisch addiert werden, um eine **Gesamtvarianz (V_P)** zu bilden. Umgekehrt darf eine Gesamtvarianz (V_P) in einzelne additive Varianzkomponenten aufgeteilt werden.

> Wird V_P in einem genotypischen Varianzanteil V_G und einen umweltbedingten Varianzanteil V_E aufgeteilt, so gilt: **$V_P = V_G + V_E$.**

Dies gilt allerdings nur, wenn **Unabhängigkeit** zwischen Gen- und Umweltfaktoren besteht, nicht aber, falls Interaktionen (s. S. 321) bestehen.

Die genetische Komponente V_G kann weiter in eine Komponente V_A, die die **additive Genwirkung** der beiden Allele eines betrachteten Genlocus beschreibt, und eine Komponente V_D, die die **Dominanz** zwischen den beiden Allelen und **Epistase** berücksichtigt, aufgeteilt werden. Epistase bedeutet, dass die Penetranz eines Gens vom Effekt eines anderen Gens abhängig ist.

Es gilt: $V_G = V_A + V_D$

> Der Anteil der genetischen Varianz (V_G) an der phänotypischen Varianz (V_P) wird als **Erblichkeit** bezeichnet.

Als Erblichkeit im engeren Sinn (= **Heritabilität, h^2**) wird der Anteil der **additiven genetischen Varianz** an der phänotypischen Varianz bezeichnet: $h^2 = V_A/V_P$

Diese Formeln zeigen, dass die Heritabilität eines Merkmals keine konstante Eigenschaft eines phänotypischen Merkmals ist, sondern von der Umwelt abhängt.

Die Heritabilität des gleichen phänotypischen Merkmals kann sowohl zwischen verschiedenen Populationen mit verschiedenen Umwelteinflüssen unterschiedlich sein, als auch in der historischen Abfolge bei sich ändernder Umwelt. Aus der Regression eines Merkmals zwischen Verwandten lässt sich die Heritabilität berechnen. Am häufigsten wird diese als Midparent-offspring-Regression durchgeführt. Nach Falconer (1984) berechnet sich die Erblichkeit einfach aus der Steigung b der Regressionsgeraden ($h^2 = b$), wobei b als der Regressionskoeffizient bezeichnet wird.

Empirische Risikoziffern

Während für **quantitative** Merkmale das Maß die **Korrelation** ist, ist es bei **qualitativen** Merkmalen bzw. Erkrankungen die **Häufigkeit** des gemeinsamen Auftretens, bei Blutsverwandten in Abhängigkeit vom Verwandtschaftsgrad. Die Häufigkeit des gemeinsamen Auftretens kann nur **empirisch** gewonnen werden. Die empirischen Werte können aber auch zur **Risikovorhersage** benutzt werden. Sie werden daher auch als empirische Risikoziffern bezeichnet.

> Da präzise Voraussagen auf der Basis molekulargenetischer Tests (z. B. von Suszeptibilitätsgenen) auch heute meist nicht möglich sind, sind empirische Risikoziffern immer noch wichtige Grundlagen **genetischer Beratung**, insbesondere bei **multifaktoriellen Fehlbildungen**.

Tab. 4.2 Wiederholungsrisiken bei Neuralrohrdefekten

Familiensituation	Neuralrohrdefekte	LKG
1. Geschwister eines Betroffenen	ca. 5 %	2 – 3 %
2. Kinder eines Betroffenen	ca. 7 %	6 %
3. Nachgeborene bei 2 Betroffenen I. Grades	ca. 10 – 12 %	6 – 35 %
4. Nachgeborene bei 3 Betroffenen I. Grades	ca. 20 %	–

Die empirischen Risikoziffern für **Neuralrohrdefekte** und **Lippen-Kiefer-Gaumen-Spalten (LKG)** sind in Tab. 4.2 gezeigt. Wichtig ist, dass diese Zahlen nur für isolierte LKG-Spalten gelten.

Viele LKG-Spalten treten im Rahmen genetischer Syndrome auf. Dann ist die Situation eventuell völlig anders, da sowohl die Risikozahlen anders sind, als auch vielfach die Möglichkeit der molekulargenetischen Abklärung besteht. Beispiele sind das **Opitz-BBB-Syndrom** und das **Van-der-Woude-Syndrom**. Beide sind durch LKG-Spalten charakterisiert, ihre anderen phänotypischen Merkmale können aber bei manchen Patienten leicht übersehen werden. Für beide Syndrome sind Gene bekannt (*MID1* auf Xp22 für Opitz-Syndrom und *IRF06* auf Chromosom 1q32-q41 für Van-der-Woude-Syndrom), sodass molekulare Untersuchungen möglich sind. Bei jeder LKG-Spalte ist daher sorgfältigst nach Hinweisen für eine mögliche syndromale Form zu suchen, die in manchen Fällen sehr distinkt sein können. ■

Zwillingsuntersuchungen

> Mit Zwillingsuntersuchungen kann man prüfen, ob Evidenz für die **Beteiligung von Genen** an der Ätiologie einer Erkrankung besteht.

Eineiige Zwillinge (EZ) entstehen aus einer einzigen mit nur einem einzigen Spermium befruchteten Eizelle (s. S. 478), also aus einer Zygote (= monozygot) durch Teilung in einer frühen Zellteilungsstufe des Embryos. Eineiige Zwillinge sind genetisch identisch, lässt man mögliche Unterschiede durch somatische Mutationen und in mitochondrialen Genen einmal außer Acht. Daher stimmen die Gene eineiiger Zwillinge auch für **monogene Erkrankungen** zu 100 % überein, sie sind zu **100 % konkordant**.

Zweieiige Zwillinge (ZZ) entstehen aus zwei Eizellen, die von jeweils einem Spermium befruchtet wurden, also aus zwei unabhängigen Zygoten (= dizygot). Sie sind sich also genetisch so ähnlich wie „normale" Geschwister, d. h. sie haben 50 % identische Gene.

Vergleicht man eineiige mit zweieiigen Zwillingen bezüglich des Auftretens einer Erkrankung, müssen bei eineiigen häufiger **beide** betroffen sein als bei

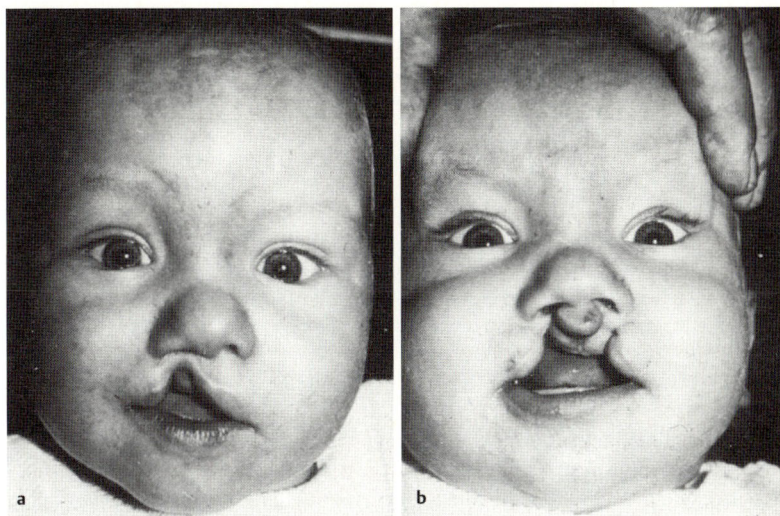

Abb. 4.9 Zweieiige Zwillinge, konkordant für Lippen-Kiefer-Gaumen-Spalte.

zweieiigen, wenn genetische Faktoren beteiligt sind. Sind von einem Zwillings-
paar beide betroffen (Abb. 4.9), spricht man von **Konkordanz**, ist nur ein Partner
betroffen, von **Diskonkordanz**.

> Die **Konkordanz-Diskordanz-Analyse** beruht also darauf, die Häufigkeit der kon-
> kordanten und diskordanten Zwillingspaare zwischen eineiigen und zweieiigen Zwil-
> lingspaaren zu vergleichen, um damit Aussagen für die Beteiligung von genetischen
> Faktoren bei der Ausprägung eines Merkmals treffen zu können.

In Abb. 4.10 wird die familiäre Korrelation des IQ dargestellt. Die Konkordanz ist
unter eineiigen, gemeinsam aufgewachsenen Zwillingen am höchsten. Die Konkordanzraten für Schizophrenie sind in Tab. 4.3 gegeben.

> Weichen die Werte zwischen eineiigen und zweieiigen Zwillingen signifikant von-
> einander ab, spricht dies für einen **genetischen Beitrag** zur Krankheitsätiologie.

Um zu realistischen, korrekten Zahlen zu kommen, ist es wichtig, wie die Zwillinge erfasst wurden. Man unterscheidet ausgelesene von auslesefreien Zwillingsserien.

Tab. 4.3 Konkordanzraten bei Schizophrenie bei Zwillingen (nach Gottesman und Shields, 1972)

Referenz	Land	EZ-Paare Konkordanz			ZZ-Paare Konkordanz		
		Anzahl Paare	a (%)	b (%)	Anzahl Paare	a (%)	b (%)
Tienari (1968)	Finnland	16	6	36	20	5	14
Kringlen (1968)	Norwegen	55	25	38	90	4	10
Fischer et al. (1969)	Dänemark	21	24	48	41	10	19
Pollin et al. (1969)	USA	80	14	35	146	4	10

a: nur diagnostisch sichere Fälle; b: wahrscheinlich Schizophrene eingeschlossen

Ausgelesene Zwillingsserien. Bei ausgelesenen Zwillingsserien werden die Zwillinge über die jeweilige Krankheit erfasst (Auslese nach der Erkrankung). Diese Erfassungen sind in der Regel inkomplett und Zwillingspaare, bei denen beide Partner erkrankt sind, haben eine höhere Wahrscheinlichkeit, erfasst zu werden. Daher resultieren solche Serien in einer **Überschätzung** der Konkordanzrate und damit des genetischen Einflusses auf die Erkrankungen. Der Extremfall einer ausgelesenen Serie ist eine unsystematische „Interessantheitsauslese", die zu großen Fehlern führen kann.

Auslesefreie Zwillingsserien. Bei auslesefreien Serien werden alle Zwillingspaare in einem Land/einer Region erfasst und erst im Nachhinein bezüglich einer bestimmten Erkrankung analysiert. Einige Länder wie etwa Dänemark oder Finnland verfügen seit Jahrzehnten über Zwillingsregister, aus denen auslesefreie Serien rekrutiert werden können.

> Die **Konkordanz-Diskordanz-Analyse** erlaubt eine Abschätzung des relativen Anteils genetischer und nicht genetischer (Umwelt-)Faktoren an einer Erkrankung (Abb. 4.**10**).

Die Zwillingsmethode kann auch auf **quantitative Merkmale** angewandt werden, misst dann aber Unterschiede in der Korrelation von Merkmalen zwischen EZ und ZZ. Aus solchen Daten lässt sich die Heritabilität (h^2) eines Merkmals abschätzen.

Eine Abwandlung der Zwillingsmethode besteht im Vergleich **gemeinsam** und **getrennt aufgewachsener** eineiiger Zwillinge hinsichtlich des Auftretens einer Erkrankung oder der Ausprägung eines Merkmals.

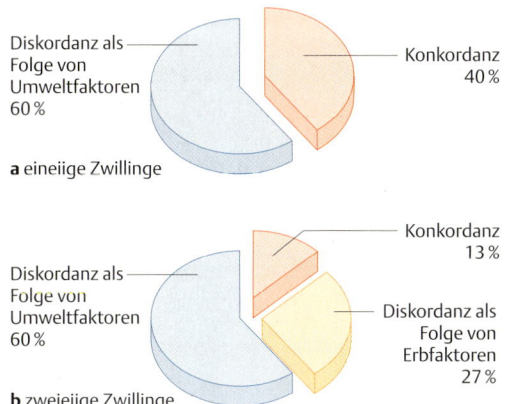

a eineiige Zwillinge

Diskordanz als Folge von Umweltfaktoren 60%

Konkordanz 40%

b zweieiige Zwillinge

Diskordanz als Folge von Umweltfaktoren 60%

Konkordanz 13%

Diskordanz als Folge von Erbfaktoren 27%

Abb. 4.**10 Familiäre Korrelation des IQ. a** Bei **eineiigen Zwillingen** beobachtet man nur bei 40% eine Konkordanz im IQ. 60% der untersuchten eineiigen Zwillingspaare unterscheiden sich in ihrer Intelligenz aufgrund von Umweltfaktoren. **b** Bei **zweieiigen Zwillingen** ist die Konkordanzrate erheblich geringer als bei eineiigen. Intelligenzunterschiede ergeben sich hier hauptsächlich aufgrund genetisch bedingter Faktoren.

> Findet sich kein signifikanter Unterschied zwischen gemeinsam und getrennt aufgewachsenen Zwillingen in der Konkordanzrate, weist dies auf geringe Einflüsse durch das **familiäre Milieu** als Umweltfaktor hin.

Derartige Studien wurden u. a. bei der Schizophrenie durchgeführt. Sie zeigten, dass der Einfluss des familiären Milieus auf die Entstehung der Psychose gering ist.

Adoptionsstudien

Eine weitere Methode, die angewendet werden kann, um zwischen genetischen und Umweltfaktoren zu unterscheiden, sind sog. **Cross-Foster-Studien** (Kreuz-Adoptions-Studien).

> Hier wird das Auftreten einer Erkrankung zwischen **Adoptivkindern** verglichen, deren biologische Eltern die Erkrankung aufweisen, aber die Adoptiveltern nicht und umgekehrt.

Diese Studien zeigten beispielsweise bei **Psychosen**, dass die biologischen Eltern und nicht die Adoptiveltern für das Erkrankungsrisiko ausschlaggebend sind.

Identifikation der beteiligten Gene

Alle genannten Verfahren, ob Korrelationsuntersuchung zwischen Verwandten, Familienuntersuchungen mit Varianzanalyse und die diversen Abwandlungen der Zwillingsmethode können Hinweise auf genetische Beteiligung geben, diese aber letztlich nicht beweisen und vor allem die postulierten Gene nicht identifizieren.

Was sind die Methoden, mit denen man Gene bzw. Genvarianten bei komplexen Merkmalen und Erkrankungen finden kann?

> Grundsätzlich stehen zwei Verfahren zur Verfügung: **Assoziationsuntersuchungen** (s. u.) und **Kopplungsstudien** (s. u.).

Als **Marker** sowohl für Kopplungs- als auch Assoziationsstudien können eingesetzt werden:
- Polymorphismen in Kandidatengenen
- Marker für bestimmte chromosomale Regionen
- Markersets, die das gesamte Genom abdecken

> Während bisher für genomweite Kopplungsanalysen vorwiegend Mikrosatellitenmarker benutzt wurden, geht man jetzt zunehmend auf **„Single-Nucleotid Polymorphisms" (SNPs)** über. Ein SNP ist aufgrund eines Austausches nur eines einzigen Nukleotids entstanden und liegt in der Bevölkerung mit einer Frequenz von über 1 % vor.

Über 10 Mio. SNPs sind bereits bekannt. Dies stellt eine unerschöpfliche Quelle an Markern für Kopplungs- und Assoziationsstudien dar (s. S. 365). Um die Informationen aus SNP-Daten ausnutzen zu können, werden derzeit sogenannte **SNP-Chips** eingesetzt. SNP-Chips für bis zu 1 Mio. SNPs sind bereits kommerziell erhältlich.

4.3.2 Auffinden von chromosomalen Regionen und Nachweis pathogenetischer Genvarianten bei komplexen Erkrankungen

Derzeit beherrschen zwei Hypothesen die Suche nach den optimalen Methoden und Strategien, um „Krankheitsgene" bei komplexen Erkrankungen zu finden.

> Die eine wird als **„Common Disease – Common Variant"-Hypothese** bezeichnet (**Optimistenposition**). Sie geht davon aus, dass für häufige komplexe Erkrankungen häufige Allele an einer begrenzten Zahl von Genorten prädisponieren.

Die Gegenposition nimmt an, dass die Situation bei komplexen Erkrankungen ähnlich ist wie bei monogenen Erkrankungen.

Tab. 4.**4** Risiko für Morbus Crohn in Abhängigkeit von drei Polymorphismen im *NOD 2/ CARD 15*-Gen (nach: McGovern et al., Gut 2001;49:752 – 754)

Genotyp	Relatives Risiko	Absolutes Risiko
keine Variante	1	0,0007
einfach Heterozygoter	3	0,002
Compound-Heterozygoter	44	0,03
Homozygoter	38	0,03

> Es besteht sowohl erhebliche **Lokusheterogenität**, aber auch starke **allelische Heterogenität.** Das heißt, viele verschiedene Allele an einem Genort können prädisponierend sein (**Pessimistenposition**).

Für beide Positionen gibt es inzwischen zahlreiche Beispiele:
- Die Beteiligung von **APO E** an der Alzheimer-Erkrankung (s. S. 331) und von **Faktor-V-Leiden-** und **Prothrombin-II-Varianten** an Thrombophilie (s. S. 323) sind Beispiele für die „Common-disease – Common-variant"-Hypothese.
- Andererseits prädisponieren verschiedene Allele im *NOD 2/CARD 15*-**Gen** und zumindest ein weiteres Gen für Morbus Crohn (Tab. 4.**4**).
- Für **niedriges HDL** sind zahlreiche seltene Mutationen in verschiedenen Genen verantwortlich.

Assoziationsstudien

> Wenn zwei Merkmale signifikant **häufiger** oder **seltener** gemeinsam auftreten, als dies aufgrund der Häufigkeit der einzelnen Merkmale zu erwarten wäre, spricht man von einer Assoziation.

Assoziationen können unterschiedliche Ursachen haben. **Echte Assoziationen** beruhen in der Genetik immer auf **Kopplung**.

In genetischen Assoziationsstudien wird untersucht, ob bestimmte Allele oder Haplotypen bei Erkrankten häufiger oder seltener sind als bei Kontrollen. Die meisten Assoziationsstudien wurden bisher als retrospektive Fallkontrolluntersuchungen durchgeführt. Man untersuchte **Kandidatengene**, von denen man aufgrund vorliegender Daten annehmen konnte, dass sie für einen bestimmten **Krankheitsphänotyp** verantwortlich sein könnten.

Die ersten Assoziationsstudien wurden bereits zwischen den **AB0-Blutgruppen** und diversen Erkrankungen durchgeführt. Eine erste Blüte erlebten Assoziationsstudien nach der Entdeckung des **HLA-Systems** (s. S. 377). Am bekanntesten ist die Assoziation zwischen **HLA B27** und Morbus Bechterew und **HLA DR3/DR4** und

Diabetes mellitus Typ I. Zahlreiche Assoziationen zwischen Allelen an HLA-Gen-
orten und Erkrankungen wurden nachgewiesen (Tab. 4.**5**).

Ein klassisches Beispiel für ein positives Ergebnis von Fallkontrollstudien ist der
Nachweis der Assoziation von **APO E** mit **koronarer Herzkrankheit** und **Myokardinfarkt** (s. S. 332). Da bekannt war, dass APO E den Lipidstoffwechsel und die LDL-

Tab. 4.**5** Gesicherte Assoziationen zwischen HLA-A-, HLA-B-, HLA-C- und HLA-D-Merkmalen
und Erkrankungen bei Europäern

Fachgebiet	Erkrankung	Frequenz erhöht	Relatives Risiko
Rheumatologie	Morbus Bechterew	B27	90
	Morbus Reiter	B27	36
	akute vordere Uveitis	B27	9
Dermatologie	Psoriasis vulgaris	B37	6
		B13	5
		B17	5
	Dermatitis herpetiformis	DR3	13
		B8	9
	Morbus Behçet	B5	7
Neurologie	Myasthenia gravis	B8	4
		DR3	2
	Multiple Sklerose	DR2	4
		B7	2
Endokrinologie	Insulinabhängiger Diabetes mellitus	DR3	4
		DR4	3
		B8	3
		B15	2
		Cw3	2
	Thyreotoxikose subakute Thyreoiditis de Quervain	DR3	4
		B8	2
		B35	17
Gastroenterologie	Zöliakie	DR3	73
		B8	9
	autoimmune chronisch aktive Hepatitis	DR3	7
		B8	3
	idiopathische Hämo-chromatose	A3	8

Cholesterol-Konzentration beeinflusst, war es ein logischer Kandidat für Assoziationsstudien bei Herzinfarkt. Die Assoziation von APO E mit Herzinfarkt wurde in einer Reihe von Studien nachgewiesen und ist heute unbestritten.

> Assoziationsstudien können grundsätzlich **keine Kausalität** begründen, da gefundene Assoziationen auf einem Kopplungsungleichgewicht (s. o.) zwischen den eigentlichen kausalen Mutationen und der untersuchten Variante beruhen können. Sie müssen immer durch **funktionelle Untersuchungen** abgesichert werden.

In jüngster Zeit wurden erstmals **genomweite Assoziationsstudien** (GAWS) durchgeführt. Bei GWAS werden hochauflösende DNA-Chips eingesetzt, die die gleichzeitige Typisierung von bis zu 1 Mio. SNPs einer Person erlauben. Es werden jeweils mehrere unabhängige Kollektive untersucht (Prinzip der Replikation), die zusammen meist mehrere Tausend Personen umfassen. Die enorme Datenmengen erfordern auch einen erheblichen bioinformatischen Aufwand.

Hereditäre Hämochromatose: Beispiel für Kopplungsungleichgewicht

Ein typisches Beispiel für eine Assoziation, die aufgrund eines Kopplungsungleichgewichts (**Linkage disequilibrium = LD**) zustande gekommen ist, ist die Assoziation von **HLA-A3** mit Hämochromatose. In den frühen 70er-Jahren wurde eine erhöhte Frequenz des HLA-A3-Allels bei Patienten mit hereditärer Hämochromatose beschrieben: 78 % der Patienten hatten dieses Allel im Gegensatz zu nur 27 % der nicht betroffenen Kontrollen.

Diese ausgeprägte statistische Assoziation hat dazu geführt, dass man in Kopplungsanalysen unter Verwendung der HLA-Polymorphismen die chromosomale Region des **Hämochromatose-Genes** identifizieren konnte. Untersuchungen mittels Kopplungsungleichgewichts-Analysen führte zu einer weiteren Einengung der Region auf ungefähr **250 kb**. In weiterer Folge konnte schließlich das „**HLA-like-Gene**" (*HFE*) identifiziert werden, in dem eine einzige Mutation für ca. 85 % aller Hämochromatose-Chromosomen verantwortlich ist.

Kopplungsuntersuchungen

> Als weitere Methode wurden, wie bei monogenen Erkrankungen, auch bei komplexen Erkrankungen Kopplungsuntersuchungen durchgeführt und haben letztlich zur Identifizierung neuer Genorte beigetragen, die u. a. für Herzinfarkt, Psychosen, Schlaganfall, Alzheimer-Erkrankung und Malignome prädisponieren.

Kopplungsuntersuchungen bei komplexen Erkrankungen sind aber gegenüber monogenen Erkrankungen durch eine Reihe von Umständen kompliziert, und es waren Weiterentwicklungen – insbesondere der statistischen Verfahren – notwendig, bevor sie erfolgreich eingesetzt werden konnten.

Die Definition des Phänotyps ist bei komplexen Erkrankungen nicht so eindeutig und es existiert das Problem der **Phänokopien**: Aufgrund der Häufigkeit komplexer Erkrankungen können Familienmitglieder den gleichen Phänotyp aus anderer Ursache aufweisen. Die sorgfältige Beschreibung und Definition des Phänotyps ist daher bei der genetischen Analyse von komplexen Erkrankungen von größter Bedeutung. Dies gilt für alle Formen der genetischen Analyse komplexer Erkrankungen, also auch für Assoziationsstudien.

Eine weitere Problematik von Kopplungsuntersuchungen bei komplexen Erkrankungen ist, dass selten Mehr-Generationen-Familien zur Verfügung stehen. Insbesondere für die meisten spät manifestierenden häufigen Erkrankungen wie Myokardinfarkt oder koronare Herzkrankheit sind Betroffene der älteren Generationen meist verstorben. Dort, wo größere Familien untersucht werden konnten, wurden häufig – wie etwa beim Mammakarzinom – Gene (*BRCA1, BRCA2*) für **monogene Subentitäten** der komplexen Krankheit identifiziert.

> Für alle wichtigen komplexen Erkrankungen sind heute **Suszeptibilitätsgene** bekannt (Tab. 4.**6**). Für viele existieren gleichzeitig **monogene Erkrankungsformen**.

Interessanterweise sind jedoch oft unterschiedliche Gene an den monogenen und multifaktoriellen Formen der komplexen Erkrankung beteiligt (Tab. 4.**7**).

Die genetische Analyse komplexer Erkrankungen hat drei Stufen:
1. Phänotypisierung
2. Genotypisierung
3. statistische Auswertung

Das Island-Projekt

> Eine Strategie kann auch darin bestehen, isolierte Populationen (sog. **Founder-Populationen**) zu untersuchen, bei denen man eine größere genetische Homogenität und daher für eine gegebene Erkrankung weniger krankheitsverursachende Gene/Allele vermuten kann.

Teilweise wurden Founder-Populationen ausgewählt, die eine hohe Prävalenz bestimmter komplexer Erkrankungen aufweisen, z. B.:
- die Pima-Indianer (Diabetes mellitus Typ II)
- Mikronesier der Insel Kosrae (Adipositas und Diabetes Typ II)
- Bewohner der Tonga-Inseln (Adipositas)

Die größte Studie an einer Founder-Population ist das **isländische Genomprojekt**, das von der Firma *De Code Genetics* zusammen mit dem isländischen Gesundheitssystem und der isländischen Regierung durchgeführt wird. Dieses Projekt, das einen großen Teil der isländischen Bevölkerung einschließt und einige der

Tab. **4.6** Beispiele für Suszeptibilitätsloci bei komplexen Erkrankungen

Krankheit	Risikolocus	Risikoallel	Relatives Risiko
Asthma	*DPP10*	WTC122P*1	1,35
	PHF11	mehrere	2,2 – 4
	ADAM33	multiple SNPs	?
GPRA	Haplotypen H2, 4, 5, 7	2,5 (H2 homozygot)	
Morbus Bechterew	*HLA-B*	*B27*	90
Diabetes Typ I	*HLA-DR*	*DR3*, *DR4*	15
Diabetes Typ II	INS-VNTR	Class III	
Myokardinfarkt	*APO E*	E4	1,5
Osteoporose	*VDR* (Vitamin-D-Rezeptor)	2	4,4
Alzheimer-Erkrankung	*APO E*	E4	2,8 (heterozygot) 8,0 (homozygot)
Multiple Sklerose	*MBP*	1,27 kb Poly-morphismus	3,3
HLA-DQ 1	DGA1*01 202	3,8	
Thrombose	Faktor V	p.506ArgGln	5 (heterozygot) 80 (homozygot)
F II	c.20 210GA	2 (heterozygot)	
Arrhythmie	*KCNQ 1*		
Morbus Crohn	*NOD 2/CARD 15*		3 (heterozygot) 40 (compound heterozygot oder homozygot)
Adipositas	*MC 4 R*	multiple	hoch

häufigsten komplexen Erkrankungen untersucht, hat den besonderen Vorteil, dass auf genealogische Daten zurückgegriffen werden kann, die bis auf die Besiedlung Islands seit 874 – 930 zurückreichen. Daher existieren ausgedehnte Stammbäume, und es kann für Genregionen festgestellt werden, ob zwei Personen, die in einer bestimmten chromosomalen Region identische Haplotypen besitzen, diese aufgrund gemeinsamer Herkunft („**Identity by Descent" = i.b.d.**)

Tab. 4.**7** Monogene Ursachen und Suszeptibilitätsgene bei komplexen Erkrankungen

Komplexe Erkrankung	Monogene Ursachen	Suszeptibilitätsgen
Koronare Herzkrankheit	*LDLR* (LDL-Rezeptor)	*APOE*
Diabetes mellitus	*GCK* (Glucokinase)	*CLP10*
Brustkrebs	*BRCA1*	*CHEK2*
Alzheimer-Erkrankung	*PSEN1* (Presenilin-1)	*APOE*

Tab. 4.**8** Suszeptibilitätsgene für Schizophrenie (nach: Chumakov et al., 2002; Straub et al., 2002; Shifman et al., 2002; Stefansson et al., 2002)

Chromosomale Region	Gene	Gen-Produkt
6p	*DTNBP1*	Dysbindin
8p	*NRG1*	Neuregulin 1
13q	*G72*	G72
22q	*COMT*	Catechol-O-Methyltransferase

aufweisen. Fehlt die Information über die Herkunft identischer Haplotypen, so bezeichnet man diese als „**Identity by State**" (= **i.b.s.**).

Diese Unterscheidung ist wichtig, wenn man davon ausgeht, dass eine kausale Mutation auf einem „Founder"-Haplotyp vorhanden war, der mit der Mutation an Betroffene weitergegeben wurde. Der gleiche Haplotyp existiert aber in der Population auch ohne Mutation.

Das isländische Genomprojekt hat bereits zur Identifizierung von Suszeptibilitäts-Genorten und Genen, u. a. für **periphere Gefäßkrankheit**, **Schlaganfall** und **Schizophrenie** geführt. Für Schizophrenie sind inzwischen auch aus anderen Studien mehrere Suszeptibilitätsgene bekannt (Tab. 4.8), die teilweise gleichzeitig die Suszeptibilität für bipolare Psychosen beeinflussen.

Sib-Pair-Linkage und Allel-Sharing-Methoden

Bei komplexen Erkrankungen stehen in aller Regel keine großen Stammbäume für Kopplungsanalysen zur Verfügung und die meisten Untersuchungen werden nicht an Isolaten, sondern an **panmiktischen Bevölkerungen** ohne tiefe Genealogien durchgeführt. Daher wurden verschiedene Varianten von Assoziationsstudien entwickelt, die alle auf dem Prinzip der genetischen Kopplung beruhen. Hierzu gehören die **Geschwisterpaaranalyse** und verschiedene Varianten von **Transmissions-Disequilibrium-Tests** (TDT).

Geschwisterpaaranalyse

> Bei der klassischen Geschwisterpaaranalyse geht man nur von **betroffenen Geschwisterpaaren** und deren Eltern aus. Es wird untersucht, welche Allele bzw. Haplotypen eines Genortes die erkrankten Geschwister von ihren Eltern geerbt haben.

Bei zufälliger Verteilung (Abb. 4.**11**) der elterlichen Allele wird die Mendel-Aufspaltung dazu führen, dass

- **25 %** der Paare **zwei identische** elterliche Allele aufweisen (i.b.d. für beide Allele),
- **50 %** ein **identisches** und **ein nicht identisches** Allel besitzen werden (i.b.d. für ein Allel) und
- bei **25 %** beide Allele **nicht identisch** sein werden.

Eine Geschwisterpaaranalyse setzt voraus, dass die Allele der Eltern unterschiedlich sind. Daher werden **hochpolymorphe Mikrosatelliten** oder **SNP-Haplotypen** (s. o.) als Marker verwendet.

Weicht die bei betroffenen Geschwistern gefundene Verteilung signifikant von der erwarteten 1:2:1-Aufspaltung ab und sind die Geschwister häufiger als erwartet i.b.d., so ist dies ein Hinweis, dass sich in der entsprechenden Genregion

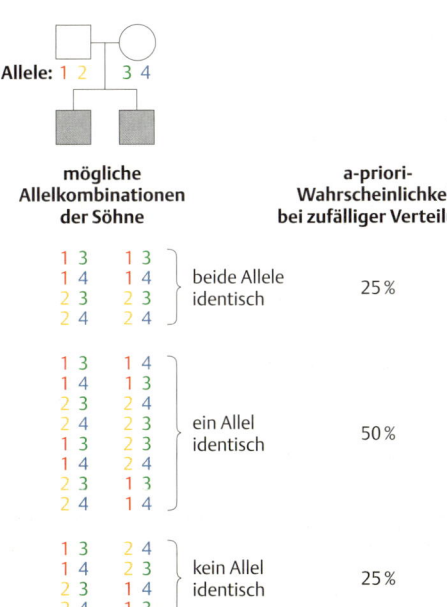

Abb. 4.11 Geschwisterpaaranalyse. Bei zufälliger Mendel-Aufspaltung sind nur 25 % der untersuchten Geschwister in beiden untersuchten elterlichen Allelen identisch. Beobachtet man jedoch überproportional viele betroffene Geschwister mit zwei identischen Allelen, liegt es nahe, dass in der untersuchten Genregion ein Gen liegt, das mit der Erkrankung gekoppelt ist.

ein (Kandidaten-)Gen befindet, das mit der Erkrankung gekoppelt ist. Im nächsten Schritt wird versucht, **funktionelle Varianten** des Gens zu finden, die pathophysiologisch plausibel sind.

Bei Diabetes mellitus Typ II war diese Strategie erfolgreich. Es wurde zuerst durch **Kopplungsanalyse** eine Region auf Chromosom 15 identifiziert. Der Locus war ca. 260 cM groß und enthielt noch sehr viele Gene. Durch **Geschwisterpaaranalyse** unter Verwendung von SNPs konnte die Region eingeengt werden und schließlich eine funktionellle Variante im **Calpain-10-(*CLP10-*)Gen** als Suszeptibilitäts-Allel für Typ II Diabetes identifiziert werden. Ein ähnlicher Ansatz führte zur Identifizierung von *USF1* bei der familiären kombinierten **Hyperlipidämie**, der häufigsten für Herzinfarkt prädisponierenden Hyperlipidämieform.

Transmissions-Disequilibrium-Test (TDT)

Der Transmissions-Disequilibrium-Test untersucht eine größere Anzahl von **Trios** (Vater, Mutter, betroffenes Kind). Es wird geprüft, ob die Erkrankung assoziiert ist mit der Weitergabe bestimmter hochpolymorpher Marker oder Haplotypen. Ist dies der Fall, dann erfolgt die Verteilung **nicht** nach der erwarteteten **1:1-Aufspaltung**, sondern weicht signifikant davon ab.

Die verschiedenen Assoziations- und Kopplungsmethoden haben zusammen mit immer stärker verfeinerten statistischen Verfahren bereits zur Identifizierung einer beachtlichen Zahl von Suszeptibilitätsgenen für wichtige komplexe Erkrankungen geführt (Tab. 4.**6**).

4.4 Spezielle Risikoberechnung

T. Grimm

Bei der Durchführung von Risikoberechnungen ist es erforderlich, das **genetische Modell** der entsprechenden Erbkrankheit zu kennen. Grundlage des genetischen Modells ist der **Erbgang**, zusätzlich müssen weitere Parameter festgelegt werden, wie z. B.
- Penetranz
- Neumutationsrate
- Allelfrequenzen

Beim Schätzen dieser Parameter ist es wichtig zu wissen, dass unter der Annahme eines **Mutations-Selektions-Gleichgewichts** (Haldane, 1935) die Werte dieser Parameter voneinander abhängig sind.

4.4.1 Das Bayes-Theorem

Das Bayes-Theorem (Thomas Bayes, 1702 – 1761; englischer Theologe und Mathematiker) wird bei der Risikoberechnung in der Humangenetik häufig eingesetzt und ist daher von besonderer Wichtigkeit. Es erlaubt, ausgehend von zwei oder mehr Alternativhypothesen (**a-priori-Wahrscheinlichkeiten**), Informationen über Wahrscheinlichkeiten aus verschiedenen Quellen (**konditionale Wahrscheinlichkeiten**) zu kombinieren und zu einem einzigen Wert zusammenzufassen (**a-posteriori-Wahrscheinlichkeit**).

Die **Bayes-Formel** lautet allgemein:

$$P(A1|Z) = \frac{P(A1) \times P(Z|A1)}{P(Z)} = \frac{P(A1) \times P(Z|A1)}{(P(A1) \times P(Z|A1)) + (P(A2) \times P(Z|A2))}$$

Dabei schöpfen A1 und A2 den Ereignisraum aus und sind disjunkt, Z bezeichnet eine zusätzliche Information.

P[A1|Z] = gesuchte Wahrscheinlichkeit, dass das Ereignis A1 eintritt, unter der Voraussetzung, dass das Ereignis Z eingetreten ist.
  P[A1] = a-priori-Wahrscheinlichkeit, dass das Ereignis A1 eintritt.
  P[Z|A1] = konditionale Wahrscheinlichkeit, dass das Ereignis Z eintritt, wenn das Ereignis A1 bereits eingetreten ist.
  P[A2] = a-priori-Wahrscheinlichkeit, dass das Ereignis A2 eintritt.
  P[Z|A2] = konditionale Wahrscheinlichkeit, dass das Ereignis Z eintritt, wenn das Ereignis A2 bereits eingetreten ist.

> Man teilt also die konditionale Wahrscheinlichkeit für ein Ereignis A1 (= P[Z:A1]) durch die Summe aller konditionalen Wahrscheinlichkeiten, um so die **a-posteriori-Wahrscheinlichkeit** für ein Ereignis A1 zu ermitteln.

Das Bayes-Theorem soll an einem einfachen Beispiel verdeutlicht werden: Ein bisher gesunder 50-jähriger Mann, dessen Vater an der Huntington-Krankheit verstorben ist, möchte selbst zwar keine direkte Diagnostik durchführen lassen, aber wissen, wie hoch das Risiko ist, dass er von seinem Vater die Mutation geerbt hat. Die Huntington-Krankheit wird autosomal dominant vererbt und tritt in der Regel zwischen dem 30. und 40. Lebensjahr auf.

Allein vom Stammbaum aus betrachtet (**a priori**), beträgt die Wahrscheinlichkeit **50 %**, dass der Ratsuchende die Erkrankung geerbt hat. Wir wollen die Information berücksichtigen, dass er noch **gesund** ist, während 80 % (= 4/5) der Genträger mit 50 Jahren bereits erkrankt sind. Es werden Wahrscheinlichkeiten berechnet unter der Annahme, dass der Ratsuchende die Krankheit geerbt hat bzw. nicht geerbt hat.

Die a-priori-Wahrscheinlichkeit multipliziert mit der konditionalen Wahrscheinlichkeit ergibt für beide Fälle (Krankheit geerbt/Krankheit nicht geerbt) die sog. **verbundene Wahrscheinlichkeit** von 1/10 bzw. 1/2. Das tatsächliche Risiko (**a-posteriori-Wahrscheinlichkeit**) ergibt sich aus folgenden Quotienten: verbundene Wahrscheinlichkeit, die Krankheit

Tab. 4.**9** Bayes-Tableau zur Risikoberechnung der Huntington-Krankheit

Ereignis	Krankheit geerbt (A1)	Krankheit nicht geerbt (A2)
a-priori-Wahrscheinlichkeit	1/2	1/2
konditionale Wahrscheinlichkeit, im Alter von 50 Jahre noch gesund zu sein	1/5	1 (wer die Krankheit nicht geerbt hat, bleibt gesund)
verbundene Wahrscheinlichkeiten	**1/10**	**1/2**

a-posteriori-Wahrscheinlichkeit, Genträger zu sein $= \dfrac{1/10}{1/10 + 1/2} = \dfrac{1}{6} \approx 17\,\%$

geerbt zu haben, geteilt durch die Summe aller verbundenen Wahrscheinlichkeiten. Der Ratsuchende hat also mit einer Wahrscheinlichkeit von 1/6 oder ca. 17 % von seinem Vater die Mutation für die Huntington-Krankheit geerbt (Tab. 4.**9**).

4.5 Genetischer Abstammungs- und Identifikationsnachweis

T. Grimm

Der genetische Abstammungsnachweis dient
- zur Klärung strittiger **Vaterschaften**,
- in seltenen Fällen zur Klärung von **Kindsvertauschungen** oder
- zur **Familienzusammenführung**.

In der Gerichtsmedizin dienen genetische Spurennachweise zur **Personenidentifizierung**.

Nur noch historische Bedeutung kommt den sogenannten **anthropologisch-erbbiologischen Abstammungsgutachten** zu, bei denen eine Vielzahl morphologischer Merkmale und Merkmalskomplexe (Augenfarbe, Haarfarbe, Kopfform etc.) quantitativ erfasst und dann verglichen wurden. Diese Merkmale sind meist polygen bedingt und deshalb für den Abstammungsnachweis nur bedingt tauglich. Die extreme Variabilität solcher Merkmale wird am Beispiel der **Papillarmuster** auf den Fingerkuppen deutlich, die als Fingerabdruck in der Kriminalistik eine große Rolle spielen.

Monogen bedingte Merkmale müssen eine möglichst hohe Variabilität aufweisen, um für Abstammungsnachweise geeignet zu sein. **Proteinpolymorphismen** des Blutes z. B. erfüllen diese Forderung.

Deren Variabilität wird jedoch übertroffen von der Anzahl möglicher Allelkombinationen hochrepetitiver DNA-Marker, sodass heute in der Regel nur noch **molekulargenetische Analysen** durchgeführt werden (sog. genetischer Fingerprint).

4.5.1 Nachweismethoden

Ein Abstammungs- oder Identifikationsnachweis erfordert die Untersuchung von Parametern, die individuell verschieden sind (**Identifikationsnachweis**) und deren Maß an Übereinstimmung mit zunehmendem Verwandtschaftsgrad steigt (**Abstammungsnachweis**). Heutzutage bedient man sich der Analyse genetischer Polymorphismen, sowohl auf **Merkmals-** als auch auf **DNA-Ebene**.

Unter einem **genetischen Polymorphismus** (s. S. 347) versteht man das gleichzeitige Vorkommen verschiedener erblicher Formen eines Merkmals, wobei die dafür kodierenden Allele in einer Population Häufigkeiten aufweisen, die nicht durch Neumutationen erklärt werden können.

Ziel der Untersuchung beim genetischen Abstammungsnachweis ist meist der Ausschluss eines zu Unrecht als Vater eines Kindes in Anspruch genommenen Mannes oder, falls es sich tatsächlich um den Vater handelt, die Feststellung der **Vaterschaft**.

Früher erfolgte der Abstammungsnachweis durch die Analyse verschiedener Proteingruppen, die eine hohe Variabilität bei jedem einzelnen Individuum aufweisen. Herangezogen wurden dabei z. B.:

- Blutgruppen
- Serumproteingruppen (z. B. Immunglobuline, Haptoglobin, Komplementkomponente C 3, Transferrin, Protease-Inhibitor, Plasminogen)
- Erythrozytenenzyme (z. B. saure Phosphatase, Phosphoglukomutase, Glutamat-Pyruvat-Transaminase und Glyoxalsase I)
- das HLA-System (Tab. **4.11**)

Inzwischen hat sich jedoch die **DNA-Analyse** als das System mit dem höchsten Variabilitäts- und damit Polymorphismuspotenzial durchgesetzt und alle anderen Methoden des genetischen Abstammungsnachweises abgelöst.

Unabhängig von der diagnostischen Sicherheit einer Methode handelt es sich bei der Feststellung der Vaterschaft in der Regel um eine **Wahrscheinlichkeitsaussage**.

Kann ein Mann als Vater nicht ausgeschlossen werden, so wird aus der Kombination der genetischen Merkmale beim Kind, bei der Mutter und bei dem angeblichen Vater durch **statistische Berechnung** die Wahrscheinlichkeit ermittelt, dass er der Vater des Kindes ist.

4.5.2 Analyse von Merkmalen

Blutgruppen-Systeme

> Die Blutgruppensysteme spielen in der Abstammungsdiagnostik nur noch eine untergeordnete Rolle.

Dennoch sollen die wichtigsten Blutgruppensysteme kurz vorgestellt werden:
- das **AB0-Blutgruppensystem**,
- die **Rhesusgruppen**,
- das MN-Blutgruppensystem,
- die Kell-, Duffy-, Kidd- und Lutheran-Blutgruppensysteme.

Der Nachweis der Blutgruppenantigene erfolgt im Blutserum über Antikörper-Reaktionen.

AB0-System. In diesem System besteht multiple Allelie, d. h. in der Bevölkerung kommen mehr als zwei Allele vor.

> Praktisch sind vier Allele von Bedeutung, die die Blutgruppen A_1, A_2, **B** und **0** bestimmen. Daraus ergeben sich als mögliche Genotypen die **Homozygoten** A_1/A_1, A_2/A_2, **B/B**, **0/0** sowie die **Heterozygoten** A_1/A_2, A_1/B, $A_1/0$, A_2/B, $A_2/0$, **B/0**.

Dabei verhalten sich die Gene für A_1, A_2 und B dominant gegenüber dem Allel für die Blutgruppe 0. Das Gen für A_1 ist dominant gegenüber dem Gen für A_2.

Serologisch sind von den oben angegebenen Genotypen nur A_1/B, A_2/B und 0/0 vom Phänotyp her zu bestimmen. Lässt man zur Vereinfachung die A-Untergruppen A_1 und A_2 weg, ergeben sich die in der Tab. 4.**10** aufgeführten Phänotyp-Konstellationen im AB0-System. In der dritten Spalte sind die Ausschlusskonstellationen aufgeführt, also diejenigen Phänotypen, die bei bei vorgegebenem Phänotyp der Eltern niemals auftreten können.

Rhesussystem. Die Vererbung der Rhesusgruppen wird durch ein komplexes genetisches System gesteuert. Es liegen zwei Genorte vor. Ein Genort mit den **Allelen D** und **d** und ein anderer Genort, der durch **alternatives Spleißen** der mRNA zwei Allelgruppen bildet: C und c bzw. E und e.

Tab. 4.**10** Phänotypkonstellationen im AB0-System

Phänotyp der Eltern	Mögliche Phänotypen der Kinder	Ausschluss-Konstellationen
0 × 0	0	A, B, AB
0 × A	0, A	B, AB
0 × B	0, B	A, AB
0 × AB	A, B	0, AB
A × A	A, 0	B, AB
A × B	B, A, AB, 0	–
A × AB	A, AB, B	0
B × B	B, 0	A, AB
B × AB	B, A, AB	0
AB × AB	A, B, AB	0

Der D-Genort ist von größerer Bedeutung, da er für die **maternal-fetale Inkompatibilität** und der daraus entstehenden **hämolytischen Neugeborenenerkrankung** verantwortlich ist. Personen mit dem **Genotyp DD** und **Dd** tragen das **Rh-Antigen** auf ihren Erythrozyten und werden als **Rh-positiv** bezeichnet. Die rezessiven **Homozygoten dd** sind **Rh-negativ** und weisen kein Rh-Antigen auf.

HLA-System

Wegen seines außerordentlich hohen Polymorphismus wurde das HLA-System (**Leukozytenantigene**) auch in der Populationsgenetik und für den genetischen Abstammungsnachweis verwendet.

Wie die meisten serologisch erkennbaren Marker werden die HLA-Antigene als **kodominante Merkmale** vererbt. Die Gene des HLA-Systems liegen eng gekoppelt auf dem kurzen Arm des Chromosom 6 und werden daher häufig gemeinsam als Haplotypen vererbt (Tab. 4.**11**).

Die Analyse der Leukozytenantigene hat auch heute noch eine große Bedeutung bei der **immunologischen Spenderauswahl** für Transplantationen. Zum Identifikationsnachweis ist das HLA-System heute jedoch unbedeutend.

Tab. 4.11 Familienanalyse und Deduktion von HLA-Haplotypen

	HLA-A1	HLA-A2	HLA-A3	HLA-A9	HLA-B5	HLA-B7	HLA-B8	HLA-B12	Haplo-typen
Vater	+	–	+	–	–	+	+	–	A/B
Mutter	–	+	–	+	+	–	–	+	C/D
Kind 1	+	+	–	–	–	–	+	+	A/C
Kind 2	–	+	+	–	–	+	–	+	B/C
Kind 3	+	–	–	+	+	–	+	–	A/D
Kind 4	–	–	+	+	+	+	–	–	B/D
Segregation	A	C	B	D	D	B	A	C	

Haplotypen des Vaters: A/B
A: HLA-A1, -B8
B: HLA-A3, -B7

Haplotypen der Mutter: C/D
C: HLA-A2, -B12
D: HLA-A9, -B5

Aus den Merkmalen kann man ein Kopplungsmuster (A bis D) ablesen. Aus diesem wiederum kann auf die Haplotypen der Eltern und Kinder geschlossen werden.

4.5.3 Analyse von DNA-Polymorphismen

DNA-Polymorphismen (s. S. 347) erfüllen alle Anforderungen, die an ein polymorphes System für den Abstammungsnachweis gestellt werden. Sie
• weisen eine **extrem hohe Variabilität** auf und
• werden **monogen vererbt** (s. S. 351).

Die **Nachweissicherheit** bei diesen DNA-Methoden kann eingeschränkt werden durch:
• technische Probleme,
• Neumutationen und
• die Unsicherheit bei der Abschätzung von Genfrequenzen.

Früher waren von Bedeutung Restriktionsfragment-Längenpolymorphismen (**RFLP**) und Variable-Number-of-Tandem-Repeats-Polymorphismen (**VNTR**). Ein Restriktionsfragment-Längenpolymorphismus (RFLP) beruht auf den Unterschieden in der Größe von DNA-Fragmenten, die beim Schneiden mit Restriktionsenzymen entstehen. Der Variable-Number-of-Tandem-Repeats-Polymorphismus besteht aus vielen tandemartig wiederholten Minisatelliten, deren Länge 10 bis 100 Nukleotide betragen kann. Die Zahl der Minisatelliten in einem VNTR kann variabel sein, dadurch entsteht der Polymorphismus. Heute benutzt man in der Regel Mikrosatelliten-Marker für den Abstammungsnachweis.

Mikrosatelliten (Short-tandem-repeats-Polymorphismus, STR)

Bei den **Short-Tandem-Repeats-Polymorphismen** (STR oder Mikrosatelliten) handelt es sich um repetitive **Di-, Tri-** oder **Tetra-Nukletide**, die sich mehrfach wiederholen (sie sind in der Regel kürzer als 0,1 kb). Hier liegt aufgrund der variablen Zahl der Tandem-Repeats ein Polymorphismus vor.

4

Beim Menschen sind bisher mehr als 10 000 Mikrosatelliten bekannt. Die DNA-Fragmente werden mithilfe der PCR amplifiziert. Die PCR-Primer sind durch Fluoreszenzfarbstoffe markiert, sodass die Fragmente in automatischen Sequenziergeräten aufgetrennt und dargestellt werden können (s. S. 106).

4.5.4 Vaterschaftsausschluss und Vaterschaftswahrscheinlichkeit

Die hier geschilderten Verfahren, in der Regel heute Untersuchungen von DNA-Polymorphismen, ermöglichen es, mit an Sicherheit grenzender Wahrscheinlichkeit alle **Nichtväter auszuschließen**. Bei den Putativvätern kann in allen Fällen bei positiver Konstellation statistisch eine so hohe Wahrscheinlichkeit für die Vaterschaft errechnet werden, dass sie praktisch erwiesen ist. Ausgenommen ist die Situation, wenn eineiige Zwillingsbrüder als Väter in Betracht kommen. Auch bei verstorbenen Putativvätern kann häufig der Nachweis geführt werden, indem dessen Eltern oder/und Geschwister in die „Rekonstruktion" seines Genotyps einbezogen werden.

4.5.5 Identitätsnachweis in der Kriminalistik

Von der Kriminalpolizei werden in der Forensik ähnliche Methoden verwendet, um einen Identitätsnachweis durch den Vergleich von DNA aus Zellspuren mit der DNA von Verdachtspersonen durchzuführen.

Klinische Genetik

5.1   **Aufgaben und Ziele der klinischen Genetik**   383

5.2   **Humangenetische Beratung**   384

5.3   **Pränatale Diagnostik**   397

5.4   **Genetische Ursachen des unerfüllten Kinderwunsches**   424

5.5   **Teratogene Faktoren**   437

5.6   **Dysmorphologie**   459

5.7   **Störungen der Geschlechtsentwicklung**   467

5.8   **Zwillinge**   478

5.9   **Angeborene Stoffwechselstörungen**   484

5.10   **Pharmakogenetik**   503

5.11   **Genetik von Krebserkrankungen**   513

5.13   **Therapie von Erbkrankheiten**   549

5.14   **Stammzellen – Bedeutung für die klinische Medizin**   567

5   Klinische Genetik

Angesichts der Entschlüsselung des menschlichen Genoms und der rasch fortschreitenden Entwicklung neuer genetischer Methoden und Techniken wird die angewandte Humangenetik auf allen gesellschaftlichen Ebenen intensiv diskutiert. Vor dem Hintergrund des leidvollen Erbes, das die „Erb- und Rassenpflege" aus der Nazizeit hinterlassen hat, werden soziale, psychische und gesellschaftliche Konsequenzen genetischer Diagnostik und Beratung heute insbesondere auf ihre ethischen Implikationen hin hinterfragt. Eine wesentliche Voraussetzung dafür bietet die in den 80er-Jahren wieder aufgenommene kritische Bestandsaufnahme und Auseinandersetzung mit der „Erb- und Rassenlehre" des Dritten Reiches, die ihre Wurzeln in der völkischen Bewegung und im Sozialdarwinismus des ausgehenden 19. Jahrhunderts hat (Müller-Hill, 1984; Weingart, Kroll, Bayertz, 1988). Die Gesetzgebung hat vielfältige Bereiche der genetischen Diagnostik durch das Embryonenschutzgesetz (1990), das Schwangerschaftskonfliktgesetz (1992/2009) und das Gendiagnostikgesetz (2010) umfassend geregelt.

Deutsche Erbforscher hatten sich aktiv an der Verbreitung der Nazi-Rassenideologie beteiligt. Zwangssterilisationen für eine Vielzahl von Personen, deren Erkrankung als genetisch verursacht galt, wurden durch das „Gesetz zur Verhütung erbkranken Nachwuchses vom 14. Juli 1933" legitimiert. Dies führte dazu, dass die Humangenetik nach dem 2. Weltkrieg diskreditiert wurde und als universitäre Disziplin zunächst kaum Bedeutung hatte.

Die raschen Entwicklungen im Bereich der Zytogenetik seit Beginn der 60er-Jahre, die Verbesserung der Ultraschalltechniken und die Einführung vorgeburtlicher Untersuchungsmethoden seit Beginn der 70er-Jahre erklären die wachsende klinische Bedeutung der Humangenetik. Der Erkenntnisgewinn im Bereich der Molekulargenetik hat dem Fach in der klinischen Medizin heute eine hervorgehobene Bedeutung zugewiesen. Die humangenetische Beratung hat auch vor dem Hintergrund der zunehmenden Möglichkeiten der molekulargenetischen Diagnostik einen festen Platz in der klinischen Medizin.

5.1   Aufgaben und Ziele der klinischen Genetik

J. Murken

Die klinische Genetik ist eine Disziplin mit großer Bedeutung in vielen Bereichen der Medizin.

Neben dem enormen Stellenwert, den die Molekulargenetik bei der Aufklärung von Mechanismen der Krankheitsentstehung in der medizinischen Forschung besitzt, wächst ihre Bedeutung auch in der **praktischen Medizin** stetig.

Dies betrifft sowohl die steigende Zahl von Krankheiten bzw. Krankheitsdispositionen, die heute diagnostiziert werden, als auch Fragestellungen, die erst mithilfe molekulargenetischer Methoden möglich wurden. Hierzu zählen z. B. die der **prädiktiven** oder **präsymptomatischen Diagnostik**, der **pränatalen Diagnostik** oder auch der **Heterozygotendiagnostik**. Diese Bereiche unterscheiden sich von der klassischen Diagnostik in der Medizin und sind ohne die zwingende Einbindung in eine qualifizierte humangenetische Beratung nicht denkbar. Sie sind in hohem Maße mit ethischen Fragestellungen verbunden.

5.2   Humangenetische Beratung

J. Murken, K. Zerres

Mehr als 50 Jahre nach der Beschreibung der DNA-Struktur wird das humangenetische Wissen zunehmend in der medizinischen Praxis angewendet. Damit erlangt auch die humangenetische Beratung eine zentrale Bedeutung.

Die angewandte Humangenetik hat in der Vergangenheit mehrfach einen Paradigmenwandel durchlaufen. Nach einer vorwiegend eugenischen Zielsetzung in der ersten Hälfte des 20. Jahrhunderts war Prävention das vorherrschende Ziel mit Beginn der 60er-Jahre.

> Heute stellt die **individuelle Entscheidungshilfe** das Ziel der angewandten Humangenetik dar. Sie ist durch nicht direktive Beratung charakterisiert.

5.2.1   Definition humangenetischer Beratung

Von den zahlreichen Definitionen genetischer Beratung der Vergangenheit war die bereits 1974 von einem „Ad Hoc Committee on Genetic Counseling" der **American Society of Human Genetics** diejenige, die weiterhin allgemein anerkannt ist. Darin wird u. a. ausgeführt:

> Genetische Beratung ist ein **Kommunikationsprozess**, in dem menschliche Probleme behandelt werden, die mit dem Auftreten oder der Möglichkeit des Auftretens einer **Erbkrankheit** in einer Familie zusammenhängen. Dieser Prozess beinhaltet das Bemühen einer oder mehrerer entsprechend ausgebildeter Personen, einem einzelnen oder einer Familie dazu zu verhelfen,
> - **medizinische Fakten** einschließlich Diagnose, Krankheitsverlauf und Behandlungsmöglichkeiten zu verstehen,
> - die Bedeutung von **Erbfaktoren** in der Ätiologie einer Erkrankung zu verstehen und Erkrankungsrisiken für bestimmte Verwandte richtig einzuschätzen,

- die **Entscheidungsmöglichkeiten** bei der Verarbeitung von Erkrankungsrisiken zu verstehen,
- diejenige **Verhaltensweise** zu wählen, die in Anbetracht eines Erkrankungsrisikos und der familiären Zielvorstellung angemessen erscheint und sich entsprechend dieser Einstellung zu verhalten,
- die bestmögliche **Einstellung** zu der Erkrankung eines betroffenen Familienmitgliedes bzw. zu der Möglichkeit des Wiederauftretens einer Erkrankung zu gewinnen.

Diese Definition war auch die wesentliche Vorlage für die Formulierung einer „Leitlinie zur Genetischen Beratung" der Deutschen Gesellschaft für Humangenetik e. V. in ihrer aktuellen Fassung aus dem Jahre 2007.

Insbesondere im Hinblick auf die Fragen der genetischen Diagnostik bedeutet die konsequente Anwendung dieser Richtlinien für die Handhabung genetischer Beratung Folgendes:

- Die Inanspruchnahme genetischer Beratung muss **freiwillig** sein.
- Vor Anwendung genetischer Diagnostik (prä- bzw. postnatal) sollte eine **individuelle Beratung** erfolgen.
- Die Inanspruchnahme der pränatalen Diagnostik präjudiziert im Falle eines pathologischen Befundes **keinesfalls** einen **Schwangerschaftsabbruch**.
- Die Entscheidungskompetenz hinsichtlich weiterer **Familienplanung** liegt ausschließlich bei den **Ratsuchenden**.

Das **Gendiagnostikgesetz** (2010) regelt umfassend die genetische Diagnostik. Wesentliche Bestimmungen sind:
- Anbieter müssen über spezifische Qualifikationen verfügen.
- Genetische Diagnostik darf nur nach schriftlicher Einwilligung nach differenzierter Aufklärung erfolgen.
- Prädiktive genetische Diagnostik darf nur durch Fachärzte für Humangenetik veranlasst werden.
- Die pränatale Diagnostik spätmanifester Krankheiten ist verboten.

5.2.2   Anlässe für eine humangenetische Beratung

Nachfolgend werden einige wichtige Fragestellungen für eine humangenetische Beratung aufgezeigt (Abb. 5.**1**).

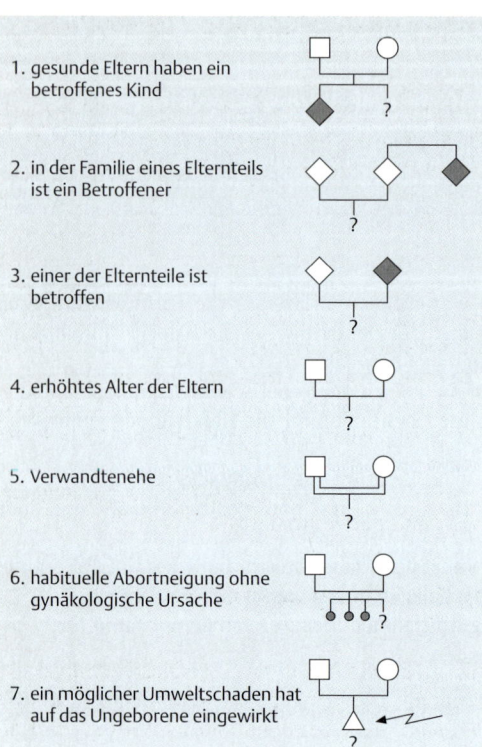

Abb. 5.**1 Indikation zur genetischen Familienberatung.**

1. gesunde Eltern haben ein
betroffenes Kind

2. in der Familie eines Elternteils
ist ein Betroffener

3. einer der Elternteile ist
betroffen

4. erhöhtes Alter der Eltern

5. Verwandtenehe

6. habituelle Abortneigung ohne
gynäkologische Ursache

7. ein möglicher Umweltschaden hat
auf das Ungeborene eingewirkt

Geburt eines Kindes mit einer angeborenen Erkrankung oder Entwicklungsstörung

Die häufigste Beratungssituation überhaupt ist die Frage nach dem **Risiko für weitere Kinder**, wenn ein Kind gesunder Eltern Fehlbildungen oder einen geistigen Entwicklungsrückstand zeigt.

Neben der Frage der **Diagnosestellung** der kindlichen Erkrankung oder Entwicklungsstörung selbst, die ganz im Vordergrund stehen kann, ist die Sorge erhöhter **Wiederholungsrisiken** bei bestehendem Kinderwunsch häufiger Anlass für die Inanspruchnahme einer humangenetischen Beratung. Eine verlässliche Risikoangabe setzt in der Regel eine präzise Diagnose der zur Debatte stehenden Erkrankung voraus. Die Möglichkeiten der pränatalen Diagnostik können vor allem im Zusammenhang sehr schwerer Krankheiten ein wichtiges Thema sein.

Erkrankungen oder Entwicklungsstörungen bei Verwandten eines Ratsuchenden

Auch Erkrankungen oder Entwicklungsstörungen bei **Verwandten** können Anlass zur Inanspruchnahme einer humangenetischen Beratung sein. Hier steht die Ermittlung des **individuellen Erkrankungsrisikos** für die Ratsuchenden, aber oftmals auch für deren Kinder, ganz im Vordergrund.

Es muss dabei nicht selten der Versuch unternommen werden, Informationen über die betreffende Krankheit in der Familie zu erhalten und einzuordnen. In der Regel setzt dies eine Kommunikation innerhalb der Familie voraus. **Formalgenetische Aspekte** sind hierbei wie auch bei anderen Fragestellungen oft von zentraler Bedeutung. Durch eine **Stammbaumanalyse** und eine gegebenenfalls notwendige **Risikoberechnung** kann nicht selten festgestellt werden, dass ein mögliches Erkrankungsrisiko sehr gering ist, im günstigsten Fall kann ein Risiko sogar gänzlich ausgeschlossen werden.

Von besonderer Bedeutung kann im Rahmen dieser Fragestellung die Frage der **prädiktiven Diagnostik** einer spätmanifesten Erkrankung sein.

Ein Elternteil ist von einer Erkrankung oder einer Entwicklungsstörung betroffen

Die Erkrankung eines Elternteils ist häufig Anlass einer genetischen Beratung. Gegenstand dieser Beratungssituation ist ein mögliches Erkrankungsrisiko für die Nachkommen. Ist die Ratsuchende selbst betroffen und schwanger, wird die Frage nach dem Einfluss einer Schwangerschaft auf den eigenen Krankheitsverlauf wichtiges Thema sein. Eine notwendige medikamentöse Therapie und ihre möglichen Folgen für das werdende Kind können hierbei ebenfalls Bedeutung erhalten. Optionen einer Pränataldiagnostik spielen in diesen Beratungssituationen meist keine oder allenfalls eine untergeordnete Bedeutung.

Altersbedingte Risiken

Das erhöhte elterliche Alter, speziell das **Alter der Mutter** (s. S. 398), ist ein zunehmend wichtiger Grund für eine humangenetische Beratung geworden.

Vor allem chromosomale Fehlverteilungen entstehen oft durch Fehler in der **mütterlichen Meiose** (s. S. 80), die mit zunehmendem Alter gehäuft auftreten. Die Trisomie 21 ist hier das wichtigste Beispiel.

Ein erhöhtes **väterliches Alter** ist hingegen in der Regel nicht mit wesentlichen kindlichen Risikoerhöhungen verbunden. Obwohl mit steigendem väterlichen

Alter das Risiko für die Entstehung von Neumutationen (z. B. der **Achondroplasie**, s. S. 285) deutlich zunimmt, ist die absolute Risikoerhöhung sehr klein.

Rein quantitativ ist das erhöhte mütterliche Alter Hauptgrund für eine **pränatale Diagnostik**. Eine wachsende Anzahl von Kindern wird von Müttern geboren, die 40 Jahre und älter sind. Das mit steigendem mütterlichem Alter ansteigende Risiko vor allem für die Geburt eines Kindes mit **Down-Syndrom** wird im Allgemeinen dramatisch überschätzt. Dies bleibt nicht ohne Auswirkung auf die Inanspruchnahme vorgeburtlicher Diagnostik, die heute oft ohne vorangegangene humangenetische Beratung erfolgt. In vielen Fällen erfolgt die Inanspruchnahme heute nach Durchführung des Ersttrimesterscreenings (s. S. 409). Die Praxis der Aufklärung über Aussagekraft, Grenzen, aber auch Risiken vorgeburtlicher Untersuchungen ist leider oft ungenügend.

Blutsverwandtschaft der Ratsuchenden

Verwandte Ratsuchende sind oft bezüglich des Risikos für eigene Kinder stark verunsichert.

> Kindliche Risiken, die sich aus einer **Verwandtenbeziehung** ergeben, sind oft entgegen der Befürchtungen der Ratsuchenden **eher klein**, wenn sich in der Verwandtschaft keine Hinweise auf relevante Erkrankungen ergeben.

Da jedoch in der Familie die Anlage für eine rezessive Erkrankung vorliegen kann, von der bisher kein Familienmitglied betroffen ist, muss im Falle einer Verwandtenehe, z. B. von Cousin und Cousine, eine **Verdoppelung des Basisrisikos** angegeben werden (Normalbevölkerung: 2 – 4 %; Verwandtenehe: 4 – 8 %). Ergeben sich bei Familienangehörigen z. B. Hinweise auf eine autosomal rezessiv vererbbare Krankheit, kann das Erkrankungsrisiko für ein Kind bis zu 25 % betragen.

Der **ethnische Hintergrund** der Ratsuchenden ist ebenfalls von Bedeutung, da es in verschiedenen Populationen unterschiedliche Häufigkeiten von Verwandtenehen gibt, aber auch weil krankheitsverursachende Erbanlagen in bestimmten Bevölkerungsgruppen gehäuft vorkommen. Ein Beispiel hierfür ist das verstärkte Vorkommen der **Thalassämie** im Mittelmeerraum. Eine mögliche **Anlageträgerdiagnostik (Heterozygotentestung)** kann ein wichtiges Thema im Rahmen dieser Fragestellung sein (s. S. 258).

Habituelle Aborte, Totgeburten und pränatal diagnostizierte Auffälligkeiten

> Etwa **jede 8. Schwangerschaft** endet in einer Fehlgeburt, deren Ursache in vielen Fällen nicht aufgeklärt werden kann. Eine erbliche Ursache kann nur selten nachgewiesen werden.

Numerische meist spontan entstandene Chromosomenstörungen finden sich hingegen in ca. 50% der **Spontanaborte** und stellen eine häufige Ursache dar. Da sie jedoch in der Regel nicht mit erhöhten Wiederholungsrisiken einhergehen, liefert eine **Chromosomenanalyse** aus Abortmaterial in der Regel keine wesentlichen Erkenntnisse für weitere Schwangerschaften und ist daher im Allgemeinen auch **nicht sinnvoll**.

Elterliche Chromosomenanalysen sollten erst nach zwei vorangegangenen ungeklärten Aborten zum Ausschluss bzw. Nachweis einer **erblichen** elterlichen Chromosomenveränderung erfolgen. Bei ca. 5% der Paare mit zwei vorangegangenen Aborten kann z. B. eine balancierte Translokation (s. S. 182) bei einem der beiden Elternteile nachgewiesen werden. Das gehäufte Auftreten von Aborten oder Totgeburten in einer Familie kann ebenso wie das Vorkommen körperlich und geistig behinderter Personen Hinweis auf Vorliegen einer erblichen Chromosomenstörung sein.

Bei **Totgeburten** liegen häufig **Fehlbildungen** vor, deren Einordnung und weitere diagnostische Abklärung meist entscheidend für die Angabe möglicher Wiederholungsrisiken ist. Eine präzise **pathologisch-anatomische Untersuchung** ist in diesen Fällen als Basis für eine spätere humangenetische Beratung von entscheidender Bedeutung.

> Die **Beurteilung** pränatal diagnostizierter komplexer fetaler Auffälligkeiten sollte in enger Zusammenarbeit zwischen **Frauenarzt** und **Humangenetiker** erfolgen. Nicht selten gelingt eine Einordnung der nachgewiesenen Auffälligkeiten, oder es kann eine weiterführende Diagnostik veranlasst werden (s. S. 397).

Störungen der Fertilität

Die Abklärung genetischer Ursachen von Fruchtbarkeitsstörungen (s. S. 424) geschieht in enger Zusammenarbeit mit dem **Reproduktionsmediziner**.

Eine humangenetische Beratung sollte in Fällen auffälliger Untersuchungsbefunde (z. B. Chromosomenstörungen) erfolgen oder wenn sich im Rahmen der **Familienanamnese** Hinweise auf Erkrankungen ergeben, die genetisch bedingt sein könnten.

Teratogene/mutagene Einflüsse

> Die Frage nach einem möglichen kindlichen Risiko infolge **exogener Einflüsse** (wie Medikamente, Strahlen, Drogen, Alkohol, vorgeburtliche Infektionen) in der Schwangerschaft (teratogene Risiken) aber auch möglicher **keimzellschädigender Einflüsse** (mutagene Risiken) ist eine weitere häufige Indikation für die genetische Beratung.

Mögliche Risiken für kindliche Störungen werden in diesem Zusammenhang häufig überschätzt. Die Zahl der **Medikamente** mit nachgewiesener teratogener/mutagener Wirkung ist **eher klein**.

Strahlenrisiken (s. S. 180 u. 438) werden ebenfalls oft überschätzt. Wurde früher z. B. nach einer zurückliegenden Chemotherapie bzw. Bestrahlung ganz von Kindern abgeraten, wissen wir heute, dass mögliche kindliche Risiken in diesen Fällen eher gering sind. Eine umfassende Information führt in vielen Fällen daher zu einer Beruhigung der Ratsuchenden.

Drogen- und **Alkoholkonsum** (s. S. 441) erfordern vor allem für die schwierig zu quantifizierende Einnahme eine differenzierte Beurteilung.

> Es gilt heute als gesichert, dass die Einnahme auch **geringer Alkohol- und Drogenmengen** eine ungünstige Wirkung auf die kindliche Entwicklung haben kann.

Pränatale Infektionen erfordern oft sehr komplexe Beratungen, die im Allgemeinen auf der Basis umfassender Untersuchungsbefunde interdisziplinär erfolgen.

> Die Möglichkeiten, vor allem aber die Grenzen der **vorgeburtlichen Diagnostik** (s. S. 397) sind ein wichtiges Thema im Rahmen der Beratungen bei möglichen teratogenen und mutagenen Schädigungen eines ungeborenen Kindes.

5.2.3   Ablauf der humangenetischen Beratung

Die **„Leitlinie zur Genetischen Beratung"** der Deutschen Gesellschaft für Humangenetik e. V. (GfH) führt zum Ablauf der humangenetischen Beratung u. a. aus:

> Die Inanspruchnahme der genetischen Beratung ist **freiwillig**. Sie darf nur unter Einhaltung der für ärztliche Maßnahmen geforderten Rahmenbedingungen (Aufklärungspflicht, Schweigepflicht, Datenschutz etc.) durchgeführt werden. Über **Ziele** und **Vorgehensweise** sollte der Berater vorab informieren. In der Regel sollten diese Informationen **schriftlich** gegeben werden. Der Ratsuchende sollte sein **Einverständnis** zur Durchführung der genetischen Beratung in der beschriebenen Form ebenfalls schriftlich geben.

Eine **Einverständniserklärung** soll den Ratsuchenden u. a. wichtige Informationen über die humangenetische Beratung geben und auf diese Weise den Erwartungshorizont strukturieren. Sie steckt gleichzeitig den Rahmen dessen ab, was der genetische Berater in der Regel zu leisten imstande ist und schützt ihn damit vor Überforderung. Die Einverständniserklärung definiert damit einen sinnvollen Vertragsumfang im Bereich der humangenetischen Beratung.

In einem **Musterentwurf** der *Kommission für Grundpositionen und ethische Fragen der GfH* aus dem Jahr 2006, der sich direkt an die Ratsuchenden richtet, wird u. a. ausgeführt:

„Eine genetische Beratung soll Ihnen helfen, Fragen zu beantworten und mögliche Probleme im Zusammenhang mit einer eventuell erblich bedingten Erkrankung oder Entwicklungsstörung zu lösen, die bei Ihnen selbst, Ihren Kindern oder sonstigen Angehörigen besteht, oder die sie befürchten. Wie weit die genetische Beratung dabei tatsächlich hilfreich sein kann, hängt von der jeweiligen Störung und von Ihrer persönlichen Fragestellung ab. Beides legt fest, was im Rahmen der genetischen Beratung besprochen wird und bestimmt die Genauigkeit unserer Aussagen zu genetischen Risiken.

Eine umfassende Aufklärung über alle denkbaren genetischen Störungen ist nicht möglich. Ebenso wenig ist es möglich, jedes Erkrankungsrisiko für Sie selbst oder Ihre Angehörigen und insbesondere Ihre Kinder auszuschließen. In manchen Fällen ist keine genaue Aussage zur Wahrscheinlichkeit des Auftretens einer bestimmten Krankheit oder Behinderung möglich.

> **Zu einer genetischen Beratung gehört regelmäßig:**
> - die Klärung Ihrer persönlichen Fragestellung und des Beratungsziels,
> - die Erhebung Ihrer persönlichen und familiären gesundheitlichen Vorgeschichte (Anamnese),
> - die Bewertung vorliegender ärztlicher Befunde bzw. Befundberichte,
> - die körperliche Untersuchung von Ihnen oder Angehörigen, wenn dies für Ihre Fragestellung von Bedeutung ist,
> - Untersuchungen von Blut oder anderen Geweben, wenn dies für Ihre Fragestellung wichtig ist,
> - eine möglichst genaue medizinisch-genetische Diagnose,
> - eine ausführliche Information über die in Frage stehenden Erkrankungen bzw. Behinderungen,
> - eine Abschätzung spezieller genetischer Risiken,
> - eine Beratung über die allgemeinen genetischen Risiken,
> - eine ausführliche Beratung über die möglichen Bedeutungen dieser Informationen für Ihre Lebens- und Familienplanung und ggf. für Ihre Gesundheit.

Medizinisch-genetische Diagnosemaßnahmen werden nicht ohne Ihre aktive Entscheidung hierzu durchgeführt. Die Beratung soll für Sie eine Entscheidungshilfe sein und es Ihnen erleichtern, Krankheitsrisiken persönlich zu bewerten und sich auf sie einzustellen. Es bleibt Ihre Entscheidung, welche Konsequenzen Sie aus dem Beratungsgespräch ziehen.

Die wichtigsten Inhalte der Beratung werden Ihnen in einem verständlich gehaltenen Brief noch einmal mitgeteilt.

Unsere Zusammenarbeit mit anderen Ärzten ist in der ärztlichen Berufsordnung geregelt. Danach können Sie mitbestimmen, in welchem Umfang andere beteiligte Ärzte informiert werden.“

Kommunikation. Die Beschreibung der Ziele einer humangenetischen Beratung macht deutlich, dass Kommunikation ein zentrales Element einer humangenetischen Beratung ist. Eine direktive Einflussnahme des Beraters auf die Entscheidung der Ratsuchenden wäre mit diesem Ziel **nicht** zu vereinbaren.

Obwohl Nichtdirektivität ein wesentliches Prinzip einer genetischen Beratung ist, wurde in den letzten Jahren vorgeschlagen, Nichtdirektivität als Beratungskonzept zugunsten des Begriffs der **Erfahrungsorientiertheit** als Beratungsgrundhaltung aufzugeben. Hierbei lässt sich der Berater sehr wesentlich von den gemeinsam erarbeiteten Beratungszielen und Bedürfnissen der Ratsuchenden leiten.

Eine **„aktive" Beratung**, also die Kontaktaufnahme des Beraters mit weiteren Familienangehörigen ohne deren ausdrücklichen Wunsch, wird abgelehnt. Es bleibt immer in das Ermessen des Ratsuchenden gestellt, nahe Verwandte selbst zu informieren.

Hilfsmittel Stammbaum. Zum praktischen Vorgehen des beratenden Arztes gehört die Anfertigung eines Stammbaums, auf den keinesfalls verzichtet werden darf, auch wenn ein Befund ganz klar zu sein scheint (s. S. 241).

Falsche Vorstellungen. Bei Ratsuchenden existieren häufige falsche Vorstellungen über mögliche Erblich- oder Nichterblichkeit eines Merkmals oder einer Erkrankung. Gängige Vorstellungen sind:
• Was angeboren ist, ist auch ererbt.
• Genetisch bedingte Erkrankungen sind nicht therapierbar.
• Ist nur ein Familienmitglied betroffen, ist Erblichkeit ausgeschlossen.
• Sind mehrere Familienmitglieder betroffen, muss Erblichkeit vorliegen.
• Wenn ausschließlich männliche oder ausschließlich weibliche Mitglieder in einer Familie betroffen sind, bedeute das Geschlechtsgebundenheit.
• Ein Risiko von 25 % (1 von 4 Kindern wird statistisch gesehen erkranken) bedeutet, dass nach einem kranken Kind die nächsten drei nicht betroffen sein werden (analog dazu: Bei 50 % Risiko müsse nach einem kranken Kind nun ein gesundes folgen).

Beratungsbrief. Die Abfassung des individuellen Beratungsbriefes ist ein wichtiger Bestandteil der Beratung. Er ist primär an die Ratsuchenden gerichtet und hat daher nicht die Form eines üblichen medizinischen Gutachtens oder eines üblichen Arztbriefes, der ja in der Regel den weiterbetreuenden Arzt zum Adressaten hat. Es sollten dennoch alle wesentlichen Aspekte einschließlich der oft komplexen formalen genetischen Überlegungen in einer für den Ratsuchenden verständlichen Form angesprochen werden.

5.2.4   Psychologische Aspekte genetischer Beratung

In welchem Ausmaß Behinderung und Krankheit von den Ratsuchenden als Einschränkung ihrer individuellen Lebensplanung wahrgenommen werden, hängt nicht nur von der Art und Weise der Vermittlung medizinischer Sachverhalte ab.

> Psychische, psychosoziale und soziokulturelle Faktoren bestimmen weitgehend, was als „Behinderung" wahrgenommen wird.

Nicht nur die Schwere der Krankheit oder Behinderung, Lebensdauer und Entwicklungsmöglichkeiten des Betroffenen spielen hier eine entscheidende Rolle, sondern auch die Frage, ob bereits Therapiemöglichkeiten zur Verfügung stehen.

Genetische Erkrankungen werden vor dem eigenen lebensgeschichtlichen Hintergrund unterschiedlich wahrgenommen und bewertet. Von der eigenen **psychischen Situation** kann es abhängen, wie ein eigenes Erkrankungsrisiko oder ein Erkrankungsrisiko des künftigen Kindes verarbeitet wird.

Die besondere **Familienkonstellation** (lebt z. B. bereits ein behindertes Kind in der Familie oder ist ein Elternteil betroffen), individuelle **Bewältigungsstrategien** im Umgang mit Behinderungen sowie das Ausmaß **gesellschaftlicher Akzeptanz** und **Unterstützung** (z. B. durch spezielle Förder- und Integrationsmaßnahmen) sind ausschlaggebend dafür, welche Bedeutung die Mitteilung von Risikozahlen und medizinischen Fakten für die Entscheidungsfindung der Ratsuchenden hat. Es ist eine häufig gemachte Erfahrung in der genetischen Beratung, dass sich die Beurteilung möglicher Wiederholungsrisiken im Laufe der Zeit ändern kann. Ein mögliches Risiko kann zunächst als unakzeptabel hoch angesehen werden, später jedoch dann als vertretbar – die umgekehrte Situation ist ebenso möglich.

Eine wichtige ärztliche Aufgabe ist es, den Eltern **Schuldgefühle** zu nehmen, die sich fast immer einstellen, wenn bei einem von beiden eine genetische Belastung festgestellt wird.

Das Aufklärungsgespräch soll dem Wissensstand der Ratsuchenden entsprechen, sie sollten **vollständig** und **umfassend** informiert werden.

Die Berücksichtigung dieser Aspekte fordert vom genetischen Berater eine hohe Sensibilität im Umgang mit häufig emotional belastenden Beratungssituationen. Um diesen Situationen gewachsen zu sein und um für Berater und Ratsuchende zu befriedigenden Beratungsergebnissen zu kommen, ist es notwendig, **psychosoziale** und **psychotherapeutische Grundkenntnisse** (z. B. durch die Supervision in Balintgruppen) in die Ausbildung und Beratungspraxis zu integrieren.

5.2.5 Bedeutung der humangenetischen Beratung für pränatale, Heterozygoten- und prädiktive Diagnostik

In der klinischen Medizin wird Diagnostik überwiegend mit dem Ziel der Abklärung einer bestehenden Symptomatik betrieben. Im Gegensatz dazu kann genetische Diagnostik auch unabhängig von der klinischen Symptomatik erfolgen und erlaubt damit Aussagen mit einer gänzlich anderen Bedeutung für die untersuchte Person. Eine genetische Diagnostik sollte daher erst **nach** einer humangenetischen Beratung veranlasst werden, die Befundmittelung sollte dann wiederum im Rahmen einer genetischen Beratung erfolgen. Der humangenetischen Beratung kommt als zentraler Bestandteil einer Trias **„Beratung – Diagnostik – Beratung"** hierbei besondere Bedeutung zu.

Pränatale genetische Diagnostik

Die **Möglichkeiten** und **Grenzen** einer pränatalen Untersuchung sollten im Rahmen einer ausführlichen Beratung erörtert werden.

Dies gilt sowohl für die spezielle Diagnostik, z. B. bei hohem Wiederholungsrisiko für die Geburt eines Kindes mit einer schweren erblichen Erkrankung, aber auch für die „klassischen" Verfahren einer Chromosomenanalyse nach vorangegangener Chorionzottenbiopsie oder Amniozentese, die heute vor allem bei „älteren" Schwangeren vielfach ohne humangenetische Beratung zu einem Routineverfahren geworden sind.

Eine umfassende Beratung über **Aussagefähigkeit** und mögliche **Konsequenzen** sogenannter Screening-Verfahren wie dem **Ersttrimester-Screening** sollte unbedingt erfolgen. Leider werden diese Untersuchungen häufig ohne vorherige Aufklärung in Anspruch genommen, was dann sehr oft, gewissermaßen als Automatismus, weitere Untersuchungen ohne zusätzliche Beratung zur Folge hat.

Heterozygotentestung

Der molekulargenetische Nachweis der Anlageträgerschaft für eine **autosomal rezessive erbliche Erkrankung** (Heterozygotentest, s. S. 258) ist für eine steigende Anzahl oft sehr schwerer Krankheiten möglich.

Die Untersuchungsergebnisse können für Betroffene eine wichtige neue Handlungsoption hinsichtlich der Lebens- und Familienplanung eröffnen.

Heterozygotie ist im Allgemeinen nicht mit gesundheitlichen Konsequenzen verbunden. Unverzichtbar als Voraussetzung ist eine **umfassende Aufklärung** über Häufigkeit, Ursache, Symptomatik, Verlauf und Therapie derjenigen Erkrankung, auf deren Anlageträgerschaft hin untersucht werden soll. Nur auf der Basis dieses Wissens kann eine qualifizierte, individuelle Zustimmung oder Ablehnung des Tests durch den Betroffenen erfolgen. Eine solche Aufklärung beugt darüber-hinaus der Gefahr der **Diskriminierung** betroffener Personen und Familien vor.

Die Deutsche Gesellschaft für Humangenetik lehnt zum jetzigen Zeitpunkt ein Bevölkerungsscreening ab, da die Voraussetzungen hierfür nicht gegeben sind.

Prädiktive Diagnostik

In ihrer „Stellungnahme zur postnatalen prädiktiven genetischen Diagnostik" der Deutschen Gesellschaft für Humangenetik e. V. aus dem Jahre 2000 wird u. a. ausgeführt:

> Prädiktive genetische Diagnostik bedeutet die Untersuchung eines **gesunden Menschen** auf Anlagen hin, die zu Erkrankungen im späteren Leben disponieren.

Weiterhin heißt es:

Im Hinblick auf Erkrankungen, die **verhinderbar** oder **behandelbar** sind, kann diese Untersuchung im individuellen Fall eine wichtige Hilfe bei Entscheidungen über individuelle **präventive** oder **therapeutische Maßnahmen** sein.

Bei **nicht behandelbaren** Erkrankungen kann prädiktive genetische Diagnostik Personen, die ein Erkrankungsrisiko für sich oder ihre Nachkommen befürchten, wichtige Entscheidungsoptionen hinsichtlich der **Lebens- und Familienplanung** eröffnen. Aus ethischen Gründen kann deshalb prädiktive genetische Diagnostik betroffenen Personen nicht vorenthalten werden.

Die Forderung eines umfangreichen Informationsangebotes im Rahmen einer humangenetischen Beratung ist eine zentrale Voraussetzung für derartige Unter-suchungen. Die Untersuchung von **Kindern** sollte nur dann erfolgen, wenn sich aus dem Ergebnis der Untersuchung **therapeutische Konsequenzen** für das Kind ergeben.

Zahlreiche Empfehlungen zur prädiktiven Testung wurden in enger Zusam-menarbeit mit Selbsthilfeverbänden entwickelt und sind fester Bestandteil inter-disziplinärer Vor- und Nachbetreuungsprogramme geworden. Der Wissenschaft-liche Beirat der Bundesärztekammer hat sich mit den „Richtlinien zur Diagnostik der genetischen Disposition für Krebserkrankungen" (1998) und der „Richtlinie zur prädiktiven genetischen Diagnostik" (2003) umfassend zu dieser Problematik geäußert. Der humangenetischen Beratung wird in den genannten Richtlinien ausnahmslos eine zentrale Rolle zugewiesen.

Nach dem Gendiagnostikgesetz darf prädiktive genetische Diagnostik nur durch Fachärzte für Humangenetik veranlasst werden. Die pränatale Diagnostik spät manifester Krankheiten ist verboten.

5.2.6 Professionelle Voraussetzungen für die Durchführung humangenetischer Beratung

Zu den Voraussetzungen für die selbstständige und verantwortliche Durchführung einer humangenetischen Beratung und Begutachtung zählt der Nachweis einer mindestens **zweijährigen Tätigkeit** auf diesem Gebiet und die entsprechende **Qualifikation** (Facharzt für Humangenetik und Zusatzbezeichnung Medizinische Genetik).

Der rasante Wissenszuwachs in der Humangenetik, der nicht selten unmittelbaren Eingang in die Praxis hat, erfordert die permanente Nutzung aktueller Informationsquellen und eine intensive Kommunikation mit einer Vielzahl von Ansprechpartnern für die sehr unterschiedlichen Krankheitsgruppen. Wie die vorangegangenen Ausführungen belegen, ist eine oft enge Zusammenarbeit mit anderen Fachärzten unerlässlich. Zu zahlreichen **Selbsthilfegruppen** besteht oft ebenfalls ein guter Kontakt. Die Weiterbildung im Gebiet Humangenetik schließt den Erwerb von Kenntnissen der **ethischen** und **psychologischen Grundlagen** der genetischen Beratung ein.

Literatur zur humangenetischen Beratung

- Epstein C. et al.: Genetic counseling (statement of the American society of human genetics ad hoc committee on genetic counseling) Am J Hum Genet. 1975;27:240 – 242.
- Leitlinien und Stellungnahmen der Deutschen Gesellschaft für Humangenetik e. V. unter: www.gfhev.de
- Müller-Hill B.: Tödliche Wissenschaft, Die Aussonderung von Juden, Zigeunern und Geisteskranken. rororo aktuell 1080. Hamburg: Rowohlt Verlag; 1984.
- Weingart P, Kroll J, Bayertz K.: Rasse, Blut und Gene. Geschichte der Eugenik und Rassenhygiene in Deutschland. Frankfurt: Suhrkamp Verlag; 1988.
- Wissenschaftlicher Beirat der Bundesärztekammer: Richtlinie zur Diagnostik der genetischen Disposition für Krebserkrankungen. Dt Ärztebl. 1998;95:A1396 – 1403.
- Wissenschaftlicher Beirat der Bundesärztekammer: Richtlinien zur pränatalen Diagnostik von Krankheiten und Krankheitsdispositionen. Dt Ärztebl. 2002;95:A3236 – 3242.
- Wissenschaftlicher Beirat der Bundesärztekammer: Richtlinie zur prädiktiven genetischen Diagnostik. Dt Ärztebl. 2003;100:A1297 – 1305.
- Informationsmaterial für Schwangere nach einem auffälligen Befund in der Pränataldiagnostik: Anspruch auf psychosoziale Beratung nach einem auffälligen Befund; Wichtige Adressen – nützliche Hinweise für Eltern und Ärzteschaft, Bundeszentrale für gesundheitliche Aufklärung BZgA (2009).

5.3 Pränatale Diagnostik

J. Murken, F. Kainer

Der Engländer **John Edwards** diskutierte 1956 erstmals die Möglichkeit der „antenatal Detection of hereditary Disorders". Bis zur ersten klinischen Anwendung vergingen jedoch noch 12 Jahre, obwohl die Möglichkeiten von Fruchtwasserpunktion, Zellkultur und Chromosomenanalyse bereits zur Verfügung standen. 1968 berichtete **Henry Nadler** in Chicago eine der ersten Diagnosen von Trisomie 21 im Fruchtwasser nach Punktion, Amnionzellkultur und Chromosomenanalyse. Damit nahm das Interesse an der pränatalen genetischen Diagnostik schlagartig zu. Seit Anfang der 70er-Jahre sind die Techniken und Methoden der pränatalen Diagnostik am ungeborenen Kind fest etabliert, die Risiken sind recht genau umschrieben.

In den **Richtlinien zur pränatalen Diagnostik** der Bundesärztekammer wird bezüglich der möglichen Konsequenzen dargelegt:

„Die grundsätzliche Anerkennung des elterlichen Wunsches nach einem gesunden Kind kann zu einem Konflikt mit der grundsätzlichen Anerkennung des Schutzbedürfnisses des Ungeborenen führen. Aus der pränatalen Diagnostik gewonnene Erkenntnisse und deren Bewertung rechtfertigen allein nicht, zu einem Schwangerschaftsabbruch zu raten, ihn zu fordern oder durchzusetzen. Hingegen ist die Entscheidung einer Schwangeren für einen Abbruch der Schwangerschaft vom Arzt zu respektieren."

Zur Veranlassung einer pränatalen Diagnostik gehört die frühzeitige, anamnestische und diagnostische **Erfassung von Risikofaktoren** für mögliche Entwicklungsstörungen des Kindes vor dem Hintergrund der:
- Eigenanamnese der Schwangeren: z. B. Diabetes mellitus, zerebrale Anfallsleiden und Autoimmunerkrankungen,
- Familien- und Schwangerschaftsanamnese: Fehl- und Totgeburten, angeborene Anomalien, genetisch bedingte oder familiär gehäuft aufgetretene Erkrankungen,
- ethnischen Herkunft,
- Verwandtenehe,
- Exposition gegenüber mutagenen, teratogenen und fetotoxischen Agenzien (auch Infektionen), prä-, peri- und postkonzeptionell,
- Einnahme oder dem Missbrauch von Medikamenten, Genussmitteln und Drogen.

5.3.1 Indikationen zur pränatalen Diagnostik

Eine vorgeburtliche Untersuchung ist nur sinnvoll, wenn ein Risiko für ein definiertes genetisches Leiden besteht, das sich manifestiert
- in den **fetalen Zellen**,
- in der **Amnionflüssigkeit**,

Tab. 5.1 Indikationen zur pränatalen Diagnostik, gestaffelt nach Risiken in Prozent

Risiko	Indikation
hohes Risiko (10 – 50 %)	monogene Leiden pränataler Virusinfekt (1. und 2. Monat) elterliche chromosomale Strukturaberration*
mittleres Risiko (2 – 10 %)	mütterliches Alter (≥ 38 Jahre) multifaktorielle Leiden (z. B. Neuralrohrdefekt, auffälliger Ultraschallbefund) pränataler Virusinfekt (3. und 4. Monat) elterliche chromosomale Strukturaberration*
niedriges Risiko (1 – 2 %)	vorangegangenes Kind mit neu entstandener Chromosomenaberration mütterliches Alter (35 – 37 Jahre) elterliche chromosomale Strukturaberration*

* Das Risiko für eine elterliche Strukturaberration ist abhängig von der Lage der Bruchpunkte in den betroffenen Chromosomen.

- im **Blut**,
- in der **Morphologie** oder
- in der **Haut** des Fetus.

Tab. 5.1 zeigt eine Aufgliederung der Indikationen für eine pränatale Diagnostik, eingeteilt nach dem **genetischen Risiko**, das in der Regel > 1 % sein sollte. Im Einzelnen diskutiert werden sollen die Indikationsgruppen im Folgenden nach der in der genetischen Beratungspraxis anfallenden Häufigkeit.

Verdacht auf eine Chromosomenaberration

Erhöhtes Alter der Eltern

Durch die Möglichkeit der Risikoeinschätzung mithilfe der Ultraschalldiagnostik spielt das mütterliche Alter als Indikation zur Beratung nur noch eine untergeordnete Rolle. Lange Zeit galt als Altersgrenze für die **Fruchtwasserpunktion** das mütterliche Alter von 38 Jahren aufgrund der Überlegung, dass das Risiko des Eingriffs in Form einer induzierten Fehlgeburt nicht größer sein sollte als die Wahrscheinlichkeit, einen pathologischen Befund zu erhalten. Dies wurde zusätzlich legitimiert durch ein Urteil des Bundesverfassungsgerichtes vom 22. 11. 1983, wonach jeder Arzt die Pflicht hat, Frauen über 34 Jahre über die Möglichkeit der pränatalen Diagnostik aufzuklären.

An einer großen Zahl europäischer Amniozentesedaten ist die Häufigkeit von Chromosomenaberrationen im 2. Drittel der Schwangerschaft ermittelt worden. Sie kann für die genetische Beratung bei erhöhtem mütterlichen Alter herangezogen werden (Tab. 5.2). Eine früher diskutierte Zunahme chromosomaler Anomalien in Abhängigkeit vom väterlichen Alter konnte nicht bestätigt werden.

Die Wahrscheinlichkeit, eine fetale Chromosomenanomalie zu diagnostizieren, hängt auch vom **Zeitpunkt der Untersuchung** ab. In Abb. 5.2 ist die Häufigkeit der Trisomie 21 (Chorionzottenbiopsie 10. SSW, Amniozentese 16. SSW und Geburtstermin) in Abhängigkeit vom mütterlichen Alter bezogen auf den Zeitpunkt der Untersuchung dargestellt. Entsprechende höhere Wahrscheinlichkeiten in frühen Schwangerschaftsstadien finden sich auch bei den übrigen Trisomien, wobei eine Vielzahl von Trisomien in der 14. Schwangerschaftswoche nicht mehr gefunden werden, da die betroffenen Feten bereits zu einem frühen Schwangerschaftszeitpunkt absterben.

Die fetalen Überlebenschancen hängen auch von der **Art der Chromosomenanomalie** ab. In der Tab. 5.3 sind die Wahrscheinlichkeiten dargestellt, mit der Feten den Geburtstermin erreichen, deren Chromosomenanomalie in der 16. Schwangerschaftswoche diagnostiziert wurden.

Vorausgegangenes Kind mit einer De-novo-Chromosomenaberration

Nach der Geburt eines Kindes mit einer freien Trisomie ist das Risiko für das Auftreten einer Chromosomenaberration bei jedem weiteren Kind für betroffene Eltern gegenüber gleichaltrigen nicht belasteten Eltern **geringgradig erhöht**.

Insgesamt kann das **Wiederholungsrisiko** mit einer Größenordnung von 1 % angegeben werden, wobei sich bei einer weiteren Schwangerschaft nicht die gleiche Chromosomenaberration wiederholen muss.

Balancierte Chromosomentranslokation bei einem Elternteil

Elterliche balancierte chromosomale Strukturaberrationen, die relativ häufig in der Normalbevölkerung vorliegen (Häufigkeit: 1:500), können eine unterschiedlich hohe Risikobelastung für Kinder mit Fehlbildungs-/Dysmorphie-Syndromen bedeuten.

Die empirischen Risikoziffern für ein lebendes Kind mit einer Chromosomenaberration schwanken zwischen den **Extremwerten 0 und 100 %**, da die jeweilige Aberration die Überlebensfähigkeit in unterschiedlichem Ausmaß beeinflusst (Tab. 5.3).

Risiko für eine monogen bedingte Erkrankung

Durch die DNA-Analyse **fetaler Zellen** ist die exakte Diagnostik einer Mutation möglich, genau wie bei der postnatalen Diagnostik. So kann bereits pränatal die Anlage einer autosomal dominanten bzw. rezessiven Erbkrankheit erkannt werden, wenn ein Elternteil betroffen ist oder beide Eltern Anlageträger sind.

Tab. 5.2 Die Häufigkeit von Chromosomenaberrationen in der 16. Schwangerschaftswoche in Abhängigkeit vom mütterlichen Alter (Ferguson-Smith, 1984)

Mütterliches Alter	Zahl der Schwangerschaften	autosomale Aberrationen								gonosomale Aberrationen					total				
		+21	+18	+13	Extra-marker	Mo-saike	Struktur (un-bal.)	Struktur (bal.)	t13:14	XXX	XXY	XYY	X0	Mo-saike etc.	Struktur (un-bal.)	Struktur (bal.)	unbalanciert	balanciert	alle Aberrationen
35	5409	0,35	0,07	0,05	0,04	0,04	0,02	0,26	0,07	0,09	0,05	0,05	0,05	–	0,05	0,05	0,91	0,39	1,29
36	6103	0,57	0,08	0,03	0,03	–	0,05	0,21	0,08	0,08	0,02	0,02	0,1	0,05	–	0,02	1,09	0,31	1,41
37	6956	0,68	0,09	0,03	0,07	0,07	0,04	0,18	0,03	0,07	0,04	0,03	0,06	0,06	–	0,03	1,24	0,26	1,5
38	7926	0,81	0,15	0,04	0,02	0,02	0,04	0,19	0,08	0,08	0,08	0,02	0,08	0,04	0,02	–	1,39	0,26	1,65
39	7682	1,09	0,19	0,06	0,05	0,03	0,05	0,16	0,03	0,12	0,16	0,04	0,03	0,04	0,01	0,04	1,87	0,22	2,1
40	7174	1,23	0,25	0,12	0,08	0,03	0,07	0,17	0,06	0,06	0,15	0,03	0,04	0,04	0,03	–	2,13	0,22	2,36
41	4763	1,47	0,36	0,17	0,06	0,04	0,02	0,17	0,02	0,15	0,29	0,04	–	0,04	–	–	2,64	0,19	2,83
42	3156	2,19	0,63	0,19	0,06	0,13	–	0,19	0,06	0,28	0,35	0,03	0,03	0,03	–	–	3,77	0,24	4,01
43	1912	3,24	0,78	0,05	0,1	0,1	0,05	–	0,05	0,31	0,31	–	–	–	0,05	–	5,02	0,05	5,07
44	1015	2,95	0,49	–	–	–	–	–	0,1	0,49	0,39	–	–	–	–	–	4,33	0,1	4,43

Tab. 5.2 Fortsetzung

Mütter- liches Alter	Zahl der Schwan- gerschaf- ten	autosomale Aberrationen								gonosomale Aberrationen							total		
45	508	4,53	0,39	0,2	0,39	0,2	–	–	–	0,39	0,98	0,2	–	–	–	–	7,28	–	7,28
46	232	8,19	0,43	–	–	–	–	–	–	0,43	1,29	–	–	–	–	–	10,34	–	10,34
> 46	129	2,33	0,77	–	–	–	–	–	–	1,55	1,55	0,77	–	–	–	–	6,98	–	6,98
≥ 35	52 965	1,16	0,23	0,07	0,06	0,04	0,04	0,18	0,05	0,12	0,16	0,03	0,04	0,04	0,02	0,02	2,01	0,25	2,26

5

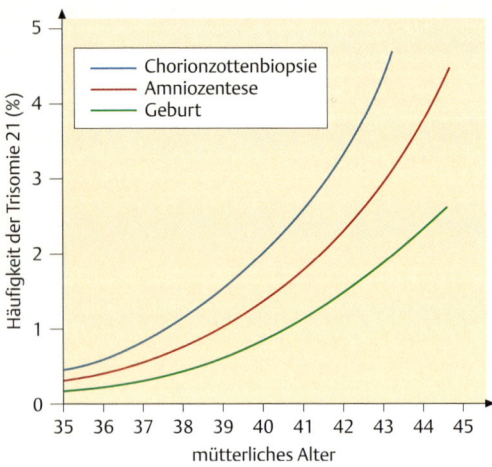

Abb. 5.**2 Frequenz der Trisomie 21 bei der Chorionzot-
ten- bzw. Amnionzellunter-
suchung und bei der Ge-
burt.** Die Differenz der einzelnen Häufigkeiten resultiert
aus den spontanen Fehl-
geburten von Feten mit
Chromosomenstörungen
(Conor und Ferguson-Smith,
1987).

Tab. 5.**3** Überlebensrate von Feten mit Chromosomenaberrationen, die bei der Amniozentese diagnostiziert wurden (Fetal survival coefficient, Hook, 1983)

Trisomie	Überlebensrate
Trisomie 13	57 %
Trisomie 18	32 %
Trisomie 21	70 %
Trisomie X	96 %
Klinefelter-Syndrom XXY	96 %

Das gilt auch für die Schwangerschaft einer Konduktorin für eine X-chromosomal
rezessive Krankheit. Nach diagnostizierter Knabenschwangerschaft ermöglicht es
eine DNA-Analyse, betroffene und gesunde Knaben zu unterscheiden. So hat die
alleinige Geschlechtsbestimmung bei X-chromosomal rezessiven Leiden als Methode der pränatalen Diagnostik keine Bedeutung mehr.

Die Frage nach dem Geschlecht des ungeborenen Kindes allein stellt in keinem
Fall eine Indikation zur pränatalen Diagnostik dar.

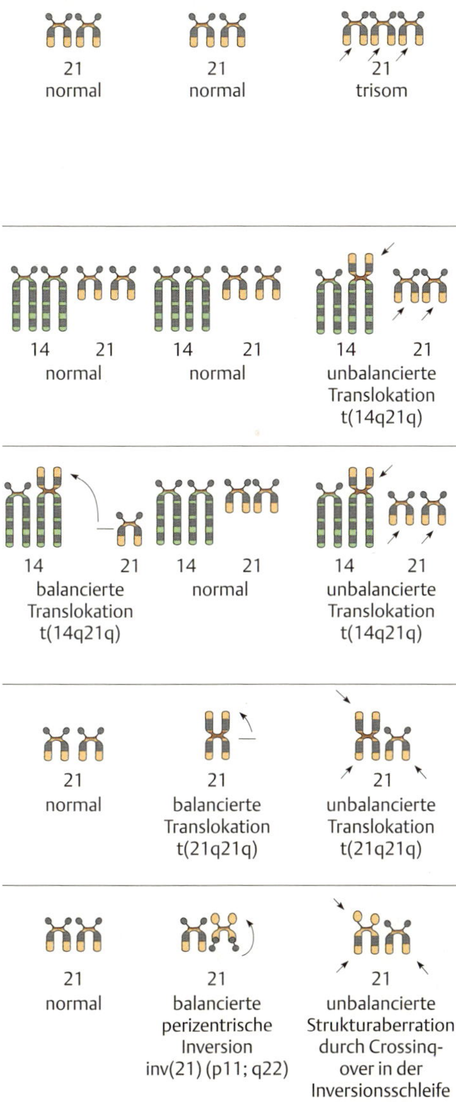

Vater	Mutter	Kind		
21 normal	21 normal	21 trisom	**freie Trisomie 21** (de novo)	*Wiederholungsrisiko* theoretisch: 0% empirisch bei: Mutter unter 38 J.: ca. 1% Mutter über 38 J.: 2–5% *pränatale Diagnostik empfohlen*
14 21 normal	14 21 normal	14 21 unbalancierte Translokation t(14q21q)	**Translokationstrisomie 21** (de novo)	*Wiederholungsrisiko* theoretisch: 0% empirisch: ? *pränatale Diagnostik empfohlen*
14 21 balancierte Translokation t(14q21q)	14 21 normal	14 21 unbalancierte Translokation t(14q21q)	**Translokationstrisomie 21** (vererbt)	*Wiederholungsrisiko* theoretisch: 25% empirisch bei Carrier: Vater: ca. 4% Mutter: ca. 10% *pränatale Diagnostik empfohlen*
21 normal	21 balancierte Translokation t(21q21q)	21 unbalancierte Translokation t(21q21q)	**Translokationstrisomie 21** (vererbt)	*Wiederholungsrisiko* 100% (rechnerisch entstehen etwa 50% monosome Gameten; diese führen aber nicht zu lebensfähigen Feten)
21 normal	21 balancierte perizentrische Inversion inv(21)(p11; q22)	21 unbalancierte Strukturaberration durch Crossingover in der Inversionsschleife	**partielle Trisomie 21** (vererbt)	*Wiederholungsrisiko* theoretisch: 25% empirisch: ? *pränatale Diagnostik empfohlen*

Abb. 5.**3 Zytogenetische Aberrationstypen und deren Bedeutung für die Familienberatung am Beispiel der Trisomie 21.**

Genetisches Risiko für schwere morphologische Fehlbildungen

Das empirische Wiederholungsrisiko für die multifaktoriell bedingten Fehlbildungen Spina bifida aperta und Anenzephalus beträgt nach der Geburt eines kranken Kindes etwa 5 %. Es steigt auf mehr als 10 % an, wenn ein Elternpaar zwei betroffene Kinder hat.

Durch gezielte **Ultraschalluntersuchung** und die Bestimmung des **alpha-1-Fetoproteins** (AFP), eines Glykoproteins, das durch die Fehlbildung aus dem Liquor ins Fruchtwasser übertritt, und der **Acetylcholinesterase** (ACHE) gelingt es mit hoher Treffsicherheit, das Krankheitsbild pränatal zu diagnostizieren.

Indikationen für genetische Untersuchungen aus fetalem Blut
Die derzeitigen Indikationen für die Untersuchung fetalen Blutes zeigt die Tab. 5.**4**.

Genetisches Risiko für Hauterkrankungen
Die Entnahme fetaler Hautproben ist, wenn keine DNA-Diagnostik möglich ist, indiziert zur elektronenmikroskopischen Diagnostik schwerer, häufig letaler genetisch bedingter Hautleiden (z. B. erbliche Epidermolysen, Ichthyosen, Ektodermaldysplasien).

„Psychologische Indikation"

Jede pränatale Untersuchung kann sich nur auf ein umschriebenes genetisches oder teratogenes Risiko beziehen.

Tab. 5.**4** Indikationen für die Untersuchung fetalen Blutes

Wunsch nach rascher Karyotypisierung aufgrund: • sonografisch diagnostizierter fetaler Fehlbildung   • schwerer Wachstumsretardierung   • misslungener Amnionzellkultur   • Mosaik bei der Amnionzellkultur   • Verdacht auf gestörte Geschlechtsdifferenzierung
Non-Immun-Hydrops-fetalis
Bestimmung der fetalen Blutgruppe
Bestimmung der fetalen Anämie
Hämoglobinopathien
Hämophilie
schwere kombinierte Immundefekte
Verdacht auf fetale Infektion

Liegt ein solches Risiko nicht vor, sondern weckt allein die **Angst** der Eltern z. B. nach Medikamenteneinnahme ein behindertes Kind zu bekommen, den Wunsch nach der Untersuchung, so ist die Indikation zum Eingriff aus streng medizinisch-genetischer Sicht **nicht gegeben**, da ein unauffälliger Chromosomenbefund ja keinesfalls ein gesundes Kind garantiert.

Es ist hier Aufgabe des genetischen Beraters, dies im ausführlichen Gespräch mit den Eltern einsichtig zu machen. Dennoch mag es im Einzelfall Situationen geben, in denen der genetische Berater gemeinsam mit den besorgten ratsuchenden Eltern zu dem Ergebnis kommt, dass eine pränatale Diagnostik aus „psychologischer Indikation" sinnvoll sein kann, weil **übersteigerte Ängste** abgebaut werden können. Wichtig ist allerdings, dass die Eltern über das Eingriffsrisiko aufgeklärt sind.

5.3.2   Pränatale Diagnostikverfahren

Die pränatale Diagnostik ist ein Spezialbereich der genetischen Diagnostik und Beratung (s. o.). Das Prinzip der verschiedenen pränatalen Untersuchungsmethoden ist in Abb. 5.**4** wiedergegeben.

Die Schwangerschaftswochen (SSW) werden im Folgenden ab dem ersten Tag der letzten Regelblutung gezählt.

Die nicht invasiven Untersuchungen (Ultraschall, mütterliche Blutentnahme) sind den invasiven gegenüberzustellen. **Invasive Untersuchungen** dürfen nur bei definiert bestehendem Risiko durchgeführt werden (Tab. 5.**5**).

Untersuchungen vor Eintritt der Schwangerschaft

Präimplantationsdiagnostik (PID)

Der entscheidende Unterschied der Präimplantationsdiagnostik zur herkömmlichen pränatalen Diagnostik besteht darin, dass die Untersuchungen außerhalb des mütterlichen Körpers und damit **vor Eintreten einer Schwangerschaft** erfolgen.

Auch in Deutschland, wo es nach dem Embryonenschutzgesetz von 1990 bisher verboten war, die Gene von Embryonen zu untersuchen, bevor sie in die Gebärmutter eingepflanzt wurden, werden voraussichtlich an künstlich erzeugten Embryonen genetische Diagnosen durchgeführt werden dürfen.

In einem Grundsatzurteil vom 6. Juli 2010 hat der Bundesgerichtshof (BGH) erstmals die Präimplantationsdiagnostik in Fällen von künstlicher Befruchtung erlaubt. Der vorsitzende Richter des Leipziger Strafsenats begründete dieses Urteil damit, dass dem Gesetzgeber bei der Verabschiedung des Embryonenschutzgesetz im Jahre 1990 die medizinischen Möglichkeiten der PID „allenfalls ansatzweise" bekannt waren. Man könne deshalb nicht davon ausgehen, dass er sie

5

| Chorionzottenbiopsie | Amniozentese | Nabelschnurpunktion |

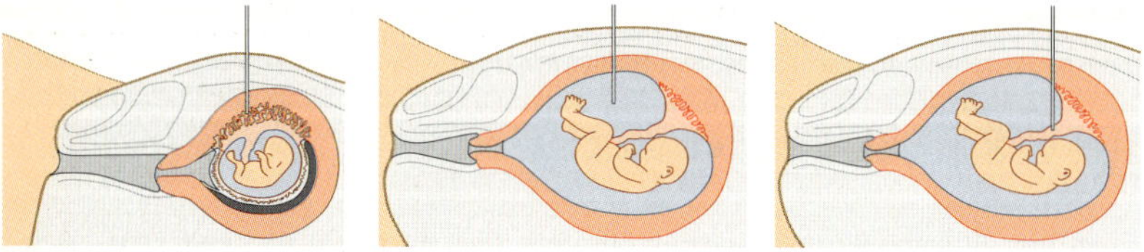

Zeitpunkt der Untersuchung

~10. Schwangerschaftswoche | ~16. Schwangerschaftswoche | ab 20. Schwangerschaftswoche

Technik der Zellgewinnung

Gewebsentnahme trans-abdominal | transabdominale Punktion durch das Peritoneum in die Fruchtblase | transabdominale Nabel-schnurpunktion

Technik der Zellkultur

Direktpräparation und Kurzzeitkultivierung | mehrere parallele Langzeitkulturen | Lymphozytenpräparation wie aus peripherem Blut

Dauer bis zur Chromosomenanalyse

1 Tag bis 1 Woche | 2 bis 3 Wochen | 1 Woche

Fehlgeburtsrate

~1 % | 0,5 – 1 % | 0,5 – 1 %

Abb. 5.**4 Vergleich von Chorionzottenbiopsie, Amniozentese und Nabelschnurpunktion.**

Tab. 5.**5** Pränatale Diagnostikverfahren.

Techniken	SSW	Diagnostik
Präkonzeptions-/Präimplantationsdiagnostik		
Polkörperdiagnostik	vor Eintritt der Schwanger-schaft	Untersuchung des aus der Oogenese stammenden ers-ten und zweiten Polkörpers zur Aneuploidiediagnostik und Diagnose bei maternal untersuchbaren schwerwie-genden spezifischen geneti-schen Risiken

Fortsetzung ▶

Tab. 5.**5 Fortsetzung**

Techniken	SSW	Diagnostik
Präimplantationsdiagnostik	vor Eintritt der Schwangerschaft	a. bei sehr hohem Risiko für eine bekannte und schwerwiegende, nicht wirksam therapierbare genetisch bedingte Erkrankung b. für Paare, die ein hohes Risiko tragen, eine Chromosomenstörung zu vererben

Pränataldiagnostik

Nicht invasive Methoden

maternales Serumscreening	SSW 16 – 20	Diagnose von Neuralrohr-, Bauchdeckendefekten, Fehlbildungen von Blase, Niere und anderen inneren Organen, Trisomie 18, 21 und andere Chromosomenstörungen
Ultraschall	ab SSW 11 + 0 – 13 + 6	Diagnose von schwerwiegenden äußeren und inneren Fehlbildungen (Skelett- und Organfehlbildungen), Nackentransparenz als Hinweis auf Trisomie 21
	ab SSW 20	Dysmorphie-Ultraschall

Invasive Methoden

Chorionzottenbiopsie	ab SSW 10 (wegen eventuell eingriffsbedingter Extremitätenfehlbildungen nicht früher)	biochemische, zytogenetische und molekulargenetische Analysen
Plazentazentese	SSW 14 + 0	biochemische, zytogenetische und molekulargenetische Analysen
Amniozentese (AC)	SSW 16	
Nabelschnurpunktion (Chordozentese)	ab SSW 18	Diagnose von Blut- und Infektionskrankheiten, von Stoffwechselstörungen; Kontrolle nach AC/CVS
Hautbiopsie	ab ca. SSW 20	Diagnose von Hauterkrankungen, z. B. Epidermolysis bullosa

habe verbieten wollen. Ziel des Gesetzes war, Forschung an Embryonen zu verhindern. Das Gericht betonte aber in seiner Entscheidung jetzt, dass die PID nur dann zulässig sei, wenn damit schwere Erbkrankheiten und die damit verbundenen Risiken für die Schwangeren vermieden werden könnten. Wörtlich heißt es: „Es geht nicht um die Billigung irgendwelcher Selektionen von Embryonen, um die Geburt eines Wunschkindes herbeiführen zu können." Aufgrund dieser neuen Rechtslage wird auch in Deutschland die Präimplantationsdiagnostik vom Gesetzgeber neu diskutiert werden müssen.

> Bei der Präimplantationsdiagnostik wird nach In-vitro-Fertilisation und Kultivierung des Embryos bis zum **8-Zell-Stadium** (Blastozyste) eine Zelle (Blastomere) für die molekulargenetische Diagnostik vom Embryo abgespalten.

Häufigste Indikationen für PID, erhoben an der Freien Universität Brüssel (1993 bis 2001), sind:
- monogenetische Erkrankungen
- Geschlechtswahl (bei geschlechtsgebundenen Krankheiten)
- Robertson-Translokation
- reziproke Translokation

Eine Einschränkung ist die **diagnostische Sicherheit**. Die Wahrscheinlichkeit, dass anhand der Untersuchung des Genoms einer einzigen isolierten Zelle ein Ergebnis erzielt wird, liegt bei 90–95 %. In 5–10 % der Fälle erhält man wegen technischer Probleme kein Ergebnis. Die Wahrscheinlichkeit, dass dieses Ergebnis korrekt ist, liegt wiederum bei 90–95 %. Das größte Problem hierbei sind **falsch negative** Untersuchungsergebnisse aufgrund von Kontamination mit **Fremd-DNA** oder aufgrund des sogenannten „**Allelic Dropout**", d. h. der Analyse nur eines Allels.

Für Kinder aus **IVF-Verfahren** besteht darüber hinaus im Vergleich zu Spontanschwangerschaften eine geringe Risikoerhöhung für genetische Erkrankungen, die auf einem **Methylierungsdefekt** der DNA beruhen, wie z. B. das **Angelman-Syndrom**. Ob dieses Risiko durch die Kulturbedingungen oder die mechanische Behandlung des Embryos verursacht ist, kann zum derzeitigen Zeitpunkt nicht gesagt werden.

Polkörperdiagnostik

Eine Alternative zur PID stellt die präkonzeptionelle Untersuchung der mütterlichen Eizelle durch die Polkörperdiagnostik dar. Das Genom des ersten Polkörpers enthält den haploiden Chromosomensatz der Mutter, er entsteht bei der ersten Reduktionsteilung während der Meiose, der zweite Polkörper trägt die homologen Chromatiden aus der 2. Reifeteilung.

Im Gegensatz zur Präimplantationsdiagnostik kann mit diesem Verfahren lediglich das **mütterliche Genom** untersucht werden. Als Analysemöglichkeit stehen nur molekulargenetische oder molekularzytogenetische Verfahren zur Verfügung, da eine Metaphasepräparation der Chromosomen, wie sie für konventionelle zytogenetische Verfahren notwendig wäre, nicht möglich ist.

Polkörperdiagnostik ist folglich immer nur dann sinnvoll, wenn die Mutter entweder **Anlägeträgerin** für eine schwerwiegende monogen bedingte Erkrankung ist oder Trägerin einer **balancierten Chromosomentranslokation**. Auch bei **rezessiven Erkrankungen**, bei denen definitionsgemäß Frau und Mann Anlageträger sind, kann die Polkörperdiagnostik informativ sein.

Die Polkörperdiagnostik wird in gewissem Umfang in Deutschland erprobt. Sie kann bisher keinesfalls als Routinemethodik betrachtet werden.

Nicht invasive Untersuchungen in der Schwangerschaft

Ultraschall

Der transvaginale (1. Trimenon) oder transabdominale (2. und 3. Trimenon) Ultraschall ermöglicht eine sehr genaue **Altersbestimmung** des Embryos und die Beurteilung der **äußeren Körperform** sowie der **Organstrukturen**. Ein möglicher pathologischer Ultraschallbefund ist in der Regel eine Indikation zur fetalen Chromosomenanalyse.

Eine große Bedeutung haben die sogenannten sonografischen Marker bekommen. Es handelt sich um morphologische Befunde des Feten ohne unmittelbaren Krankheitswert. Der wichtigste unter ihnen ist die **Nackentransparenz**. Sie entsteht durch Wassereinlagerungen unter der Nackenhaut des Embryos, die von der 10.– 14. SSW kontinuierlich zunehmen. Den physiologischen und einen pathologischen Befund zeigen die Abb. 5.**5a** und **b**. Eine erhöhte Nackentransparenz gibt einen Hinweis auf ein erhöhtes Risiko für ein Kind mit einer **Chromosomenfehlverteilung**, abhängig von der Scheitel-Steiß-Länge (SSL) (Abb. 5.**6**). Weitere, aus über 60 000 Ultraschallbefunden ermittelte sonografisch bedeutsame Marker, die auf ein erhöhtes Risiko für Trisomie 21 hinweisen, zeigt Tab. 5.**6**.

Additive Ultraschallparameter beim Ersttrimesterscreening wie ein fehlendes oder zu kurzes Nasenbein, eine Widerstandserhöhung im Ductus venosus (diastolischer Reverseflow) oder eine Trikuspidalklappenregurgitation lassen auf eine deutliche Erhöhung des Risikos für Chromosomenanomalien schließen.

Screening-Tests

Ersttrimester-Screeningtest. Der Ersttrimestertest wird zwischen der 11. + 0 und 13. + 6 SSW durchgeführt. Neben der Messung der **Nackentransparenz** (NT-Mes-

5

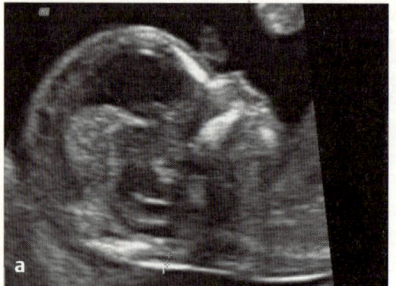
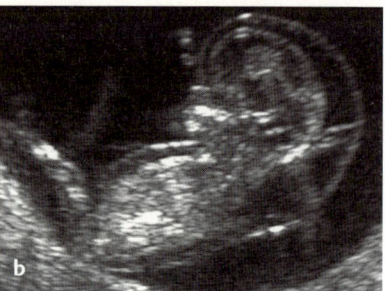

Abb. 5.**5 Nackentransparenz-Messung im Ultraschall. a** Korrekte Einstellung zur Messung der Nackentransparenz. Neben der ausreichenden Vergrößerung ist die Haltung des Kopfes und das exakte Setzen der Kaliper entscheidend. **b** Ausgeprägtes zystisches Nackenhygrom mit generalisiertem Hautödem bei Trisomie 18.

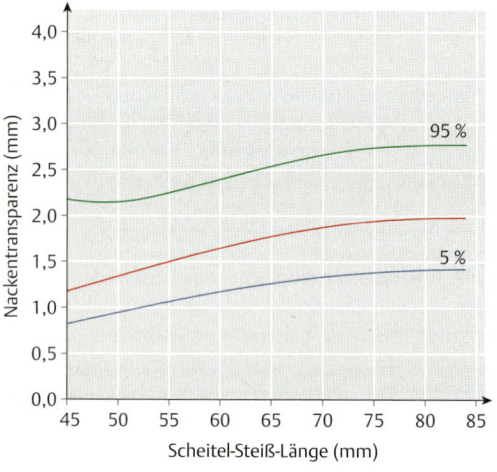

Abb. 5.**6 Referenzkurve der Nackentransparenz in Abhängigkeit von der Scheitel-Steiß-Länge.** (nach Kypros Nikolaides et al., The 11 – 14 week scan. Diploma in Fetal Medicine Series, Pathernon Publishing, 1999)

sung) mit Erfassung der **Scheitel-Steiß-Länge** (45 bis 84 mm) und Ermittlung der Gestationszeit kann die Untersuchung mit maternalen Serummarkern kombiniert werden (Combined-Test). Routinemäßig werden als Serummarker derzeit das Pregnancy-associated Plasma-Protein A (**PAPP-A**) und das human Chorionic Gonadotropin (**hCG**) verwendet.

Quadruple-Test. Dieser Test ist dann angezeigt, wenn eine Untersuchung erst im zweiten Trimenon möglich ist. Zwischen 15. und 18. SSW werden die Serummarker α_1-Fetoprotein (**AFP**), freies Estriol (**uE3**), **hCG** und **Inhibin A** bestimmt. Ohne Inhibin-A-Bestimmung wird der Test als **Triple-Test** bezeichnet.

Tab. 5.**6** Multiplikationsfaktor für das modifizierte Altersrisiko für Trisomie 21 und beim Nachweis sonografischer Marker (mod. Nach: Snijders et al., 1996)

Sonographische Marker	Zeitpunkt der Auftretens	Multiplikationsfaktor für Trisomie 21
Nackentransparenz	11.– 13. + 6 SSW	abhängig von der Breite des Ödems
hyperechogener Darm	2. Trimenon	5,5
kurzes Femur	2. Trimenon	2,5
beidseitige Pyelektasie 5 mm	2. Trimenon	1,5
Golfballphänomen	2. Trimenon	3

Tab. 5.**7** Ergebnisse der drei verschiedenen Screening-Tests bei Frauen verschiedenen Alters

Screening-Tests	< 35 Jahre		≥ 35 Jahre		Gesamt	
	DR	FPR	DR	FPR	DR	FPR
1. Trimester Combined-Test	75	5,0	95	22	86	5,6
2. Trimester Quadruple-Test	77	2,3	92	13	85	8,5
1. und 2. Trimester Integrierter Test	77	0,4	91	2	85	etwa 1

DR = Detektionsrate in %, FPR = falsch positive Rate in %
Daten aus: Malone, FD; Canick, JA; Ball, RH et al., N Engl J Med 2005; 353: 2001

Integrierter Test. Beim integrierten Test werden neben der Serumanalyse im Ersttrimesterscreening (PAPP-A, Ultraschalluntersuchung) in der 15. bis 18. SSW zusätzlich die Serummarker AFP, uE3, hCG und Inhibin A bestimmt. Der Test hat die höchste Erkennungsrate für Trisomie 21.

Immer noch im Stadium der Erprobung sind die Versuche, aus dem mütterlichen Blut **kindliche Zellen** zu gewinnen, die bei der aktuellen Schwangerschaft durch die Plazentaschranke in das mütterliche Blut übergetreten sind. Die besten Ergebnisse sind bisher mit kernhaltigen **fetalen Erythrozyten** erzielt worden, die in der 18.– 16. Schwangerschaftswoche isoliert werden können. Allerdings sind die Methoden noch nicht so weit gediehen, dass eine Routineanwendung möglich wäre. Die Forschungen auf diesem Gebiet sind jedoch vielversprechend, und es wäre ein großer Erfolg, wenn man ohne die Risiken, die die invasiven Methoden bedeuten, kindliche Zellen untersuchen könnte.

Invasive Untersuchungen in der Schwangerschaft

Aufgrund der altersbedingten Risikoerhöhung für eine kindliche Chromosomenstörung wird generell Schwangeren über 35 Jahren die Durchführung einer invasiven vorgeburtlichen Diagnostik (Amniozentese und Chorionzottenbiopsie) ermöglicht. Die absolute Zahl der Gebärenden über 35 hat in den letzten Jahren stetig zugenommen. In Bayern beispielsweise stieg die Rate der Schwangeren über 35 in den Jahren von 1999 bis 2004 von über 5% auf insgesamt 17,9% – bundesweit liegt die Rate gegenwärtig bei über 22%. Die zunehmende Zahl Schwangerer über 35, die schon allein aufgrund ihres Alters nach den Mutterschafts-richtlinien zur Risikogruppe zählen, ließe erwarten, dass es eher zu einem Anstieg der Inanspruchnahme der invasiven vorgeburtlichen Diagnostik kommt. Hier zeigt sich jedoch eine gegenläufige Entwicklung: In den letzten 6 Jahren hat die Inanspruchnahme pränataler Diagnostik durch Spätgebärende um fast 10% abgenommen. Dies ist nach einem bundes-weiten Vergleich der Perinatalstatistiken ein Trend, der sich in allen Bundesländern zeigt. Gründe hierfür könnten alternative nicht invasive diagnostische Methoden, z. B. der Triple-Test und Ultraschall, aber auch ein Wertewandel sein.

> Untersuchungen, bei denen auf direktem Wege, sei es transabdominal oder trans-zervikal, fetale **Zellen**, fetales **Serum** oder **Fruchtwasser** gewonnen wird, dürfen nur bei definiert bestehendem Risiko und nach eingehender genetischer Beratung durchgeführt werden.

Zu Untersuchungen können verwendet werden:
- fetale **Chorionzellen**
- fetale **Amnionzellen**
- zellfreies **Fruchtwasser**
- fetales **Serum**
- Zellen aus fetalem **Blut**

Chromosomenanalysen an Zellen des ungeborenen Kindes sind derzeit möglich aus (Abb. 5.**4**):
- **Chorionzellen**, durch Direktpräparation und Langzeitkultur
- **Amnionzellen** nach Langzeitkultur
- **Lymphozyten** des fetalen Blutes nach Nabelschnurpunktion

Fehlgeburtsrisiken durch eine invasive pränatale Diagnostik
Jeder invasive Eingriff kann die Gefährdung der Schwangerschaft zur Folge haben.

> **Abort** bzw. **intrauteriner Fruchttod** sind mögliche Konsequenzen von invasiven Verfahren der pränatalen Diagnostik.

Die genaue Ermittlung eines Kausalzusammenhangs zwischen Eingriff und Abort ist nur selten möglich, liegt jedoch unabhängig von der Entnahmetechnik (trans-zervikal und transabdominal) bei ≤ 1% (Tab. 5.**8**).

Tab. 5.**8** Fehlgeburtsrisiken durch invasive pränatale Diagnostik

Untersuchung	Risiko
Amniozentese	Im 2. Trimenon durchgeführt, liegt das Abortrisiko bei 0,5 – 1,0 %. Eine Amniozentese im 1. Trimenon birgt ein deutlich erhöhtes Abortrisiko und sollte durch die Chorionzottenbiopsie ersetzt werden.
Chorionzottenbiopsie, Plazentazentese	Das Abortrisiko liegt bei 0,5 – 1,0 %.
Nabelschnurpunktion	Das Risiko eines Aborts oder intrauterinen Fruchttodes ist abhängig von der Indikation.

Bei der Entscheidung für oder gegen eine Indikationsstellung bzw. Inanspruchnahme einer invasiven pränatalen Diagnostik müssen die Eingriffrisiken der jeweiligen Untersuchungsmethoden dem potenziellen Risiko für die Geburt eines behinderten/kranken Kindes gegenübergestellt werden. Nur vor dem Hintergrund der geringsten Gefährdung des ungeborenen Lebens und einer eingehenden Risikoabwägung dürfen invasive pränatale Diagnosetechniken angewandt werden. Eine humangenetische Beratung ist deshalb unabdingbarer Bestandteil jeglicher invasiven pränatalen Diagnostik.

Wartezeiten bis zur Befundermittlung
Das zytogenetische Ergebnis ist verfügbar:
- in der **Kurzzeitkultur** nach **1 – 3 Tagen** (und hat die Bedeutung eines vorläufigen Ergebnisses),
- in der **Langzeitkultur** nach **10 – 21 Tagen**,
- nach **Nabelschnurpunktion** nach **3 – 5 Tagen**.

Die Interphase-FISH-Diagnostik und/oder molekulargenetische Schnelldiagnostik kann als **Schnelltest** zur Erkennung der häufigsten Chromosomenfehlverteilungen dienen, jedoch – mit Ausnahmen – eine Karyotypisierung nicht ersetzen. Der Schnelltest erzielt ein Ergebnis innerhalb von 24 Stunden.

Das molekulargenetische Ergebnis ist je nach erforderlicher Untersuchungsmethode in der Regel innerhalb von **mehreren Tagen bis mehreren Wochen** verfügbar.

Chorionzottenbiopsie
Die Chorionzottenbiopsie wird **ab der 10. Schwangerschaftswoche** durchgeführt. Unter Ultraschallkontrolle wird in der Regel transabdominal, unter speziellen Voraussetzungen auch transzervikal, Chorion- bzw. Throphoblastengewebe aspiriert. Ab der 14. SSW wird unter Ultraschallsicht die **Plazentazentese** durchgeführt.

Dieses fetale Gewebe enthält als Kontamination meist mütterliches Gewebe der Dezidua, das vor der Analyse entfernt werden muss. Die **Chromosomenanalyse** kann direkt aus sich in der Metaphase befindlichen fetalen Zellen durchgeführt werden. Bei dieser sogenannten **Direktpräparation** erhält man einen Tag nach der Punktion ein Ergebnis und kann zumindest numerische Chromosomenaberrationen und größere strukturelle Defekte mit hoher Sicherheit nachweisen bzw. ausschließen. Parallel wird das verbliebene Gewebe in der Kulturflasche angesetzt. Nach 8 Tagen kann die **Langzeitkultur** analysiert werden, die Struktur der Chromosomen ist hier besser darzustellen und zu beurteilen. Das praktische Vorgehen bei der Chorionzottenbiopsie ist in Abb. 5.**7** dargestellt.

Amniozentese

> Die Amniozentese wird in der **16. Schwangerschaftswoche** durchgeführt. Es werden **10 – 20 ml Fruchtwasser** transabdominal unter Ultraschallkontrolle entnommen.

Die im Fruchtwasser vorhandenen fetalen Zellen werden abzentrifugiert und in Kulturmedium inkubiert. Die fetalen Zellen entstammen dem **Amnion**, der fetalen **Haut** und dem fetalen **Urogenitalsystem**. Einige dieser aus dem Zellverband gelösten Zellen werden unter Kulturbedingungen erneut in die Zellteilung eintreten und sind so **nach ca. 14 Tagen** einer zytogenetischen Diagnostik zugänglich. Die zytogenetische Diagnostik gibt über numerische und strukturelle Chromosomenaberrationen Aufschluss. Da anders als bei den Chorionzotten bei der Amniozentese keine Zellen gewonnen werden, die sich im Metaphasestadium befinden, ist keine Direktpräparation möglich. Das praktische Vorgehen bei der Amnionzentese ist in Abb. 5.**8** dargestellt.

Nabelschnurpunktion

Die Nabelschnurpunktion (Chordozentese) zur Gewinnung fetaler Blutzellen oder fetalen Serums kann ca. **ab der 20. Schwangerschaftswoche** durchgeführt werden. Die Punktion der Nabelschnur erfolgt unter Ultraschallkontrolle, die Analysemöglichkeiten entsprechen der einer konventionellen Blutprobe.

Spezielle Probleme bei der pränatalen Diagnostik

Keine Gewinnung fetalen Materials

Bei jeder pränatalen Diagnostik muss darauf hingewiesen werden, dass mit einer Wahrscheinlichkeit von < 1 % kein fetales Gewebe gewonnen werden kann. Bei der Chorionzottenbiopsie kann dies aufgrund einer sehr ungünstigen Lage des Chorions der Fall sein. Bei allen Verfahren kann das Wachstum der fetalen Zellen in Kultur ausbleiben.

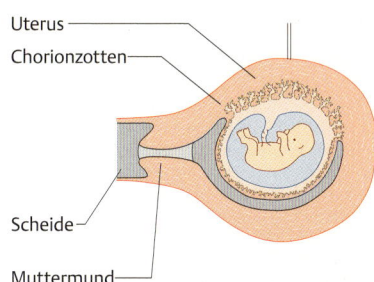

Uterus
Chorionzotten

Scheide

Muttermund

5

1. Tag:
Mit Hilfe einer Kanüle wird in der 10. Schwangerschaftswoche eine Gewebsprobe aus den Chorionzotten entnommen.

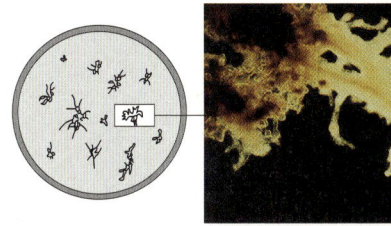

Zur Chromosomendarstellung werden die Chorionzotten am selben Tag
1. direkt präpariert, und es wird
2. eine Zellkultur angelegt.

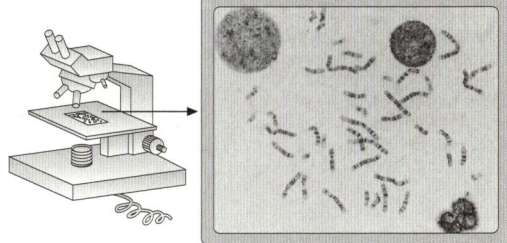

2. – 6. Tag:
Ein spezieller Bearbeitungsvorgang (Fixierung und Färbung) ist notwendig, damit die Chromosomen erkennbar und auswertbar werden. Unter dem Mikroskop werden die Zellteilungsfiguren gesucht. Die Chromosomen mehrerer Zellen werden auf dem Monitor ausgezählt.

5. – 8. Tag:
Nach dem Ordnen der Chromosomen zum Karyogramm kann die Diagnose gestellt werden.

Abb. 5.**7 Arbeitsablauf der Zellkultivierung und Chromosomendarstellung nach der Chorionzottenbiopsie.**

5

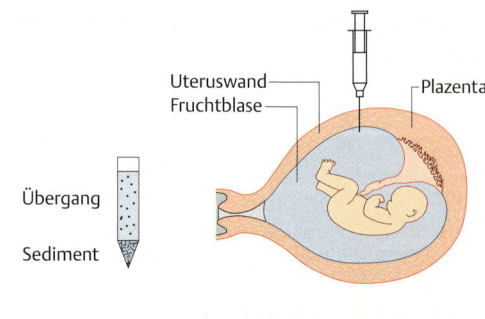

1. Tag:
Mit Hilfe einer feinen Nadel wird in der 16. Schwangerschaftswoche Fruchtwasser entnommen. Aus dem Sediment werden mehrere Zellkulturen angelegt, der Überstand dient zur Alpha-Fetoprotein- und Acetylcholinesterase (ACHE)-Bestimmung.

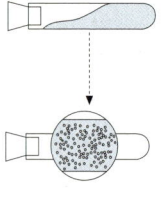

2. – 14. Tag:
In der Nährlösung schwimmende Fruchtwasserzellen beginnen zu wachsen und sich zu teilen. Sie werden täglich im Mikroskop beobachtet und mit Nährlösung gefüttert. Nach 9 – 14 Tagen ist die Zellkultur ausreichend gewachsen und fertig zur Chromosomenpräparation.

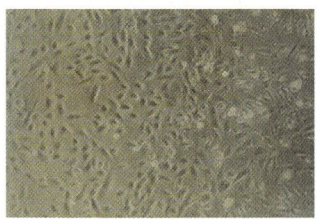

14. – 17. Tag:
Ein spezieller Bearbeitungsvorgang (Fixierung und Färbung) ist notwendig, damit die Chromosomen erkennbar und auswertbar werden. Unter dem Mikroskop werden die Präparate ausgewertet. Die Chromosomen mehrerer Zellen werden auf dem Bildschirm ausgezählt.

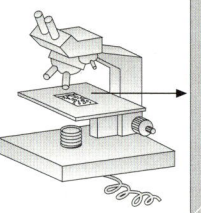

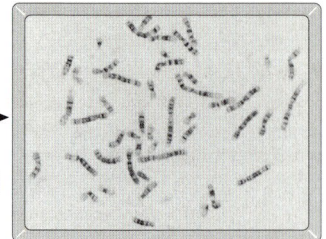

~ 18. Tag:
Nach dem Ordnen der Chromosomen zum Karyogramm kann die Diagnose gestellt werden.

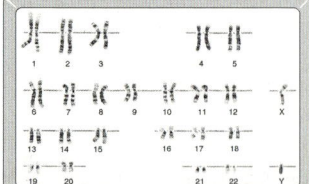

Abb. 5.**8** **Arbeitsablauf der Zellkultivierung und Chromosomendarstellung nach der Amniozentese.**

Mosaikkonstellation für Chromosomenaberrationen

Chorionzottenbiopsie. Bei ca. 1 % aller Chorionzottenbiopsien werden chromosomale Mosaike (s. S. 64) für numerische oder strukturelle Chromosomenaberrationen gefunden. Dies kann unterschiedliche Gründe haben:

- Das fetale Gewebe war mit **mütterlichen Zellen** kontaminiert. Dies tritt häufiger bei kultivierten Chorionzellen auf. In der Direktpräparation wird es praktisch nicht beobachtet.
- Das Mosaik stellt ein **Kulturartefakt** dar. Zur Diagnostik werden in der Regel mindestens zwei Kulturflaschen angelegt. Findet sich das Mosaik nur in einer Kulturflasche, handelt es sich mit hoher Wahrscheinlichkeit um ein Artefakt.
- Das Mosaik beschränkt sich auf einen Abschnitt der **Plazenta** und ist auf einen **Fehler in der Mitose** der Plazentaentwicklung zurückzuführen. Diese Mosaike sind für die Entwicklung des Feten nur insoweit von Bedeutung, als sie zu einer Plazentainsuffizienz führen können.
- Es handelt sich tatsächlich um eine **Mosaikkonstellation im fetalen Gewebe**, was Auswirkungen auf die Entwicklung des Feten haben kann.

Amniozentese. In einem geringeren Prozentsatz werden Mosaike für chromosomale oder strukturelle Chromosomenaberrationen in der Amniozentese gefunden. Hier wird zwischen Level-1-, Level-2- oder Level-3-Mosaiken unterschieden (Tab. 5.9):

- **Level-1-Mosaik:** Hier liegt in einer Kulturflasche eine aberrante Zelle vor. Es handelt sich mit hoher Wahrscheinlichkeit um ein Kulturartefakt, das auch als **Pseudomosaik** bezeichnet wird.
- **Level-2-Mosaik:** Liegt das Mosaik in zwei oder mehr Zellen einer Kulturflasche vor, spricht man von einem Level-2-Mosaik. In 80 % der Fälle handelt es sich um ein **Kulturartefakt**, in 20 % liegt tatsächlich ein **fetales Mosaik** vor, das die fetale Entwicklung beeinträchtigen kann. In der Regel werden weitere Diagnostikverfahren wie z. B. Wiederholung der Amniozentese oder Nabelschnurpunktion notwendig.
- **Level-3-Mosaik:** Wenn das Mosaik zwei oder mehr Zellen in zwei Kulturflaschen betrifft, spricht man von einem Level-3-Mosaik. Es handelt sich mit

Tab. 5.**9** Mosaikbefunde nach Amnionzentese.

Befund	betroffene Zellen	Ursache
Level-1-Mosaik	eine aberrante Zelle in einer von zwei Kulturflaschen	Kulturartefakt (Pseudomosaik)
Level-2-Mosaik	zwei oder mehr aberrante Zellen in einer von zwei Kulturflaschen	80 % der Fälle Kulturartefakt 20 % der Fälle fetales Mosaik
Level-3-Mosaik	aberrante Zellen in beiden Kulturflaschen	fetales Mosaik sehr wahrscheinlich

hoher Wahrscheinlichkeit um ein tatsächliches Mosaik fetaler Zellen. In der Regel werden weitere Diagnostikverfahren angewendet.

Wenn in beiden Kulturflaschen ein Mosaik zu finden ist, kommt es nicht mehr so sehr darauf an, ob eine, zwei oder mehr aberrante Zellen gefunden wurden. Eine weitere Diagnostik ist immer erforderlich.

Pathologische Chromosomenbefunde

Chromosomale Aneuploidien. In den meisten Fällen wird die pränatale Diagnostik wegen eines **erhöhten mütterlichen Alters** durchgeführt.

> Bei den hier am häufigsten diagnostizierten Chromosomenaberrationen handelt es sich um die **Trisomien 21, 13, und 18**, selten um andere autosomale Trisomien.

Die meisten autosomalen Trisomien weisen bezüglich der Überlebenswahrscheinlichkeit des Fetus eine schlechte Prognose auf (s. Tab. 5.**3**, S. 402).

Anders ist die Situation bei **gonosomalen Aneuploidien** (s. S. 213). Die Lebenserwartung betroffener Kinder ist normal, körperliche Fehlbildungen sind diskret, die Intelligenzentwicklung häufig unterdurchschnittlich, aber nicht unternormal. Die Suche nach einer gonosomalen Aneuploidie ist in der Regel keine Indikation für eine invasive pränatale Diagnostik. Die Diagnose und die möglichen Konsequenzen treffen die Eltern daher in der Regel unvorbereitet.

Chromosomale Translokationen.

> Mit einer Wahrscheinlichkeit von ca. **1:600** wird bei der Amniozentese eine Chromosomen-Translokation (s. S. 189) gefunden. Bei der Interpretation des Befundes und des Risikos für eine Embryopathie muss zwischen **balancierten** und **unbalancierten Chromosomenaberrationen** unterschieden werden.

Bei **balancierten Chromosomenaberrationen** ist eine Analyse der elterlichen Chromosomen hilfreich. Ist einer der Eltern ebenfalls Träger der Translokation, ist nicht von einer Risikoerhöhung für den Feten auszugehen. Ist die Translokation beim Fetus **neu** aufgetreten, muss ein **Risiko von 5 – 10 %** für eine Entwicklungsbehinderung des Feten angenommen werden. Dieses Risiko resultiert aus Verlusten genetischen Materials an den Bruchpunkten, die mit den derzeit zur Verfügung stehenden Methoden nicht nachgewiesen werden können. Zur besseren Beurteilung des Risikos sollten ausführliche **Ultraschalluntersuchungen** durchgeführt werden.

Unbalancierte Chromosomenaberrationen sind praktisch immer mit einer **Entwicklungsbehinderung** assoziiert. Auch hier sind Ultraschalluntersuchungen zur besseren Abschätzung des Ausmaßes hilfreich.

Marker-Chromosomen.

> Marker-Chromosomen sind **kleine zusätzliche Chromosomen**, die Anteile eines oder mehrerer Chromosomen tragen können.

Wird in der pränatalen Diagnostik ein Marker-Chromosom gefunden, prüft man zunächst, ob dieses auch bei einem Elternteil vorliegt. Weist einer der Eltern das Marker-Chromosom auf, ist für den Fetus **keine Entwicklungsstörung** zu erwarten. Weisen die Eltern das Marker-Chromosom nicht auf, muss für den Fetus ein **a-priori-Risiko von 15 %** für eine Beeinträchtigung seiner Entwicklung angenommen werden.

In weiteren Analysen muss geklärt werden, ob das Marker-Chromosom Heterochromatin oder Euchromatin enthält. Lassen sich **euchromatische Abschnitte** auf dem Marker-Chromosom nachweisen, ist mit hoher Wahrscheinlichkeit von einer Entwicklungsstörung für den Fetus auszugehen. Durch **FISH-Analyse** (s. S. 156) kann der euchromatische Bereich einem Chromosom zugeordnet werden, was zur besseren Abschätzung des zu erwartenden Fehlbildungsrisikos beiträgt.

5.3.3 Konfliktsituationen der Ratsuchenden

Die gegenwärtigen Entwicklungen zeigen, dass durch die Verfeinerung zytogenetischer Methoden und durch die vermehrte Anwendung gentechnischer Verfahren immer mehr Erkrankungen bzw. genetische Auffälligkeiten vorgeburtlich diagnostiziert werden können.

> Wird es in Zukunft gelingen, pränatale Diagnostik zur Chromosomen- bzw. molekulargenetischen Analyse z. B. aus fetalen Zellen im mütterlichen Blut **nicht invasiv** durchzuführen, werden sich mehr oder weniger alle schwangeren Frauen mit der Entscheidung für oder gegen eine Inanspruchnahme genetischer Beratung und Diagnostik auseinandersetzen müssen.

Im Zuge dieser Entwicklungen und durch die Tatsache, dass bisher noch kaum Therapien zur Behandlung genetisch bedingter Erkrankungen vorhanden sind, können für Ratsuchende und genetische Berater gleichermaßen Konfliktsituationen entstehen, die ihren Ausdruck z. B. darin finden, dass

- die Ratsuchenden Schwierigkeiten haben, sich **für oder gegen** die Untersuchung des ungeborenen Kindes zu entscheiden;

- sie hinsichtlich der Inanspruchnahme pränataler Diagnostik mit **Partner, Frauenarzt** oder **genetischem Berater** in Konflikt geraten;
- eine pränatale Diagnostik oder ein pränatales Screening **ohne** vorangegangene ausführliche **Beratung** durchgeführt wurde;
- die pränatale Diagnostik die normale Entwicklung der **Mutter-Kind-Beziehung** in der Schwangerschaft **beeinträchtigt**;
- ein auffälliger Befund in der pränatalen Diagnostik oder im Ultraschall die **Sorge** um die kindliche Gesundheit **verstärkt**;
- bei einem pathologischen Befund der **Schwangerschaftsabbruch** zur Diskussion steht.

Verunsicherung. Die Auseinandersetzung mit der Möglichkeit einer kindlichen Erkrankung während der Schwangerschaft erzeugt häufig große Verunsicherung bei betroffenen Frauen.

> Ihre **Ängste** und **Unsicherheiten**, die durch Maßnahmen der pränatalen Diagnostik – wie Fruchtwasserpunktion oder Chorionzottenbiopsie – reduziert werden sollen, **wachsen** mit dem Näherrücken des Untersuchungstermins.

Eine Reihe von Faktoren kann zum Anstieg der Verunsicherung beitragen. Der Eingriff selbst kann von Schwangeren als **körperliche Bedrohung** und als Gefährdung des Kindes erlebt werden. Das Weiterbestehen der Schwangerschaft ist durch eine mögliche Fehlgeburt oder durch ein pathologisches Ergebnis **gefährdet**.

Die Entscheidung zur pränatalen Diagnostik – insbesondere zur Fruchtwasserpunktion – fällt meist lange **vor** dem geplanten Eingriff, wenn das Kind von der Schwangeren noch nicht unmittelbar wahrgenommen werden kann. Zum Zeitpunkt der Punktion entwickelt sich das Kind zum real spürbaren Gegenüber (ca. ab der 16./17. SWW). Nachdem das Kind bereits im Ultraschallbild sichtbar geworden ist, sind bald die ersten Kindsbewegungen spürbar. Das Kind gewinnt in der Vorstellung zunehmend konkrete Gestalt. Nun beginnt das Warten auf das Ergebnis der Untersuchung, eine Wartezeit, die verunsichernd und quälend werden kann. Die werdende Mutter weiß nicht, ob sie sich auf ihr Kind freuen darf oder mit einem pathologischen Befund rechnen muss.

Umgang mit uneindeutigen Befunden.

> Zu einer erheblichen psychischen Belastung kommt es, wenn Befunde erhoben werden, deren Bedeutung für die kindliche Gesundheit nicht eindeutig beurteilt werden können.

Wurde beispielsweise eine Chorionzottenbiopsie durchgeführt, finden sich mitunter unklare Befunde (z. B. Chromosomenmosaike, s. S. 64), die nur durch eine nachfolgende Fruchtwasserpunktion überprüft werden können. Kann ein Befund nicht aufgeklärt werden (z. B. wenn sich ein nicht definierbares Chromosomenstück/Markerchromosom findet), bleibt die Ungewissheit hinsichtlich der Gesundheit des Kindes während der gesamten Schwangerschaft bestehen.

Umgang mit Erkrankungsprognosen. Die Auseinandersetzung mit einer kindlichen Erkrankung ist schwierig, da Eltern nicht unmittelbar mit der Erkrankung des Kindes konfrontiert sind und so ihre Vorstellungen von dieser Erkrankung nicht durch den direkten Kontakt mit dem Kind strukturieren können. Dies gilt auch für Eltern, die sich nach der Feststellung einer kindlichen Erkrankung für die Fortführung der Schwangerschaft entschieden haben.

> Die Betreuung und Begleitung dieser Frauen und ihrer Partner erfordert die Entwicklung **spezifischer Betreuungskonzepte**, einschließlich der Vermittlung von Kontakten mit Selbsthilfegruppen und Behindertenverbänden, die eine vorgeburtliche Auseinandersetzung mit der kindlichen Erkrankung ermöglichen.

Umgang mit dem Schwangerschaftsabbruch. Mit anderen Schwierigkeiten sind Frauen konfrontiert, die sich aufgrund eines pathologischen Befundes für einen Schwangerschaftsabbruch entscheiden.

> Gerade der Schwangerschaftsabbruch nach Fruchtwasserpunktion im 2. Schwangerschaftsdrittel führt in der Regel zu tiefgreifenden **Trauerreaktionen**, die mit dem Verlust eines bereits geborenen Kindes vergleichbar sind.

Schwangerschaftsabbrüche werden zu dieser Zeit, in der bereits erste Kindsbewegungen gefühlt werden, häufig schuldhaft erlebt, da von den Eltern aktiv eine Entscheidung gegen das Weiterleben des Kindes getroffen wird. Eine **psychotherapeutische Begleitung** der Trauerphase, die oft über den errechneten Geburtstermin des Kindes hinausreicht, kann eine wertvolle Hilfe in der Bewältigung dieser Entscheidung sein.

5.3.4   Beratung, Aufklärung und Nachsorge

> Aus den oben aufgeführten Gründen müssen Ratsuchende, die eine pränatale Diagnostik durchführen lassen wollen, **vor** und **nach** dem Eingriff ärztlich betreut werden.

Eine umfassende genetische Beratung nach den „Leitlinien der genetischen Beratung" (s. S. 390) sollte einer pränatalen Diagnostik unbedingt vorausgehen. **Möglichkeiten** und **Risiken** sowie die verschiedenen **Konsequenzen** der möglichen Befunde müssen ausführlich vor der Untersuchung besprochen werden. Gleiches gilt für die Anwendung pränataler Screening-Untersuchungen. Hier muss deutlich gemacht werden, dass es sich nur um **Risikopräzisierung** handelt, nicht um eine sichere Diagnose, sodass eine Entscheidung für oder gegen die Inanspruchnahme der pränatalen Diagnostik kaum erleichtert, häufig sogar erschwert wird. Ohne ausführliche vorangegangene Aufklärung über die möglichen Konsequenzen eines auffälligen Serumbefundes werden Patientinnen dann abrupt mit einem höheren Risiko für ein Kind mit chromosomalen Veränderungen konfrontiert, ohne letztendlich Gewissheit erlangt zu haben.

Aufklärung vor Inanspruchnahme einer invasiven pränatalen Diagnostik

Die Schwangere soll vor Durchführung einer gezielten pränatalen Diagnostik ausführlich beraten werden über:

- Anlass, Ziel und Risiko für die Untersuchung
- Möglichkeiten und Grenzen der pränatalen Diagnostik
- Basisrisiko, individuelle Risikoerhöhung und Eingriffsrisiken der jeweiligen Diagnostik
- Interpretationsmöglichkeiten und Validität des Untersuchungsergebnisses
- Art und Schweregrad diagnostizierbarer Störungen
- mögliche Optionen bei Vorliegen eines pathologischen Befundes
- psychologische und ethische Konflikte
- Alternativen zur Nichtinanspruchnahme der invasiven pränatalen Diagnostik

Die **Einwilligung** der Schwangeren **nach Aufklärung** ist eine unverzichtbare Voraussetzung für jede Maßnahme der pränatalen Diagnostik.

Sie ist dabei darauf hinzuweisen, dass sie über Risiken, Dauer, Aussagekraft und mögliche Konsequenzen dieser Untersuchung informiert wurde, auch darüber, dass die invasive pränatale Diagnostik mit Risiken verbunden ist, wie z. B. Blutung, Infektion oder Fehlgeburt. Außerdem ist sie darüber zu informieren, dass ein normales Ergebnis der zytogenetischen, molekulargenetischen oder biochemischen Untersuchung eine Fehlbildung, Behinderung oder Krankheitsveranlagung des Kindes nicht ausschließt. In seltenen Fällen können mit der zytogenetischen Untersuchung chromosomale Mosaike bzw. Strukturveränderungen am Rande des lichtmikroskopischen Auflösungsvermögens in den untersuchten Zellen nicht erfasst werden. Ebenfalls selten, aber möglich sind chromosomale Veränderungen ohne weitere klinische Bedeutung für das Kind.

Beratung nach Inanspruchnahme einer invasiven pränatalen Diagnostik bei auffälligem Befund

Nach pränataler Diagnose einer Erkrankung oder Entwicklungsstörung des Kindes sollte eine ausführliche Beratung der Schwangeren stattfinden und Informationen enthalten über:

- Ursache, Art und Prognose der Erkrankung oder Entwicklungsstörung des Kindes sowie mögliche daraus folgende Komplikationen
- ggf. intrauterine Therapie/operative Maßnahmen (über die Schwangere oder direkt am Ungeborenen), postnatale Therapie- und Förderungsmöglichkeiten
- Vorbereitung auf die besonderen Umstände der Geburt eines Kindes mit Behinderung/Erkrankung
- das Leben mit einem kranken/behinderten Kind (Kontaktaufnahme zu anderen betroffenen Eltern und Selbsthilfegruppen) bei Fortführung der Schwangerschaft
- oder bei Abbruch der Schwangerschaft:
  - Erörterung des medizinischen Rahmens
  - Abschiednehmen und Trauerarbeit
  - psychotherapeutische Hilfestellung
- Möglichkeiten der Inanspruchnahme psychosozialer Hilfe

> Die Mitteilung eines pathologischen Befundes an die Schwangere bedarf der besonderen **psychotherapeutischen Schulung** und sollte durch den behandelnden bzw. beratenden Arzt erfolgen. Die Entscheidung der Schwangeren sowie die erhobenen Befunde und die Aufklärungsinhalte sind zu dokumentieren.

Nachsorge

Die Nachsorge nach Abbruch der Schwangerschaft oder Geburt eines kranken Kindes sollte umfassen:

- sorgfältige (fotografische, röntgenologische und/oder fetalpathologische) Dokumentation des klinischen Befundes
- Bestätigung, Ergänzung oder Korrektur der vorgeburtlichen Diagnostik
- genetische Beratung der Eltern (u. a. über mögliche gezielte pränatale diagnostische Maßnahmen bei nachfolgenden Schwangerschaften und gegebenenfalls bei Schwangerschaften weiterer Nachkommen)
- begleitende – gegebenenfalls psychotherapeutische – Betreuung

5.4 Genetische Ursachen des unerfüllten Kinderwunsches

P. Wieacker

Infertilität und Subfertilität können bedingt sein durch:
- anlagebedingte oder funktionelle **Störungen der Gonaden**
- Beeinträchtigung der **Keimzellenproduktion** oder **-funktion**
- **Anomalien** der Genitalwege
- wiederholte **Aborte**

5.4.1 Genetische Ursachen der männlichen Infertilität

Eine männliche Infertilität kommt in Deutschland mit einer Häufigkeit von etwa 7 % vor. Etwa 1 % aller Männer weisen eine Störung der Spermatogenese auf. Bei **bis zu 30 %** aller infertilen Männer werden **genetische Ursachen** angenommen.

Chromosomenstörungen

Die Inzidenz von Chromosomenstörungen bei infertilen Männern beträgt etwa 5,8 % und ist damit 10-mal höher als in einem Vergleichskollektiv. Dabei ist die **Wahrscheinlichkeit einer Chromosomenstörung** umso höher, je **niedriger** die **Spermiendichte** ist.

So beträgt die Wahrscheinlichkeit einer Chromosomenaberration bei nicht obstruktiver Azoospermie bis zu 20 %, wobei das **Klinefelter-Syndrom** im Vordergrund steht.

Die Inzidenz von **strukturellen Aberrationen** bei infertilen Männern beträgt etwa 2 %. Dabei werden Robertson-Translokationen, reziproke Translokationen, Inversionen, Ringchromosomen und Markerchromosomen beobachtet. In diesen Fällen besteht ein erhöhtes Risiko für unbalancierte Chromosomenstörungen bei eventuellen Nachkommen, wobei die Höhe dieses Risikos von der Art der Aberration abhängig ist.

Bei infertilen Männern mit **unauffälligem Karyotyp** in Lymphozyten werden in ca. 6 – 8 % der Fälle Störungen der **meiotischen Chromosomen** in Testisbiopsien nachgewiesen. Diese meiotischen Störungen können zu chromosomal unbalancierten Spermien führen, die teilweise im Ejakulat durch FISH-Analyse mit Chromosomen-spezifischen Sonden detektiert werden können. Diese Untersuchung ist allerdings sehr zeitintensiv und setzt eine ausreichende Anzahl von Spermien im Ejakulat voraus.

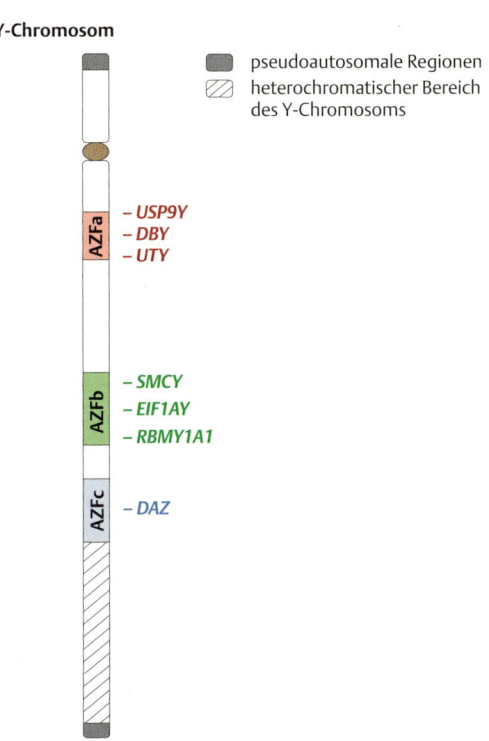

Y-Chromosom

pseudoautosomale Regionen
heterochromatischer Bereich
des Y-Chromosoms

AZFa
- *USP9Y*
- *DBY*
- *UTY*

AZFb
- *SMCY*
- *EIF1AY*
- *RBMY1A1*

AZFc
- *DAZ*

Abb. 5.**9 Loci der Azoo-spermie (AZFa–c) auf dem Y-Chromosom.**

5

Mikrodeletionen in der Region Yq11.21-23 führen zur **Azoospermie** oder schwerer **Oligozoospermie**. In dieser Region können drei unterschiedliche Abschnitte (*AZFa*, *AZFb* und *AZFc*) abgegrenzt werden (Abb. 5.9). In 60 % der Fälle finden sich Deletionen der *AZFc*-Region, in 16 % Deletionen von *AZFb* und in 5 % Deletionen von *AZFa*. Bei den restlichen Patienten sind mehrere Regionen deletiert. Während bei etwa 50 % der Männer mit Azoospermie und *AZFc*-Deletionen Spermien in Testisgewebe nachgewiesen werden können, sind bei Patienten mit *AZFa*- oder *AZFb*-Deletionen sowie Deletionen mehrerer Regionen meistens keine testikulären Spermien im Sinne eines Sertoli-Cell-only-Syndroms festzustellen (Tab. 5.10, Tab. 5.11). Eine Analyse bezüglich *AZF*-Deletionen ist bei Azoospermie oder schwerer Oligozoospermie sinnvoll.

Selten wird als Ursache einer Azoospermie ein XX-Mann-Syndrom festgestellt, das meistens durch **Translokation** von Material des distalen kurzen Arms des Y-Chromosoms, einschließlich *SRY*-Gen, auf das X-Chromosom während der **paternalen Meiose** zustande kommt. Die resultierende Azoospermie lässt sich dadurch erklären, dass die Gene für die Spermatogenese in Yq11.21-23 fehlen.

Tab. 5.**10** Spermiogramm-Befunde bei AZF-Deletionen

Deletion	Häufigkeit einer Azoospermie
AZFa	100 %
AZFb	100 %
AZFc	62 %

Tab. 5.**11** Häufigkeit von AZFc-Deletionen in Abhängigkeit von der Spermienkonzentration

Spermienkonzentration (in 10^6/ml)	Anteil der Patienten mit *AZFc*-Deletionen
0	62
1	31
1 – 5	5
5 – 10	2
10 – 20	0

Aplasie der Vasa deferentia

Bei ca. 1 – 2 % aller infertilen Männer besteht eine kongenitale bilaterale **Vas-defe-rens-Aplasie (CBAVD)**. Es resultieren eine **Azoospermie** und ein **vermindertes Ejakulatvolumen** bei erhaltener Spermatogenese.

Nahezu alle Männer, die von einer Cystischen Fibrose (CF) betroffen sind, weisen eine CBAVD auf. Es hat sich aber auch gezeigt, dass Männer mit einer isolierten CBAVD mit hoher Wahrscheinlichkeit Träger von *CFTR*-**Mutationen** sind. Somit kann die isolierte CBAVD in vielen Fällen als eine **genitale Manifestation** der CF aufgefasst werden.

In der Allgemeinbevölkerung findet man bei 0,05 % der Männer zwei Mutationen und bei 5 % eine Mutation im *CFTR*-Gen. Bei Männern mit einer **Vas-deferens-Aplasie** können bei 73,5 % zwei mutierte *CFTR*-Allele, bei 10,5 % ein mutiertes *CFTR*-Allel und nur bei 16 % keine entsprechende *CFTR*-Mutation nachgewiesen werden.

Das Mutationsspektrum bei CBAVD-Patienten unterscheidet sich teilweise von demjenigen von CF-Patienten. Die häufigsten Genveränderungen sind:
* **c.1521_1523delCTT; (p.P508del)**,
* **p. 117Arg>His(R117 H)** und
* das sogenannte **5 T-Allel**.

Das 5 T-Allel im 8. Intron des *CFTR*-Gens ist eine Variante eines **polymorphen Polypyrimidintrakts** (IVS 8-5 T, IVS 8-7 T und IVS 8-9 T), das die Effizienz der Erkennung des Exons 9 beim Spleißvorgang beeinflusst. Bei Trägern des 5 T-Allels sinkt der Anteil korrekt gepleißter *CFTR*-mRNA auf 10 – 40 %. Das CFTR-Protein ohne den vom Exon 9 kodierten Anteil hat keine cAMP-regulierte Chloridkanalfunktion. Das 5 T-Allel kommt bei etwa 5 % der Allgemeinbevölkerung vor, bei CBAVD-Patienten findet man es allerdings in etwa 20 % der Fälle. Es ist dabei zu beachten, dass die Bestimmung der Repeat-Länge des TG-Polymorphismus im Intron 8 eine Einschätzung der klinischen Relevanz der 5 T-Variante ermöglicht. Das Risiko für eine atypische CF ist erhöht, wenn das 5 T-Allel in Kombination mit TG12 bzw. TG13 in Compound-Heterozygotie mit einer typischen CF-Mutation vorliegt. Im Fall eines 5 T-Allels sollte daher eine Bestimmung der TG-Repeats erfolgen.

Bei gewissen Formen von **unilateraler Aplasie der Vasa deferentia (CUAVD)**, beidseitiger **Obstruktion des Ductus ejaculatorius** sowie von isolierten **Anomalien der Samenbläschen** konnten ebenfalls *CFTR*-Mutationen nachgewiesen werden.

Genmutationen bei isolierten Spermatogenesestörungen

Selten können auch Störungen der Spermatogenese durch Mutationen von Genen bedingt sein, die für die **hypothalamisch-hypophysäre Regulation** der Gonaden oder für die **Steroidhormonproduktion** oder **-wirkung** verantwortlich sind (Abb. 5.**10**).

Im Folgenden sind einige solcher Störungen aufgeführt:
- Variable Ausprägungen eines **hypogonadotropen Hypogonadismus** mit Spermatogenesestörungen können durch Mutationen in unterschiedlichen Genen, wie z. B. dem Gonadotropin-Releasing-Hormon-Rezeptor-Gen (*GnRHR*), verursacht werden.
- Mutationen des Gens für die **β-Untereinheit von FSH (*FSHβ*)** bewirken eine Azoospermie bei normaler oder gestörter Pubertätsentwicklung.
- Bei Mutationen des **FSH-Rezeptor-Gens (*FSHR*)** werden unterschiedliche Spermiogramme festgestellt, die von einer schweren Oligozoospermie bis hin zur Normozoospermie reichen.
- Bei Mutationen des Gens für die **β-Untereinheit von LH (*LHβ*)** werden eine verzögerte Pubertätsentwicklung bei niedrigen Testosteronwerten und erhöhten Gonadotropinen beobachtet.
- Inaktivierende Mutationen des Gens für den **LH-Rezeptor (*LHR*)** führen bei männlichem Karyotyp zu einer Leydig-Zellen-Aplasie oder -Hypoplasie mit resultierendem weiblichen oder intersexuellen Phänotyp. Das ausgeprägtere Krankheitsbild beim *LHR*-Defekt gegenüber dem *LHβ*-Defekt erklärt sich dadurch, dass der LH-Rezeptor ebenfalls hCG bindet, das die Leydig-Zellen in der fetalen Phase stimuliert. Bei einem Ausfall des LH/hCG-Rezeptors bleibt

Fertilitätsstörung bei XY-Karyotyp	Hypothalamus/Hypophyse (Gen)	Fertilitätsstörung bei XX-Karyotyp
Kallmann-Syndrom,	KAL1	hypogonadotroper Hypogonadismus, Kallmann-Syndrom
hypogonadotroper Hypogonadismus	FGFR1	
hypogonadotroper Hypogonadismus bei adrenaler Hypoplasie	DAX1	
hypogonadotroper Hypogonadismus mit Adipositas	LEP/LEPR	hypogonadotroper Hypogonadismus mit Adipositas
idiopathischer hypogonadotroper Hypogonadismus	GnRHR	idiopathischer hypogonadotroper Hypogonadismus
Azoospermie	FSHβ	Fertilitätsstörungen
Hypogonadismus	LHβ	Fertilitätsstörungen

Gonaden

Fertilitätsstörung bei XY-Karyotyp	Gen	Fertilitätsstörung bei XX-Karyotyp
XY-Gonadendysgenesie	SRY	
XY-Gonadendysgenesie	DMRT1	
XY-Gonadendysgenesie bei Denys-Drash-Syndrom oder Frasier-Syndrom	WT1 *	XX-Gonadendysgenesie bei Denys-Drash-Syndrom oder Frasier-Syndrom
XY-Gonadendysgenesie mit adrenaler Insuffizienz	SF1 *	XX-Gonadendysgenesie mit adrenaler Insuffizienz, prämature Ovarialinsuffizienz
XY-Gonadendysgenesie bei kampomeler Dysplasie	SOX9 *	
XY-Gonadendysgenesie mit Neuropathie	DHH *	
Oligo- bis Normozoospemie	FSHR	primäre Ovarialinsuffizienz mit hypergonadotropem Hypogonadismus
Leydig-Zellen-Aplasie	LHR	Ovulationsstörungen
Persistenz der Müller-Gänge	AMH	
Androgeninsensitivität	AR	
Androgensynthesestörung	CYP17	Östrogensynthesestörungen
	HSD17B3	
5α-Reduktase-Defizienz	SRD5A2	
Azoospermie, schwere Oligozoospemie	AZFa AZFb AZFc	
	FOXL2 *	Ovarialinsuffizienz bei Blepharophimose-Ptosis-Epikanthus-inversus-Syndrom
	FMR1 (Prämutation)	prämature Ovarialinsuffizienz

Genitalwege

Fertilitätsstörung bei XY-Karyotyp	Gen	Fertilitätsstörung bei XX-Karyotyp
Persistenz der Müller-Gänge	AMHR	
Aplasie der Vasa deferentia	CFTR *	
Hypospadie bei Hand-Fuß-Genitalem-Syndrom	HOXA13	Uterusfehlbildungen bei Hand-Fuß-Genitalem-Syndrom

◄ Abb. 5.**10 Auswahl von Genen, deren Mutationen mit einer Infertilität assoziiert sind.** Es ist zu beachten, dass bei den angegebenen Syndromen nur die fertilitätsrelevante Symptomatik angegeben wird. Bei den mit * versehenen Genen besteht in beiden Geschlechtern die jeweils nicht genitale, syndromspezifische Symptomatik.

somit die intrauterine hCG-vermittelte Testosteronproduktion und damit die Virilisierung des Genitales aus.

- Bei bis jetzt nur wenigen Patienten mit normalem männlichen Genitale und Azoospermie oder schwerer Oligozoospermie sind Mutationen des **Androgen-rezeptor-Gens** im Sinne einer minimalen Androgeninsensitivität festgestellt worden.
- **Monomorphen Anomalien** der Spermien dürften ebenfalls monogene Defekte zugrunde liegen, wie dies am Beispiel der Globozoospermie gezeigt wurde.

Übergeordnete Syndrome

Eine männliche Infertilität kann auch Symptom einer übergeordneten Erkrankung sein. Mehr als 70 solcher monogenen erblichen Syndrome sind bekannt. Beispiele hierfür sind die myotone Dystrophie, die X-chromosomal rezessive spinobulbäre Muskelatrophie (Kennedy-Syndrom), die kongenitale Nebennieren-hypoplasie oder das Kallmann-Syndrom.

Das Kallmann-Syndrom, das u. a. durch Anosmie und hypogonadotropen Hypogonadismus charakterisiert ist, ist genetisch heterogen. Mutationen des *KAL 1*-Gens führen zum **X-chromosomal rezessiven** Kallmann-Syndrom, während inaktivierende *FGFR1*-Mutationen eine **autosomal erbliche Form** verursachen.

5.4.2 Genetische Ursachen der weiblichen Infertilität

Störungen der weiblichen Fertilität können bedingt sein u. a. durch:
- **Ovarialinsuffizienz**
- **Fehlbildungen der Genitalwege**
- **Abortneigung**

Genetische Ursachen der primären Ovarialinsuffizienz

Bei einer **primären Ovarialinsuffizienz**, die durch einen hypergonadotropen Hypogonadismus charakterisiert ist, liegt meistens eine Gonadendysgenesie vor. Die Gonaden sind zu **Stranggonaden** degeneriert und bestehen aus Stromagewebe ohne Follikel und ohne endokrin aktivem Gewebe.

Strukturelle und numerische Aberrationen des X-Chromosoms

Meistens sind Chromosomenstörungen wie das **Turner-Syndrom** (s. S. 213), strukturelle **Aberrationen des X-Chromosoms** und entsprechende **Mosaike** verantwortlich für eine primäre Ovarialinsuffizienz. Die Aberrationen führen zu einer beschleunigten Regression des Follikelapparats und resultieren so in Unfruchtbarkeit.

Auch bei einer **prämaturen Ovarialinsuffizienz**, bei der die Menopause vor dem 40. Lebensjahr eintritt, werden Gonosomenaberrationen wie Turner-Mosaike, strukturelle Aberrationen des X-Chromosoms und Triple-X-Syndrom vermehrt festgestellt.

XX-Gonadendysgenesie

Bei der **XX-Gonadendysgenesie** sind die Ovarien wie beim Turner-Syndrom zu **Stranggonaden** degeneriert, es besteht jedoch ein unauffälliger weiblicher Karyotyp. Die Körpergröße ist im Gegensatz zum Turner-Syndrom im Normbereich.

Die XX-Gonadendysgenesie ist ein heterogenes Krankheitsbild, das autosomal rezessiv vererbt werden kann. Es kann isoliert oder im Rahmen übergeordneter Erkrankungen vorkommen. Zum Beispiel besteht beim **Perrault-Syndrom** neben einer XX-Gonadendysgenesie eine kongenitale Schwerhörigkeit. Ferner kann eine XX-Gonadendysgenesie bei einigen erblichen Störungen der DNA-Reparatur wie der **Ataxia teleangiectasia** auftreten.

XY-Gonadendysgenesie

In ca. 3 – 4% der Fälle von **primärer Amenorrhoe** wird ein **XY-Karyotyp** festgestellt. Differenzialdiagnostisch sind u. a. **XY-Gonadendysgenesie**, **Agonadismus**, Störungen der **Steroidhormonsynthese** mit verminderter Androgenproduktion und **Androgeninsensitivität** aufgrund eines Androgenrezeptordefekts zu berücksichtigen.

Bei einer XY-Gonadendysgenesie ist wegen der fehlenden Sertoli-Zellen die **AMH-Produktion** (Anti-Müller-Hormon, s. S. 468) gestört, sodass Tuben, Uterus und Vagina vorhanden sind. Aufgrund der fehlenden gonadalen Sexualhormonproduktion liegt ein **weiblicher Phänotyp** mit **Hypogonadismus** vor. Die Stranggonaden bei XY-Gonadendysgenesie weisen ein erhöhtes **Malignitätsrisiko** auf.

Neben strukturellen Aberrationen des Y-Chromosoms kommen unterschiedliche monogene Defekte in Frage. In ca. 15% der Fälle lassen sich Mutationen des **SRY-Gens** in Yp feststellen. Inzwischen sind weitere Gene bekannt, die für die frühe Gonadendifferenzierung (beispielsweise **WT 1**) oder die Testisdifferenzierung (z. B. **SOX9** oder **DHH**) verantwortlich sind. Deren Mutationen führen zu syndromalen Erkrankungen in beiden Geschlechtern und zusätzlich bei männlichem Karyotyp teilweise zur XY-Gonadendysgenesie.

Bei XY-Patientinnen mit Störungen der Androgenproduktion aufgrund von Enzymdefekten oder Störungen der Androgenwirkung aufgrund eines Defekts des Androgenrezeptors fehlen Tuben, Uterus und oberer Anteil der Vagina, da die Gonaden als Testes angelegt sind und AMH dementsprechend gebildet wird.

Enzyme der Steroidhormonsynthese, deren Störungen zu einer verminderten Androgenproduktion führen, sind z. B. **Cytochrom P450C 17**, **17β-Hydroxysteroid-Dehydrogenase** oder **5α-Reduktase**. Die gestörte Androgenproduktion bewirkt ein weibliches oder intersexuelles äußeres Genitale (Abb. 5.**11**).

Störungen der Steroidhormonsynthese

Auch bei einem XX-Karyotyp können Defekte der Steroidbiosynthese zu einer Störung der Ovarialfunktion führen.

> **Cytochrom P450C 17** hat sowohl eine 17α-Hydroxylase- als auch eine 17-20-Lyase-Aktivität. Bei Defekten des entsprechenden Gens (*CYP17*) werden je nach Mutation Glukokortikoide und Sexualsteroide **vermindert** gebildet (Abb. 5.**11**).

Bei Frauen bewirkt die verminderte Östrogenproduktion einen Hypogonadismus mit primärer Amenorrhö, fehlender Brustentwicklung und erhöhten Gonadotropinen. Bei einem Ausfall der 17α-Hydroxylase-Domäne werden vermehrt Mineralokortikoide gebildet, die zur Hypertonie führen.

Störungen der Hypothalamus-Hypophyse-Gonaden-Achse

> Eine **Ovarialinsuffizienz** kann ebenfalls durch genetisch bedingte Störungen der hyptohalamisch-hypothalamisch-gonadalen Regulation bedingt sein.

- *GnRHR*-Mutationen verursachen beim weiblichen Geschlecht ebenfalls einen **hypogonadotropen Hypogonadismus**, der mit gestörter Pubertätsentwicklung und Ovarialinsuffizienz einhergeht.
- *FSHβ*-**Mutationen** rufen eine **Hypoöstrogenämie** bei niedrigen FSH- und erhöhten LH-Spiegeln hervor. Klinisch bestehen eine **gestörte Brustentwicklung** und eine **Sterilität**.
- Mutationen des *FSHR*-Gens führen zu einem **hypergonadotropen Hypogonadismus** mit meistens **primärer Amenorrhö**. Die Ovarien weisen dabei unreife Follikel auf.
- Bei Mutationen des **LH-Rezeptor-Gens (*LHR*)** wurde eine **Amenorrhö** mit Zeichen der **Anovulation** bei normaler Sexualentwicklung beobachtet.

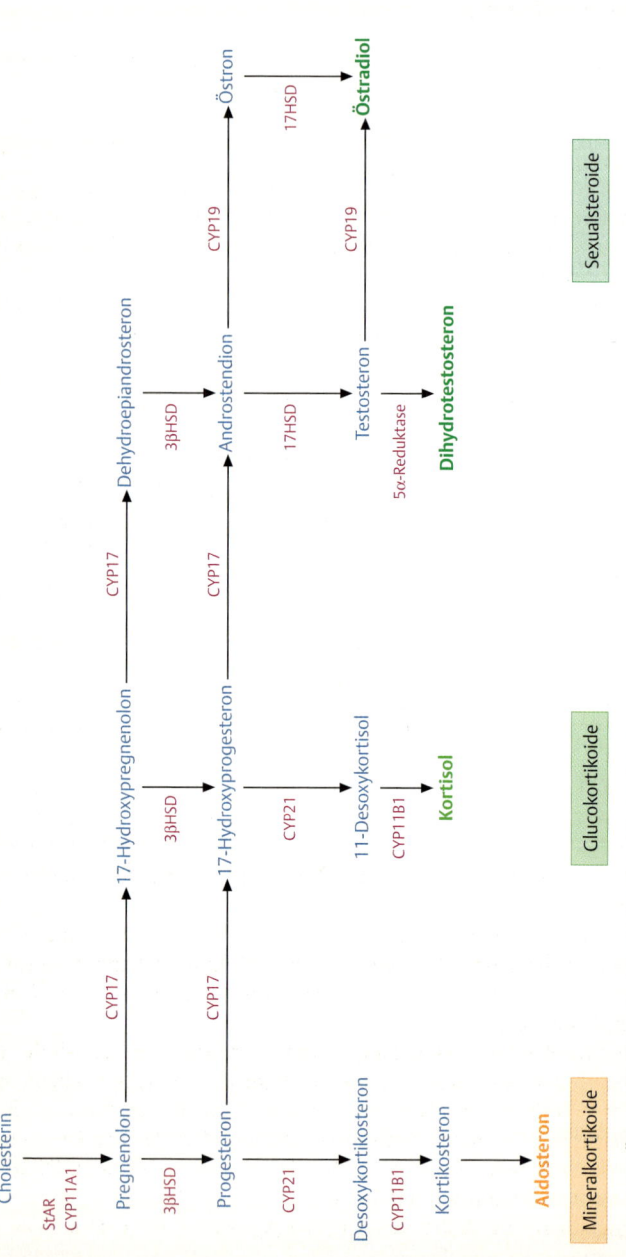

Abb. 5.**11 Übersicht über die Steroidhormonbiosynthese.**

Übergeordnete Syndrome

> Eine Störung der Ovarialfunktion kann auch im Rahmen syndromaler Erkrankungen vorkommen.

Das Polyendokrinopathie-Syndrom wird autosomal rezessiv vererbt und ist durch den Ausfall unterschiedlicher endokriner Organe aufgrund der Bildung entsprechender **Autoantikörper** sowie durch **Mykosen** charakterisiert. Es kommt häufig zur Ovarialinsuffizienz, die sich je nach Zeitpunkt der Antikörperbildung als **primäre Amenorrhö** oder **Climacterium praecox** äußert.

Auch Trägerinnen von Prämutationen für das Fragile-X-Syndrom (FRAXA, s. S. 303) entwickeln in etwa 21 % der Fälle ein **Climacterium praecox**.

5.4.3 Genetische Risiken der assistierten Reproduktion

> Bei genetischen Risiken der assistierten Reproduktion sollte zwischen den Risiken, die in der **Infertilität des Paares** begründet sind, und denen unterschieden werden, die möglicherweise im Zusammenhang mit den **verwendeten Verfahren** wie In-vitro-Fertilisation (**IVF**) oder intrazytoplasmatische Spermieninjektion (**ICSI**) stehen.

Bei Paaren, die eine assistierte Reproduktion aufgrund einer **männlichen Infertilität** in Anspruch nehmen wollen, sollte bei beiden Partnern eine Chromosomenanalyse durchgeführt werden, da – wie oben erwähnt – die Wahrscheinlichkeit einer Chromosomenaberration bei infertilen Männern erhöht ist. Die Indikation zur Chromosomenanalyse bei der Frau ergibt sich aus der Tatsache, dass ebenfalls bei Frauen im Rahmen einer **ICSI-Therapie** vermehrt Chromosomenaberrationen festgestellt werden. Dies lässt sich möglicherweise dadurch erklären, dass die Chromosomenanomalie der Frau zu einer leicht herabgesetzten Fertilität führen kann, die erst in Kombination mit dem auffälligen Spermiogrammbefund des Partners in einer Sterilität des Paares resultiert.

Im Falle einer bilateralen oder unilateralen Vas-deferens-Aplasie ist eine molekulargenetische Diagnostik des *CFTR*-Gens indiziert. Wenn beim Mann eine entsprechende Mutation festgestellt wird, sollte ebenfalls der Partnerin die *CFTR*-Diagnostik angeboten werden.

Die Häufigkeit von Fehlbildungen und angeborenen Erkrankungen bei Kindern, die nach **ICSI** geboren wurden, könnte bis auf das Doppelte erhöht sein. Ebenfalls weisen Studien daraufhin, dass bei Kindern, die durch ICSI gezeugt wurden, die Wahrscheinlichkeit einer Chromosomenstörung, insbesondere **Aneuploidien** der Gonosomen, erhöht ist. Ferner zeigen neuere Studien, dass nach IVF oder ICSI die Wahrscheinlichkeiten für **Imprinting-Defekte** wie Beckwith-Wiedemann-Syndrom (s. S. 524) und möglicherweise Angelman-Syndrom (s. S. 231) erhöht sind.

5.4.4 Genetische Ursachen von Aborten

Schätzungsweise **70 % aller Konzeptionen** enden in einem Spontanabort, meist bereits vor Feststellung der Schwangerschaft. Die Häufigkeit von Spontanaborten bei klinisch nachgewiesenen Schwangerschaften beträgt 10 bis 15 %, wobei sich etwa 80 % davon innerhalb der ersten **12 Schwangerschaftswochen** ereignen.

Die Wahrscheinlichkeit eines Aborts nimmt mit dem **Alter** der Schwangeren und der Anzahl vorausgegangener **Fehlgeburten** zu. Bei der Entstehung von Aborten sind vor allem zu berücksichtigen:
• genetische Faktoren
• Fehlbildungen des Uterus
• Infektionen
• mütterliche Erkrankungen wie Diabetes mellitus
• immunologische Faktoren (z. B. im Rahmen von Autoimmunerkrankungen)

Als **genetische Ursachen** kommen Chromosomenaberrationen, monogene und polygen erbliche Erkrankungen in Frage.

Chromosomenaberrationen bei Spontanaborten

Chromosomenaberrationen stellen eine wesentliche genetische Ursache für Spontanaborte dar, da eine starke Selektion gegen Embryonen oder Feten mit Chromosomenaberrationen besteht. Die Häufigkeit von Chromosomenaberrationen in Embryonen **vor** der Implantation wird auf 23 – 40 % geschätzt, während sie bei **Neugeborenen** durchschnittlich nur noch 0,5 % beträgt.

Dabei ist die Wahrscheinlichkeit eines chromosomal bedingten Aborts umso höher, je **früher** der Abort eingetreten ist: Die Häufigkeit einer Chromosomenaberration beträgt etwa 50 % bei Aborten im 1. Trimenon und ca. 25 % im 2. Trimenon. Dabei werden folgende prozentuale Anteile gefunden:
• **autosomale Trisomien** (vor allem der Chromosomen 16, 21, 22 und 15) in 50 – 60 %
• **Monosomie X** in 10 – 15 %
• **Triploidie** in 15 %
• **Tetraploidie** in 5 %
• **strukturelle Aberrationen** in 5 – 8 %

> Eine positive Korrelation zwischen **mütterlichem Alter** und chromosomalen Aberrationen in Aborten besteht nur für die **Trisomien**.

Das **Wiederholungsrisiko** für einen chromosomal aberranten Abort nach einem vorangegangenen Abort mit einer numerischen Anomalie dürfte nicht nennenswert erhöht sein, wenn man von der Möglichkeit eines chromosomalen **Gonadenmosaiks** (s. S. 272) bei einem Elternteil absieht. Im Falle einer strukturellen Aberration kann diese entweder **neu** entstanden oder Folge einer **balancierten Chromosomenaberration** bei einem Elternteil sein, sodass eine Chromosomenanalyse der Eltern indiziert ist.

Blasenmole

> Die Blasenmole ist eine Störung der Embryonalentwicklung, bei der es zu einer blasenartigen Umwandlung der Plazentazotten kommt. Blasenmolen treten in Europa in einer Häufigkeit von 1:2000 Schwangerschaften auf. Die Inzidenz ist in Asien deutlich höher.

Bei der **kompletten Blasenmole**, bei der sich keine fetalen Anteile nachweisen lassen, liegt in den meisten Fällen ein **46,XX-Karyotyp**, selten ein **46,XY-Karyotyp** vor, wobei in beiden Fällen das Genom rein **paternalen** Ursprungs ist. Als Entstehungsmechanismus kommt die Befruchtung einer Eizelle durch ein diploides Spermium oder durch zwei Spermien (Dispermie) jeweils mit Verlust des maternalen Vorkerns in Frage.

Bei den **partiellen Blasenmolen** kann in ca. 80 % der Fälle ein aberranter Karyotyp, meistens eine **Triploidie**, festgestellt werden. Das zusätzliche haploide Genom kann **paternalen** oder **maternalen** Ursprungs sein. Im ersten Fall steht die blasige Degeneration der Plazenta im Vordergrund, während im zweiten Fall eine schwere fetale Wachstumsretardierung und Fehlbildungen beobachtet werden.

Chromosomenaberrationen bei habituellen Aborten

> Eine habituelle Abortneigung liegt nach gynäkologischer Definition vor, wenn bei einem Paar **drei oder mehr Fehlgeburten** hintereinander aufgetreten sind. Habituelle Aborte werden bei etwa 2 % aller Paare mit Kinderwunsch beobachtet.

Aus genetischer Sicht bedürfen wiederholte Aborte unabhängig von ihrer Reihenfolge einer gezielten Diagnostik. Von den derzeitigen diagnostischen Möglichkeiten steht die Erkennung **struktureller Aberrationen** bei einem Elternteil im Vordergrund.

5

Die Wahrscheinlichkeit einer Chromosomenanomalie bei einem Paar mit zwei oder mehr Aborten bei sonst unauffälliger Familienanamnese beträgt 2,8 %. Diese Wahrscheinlichkeit erhöht sich auf bis zu 10 %, wenn in der Familie Totgeburten oder Fehlbildungen aufgetreten sind. Als strukturelle Aberrationen werden vor allem **Robertson-Translokationen, reziproke Translokationen** sowie **Inversionen** beobachtet.

> Wenn einer der Partner eine **balancierte strukturelle Aberration** trägt, ist das Risiko einer unbalancierten Translokation erhöht, die zum Abort oder zur Geburt eines Kindes mit Fehlbildungen und/oder geistiger Behinderung führt.

Das Risiko ist von der Art der beteiligten Chromosomen, der Größe der unbalancierten Segmente und vom Geschlecht des Trägers abhängig: So kann eine **Inversion** bei einem Elternteil z. B. durch sogenannte Rekombinationsaneusomie infolge eines Cross-over in der Inversionsschleife während der Meiose zu unbalancierten Gameten im Sinne einer **Duplikation/Defizienz** führen (s. Abb. 2.**29**, S. 196). Die Wahrscheinlichkeit für das Auftreten von Aborten oder Fehlbildungen bzw. geistiger Retardierung ist dann u. a. von der Größe der Inversion abhängig.

Chromosomale Mosaike werden bei Eltern mit wiederholten Aborten ebenfalls öfter beobachtet. Weitere Ursachen von habituellen Aborten sind Fehlbildungen des Uterus, monogene Defekte und Gerinnungsstörungen.

Monogene und polygen-multifaktorielle Defekte

> Monogen erbliche Erkrankungen können ebenfalls Ursache von Aborten sein.

Einige **X-chromosomal dominant** erbliche Erkrankungen wie Incontinentia pigmenti Bloch-Sulzberger, Aicardi-Syndrom, Oro-fazio-digitales-Syndrom-1 oder Goltz-Gorlin-Syndrom gehen mit einer Letalität bei männlichen betroffenen Feten einher. Eine Homozygotie bei gewissen dominant erblichen Erkrankungen wie der Achondroplasie kann ebenfalls zu einer intrauterinen Letalität führen.

Bei blutsverwandten Paaren mit habituellen Aborten muss ebenfalls an die Möglichkeit **autosomal rezessiver Gene** mit Letalität bei Homozygotie gedacht werden.

Es besteht ferner eine natürliche Selektion gegen Embryonen oder Feten mit Fehlbildungen, die **polygen-multifaktoriell** oder **dominant** vererbt werden. So werden bei spontan abortierten Embryonen und Feten 2-mal häufiger eine Anenzephalie, 9-mal häufiger eine Spina bifida und 46-mal häufiger eine Holoprosenzephalie gegenüber Neugeborenen festgestellt.

Gerinnungsstörungen

> Störungen der Blutgerinnung können **Prädispositionsfaktoren** für Aborte sein, da eine regelrechte Blutversorgung der Plazenta ein intaktes Gerinnungssystem voraussetzt.

In diesem Zusammenhang relevante Störungen des Gerinnungssystems sind **Protein-S-**, **Protein-C-** und **ATIII-Mangel** sowie Mutationen in den Genen für die **Faktoren II (g.20 120G>A)**, **V (Leiden-Mutation)** und **XII** und möglicherweise bestimmte Polymorphismen (z. B. c.677C>T) des **Methylentetrahydrofolatreduktase-Gens** (*MTHFR*). Bei Verdacht auf eine Gerinnungsstörung (z. B. thromboembolische Komplikationen in der Familienanamnese) empfiehlt sich zunächst die Bestimmung eines Thrombophilieprofils, wonach sich gegebenenfalls die Suche nach einzelnen Mutationen anschließen kann.

5.5 **Teratogene Faktoren**

C. Schaefer, P. Wieacker

> Schätzungsweise 8 % aller Fehlbildungen und angeborenen Erkrankungen beim Menschen werden durch teratogene Faktoren verursacht. Dazu gehören **chemische** Substanzen, **physikalische** Faktoren, **Infektionen** und bestimmte **mütterliche Erkrankungen**.

Die Empfindlichkeit des Embryos gegenüber toxischen Faktoren hängt von dessen Entwicklungsstadium ab (Abb. 5.**12**). In den ersten 14 Tagen nach der Konzeption geht man üblicherweise von der sogenannten **Alles-oder-Nichts-Regel** aus, wonach schwere Schädigungen in dieser Zeit zum Abort führen, während leichtere Schädigungen kompensiert werden. Allerdings lassen tierexperimentelle Befunde Zweifel an der Allgemeingültigkeit dieser Regel aufkommen.

Während der **Embryonalentwicklung**, in der die Organogenese stattfindet, ist die Empfindlichkeit gegenüber toxischen Einwirkungen besonders ausgeprägt. In dieser Zeit (15.– 60. Tag nach der Konzeption) ist das Fehlbildungsrisiko am größten. In der anschließenden Phase der **Fetalentwicklung** sind eher funktionelle Störungen zu erwarten.

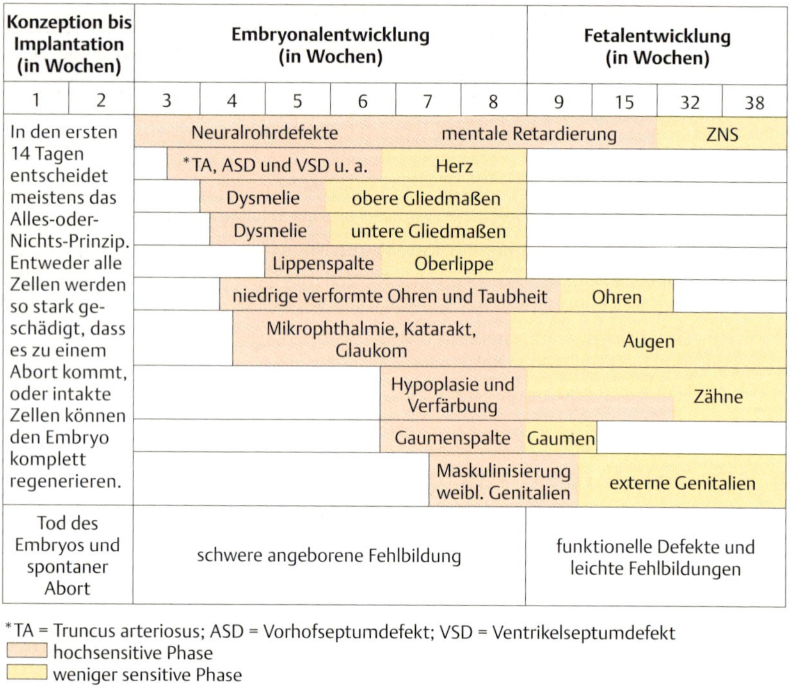

Konzeption bis Implantation (in Wochen)		Embryonalentwicklung (in Wochen)						Fetalentwicklung (in Wochen)			
1	2	3	4	5	6	7	8	9	15	32	38
In den ersten 14 Tagen entscheidet meistens das Alles-oder-Nichts-Prinzip. Entweder alle Zellen werden so stark geschädigt, dass es zu einem Abort kommt, oder intakte Zellen können den Embryo komplett regenerieren.		Neuralrohrdefekte				mentale Retardierung				ZNS	
		*TA, ASD und VSD u. a.				Herz					
			Dysmelie		obere Gliedmaßen						
			Dysmelie		untere Gliedmaßen						
				Lippenspalte		Oberlippe					
			niedrige verformte Ohren und Taubheit					Ohren			
			Mikrophthalmie, Katarakt, Glaukom					Augen			
					Hypoplasie und Verfärbung				Zähne		
						Gaumenspalte	Gaumen				
						Maskulinisierung weibl. Genitalien		externe Genitalien			
Tod des Embryos und spontaner Abort		schwere angeborene Fehlbildung						funktionelle Defekte und leichte Fehlbildungen			

*TA = Truncus arteriosus; ASD = Vorhofseptumdefekt; VSD = Ventrikelseptumdefekt
☐ hochsensitive Phase
☐ weniger sensitive Phase

Abb. 5.12 Kritische Stadien der pränatalen Entwicklung.

5.5.1 Physikalische Faktoren

Ionisierende Strahlen können **mutagen**, **teratogen** und **kanzerogen** wirken. Abhängig von der Dosis und dem Entwicklungsstadium können ionisierende Strahlen Fruchttod oder Fehlbildungen unterschiedlicher Organsysteme (z. B. Augen und ZNS), Wachstumsretardierung, Mikrozephalie und geistige Behinderung hervorrufen.

Die **Energiedosis** der Strahlung wird in **mGy** angegeben. Relevant für die Abschätzung eines Strahleneffekts ist die am Uterus bzw. Embryo/Feten **biologisch wirksame Dosis**, die in **mSv** angegeben wird (Tab. 5.12).

Röntgenuntersuchungen und CT. In Tab. 5.13 sind durchschnittliche Strahlenbelastungen im Rahmen von Röntgenuntersuchungen angegeben. Bei den meisten konventionellen Röntgenuntersuchungen liegt die Strahlenbelastung des Uterus

Tab. 5.**12** Physikalische Einheiten für radioaktive Strahlung

Neue Einheiten	Bedeutung	Abkür- zung	gemessen wird in:	alte Einheiten	Gültigkeit	Umrech- nung
Gray (Energie- dosis)	gibt die durch ioni- sierende Strahlung auf Materie über- tragene und dort absorbierte Energie an	Gy	mGy	**rad** = **r**adiation **a**bsorbed **d**ose	ältere bis Ende 1985 zugelasse- ne Einheit der Ener- giedosis	1 Gy = 100 rad
Sievert (Äqui- valent- dosis)	beziffert die biolo- gische Wirkung ionisierender Strahlung; wird ermittelt aus der Energiedosis und dem dimen- sionslosen Bewer- tungsfaktor q; für Röntgen- diagnostik gilt: 1 mGy = 1 mSv	Sv	mSv	**rem** = **r**oentgen **e**quivalent **m**en	ältere bis Ende 1985 zugelasse- ne Einheit der Äquiva- lentdosis	1 Sv = 100 rem

Tab. 5.**13** Richtwerte für Strahlenexposition bei Mutter und Embryo/Fetus nach Röntgen- untersuchungen (nach Stieve FE)

Untersuchtes Organ bei der Mutter	Schwankungsbreite der Einfalldosis bei der Mutter (in mGy)	Schwankungsbreite der Dosis im Fetus (in mSv)
Schädel	1,5 – 2,5	0,0005 – 0,001
Lunge	0,1 – 0,4	0,0002 – 0,02
Abdomen (Übersicht)	1,0 – 3,0	0,15 – 1,0
Becken (Übersicht)	1,5 – 4,0	0,25 – 2,8
Lendenwirbelsäule	1,4 – 6,0	0,08 – 1,2
Magen-Darm-Passage	1,0 – 40,0	0,006 – 0,4
Kontrasteinlauf	2,8 – 20,0	0,1 – 4,0
Gallenblase	1,0 – 3,0	0,0005 – 0,01
i. v. Pyelogramm	1,2 – 5,0	0,3 – 1,9
Hysterosalpingografie	2,0 – 20,0	0,05 – 0,7

in der Regel unter 10 mSv. Beim **CT** können deutlich höhere Werte erzielt werden, wenn der Uterus im Strahlengang liegt, ebenso bei Durchleuchtungen des Unterbauchs, wenn der Uterus länger als 60 sec. im Strahlengang zu liegen kommt.

Bezüglich fetaler Belastung sind folgende Richtlinien allgemein akzeptiert:

- Bei Dosen **unter 100 mSv** konnte ein erhöhtes Risiko nicht sicher nachgewiesen werden. Erst bei höherer Strahlenbelastung kommt es zu einer deutlichen, **dosisabhängigen Erhöhung** des Fehlbildungsrisikos.
- Etwa bei einer Dosis von **200 mSv** wird eine **Verdoppelung** des Risikos für Fehlbildungen und angeborene Erkrankungen angenommen. Auch Mikrozephalie und geistige Behinderung können dosidabhängig resultieren.

In unklaren Fällen und bei jedem CT und bei Durchleuchtung, wenn der Uterus im Strahlengang lag, sollte die Strahlenbelastung von einem Spezialisten berechnet werden, wobei Angaben zur Röntgenspannung, Filterdicke, Filter-Haut-Abstand, Strahlengang und bei Durchleuchtung Expositionszeit sowie weitere Gerätedaten beim CT benötigt werden.

Isotopenanwendungen. Die embryonale oder fetale Strahlenbelastung im Rahmen einer Szintigrafie oder Positronen-Emissions-Tomografie hängt vom verwendeten Isotop, dessen Halbwertszeit und der applizierten Menge ab. Bei diagnostischer Isotopenanwendung mit dem heute üblichen Technetium ($^{99\,m}$Tc) liegt die Fruchtdosis meistens unter 10 mSv. In unklaren Fällen sollte die Strahlenbelastung von einem Strahlenmediziner berechnet werden.

5.5.2 Chemische Faktoren

Zur Abschätzung des teratogenen Risikos chemischer Substanzen müssen abgesehen vom Zeitpunkt der Exposition weitere Faktoren berücksichtigt werden.

Genetische Disposition.

Die Sensibilität des Embryos gegenüber chemischen Noxen ist von dessen **genetischem Hintergrund** abhängig. Daher können auch tierexperimentelle Befunde von klinischen Beobachtungen beim Menschen abweichen.

Genetische Unterschiede können also die Empfindlichkeit gegenüber Teratogenen beeinflussen. Einige pharmakogenetische Beispiele sind hierfür bekannt:

- Die Wahrscheinlichkeit für das Auftreten von Fehlbildungen nach **Phenytoin-Exposition** hängt beispielsweise von der Aktivität der kindlichen **Epoxidhydrolase** ab.
- Die durch **Aminoglykoside** (s. u.) induzierte **Schwerhörigkeit** ist mit einer bestimmten **mitochondrialen Mutation** (m. 1555A>G) assoziiert.

Dosis-Wirkung-Beziehung.

> Erst nach Überschreiten einer **Schwellendosis** sind teratogene Effekte zu erwarten.

Entscheidend ist also, ob dieser Schwellenwert (z. B. eines Medikaments) innerhalb des therapeutischen Bereiches für die Mutter liegt.

Besonderheiten der Arzneimittelkinetik in der Schwangerschaft. Die wirksamen Konzentrationen eines Medikaments oder seiner Metaboliten im Embryo werden von zahlreichen **weiteren Faktoren** beeinflusst.

> Faktoren, die die wirksame Medikamenten-Konzentration im Embryo beeinflussen:
> * **Applikationsform**
> * Verteilung, Metabolisierung und Ausscheidung im **mütterlichen Organismus**
> * **Plazentagängigkeit** und Metabolisierung in der Plazenta
> * Verteilung, Abbau und Ausscheidung im **Embryo**
> * Rückresorption aus dem **Fruchtwasser**

Im Folgenden werden nur einige teratogene Substanzen besprochen. Für die Beurteilung im Einzelfall sei auf spezielle Literatur und entsprechende Beratungsstellen verwiesen.

Drogen und Medikamente

Alkohol

> Alkohol gehört zu den häufigsten Teratogenen, wobei sowohl **Ethanol** als auch sein Metabolit **Acetaldehyd** teratogen sind.

Das Vollbild des fetalen Alkoholsyndroms, das bei mütterlicher Alkoholkrankheit auftritt, ist u. a. charakterisiert durch (Tab. 5.**14**, Abb. 5.**13 – 15**):
* prä- und postnatale Wachstumsretardierung
* Mikrozephalie
* geistige Retardierung
* Hyperaktivität
* Muskelhypotonie
* Herzfehler
* Gaumenspalte
* Urogenitalfehlbildungen
* diverse kraniofaziale Anomalien

Wenn lediglich funktionelle Störungen bestehen, spricht man von **fetalen Alkoholeffekten**. Da die Manifestation einer kindlichen Alkoholschädigung nicht nur

Tab. 5.**14** Spektrum der Alkoholembryopathie (AE). AE I: 10 – 29 Punkte; AE II: 30 – 39 Punkte; AE III: ≥ 40 Punkten.

Punkte	Symptome	Häufigkeit (%)
4	intrauteriner Minderwuchs	83
2/4/8	statomotorische und geistige Retardierung	82
4	Mikrozephalus	79
4	Hyperaktivität	74
3	anormale Handfurchen	67
1	Nasolabialfalten	67
2	Hypoplasie der Mandibula	65
1	schmales Lippenrot	65
2	Hypotonie der Muskulatur	57
1	Steißbeingrübchen	51
3	verkürzter Nasenrücken	51
2	Epikanthus	50
2/4	Anomalien des Genitale	40
2	Klinodaktylie V	38
-	antimongoloide Lidachsen	31
2	Ptosis	28
2	hoher Gaumen	27
2	Blepharophimose	27
4	Herzfehler	27
-	Trichterbrust	20
-	Hämangiome	15
1	Endphalangen-/Nagelhypoplasie	14
2	Kamptodaktylie	13
2	Hernien	12
2	Hüftluxation	11
2	Supinationshemmung	11
4	Urogenitalfehlbildungen	8
4	Gaumenspalte	6

von der Dosis, sondern auch vom mütterlichen Stoffwechsel abhängt, ist die Angabe einer Schwellendosis schwierig. Auch die regelmäßige Einnahme kleiner Dosen wird als bedenklich angesehen.

Als Richtgröße kann man davon ausgehen, dass bereits nach regelmäßigem Konsum von täglich etwa **15 g Ethanol** erste statistisch fassbare Beeinträchtigungen der **geistigen Entwicklung** beobachtet wurden (Abb. 5.**13**, Abb. 5.**14**, Abb. 5.**15**).

Tabak

Rauchen in der Schwangerschaft führt zu einer intrauterinen **Wachstumsretardierung**. Aber auch andere Schwangerschaftskomplikationen stehen in deutlichem Zusammenhang mit Nikotinkonsum. Dabei besteht eine ausgeprägte **Dosisabhängigkeit** (Tab. 5.**15**).

Das Ungeborene wird auch durch **Passivrauchen** beeinträchtigt. Eine mögliche Ursache der Nikotinschädigung dürfte sein, dass Nikotin Blutgefäße verengt und

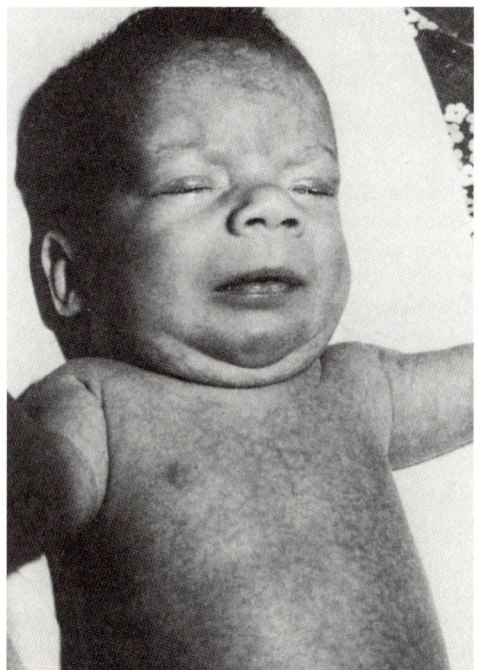

Abb. 5.**13 Säugling mit Alkoholembryopathie II.**

5

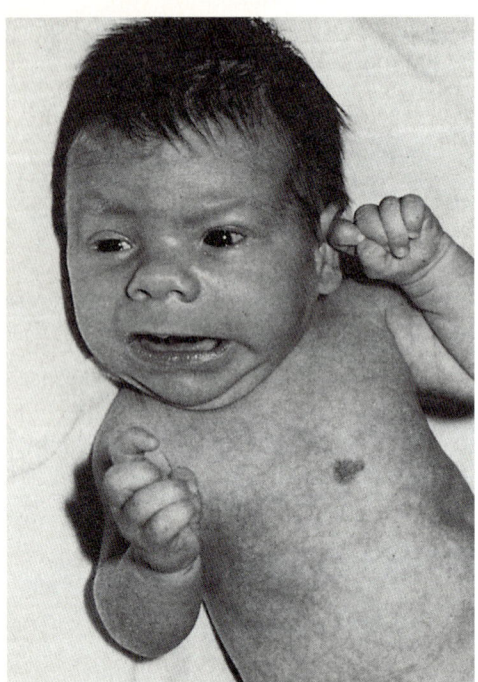

Abb. 5.**14 Säugling mit Alkoholembryopathie III.**

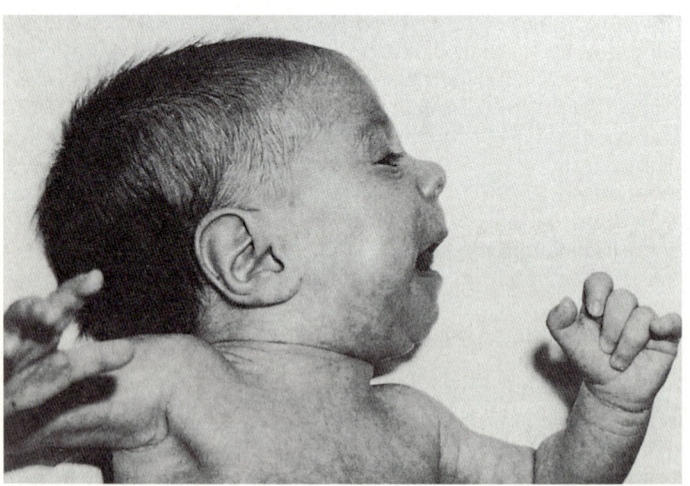

Abb. 5.**15 Profil eines Säuglings mit Alkoholembryopathie III.**

Tab. 5.**15** Komplikationen bei Rauchen in der Schwangerschaft (berechnet auf der Basis der Risiken bei nicht rauchenden Schwangeren = 100 %; nach Huch, 1986)

	Gerauchte Zigaretten pro Tag	
	< 1 Päckchen	**> 1 Päckchen**
Neugeborene 2500 g	152 %	230 %
perinatale Mortalität	110 %	200 %
Plazenta praevia	125 %	192 %
vorzeitige Lösung	123 %	186 %
Spontanabort	130 %	170 %
Frühgeburt	136 %	147 %

damit die Blutversorgung der Plazenta eingeschränkt ist. Eine weitere Folge des Rauchens ist eine hohe Rate von Carboxyhämoglobin, wodurch die **Sauerstoffversorgung** des Fetus **verschlechtert** wird und als Folge der Hypoxie Wachstumsretardierung und Entwicklungsstörungen auftreten können.

Kokain

Bei Kokain-Abusus werden vermehrt **Aborte**, **Frühgeburten**, **vorzeitige Plazentalösung** und **Totgeburten** beobachtet. Das Risiko für **Fehlbildungen** und **angeborene Erkrankungen** ist erhöht, wobei Mikrozephalie, zerebrale Infarkte, nekrotisierende Enterokolitis, Wachstumsretardierung, Skelett- und urogenitale Fehlbildungen sowie intestinale Atresien vorkommen können.

Diese Anomalien werden durch Vasokonstriktion und nachfolgende Minderdurchblutung erklärt.

Antiepileptika

Antiepileptika können Fehlbildungen und Entwicklungsanomalien verursachen, die unter dem Begriff Antikonvulsiva-Syndrom zusammengefasst werden.

Epilepsiekranke Frauen brauchen daher im gebärfähigen Alter eine **individuelle interdisziplinäre Betreuung**. Die Wirksamkeit von Ovulationshemmern kann durch die gleichzeitige Verabreichung von Antiepileptika eingeschränkt sein.

Vor einer geplanten Schwangerschaft sollte zunächst geprüft werden, ob eine Therapie noch erforderlich ist. Wenn dies der Fall ist, ist eine **Monotherapie** anzustreben, und die Dosis sollte so niedrig wie möglich gewählt werden.

Phenytoin.

> Bei Monotherapie mit Phenytoin ist das Fehlbildungsrisiko um das **2-fache** höher als bei Kindern unbehandelter, nichtepileptischer Frauen.

Beobachtet werden u. a.
- prä- und postnatale Wachstumsretardierung
- kraniofaziale Dysmorphien (z. B. Hypertelorismus, Iriskolobome, Epikanthus, Ptosis, kurzer Hals)
- Hypoplasie der Endphalangen
- triphalangeale Daumen
- Herzfehler
- Mikrozephalie
- Lippen- und Gaumenspalte
- Hüftdysplasie
- Einschränkungen der kognitiven Fähigkeiten

Carbamazepin.

> Bei Monotherapie mit Carbamazepin ist das Fehlbildungsrisiko bis zum 1,5-fachen erhöht.

Es werden u. a. beobachtet:
- kraniofaziale Dysmorphiezeichen (z. B. Epikanthus, antimongoloide Lidachsen, kurze Nase, langes Philtrum)
- Hypoplasie der Endphalangen
- Mikrozephalie
- Neuralrohrdefekte
- Entwicklungsretardierung

Valproinsäure.

> Bei Monotherapie mit Valproinsäure ist das Fehlbildungsrisiko um das **3-fache** höher als bei einem unbehandelten Kollektiv nicht epileptischer Frauen.

Das **Valproinsäure-Syndrom** ist charakterisiert durch:
- kraniofaziale Dysmorphien (z. B. Epikanthus, flache Nasenwurzel und flaches Philtrum; Abb. 5.**16**)
- Fehlbildungen der Extremitäten
- Wachstumsretardierung
- Mikrozephalie
- Verhaltensauffälligkeiten
- ein ca. 20-fach erhöhtes Risiko für Neuralrohrdefekte

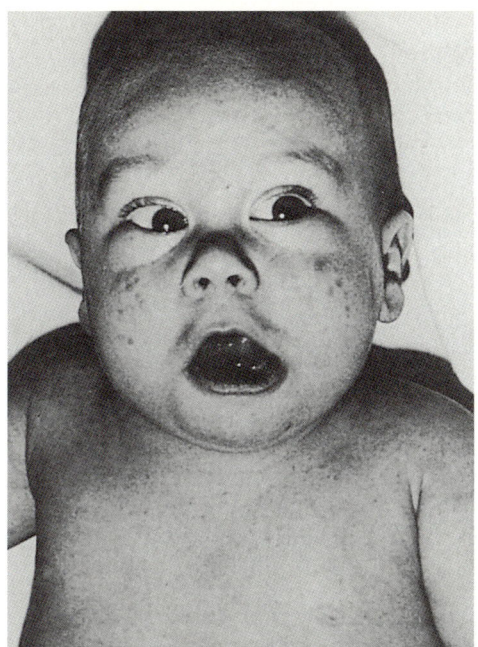

Abb. 5.**16 Charakteristische Fazies eines Säuglings nach Valproinsäure-Behandlung der Mutter.**

5

Neuere Antiepileptika. Zu den heute zunehmend verwendeten, neueren Antiepileptika kann das Risiko noch nicht abschließend beurteilt werden. Am Besten ist **Lamotrigin** untersucht, bei dem zwar ein leicht erhöhtes Risiko für Gaumenspalten diskutiert, aber nicht bestätigt wurde. Generell sollte – wenn irgend möglich – Lamotrigin, ggf. auch ein anderes neues Antiepileptikum oder **Carbamazepin** der Valproinsäure vorgezogen werden, da Letztere das höchste Risiko aufweist.

Antikoagulanzien
Cumarinderivate.

> Cumarinderivate können zu einer typischen **Embryopathie** führen, die durch Nasenhypoplasie, Knochenanomalien, eine vorzeitige Kalzifizierung der Epiphysen und Störungen der Augen- und Ohrenentwicklung charakterisiert ist (Abb. 5.**17**).

Das Risiko einer Cumarin-Embryopathie beträgt bis 5 %. Dabei ist nach heutigem Wissen offenbar keine Cumarin-Embryopathie zu erwarten, wenn die Therapie nur bis zur **6. Woche** nach Konzeption erfolgte. Ein erhöhtes **Abortrisiko** und **Blutungen** unter der Geburt, insbesondere zerebrale Blutungen, sind bei Therapie in der Spätschwangerschaft zu berücksichtigen.

5

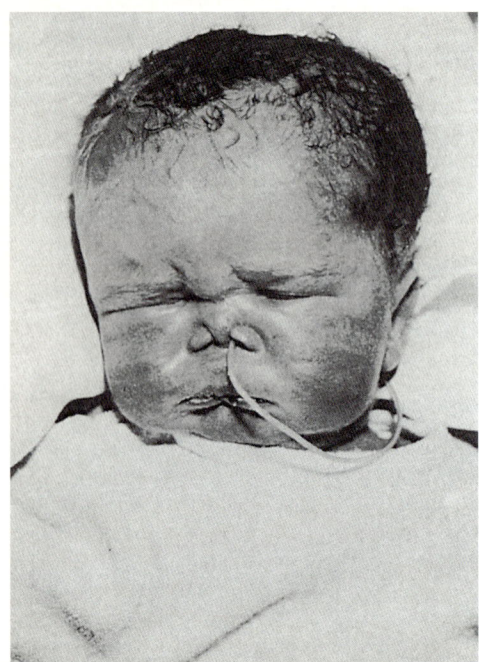

Abb. 5.**17 Säugling mit Cumarin-Embryopathie.** Die Mutter hatte Marcumar eingenommen.

Heparin. Dieser Wirkstoff ist nicht plazentagängig und hat keine embryo- oder fetotoxischen Effekte. Dies gilt ebenfalls für die niedermolekularen Heparine.

Antibiotika

> **Aminoglykoside** wie Kanamycin und Streptomycin können bei systemischer Anwendung **ototoxisch** wirken.

Diese ototoxische Wirkung kann besonders bei genetischer Prädisposition des Embryos zur Geltung kommen (**mitochondriale Mutation** m.1555A>G, s. S. 440). Möglicherweise ist ebenfalls eine potenzielle **Nephrotoxizität** zu berücksichtigen.

> **Tetrazykline** können sich ab dem 5. Schwangerschaftsmonat an Kalziumionen in Zahnanlagen und Knochen anlagern und dadurch zu Knochenwachstumsstörungen, Schmelzhypoplasie und einer Verfärbung der Zähne führen.

Dieses Risiko ist allerdings bei einer Einnahme vor der 16. Schwangerschaftswoche nicht zu erwarten.

Zytostatika

> Zytostatika können zu **Aborten**, **Wachstumsretardierung** und **Embryo-** bzw. **Fetopathien** führen.

Es ist schwierig, das teratogene Potenzial einzelner Zytostatika zu definieren, da meistens eine Polychemotherapie zur Anwendung kommt. Man kann dennoch annehmen, dass der schädliche Effekt von der Art, der Dosis der Chemotherapie und/oder der verwendeten Kombination abhängt.

Bei **Folsäure-Antagonisten** wurden u. a. Störungen des Neuralrohrverschlusses, kraniale Defekte, Extremitätenfehlbildungen und Wachstumsretardierung beobachtet. Bei **alkylierenden Agenzien** wurden Mangelentwicklung, Mikrophthalmie, Lippen-Kiefer-Gaumen-Spalten sowie Fehlbildungen des Urogenitaltrakts und der Extremitäten beschrieben.

Wurde versehentlich mit **Methotrexat** in antirheumatischer Dosis von 10 – 15 mg/Woche in die Schwangerschaft hinein behandelt, scheint das Schädigungsrisiko sehr gering zu sein. Bei einer malignen Erkrankung stellt sich aufgrund der vitalen Bedrohung der Mutter die Frage nach der Beendigung der Schwangerschaft, die interdisziplinär unter Berücksichtigung onkologischer, gynäkologischer und pädiatrischer Gesichtspunkte zu beantworten ist.

Schwangerschaft nach Chemotherapie.

> Eine Behandlung mit Zytostatika kann sowohl bei Männern als auch bei Frauen die **Fruchtbarkeit beeinträchtigen**.

Wie groß die Chance ist, dass Männer und Frauen fruchtbar bleiben, ist derzeit jedoch noch eine Frage der Statistik: Voraussagen dafür, wer betroffen sein wird oder nicht, gibt es nicht.

> Die Wahrscheinlichkeit für das Eintreten einer **sekundären Sterilität** wird durch die **Gesamtdosis** und das **Alter** der Patienten bestimmt.

Je älter die Patientin zum Zeitpunkt der Chemotherapie ist, umso wahrscheinlicher ist es, dass bei standardisierten Chemotherapieverfahren eine **Amenorrhö** als Zeichen der ovariellen Insuffizienz eintritt.

Neben der möglichen Unfruchtbarkeit besteht noch das Risiko einer **Keimzellschädigung**. Nach aktuellen Empfehlungen sollte die Planung einer Schwangerschaft erst **2 Jahre bei der Frau** und **6 Monate beim Mann nach Beendigung** der Chemotherapie in Erwägung gezogen werden. Nach dieser Karenzzeit ist auch das Risiko für angeborene Erkrankungen und Fehlbildungen nicht erkennbar erhöht. Falls dennoch eine Schwangerschaft nach kürzerer Karenzzeit entsteht, ist aufgrund heute vorliegender Daten nicht mit einem deutlich erhöhten Fehlbildungsrisiko zu rechnen.

Retinoide

> Retinoide sind Abkömmlinge vom **Vitamin A** und haben ein **starkes teratogenes Potenzial**. Sie werden u. a. zur Behandlung von **Akne** eingesetzt. Die **Retinoid-Embryopathie** ist u. a. durch Mikrotie oder Anotie, Gaumenspalte, Herzfehler, Hydrozephalus, Mikrozephalie, Anomalien des Nervus opticus und Thymushypoplasie charakterisiert.

Es ist zu beachten, dass die therapeutisch eingesetzten Retinoide eine **sehr lange Halbwertszeit** (z. B. 1 – 7 Tage bei Isotretinoin gegen Akne und 90 – 140 Tage bei Acitretin/Etretinat gegen Psoriasis) besitzen. Aus diesem Grund sollten Frauen innerhalb der nächsten **4 Wochen** nach Absetzen von **Isotretinoin** und **2 Jahre** nach Absetzen von **Acitretin** nicht schwanger werden und müssen über eine sichere Antikonzeption beraten werden.

Thalidomid

> In den 60er-Jahren des 20. Jahrhunderts wurde das teratogene Potenzial von Thalidomid erkannt. Das Fehlbildungsspektrum ist variabel und vom **Zeitpunkt der Einnahme** abhängig.

Bei einer Einnahme
- am **35. Tag** p. m. führt Thalidomid zu Anotie und Gesichtsnervenlähmungen,
- am **37. Tag** zur Daumenaplasie,
- zwischen dem **38.** und **40. Tag** zu Phokomelien der Arme (Abb. 5.**18**),
- zwischen dem **41.** und **43. Tag** zu Analatresie und Nierenfehlbildungen,
- zwischen dem **43.** und **47. Tag** zu schweren Fehlbildungen der Arme und Beine, Herzfehlbildungen sowie Duodenalatresie oder -stenose,
- zwischen dem **48.** und **50. Tag** zu Triphalangie der Daumen und Analstenose.

Die **Thalidomid-Embryopathie** ist differenzialdiagnostisch von **monogen erblichen Erkrankungen** mit überlappender Symptomatik wie das **Holt-Oram-Syndrom** (Abb. 5.**19**) oder die **Fanconi-Anämie** abzugrenzen. Nachdem Thalidomid wegen seiner teratogenen Effekte in den 60er-Jahren vom Markt genommen wurde, ist es zwischenzeitlich in manchen Ländern wie z. B. Brasilien als Mittel gegen das Erythema nodosum bei **Lepra** verkäuflich und wird heute in mehreren Ländern als wirksames immunmodulatorisches Medikament wieder zugelassen.

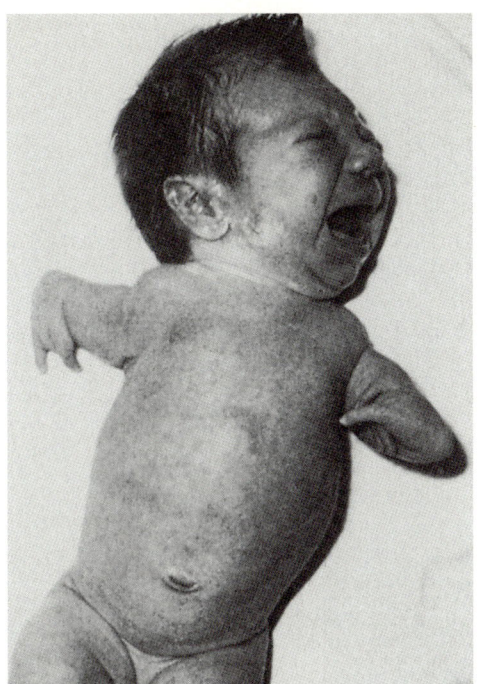

Abb. 5.**18 Kind mit Phokomelie durch Thalidomid.**

Lithium

> Die teratogene Wirkung von Lithium wurde lange Zeit überschätzt.

Herzfehler, insbesondere die **Ebstein-Anomalie**, wurden in diesem Zusammenhang beschrieben. Nach heutigem Wissen ist aber nur etwa 1 von 1000 pränatal exponierten Feten davon betroffen.

5.5.3 Pränatale Infektionen

> Der Nachweis erregerspezifischer **IgM-** und **IgA-Antikörper** spielt eine zentrale Rolle bei der Diagnostik einer akuten mütterlichen Infektion in der Schwangerschaft.

Auch der Fetus kann bereits ab der 13.–20. SWW mit der Produktion von erregerspezifischen Antikörpern antworten, vor allem IgM und IgA. Die fetale IgG-Synthese beginnt erst am Ende des 3. Trimenons. Sind erregerspezifische IgM-

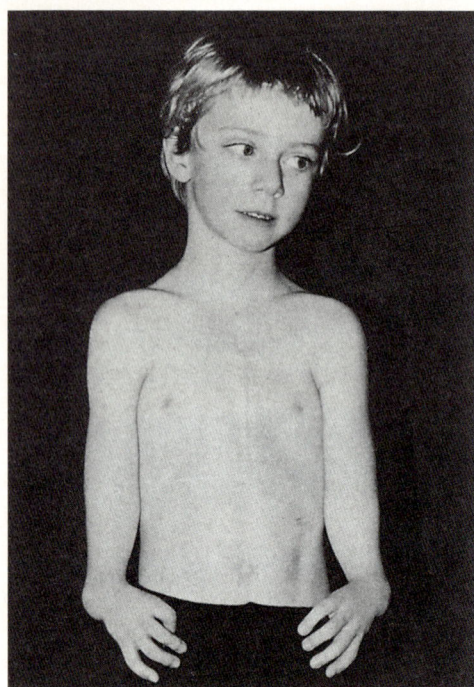

Abb. 5.**19 Holt-Oram-Syndrom.**
Junge mit Radius-Daumen-Apla-
sie beidseitig.

und IgA-Antikörper im Nabelschnurblut und in kindlichen Blutproben des Neugeborenen nachweisbar, dienen sie als Indizien für eine prä- oder perinatal erworbene Infektion.

Röteln

> Nur eine **primäre** Röteln-Infektion während der Schwangerschaft führt zur **Röteln-**
> **Embryopathie**.

Typische Symptome sind:
• Katarakt, Taubheit und Herzfehler (**Gregg-Trias**)
• Mikrozephalie
• geistige Behinderung
• Mikrophthalmie
• Glaukom
• Muskelhypotonie

- Krampfanfälle
- Hepatosplenomegalie

Die Inkubationszeit dauert 2 bis 3 Wochen. Häufigkeit und Schwere der Erkrankung werden vom **Zeitpunkt der Infektion** beeinflusst:
Eine **Röteln-Embryopathie** ist bei Infektionen
- im 1. Schwangerschaftsmonat bei etwa 50 %,
- im 2. Monat bei etwa 25 %,
- im 3. Monat bei etwa 10 % und
- im 4. Monat bei etwa 4 % der Kinder zu erwarten.

Infektionen im 3. oder 4. Monat führen vorwiegend zu **Hörstörungen**.
Zur **Prophylaxe** ist eine möglichst komplette Durchimpfung von Mädchen vor einer möglichen Schwangerschaft anzustreben.

Hämagglutinationshemmtest (HAHT). Der HAHT ist der Standardtest zur Bestimmung der **Dauerimmunität**. Ein Titer von 1:32 und höher weist auf eine bestehende Immunität hin. Zum Nachweis einer frischen Infektion sind zwei Bestimmungen erforderlich: die erste so früh wie möglich und die zweite 8 bis 10 Tage nach Auftreten des Exanthems. Beweisend für eine frische Infektion ist das erstmalige Auftreten von Antikörpern in der 2. Blutprobe oder ein mindestens 4-facher Titeranstieg zwischen der 1. und 2. Blutprobe. Die IgM-Bestimmung ist erforderlich, wenn die Serologie erst nach dem Exanthem abgenommen wurde und der HAH-Titer bereits hoch ist. In unklaren diagnostischen Situationen kann die Virus-RNA-Bestimmung aus Fruchtwasser, Chorionzotten oder in der späteren Schwangerschaft auch aus dem Nabelschnurblut diagnoseweisend sein. ■

Bei seronegativen Frauen mit kürzlichem Röteln-Kontakt (vor 1 – 3 Tagen) kann die Gabe von Röteln-Hyperimmunglobulin das Schädigungsrisiko für den Feten senken. Allerdings sind serologische Kontrolluntersuchungen erforderlich, um zu entscheiden, ob eine Infektion verhindert werden konnte.

Ringelröteln

Erreger der Ringelröteln (**Parvovirus B19**) können eine **hämolytische Anämie** und durch Befall des Knochenmarks **aplastische Krisen** beim Feten hervorrufen.

Die Anämie kann einen **Hydrops generalisatus** (in etwa 40 % der Fälle) zur Folge haben und zum intrauterinen **Fruchttod** führen. Durch intrauterine **Bluttransfusionen** können diese Risiken minimiert werden. Serologische Untersuchungen im mütterlichen Blut und der Nachweis von B-19-DNA im Fruchtwasser sind diagnoseweisend.

Zytomegalie

Etwa 50–60% aller schwangeren Frauen haben eine Infektion mit Zytomegalie-Viren (CMV) durchgemacht. Hinsichtlich des teratogenen Potenzials ist die **primäre CMV-Infektion** von besonderer Bedeutung.

Bei einer **Primärinfektion** wird ein Risiko von ca. 5–10% für eine kindliche Schädigung angenommen. Es können auftreten:

- Chorioretinitis
- Hepatosplenomegalie
- Thrombozytopenie
- Mikrozephalie
- periventrikuläre Verkalkungen
- Hydrozephalus
- psychomotorische Entwicklungsstörungen
- Krampfanfälle

Das Schädigungsrisiko ist wahrscheinlich umso höher, je **früher** die Infektion erfolgt.

Bei einer **reaktivierten CMV-Infektion** (aufgrund einer abgeschwächten Immunlage in der Schwangerschaft) dagegen dürfte das Schädigungsrisiko unter 1% liegen. Dabei kann es aufgrund der serologischen Befunde schwierig sein, zwischen einer primären und einer reaktivierten Infektion zu unterscheiden. Beweisend für eine primäre Infektion ist eine **Serokonversion** der Mutter. Ferner weisen ein 4-facher Anstieg der **IgG-Antikörper** und eine hohe **CMV-Ausscheidung** im Urin auf eine primäre Infektion hin. Hohe IgM-Antikörper sind nicht beweisend für eine primäre Infektion, da sie auch bei der reaktivierten Infektion hoch sein können. In gewissen Fällen kann der Nachweis von IgM-Antikörpern oder Viren im Nabelschnurblut diagnoseweisend sein.

Varizellen

Aufgrund der **hohen Durchseuchungsrate** in der Bevölkerung ist das Risiko einer erstmaligen Varizellen-Infektion in der Schwangerschaft gering. Das Risiko einer kindlichen Schädigung bei einer Infektion in der Schwangerschaft dürfte weniger als 2% betragen.

Beobachtet werden dabei u. a.:

- Wachstumsretardierung
- Mikrozephalie

- Mikrophthalmie und andere Augenanomalien
- Extremitätenhypoplasie.
- Hautdefekte

Bei einem **Zoster** ist keine kindliche Schädigung zu erwarten, da es sich um einen reaktivierten umschriebenen Prozess im Bereich des betroffenen Nervensegments handelt.

HIV-Infektion

Bei einer HIV-Infektion der Mutter werden etwa 20 – 30 % der Kinder **transplazentar** infiziert. Durch eine **antiretrovirale Therapie** bei Mutter und Neugeborenem kann diese vertikale Transmission auf ca. 2 % gesenkt werden.

Bei pränatal infizierten Kindern wurden Wachstumsretardierung, Mikrozephalie und kraniofaziale Dysmorphien beobachtet, wobei hierfür Begleitnoxen wie Alkohol oder andere Drogen ursächlich mit zu berücksichtigen sind.

Syphilis

Bei einer Infektion während der Schwangerschaft liegt die **kindliche Infektionsrate bei über 70 %**. Die Gefahr der kindlichen Infektion ist sowohl während des primären als auch während des sekundären Stadiums gegeben.

Das Vollbild ist durch die **Hutchinson-Trias** (Tonnenzähne, Keratitis parenchymatosa und Innenohrschwerhörigkeit) charakterisiert. Weitere Symptome der Lues connata sind u. a. Hautläsionen, Osteochondritis, Sattelnase und Störungen des ZNS. Jede floride Lues ist zu behandeln, wobei Penicillin Mittel der Wahl ist.

Toxoplasmose

Bei einer Erstinfektion in der Schwangerschaft kann es im Rahmen der Parasitämie mit dem Protozoon Toxoplasma gondii zu einem Befall der **Plazenta** und der **Eihäute** kommen, von wo aus die Infektion auf das Kind übergehen kann. Im Laufe der Schwangerschaft nimmt die Wahrscheinlichkeit einer kindlichen Infektion zu.

Im 1. Trimenon beträgt die **Infektionsrate** 15 – 20 %, im 2. Trimenon bis ca. 50 % und im 3. Trimenon bis ca. 75 %. Das Risiko einer **kindlichen Schädigung** ist dagegen in der **Frühschwangerschaft** höher. Dabei können auftreten:

- Mikrozephalie
- intrakraniale Verkalkungen
- Hydrozephalus
- geistige Behinderung
- Epilepsie
- Chorioretinitis
- Mikrophthalmie
- Hepatomegalie
- Thrombozytopenie

Die Unterscheidung zwischen **florider** und **alter Infektion** kann schwierig sein, weil IgM-Antikörper sehr lange persistieren können. Serologische Verlaufsbeobachtungen und die Kombination unterschiedlicher Testsysteme können erforderlich sein. In unklaren Fällen kann die Bestimmung von IgM-Antikörpern im Nabelschnurblut zur Diagnose führen. Bei einer floriden Infektion ist eine Therapie indiziert, wobei die Wahl des Medikaments sich u. a. nach dem Infektionszeitpunkt richtet.

Impfungen in der Schwangerschaft. Grundsätzlich sollte auf **Routine-Impfungen** in der Schwangerschaft, insbesondere solche mit Lebendimpfstoffen, **verzichtet** werden. Bei offensichtlichem **Expositionsrisiko** und fehlender Immunität kann eine Impfung jedoch im Interesse von Mutter und Kind sein.

Dies gilt insbesondere für Diphterie, Poliomyelitis und Tetanus. Bisher haben sich bei keinem Impfstoff, auch nicht beim Röteln-Lebendimpfstoff, Hinweise auf „Impf-Embryopathien" ergeben. ◼

5.5.4 Mütterliche Erkrankungen

Mütterliche Stoffwechselstörungen oder Immunerkrankungen können zu Embryo- bzw. Fetopathien führen. Im Folgenden werden nur drei klinisch relevante Beispiele genannt.

Mütterlicher Diabetes mellitus

Die Häufigkeit von **Fehlbildungen** und **angeborenen Erkrankungen** bei Kindern diabetischer Mütter ist erhöht. Dieses Risiko kann jedoch durch eine **strenge Blutzuckereinstellung** normalisiert werden.

Eine bereits präkonzeptionelle Optimierung des Blutzuckers ist daher anzustreben. Als Überwachungsparameter eignet sich hierfür der **HbA1-Wert**.

Typische Fehlbildungen bei Kindern diabetischer Mütter sind:
- das kaudale Regressionssyndrom (Abb. 5.**20** und Abb. 5.**21**)
- Herzfehler
- Neuralrohrdefekte
- Fehlbildungen des Urogenital- und Gastrointestinaltrakts
- Gaumenspalte

Die Hyperglykämie verursacht ferner eine **Makrosomie** mit entsprechenden geburtshilflichen Folgen. Die postpartale kindliche Hyperinsulinämie bewirkt ferner eine kindliche Hypoglykämie und begünstigt die Entwicklung eines **Respiratory-Distress-Syndroms (RDS)**.

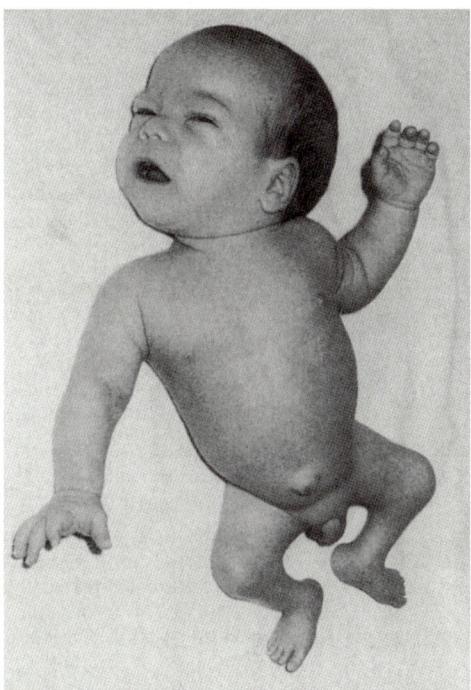

Abb. 5.**20 Patient mit kaudaler Regression bei mütterlichem Diabetes.**

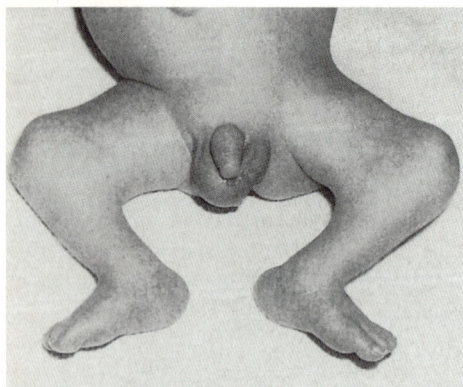

Abb. 5.**21 Detaildarstellung der kaudalen Regression.** Aplasie des Os sacrum, Hypoplasie des Beckens, Lähmung von Blase, Darm und Beinen (gleicher Patient wie Abb. 5.**20**).

Maternale Phenylketonurie

Bei Kindern von Patientinnen mit Phenylketonurie (PKU, s. S. 292) besteht ein erhöhtes Risiko für das Auftreten einer sogenannten **maternalen PKU**, wenn eine **Hyperphenylalaninämie** bei der Mutter besteht.

Typische Symptome der maternalen PKU sind (Abb. 5.**22**):
- intrauterine Wachstumsretardierung
- Mikrozephalie
- geistige Behinderung
- Herzfehler

Es besteht dabei eine Korrelation zwischen dem Auftreten dieser Symptome und der Höhe des **Phenylalanin-Spiegels** bei der Mutter. Präkonzeptionell und während der Schwangerschaft sollten mittels **phenylalaninarmer Diät** Phenylalanin-Serumspiegel zwischen 2 und 4 mg/dl angestrebt werden, um einer mentalen Retardierung des Ungeborenen im Rahmen einer maternalen PKU vorzubeugen.

Mütterlicher Lupus erythematodes

Im Rahmen eines Lupus erythematodes können mütterliche Autoantikörper die Plazenta passieren und beim Feten **Herzrhythmusstörungen** hervorrufen. Dabei stehen Bradykardien beim kompletten Herzblock im Vordergrund, die zu einem kardial bedingten **Hydrops fetalis** führen können.

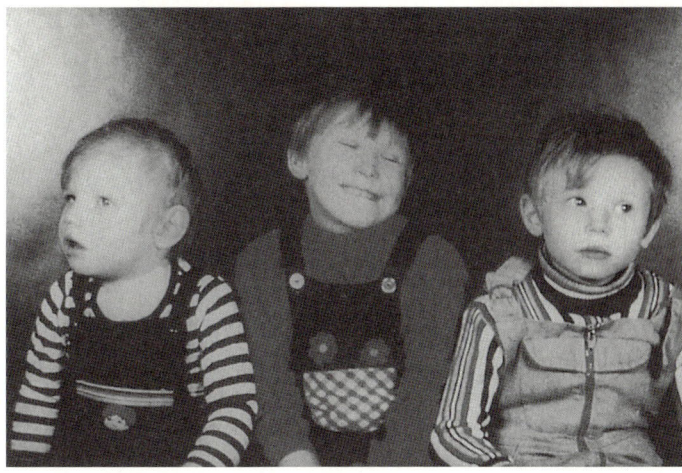

Abb. 5.**22 Drei Geschwister mit Hyperphenylalanin-Embryopathie.** (Beobachtung E. Harms, Kinderklinik der Universität Münster)

Daneben kommt es bei 2 von 3 Patientinnen mit einem systemischen Lupus erythematodes zu einer **Exazerbation** der Erkrankung bei der Mutter. Schwere **Komplikationen** werden bei 7 % der Schwangeren beobachtet. Diese umfassen:

- Uterusruptur
- eine bilaterale Retinaablösung bei der Entbindung
- Dialyse-Pflichtigkeit
- apoplektischer Insult
- HELLP-Syndrom
- Thrombosen

5.6   Dysmorphologie

K. Zerres

Für die verschiedenen **Störungen der Morphogenese** wurde eine Nomenklatur festgelegt, die gute Definitionsmöglichkeiten bietet (Spranger et al. 1982). Mit ihr ist der klinische Genetiker bei unbekanntem Entstehungsmechanismus in der Lage, die Formabweichung zu beschreiben.

Man unterteilt in **Einzeldefekte** (Malformation, Disruption, Deformation, Dysplasie) oder in **multiple Defekte** (Sequenz, Syndrom, Assoziation) (Abb. 5.**23**).

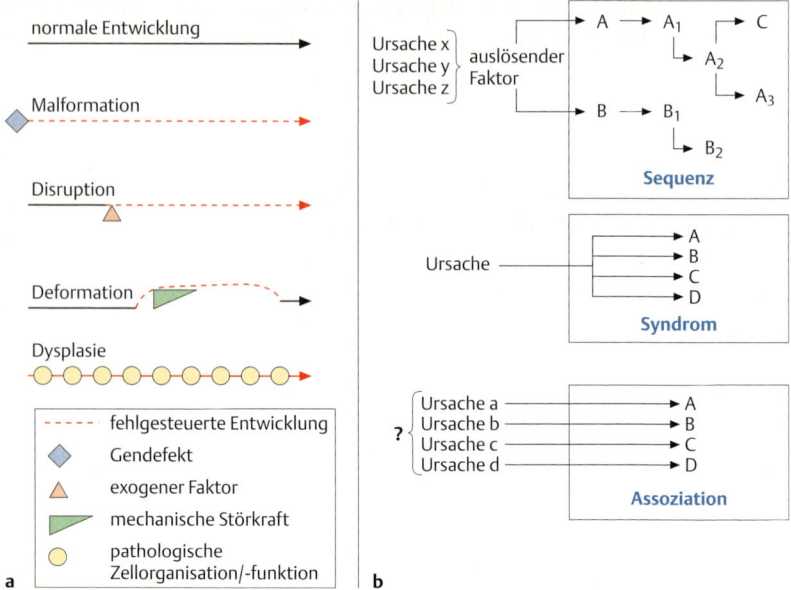

Abb. 5.**23 Morphogenesestörungen. a** Schematische Darstellung der verschiedenen Typen von Fehlern in der Morphogenese. **b** Verschiedener Muster morphologischer Defekte. (modif. nach: Spranger et al., 1982)

5.6.1 Einteilung der Einzeldefekte

Malformationen

> Als Malformation wird ein morphologischer Defekt eines Organs, eines Organteils oder einer Körperregion bezeichnet, der durch einen genetisch angelegten **fehlgesteuerten Entwicklungsprozess** hervorgerufen wird.

Die Radiusaplasie beim **Holt-Oram-Syndrom** ist ein Beispiel (Abb. 5.**19**, S. 452).

Disruption

> Als Disruption wird der morphologische Defekt eines Organs, Organteils oder einer Körperregion definiert, der durch **Umwelteinflüsse** bewirkt wird.

Die **Gliedmaßendefekte** bei der **Thalidomid-Embryopathie** (s. S. 450) oder die **Linsentrübung** durch die **Röteln-Embryopathie** (s. S. 452) sind hier Beispiele. Der

Begriff Disruption ist synonym mit der Bezeichnung **„sekundäre Fehlbildung"** in der älteren Literatur, er umfasst alle **exogen** bedingten morphologischen Fehlbildungen.

Deformation

> Eine Deformation ist eine auffällige Formbeschaffenheit oder Lage eines Körperteils, die durch **mechanische Kräfte** verursacht wird.

Ein Beispiel ist der **Pes equinovarus**, der z. B. als intrauterine Zwangshaltung durch ein Oligohydramnion entstanden sein kann (s. S. 466).

Dysplasie

> Eine Dysplasie umfasst die **pathologische Organisation** von Zellen in einem Gewebe oder die **fehlerhafte Funktion** eines Gewebes und die **pathologische Morphologie**, die daraus resultiert.

Beispiele für solche Auffälligkeiten in der Histogenese sind z. B. die Osteogenesis imperfecta und das Marfan-Syndrom (s. S. 281). Da der histologische Defekt überall dort auftritt, wo das pathologisch veränderte Gewebe vorkommt, zeigen Dysplasien oft eine sehr **pleiotrope Genwirkung**. Im Gegensatz zu den Malformationen, Disruptionen und Deformationen sind daher dysplastische Veränderungen oft nicht auf ein einzelnes Organ beschränkt.

5.6.2 Einteilung der multiplen Defekte

Die Definition multipler Defekte ist nicht einheitlich. Während bei den **Sequenzen** ein pathogenetisch auslösender Faktor vorhanden ist, sind bei den **Syndromen** verschiedene embryonale Entwicklungsfelder betroffen. Bei den **Assoziationen** besteht nur eine statistische Häufung in der Kombination der pathologischen Merkmale, ohne dass derzeit eine einheitliche pathogenetische Ursache gefunden werden kann.

Sequenz

> Sequenzen stellen **Muster angeborener Anomalien** dar, die sich pathogenetisch auf einen **einzelnen auslösenden Faktor** zurückführen lassen.

Ein Beispiel hierfür ist die Potter-Sequenz (Abb. 5.**24**). Unter diesem Begriff, der nach der amerikanischen Pathologin Potter benannt wurde, wird der Folge-

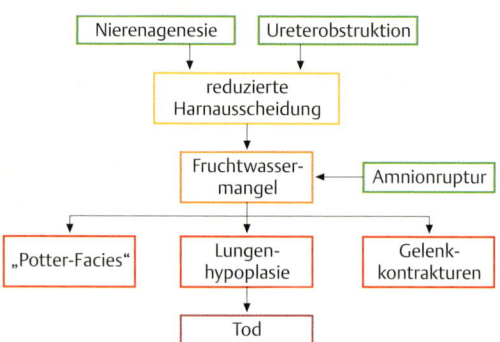

Abb. 5.**24 Entstehungs-
mechanismus der Potter-
Sequenz.**

5

zustand eines länger andauernden ausgeprägten intrauterinen **Fruchtwasserman-
gels,** unabhängig von dessen Ursache, bezeichnet. Neben einem Fruchtwasser-
verlust nach **Amnionruptur** liegt der Potter-Sequenz meist eine **renale Ursache**
wie Nierenagenesie oder unterschiedliche Formen von Zystennieren zugrunde,
deren Differenzierung für die genetische Beurteilung essenziell ist.

Die **Pathogenese** der Folgewirkung ist unabhängig von der zugrunde liegenden
Ursache. Es kommt zu:
• Gelenkkontrakturen
• Lungenhypoplasie
• „Potter-Facies"

Syndrom

Die Verknüpfung multipler Fehlbildungen ist durch die Funktionen einzelner
Entwicklungsgene in unterschiedlichen Organen gff. auch zu unterschiedlichen
Zeiten der Entwicklung bedingt. Ein in seiner Funktion verändertes Gen erzeugt
entsprechend der Funktion dieses Gens ein Fehlbildungsmuster, das zu einem
„Entwicklungsfeld" gehört.

> Syndrome beschreiben wiedererkennbare **Muster angeborener Anomalien**, die
> sicher oder vermutlich pathogenetisch **miteinander verbunden** sind.

Als Beispiele seien das **Down-Syndrom** (s. S. 204) oder das **Rötelnembryopathie-
Syndrom** (s. S. 452) angeführt.

Assoziation

> Als Assoziation sind Anomalien definiert, die **statistisch gehäuft** bei verschiedenen Patienten auftreten, die sich aber pathogenetisch (noch?) nicht verbinden lassen.

Beispiel ist die **VACTERL-Assoziation**. Die Bezeichnung von Assoziationen stellen häufig Akronyme dar, die sich aus den Anfangsbuchstaben der beteiligten Organe zusammensetzen Beispiel: VACTERL: **v**ertebral, **a**nal, **c**ardial, **t**racheo**e**sophageal, **r**enal, **l**imp Defects.

Bei dem bisher als **CHARGE-Assoziation** (**C**oloboma, **H**eart Disease, **A**tresia choanae, **r**etardated Growth and Development, **g**enital and **E**ar Anomalies) bezeichneten Fehlbildungsmuster konnte unlängst zumindest für einen Teil der Fälle ein Defekt im sog. *CHD 7*-**Gen** (Chromodomain Helicase DNA-binding Protein-7) nachgewiesen werden, womit die Bezeichnung Syndrom gerechtfertigt wäre.

5.6.3 Kongenitale Störungen der menschlichen Entwicklung und der Geschlechtsdifferenzierung

> Die menschliche Entwicklung kann in allen Stadien beeinträchtigt werden. Bei etwa 3 % der Neugeborenen liegt eine schwere Fehlbildung vor. In **früheren Entwicklungsstadien** ist die Häufigkeit wesentlich höher: Bei etwa 15 % der abortierten Feten liegen schwere Fehlbildungen vor, der größte Teil davon (ca. 50 – 60 %) ist durch eine Chromosomenstörung bedingt.
> Etwa 7 % der Fehlbildungen haben eine **monogene Ursache**, bei 6 % liegt eine **Chromosomenstörung** vor. **Mütterliche Ursachen** (2 – 3 %), **kongenitale Infektionen** (2 %) und **exogene Einflüsse** (Alkohol, Medikamente, Drogen etc.) sind dagegen eher von untergeordneter Bedeutung (Tab. 5.**16**).
> Der überwiegende Anteil der Fehlbildungen ist **multifaktoriell** bedingt, also Folge eines Zusammenspiels exogener und genetischer Faktoren.

Das Verständnis von Fehlbildungen des Menschen ist eng mit der Aufklärung der menschlichen Entwicklungsabläufe verbunden und damit Gegenstand der **Entwicklungsgenetik**, einem sich rasant entwickelnden Gebiet der modernen Humangenetik.

Für die **Gewebedifferenzierung** ist ein Zusammenwirken von genetischen und anderen Einflüssen wie Hormonen, Wachstumsfaktoren und deren Rezeptoren notwendig. Durch eine präzise zeitliche und räumliche Regulation der Entwicklungsschritte entwickelt sich schließlich der Mensch. Die Steuerung der Gene geschieht dabei in Gruppen. **Regulatorgene**, die auf äußere Reize reagieren, bestimmen dabei, ob eine Gengruppe aktiv ist. Die **In-situ-Hybridisierung** hat es möglich gemacht, durch die Analyse räumlicher und zeitlicher Expressionsmuster die Genregulation während der Entwicklung zu analysieren.

Tab. 5.**16** Ursachen kongenitaler Störungen (aus: Turnpenny PD, Ellard S, Emery's Elements of Medical Genetics. 12. Auflage. Edinburgh, Elsevier 2005)

Ursache	Häufigkeit in %
genetisch bedingt	**30 – 40**
• chromosomal	6
• monogen	7,5
• multifaktoriell	20 – 30
exogene Einflüsse	**5 – 10**
• Drogen und Chemikalien	2
• Infektionen	2
• Krankheit der Mutter	2
• physikalische Faktoren	1
unbekannte Faktoren	**50**

Mutationen in Entwicklungsgenfamilien

Von zentraler Bedeutung für die embryonale Entwicklung sind vor allem drei Genfamilien:
- **Homöobox-Gene**
- **Paired-Box-Gene**
- **Zink-Finger-Gene**

Die Proteine, die durch diese Genfamilien kodiert werden, wirken überwiegend als Transkriptionsfaktoren.

Homöobox-Gene (HOX)

HOX-Gene wurden ursprünglich bei Drosophila identifiziert. Bei den Fruchtfliegen zeigte sich, dass HOX-Gene in der Lage sind, Körperteile der Fliegen in andere Körperteile umzuwandeln.

> Homöobox-Gene enthalten eine Teilsequenz (Homöobox), die für eine **Proteindomäne** (**Homeodomäne**) kodiert, mit der ein Protein an DNA binden und so als **Transkriptionsfaktor** wirken kann.

Mutationen in HOX-Genen können zu schweren **Fehlbildungen** vor allem im Gesichts- und Schädelbereich führen.

Eines der besten Beispiele für Homöobox-Gene sind die **Hedgehog-Gene**, die die Entwicklung des Notochords und die Segmentierung kontrollieren. Menschen mit einer Mutation im sogenannten **Indian-Sonic-Hedgehog-(SHH)-Gen** weisen eine Holoprosenzephalie mit Fehlbildungen im Bereich des Frontalhirns bzw. mittleren Gesichtsschädels auf. Die Symptomatik kann sehr variabel sein. Patienten mit milden Formen können einen Hypotelorismus, eine Aplasie des Nervus olfactorius oder einen einzelnen Schneidezahn aufweisen. In schweren Manifestationen kann eine Zyklopie vorliegen.

Paired-Box-Gene (PAX)

PAX-Gene enthalten als Sequenzmotiv die sog. **Paired Box.** Diese Gene besitzen stark konservierte DNA-Sequenzen, die für DNA-bindende Proteine kodieren. Aufgrund ihrer Transkriptionskontrollfunktionen spielen sie eine wichtige Rolle in der Embryonalentwicklung.

Mutationen dieser Gene führen bei der **Maus** zu Neuralrohrdefekten, Pigmentanomalien und Augenfehlbildungen. Beim **Menschen** führen Mutationen im *PAX3*-Gen zum autosomal dominant vererbbaren **Waardenburg-Syndrom** mit der typischen **weißen Stirnhaarsträhne** und Verschiedenfarbigkeit der Irisfarbe (**Heterochromasie**) sowie einer **Innenohrschwerhörigkeit**.

Zink-Finger-Gene

Die entsprechenden Proteine zeichnen sich durch eine hoch konservierte Abfolge von **Cysteinresten** aus, die in der dreidimensionalen Struktur tetraedrisch um ein Zink-Ion angeordnet werden. Das Protein bildet so den sogenannten Zink-Finger, eine kurze Haarnadel, der durch das Zinkion an seiner Basis stabilisiert wird.

Der Zink-Finger kann sich an bestimmte Promotersequenzen anlagern und so die Expression seiner Zielgene aktivieren. Die Zink-Finger-Proteine gehören daher ebenfalls zu den **Transkriptionsfaktoren**.

Mutationen im **Zink-Finger-Gen** *GLI3* verursachen u. a. die **Cephalopolysyndaktylie Typ Greig**, bei der neben Syn- und Polydaktylien der Hände und Füße auch eine Craniosynostose vorliegen kann.

Entwicklungsstörungen von Nabelschnur, Plazenta und Eihäuten

Im Folgenden werden Fehlentwicklungen bzw. deren Konsequenzen kurz dargestellt, die die Plazenta, die Nabelschnur oder die Eihäute betreffen. Es handelt sich um:
- fehlende Nabelarterie
- Oligohydramnion
- Polyhydramnion
- amniogene Schnürfurchen
- Omphalozele

Alle hier aufgeführten Entwicklungsstörungen können unter anderem auch genetische Ursachen haben.

Fehlen einer Nabelarterie. Bei ca. 1 von 200 Schwangerschaften ist nur eine Nabelarterie angelegt, was auf fetale Entwicklungsstörungen mit oder ohne nachweisbare Chromosomenanomalie hindeuten kann. 15 – 20 % der Kinder mit nur einer Nabelarterie weisen kardiovaskuläre Fehlbildungen auf.

Oligohydramnion. Man spricht von einem Oligohydramnion, wenn z. B. im 3. Trimenon weniger als 400 ml Fruchtwasser vorhanden sind. Der Grund für ein Oligohydramnion kann entweder eine Funktionsstörung der Plazenta (verstärkte Resorption oder eine verminderte Bildung von Fruchtwasser) oder eine verminderte Urinproduktion des Feten sein:

- Die häufigste Ursache ist eine **Plazentainsuffizienz** mit einem verminderten Blutfluss.
- Ebenfalls häufig ist eine vorzeitige **Ruptur der Eihäute**; hier besteht zusätzlich ein erhöhtes Risiko für amniogene Schnürfurchen (s. u.).
- **Fehlbildungen des Urogenitalsystems** wie Nierenagenesie, Zystennieren oder Urethrastenosen oder eine dauerhafte Kompression der Nabelschnur führen ebenfalls zu einem Oligohydramnion.

Als Folge des verminderten Fruchtwassers werden Lungenhypoplasie, faziale Dysmorphien oder Extremitätendefekte beobachtet. Die genetische Beurteilung richtet sich nach der verantwortlichen Ursache (s. Potter-Sequenz, S. 461).

Polyhydramnion. Bei einem Polyhydramnion enthält die Fruchtblase im 3. Trimenon mehr als 2000 ml Fruchtwasser. Ein Polyhydramnion entsteht, wenn der Fetus zu wenig Fruchtwasser (durch Trinken) verbraucht. In 60 % der Fälle ist die Ursache unklar, die übrigen Fälle werden durch **ZNS-Fehlbildungen** mit fehlendem Schluckreflex des Feten oder durch **Ösophagusatresien** verursacht.

Amniogene Schnürfurchen. Die amniogene Schnürfurchenbildung wird in der Frühembryonalentwicklung durch eine Amnionruptur unbekannter Ursache hervorgerufen. Der Fetus kann sich in den Resten der Eihäute verfangen, was zum sogenannten **Amnionschnürfurchen-Syndrom** führt. Je nach Ausmaß können einzelne Finger, ganze Extremitäten oder der Kopf betroffen sein. Der abgeschnürte Körperteil bleibt in der Entwicklung zurück (Abb. 5.**25**). Die verfrühte Ruptur der Eihaut ist häufig auch die Ursache für vorzeitige Wehen, Oligohydramnion und intrauterine Infektionen.

Omphalozele. Hierbei handelt es sich um eine Hemmungsfehlbildung der Bauchdecke mit Vorfall des Dünn- und Dickdarms sowie unter Umständen Teilen der Leber in einem aus Nabelschnurhäuten bestehenden Bruchsack. Eine Omphalo-

5

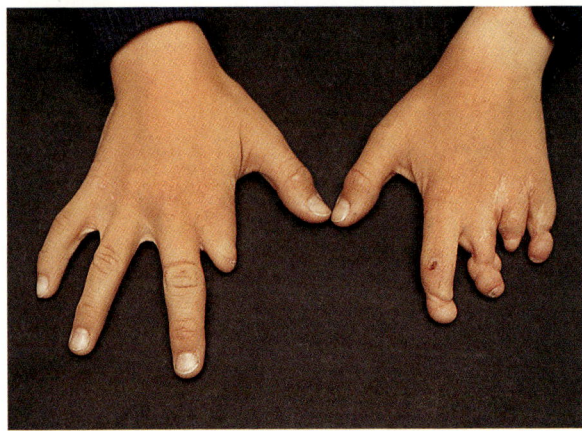

Abb. 5.**25 Amniogene Schnürfurchen und Amputationen der Finger.** (aus: Niethard F, Kinderorthopädie. Thieme, 2010)

zele kann Hinweis auf ein zugrundeliegendes Syndrom bzw. eine Chromosomenstörung sein.

5.7 Störungen der Geschlechtsentwicklung

K. Zerres

5.7.1 Geschlechtsbestimmung und Geschlechtsdifferenzierung

Das Gonadengeschlecht wird durch die Geschlechtschromosomen bestimmt. Bei der Reifeteilung bildet die Frau nur **einen** Typ von Eizellen mit jeweils einem X-Chromosom (**homogametisch**), der Mann zwei Typen von Spermien, einen mit einem X- und einem Y-Chromosom (**heterogametisch**).

Bei der Befruchtung können also zwei Typen von Zygoten entstehen:
- 46-XX-Zygoten führen zur Entwicklung eines Mädchens,
- 46-XY-Zygoten zur Entwicklung eines Knaben.

Bereits in der 4. Woche der embryonalen Entwicklung ist die undifferenzierte Gonadenanlage in Form von beidseitigen Epithelverdickungen in der Genitalleiste erkennbar (Abb. 5.**26**).

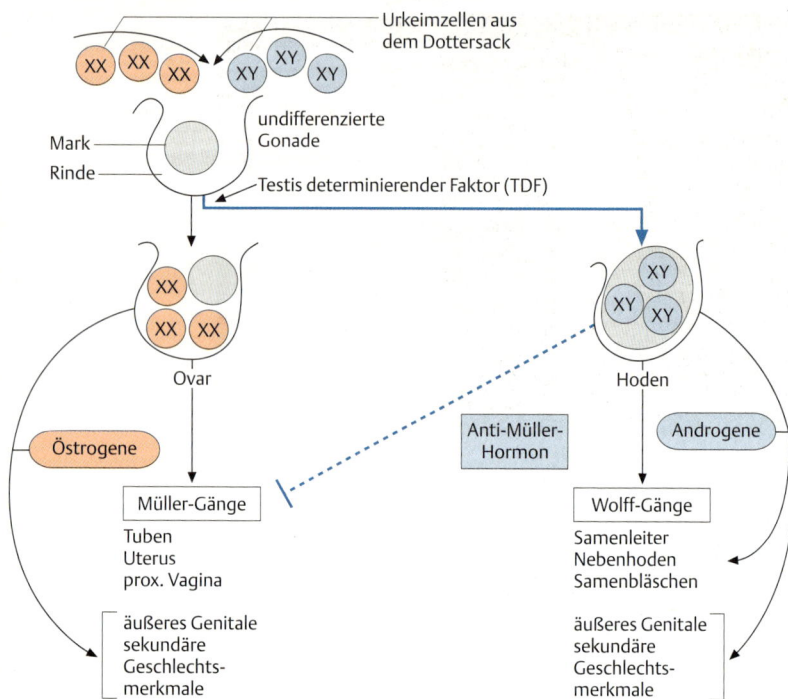

Abb. 5.**26 Schema der Geschlechtsdifferenzierung.**

Die Urkeimzellen wandern aus ihrem Ursprungsort im Dottersack in die **primordiale Gonade** ein, bei weiblichen Individuen in die **Rinde**, bei männlichen in das **Mark**.

> Die Aktivität des Y-chromosomalen Gens *SRY* (= Sex-determining Region on the Y) kontrolliert die Synthese des für die männliche Entwicklung notwendigen **Testes determining Factor (TDF)**. In Abwesenheit des TDF entwickelt sich die Gonade zum Ovar.

Bei der Y-chromosomal gesteuerten Entwicklung der Gonade zum Hoden bildet sich die Rinde zurück. Bei der Differenzierung des Ovars proliferieren die Rindenanteile, und das Mark bildet sich zurück.

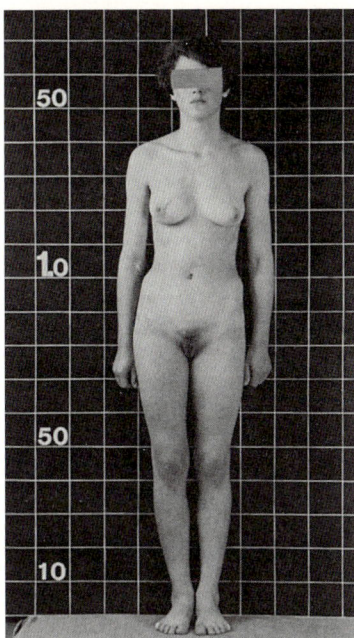

Abb. 5.**27 18-jährige Patientin mit testikulärer Feminisierung.** Weiblicher Phänotyp;
Karyotyp: 46,XY; Größe: 172 cm; Gonaden-
histologie: Hoden; gynäkologischer Befund:
blind endende Vagina, keine Anlage von Uterus und Tuben, fast fehlende Pubes; Labor-
werte: Plasma-Testosteron auf 1200 ng/dl
erhöht (Mann: 300 – 900 ng/dl, Frau:
30 – 50 ng/dl).

Für die endgültige Ausdifferenzierung der Ovarien werden zwei X-Chromosomen benötigt. Ist nur ein X-Chromosom vorhanden (Ullrich-Turner-Syndrom,
S. 213), bildet sich das Ovar zu einem fibrösen Strang zurück.

Primäre Geschlechtsorgane. Sie entwickeln sich beim Mann aus den Wolff-, bei
der Frau aus den Müller-Gängen:
- Das im Hoden gebildete Testosteron stimuliert die **Wolff-Gänge** zur Ausbildung
  von Nebenhoden, Samenleiter und Samenbläschen. Das **Anti-Müller-Hormon**
  verhindert die weitere Entwicklung der Müller-Gänge. Eine Störung der Sekretion des Anti-Müller-Hormons führt zur Persistenz der Müller-Gänge beim
  Mann.
- Bei der Frau fehlt der Einfluss von Testosteron, es werden keine männlichen
  primären Geschlechtsorgane gebildet, und die **Müller-Gänge** entwickeln sich
  weiter zu den weiblichen primären Geschlechtsorganen. Ein Anlagedefekt der
  Müller-Gänge führt bei weiblichen Patienten mit normalen Ovarien und normalen sekundären Geschlechtsmerkmalen zum Fehlen von Vagina und/oder
  Uterus.

Sekundäre Geschlechtsmerkmale. Auch die sekundären Geschlechtsmerkmale (Körperbau, Haarwuchs, psychosexuelle Prägung) werden beim Mann über das Testosteron induziert. Für die Testosteronwirkung ist die Aktivität des **Androgen-Rezeptor-Gens (_AR_)** notwendig, das auf dem **X-Chromosom** lokalisiert ist (Xcen-q13) und die Körperzellen mit einem Androgen-Rezeptor ausstattet. Bei der Frau findet normalerweise wegen des Fehlens von Testosteron keine Virilisierung statt. Bei endo- oder exogener Testosteronzufuhr bildet jedoch auch die Frau wegen der Empfänglichkeit ihrer Zellen für Testosteron männliche Geschlechtsmerkmale aus.

Ist das _AR_-Gen mutiert, entwickelt sich auch bei männlichem Karyotyp ein weiblicher Phänotyp, weil das vorhandene Testosteron nicht wirken kann. Es resultiert die **testikuläre Feminisierung** (Abb. 5.**27**).

5.7.2 Bedeutung von Chromosomenaberrationen für die Differenzierung und Entwicklung des Geschlechts

> Störungen, die im Zusammenhang mit **Fehlverteilungen der Geschlechtschromosomen** stehen, werden ausführlich in **Kap. 2.3.3** (s. S. 213 ff) behandelt.

Hier ist noch einmal ein kurzer Überblick über die wichtigsten numerischen und strukturellen Chromosomenaberrationen der Gonosomen aufgeführt.

Numerische Aberrationen. Zygoten, die nach **Verlust eines X- oder Y-Chromosoms** während der Spermatogenese oder – seltener – durch Befruchtung einer Eizelle ohne X-Chromosom mit einem X-Spermium entstehen, entwickeln sich zum **Ullrich-Turner-Syndrom** (45,X; Tab. 5.**17**), einem klinisch und zytogenetisch definierten Erscheinungsbild innerhalb der Gruppe der Gonadendysgenesien (s. S. 213). Die **45,Y-Konstitution** ist letal.

Die Entstehung von Zygoten mit **überzähligen X- oder Y-Chromosomen** führt zu Phänotypen, die beim Mann dem Formenkreis des **Klinefelter-Syndroms** (47,XXY; s. S. 216) bzw. der XYY-Konstitution (47,XYY; s. S. 218) zuzuordnen sind. Überzählige X-Chromosomen beim Mann stören die Keimzellreifung und die Entwicklung der Leydigzellen. **Männer** mit 47,XYY-Konstitution haben in der Regel einen normal differenzierten Hoden und sind fertil, in einem Teil der Fälle besteht jedoch auch ein Hypogonadismus mit herabgesetzter Fertilität. **Frauen** mit überzähligem X-Chromosom (47,XXX; s. S. 215) sind in der Regel fertil, jedoch finden sich häufig Zyklusstörungen und eine vorzeitige Menopause.

Strukturelle Aberrationen. Bei Patienten mit Störungen der Geschlechtsentwicklung finden sich neben den genannten numerischen Aberrationen der Geschlechtschromosomen auch strukturelle Aberrationen des X- und Y-Chromosoms.

Tab. 5.**17** Beobachtete Karyotypen beim Ullrich-Turner-Syndrom

Karyotyp	Häufigkeit
45,X	ca. 50 %
Mosaike 45,X/46,XX 45,X/47,XXX 45,X/46,XX/47,XXX 45,X/46,XY	ca. 25 %
Isochromosom X 46,X,i(Xq)	ca. 15 %
Deletion X 46,X,del(Xp)	ca. 2 %
Ringchromosom X 46,X,r(X)	ca. 7 %

- So weisen Frauen mit einer **Deletion** des **kurzen Arms** des **X-Chromosoms** (46, XXp-) vielfältige Symptome auf. Hierzu gehören Turner-Stigmata, Minderwuchs und Unfruchtbarkeit (häufig durch eine primäre Amenorrhö).
- Liegt eine **Deletion** des **langen Arms** des **X-Chromosoms** vor, so besteht kein umschriebenes Syndrom, jedoch in der Regel Infertilität.

Gonosomale Mosaike. Bei gonosomalen Mosaiken mit zwei oder mehreren Zelllinien kann der Phänotyp unauffällig sein oder verschiedene Abweichungen in der Geschlechtsdifferenzierung aufweisen. Diese hängen vom Zeitpunkt der Mosaikentstehung, der Verteilung der Mosaikzelllinien im Körper sowie dem Typ der Aberration ab. Eines der häufigsten Chromosomenmosaike ist die Kombination einer **45,X-** mit einer **46,XX-Zelllinie** (45,X/46,XX; Tab. 5.**17**).

Die früher häufig angewendete **Kerngeschlechtsdiagnostik** mithilfe des X-Chromatins bzw. Y-Chromatins ist heute in der klinischen Diagnostik unzureichend, da Chromosomenmosaike damit nicht ausreichend diagnostiziert werden können. Die Methode der Wahl ist eine Chromosomenanalyse.

5.7.3   Syndrome mit Störung der Geschlechtsentwicklung

Echter Hermaphroditismus

Beim echten Hermaphroditismus liegt **gleichzeitig Hoden-** und **Ovarialgewebe** vor. Es gibt Fälle mit Hoden auf der einen und Ovar auf der anderen Seite oder solche, in denen uni- und bilateral Ovotestes vorhanden sind.

Die beiden Gonaden liegen meist intraabdominal; in der Regel ist ein Uterus vorhanden. Der äußere Phänotyp kann unauffällig männlich oder weiblich sein, ist jedoch meist **intersexuell**. Zur Zeit der Pubertät tritt eine Gynäkomastie auf, die Betroffenen haben **Menstruationen**, die sich bei männlichem Phänotyp als zyklische Hämaturie bemerkbar machen. Nach der Pubertät degenerieren die Hodenelemente.

Die Ursache des echten Hermaphroditismus sind vielfältig und im Einzelnen noch nicht sicher bekannt. In einigen Fällen findet man **Gonosomenmosaike** (46, XX/46,XY oder 45,X/46,XY). Die meisten Betroffenen haben jedoch in den Hautfibroblasten und Lymphozyten einen unauffälligen **weiblichen Karyotyp**.

XX-Männer

Bei XX-Männern (Häufigkeit ca. 1:20 000 Männer) liegt häufig eine **Translokation der SRY-Region** auf einem der X-Chromosomen vor.

Der Phänotyp dieser Männer ähnelt dem des Klinefelter-Syndroms (s. S. 216), sie sind infertil.

Reine Gonadendysgenesie

Die reine Gonadendysgenesie ist gekennzeichnet durch einen weiblichen Phänotyp mit **Stranggonaden** und daraus resultierend einer **Amenorrhö.** Außerdem sind die sekundären Geschlechtsmerkmale mangelhaft entwickelt.

Der Chromosomensatz kann 46,XX oder 46,XY sein. Letztere Kombination wird auch als Swyer-Syndrom bezeichnet und kann Folge einer **Mutation im *SRY*-Gen** (z. B. Deletion oder Punktmutation) sein.

Im Gegensatz zum Ullrich-Turner-Syndrom ist das Größenwachstum nicht betroffen, und es finden sich auch keine anderen somatischen Anomalien.

Pseudo-Hermaphroditismus masculinus

Beim Pseudo-Hermaphroditismus masculinus stimmt das chromosomale Geschlecht (**46,XY**) nicht mit den äußeren Geschlechtsmerkmalen überein:
- **Karyotyp** und **Gonaden** sind **männlich**,
- die **äußeren Genitalien** sind jedoch durch eine embryonale Störung der Virilisierung **intersexuell bis weiblich**.

Eine **Hypospadie** kann als mildeste Form eines Pseudo-Hermaphroditismus masculinus beim Mann angesehen werden. Drei Entstehungsursachen des Pseudo-Hermaphroditismus masculinus sind zu unterscheiden:

Testikuläre Störungen. Bei der Hodenagenesie hat sich embryonal die primär vorhandene Hodenanlage zurückgebildet. Die Entwicklung der Müller-Gänge kann unterdrückt sein, zur Differenzierung der Wolff-Gänge reicht die frühembryonale Testosteronproduktion jedoch nicht aus. Das Erscheinungsbild ist daher gekennzeichnet durch ein weibliches oder intersexuelles äußeres Genitale, fehlende Vagina, eunuchoiden Körperbau und fehlende Pubertät.

Störungen der Androgen-Biosynthese. Die Androgen-Biosynthese verläuft in enzymatischen Schritten vom Cholesterol bis zum Dihydrotestosteron (Abb. 5.**11**).

> Für alle dargestellten Enzyme (Abb. 5.**11**) sind klinisch relevante Defekte bekannt, die **autosomal rezessiv** erblich sind und zur Ausprägung eines Pseudo-Hermaphroditismus masculinus führen können.

Alle Enzymdefekte der Androgen-Biosynthese sind selten (Häufigkeit unter 1:30 000).

Störungen in der Androgen-Wirkung.

> Die **testikuläre Feminisierung** ist das typische Beispiel für eine Störung der Androgen-Wirkung (Abb. 5.**27**). Die Patientinnen (**46,XY**) sind in ihrem äußeren Phänotyp und auch in der psychosexuellen Prägung **normal weiblich**. Dem Erscheinungsbild liegt eine Mutation des Androgen-Rezeptor-Gens (**AR**) zugrunde, welche die Zielgewebe unempfänglich für Testosteron macht.

Zur Zeit der Pubertät tritt eine weibliche Brustentwicklung ein. Die Sexualbehaarung ist spärlich oder fehlt („Hairless Women"). Die Vagina endet blind, die Gonaden sind männlich differenziert und liegen im Leistenkanal oder intraabdominal. Der Plasmatestosteronspiegel liegt bei diesen Frauen über dem männlichen Normalwert.

Der Erbgang der testikulären Feminisierung ist **X-chromosomal rezessiv**. Das Syndrom kann durch Frauen (46,XX) mit dem Defekt-Gen auf einem ihrer X-Chromosomen übertragen werden.

Pseudo-Hermaphroditismus femininus

> Beim Pseudo-Hermaphroditismus femininus entsprechen Karyotyp (**46,XX**), Gonaden und innere Genitalien dem **weiblichen Geschlecht**. Die bei diesen Frauen vorliegende **Virilisierung der äußeren Genitalien** ist in den meisten Fällen auf überschüssige Androgenzufuhr im Embryonalstadium zurückzuführen.

Der Grund kann **exogen** (z. B. Zufuhr androgenhaltiger Medikamente) oder **endogen** (z. B. ein androgenproduzierender Nebennierentumor) bedingt sein. Am häufigsten liegt die Ursache jedoch in **autosomal rezessiv** vererbten Störungen der **Kortisol-Biosynthese**, die wie die Androgen-Biosynthese über definierte enzymatische Schritte verläuft (Abb. 5.**11**). Diese Störungen der Kortisol-Biosynthese fasst man unter dem Begriff Adrenogenitales Syndrom zusammen (s. u.).

Frauen mit Pseudo-Hermaphroditismus können fertil sein, falls die Störung der Genitalentwicklung nicht zu stark ist.

Adrenogenitales Syndrom (AGS)

> Das Adrenogenitale Syndrom ist die Folge eines genetisch bedingten **Mangels an Kortisol** (Nebennierenrindensteroidhormon). Der Kortisolmangel führt zu einer kompensatorischen Erhöhung des in der Hypophyse gebildeten Adrenocorticotropen Hormons (ACTH), sekundär kommt es zu einer Hyperplasie der Nebennierenrinde mit einer verstärkten Synthese androgener Hormone.

Je nach Enzymdefekt und seinem Ausmaß kann es zum **Salzverlust** und bei weiblichen Föten bzw. Mädchen zur **Virilisierung** der sekundären Geschlechtsmerkmale kommen.

Bei nachgewiesener Anlageträgerschaft beider Elternteile, die im homozygoten Zustand zu einem schweren AGS führen kann, sollte in einer Schwangerschaft prophylaktisch eine **Kortisontherapie** mit 0,5 mg Dexamethason 2-mal täglich erfolgen. Sobald nach einer pränatalen Diagnostik (z. B. CVS) feststeht, dass entweder ein männlicher oder ein nicht betroffener weiblicher Fetus vorliegt, wird die Therapie abgebrochen. Eine pränatale Diagnostik durch DNA-Analyse ist heute in der Regel möglich, setzt jedoch den Nachweis krankheitsverursachender Mutationen beim Indexpatienten voraus.

C21-Hydroxylasemangel.

> Ein Mangel des Enzyms C21-Hydroxylase (Abb. 5.**11**) führt zum **klassischen Bild** des Adrenogenitalen Syndroms, das **autosomal rezessiv** vererbt wird. Die Häufigkeit dieses AGS-Typs beträgt in unserer Population etwa 1:6400. Daraus errechnet sich eine **Heterozygotenfrequenz** von **1:40**.

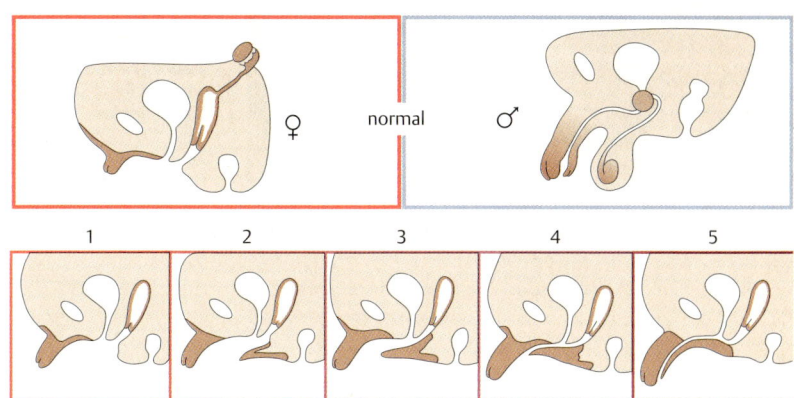

Abb. 5.**28 Stufen 1 – 5 der Virilisierung der weiblichen Genitale durch pränatalen Androgeneinfluss.** (nach Prader)

Die Ursache für das AGS liegt in einer Mutation (Deletion, Gen-Konversion oder Punktmutation) des Gens, das für die C21-Hydroxylase kodiert und auf dem kurzen Arm des **Chromosoms 6** in unmittelbarer Nähe der **HLA-Loci** lokalisiert ist. Betroffene Geschwister einer Familie sind HLA-identisch.

Aufgrund der Bevölkerungsstruktur in Deutschland (niedrige Frequenz von Verwandtenehen) tragen etwa 90 % der deutschen Patienten mit AGS zwei verschiedene C21-Hydroxylase-Defektallele. Es handelt sich also um sogenannte **Compound-Heterozygote.**

Da die verschiedenen Defektallele unterschiedliche Restaktivität in der Kortisol- und Aldosteronsynthese aufweisen, ergibt sich ein breites Spektrum der klinischen Manifestation des AGS. Dennoch ist eine Einteilung in 3 klinische Hauptgruppen sinnvoll.

- **Unkompliziertes AGS: C21-Hydroxylasemangel ohne Defekt der Mineralkortikoidsynthese.** Die Aldosteronbiosynthese ist ungestört, der Elektrolytstoffwechsel normal. Betroffene **Mädchen** zeigen aufgrund von erhöhter adrenaler Androgenproduktion Virilisierungserscheinungen der Stadien 1 – 5 nach Prader (Abb. 5.**28**). Wird nicht behandelt, so schreitet die Virilisierung nach der Neugeborenenperiode fort. Betroffene **Knaben** entwickeln im Kleinkindalter eine **Pseudopubertas praecox** mit zunächst beschleunigtem Längenwachstum, aber sehr frühem Epiphysenschluss und resultierendem Kleinwuchs. Die Behandlung besteht in einer **Kortisol-Dauersubstitution.**
- **Adrenogenitales Salzverlust-Syndrom** (Salt Wasting): **C21-Hydroxylasemangel mit defekter Mineralkortikoidsynthese.** Kinder mit gleichzeitig gestörter Aldosteronsekretion entwickeln ohne Behandlung ein Salzverlustsyndrom mit **Hyponatriämie** und schwerer **Hyperkaliämie.** Die Mädchen sind immer stark viri-

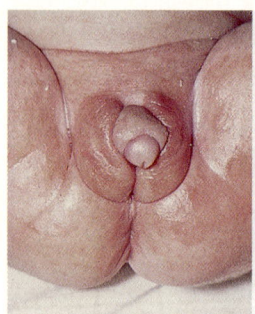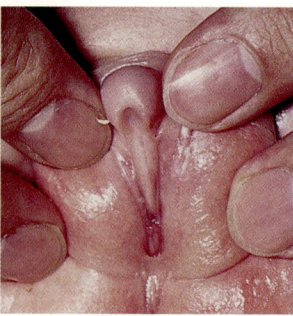

Abb. 5.**29 Genitale eines 1 Monat alten Mädchens mit Adrenogenitalem Salzverlust-Syndrom.**
(aus: Sitzmann FC, Duale Reihe Pädiatrie. Thieme, 2007)

lisiert (Prader 3 – 5, Abb. 5.**28** und Abb. 5.**29**). Die Kinder sterben in den ersten Lebenswochen, wenn nicht sofort mit der lebenslang durchzuführenden **Substitution** von Kortisol und Mineralokortikoiden begonnen wird.

- **Late-onset-Form (non-classical or cryptic form):** Sie stellt eine **leichte Form** des C21-Hydroxylasedefektes dar, die sich klinisch meist erst im Schulalter oder später manifestiert. Bei Knaben wird sie klinisch nicht erkannt. Die **Diagnose** des AGS wird durch den Nachweis der erhöhten Plasmaspiegel von 17-OH-Progesteron (500 – 70 000 ng/dl; Norm um 100 ng/dl) gestellt oder durch den Nachweis der stark erhöhten Ausscheidung von **Pregnan-3α,17α,20α-triol** sowie von **Pregnantriolon** im Harn.

C11-Hydroxylasemangel.

Auch beim C11-Hydroxylasemangel, der die Kortikosteron- und die Kortisol-Biosynthese blockiert, resultiert ein **intersexuelles Genitale** bei weiblichen und eine **vorzeitige Geschlechtsreifung** beim männlichen Gonadengeschlecht.

Die Patienten leiden ferner an einem **Bluthochdruck** aufgrund des vermehrten Anfalls von 11-Desoxykortikosteron, welches schwach mineralokortikoid wirkt. Tab. 5.**18** zeigt eine Zusammenfassung der verschiedenen zytogenetischen und monogenen Ursachen der gestörten Geschlechtsentwicklung.

5.7.4 Kriterien für die Geschlechtszuordnung und die standesamtliche Eintragung des Geschlechtes

Nach § 21, Abs. 1, Nr. 3 des Personenstandsgesetzes ist das Geschlecht des Kindes in das **Geburtenbuch** einzutragen. Das Kind darf nur als **Knabe** oder **Mädchen** bezeichnet werden, keinesfalls als Zwitter, da das deutsche Recht den Begriff des Zwitters nicht kennt. Im Zweifelsfall soll die Eintragung des Geschlechtes bis zur medizinischen Klärung aufgeschoben werden. Ausschlaggebend ist das **prakti-**

Tab. 5.**18** Schema der normalen und gestörten Entwicklung des äußeren Genitale (nach Prader und v. Harnack)

Karyotyp	weiblich	männlich	intersexuell
46,XX	normales Mädchen	AGS mit kompletter Virilisierung, XX-Mann	echter Hermaphroditismus, inkomplettes AGS, Adrenogenitales Salzverlust-Syndrom, virilisierende NNR- und Ovarialtumoren, exogene Virilisierung
46,XY	testikuläre Feminisierung, Testosteron-Synthesestörungen, Swyer-Syndrom	normaler Junge	testikuläre Feminisierung (inkomplette Form), Testosteron-Synthesestörungen
pathologischer Gonosomensatz	Karyotyp 45,X (Ullrich-Turner-Syndrom), Karyotyp 47,XXX	Karyotyp 47,XXY (Klinefelter-Syndrom), Karyotyp 47, XYY	X/XY-Mosaik und XX/XY-Mosaik (echter Hermaphroditismus), andere Mosaike und Polysomieformen der Gonosomen

kable Geschlecht, d. h. jene Geschlechtsrolle, in welcher das Kind später voraussichtlich sozial und sexuell am besten eingeordnet ist.

Das praktikable Geschlecht hängt weitgehend von der Ausbildung des **äußeren Genitale** ab:

• Bei **guter Scheidenanlage** (Zystogenitografie) und **rudimentärer Penisanlage** ist das **weibliche** bürgerliche Geschlecht vorzuziehen, unabhängig vom gonadalen und chromosomalen Geschlecht.

• Kinder mit **testikulärer Feminisierung** sind aufgrund ihres weiblichen Phänotyps unabhängig von ihrem Karyotyp (46,XY) zweifellos **Mädchen** und als solche einzutragen.

Nach dem 3. bis 4. Lebensjahr sollte aus psychologischen Gründen keine Änderung des bürgerlichen Geschlechts mehr vorgenommen werden.

Bei **Transsexualität** ist durch das Gesetz über die Änderung der Vornamen und die Feststellung der Geschlechtszugehörigkeit in besonderen Fällen (Transsexuellengesetz TSG vom 10. Sept. 1980) die Änderung des standesamtlichen Geschlechts möglich.

5.8   Zwillinge

T. Grimm

Die Zwillingsmethode (s. a. S. 360) wurde durch Francis Galton mit seinem Werk „Die Geschichte der Zwillinge als Prüfstein der Kräfte von Anlage und Umwelt" 1875 begründet. Er schreibt darin:

„Die Lebensgeschichte der Zwillinge gestattet uns, die Wirkung der Kräfte, die ihnen von Geburt an die Richtung weisen, zu trennen von der Wirkung jener, denen sie erst durch die Umstände des späteren Lebens ausgesetzt sind, mit anderen Worten die Einflüsse von Naturanlage und Umwelt (nature und nurture) zu erkennen."

Klinische Bedeutung gewann die Zwillingsforschung jedoch erst durch die Arbeiten von Hermann Werner Siemens in München, der mit seiner Methode des polysymptomatischen Ähnlichkeitsvergleichs (1924) die Möglichkeit schuf, eineiige von zweieiigen Zwillingen zu unterscheiden.

5.8.1   Grundlagen

Wir unterscheiden zwei Arten von Zwillingen: eineiige (EZ) und zweieiige (ZZ) Zwillinge.

> **Eineiige Zwillinge** sind immer aus der Spaltung **eines** von einem Spermium befruchteten Eies entstanden. Daher sind EZ in ihren Erbanlagen **identisch**.
> **Zweieiige Zwillinge** entstehen durch die Befruchtung von **zwei** Eizellen durch zwei Spermien. Sie stimmen wie Geschwister, rein statistisch gesehen, in der **Hälfte ihres Erbgutes** überein.

Der Vergleich der **Konkordanzraten** (Rate der Übereinstimmung eines Merkmals) bei eineiigen und zweieiigen Zwillingen ist früher eine Standardmethode gewesen, um genetische und nicht genetische Faktoren zu bestimmen. Mit solchen Zwillingsuntersuchungen kann die Heritabilität von Merkmalen geschätzt werden (s. a. S. 360).

Häufigkeiten

> Die Häufigkeit von **Zwillingen** in Mitteleuropa beträgt etwa 1,2 % (~ 1 Zwillingsgeburt auf 85 Geburten); **Drillinge** kommen in einer Häufigkeit von ~ 1: 85^2, **Vierlinge** in einer Häufigkeit von ~ 1:85^3 Geburten vor (**Hellin-Regel**). Ein Anstieg der Zweieiigen-Rate entsteht durch die **In-vitro-Fertilisation**, da hier in der Regel

bis zu drei Embryonen gleichzeitig in die Gebärmutter eingesetzt werden, sodass die o. g. Ziffern heute nicht mehr gültig sind.

Berechnung des Anteils der eineiigen Zwillinge. Der Anteil der Eineiigen und der Zweieiigen an der Gesamtzahl der Zwillinge (GZ) lässt sich einfach errechnen:

Die Wahrscheinlichkeit, dass bei **zweieiigen Zwillingen** (**ZZ**) das erste Kind ein Junge (bzw. ein Mädchen) ist, beträgt 1/2, für den zweiten Zwilling ist die Wahrscheinlichkeit wiederum 1/2. Jede der möglichen Geschlechterkombinationen bei zweieiigen Zwillingen hat also eine Wahrscheinlichkeit von 1/2 × 1/2 = ¼. **Pärchenzwillinge** (**PZ** = ein Junge und ein Mädchen) machen folglich die **Hälfte** aller ZZ aus. Da man die Anzahl der Pärchenzwillinge leicht erfassen kann, sind nun folgende Berechnungen auch für die eineiigen Zwillinge (**EZ**) möglich:

Zahl der ZZ = 2 × PZ
Zahl der EZ = GZ − ZZ

Ein **Zahlenbeispiel** für Mitteleuropa: Bei uns finden sich auf **300 Zwillingspaare** etwa **100 PZ**, die Zahl der **ZZ** beträgt also **200**, die Zahl der **EZ 100** (= 33,3 %). ∎

Die Chance für eine Mutter, eineiige Zwillinge zur Welt zu bringen, ist von ihrem Alter unabhängig und annähernd überall auf der Welt gleich (etwa 1 von 260 Geburten). Die Inzidenz der **zweieiigen Zwillinge** nimmt mit **zunehmendem Mutteralter** stark zu. Sehr gründliche Untersuchungen hierzu liegen für Italien vor:
• Für unter 20-jährige Frauen beträgt die Wahrscheinlichkeit, zweieiige Zwillinge zu bekommen, 2,27 ‰.
• Bei den 35 – 39-jährigen beträgt sie 14,3 ‰.

Frauen zwischen **35 und 39 Jahren** bekommen also **6-mal häufiger** zweieiige Zwillinge als Frauen unter 20 Jahren.

Es besteht eine **Korrelation** zwischen der Rate für zweieiige Zwillinge und dem mütterlichen hypophysären **FSH-Wert**, der mit dem Alter ansteigt.

Zusätzlich gibt es sehr starke **regionale Unterschiede**. Die Wahrscheinlichkeit für zweieiige Zwillinge beträgt
• in Asien etwa 1:500,
• in Europa etwa 1:125 und
• in einigen afrikanischen Bevölkerungen etwa 1:20.

Unterscheidung von eineiigen und zweieiigen Zwillingen

Die Untersuchung von **Plazenta** und **Eihaut** liefert Hinweise darauf, ob es sich um eineiige oder zweieiige Zwillinge handelt.

> Zwillinge mit **gemeinsamem Amnion** und **Chorion** müssen immer **eineiig** sein.

Umgekehrt kann, auch wenn Chorion, Amnion bzw. Plazenta **doppelt** vorhanden sind, Eineiigkeit **nicht ausgeschlossen** werden: Wenn sich nämlich der Keim bereits im Stadium der ersten Furchung oder vielleicht schon im Zweizellenstadium teilt, können die beiden nun voneinander unabhängigen, vollständig getrennten Hälften des Keims **eigenständig** zur Nidation kommen. Jeder Keim entwickelt sich dann vollständig und unabhängig vom anderen und bildet eigene Eihäute und Plazentae.

Die Abhängigkeit von Eihaut- und Plazentabefund bei eineiigen Zwillingen vom Zeitpunkt der Spaltung der Zygote zeigt die Tab. 5.**19.** Schemazeichnungen der zugehörigen Befunde sind in Abb. 5.**30** dargestellt.

Tab. 5.**19** Abhängigkeit von Plazenta- und Eihautbefund bei eineiigen Zwillingen vom Zeitpunkt der Spaltung der Zygote

Tag der Spaltung der Zygote (nach Befruchtung)	Stadium der Embryonalentwicklung	Plazenta	Chorion	Amnion	Anteil in %
2.– 4./5. Tag	2 – 4-Zell-Stadium	doppelt, evtl. verwachsen	doppelt	doppelt	~30
4./5.– 7. Tag	Morula-Stadium	einfach	einfach	doppelt	~70
7.– 13. Tag	Amnion voll ausgebildet	einfach	einfach	einfach	~2

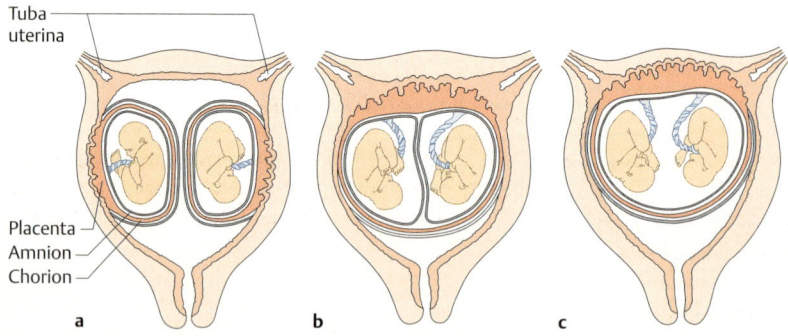

Tuba uterina

Placenta
Amnion
Chorion

a   b   c

Abb. 5.**30 Plazentation und Eihautbildung bei Zwillingen. a** Plazenta, Chorion und Amnion getrennt (= doppelt). **b** Plazenta und Chorion gemeinsam (= einfach), Amnion getrennt (= doppelt). **c** Plazenta, Chorion und Amnion gemeinsam (= einfach). (nach: R. Lotze, 1937)

Mit dem **genetischen Fingerabdruck** ist die Erkennung der genetischen Identität exakt möglich. Die Variabilität ist so hoch, dass sich, rein statistisch gesehen, jeder Mensch vom anderen unterscheidet (s. S. 378). Eineiige Zwillinge bilden dabei eine Ausnahme. Sie sind genetisch identisch. Daher gelingt auch nur bei eineiigen Zwillingen die wechselseitige Hauttransplantation auf Dauer ohne Abstoßungsreaktion. Das Gleiche gilt natürlich auch für Organtransplantationen (z. B. Nierentransplantation).

5.8.2 Siamesische Zwillinge

Findet eine Spaltung der Zygote **später als am 13. Tag** nach der Befruchtung statt, so kann keine vollständige Teilung der entstehenden Embryonen mehr stattfinden. Es entstehen „siamesische Zwillinge".

Abhängig vom Zeitpunkt der Spaltung sind diese Zwillinge (die selbstverständlich immer eineiig sind) mehr oder weniger stark verwachsen. Dabei sind kontinuierliche Fehlbildungsreihen aller Übergänge möglich. Die therapeutischen Möglichkeiten des Kinderchirurgen zur Trennung hängen sehr stark davon ab, wie groß das Ausmaß der Verwachsung ist.

5.8.3 Getrennt aufgewachsene eineiige Zwillinge

In der **Minnesota-Studie** (Lykken und Bouchard, 1984) wurden Untersuchungen an 34 eineiigen und 16 zweieiigen Zwillingen dargestellt, die spätestens im Alter von 3 Jahren voneinander getrennt wurden und getrennt aufgewachsen waren. Es ergaben sich Befunde, die zunächst außerordentlich erstaunlich erscheinen, von denen viele aber auch als **zufällige Koinzidenzen** angesehen werden können.

Wenn Hunderte von Merkmalen und Gewohnheiten miteinander verglichen werden, vom Gebrauch des gleichen Rasierwassers oder der gleichen Zahncreme bis hin zur Gartenbank, die rund um einen Baum gebaut ist, oder dem Brillengestell, dann wird man selbstverständlich immer wieder ganz erstaunliche Übereinstimmungen finden.

Der **Schulerfolg** dagegen, den man im Allgemeinen auch mit Intelligenz in Verbindung zu bringen pflegt, zeigt eine höhere Konkordanzrate bei gemeinsam aufgewachsenen zweieiigen Zwillingen als bei getrennt aufgewachsenen zweieiigen Zwillingen.

Umwelteinflüsse wie Interesse, Anregung und Hilfe im Elternhaus oder Qualität der Schule und der Lehrer, sind offensichtlich ausschlaggebend.

5

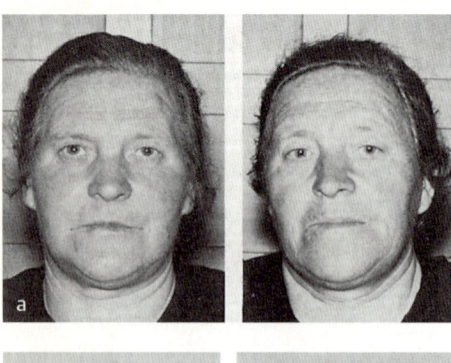
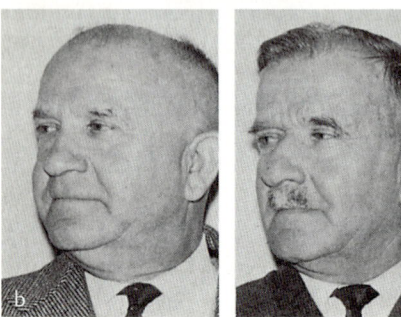

Abb. 5.**31 Einfluss der Umwelt auf eineiige Zwillinge.** Zwei eineiige Zwillingspaare, die zeitlebens gleichen (**a**) bzw. verschiedenen (**b**) Umwelteinflüssen ausgesetzt waren (aus: J. Murken, 1975).

Wie ein so komplexes, überwiegend genetisch bedingtes Merkmal wie die **Physiognomie** sich unter verschiedenen Umweltbedingungen verändert und unter gleichen gleich bleibt, sei an zwei Zwillingspaaren in Abb. 5.**31** illustriert:

Die beiden **Zwillingsschwestern** (55 Jahre alt) lebten immer in praktisch **gleicher Umwelt**, standen unter gleichen Belastungen – beide wohnten ihr Leben lang in enger häuslicher Gemeinschaft – und sind sich außerordentlich ähnlich geblieben.

Das **Brüder-Paar** (63 Jahre alt) war seit dem 14. Lebensjahr **getrennt**: Der eine trat als Lehrling 1917 in einen Elektrobetrieb ein, in dem er bis 1968 beschäftigt war. Während seines ganzen Berufslebens arbeitete er in geschlossenen Räumen. Der andere blieb auf dem elterlichen Hof, den er übernahm. Er hatte wesentlich schwerere körperliche Arbeit zu leisten als sein Bruder, er arbeitete ganz überwiegend im Freien. Trotz dieser jahrzehntelangen erheblichen Umweltunterschiede, die durchaus in der Physiognomie ihren Ausdruck finden, ist die Ähnlichkeit in den einzelnen Merkmalen des Gesichts außerordentlich groß geblieben.

5.8.4 Fehlbildungen bei eineiigen Zwillingen

> Zwillinge haben eine deutlich **höhere Fehlbildungsrate** als Einlinge, wobei sie bei Eineiigen um das Doppelte höher ist als bei Zweieiigen.

Etwa zwei Drittel aller eineiigen Zwillinge haben ein gemeinsames Chorion mit einer gemeinsamen Blutversorgung. Dadurch können **vaskuläre Shunts** zwischen beiden Zwillingen vorliegen, die Ursache von **Disruptionen** von Organen sein können. Auch **Deformationen** können durch die Enge im Uterus entstehen.

Fetofetales Transfusionssyndrom

In bis zu 30 % der monochoriotischen, diamniotischen monozygoten Zwillinge (Situation bei 65 % der monozygoten Zwillinge) besteht in der Plazenta eine **arteriovenöse Anastomose** zwischen den beiden Zwillingen. Hierbei wird arterielles Blut von einem Zwilling (**pump twin**) in das venöse System des anderen Zwillings gepumpt.

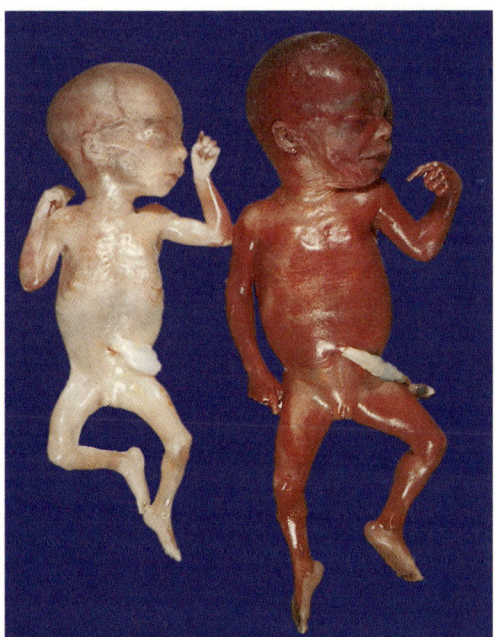

Abb. 5.**32 Fetofetales Transfusionssyndrom.** (aus: Riede UN, Werner M, Schaefer HE, Allgemeine und spezielle Pathologie. Thieme, 2004)

> Der **spendende Zwilling** bleibt **klein** und **anämisch**, der **empfangende Zwilling** wird **groß** und **hyperämisch** (Abb. 5.**32**).

Diese Fehlbildung ist mit einer **hohen Letalität** für beide Zwillinge verbunden. In extremen Fällen zeigt der empfangende Zwilling keine regelrechte Entwicklung des Herzens, da die Pumpleistung vom anderen Zwilling übernommen wird. Zusätzlich ist die Entwicklung der kranialen Strukturen durch die von kaudal nach kranial zunehmende Minderperfusion gestört. Das Vollbild resultiert in einem so genannten **Anenzephalus-Acardie-Syndrom**.

5.9   Angeborene Stoffwechselstörungen

G. Utermann

5.9.1   Definition und Einteilung

Unter dem Begriff Stoffwechselstörungen wird ein weites Spektrum von Erkrankungen zusammengefasst. Es reicht von schweren intrauterin und frühkindlich manifestierenden Formen über milde spät manifestierende Formen bis hin zu inkomplett penetranten Formen. Entsprechend begegnen uns Patienten mit Stoffwechselstörungen auf Neugeborenen-Stationen, in Kinderkliniken, aber auch in der Inneren Medizin, in der Neurologie und Psychiatrie und in anderen Disziplinen – ebenfalls in der Praxis des niedergelassenen Allgemeinarztes!

Einteilung und Pathomechanismen

Eine Stoffwechselstörung kann sowohl auf einer **Synthesestörung** als auch auf Störungen im **Abbau** oder **Umbau** von Metaboliten beruhen. Folgende Störungen werden unter der Bezeichnung Stoffwechselstörung zusammengefasst:

- Erkrankungen des **Intermediärstoffwechsels**,
- Erkrankungen des **Energiestoffwechsels**,
- Störungen der Biogenese von stoffwechselrelevanten **Zellorganellen**,
- Störungen im **Abbau** von komplexen **Lipiden** und **Makromolekülen** wie Gangliosiden und Glycosaminoglycanen, die zu Speicherkrankheiten führen,
- Störungen im Stoffwechsel von **Metallen** oder
- Störungen im **Hormonsystem**.

Stoffwechselstörungen können nach verschiedenen anderen Gesichtspunkten kategorisiert werden. Ein Einteilungsprinzip erfolgt nach den betroffenen **Metaboliten**, deren Stoffwechsel gestört ist, z. B. Aminosäuren, organische Säuren, Lipide, Kohlenhydrate, Purine/Pyrimidine, Porphyrine, Vitamine oder Hormone. Andere

Einteilungen berücksichtigen beteiligte **Zellorganellen** (z. B. lysosomale Speicherkrankheiten). Ein durchgehendes logisches Einteilungsschema existiert aber nicht.

Fettstoffwechselstörungen können z. B. auf peroxisomalen Biogenesestörungen, lysosomalen Abbaustörungen oder anderen Mechanismen beruhen. Daher wird im Folgenden vor allem Wert auf die verschiedenen **Mechanismen** gelegt, die Stoffwechselstörungen zugrunde liegen können (Tab. 5.**20**).

Die **pathogenetischen Mechanismen**, die vom Gendefekt zum Phänotyp führen, sind vielfältig. Sie können darauf beruhen, dass
- Substanzen vor einem Block **akkumulieren** und **„toxisch"** wirken,
- Substanzen nach einem Block **fehlen** (z. B. Hormone wie Thyroxin bei der **kongenitalen Hypothyreose**) oder
- Metabolite vermehrt in **andere Stoffwechselwege** eingeschleust werden und dadurch schädigend wirken.

Selbstverständlich können auch Kombinationen dieser Mechanismen an der Pathogenese beteiligt sein.

Es gibt auch Situationen, in denen eine metabolische Umleitung existiert und es erst zu Problemen kommt, wenn diese überlastet oder ebenfalls blockiert wird. Diese Situation besteht z. B. beim **Glucose-6-Phosphat-Dehydrogenase-Mangel** (s. S. 302).

Prinzip des „Inborn Error of Metabolism"

Das Prinzip der angeborenen Stoffwechselstörung („Inborn Error of Metabolism") wurde 1901 durch den englischen Arzt **Sir Archibald Garrod** formuliert, dem späteren Nachfolger von Sir William Osler als Regius Professor für Medizin in Oxford. Garrod studierte u. a. Patienten mit Alkaptonurie.

Alkaptonurie. Namensgebend für die Alkaptonurie ist eine Dunkelverfärbung des Harns bei Kontakt mit Luftsauerstoff. Dies kann schon bei Neugeborenen durch eine Schwarzfärbung der Windel nach Harnexkretion festgestellt werden. Heute wissen wir, dass der Alkaptonurie Defekte im Gen für **Homogentisinsäureoxidase** zugrunde liegen (Abb. 5.**33**), die zu einer Akkumulation von Homogentisinsäure im Plasma und zu deren Ausscheidung im Harn führen. Durch Oxidation der Homogentisinsäure kommt es zur **Dunkelverfärbung** des Harns.

Klinische Befunde. Knorpel und Bindegewebe weisen eine schwarze Pigmentierung (**Ochronose**) auf. Klinische Komplikationen sind eine **Osteoarthritis**, insbesondere im Bereich der Wirbelsäule. Im Mittel findet im Alter von 55 Jahren

Tab. 5.**20** Mechanismen von Stoffwechseldefekten

Störung	Erkrankung	Erbgang	Defekt	Mechanismus
Aminosäuren-Stoffwechsel	Phenylketonurie	ar	Enzym: Phenylalanin-hydroxylase (Kofaktorsynthese)	toxische Metabolite
Gangliosid-Stoffwechsel	Tay-Sachs-Erkrankung	ar	Enzym: Hexosaminidase A, Kofaktor: GM2-Aktivator	lysosomale Speicherung
Sphingolipid- und Mukopolysaccharid-Stoffwechsel	Multiple Sulfatasen-Defizienz	ar	Enzym: SUMF1	sekundäre Modifikation und Aktivierung von Sulfatasen, lysosomale Speicherung
peroxisomaler (Fett-)Stoffwechsel	Zellweger-Syndrom	ar	Peroxisomen-Biogenese-Faktor (PEX)	fehlende und toxische Metabolite
Cholesterol-Stoffwechsel	familiäre Hypercholesterinämie	ad, ar	Rezeptor: LDL-Rezeptor, Ligand: Apo B Rezeptor-Prozessierung: PCSK9 Intrazellulärer Adapter für Rezeptor ARH	erhöhte Konzentration des Metaboliten
Cholesterol-Stoffwechsel	Smith-Lemli-Opitz-Syndrom	ar	Enzym: DHCR7	erniedrigte Konzentration des Metaboliten, gestörte kovalente Modifikation des Morphogens Sonic Hedgehog
Atmungskette, ATP-Synthese	Leigh-Syndrom	ar, X-chrom, mito	Proteine der oxidativen Phosphorilierung und von Atmungskettenkomplexen, mitochondriale tRNAs	gestörter Energiestoffwechsel
Eisen-Stoffwechsel	Hämochromatose	ar, mf	Regulator des Transferrinrezeptors: HFE	Überladung durch Fe^{3+}
Glykogen-Stoffwechsel	Morbus Gierke	ar	Transporter für Glucose-6-Phosphat: SLC37A4	zytosolische Speicherung von Glykogen
Sulfatid-Stoffwechsel	metachromatische Leukodystrophie	ar	Enzym: Arylsulfatase A Kofaktor: SAP-B	Fehlen von Sulfatiden in Myelinscheide (Demyelinisierung)
Myelin-Stoffwechsel	Pelizäus-Merzbacher-Erkrankung	X-chrom	Strukturprotein von Myelin: PLP-1	Dys-/Hypomyelinisierung

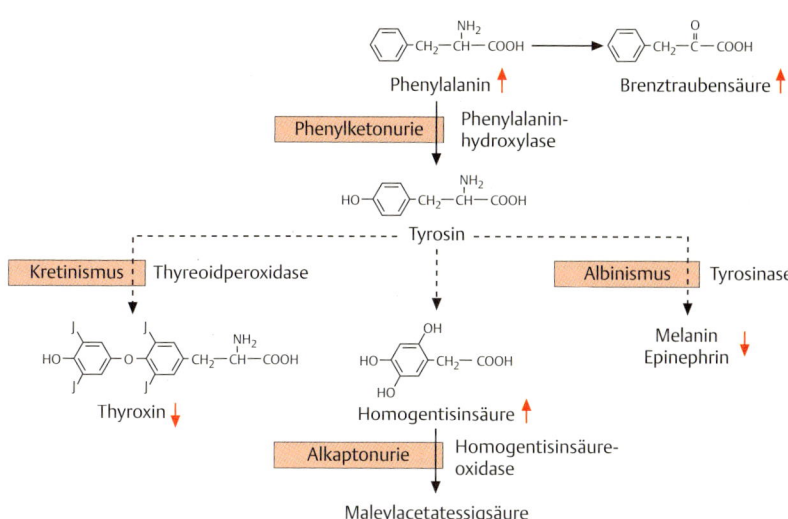

Abb. 5.**33 Stoffwechselblocks des Phenylalanin- und Tyrosin-Metabolismus.**

ein Gelenkersatz statt. Die Patienten können Nierensteine und Verkalkungen der Aortenklappe entwickeln.

Vererbung. Garrod beobachtete nicht nur die chemische Besonderheit der Erkrankung, sondern auch ihr **familiäres Auftreten** mit einem Muster, das charakteristisch für seltene **autosomal rezessive** Erkrankungen war.

> In der Regel erkrankten Geschwister mit gesunden Eltern, die häufig **blutsverwandt** waren. Diskussionen mit Bateson, einem der Wiederentdecker der Mendel-Regeln, führten Garrod dazu, die Alkaptonurie und einige andere Stoffwechselstörungen, die er studierte, als **autosomal rezessiv** vererbte Enzymdefekte anzusehen (lange bevor Enzyme überhaupt bekannt waren!).

Garrod war ein Wissenschaftler, der seiner Zeit weit voraus war. Er erweiterte seine an seltenen Erkrankungen gewonnenen Einsichten zu einer allgemeinen Hypothese und formulierte als Erster das Prinzip der **„biochemischen Individualität"**. Damit nahm er gedanklich auch Gebiete wie die Pharmakogenetik und Ökogenetik voraus und kann als Begründer der molekularen Medizin betrachtet werden.

5.9.2   Monogene Stoffwechselstörungen

Bei den klassischen monogenen Stoffwechselstörungen wie der Phenylketonurie (PKU) handelt es sich um autosomal rezessiv vererbte Enzymdefekte, die sich meist bei Kindern oder Jugendlichen manifestieren. Es wäre jedoch falsch, Stoffwechseldefekte mit autosomal rezessiven Enzymopathien des Kindesalters gleichzusetzen. Stoffwechseldefekte können allen Erbgängen folgen und durch Mutationen in Genen für Enzyme, Cofaktoren, Rezeptoren, Transporter, Signalmoleküle oder Assemblierungsfaktoren für Zellorganellen bedingt sein (Tab. 5.20). Die medizinisch wichtigsten Stoffwechselstörungen (**Typ-II-Diabetes**, **Fettstoffwechselstörungen**, **Adipositas**, **Hyperurikämie**) sind multifaktorielle Erkrankungen des Erwachsenenalters (s. S. 501).

Störungen des Aminosäurestoffwechsels

Phenylketonurie (PKU)

> Der Prototyp einer Aminosäuren-Stoffwechselstörung ist die PKU. Sie wurde 1934 erstmals durch den norwegischen Arzt Følling als **Oligophrenia phenylpyruvica** beschrieben. Die PKU beruht auf Mutation im Gen für die **Phenylalaninhydroxylase** (**PAH**), selten auf Defekten in der Synthese von **Biopterin**, dem Kofaktor für PAH, die zu einer Hyperphenylalaninämie führen.

Die PKU wird ausführlich in Kap. 3.3, S. 292 abgehandelt.

Albinismus

> Es existieren verschiedene klinische und genetische Formen des Albinismus. Die häufigste ist der autosomal rezessive **okulokutane Albinismus Typ I** (**OCA1A**; Tyrosinase-negativer Albinusmus), der durch Mutationen im Gen für **Tyrosinase** bedingt ist und eine Häufigkeit von bis zu 1:10 000 (Nordirland) aufweist. Gestört sind die ersten Stufen der Umwandlung von Tyrosin zu Dopaquinon, einem Vorläufer des Melanins.

Albinismus kommt auch als Teilsymptom im Rahmen verschiedener genetischer Syndrome wie **Griscelli-Syndrom**, **Tietze-Syndrom**, **Hermansky-Pudlak-Syndrom**, **okulärer Albinismus** mit sensineuraler Hörstörung vor. Weitere Informationen zum Albinismus finden Sie in Kap. 3.3, S. 295.

Lysosomale Speicherkrankheiten

Bei allen lysosomalen Speichererkrankungen können verschiedene **allelische Mutationen** eines Gens zu extrem variablen klinischen Formen der gleichen biochemischen Variante führen. Andererseits können **Mutationen in verschiedenen Genen** in identischen biochemischen Formen und klinischen Verläufen resultieren.

Metachromatische Leukodystrophie (MLD)

Mutationen im Gen für die lysosomale Sulfatase (**Arylsulfatase A, ARSA**) führen zu einem gestörten Abbau von Galaktosyl-3-Sulfat-Ceramid (ein Sulfatid) und resultieren klinisch im Krankheitsbild der metachromatischen Leukodystrophie. Die Speicherung von Sulfatiden in Oligodendroglia-Zellen, die ein wichtiger Bestandteil der Lipide der Myelinscheide darstellen, führt zu einer **Demyelinisierung**.

Zur Demyelinisierung kann es aber auch durch Mutation in diversen anderen Genen kommen. Bei der X-chromosomal rezessiv vererbten **Pelizäus-Merzbacher-Erkrankung** beruht die Demyelinisierung auf Mutationen im *PLP1*-Gen, welches für Proteolipid-Protein-1 kodiert, einem Hauptproteinbestandteil des Myelin.

Klinische Befunde. Bei der metachromatischen Leukodystrophie können nach dem Krankheitsbeginn **spätinfantile**, **juvenile** und **adulte Formen** unterschieden werden. Es handelt sich dabei um allelische Varianten, die alle durch Mutationen im *ARSA*-Gen verursacht sind.

- Die **spätinfantile Form** der MLD beginnt zwischen dem 1. und 2. Lebensjahr mit Verhaltensauffälligkeiten, Verlust mentaler Fähigkeiten, Ataxie, Übererregbarkeit und unkoordinierten Bewegungen. Im weiteren Verlauf treten Kleinhirnzeichen, Hochdruckkrisen, Optikusatrophie und Quadriplegie auf. Im Endstadium, welches bis zu 10 Jahren dauern kann, sind die Patienten blind, dezerebriert und haben den Kontakt mit der Umwelt verloren.
- Die **juvenile Form** der MLD beginnt zwischen dem 3. und 16. Lebensjahr. Der Verlauf ist protrahiert, aber ansonsten ähnlich.
- Die **adulte Form** der Erkrankung ist in der Anfangsphase schwer diagnostizierbar und wird häufig nicht erkannt, da die Symptome unspezifisch sind. Sie kann jederzeit nach dem 16. Lebensjahr auftreten – meist aber in der 3. oder 4. Lebensdekade. Verhaltensauffälligkeiten, Depression oder eine Schizophrenie-ähnliche Psychose stehen häufig am Beginn der Erkrankung. Später entwickeln die meisten Patienten neurologische Auffälligkeiten, u.a. Epilepsie, Ataxie, Dysarthrie und Demenz.

Die Unterschiede im Altersbeginn und Schweregrad der metachromatischen Leukodystrophien erklärt sich aus unterschiedlichen **Restaktivitäten** der ARSA.

5

Gangliosidosen

Eine ganz ähnliche Situation wie bei der MLD finden wir bei anderen lysosomalen Speicherkrankheiten insbesondere den Gangliosidosen. Ganglioside werden in hoher Konzentration in der Hirnrinde gefunden, und bestimmte Enzyme sind für ihren Abbau verantwortlich.

Folgende Gangliosidosen lassen sich unterscheiden:
- **Tay-Sachs-Erkrankung** (GM2-Gangliosidose): Mangel an lysosomaler **β-Hexaminidase-A** oder **GM2-Aktivator-Protein**
- **Sandhoff-Erkrankung**: Ausfall sowohl der **α-** als auch der **β-Untereinheit** der **Hexosaminidase A**
- **GM1-Gangliosidose**: Mangel an lysosomaler **β-Galaktosidase**

Der Mangel eines dieser abbauenden Enzyme oder Kofaktoren führt zu **Ablagerung von Lipid-Intermediaten** in Neuronen, die für die Zelle nicht mehr verdaulich sind. Aus diesen Ablagerungen resultieren neurologische Erkrankungen.

Klinische Befunde. Die schwersten Formen sowohl der GM2- als auch der GM1-Gangliosidose sind durch eine schnell progressive psychomotorische Retardierung, die in den ersten Lebensmonaten beginnt, sowie durch zerebral bedingte Steifheit, Erblindung, Taubheit und spastische Quadriplegie in den ersten Lebensjahren charakterisiert. Die meisten Patienten versterben bis zum Alter von 2 Jahren. Da die lysosomale β-Galaktosidase auch am Abbau anderer komplexer Kohlehydrate wie Keratansulfat beteiligt ist, entwickeln Patienten mit GM1-Gangliosidase auch klinische Zeichen einer **Mukopolysaccharidose**.

Sowohl für die GM1- als auch für die GM2-Gangliosidose existieren **mildere Formen** mit späterem Krankheitsbeginn und längerem Krankheitsverlauf wie
- **juvenile GM1-Gangliosidose** (Krankheitsbeginn mit 1 – 2 Jahren),
- **adulte GM1-Gangliosidose**,
- **juvenile GM2-Gangliosidose** (Krankheitsbeginn zwischen 2 und 6 Jahren),
- **adulte Formen der GM2-Gangliosidose.**

Die adulten Formen der GM2-Gangliosidose können im klinischen Verlauf einer **Friedreich-Ataxie**, einer **spinozerebellären Ataxie**, einer **spinalen Muskelatrophie** oder einer **amyothrophen Lateralsklerose** entsprechen.

Mukopolysaccharidose I H/S (MPS I H/S)

Der Prototyp einer **Glycosaminoglycan-Abbaustörung** wird durch Mangel der lysosomalen **α-L-Iduronidase** verursacht. Abhängig von der enzymatischen Restaktivität kommt es zur Ausprägung des schweren **Hurler-**, des intermediären **Hurler-Scheie-** oder des **Scheie-Phänotyps**.

Klinische Befunde. Zum klinischen Bild des Hurler-Syndroms (MPS I H) gehören vergröberte Gesichtszüge, Corneatrübung, Hepatosplenomegalie, Hernien, Dysostosis multiplex und eine geistige Retardierung. Das klinische Bild entwickelt sich in den ersten Lebensjahren.

Weitere lysosomale Speicherkrankheiten
Weitere lysosomale Speicherkrankheiten, die neben einem vorwiegenden Befall viszeraler Organe, insbesondere bei den schweren Formen, auch eine neurologische Beteiligung aufweisen können, sind die Niemann-Pick-Erkrankung Typ A, die durch einen Mangel an lysosomaler Sphingomyelinase bedingt ist und die Gaucher-Erkrankung, der ein Mangel an Glucocerebrosidase zugrunde liegt.

Multiple Enzymdefekte und Biogenesestörungen
Einige Stoffwechselstörungen beruhen darauf, dass ein übergeordnetes Gen betroffen ist. Als Folge kommt es zu **multiplen Enzymdefizienzen**.

Multiple Sulfatase-Defizienz (MSD)
Die multiple Sulfatase-Defizienz wird durch Mutationen im *SUMF1*-Gen (Sulfatase-modifying Factor1-Gene) verursacht. Durch den Defekt ist die co- bzw. posttranslationale **Modifizierung** von mindestens 7 Sulfatasen betroffen. Durch das Enzym SUMF1 wird ein Cystein, das bei allen bekannten Sulfatasen konserviert ist, zu **2-Amino-3-Oxoproprionsäure** umgewandelt.

Da diese Modifizierung Voraussetzung für die Aktivität der Sulfatasen ist, bewirkt das Fehlen der Aktivität von SUMF1, dass alle Sulfatasen inaktiv sind.

Klinische Befunde. Da bei der MSD nicht nur die Arylsulfatase A inaktiv ist, sondern auch andere Arylsulfatasen, führen die Enzymdefekte zu einer Kombination klinischer Zeichen der metachromatischen Leukodystrophie und von Mukopolysaccharidosen.

I-Cell-Disease
Der I-Cell-Disease oder **Mukolipidose Typ II** liegen Mutationen im Gen für die β-Untereinheit des lysosomalen Enzyms **N-Acetylglucosamin-1-Phosphotransferase** (= GlcNAc-Phosphotransferase) vor. Dieses Enzym ist für die Phosphorylierung von Mannose-Resten lysosomaler Enzyme im ER zuständig. Durch die fehlende Enzymaktivität ist der gerichtete Transport der Hydrolasen zu den Lysosomen gestört.

Klinische Befunde. In den Lysosomen fehlen multiple Hydrolasen, und es resultiert der Phänotyp einer lysosomalen Speicherkrankheit (**Pseudo-Hurler-Phänotyp**).

Zellweger-Syndrom

> Das Zellweger-Syndrom beruht auf Mutationen in verschiedenen Genen, die an der Biogenese von **Peroxisomen** beteiligt sind und als **Peroxine** (*PEX1*, *PEX2*, etc.) bezeichnet werden. Es handelt sich also um eine Biogenese-Störung der Peroxisomen.

Peroxisomen fehlen in den Zellen der Patienten mit Zellweger-Syndrom bzw. sind nur als sogenannte Peroxisomen-„Ghosts", d. h. Peroxisomen-Membranen ohne Matrixenzyme, vorhanden. Dadurch kommt es zum Ausfall biochemischer Reaktionen, die in Peroxisomen ablaufen. Peroxisomen enthalten über 40 verschiedene Enyzme. Das Leitenzym der Peroxisomen, die Katalase, ist bei Zellweger-Patienten zwar vorhanden, verhält sich aber wie ein zytosolisches Enzym.

Klinische Befunde. Das Zellweger-Syndrom (Cerebro-hepato-renales-Syndrom) ist durch eine charakteristische Kombination von Dysmorphien und **Fehlbildungen** charakterisiert. Hierzu gehören charakteristische kraniofaziale Auffälligkeiten wie Hypertelorismus, Epicanthus und eine hohe breite Stirn und kleine Ohren sowie polyzystische Nieren, Fehlbildungen der intrahepatischen Gallengänge und Hirnfehlbildungen. Zusätzliche Fehlbildungen können vorhanden sein.

Das Zellweger-Syndrom ist die schwerste Ausprägung einer Peroxisomen-Biogenese-Störung. Peroxisomen-Biogenese-Störungen werden heute in **4 Klassen** eingeteilt. Drei davon, das **Zellweger-Syndrom**, die neonatale **Adrenoleukodystrophie** und die infantile **Refsum-Erkrankung** bilden ein Kontinuum überlappender biochemischer und klinischer Eigenschaften und werden als **Zellweger-Syndrom-Spektrum** bezeichnet. Die vierte, die **rhizomele Chondrodysplasia punctata**, hat einen distinkt unterschiedlichen Phänotyp und wird fast immer durch Mutationen im Gen für **Peroxin-7** (*PEX7*) verursacht.

Störungen des Cholesterol-Metabolismus

> Störungen im Stoffwechsel des gleichen Metaboliten können zu völlig **unterschiedlichen Krankheitsbildern** führen. Dies liegt daran, dass verschiedene Bereiche des Metabolismus wie Biosynthese, Transport, Abbau und Elimination betroffen sein können.

Es können sowohl erhöhte als auch erniedrigte Konzentrationen des Metaboliten resultieren. Außerdem können auch Fehlverteilungen zwischen den Kompartimenten pathogenetisch relevant sein.

Ein gutes Beispiel ist der Stoffwechsel des Cholesterols. Cholesterol ist nicht nur am Aufbau der **Plasmamembran**, insbesondere deren Substrukturierung in Mikrodomänen (Rafts), beteiligt, sondern hat weitere wichtige Funktionen, u. a. als Vorstufe für **Steroidhormone**. Je nachdem, welcher Bereich des Metabolismus betroffen ist, treten verschiedene Erkrankungen auf:

- Störungen in der **Aufnahme** von Cholesterol durch Zellen über den LDL-Rezeptor führen zur familiären Hypercholesterolämie (Abb. 5.**34**/1).
- Ein gestörter **Abbau** von aufgenommenen Cholesterolestern in Lysosomen aufgrund eines Mangels an lysosomaler saurer Cholesterinesterase zur Wolman-Erkrankung oder zur Cholesterinester-Speicherkrankheit (Abb. 5.**34**/2).
- Die Unfähigkeit, das Cholesterol von den Lysosomen zu anderen Zellorganellen zu **transportieren**, liegt die Niemann-Pick-Typ-C-Erkrankung zugrunde (Abb. 5.**34**/3).
- Fehler bei der **Ausschleusung** des Cholesterols aus Zellen durch den ABCA1-Transporter resultieren in der Tangier-Erkrankung oder High-Density-Lipoprotein-Defizienz (Abb. 5.**34**/5).
- Störungen in der **Post-Squalen-Biosynthese** (Abb. 5.**34** und Abb. 5.**35**) von Cholesterol führen zu schweren angeborenen Fehlbildungssyndromen (CHILD-Syndrom, Conradi-Hünermann-Happle-Syndrom, Smith-Lemli-Opitz-Syndrom).

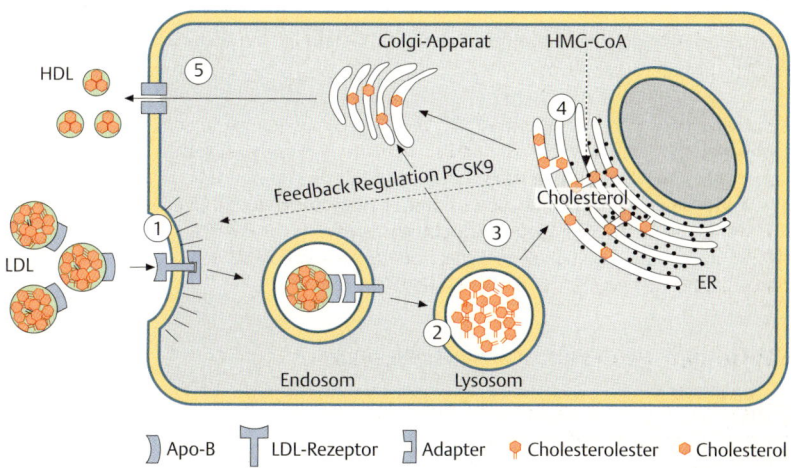

Abb. 5.**34 Genetische Störungen des Cholesterol-Metabolismus.** 1: Aufnahme über den LDL-Rezeptor. 2: Cholesterolesterabbau in den Lysosomen. 3: Transport des Cholesterols aus den Lysosomen zu anderen Zellorganellen. 4: Cholesterolbiosynthese. 5: Ausschleusung als HDL.

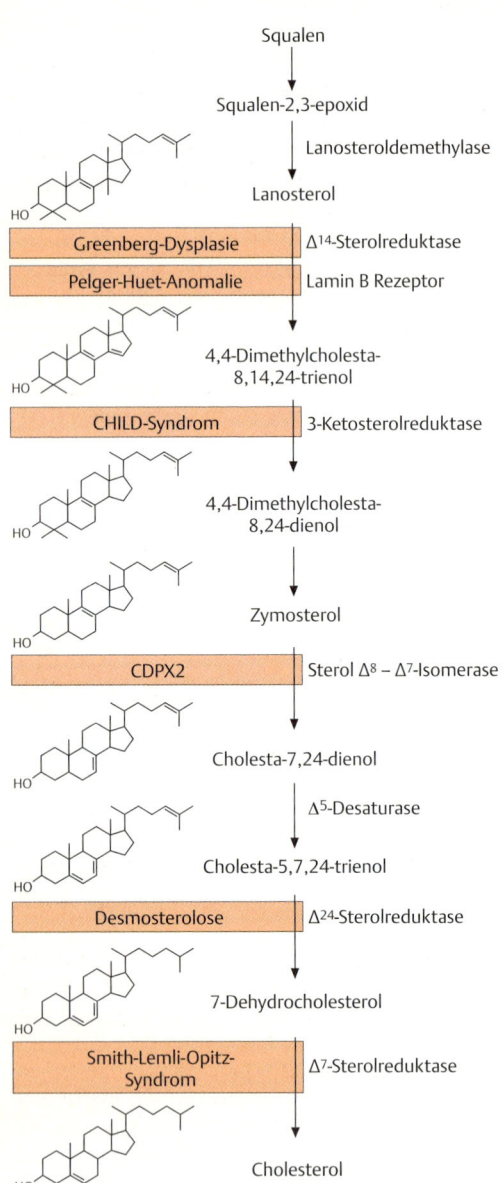

Squalen

↓

Squalen-2,3-epoxid

Lanosteroldemethylase

Lanosterol

| Greenberg-Dysplasie | Δ14-Sterolreduktase |
| Pelger-Huet-Anomalie | Lamin B Rezeptor |

4,4-Dimethylcholesta-8,14,24-trienol

| CHILD-Syndrom | 3-Ketosterolreduktase |

4,4-Dimethylcholesta-8,24-dienol

↓

Zymosterol

| CDPX2 | Sterol Δ8 – Δ7-Isomerase |

Cholesta-7,24-dienol

Δ5-Desaturase

Cholesta-5,7,24-trienol

| Desmosterolose | Δ24-Sterolreduktase |

7-Dehydrocholesterol

| Smith-Lemli-Opitz-Syndrom | Δ7-Sterolreduktase |

Cholesterol

Abb. 5.**35 Genetische Defekte der Post-Squalen-Sterol-Biosynthese.** CDPX2: X-chromosomale Chondrodysplasia punctata Typ 2 Conradi-Hünermann-Happle.

Niemann-Pick-Typ-C (NPC)

Der Niemann-Pick-Typ-C ist eine autosomal rezessive Erkrankung des intrazellulären **Cholesterol-Transports**, die durch Mutation im *NPC 1*-Gen verursacht wird. Exogene Cholesterolester können zwar in den Lysosomen zu Cholesterol und Fettsäuren gespalten werden, der Weitertransport des Cholesterols zu anderen Zellkompartimenten (Plasmamembran, Golgiapparat, ER) ist aber gestört, und es findet auch keine Wiederveresterung durch das Enzym ACAT statt.

5

Die genauen intrazellulären Routen des Cholesteroltransports sind noch nicht geklärt, jedoch zeigen die Untersuchungen der Niemann-Pick-Typ-C-Erkrankung, dass das Produkt des *NPC 1*-Gens eine entscheidende Rolle für den geregelten Transport spielt.

Es kommt zur Speicherung von freiem Cholesterol in den Lysosomen. Daneben kommt es auch zu einer Akkumulation von Sphingomyelin, Phospholipiden und Glykolipiden.

Klinische Befunde. Klinisch ist die NPC heterogen. Die meisten Patienten zeigen eine progressive neurologische Erkrankung. Der klassische Phänotyp ist durch variable Ausprägung einer Hepatosplenomegalie, Ophthalmoplegie, progressive Ataxie, Dystonie und Demenz charakterisiert.

Smith-Lemli-Opitz-Syndrom (SLOS)

Das Smith-Lemli-Opitz-Syndrom ist der Prototyp eines durch eine Stoffwechselstörung verursachten Fehlbildungssyndroms.
Ursache des SLOS sind Mutationen im Gen für **Delta-7-Sterolreduktase** (*DHCR7*). Dieses Enzym katalysiert den letzten Schritt der Cholesterolbiosynthese (Abb. 5.**34**). Das SLOS wird **autosomal rezessiv** vererbt. Bei Homozygoten und Compound-Heterozytogen resultieren extrem erniedrigte Cholesterolkonzentrationen. Hierdurch kommt es zu einer Störung des Entwicklungssignalweges von **Sonic Hedgehog** (SHH).

Das Signalmolekül SHH muss kovalent durch Cholesterol modifiziert werden, um in der Signaltransduktionskaskade an seinen Rezeptor PATCHED zu binden. SHH ist an der Morphogenese und Organogenese verschiedener Organe beteiligt.

Das SLOS tritt fast ausschließlich bei **europäischen Bevölkerungen** und im **Nahen Osten** auf. Es liefert ein gutes Beispiel für populationsspezifische Mutationsspektren.

Klinische Befunde. Der klinische Phänotyp ist extrem variabel und kann Gehirnfehlbildungen (Holoprosenzephalie), Nierenfehlbildungen bis zur beidseitigen Nierenagenesie, Herzfehler, Lungenhypoplasie, Genitalfehlbildungen bei männ-

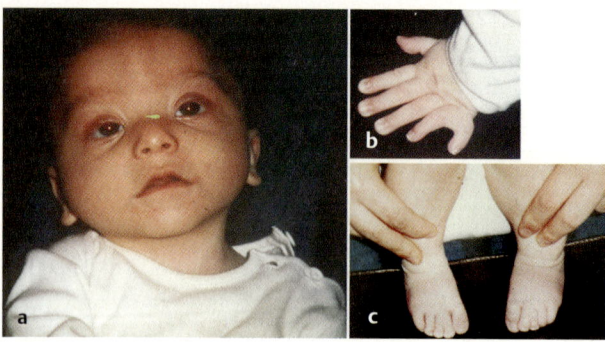

Abb. 5.**36 Kind mit Smith-Lemli-Opitz-Syndrom. a** Typische Fazies. **b** Polydaktylie. **c** 2/3-Zehen-Syndaktylie.

lichem Geschlecht, Polydaktylie und Lippen-Kiefer-Gaumenspalten einschließen. Praktisch alle Patienten haben eine meist schwere geistige Retardierung und eine 2/3-Zehen-Syndaktylie (Abb. 5.**36**).

Familiäre Hypercholesterinämie

Die **autosomal dominante Hypercholesterinämie (ADH)** gehört weltweit zu den häufigsten Stoffwechselstörungen mit einer geschätzten globalen **Inzidenz von 1:500**. Einige Populationen wie südafrikanische Buren (1:71) und Franko-Kanadier (1:120) weisen noch deutlich höhere Frequenzen auf. Verursacht wird die klassische Form der ADH bei über 80 % der Patienten durch Mutation im **LDL-Rezeptor-Gen**.

Mit über 800 beschriebenen Mutationen besteht eine sehr große allelische Heterogenität.

Für viele Populationen wurden im Rahmen des sogenannten **MEDPED**(**M**ake **E**arly **D**iagnosis to **P**revent **E**arly **D**isease)-Projektes die Mutationsspektren bestimmt. Nur in wenigen genetisch homogenen Bevölkerungen wie bei den Finnen, Isländern, Buren und Franko-Kanadiern können die meisten Patienten durch eine von wenigen Mutationen erfasst werden. In den meisten heterogenen Populationen ist das Mutationsspektrum breit, und es existieren viele private Mutationen, d. h. Mutationen, die nur in einer Familie bekannt sind. Strategien zur molekularen Diagnostik der ADH sind daher aufwändig (das *LDLR*-Gen besteht aus 19 Exons) und setzen die Kenntnis populationsspezifischer Mutationsspektren voraus.

Klinische Befunde. Die ADH ist durch eine meist ausgeprägte LDL-Erhöhung charakterisiert, die von Geburt an besteht und schon im Nabelschnurblut nachweisbar ist. Patienten mit ADH können einen frühzeitigen Arcus corneae, Xanthelasmen und Xanthome der Strecksehnen, insbesondere an Fingern und Achillesseh-

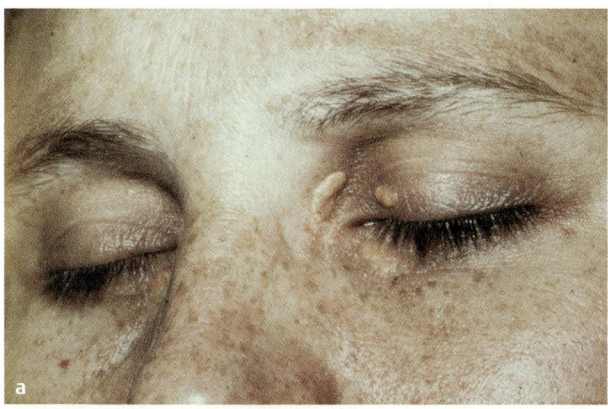

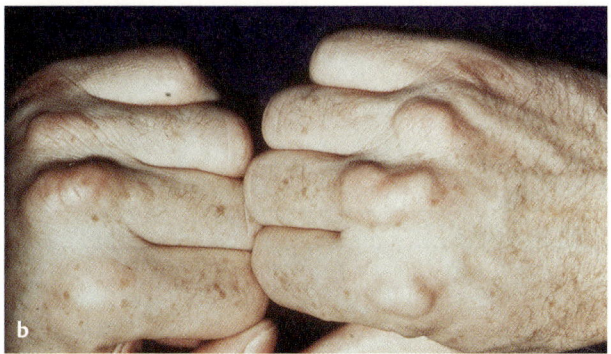

Abb. 5.**37 Patient mit autosomal dominanter familiärer Hypercholesterolämie. a** Xanthelasmen. **b** Xanthome der Strecksehnen.

ne, entwickeln (Abb. 5.**37**). Die gefürchtetste Komplikation ist der frühzeitige **Myokardinfarkt**. Das mittlere Alter bei erstem Herzinfarkt beträgt bei Männern mit ADH ca. 45 Jahre, bei Frauen liegt es 10 Jahre höher. Viele Patienten bleiben aber bis ins hohe Alter symptomfrei.

Homozygote familiäre Hypercholesterolämie. Aufgrund der Häufigkeit der ADH kann es zum Auftreten homozygot betroffener Kinder kommen, wenn beide Eltern heterozygot für einen LDL-Rezeptor-Defekt sind (Tab. 5.**21**). Die erwartete Häufigkeit beträgt ca. 1:1 000 000. Homozygote entwickeln schon im frühesten Kindesalter eine extreme Hypercholesterinämie mit Werten bis zu 1000 mg/dl, eine massive Xanthomatose, eine ausgeprägte Arteriosklerose, und sie erleiden häufig multiple Herzinfarkte, im Extremfall schon im Säuglingsalter.

Tab. 5.**21** Störungen des Cholesterol-Metabolismus und ihre Ursachen

Form	Erbgang/Ursache	Gene/Allele
Hypercholesterinämien		
autosomal dominanten familiäre Hypercholesterinämie	autosomal dominant	*LDLR* *APOB* *PCSK9*
autosomal rezessive familiäre Hypercholesterinämie	autosomal rezessiv	*ARH*
polygene Hypercholesterinämie	multifaktoriell heterogen	*APOE4/4*
Hypertriglyceridämien		
Hyperchylomicronämie (Hyperlipidämie Typ I)	autosomal rezessiv	*LPL* *APOC 2*
familiäre Hypertriglyceridämie	multifaktoriell heterogen	*APOA5* *LIP1* *RP1*
gemischte Hyperlipidämien		
familiäre kombinierte Hyperlipidämie	multifaktoriell heterogen	*USF1*
Hyperlipoproteinämie Typ III	autosomal rezessiv, autosomal dominant, multifaktoriell	*APOE* *APOE* *APOE2/2*
Hypo- und Dyslipidämien		
primäre Dysbetalipoproteinämie	autosomal rezessiv	*APOE2/2*
Hypobetalipoproteinämie	autosomal dominant	*APOB* *PCSK9*
Abetalipoproteinämie	autosomal rezessiv	*MTP*
Tangier-Erkrankung	autosomal rezessiv	*ABCA1*
Lecithin-Cholesterol-Acyltransferase-Mangel	autosomal rezessiv	*LCAT*
Fish-Eye-Erkrankung	autosomal rezessiv	*APOA1*
Hyperalphalipoproteinämie	autosomal rezessiv	*CETP*
Chylomicron-Retention-Disease (CMRD)/ Anderson-Erkrankung	autosomal rezessiv	*SAR1B*
Chylomicron-Retention-Disease/ Marinesco-Sjörgen-Syndrom	autosomal rezessiv	*SAR1B*

Die bahnbrechenden brillanten Untersuchungen durch J. Goldstein und M. Brown an Fibroblasten von Homozygoten für die familiäre Hypercholesterinämie haben nicht nur zur Aufklärung des zugrunde liegenden LDL-Rezeptor-Defektes geführt, sondern darüber hinaus grundlegende Erkenntnisse zum Mechanismus der rezeptorvermittelten Endozytose, zum

Verständnis der Regulation der Cholesterolhomöostase und zur Entwicklung der Statinthe-rapie beigetragen. Sie zeigen beispielhaft, dass Grundlagenforschung an einer seltenen genetischen Erkrankung, die nur einen von einer Millionen Menschen betrifft, zu Erkennt-nissen führen können, die für Millionen von Menschen von Nutzen sind.

Locus-Heterogenität der familiären Hypercholesterinämie. Eine ADH kann nicht nur durch LDL-Rezeptor-Mutationen, sondern auch durch Mutation in Genen verursacht werden, die für andere Komponenten des Cholesterolaufnahme-mechanismus durch Zellen kodieren. Mutationen in **Apolipoprotein B**, einem Bestandteil von LDL und Liganden für den LDL-Rezeptor, der für die rezeptor-vermittelte Aufnahme von LDL verantwortlich ist, können ebenfalls zur ADH führen. Auch Mutationen in der Proprotein-Konvertase Subtilisin/Kexin Typ 9 (**PCSK9**) können zu einer ADH führen, vermutlich durch einen vermehrten Abbau des LDL-Rezeptors. Schließlich können Mutationen im Gen für ein intra-zelluläres Adapterprotein (**ARH**) zu einer autosomal rezessiven familiären Hyper-cholesterinämie führen (Tab. 5.**21**).

5.9.3   Übergänge zwischen monogenen und multifaktoriellen Stoffwechselstörungen

Bei einigen Stoffwechselstörungen ist die Penetranz des hauptverantwortlichen Gens stark herabgesetzt bzw. die Ursache ist multifaktoriell, obwohl ein Hauptgen bzw. eine Hauptvariante vorhanden ist. Die Übergänge sind hier fließend. Beispiele sind die häufigste Form der Typ III Hyperlipidämie und die hereditäre Hämo-chromatose.

Dysbetalipoproteinämie und Typ-III-Hyperlipidämie

Primäre Dysbetalipoproteinämie. Etwa 1 % der mitteleuropäischen Bevölkerung sind homozygot für *APOE2*, was in einer defekten APOE-vermittelten Endozytose von Lipoproteinen resultiert. Die Betroffenen haben paradoxerweise erniedrigte Cholesterolkonzentrationen im Vergleich zum Bevölkerungsdurchschnitt (ca. 40 mg/dl niedriger), es findet sich jedoch ein abnormes Profil der Plasmalipopro-teine. Es ist gekennzeichnet durch das Auftreten von **Chylomikronen-** und **VLDL-Abbauprodukten** und durch einen niedrigen LDL-Spiegel. Bei der Dysbetalipopro-teinämie handelt es sich um eine häufige autosomal rezessiv vererbte Stoffwechsel-variante, die **keinen Krankheitswert** zu haben scheint.

Typ III Hyperlipidämie. Etwa einer von zwanzig *APOE2*-Homozygoten entwickelt eine ausgeprägte Typ III Hyperlipidämie mit massiv erhöhten Cholesterol- und Triglyceridkonzentrationen und Fehlverteilung der Lipoproteine wie bei der pri-mären Dysbetalipoproteinämie. Ein Teil der Patienten mit Typ III Hyperlipidämie

5

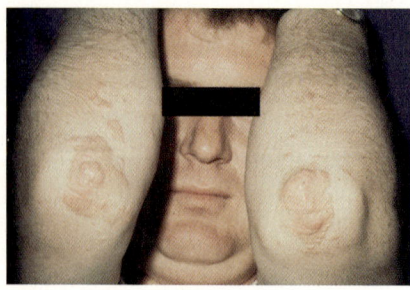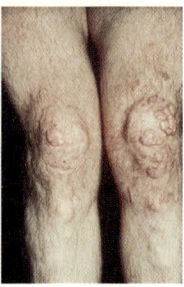

Abb. 5.**38 Patient mit Typ-III-Hyperlipidämie.** Es fallen Übergewicht und tuberöse Xantho-me an Ellbogen und Knien auf.

entwickelt **Xanthome** der Handinnenlinien (palmare Xanthome) und tuberöse Xanthome an Ellbogen und Knien (Abb. 5.37 und Abb. 5.38), wie bei der familiären Hypercholesterinämie. Die Patienten sind meist übergewichtig und bei vielen besteht eine **Glucoseintoleranz.** Es besteht ein hohes Risiko für periphere Arteriosklerose und koronare Herzkrankheit.

Eine Typ-III-Hyperlipidämie wird bei *APOE2*-Homozygoten durch das gleichzeitige Vorhandensein von Genen/Genvarianten und/oder Umweltfaktoren, die für sich zur Hyperlipidämie führen, hervorgerufen. Es kann aufgrund der hohen Frequenz des E2-Allels (0,12) zur pseudodominanten Weitergabe der Typ-III-Hyperlipidämie kommen. Das relativ gute Ansprechen vieler Patienten mit Typ-III-Hyperlipidämie auf Diät weist auf die Bedeutung der Umwelt hin. Letztlich handelt es sich bei der Typ-III-Hyperlipidämie um eine multifaktorielle Stoffwechselstörung mit einer autosomal rezessiven Prädisposition und einer Häufigkeit von etwa 1:2000.

Allelische Varianten des *APOE* können zu dominanten, rezessiven oder multifaktoriellen Formen einer Typ-III-Hyperlipidämie führen (Tab. 5.21) und zu Hypercholesterinämie und Alzheimer Erkrankung prädisponieren (*APOE4*). Allelische Varianten des *APOE* gehören damit zu den wichtigsten mit häufigen Stoffwechselstörungen und metabolisch bedingten Erkrankungen assoziierten Faktoren.

Hereditäre Hämochromatose

Die hereditäre Hämochromatose ist eine behandelbare Störung des **Eisenstoffwechsels**, die durch Mutationen im **HFE-Gen** auf Chromosom 6p21.3 hervorgerufen wird. Die meisten Patienten (ca. 85 %) sind homozygot für die Mutation p. 282Cys>Tyr oder compound-heterozygot p. 282Cys>Tyr/p. 63His>Asp. Die Inzidenz von Heterozygoten für ein HFE-Allel beträgt in weißen Bevölkerungen bis über 10%, die erwartete Homozygotenhäufigkeit liegt bei ca. 2 – 3:1000.

Die Frequenz der p. 282Cys>Tyr-Mutation beträgt 14% in Irland, 6,88% bei gälischen Bevölkerungen in Großbritannien und Frankreich, 6% bei Skandinaviern, 2,5% bei Südeuropäern und 1,8% bei Russen. Dies wird als Hinweis auf einen keltischen Ursprung der Mutation interpretiert. Die häufige p. 282Cys>Tyr-Mutation ist wahrscheinlich auf einem einzigen Chromosom (Haplotyp) entstanden und hat sich durch einen **Founder-Effekt** (s. S. 345) und **Migration** ausgebreitet. Das heutige Verteilungsmuster und Altersschätzungen sprechen dafür, dass die p. 282Cys>Tyr-Mutation vor ca. 60 – 70 Generationen in Südskandinavien aufgetreten ist und sich mit den Wikingern verbreitet hat (**Wikinger-Hypothese**).

Die klassische Hämochromatose wird **autosomal rezessiv** vererbt. Aufgrund der hohen Heterozygotenfrequenz (s. o.) kommt es aber häufig zu **Pseudodominanz** und die Penetranz der *HFE*-Mutationen ist inkomplett (bei Männern höher als bei Frauen). Daher folgen HFE-Stammbäume nur selten eindeutig den Mendel-Regeln.

Die p. 282Cys>Tyr-Mutation führt dazu, dass das HFE-Protein nicht mehr an β-Mikroglobulin bindet. HFE-p. 282Cys>Tyr wird im ER und im mittleren Golgi-Apparat zurückgehalten, vermehrt degradiert und gelangt daher nicht an die Zelloberfläche. Hierdurch kommt es zu einer defekten Regulation der Eisenhomöostase über bisher nicht eindeutig geklärte Mechanismen. Das Resultat ist jedenfalls eine **Eisenüberladung** von Leber- und anderen Zellen mit der sich daraus ergebenden Zellschädigung.

Klinische Befunde. Zum klinischen Vollbild der Hämochromatose gehören Hepatomegalie, Leberzirrhose, Diabetes mellitus, hypermelanotische Hautpigmentierung (Bronze-Diabetes), Hypogonadismus, Arthropathien und Kardiomyopathie mit Herzversagen. Laborparameter einer HFE sind eine erhöhte Transferrinsättigung, erhöhtes Serum-Ferritin, erhöhter Eisengehalt der Leber und erhöhte Serum-Transaminasen.

5.9.4 Multifaktorielle Stoffwechselstörungen und quantitative Merkmale

Monogene Stoffwechselstörungen können die Extremphänotypen eines quantitativen Merkmals darstellen.

Tab. 5.**21** zeigt, dass Mutationen in **verschiedenen Genen** zu stark erhöhten (z. B. familiäre Hypercholesterinämie) oder stark erniedrigten (z. B. familiäre Hypobetalipoproteinämie) Cholesterinkonzentrationen führen können. Aber auch die **gleiche Genvariante** (E2 im *APOE*-Gen) kann kontextabhängig zu erniedrigten oder erhöhten Cholesterolkonzentrationen führen.

Weiterhin können an einem Genort Allele vorkommen, die mit einem Spektrum unterschiedlicher Konzentrationen einhergehen.

Mutationen in **PCSK9** können mit erhöhten LDL-Cholesterol- (**familiäre Hypercholesterinämie**) und erniedrigtem LDL-Cholesterol-Werten einhergehen. Ein Spektrum von PCSK9-Allelen mit unterschiedlichen Effekten auf die Plasma LDL-Cholesterol-Konzentration trägt zur Varianz der LDL-Cholesterol-Konzentration in der Bevölkerung bei.

5

> Die wichtigsten multifaktoriellen Stoffwechselstörungen sind die **Adipositas**, der **Typ-II-Diabetes** und die **Hypercholesterolämie** (s. S. 332). Es handelt sich um quantitative Merkmale von großer gesundheitspolitischer Bedeutung, da sie mit einer hohen Morbidität und Mortalität assoziiert sind.

Eine große Zahl von Genloci und Kandidatengene für diese Störungen wurde bereits identifiziert (zu den Strategien s. Kap. 4.3, S. 357). Die meisten dieser Suszeptibilitätsgene/-loci tragen nur ein geringes Risiko für eine Erkrankung bei, und viele wurden nicht bestätigt.

Als Suszeptibilitätsgene für **Typ-II-Diabetes** wurden **Calpain 10** und das Gen für den Transkriptionsfaktor **TCF7L 2** identifiziert. Das Genprodukt von TCF7L 2 scheint an der Homöostase der Blutglucosespiegel beteiligt zu sein, und Homozygote für das Risikoallel haben ein relatives Risiko von 2,4 für Typ-II-Diabetes. Von praktischer Relevanz im Sinne von Diagnostik, Differenzialdiagnostik oder Prädiktion ist die Kenntnis dieser Varianten derzeit nicht. Der Typ-II-Diabetes resultiert bei ca. 95 % der Patienten aus einem Zusammenspiel zwischen **Suszeptibilitätsgenen** und **nicht genetischen Faktoren**, zu denen vor allem eine hochkalorische Ernährung und Mangel an körperlicher Aktivität gehören. Eine Sonderform des Diabetes ist eine juvenile Form, die als **M**aturity **O**nset **D**iabetes of the **Y**oung (**MODY**) bezeichnet und autosomal dominant vererbt wird. Sie ist genetisch heterogen. Molekular, d. h. auf der Basis der betroffenen Gene, werden die Typen MODY 1 – 6 unterschieden, die sich teilweise auch klinisch unterscheiden.

Seltene monogene Formen der **Adipositas** können durch Mutation im Leptin-Gen, Leptin-Rezeptor-Gen, Uncoupling-Protein(UCP-)3, Prohormon-Convertase-1-Gen, Propiomelanocortin-Gen und im Gen für den Melanocortin-4-Rezeptor verursacht werden. Eine Vielzahl genetischer Syndrome gehen mit Adipositas einher. Bei der überwiegenden Zahl der Patienten mit Adipositas ist diese multifaktoriell bedingt.

5.10   Pharmakogenetik

J.T. Epplen

5.10.1   Pharmakogenomik und Pharmakogenetik

Definitionen und Abgrenzungen

Die **Pharmakogenomik** umfasst die Erforschung und Entwicklung von neuen Wirkstoffen und fragt nach den komplexen **Wechselwirkungen** zwischen Wirkstoffen und Genen bzw. Genprodukten.
Im Unterschied zur Pharmakogenomik beschreibt die **Pharmakogenetik** die individuellen genetischen Variationen und deren Einfluss auf die **Wirksamkeit** und **Nebenwirkungen** von Arzneimitteln.

Tab. 5.**22** gibt eine Übersicht über die Unterschiede zwischen Pharmakogenomik und Pharmakogenetik hinsichtlich Fragestellung, medizinischen Zielen, Forschungsansätzen und Aufgaben.

Individuelle Medikamentenwirkung. Auswirkungen eines Medikaments auf den individuellen Organismus ergeben sich aus:

- dem Zusammenwirken von **Aufnahme**, **Verteilung**, **Verstoffwechslung** bzw. Biotransformation,
- der **Ausscheidung** (Pharmakokinetik) und
- der **Wirkung** (Pharmakodynamik) der applizierten Substanz.

Interindividuelle Unterschiede in diesen Parametern wiederum beruhen auf den Wechselwirkungen verschiedener individueller und ethnischer (auch kultureller) Faktoren. Diese Faktoren können systematisch unterteilt werden in extrinsische und intrinsische Einflüsse. **Extrinsische** Einflüsse sind:

- Klima,
- Ernährung,
- Schadstoffbelastung,
- Komedikation,
- Stress,
- Kultur,
- Bildung etc.
  Intrinsische Einflüsse sind:
- pathologische Bedingungen (jeweilige Erkrankung) sowie
- physiologische Bedingungen (genetischer Hintergrund, Alter etc.).

Alle diese Faktoren können die Wirksamkeit eines Medikaments sowie das Auftreten von Nebenwirkungen von Patient zu Patient unterschiedlich beeinflussen.

Durch medikamentöse Therapien entstehen erhebliche gesundheitliche Schäden. Mehrere hunderttausend Patienten in Deutschland leiden an unerwünschten Arzneimittel-Wirkungen (UAW). Bis zu 25 000 Tote werden aufgrund von UAW jährlich für Deutschland befürchtet. ■

Aufgaben

Sowohl Pharmakogenetik als auch Pharmakogenomik bieten neue Möglichkeiten zur **Zielstruktursuche** bei der Entwicklung von Medikamenten.

Tab. 5.**22** Pharmakogenomik und Pharmakogenetik: Begriffsunterscheidungen (modifiziert und vereinfacht nach Kroner und Lindpaintner, 2001)

Pharmakogenomik	Pharmakogenetik
Definition	
Umfasst die Erforschung der Wechselwirkungen von neuen Wirkstoffen mit der Gesamtheit aller Gene im Erbgut.	Beschreibt die interindividuellen genetischen Variationen und deren Einfluss auf die Wirksamkeit und Nebenwirkungen von Arzneimitteln, vor allem in der klinischen Praxis.
Fragestellung	
Welche Gene/Genprodukte werden vom Wirkstoff (regulatorisch) beeinflusst?	Gibt es interindividuelle Variationen (in der Regulation) eines oder mehrerer Gene durch Pharmaka?
medizinische Ziele	
Entwicklung *eines* Wirkstoffs für viele Patienten/Genome	Spezifische Ausrichtung auf den individuellen Patienten und dessen Krankheit
Forschungsansätze	
Wirkstoffauswahl, Arzneimittelentdeckung	Entwicklung einheitlicher Wirkstoffprofile für viele Patienten
Strategiefokus	
Unterschiede zwischen Wirkstoffen	Unterschiede zwischen Patienten
Aufgaben	
Systematische Untersuchungen der differenziellen Einflüsse von Wirkstoffen auf die Expression des einzelnen Gens im Genom	Untersuchungen der differenziellen Wirkungen eines Medikaments bei verschiedenen Patienten, abhängig vom sog. genetischen Hintergrund, der für die molekulare Pathologie der Erkrankung bzw. den Wirkmechanismus des Medikaments mitentscheidend ist (Sequenzvariationen, Expression)

Damit sind nicht mehr nur die **Proteine** Zielmoleküle (Targets) therapeutischer Interventionen. Auch die **DNA** und **RNA** werden zunehmend zu Zielmolekülen und als Arzneimittel eingesetzt.

Dadurch vervielfacht sich die Zahl der Targets um mehr als eine Größenordnung.

Auf dem Gebiet der **genetisch mitbestimmten Therapie** sind neue Ansätze in der Entwicklung von Medikamenten entstanden. Neben der Abklärung von **Wechselwirkungsprozessen** auf zellulärer Ebene werden auch **genetische Störungen** sowie Mechanismen der **Genexpression** klinisch-pharmakologisch erforscht. Mehr als 100 Gentechnologieprodukte werden inzwischen vermarktet, mehrere tausend befinden sich in klinischen Studien bzw. werden vorklinisch bearbeitet. Insgesamt erhofft man sich von der pharmakogenetisch orientierten Forschung die Verfügbarkeit wirksamerer und gefahrloserer Medikamente.

Pharmakogenetik verspricht:

- bessere Medikamente für **Subgruppen** von Patienten sowie Medikamente für **alle** Subgruppen,
- verbesserte **Sicherheit** bei neuen Medikamenten,
- verbesserte **Wirksamkeit** neuer Medikamente in der Entwicklung,
- **Einschränkung von Fehltherapien** und **Vermeidung von Schäden**,
- bessere **Präventivmedizin**,
- Gesundheitserhaltungsdenken statt Reparaturmedizin.

Dabei darf man sich jedoch nicht der Illusion hingeben, dass es zukünftig für jeden Patienten das optimale Medikament geben wird. Auch die Gefahren der **genetischen Diskriminierung** darf man nicht unterschätzen und muss bedenken, dass pharmakogenetische Anwendungen **sehr hohe Kosten** verursachen.

Beispiel: Therapie der CML. Die **Philadelphia-Chromosom-positive-chronisch-myeloische Leukämie** (CLM) wird durch ein Fusionsprotein **BCR-abl** der Chromosomen 9 und 22 verursacht. Das Fusionsprotein fungiert als Transkriptionsfaktor in Form einer Tyrosinkinase und aktiviert die unkontrollierte Zellteilung (Abb. 5.**39 a**). Durch dreidimensionale Strukturanalyse des Fusionsproteins ist es gelungen, ein Molekül zu entwickeln, das spezifisch die Tyrosinkinase-Aktivität des BCR-abl-Fusionsproteins blockiert und so den Signalweg unterbricht (Abb. 5.**39 b**). Das Medikament (**Glivec** [**Imatinib**] von Novartis) zeigt sehr hohe Remissionsraten bei Patienten mit CML. Tyrosinkinase-Inhibitoren werden auch bei gastrointestinalen Tumoren verabreicht und bei fibrotischen Erkrankungen wie systemischer Sklerose erprobt. ■

Methodisch bedient sich die Pharmakogenetik zunehmend moderner **genetischer Diagnostik**. So kann man heute z. B. vor der Verordnung eines Medikaments

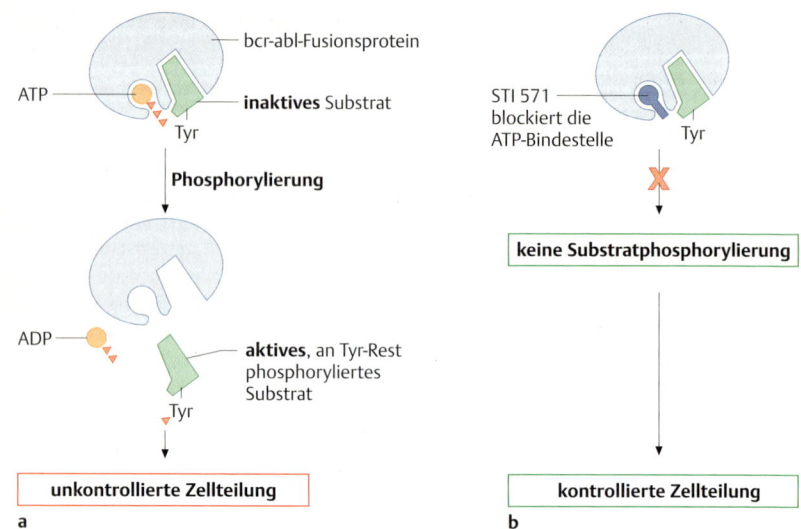

Abb. 5.**39 Pathologischer BCR-abl-Signalweg. a** Im aktiven Zentrum des BCR-abl-Moleküls wird normalerweise ein ATP-Molekül angelagert, in der Folge kommt es zur Phosphorylierung des Substrates und zur Aktivierung des Signalweges. **b** Therapieansatz. Durch das synthetisch entwickelte Molekül STI571 (Imatinib; Glivec) wird die Anlagerung des ATP blockiert und der Signalweg unterbrochen.

untersuchen, wie gut es voraussichtlich vom Patienten vertragen wird. Beispielsweise ist eine erhöhte 5FU-(5-Fluorouracil-)Toxizität im Rahmen der Behandlung von diversen Tumorerkrankungen mit Mutationen bzw. Variationen in den *DPYD*-, *TYMS*- und *MTHFR*-Genen assoziiert. Daher kann den betroffenen Patienten eine entsprechende prädiktive DNA-Analytik angeboten werden, um eine zunehmend personalisierte Therapie anzustreben.

5.10.2 Populationen und DNA-Profile in der pharmakogenetischen Forschung

Populationsgenetische Aspekte spielen in der Pharmakogenetik eine wichtige Rolle.

Moderne pharmakogenetische Strategien basieren auf umfangreichen **Biobanken**. Diese erlauben, den genetischen Hintergrund großer Populationen gesunder Kontrollpersonen mit einheitlich diagnostizierten Patientengruppen zu vergleichen. Im Zentrum der Forschung steht also zunächst eher die **genetische Variabilität** in der **Kohorte** als diejenige des einzelnen Probanden oder Patienten.

Als genetische Variationen kommen u. a. **Einzelnukleotid-Polymorphismen** (**SNPs**; Single-Nucleotide-Polymorphisms, s. S. 13) sowie Kopiezahlvariationen (Copy-number Variations, **CNV**, s. S. 15) zur Untersuchung. SNPs und CNVs können effizient mit Chip-Technologie in großem Umfang parallel untersucht werden (s. S. 130). Die jeweiligen Allele sind stets auch Repräsentanten genetischer Regionen, die mit dem Polymorphismus gekoppelt sind.

Mittlerweile können umfangreiche **DNA-Profile** für ganze Populationen effizient hergestellt werden. Als DNA-Profile bezeichnet man Zusammenstellungen von **vielen variablen Markern** für ein Individuum.

> Grundlage genetischer Profilerstellung ist die Charakterisierung von **Polymorphismen** innerhalb von Kohorten und die **statistische Korrelation** dieser genetischen Information mit einem Merkmal bzw. Phänotyp.

Diese statistischen Korrelationen erlauben schließlich auch **individuelle Vorhersagen** für jeden Einzelnen auf der Basis seines eigenen genetischen Profils: Korrelieren beispielsweise verschiedene genetische Polymorphismen mit unterschiedlichen Aktivitäten der Arzneimittelmetabolisierung, so kann man bei bekanntem genetischen Profil des Patienten statistisch vorhersagen, wie effizient das Medikament von ihm abgebaut werden wird.

5.10.3 Pathologische Reaktionen auf Medikamente

Unerwünschte Arzneimittel-Wirkungen (UAW) beeinträchtigen in erster Linie die Lebensqualität des Patienten, und sie verursachen **hohe Kosten** in der Gesundheitsversorgung. Sie
- sind die Ursache von 5 % aller Klinikeinweisungen,
- treten bei 10 – 20 % aller hospitalisierten Patienten auf und
- verursachen 0,1 % aller internistischen und 0,01 % aller chirurgischen Todesfälle.

> Die meisten UAW werden vermutlich durch die Variabilität jener Gene verursacht, die für **Enzyme der Arzneimittelmetabolisierung** kodieren.

Polymorphismen und Gendefekte in solchen Enzymen können folgende Effekte auf die Wirkungsweise von Medikamenten haben (Tab. 5.**23**):
- **UAW** bei üblicher Dosierung,
- **übermäßig** ausgeprägte **therapeutische Wirkung** bei üblicher Dosierung,
- geringe oder **keine Wirkung** bei üblicher Dosierung.

Tab. 5.**23** Beispiele biochemischer Defekte und Substanzen, deren Metabolisierung durch den Defekt gestört ist

Biochemischer Defekt	Substanz
Glukose-6-Phosphat-Dehydrogenasemangel (Favismus)	Sulfonamide, Antimalaria-Mittel
Uroporphyrinogen-Synthase-Defekt (akute intermittierende Porphyrie)	Barbiturate
Cholinesterase-Defekt	Suxamethonium
Maligne Hyperthermie, Central-Core-Disease	Halothan u. a.
N-Acetyltransferase-Polymorphismen (kann zu Blasenkrebs führen)	Isoniazid, Dapson
Bilirubin-UDP-Glucuronylsulfotransferase Defekte (Crigler-Najjar-Syndrom I + II)	Benzidin, Phenobarbital

„Langsame Acetylierer". Isoniazid war das erste wirksame Medikament gegen Tuberkulose. Erhöhte Blut- und Gewebespiegel rufen gehäuft unerwünschte Nebenwirkungen wie periphere Neuropathie oder selten Lupus-erythematodes-ähnliche Symptome hervor. Eine gute Verträglichkeit des Medikaments setzt also voraus, dass es zügig metabolisiert wird. Die Metabolisierung von Isoniazid wird durch seine **Acetylierungsrate** bestimmt. Das Enzym **N-Acetyltransferase-2 (NAT 2)**, für das es mehr als drei Dutzend Allele gibt, ist für die Acetylierung verantwortlich. Einige Menschen entwickeln als besonders „langsame" Acetylierer eine **Isoniazid-Unverträglichkeit** mit oben beschriebenen Symptomen. Erste Familienstudien belegten, dass diese Unverträglichkeit **autosomal rezessiv** vererbt wird. Die Inzidenz „langsamer Acetylierer"-Genotypen schwankt zwischen 5 und 95 % in verschiedenen Populationen. Andere Fremdsubstanzen wie **Sulfonamide**, **Hydralazin**, **Procainamid** und **chemische Karzinogene** werden in derselben Weise verstoffwechselt.

Alkoholintoleranz. Ein weiteres Beispiel für genetische Unterschiede in fremdstoffmetabolisierenden und -abbauenden Enzymen ist der „Defekt" der **Aldehyd-Dehydrogenase-2** (ALDH2). Einige asiatische Populationen weisen in hoher Frequenz Genotypen mit **erniedrigter ALDH2-Aktivität** auf, die bei Europäern selten ist. Offensichtliche Auswirkungen dieser Alkoholintoleranz bestehen im sogenannten **Acetaldehyd-Syndrom**. Es kommt zu Hautrötungen, Kopfschmerzen, Übelkeit und Kreislaufbeschwerden. Bereits geringe Äthanol-Mengen reichen aus, um unangenehme Alkoholfolgen auszulösen. ■

Maligne Hyperthermie

> Maligne Hyperthermie (MH) ist eine heterogene, seltene (1:10 000), pharmakogenetische Erkrankung, die in der Regel dem **autosomal dominanten** Erbgang folgt.

Grundsätzlich kann sie aber auch – aufgrund ihrer Heterogenität – anderen Erbgängen folgen. Ohne einschlägige **Familienanamnese** wird MH bei klinisch-neurologisch meist völlig unauffälligen Patienten erst unter Narkose erkannt.

> Hierbei reagiert die gesamte **Skelettmuskulatur** abnorm auf **halogenierte** Anästhetika und depolarisierende **Muskelrelaxanzien** (Trigger-Substanzen).

Während einer MH-Krise entgleist die normale Kontrolle des **Calcium-Stoffwechsels** in der Muskelzelle. Erhöhte Calcium-Konzentrationen stimulieren sämtliche energieverbrauchenden Prozesse in der quergestreiften Muskulatur und führen durch **erhöhten Blutdruck**, **Puls** und **Körpertemperatur** zur charakteristischen Stoffwechselentgleisung. Das klinische Bild kann von differenzialdiagnostisch schwierig einzuordnenden MH-Episoden bis zur fulminanten MH-Krise reichen. Eine frühzeitige Diagnose erfolgt dank Monitoring der Patienten mit Elektrokardiografie und Kapnografie.

Von den klassischen Formen der MH müssen klinisch ähnliche Verläufe abgerenzt werden, die im Rahmen von erblichen Muskelerkrankungen (z. B. **Muskeldystrophie Duchenne** oder **Myotone Dystrophie**) auftreten können. Die diagnostische Abklärung nach MH-verdächtigen Reaktionen erfolgt anhand **In-vitro-Muskelkontrakturtests** mittels Halothan und Koffein.

Central-Core-Disease

> Central-Core-Disease (CCD) ist eine hauptsächlich autosomal dominant vererbte, seltene **Muskelschwäche**, die häufig mit einer Disposition zur Malignen Hyperthermie einhergeht.

Die CCD macht ca. 15 % aller kongenitalen Myopathien aus. Klinisch finden sich ab der Geburt Muskelhypotonie (**Floppy Infant**), verzögerte motorische Entwicklung, Ptose, proximal betonte Paresen und belastungsabhängige Muskelkrämpfe. Skelettanomalien, Hüftgelenksdysplasien und Skoliose treten gehäuft auf, der Krankheitsverlauf ist langsam progredient. Ein Viertel der CCD-Patienten weist **MH-Symptomatik** bei Narkosen mit Trigger-Substanzen auf.

Pharmakogenetische Diagnostik für MH und CCD

MH und CCD sind genetisch heterogene Erkrankungen. Ein wichtiger Locus wurde für beide Krankheiten auf die Chromosomen-Region **19q12-13.2** eingegrenzt: Hier liegt das Gen für den muskulären **Ryanodinrezeptor** (*RYR1*), den Ca^{2+}-freisetzenden Kanal des sarkoplasmatischen Retikulums. Das Gen umfasst mit 106 Exons insgesamt 154 000 Nukleotide; das Protein beinhaltet 5032 Aminosäuren. Zahlreiche der > 100 pathogenen Mutationen für die **MH** wurden in Hot-spots der **N-terminalen Region** sowie in **zentralen Abschnitten** des Gens identifiziert. Mutationen für die **CCD** fanden sich hauptsächlich in **C-terminalen Bereichen**. Aufgrund der Vielfalt der Mutationen ist die DNA-Diagnostik besonders arbeitsintensiv. Ein Mutationsnachweis gelingt bei etwa 25 – 35 % der MH-Patienten im Gen des Ryanodin-Rezeptors, bei den übrigen Patienten liegen die Mutationen in bislang unbekannten Genen.

5.10.4 Einsatzgebiete der Pharmakogenetik

Genetische Klassifikation

> Populationsgenetische Untersuchungsstrategien sind als Basis moderner pharmakogenetischer Forschung essenziell. Über **Kopplungsgruppen** (Haplotypen, s. S. 350) können größere Genombereiche charakterisiert werden.

Vom genetisch-analytischen Standpunkt aus wäre es wünschenswert, jeden Haplotyp (s. S. 350) einer genetischen Region bei jedem Individuum einer bestimmten Klasse zuzuordnen (Ancient Haplotypes). Einzelne **Haplotyp-Klassen** könnten dann **funktionell charakterisiert** und mit den entsprechenden **Phänotypen** korreliert werden. Ein Individuum wäre somit durch eine Vielzahl von Zugehörigkeiten charakterisiert (Herkunft einzelner Regionen aus Urpopulationen). Voraussetzung für eine solche Einordnung ist allerdings:

- eine **genaue Charakterisierung** der fraglichen Population, wobei pro genetischer Region mehrere Marker zur Abschätzung des Kopplungsunleichgewichtes untersucht werden müssen, sowie
- die **Untersuchung dieser Marker** bei der Profilerstellung eines **Einzelindividuums**.

Durch effektive **Automatisierung** ist die pharmazeutische Industrie heute in der Lage, umfassende Marker-Untersuchungen durchzuführen.

Die genetische Profilerstellung in großen Populationen wird zudem tiefgreifende Auswirkungen auf die Gesellschaft haben, da als Phänotypen nicht nur pharmakologisch relevante Faktoren, sondern auch andere Eigenschaften wie Krankheitsresistenz, Toleranz gegen toxische Substanzen etc. infrage kommen.

Wirkstoffprüfung in der Arzneimittelentwicklung

Pharmakogenetik wird zunehmend in der klinischen **Arzneimittelentwicklung** eingesetzt, vor allem auch in Phase I und II.

> Bei der Arzneimittelentwicklung steht die Untersuchung **polymorpher Stoffwechselwege** und des Anteils **genetisch kontrollierter Faktoren** zur Erforschung der Wirksamkeit von Medikamenten im Vordergrund.

Sofern eine Substanz für eine genetisch definierte Zielgruppe eine Wirksamkeit von über 90 % entfaltet, könnte ein Wirkungsnachweis bereits mit klinischen Phase-II-Studien erbracht werden, sodass größere Studien nur noch zum Nachweis der Arzneimittelsicherheit durchgeführt werden müssten.

Individualisierte und maßgeschneiderte Therapie

„Individualisierte Therapie" im strengen Sinn wird nur in seltenen Spezialfällen für ganz wenige Personen selektiv erarbeitet und zur Verfügung gestellt werden können. Als Beispiel kann hier die patientenspezifische Immunisierung mit eigenen T-Lymphozytenantigenen bei **multipler Sklerose** oder **rheumatoider Arthritis** dienen.

> **Maßgeschneiderte** oder **personalisierte Medikation** andererseits erfolgt gewissermaßen über den Weg einer exakten **genetischen Klassifikation**. Ist die Bedeutung eines untersuchten Allels bekannt, können Korrelationen mit pharmakologischen Wirkungen erfolgen.

> **Maßgeschneiderte Medikation bei HIV-Patienten.** Patienten mit dem Transplantationsantigen **HLA-B*5701** reagieren auf das AIDS-Medikament **Abacavir** (Ziagen), einem Nukleosid-reverse-Transkriptase-Inhibitor, mit **lebensbedrohlichen Nebenwirkungen.** Weniger als 10 % der Patienten weisen dieses HLA-Antigen auf. Vor Medikamentengabe kann durch **Gendiagnostik** festgestellt werden, ob Patienten den Polymorphismus aufweisen. Gegebenenfalls kann eine alternative Medikation erfolgen.

Tatsächlich kann sich die Medikation aber oftmals auch an einer weniger genauen genetischen Klassifikation des Individuums orientieren, da sich die extreme genetische Variabilität meist nicht in ebenso umfangreicher pharmakologischer Vielfalt widerspiegelt. Dabei bleibt auch festzuhalten, dass die genaueste genetische Charakterisierung nur eine **Wahrscheinlichkeitsaussage** für das Individuum liefern kann. Diese Feststellung unterstützt die Notwendigkeit der ärztlichen Begleitung sowie die selbstverständliche Akzeptanz einer Patientenentscheidung.

5.10.5 Schlussfolgerungen und Ausblick

Chancen der Pharmakogenetik und Pharmakogenomik. Durch pharmakogenetische Verfahren sowie pharmakogenomische Forschung werden neue und qualitativ bessere Arzneimittel produziert, die teilweise eine **höhere Selektivität** gegenüber bestimmten Gruppen von Patienten aufweisen. Heute noch als homogen angesehene Patientengruppen mit charakteristischen Gesundheitsstörungen werden in Zukunft neu unterteilt werden. Die Entwicklung von allgemein anwendbaren Medikamenten innerhalb eines Indikationsgebiets wird damit immer unwahrscheinlicher.

> Es müssen mehr Medikamente entwickelt werden, die nur in **Subpopulationen** wirksam bzw. in diesen dann „absolut sicher" angewendet werden können.

Dadurch werden genauer **zugeschnittene Therapieformen** möglich, um die selbe Krankheit bei verschiedenen (und damit kleineren) Populationen besser heilen zu können. Auch diejenigen Personen mit Genotypen, für die noch keine **Orphan-Drugs** (Medikation für kleine Patientengruppen) entwickelt wurden, profitieren von dem Wissen, dass sie zu jener Minderheit gehören. Ihnen bleiben zumindest die Nebeneffekte der Medikamente erspart, die für ihren Genotyp nicht passend sind. Hier besteht die „maßgeschneiderte Behandlung" darin, dass ein Medikament gegeben wird oder nicht. Im letzteren Fall kann ein anderes Präparat verordnet werden.

Risiken der Pharmakogenetik. Es gibt auch Risiken, die man im Zuge der rasanten Fortschritte in der pharmakogenetischen Forschung im Auge behalten sollte:
- Es könnte sich die Problematik verschärfen, dass die Entwicklung von Arzneimitteln gegen spezifische Erkrankungen von **finanzschwachen** bzw. **kleinen Populationen** als **unrentabel** eingestuft wird.
- Es wird immer wahrscheinlicher, dass mit pharmakogenetischer Diagnostik nebenbefundlich und ungewollt die Anlagen für statistisch **assoziierte Erkrankungen** aufgedeckt werden. Durch das Gendiagnostik-Gesetz ist diesen Risiken in Deutschland Rechnung getragen.
- Die Thematisierung von **ethnischen Merkmalen** ist wichtig, da unterschiedliche Populationen verschiedene genetische Merkmale aufweisen, auch Variationen in Genen, die mitverantwortlich sind für die Pharmakogenetik relevanter Enzyme (z. B. ADH2, CYP2D 6 etc.).

Internet Resourcen.
- http://www.pharmgkb.org
- http://www.nigms.nih.gov/Initiatives/PGRN

5.11 Genetik von Krebserkrankungen

E. Holinski-Feder

5.11.1 Grundlagen

Geschichtlicher Überblick. Bis ca. 1970 war die Ursache von Krebserkrankungen weitestgehend unverstanden. Neben äußeren Einflüssen wie Ernährung, Lebensweise und Exposition gegenüber Giftstoffen vermutete man, dass ein geschwächtes Immunsystem und Viruserkrankungen maßgeblich an der Entstehung von Krebs beteiligt sind. In den letzten 15 Jahren konnten in der Krebsforschung enorme Fortschritte verzeichnet werden.

> Lebensweise und Unweltfaktoren tragen zur Krebsentstehung bei, die wesentlichen Ereignisse sind jedoch **Mutationen** in Tumorsuppressor- und Onkogenen im Genom einer Zelle, sodass Krebs letztendlich eine **genetische Erkrankung** ist.

Auch wenn mehrere Dutzend Gene beschrieben wurden, die ursächlich an der Tumorentstehung beteiligt sind, so lassen sie sich doch einigen wenigen **Signalwegen** in der Zelle zuordnen. Seit man für einige Krebserkrankungen weiß, welche Gene bzw. Mutationen initial an der Krebsentstehung beteiligt sind, konnten auch Fortschritte in der Therapie erzielt werden.

Entstehung von Tumoren. In einem gesunden Zellverband halten sich Zellteilung und Zelltod die Waage. Entsteht durch Mutation eines kontrollierenden Gens ein **Missverhältnis** zwischen diesen beiden Vorgängen, kann es ausgehend von einer einzigen Zelle durch Proliferation zu einer vermehrten Anzahl von Zellen und somit zu einem Tumor kommen.

> Bei Tumorerkrankungen ist die Regulation in der Weise verändert, dass entweder die **Zellteilung beschleunigt** und/oder die **Lebenszeit** der Zellen **verlängert** ist.

Bei vielen Krebserkrankungen wird für 2 – 5 % der Patienten eine familiäre Häufung der Erkrankung beschrieben, in diesen Fällen ist von einer **erblichen Prädisposition** der Erkrankung auszugehen. Es hat sich jedoch herausgestellt, dass bei der Entstehung erblicher Krebserkrankungen und nicht erblicher Krebserkrankungen die gleichen Gene beteiligt sind, hierbei kann es sich um **Tumorsuppres-**

5

sorgene oder um **Onkogene** (s. u.) handeln, die beide an der Regulation der Zell-teilung beteiligt sind.

- **Onkogene:** Als Onkogene bezeichnet man Gene, die auf die Zellvermehrung so stark aktivierend einwirken, dass ein Tumor entstehen kann. Solange diese Gene nicht mutiert sind, sondern ihre normale Funktion zur richtigen Zeit ausüben, nennt man sie **Protoonkogene.**
- **Tumorsuppressorgene:** Für eine geordnete Zellvermehrung sind nicht nur Gene wichtig, die durch mitoseauslösende Signale (z. B. Wachstumsfaktoren) die Proliferation bestimmter Zelltypen anregen. Ebenso notwendig sind Gene, die dafür sorgen, dass das Wachstum zur richtigen Zeit auch wieder beendet wird. Auch von diesem Gentyp sind inzwischen im menschlichen Genom zahlreiche Vertreter bekannt. Solche wachstumshemmenden Gene können bei der Krebs-entstehung ebenfalls eine sehr wichtige Rolle spielen. Wenn sie durch Muta-tionen deletiert oder inaktiviert werden, erlangen manche Zelltypen eine dau-erhafte Teilungsfähigkeit und können dadurch zu Tumorzellen werden. Man nennt die wachstumshemmenden Gene deshalb auch Tumorsuppressorgene.

Für viele Tumorerkrankungen konnte gezeigt werden, dass in einer Zelle sowohl Mutationen in Tumorsuppressorgenen als auch in Onkogenen vorliegen müssen, damit es zur Tumorentstehung kommt. Es handelt sich also um ein **klonales Ereignis.**

Sicherlich gibt es auch Mutationen, die zu einer **verkürzten Lebenszeit** oder zu einer **verminderten Geschwindigkeit** der Zellteilung führen. Dieses Ereignis wird als Ursache neurodegenerativer Erkrankungen, wie z. B. der multiplen Sklerose vermutet, bei der Ge-hirnzellen zugrunde gehen.

Einteilung der Tumorerkrankungen. Je nach Art des Tumorwachstums werden zwei Gruppen unterschieden:
- **Gutartige** Tumorerkrankungen wachsen verdrängend, wobei die Tumorzellen den Zellverband nicht verlassen.
- **Bösartige** Tumorerkrankungen wachsen invasiv, die Tumorzellen können sich aus dem Zellverband lösen, umliegende Gewebe infiltrieren und über die Blut-bahn oder die Lymphbahn Metastasen bilden.

Die verschiedenen Tumorerkrankungen werden nach der ihnen zugrunde liegen-den **Zellart** unterschieden:
- **Karzinome:** Die häufigsten Tumorerkrankungen des erwachsenen Menschen entstehen aus epithelialen Zellen der inneren Organe wie z. B. der Darm-schleimhaut.
- **Sarkome:** Sie gehen von mesenchymalen Geweben, wie z. B. Bindegewebe, aus.
- **Melanome:** Sie entstehen aus Melanozyten.

- **Retinoblastome**, **Neuroblastome** und **Glioblastome:** Sie entstehen aus Zellen der Retina, der Neuronen und Gliazellen.
- **Leukämien** und **Lymphome:** Diese Tumoren betreffen die hämatopoetischen und die lymphatischen Zellen.

5.11.2 Tumorsuppressorgene

Tumorsuppressorgene wirken entweder direkt an der **Regulation der Zellteilung** und/oder indirekt durch Aufrechterhaltung der Integrität des zellulären Genoms, d. h. an der **DNA-Reparatur**, mit. Bei den krankheitsverursachenden Mutationen handelt es sich um **„Loss-of-Function"**-Mutationen, die sowohl bei sporadischen als auch bei erblichen Tumorerkrankungen gefunden werden.

Ein Beispiel für ein Tumorsuppressorgen, das sowohl an der Entstehung erblicher als auch sporadischer Kolonkarzinome beteiligt ist, ist das **APC-Gen**. Ca. 0,5 % aller Kolonkarzinome werden durch eine vererbte **Keimbahnmutation** in diesem Gen verursacht. Bei den Patienten liegt in allen Körperzellen eine Mutation auf einem Allel des APC-Gens vor. Zur unkontrollierten Zellteilung kann es kommen, wenn auch die **zweite Kopie** des Gens durch eine Mutation inaktiviert wird. Patienten mit einer bereits bestehenden Keimbahnmutation erkranken früher als Patienten mit einer sporadischen Mutation.

Die **Inaktivierung des zweiten Allels** wird auch als „Loss-of-constitutional-Heterozygosity" (LOCH), oder einfacher als **„Loss-of-Heterozygosity" (LOH)** bezeichnet.

„Two-Hit-Theory" von Knudson

Erst wenn **beide Allele eines Tumorsuppressorgens** inaktiviert sind, kommt es zur **unkontrollierten Teilung** der betroffenen Zellen.

Diese Erkenntnis wurde von Knudson als so genannte „Two-Hit-Theory" propagiert (Abb. 5.**40**).

Bei sporadischen Krebserkrankungen müssen durch **zufällige Ereignisse** beide Genkopien eines Gens, das an der Regulation der Zellteilung beteiligt ist, inaktiviert werden. Die Wahrscheinlichkeit dafür ist relativ gering. Besteht jedoch eine **genetische Prädisposition**, d. h., eines der beiden Tumorsuppressorgen-Allele ist bereits in allen Körperzellen inaktiviert, so ist nur noch ein spontanes Mutationsereignis, z.B: ein „Loss-of-Heterozygosity", für die Inaktivierung des zweiten Alleles erforderlich (s. o.).

Der somatischen Inaktivierung des zweiten Allels können sechs verschiedene Mutationsmechanismen zugrunde liegen (Abb. 5.**41**). Die Art der somatischen Mutation nimmt möglicherweise auch Einfluss auf die Tumorerkrankung: Bleibt z. B. durch die Mutation der zweiten Genkopie eine Restfunktion des Proteins

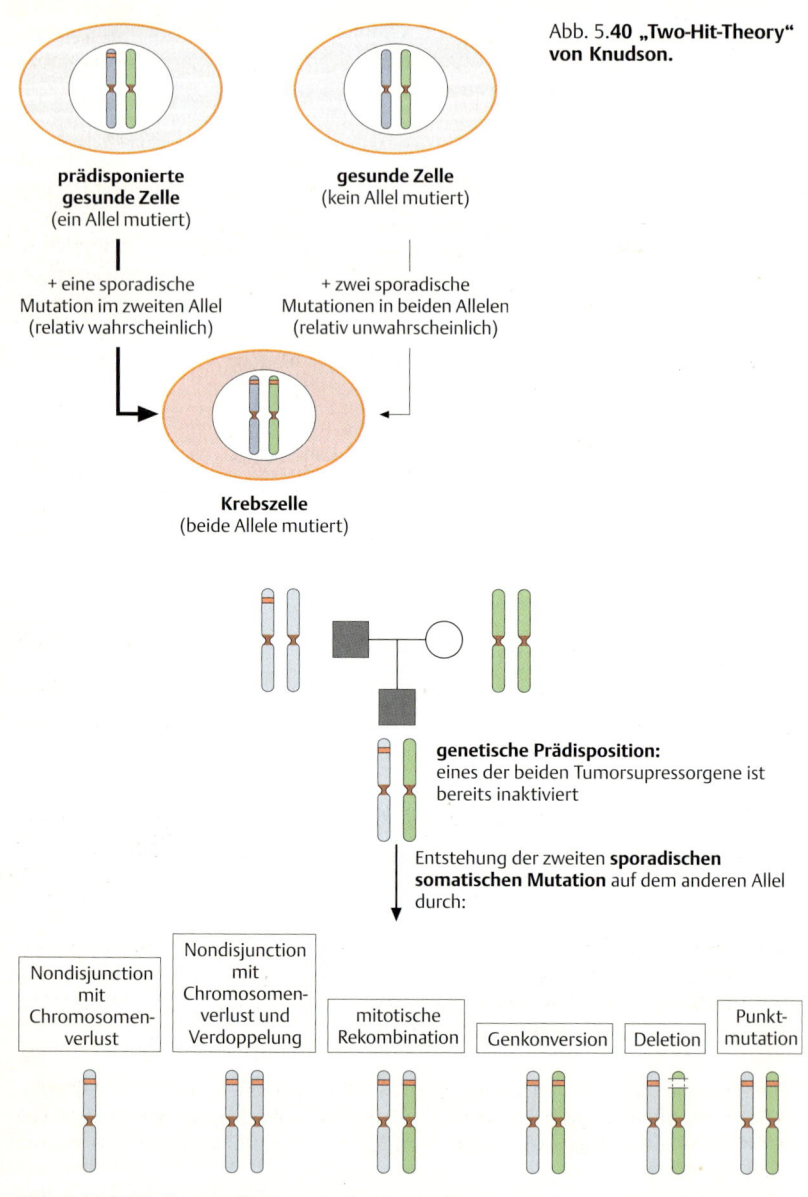

Abb. 5.**40** „Two-Hit-Theory" von Knudson.

prädisponierte gesunde Zelle
(ein Allel mutiert)

gesunde Zelle
(kein Allel mutiert)

+ eine sporadische
Mutation im zweiten Allel
(relativ wahrscheinlich)

+ zwei sporadische
Mutationen in beiden Allelen
(relativ unwahrscheinlich)

Krebszelle
(beide Allele mutiert)

genetische Prädisposition:
eines der beiden Tumorsupressorgene ist
bereits inaktiviert

Entstehung der zweiten **sporadischen
somatischen Mutation** auf dem anderen Allel
durch:

| Nondisjunction mit Chromosomen- verlust | Nondisjunction mit Chromosomen- verlust und Verdoppelung | mitotische Rekombination | Genkonversion | Deletion | Punkt- mutation |

Abb. 5.**41 Mutationsmechanismen, die der Inaktivierung des zweiten Allels eines Tumorsuppressorgens zugrunde liegen können.**

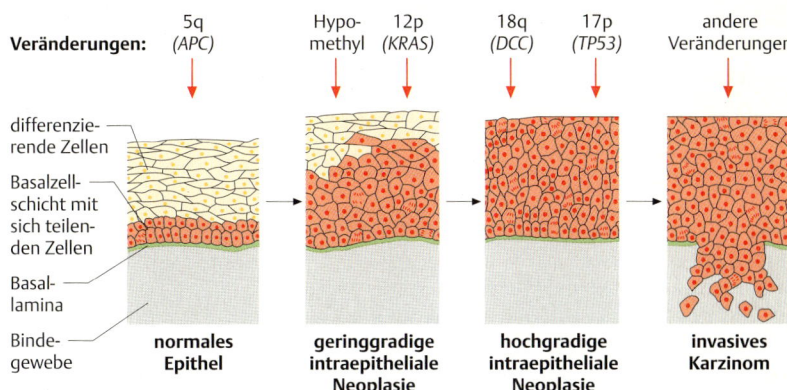

Veränderungen:

5q (APC) — Hypomethyl — 12p (KRAS) — 18q (DCC) — 17p (TP53) — andere Veränderungen

differenzierende Zellen
Basalzellschicht mit sich teilenden Zellen
Basallamina
Bindegewebe

normales Epithel → geringgradige intraepitheliale Neoplasie → hochgradige intraepitheliale Neoplasie → invasives Karzinom

Abb. 5.**42 Adenom-Karzinom-Sequenz.** Mehrstufiger Prozess der Entstehung von kolorektalen Karzinomen. Zur Entwicklung aller Eigenschaften einer malignen Zelle sind Mutationen in anderen Genen notwendig. Dieser Prozess ist für das kolorektale Karzinom gut aufgeklärt. Am Anfang steht meist eine Mutation im APC-Gen gefolgt von einer genetisch bedingten Hypomethylierung und Mutationen in k-ras, DCC (Deleted in colorectal Cancer) und p53.

erhalten, könnte dies andere Auswirkungen auf die Tumorbiologie haben als ein vollständiger Ausfall des Proteins.

Die Inaktivierung beider Kopien eines Tumorsuppressorgens, z. B. des APC-Gens, führt zu einer unkontrollierten Zellteilung. Sie reicht jedoch alleine für die maligne Transformation einer Zelle nicht aus.

> Für die Entwicklung maligner Eigenschaften – wie die Fähigkeit, invasiv zu wachsen und schließlich den Zellverband zu verlassen – sind **nachfolgende Mutationen** in anderen Genen, meist in Onkogenen, notwendig (Abb. 5.**42**).

Schätzungen und die Ergebnisse von molekulargenetischen Analysen gehen davon aus, dass 3 – 7 Mutationen pro Zelle für eine maligne Entartung notwendig sind. Hierbei scheinen bei soliden Tumoren wie Karzinomen mehr Mutationen nötig zu sein als bei Leukämien und Lymphomen.

Diese Annahme stimmt mit Beobachtungen aus nuklearen Katastrophengebieten überein. Bei den exponierten Personen trat bereits 1 – 2 Jahre nach dem Ereignis eine Zunahme von Leukämien auf, wohingegen eine Zunahme solider Tumoren erst 10 Jahre später verzeichnet wurde.

Tab. 5.**24** Funktionelle Klassifizierung von Protoonkogenen mit einigen ausgewählten Beispielen

Funktion	Protoonkogen
Wachstumsfaktoren	*SIS* (*PDGF*), *INT* (FGF-related), *HST* (FGF-related),
Wachstumsfaktor-Rezeptoren	*ERB-B*, *ERB-B2*, *FMS*, *KIT*, *ROS*, *TRK*, *RET*, *MET*, *MAS*
Proteine mit GTPase-Aktivität	*N-RAS*, *HA-RAS*, *KI-RAS*
Rezeptor-Tyrosinkinasen	*SRC*, *ABL*, *YES*, *FGR*, *FES*
DNA-bindende Transkriptionsfaktoren	*FOS*, *JUN*, *ERB-A*, *MYB*, *MYC*, *N-MYC*, *L-MYC*, *SKI*, *REL*, *ETS*
Zellzyklusfaktoren	Cyclin D, *BCL-2*, Telomerase

5.11.3 Protoonkogene

Die Vorläufer von Onkogenen, die Protoonkogene, sind in einer gesunden Zelle aktivierend an der Regulation der Zellteilung beteiligt. Die zugrunde liegenden Mutationen sind **„Gain-of-Function"**-Mutationen in Protoonkogenen, die die Zellteilung **beschleunigen.** Onkogene wirken in der Zelle **dominant**, sodass eine Mutation (Punktmutation, Amplifikation, Translokation) in einem Allel für eine unkontrollierte Zellteilung ausreichend ist.

Protoonkogene sind in der Evolution hoch konserviert. Ihre Aufgabe ist es, die Zelle kontrolliert durch eine Zellteilung zu führen. Sie gehören zu verschiedenen Proteinfamilien, die an der Signalübertragung von außerhalb der Zelle bis hin zur Umsetzung des Signals in Form von An- und Abschalten von Genen, beteiligt sind (Tab. 5.**24**). Mutationen in Protoonkogenen werden sowohl bei sporadischen als auch bei erblichen Tumorerkrankungen gefunden.

Das Protoonkogen Telomerase. Von den in Tab. 5.**24** genannten Protoonkogenen ist die Telomerase (s. S. 148) besonders interessant. Bei der DNA-Replikation kann der Lagging-Strand nur abschnittsweise in Form von kleinen DNA-Fragmenten mit einer Länge von 100 – 200 Nukleotiden (Okazaki-Fragmente) synthetisiert werden. Dies führt zum sogenannten **Endreplikations-Problem** an den Chromosomenenden (Telomere, s. S. 146): Die Enden eines Chromosoms werden nach jeder Zellteilung um etwa 35 Nukleotide kürzer. Nach mehreren hundert Zellteilungen können die Chromosomenenden so kurz geworden sein, dass auch in der Nähe der Telomere liegenden Gene von der Verkürzung betroffen sind. Dieses wird von der Zelle als ein Schaden an der DNA wahrgenommen. Die nach vielen Zellteilungen somit „gealterte" Zelle tritt in die **Apoptose** ein.

Verkürzte Telomere können durch das Enzym Telomerase verlängert werden (s. Abb. 2.**7**, S. 148). Die Telomerase wird jedoch von Zellen in differenziertem Gewebe nur in sehr geringem Ausmaß exprimiert. Tumorzellen hingegen exprimieren die Telomerase verstärkt und erlangen somit eine verlängerte Lebensspanne, weil sie der physiologischen Zellalterung bzw. dem Zelltod entgehen. Der Nachweis der zellulären Telomeraseaktivität wird im Labor zum Nachweis von Tumorzellen genutzt. Die pharmazeutische Industrie versucht durch spezifische Hemmung der Telomerase einen neuen therapeutischen Ansatz in der Tumortherapie. ■

5.11.4 Mutationsarten in Krebszellen

In Krebszellen findet man im Wesentlichen **6 verschiedene Mutationsarten**, durch die es in vielen Fällen zur **Aktivierung von Onkogenen** oder **Inaktivierung von Tumorsuppressorgenen** kommen kann:
- Aneuploidien
- Translokationen
- chromosomale DNA-Amplifikationen
- somatische Punktmutationen
- Insertion exogener viraler Gensequenzen
- Imprinting-Mutationen

Veränderung der Chromosomenanzahl

In Tumorzellen können **mehrere Chromosomen** gleichzeitig von einer **Aneuploidie** (s. S. 183) betroffen sein.

Ein Zuviel oder Zuwenig in der Anzahl der Chromosomen wird auch bei anderen genetischen Entitäten, wie z. B. dem **Down-Syndrom** (Trisomie 21, s. S. 204), gefunden. Das Ausmaß der Aneuploidie ist in Tumorzellen jedoch wesentlich höher, da hier meist mehrere Chromosomen gleichzeitig betroffen sind, die mit variabler Anzahl in der Tumorzelle vorliegen können.

Chromosomentranslokationen

Translokationen (s. S. 183) sind ein häufiges Ereignis in Tumorzellen.
- In den Tumoren des **hämatopoetischen Systems** und in **Sarkomen** betreffen sie wiederholt die **gleichen Positionen** im Genom und sind gut charakterisiert.
- In den Karzinomen **epithelialer Zellen** können sie **viele Positionen** im Genom betreffen (Abb. 5.**43**) und sind in ihrer Auswirkung auf die Tumorprogression noch wenig charakterisiert.

5

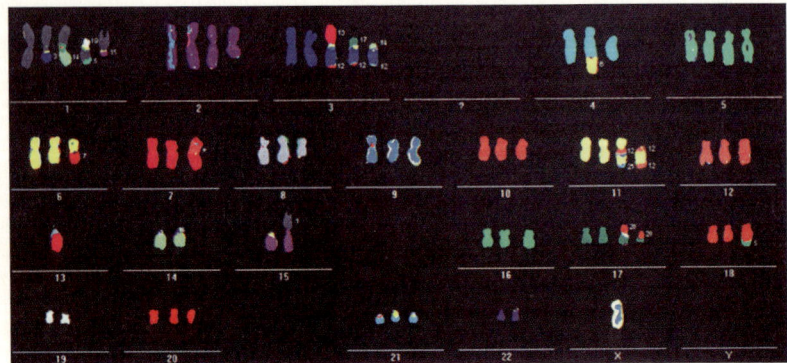

Abb. 5.**43 Karyotypisierung mit Multicolour-FISH-Analyse für eine Zelle eines kleinzelligen Bronchialkarzinoms.** Die Zelle ist aneuploid und weist eine Vielzahl von chromosomalen Umbauten auf, wie sie für Karzinome epithelialer Zellen typisch sind.

> Durch Translokationen im Genom hämatopoetischer Zellen kann es zur Aktivierung von Onkogenen oder zur Bildung von Fusionsgenen bzw. Proteinen mit veränderten Eigenschaften kommen. Beides kann zur Aktivierung der Zellteilung führen.

Bei einem Teil der Translokationen, wie beim Philadelphia-Chromosom t(9,22), werden Gene von Transkriptionsfaktoren oder Gene von Rezeptortyrosinkinasen mit anderen Genen fusioniert, sodass ein Fusionsprotein mit **onkogenen Eigenschaften** entsteht. Außerdem können Transkriptionsfaktor-Gene durch eine Translokation in die Nähe von starken Promoterelementen, wie z. B. den Promotoren der Immunglobulingene, gebracht werden. Dies führt zu einer **Überexpression** des Transkriptionsfaktors und somit u. U. zu einer beschleunigten Proliferation der Zelle. Translokationen können auch die **Zelldifferenzierung** in einem frühen Stadium anhalten. Hier weisen die Zellen meist eine hohe Proliferationsrate auf, der Stopp in der Differenzierung führt zu einer unphysiologischen Vermehrung von Zellen in dieser Differenzierungsstufe.

Leukämien liegen häufig solche definierten Translokationen zugrunde, die somatisch in einer Zelle des hämatopoetischen Systems auftreten. Tab. 5.25 gibt einen Überblick über die prozentuale Beteiligung einzelner Gene an der Entstehung von akuten lymphatischen Leukämien im Kindes- und jungen Erwachsenenalter.

Philadelphia-Chromosom t(9,22). Das bekannteste Beispiel ist das Philadelphia-Chromosom, das durch eine Translokation zwischen den Chromosomen 9 und 22 entsteht. Diese Translokation wird in praktisch allen Fällen von chronisch myeloischer Leukämie (CML), bei 30 – 40 % der erwachsenen Patienten mit einer aku-

Tab. 5.**25** Prozentuale Verteilung der ursächlich an der Entstehung von Leukämien im Kindes- oder jungen Erwachsenenalter beteiligten Translokationen

betroffenes Gen	Häufigkeit
TEL-AML 1	28 %
zufälliges Gen	25 %
keine Translokation	19 %
HOX11, LMO1, LMO2, LYL 1, TAL 1, TAL 2	7 %
MLL-Fusionen	6 %
E2A-PBX1	5 %
MYC	5 %
BCR-ABL	4 %
E2A-HLF	1 %

ten lymphatischen Leukämie (ALL) und bei 3 – 5 % der Kinder mit einer ALL gefunden. Die Translokation führt zu einem **Fusionsprotein** zwischen dem ersten Exon des *BCR*-Gens auf Chromosom 22 und Anteilen des *abl*-Gens auf Chromosom 9 (Abb. 5.**44**). Bei der ALL liegen die Bruchpunkte hinter Exon 1 des *BCR*-Gens, bei der CML liegen die Bruchpunkte im Bereich der Exons 12 – 16. Im *abl*-Gen liegen die Bruchpunkte immer zwischen Exon 1 und Exon 2, jedoch kann es durch alternatives Spleißen zu unterschiedlichen Proteinen mit oder ohne Exon b3 kommen, sodass Proteine mit einer Größe zwischen 190 kD und 210 kD entstehen. ■

Amplifikation chromosomaler DNA

Amplifikationen werden praktisch nur in Zellen **fortgeschrittener Krebserkrankungen** gefunden. Die Amplifikate können eines oder mehrere Gene umfassen und deren Kopienanzahl auf das 5 – 100-fache erhöhen. Die amplifizierten Gene werden als Onkogene bezeichnet, da es durch die Amplifikation zu einer **Überexpression** kommt.

Mit zytogenetischen Methoden können die amplifizierten Abschnitte als „Homogeneously staining Regions" (HSRs) dargestellt werden. In extremem Fällen können die amplifizierten DNA-Abschnitte als sogenannte „Double Minutes" (s. S. 199), ähnlich wie kleine zusätzliche Chromosomen, in der Tumorzelle vorliegen. Die verstärkte Expression der betroffenen Gene führt in den Krebszellen zu einer beschleunigten Proliferation der Zellen.

Ein bekanntes Beispiel ist die Amplifikation von **HER2** (Humaner epidermaler Wachstumsfaktor-Rezeptor-2) in Brustkrebszellen, die mit einer schlechteren Prognose assoziiert ist.

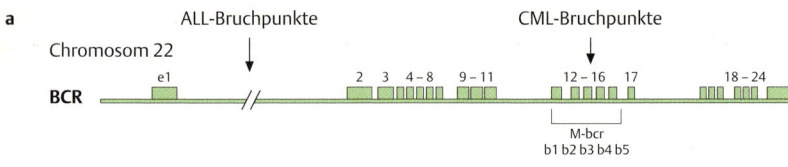

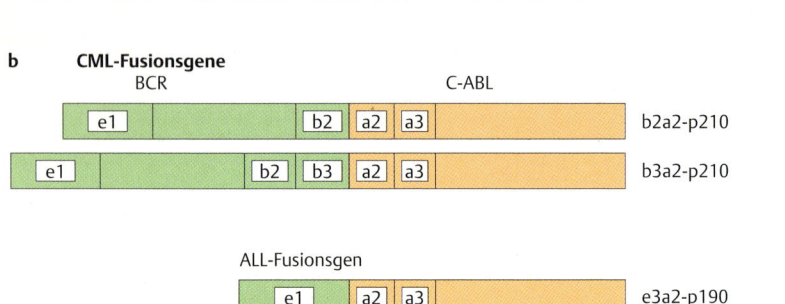

Abb. 5.**44 Philadelphia-Chromosom. a** Genomische Struktur des *BCR*- und *ABL*-Gens. **b** *BCR-abl*-Fusionsgene.

Gleiches gilt für die Amplifikation von *MYCN* in Neuroblastomzellen. Bei vielen verschiedenen Karzinomen (Brust, Lunge, Kopf-Hals-Bereich und Gastrointestinaltrakt) wird eine Amplifikation von **11q13** und/oder **12q14** gefunden. Die Bedeutung dieser Amplifikation wird noch kontrovers diskutiert, bei vielen Patienten scheint sie jedoch mit einem aggressiveren Tumor und einer schlechteren Prognose assoziiert zu sein.

Der Nachweis oder Ausschluss von *HER2*-Amplifikation hat bereits in die Routinediagnostik Eingang gefunden.

Punktmutationen in Tumorzellen

Punktmutationen kommen, wie bei anderen genetischen Erkrankungen, auch bei Krebserkrankungen vor (Tab. 5.**26**).

> Erblichen Tumorerkrankungen liegen häufig Punktmutationen in **Tumorsuppressor-** und **Protoonkogenen** zugrunde. Mutationen in diesen Genen sind aber auch als somatische Mutationen an der Tumorprogression sowohl erblicher als auch sporadischer Tumorerkrankungen beteiligt.

Tab. 5.**26** Häufige Punktmutationen bei Krebserkrankungen

Krebsart	Gen	Mutation	Häufigkeit im Tumor	Funktion
Pankreaskarzinom	*K-RAS*	Codon 12	90 %	Regulation der Zellteilung
Endometrium- karzinom	*PTEN*	verschiedene Mutationen	ca. 50 %	chromosomale Integrität
Prostatakarzinom	*GSTP1*	Promoter- methylierung	80 %	Regulation der Zellteilung
Kolonkarzinom	*APC*	verschiedene Mutationen	80 %	Regulation der Zellteilung

Tab. 5.**27** Humane, an der Krebsentstehung beteiligte DNA-Viren

Virus-Familie	Virus-Typ	Tumor
Papova	Papilloma (HPV)	urogenitale Karzinome, Hautkrebs, Warzen
Herpes	Ebstein-Barr (EBV)	Burkitt-Lymphom, Nasopharynxkarzinom, Lymphome bei Immunsuppression
Hepadna	Hepatitis B (HBV)	hepatozelluläres Karzinom

Exogene Gensequenzen

Einige Krebserkrankungen des Menschen werden durch **Viren** verursacht (Tab. 5.**27**). Exogene DNA-Sequenzen, die entweder für **virale Onkogene** kodieren oder **virale Promoterelemente** tragen, werden hierbei in das menschliche Genom eingebaut. Dies führt schließlich zur Transformation der betroffenen Zellen.

Die bekanntesten Beispiele hierfür sind das **Zervixkarzinom**, das primäre **Leberzellkarzinom**, das **Burkitt-Lymphom** und die **T-Zell-Leukämien**. Durch Infektion mit bestimmten Viren werden Gene in die Zellen geschleust, die eine Beschleunigung der Zellproliferation bewirken können.

Imprinting-Mutationen

Als Imprinting (s. S. 44) bezeichnet man eine epigenetische Modifikation des Genoms, meist in Form einer Methylierung der DNA, die zur Expression eines Gens ausschließlich vom väterlichen oder vom mütterlichen Allel führt. Als Mechanismus findet sich die spezifische **Methylierung** eines Allels, wodurch seine Expression abgeschaltet wird.

Es konnte bereits gezeigt werden, dass eine Vielzahl von Genen der allelspezifischen Expression durch Imprinting unterliegt. Bezüglich der Tumorentstehung sind viele dieser Gene jedoch noch nicht charakterisiert.

Mutationen, die dazu führen, dass das Imprinting fehlerhaft oder gar nicht abläuft, nennt man **Imprinting-Mutationen**. Ein **Verlust** des Imprinting (Loss-of-Imprinting = LOI) oder das **fälschliche** Imprinting können dazu führen, dass normalerweise inaktive wachstumsfördernde Gene aktiviert werden oder andererseits Tumorsuppressorgene inaktiviert werden (Tab. 5.**28**).

Beckwith-Wiedemann-Syndrom. Ein Beispiel für eine angeborene Erkrankung mit erhöhtem Tumorrisiko aufgrund eines Imprinting-Defekts ist das **Beckwith-Wiedemann-Syndrom**. Es tritt in unserer Bevölkerung mit einer Häufigkeit von 1:15 000 auf. Die Kinder zeigen bei Geburt eine **Makrosomie** und eine **Makroglossie**. Als zusätzliche Befunde können Bauchwanddefekte und kraniofaziale Dysmorphien vorliegen. 20 % der Kinder entwickeln eine embryonale Tumorerkrankung wie **Wilms-Tumoren** (s. S. 539), Hepatoblastome, Rhabdomyosarkome und Nebennierenkarzinome, was einem ca. 1000-fach erhöhten Tumorrisiko entspricht. Die Erkrankung wird entweder durch einen **Verlust des mütterlichen Allels** in 11p15 oder durch eine **Duplikation des väterlichen Allels** in 11p15 verursacht. ■

Tab. 5.**28** Beispiele für Tumorerkrankungen, die auf Deletionen und Amplifikationen von Imprinting unterliegenden Genen beruhen

Tumorerkrankung	Chromosom	Veränderung	Allel
Wilms-Tumor	11 p	LOH	maternal
Rhabdomyosarkom	11 p	LOH	maternal
Beckwith-Wiedemann-Syndrom	11 p 11 p	LOH Duplikation	maternal paternal
Osteosarkom	13q	LOH	maternal
akute myeloische Leukämie	7q	LOH	maternal
Neuroblastom	1 p 2 p/q	LOH Amplifikation	maternal paternal
Hepatoblastom	1q	LOH	paternal

5.11.5 Erbliche Tumorerkrankungen

Bei den erblichen Tumorerkrankungen wird zwischen **Mutationen** in Gatekeeper- und Caretaker-Genen unterschieden.

Bei Mutationen in **Caretaker-Genen** muss auch die zweite Genkopie durch „Loss-of-Function"-Mutationen funktionslos werden, damit sich ein Tumor entwickelt.
Bei Mutationen in **Gatekeeper-Genen** hingegen braucht nur ein Allel durch „Gain-of-Function"-Mutationen betroffen zu sein.

Die Gatekeeper- und die Caretaker-Gene weisen eine bestimmte **Gewebespezifität** auf:
- So führen Mutationen im *APC*-Gen zu einem erhöhten Risiko für Kolonkarzinome, nicht aber für Nierenkarzinome.
- Mutationen im *VHL*-Gen hingegen führen zu einer Risikoerhöhung für Nierenkarzinome, nicht aber für Kolonkarzinome.

Damit es zur malignen Transformation der Zelle mit allen Eigenschaften einer Tumorzelle, wie z.B. der Fähigkeit, den Zellverband zu verlassen, kommt, sind vor allem bei Mutationen in Caretaker-Genen zusätzliche somatische Mutationen in **Protoonkogenen** und **Tumorsuppressorgenen** notwendig.

Bei Mutationen in **Caretaker-Genen** können autosomal dominante und autosomal rezessive Erbgänge unterschieden werden:
- Beim **autosomal dominanten** Erbgang erbt der Patient eine Mutation in einem Allel eines Caretaker-Gens von **einem Elternteil.** Die zweite, krankheitsauslösende Mutation erfolgt somatisch in einer Zelle. Da die Wahrscheinlichkeit für das zweite Mutationsereignis in der Regel über 50% liegt, weisen die betroffenen Familien eine autosomal dominante Vererbung auf.
- Beim **autosomal rezessiven** Erbgang erbt der Patient von **beiden Eltern** jeweils eine Mutation in einem Allel des Caretaker-Gens. Bei den autosomal rezessiv vererbten Erkrankungen mit einer erhöhten Tumorneigung handelt es sich in erster Linie um sogenannte Chromosomenbruchsyndrome (s. S. 99).

Erbliches nicht polypöses kolorektales Karzinom (HNPCC)

Das HNPCC-Syndrom betrifft Patienten mit einer autosomal dominanten erblichen Prädisposition für **kolorektale Karzinomerkrankungen**. Diese Prädisposition liegt bei etwa 3–4% aller kolorektalen Karzinome in unserer Bevölkerung vor. In den Familien finden sich häufig drei Betroffene, wobei in einem Fall die Diagnose vor dem 50. Lebensjahr gestellt wurde (Amsterdam-Kriterien). HNPCC ist somit zunächst eine klinische Diagnose.

Das HNPCC-Syndrom kann in zwei Entitäten differenziert werden:
- **Lynch-Syndrom**: **Mikrosatelliten-instabiler Tumor** mit Nachweis einer Keimbahnmutation in einem der DNA-Reparaturgene *MLH1, MSH2, MSH6, PMS 2*.
- **HNPCC Typ X**: **Mikrosatelliten-stabiler Tumor**: Genetische Ursache unklar.

Entsprechend der „Two-Hit-Theory" von Knudson (s. S. 515) sind in den Tumorzellen von HNPCC-Patienten **beide Allele** eines DNA-Reparaturgens mutiert, was zur Ansammlung vieler nicht korrigierter Punktmutationen in der Zelle führt. Diese Folgemutationen in Protoonkogenen und Tumorsuppressorgenen sind dann wiederum ursächlich für die Tumorentstehung.

Die **Punktmutationen** betreffen das gesamte Genom, lassen sich aber am besten an Mikrosatellitensequenzen nachweisen. Mikrosatelliten sind kurze repetitive Abschnitte im Genom (s. S. 12), die in Tumorzellen bei HNPCC-Patienten typische Längendifferenzen gegenüber gesunden Zellen aufweisen. Man bezeichnet dies als **Mikrosatelliteninstabilität**, die sich durch eine vergleichende PCR-Analyse aus der DNA der Blutlymphozyten und der DNA der Tumorzellen nachweisen lässt.

Abb. 5.**45** zeigt den Stammbaum einer HNPCC-Familie, sowie das Sequenzierungsergebnis. In der genetischen Beratung fragen die Eltern der beiden 5 und 7 Jahre alten Kinder nach einer prädiktiven genetischen Diagnostik. Da im Kindesalter kein erhöhtes Erkrankungsrisiko besteht und die Kinder ein Recht auf Nichtwissen haben, sollte eine prädiktive Diagnostik bei minderjährigen Risikopersonen in HNPCC-Familien nicht durchgeführt werden. Den erwachsenen Anlageträgern oder Risikopersonen (nicht getestete Personen) müssen neben anderen Vorsorgeuntersuchungen ab dem 25. Lebensjahr vor allem jährlich Koloskopieuntersuchungen angeboten werden.

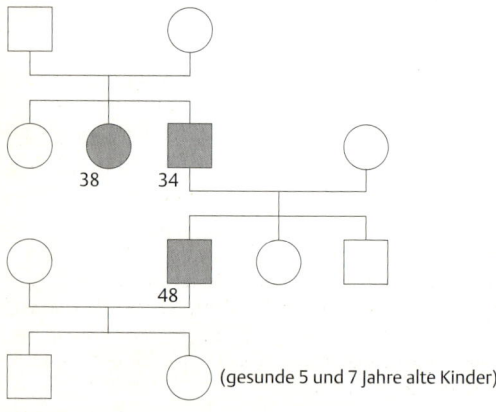

Abb. 5.45 Genetische Diagnostik in einer HNPCC-Familie. Im Stammbaum der Familie ist das Erkrankungsalter für ein kolorektales Karzinom für betroffene Familienmitglieder wiedergegeben. Die krankheitsverursachende Mutation in dieser Familie ist eine Deletion von zwei Basenpaaren an Position 190 – 191 des MLH1-Gens.

(gesunde 5 und 7 Jahre alte Kinder)

Tab. 5.**29** Lynch-Syndrom-Gene

Gen	Lokalisation	Tumor	assoziierte Erkrankungen	Genfunktion
MSH2	2p15-16	kolorektale Karzi-	Endometrium- und Ova-	DNA-Reparatur
MLH1	3p21	nome, durch-	rialkarzinome, hepatobi-	von Fehlpaarun-
MSH6	2p15-16	schnittliches Er-	liäre Tumoren, Urothel-	gen einzelner
PMS 2	7p22	krankungsalter	karzinome, Magen-	oder weniger
		ca. 40 Jahre	karzinome, selten ZNS-	Nukleotide
			Tumore	

Brustkrebs

Brustkrebs ist die häufigste tumorbedingte Todesursache bei Frauen, wobei die Mortalitätsraten bei steigenden Inzidenzzahlen unverändert bleiben. Dies bedeutet, dass Brustkrebserkrankungen immer häufiger auftreten, dass aber durch frühere Diagnosestellung und bessere Behandlungsmöglichkeiten die Überlebens- bzw. Heilungsaussichten besser werden. In Deutschland trifft diese Diagnose ca. 30 000 Frauen pro Jahr.

> 5 % aller Mammakarzinome sind auf eine erbliche **Prädisposition,** in der Regel eine Mutation entweder im *BRCA1*- oder im *BRCA2*-**Gen**, zurückzuführen und werden **autosomal dominant** vererbt. An eine erbliche Form der Erkrankung ist bei positiver Familienanamnese in Kombination mit prämenopausalem Erkrankungsalter und ggf. Zweitneoplasien zu denken (Abb. 5.**46**, Tab. 5.**30**).

In selteneren Fällen wird das erbliche Mammakarzinom durch Mutationen in anderen Genen verursacht.

***BRCA1*-Gen.** Das Gen liegt auf Chromosom 17q21, neben seiner Funktion in der DNA-Reparatur ist es auch an der Regulation der Zellteilung beteiligt. Frauen mit Mutationen in *BRCA1* entwickeln mit einer **Wahrscheinlichkeit von 50 – 80 %** bis zum 70. Lebensjahr ein Mammakarzinom. Darüber hinaus besteht zusätzlich bis zum 70. Lebensjahr ein 15 – 40 %iges Risiko für ein **Ovarialkarzinom**.

BRCA1-Mutationen sind mit einen frühen Erkrankungsalter sowie mit einem erhöhten Risiko für das Auftreten von Tumorerkrankungen in unterschiedlichen Geweben assoziiert. Die Mutationen betreffen i. d. R. den kodierenden Bereich des *BRCA1*-Gens, nur wenige wurden mehrfach nachgewiesen. Durch die Identifizierung der Risikopersonen kann diesen ein intensiviertes Vorsorgeprogramm angeboten werden. Nur so können die Tumorerkrankungen bei den meist jungen Patientinnen früh erkannt werden.

Inzidenz des Mammakarzinoms

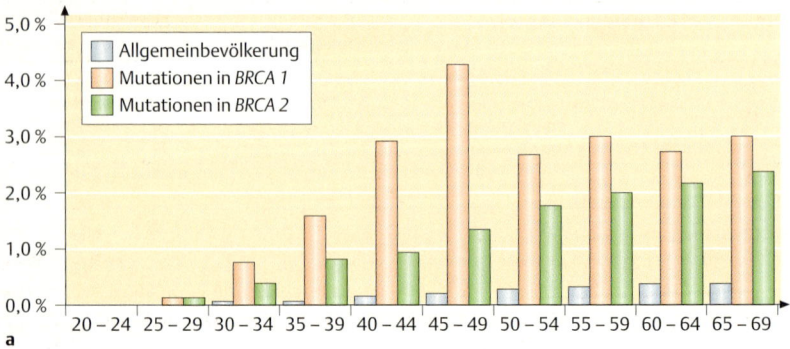

a

Inzidenz des Ovarialkarzinoms

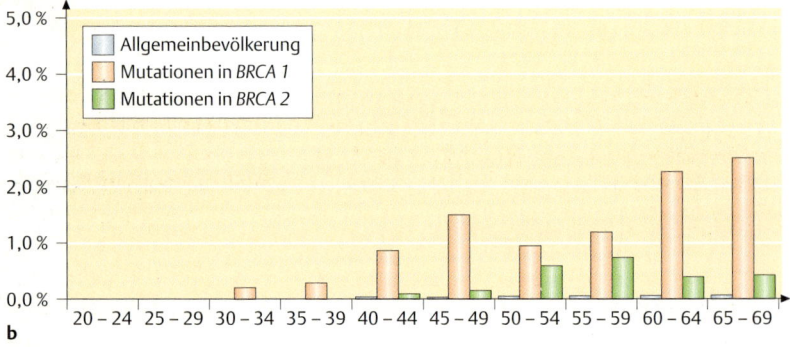

b

Abb. 5.**46 Inzidenz von Mammakarzinom (a) und Ovarialkarzinom (b)** in Abhängigkeit von Lebensalter und BRCA-Mutationen.

BRCA2-Gen. Das Gen liegt auf Chromosom 13q12 und hat wie *BRCA1* verschiedene Funktionen in der DNA-Reparatur und in der Regulation des Zellzyklus. Für Anlageträgerinnen einer *BRCA2*-Mutation ergeben sich gebenüber *BRCA1*-Anlageträgerinnen etwas **niedrigere Risikoziffern** für Brustkrebs. Das Risiko für ein Ovarialkarzinom ist geringer, jedoch weisen Männer mit *BRCA2*-Mutation ein erhöhtes Brustkrebsrisiko auf.

Founder-Effekte bei der Verteilung der Brustkrebsgene. Die molekulargenetische Analyse hat in verschiedenen Ländern unterschiedliche Mutationsprofile für die Gene *BRCA1* und *BRCA2* ergeben. In unserer Bevölkerung werden mehr *BRCA1*-Mutationen, die über das gesamte Gen verteilt sind, und weniger *BRCA2*-Mutationen gefunden. In

Tab. 5.**30** Gene bei erblichem Mammakarzinom

Gen	Lokalisation	Tumor	Assoziierte Erkrankungen	Genfunktion
BRCA1	17q21	Brustkrebs bei Frauen + Ovarial- karzinom	Pankreaskarzinom, Brustkrebs und Prostatakarzinom bei Männern	DNA-Reparatur von Doppelstrangbrü- chen
BRCA2	13q12			

Island hingegen werden fast ausschließlich *BRCA2*-Mutationen nachgewiesen. Diese Unterschiede in der Verteilung der Mutationen sind auf sogenannte **Founder-Effekte** (s. S. 345) zurückzuführen. In Island lebt eine abgeschlossene Population, hier konn- ten wenige, vor vermutlich vielen tausend Jahren aufgetretene Mutationen in *BRCA2* über die Generationen häufig werden. In unserer Bevölkerung leben Menschen un- terschiedlicher ethnischer Herkunft, sodass wir ein wesentlich breiteres Spektrum an Mutationen in *BRCA1* und *BRCA2* vorfinden. ■

Familiäre adenomatöse Polyposis coli (FAP)

Die familiäre Polyposis coli (FAP) imponiert klinisch durch die Vielzahl der bereits in der Jugend bzw. im jungen Erwachsenenalter auftretenden **Adenomen** (Polypen) im Dickdarm. Die Erkrankung kann innerhalb der betroffenen Familien sowohl einem **autosomal dominant**en als auch einem **autosomal rezessiven** Erbgang folgen.

Autosomal dominant vererbte FAP. Die Erkrankung wird durch Keimbahnmuta- tionen im *APC*-Gen auf Chromosom 5 verursacht. Das Erkrankungsalter bei ein und derselben Mutation kann stark variieren.

Ein milder Krankheitsverlauf, die **attenuierte Polyposis coli (AFAP)**, ist mit Mutationen in den Codons 1 – 157 und Mutationen nach Codon 1600 assoziiert. Als Pathomechanismus wird eine **hohe Restfunktion** des mutierten Allels angenommen: Mutationen vor Codon 157 können durch ein alternatives Startcodon in Exon 4 zumindest teilweise kompensiert werden. Es resultiert ein am Aminoterminus verkürztes Protein, das noch einen großen Teil der APC-Proteinfunktionen ausführen kann. Der klassische Verlauf der Erkrankung mit über 100 Adenomen im Dickdarm korreliert mit Mutationen zwischen den Aminosäuren 158 – 1578. Verschiebungen des retinalen Pigmentepithels (CHRPE) und Desmoide zeigen eine Häufung für Mutationen im mittleren Bereich des Gens, können grundsätzlich aber auch für Mutationen in vorderen oder hinteren Bereichen des Gens auftreten. Bei **CHRPEs** handelt es sich um harmlose, den Visus nicht beeinträchtigende Veränderungen. **Desmoide** sind gutartige Bindegewebstumore, die vor allem im Bereich von OP-Narben auftreten können und zunächst konservativ behandelt werden sollten.

Die Vielzahl der Polypen im Dickdarm und das sich daraus ergebende sehr hohe Karzinomrisiko ist häufig nur mit einer Entfernung des Dickdarms zu behandeln. Zusätzlich finden sich Adenome im Dünndarm, die in der Regel einzeln entfernt werden können. Die Drüsenkörperzysten im Magen weisen kein erhöhtes Entartungspotenzial auf. Außerhalb des Gastrointestinaltraktes werden Verschiebungen des retinalen Pigmentepithels (**CHRPE**, congenital Hypertrophy of the retinal Pigment Epithelium) und **Desmoidtumore** gefunden.

Beim Gardner-Syndrom treten neben den klinischen Symptomen einer klassischen FAP **Osteome** im Bereich des Gesichtsschädels auf.

Autosomal rezessiv vererbte FAP. Bei etwa 20 % der FAP-Patienten lässt sich keine Mutation im *APC*-Gen nachweisen, und es handelt sich meist um Patienten mit negativer Familienanamnese. Die Analyse der Tumor-DNA dieser Patienten gab Hinweise auf einen **DNA-Reparaturgendefekt**, da in der Tumor-DNA vermehrt oxidative DNA-Schäden nachgewiesen werden konnten. Die molekulargenetische Analyse ergab Mutationen im *MUTYH*-**Gen**, das an der Reparatur oxidativer DNA-Schäden beteiligt ist. Mutationen in diesem Gen werden autosomal rezessiv vererbt, was bezüglich des Patienten meist mit einer negativen Familienanamnese verbunden ist, gelegentlich sind Geschwister betroffen.

Das klinische Bild der Erkrankung im Gastrointestinaltrakt ist etwas milder als das der klassischen FAP durch Mutationen im *APC*-Gen. Für klinische Symptome außerhalb des Gastrointestinaltraktes gibt es keine gesicherten Hinweise.

Juvenile Polyposis coli

> Bei dieser autosomal dominant vererbten Erkrankung liegen **hamartomatöse (juvenile) Polypen** vor. Bisher wurden Mutationen im *SMAD 4*- und *BMPR1A*-Gen identifiziert, die für die Entstehung der juvenilen Polyposis verantwortlich sind (Tab. 5.**31**). Beide spielen bei der **TGF-β-Signaltransduktion** eine Rolle.

Das klinische Bild der Erkrankung zeigt bezüglich der Anzahl der Polypen und des Diagnosealters eine große Variabilität. Es reicht von einer Vielzahl von Polypen im ersten Lebensjahr bis hin zu wenigen im Erwachsenenalter. Die Lokalisation der Polypen kann sich auf den gesamten Gastrointestinaltrakt erstrecken, am häufigsten finden sie sich im Dickdarm. Unerkannte Polypen können durch ständigen Blutverlust zu einer Anämie führen. Die Risikoerhöhung für gastrointestinale Tumorerkrankungen wurde in unterschiedlichen Studien sehr unterschiedlich mit 9 – 60 % bewertet. Bei ca. 25 % der Patienten liegen Neumutationen im *SMAD 4*- oder *BMPR1A*-Gen vor.

Die **Kriterien zur Diagnosestellung** lauten:
- mindestens fünf juvenile Polypen im Kolorektum oder
- juvenile Polypen im gesamten Gastrointestinaltrakt oder
- mindestens einen juvenilen Polypen bei positiver Familienanamnese.

Tab. 5.**31** Juvenile-Polyposis-Gene

Gen	Lokalisation	Tumor	Genfunktion
SMAD 4	18q21.1	gastrointestinale Tumore	TGF-β-Signaltrans- duktion
BMPR1A	10q22.3		

Juvenile Polypen können auch im Rahmen anderer genetischer Syndrome auftreten, wie z. B. dem Cowden-Syndrom, dem Bannayan-Ruvalcaba-Riley-Syndrom oder dem Gorlin-Syndrom.

Peutz-Jeghers-Syndrom

Das typische klinische Bild des **autosomal dominant** vererbten Peutz-Jeghers-Syndroms sind **Hyperpigmentierungen** im Lippenbereich und auf der Wangenschleimhaut in Kombination mit einer gastrointestinalen hamartomatösen Polyposis (Abb. 5.**47 a**). Außerdem können Ovarial-, Pankreas- und Hodenkarzinome assoziiert sein.

Die **Lippenpigmentierung** (Abb. 5.**47 c**) tritt häufig in der Kindheit auf und kann bis zum Erwachsenenalter wieder verblassen. Typischerweise weisen auch die Mundschleimhäute eine Pigmentierung auf. Nicht alle Patienten mit Peutz-Jeghers-Syndrom entwickeln jedoch diese Pigmentierung.

Die derzeitigen **Kriterien für die Diagnosestellung** eines Peutz-Jeghers-Syndroms lauten:

- mindestens drei histologisch gesicherte Peutz-Jeghers-Polypen oder
- mindestens ein Peutz-Jeghers-Polyp bei entsprechend positiver Familienanamnese oder
- eine typische Lippenpigmentierung bei entsprechend positiver Familienanamnese oder
- mindestens ein Peutz-Jeghers-Polyp in Kombination mit der typischen Lippenpigmentierung.

Vor allem die Polypen im Dünndarm können zu mechanischen Problemen führen. Männer können Östrogen produzierende **Sertolizelltumore** entwickeln, was sich klinisch u. a. in einer Gynäkomastie manifestieren kann.

Es ist jedoch zu beachten, dass bei Patienten mit Peutz-Jeghers-Syndrom parallel auch Polypen anderer Histologien wie Adenome und hyperplastische Polypen auftreten können.

Bei ca. 50% der Patienten werden Mutationen im *STK11*-Gen (Lokalisation 19p13.3) gefunden, das für eine Serin-/Threonin-Proteinkinase kodiert, wobei in ca. der Hälfte der Fälle eine Neumutation vorliegt.

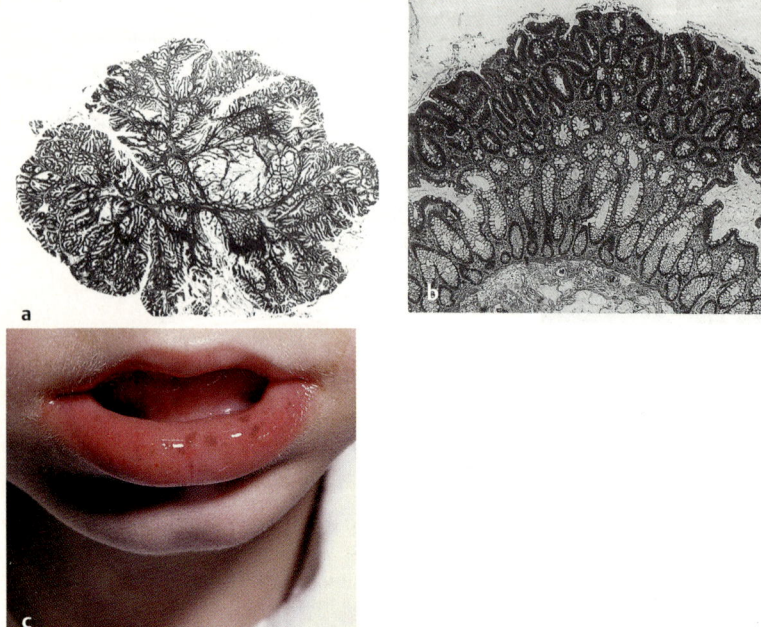

Abb. 5.**47 Peutz-Jeghers-Syndrom. a** Beim Peutz-Jeghers-Polyp ist typischerweise die Muscularis propria bäumchenartig in die Struktur des Polypen eingebunden. **b** Beim adenomatösen Polypen ist die Muscularis propria unbeteiligt, nur die epithelialen Zellen zeigen eine zu starke Proliferation. **c** Lippenpigmentierung einer Patientin mit Peutz-Jeghers-Syndrom (aus: Sitzmann FC, Duale Reihe Pädiatrie. Thieme, 2007).

Neurofibromatose Typ 1 (NF1, Morbus Recklinghausen)

> Die Neurofibromatose Typ1 bzw. der Morbus Recklinghausen ist eine **autosomal dominant** vererbte Tumorerkrankung, die in unserer Bevölkerung mit einer Häufigkeit von 1:3000 auftritt. Die Erkrankung wird durch Mutationen im Neurofibromin-Gen (*NF1*-Gen) auf Chromosom 17q11.2 verursacht.

NF1 spielt eine Rolle bei der Regulation der Zellteilung über kleine G-Proteine. Eine seiner Funktionen ist es, das Protoonkogen p21ras herunterzuregulieren. Bei 30 – 50 % wird die Erkrankung durch **Neumutationen** verursacht, d. h. es findet sich bei diesen Patienten **keine positive Familienanamnese**.

Klinisch finden sich bei den Patienten **Café-au-Lait-Flecken**, Sommersprossen an nicht lichtexponierten Stellen wie z. B. unter den Armen (**Freckling**), Lisch-Knöt-

Tab. 5.**32** Diagnosekriterien für NF1. Mindestens zwei der folgenden Kriterien müssen für die klinische Diagnose einer Neurofibromatose erfüllt sein.

mindestens 6 **Café-au-Lait-Flecken**   • mindestens 0,5 cm vor der Pubertät   • mindestens 1,5 cm nach der Pubertät
mindestens zwei **Neurofibrome**
ein **plexiformes Neurinom**
Freckling an nicht lichtexponierten Hautarealen
Optikusgliom
mindestens zwei **Lisch-Knötchen** der Iris
Knochenläsion   • Pseudarthrose   • Dysplasie des Os sphenoidale   • Dysplasie der langen Röhrenknochen
ein **erstgradig Verwandter** mit NF1

chen (Hamartome) auf der Iris, periphere Neurofibrome und Optikusgliome. Häufig fallen die Kinder zunächst durch mehrere bis viele Café-au-Lait-Flecken und Freckling unter den Armen auf, die Neurofibrome folgen häufig erst in der Jugend oder im Erwachsenenalter.

Seltenere Symptome sind eine mentale Retardierung, Skoliose, Minderwuchs, Makrozephalie, Epilepsie, plexiforme Neurinome, Phäochromozytome und in seltenen Fällen die Ausbildung einer Pseudarthrose der Tibia.

Für die Patienten ergibt sich ein **kumulatives Tumorrisiko** von ca. 5 % für **Neurofibrosarkome** meist im Rahmen von plexiformen Neurinomen oder anderen Tumoren des zentralen Nervensystems wie z. B. **Astrozytome**. Die Erkrankung kann innerhalb einer Familie vom Vollbild einer NF1 bis hin zu sehr milden Formen mit wenigen Café-au-Lait-Flecken sehr variieren. Die Diagnosekriterien für NF1 sind in Tab. 5.**32** dargestellt.

Neurofibromatose Typ 2

Die Neurofibromatose Typ 2 wird **autosomal dominant** vererbt und tritt in unserer Bevölkerung mit einer Häufigkeit von ca. 1 : 40 000 auf. Sie wird durch Mutationen im *NF2*-**Gen** auf Chromosom 22q12.2 verursacht, das für ein **Matrixprotein** des beweglichen Anteils des Zytoskeletts der Zelle kodiert.

Wenn eine Zelle die Fähigkeit zur kontrollierten Bewegung und Kommunikation mit Nachbarzellen aufgrund von Mutationen in beiden NF2-Allelen verliert, kann dies eine unkontrollierte Zellteilung auslösen.

Die **Symptome** umfassen bilaterale vestibuläre Schwannome, andere histologisch gutartige Tumoren des zentralen und peripheren Nervensystems (Meningeome, Gliom), Katarakte und retinale Harmatome. Die **vestibulären Schwannome** manifestieren sich zwischen Jugend und spätem Erwachsenenalter mit Tinnitus, Hörverlust und Gleichgewichtsstörungen. Zwei Drittel der Patients entwickeln Schwannome im Spinalkanal, die Hälfte Meningeome, ein Viertel einen Katarakt. Symptome, wie sie für die NF1 beschrieben sind, werden hier nicht gefunden. Es handelt sich um zwei unterschiedliche Krankheitsbilder, wenngleich die Erkrankung auch als zentrale Neurofibromatose bezeichnet wird.

Bei 60 – 70% der Patients mit NF2 ist eine Mutation im *NF2*-Gen nachweisbar, in ca. 50% liegen Neumutationen vor.

Nierenkarzinome

Es werden im Wesentlichen zwei histologische Typen dieser Tumorerkrankung unterschieden:
- **klarzelliges Nierenkarzinom** (85% der Fälle)
- **papilläres Nierenkarzinom** (5 – 10% der Fälle)

Für beide histologische Typen sind erbliche Tumoren beschrieben worden, die in der Summe etwa 10 – 15% aller Nierenkarzinome ausmachen (Tab. 5.**33**).

Klarzelliges Nierenkarzinom. Für das klarzellige Nierenkarzinom wurde das autosomal dominant vererbte **Von-Hippel-Lindau-Syndrom** (VHL) beschrieben. Hier erkranken die Patients meist schon im Jugend- oder jungen Erwachsenenalter neben anderen Tumoren an multifokalen Nierenkarzinomen. Das **VHL-Gen** liegt auf 3q25 und kodiert für ein Protein, das in Wechselwirkung mit anderen Pro-

Tab. 5.**33** Nierenkarzinom-Gene

Gen	Lokalisation	Tumor	assoziierte Erkrankungen	Genfunktion
VHL (VHLI)	3p25	klarzellige, häufig multifokale Nierenkarzinome	Tumoren des Kleinhirns und des Rückenmarks, Angiome der Retina, Hämangioblastome	Regulation der Transkription
VHL (VHLII)			zusätzlich Phäochromozytome	
MET-Proto-Onkogen	7q31.1	papilläre Nierenkarzinome	keine	Transmembran-Rezeptor für den hepatozellulären Wachstumsfaktor

teinen an der zellulären Reaktion auf Sauerstoffmangel beteiligt ist. In diesem Sinne zeichnen sich die VHL-Tumore durch eine **starke Vaskularisation** aus.

Papilläres Nierenkarzinom. Das erbliche papilläre Nierenkarzinom wird durch Mutationen im *MET*-**Protoonkogen** verursacht und folgt ebenfalls einem autosomal dominanten Erbgang. Tumorerkrankungen in anderen Geweben werden hier nicht beobachtet.

Multiple endokrine Neoplasie Typ 1 (MEN1)

> Das *MEN1*-**Gen** auf Chromosom 11q13 kodiert vermutlich für einen Transkriptionsfaktor. Seine genaue Funktion ist noch nicht geklärt, da das Gen keine Homologie zu anderen Genen zeigt. Bei den MEN1-Patienten werden meist **trunkierende Mutationen** gefunden.

Bei der multiplen endokrinen Neoplasie Typ 1 (MEN1) leiden die Patienten überwiegend unter endokrinen Tumoren der **Nebenschilddrüse**. Es entwickelt sich ein **Hyperparathyreoidismus** mit erhöhtem Serum-Calcium. Außerdem finden sich neuroendokrine Tumoren des Hypophysenvorderlappens, des Magens, des Dünndarms, des Pankreas oder Angiofibrome der Gesichtshaut. In der Summe sind bei Patienten mit MEN1 über 20 verschiedene Tumore beschrieben worden. Bei familiären Formen werden in bis zu 90% der Fälle Mutationen im *MEN1*-Gen gefunden, bei sporadischen in ca. 65% der Fälle.

Patienten mit einem primären Hyperparathyreoidismus weisen in 2 – 3% ein MEN1-Syndrom auf, Patienten mit einem Tumor der Nebenschilddrüse leiden in 3 – 5% der Fälle an einem MEN1-Syndrom, wohingegen bei Patienten mit einem Prolaktinom in 14% ein MEN1-Syndrom vorliegt.

Multiple Endokrine Neoplasie Typ 2 (MEN2)

> Die multiple endokrine Neoplasie Typ 2 (MEN2) folgt einem **autosomal dominanten** Erbgang. Es werden drei Krankheitsbilder unterschieden (Tab. 5.**34**):
> * die **multiple endokrine Neoplasie Typ 2 A**,
> * das **familiäre medulläre Schilddrüsenkarzinom (FMTC)** und
> * die **multiple endokrine Neoplasie Typ 2 B**.

Alle Krankheitsbilder werden durch Mutationen im *RET*-**Protoonkogen** verursacht, 20 – 25% aller medullären Schilddrüsenkarzinome werden durch Keimbahnmutationen in diesem Gen verursacht.

5

MEN2A.

Bei der MEN2A treten **C-Zellkarzinome** der Schilddrüse (medulläre Schilddrüsenkarzinome), **Hyperplasie** oder **Adenome** der Nebenschilddrüse und seltener **Phäochromozytome** auf. Die Tumoren zeichnen sich durch eine **frühe Metastasierung** aus, die bereits ab einer Größe des Primärtumors von 5–10 mm erfolgt.

Die Diagnose eines Schilddrüsenkarzinoms wird durchschnittlich um das **38. Lebensjahr** gestellt, wobei hier eine große Variabilität des Erkrankungsalters vom Kindesalter bis hin zu fehlender klinischer Manifestation bis zum 70. Lebensjahr beobachtet wird. Die Penetranz wird mit 70 % angegeben. 95 % der betroffenen Familien tragen eine Mutation im *RET*-Protoonkogen.

FMTC.

Beim familiären medullären Schilddrüsenkarzinom (FMTC) treten **nur C-Zellkarzinome** auf. Die Tumoren treten später auf als bei der MEN2A und zeichnen sich durch eine **geringere Metastasierungsneigung** aus.

Da es Überlappungen zu MEN2A gibt, wird das FMTC klinisch wie folgt definiert: FMTC liegt vor, wenn vier Familienmitglieder von einem medullären Schilddrüsenkarzinom ohne Beteiligung der Nebenschilddrüse bzw. des Nebennierenmarks betroffen sind. Es finden sich hier in fast 90 % der Fälle Mutationen im *RET*-Protoonkogen.

MEN2A und FMTC werden durch Mutationen im *RET*-Protoonkogen verursacht, das für eine **transmembrane Tyrosinkinase** kodiert. Die Mutationen betreffen fast immer Cystein-Codons, die mit einem anderen intramolekularen Cystein kovalente Cysteinbrücken zur Stabilisierung des Moleküls bilden. Fällt eines dieser Cysteine aus, sucht sich das verbliebene einen neuen Partner, z. B. in einem anderen mutierten Rezeptormolekül, was zu einer ligandenunabhängigen Dimerisierung des Rezeptors und somit zu einer **konstitutiven Aktivierung** führt. Genotyp-Phänotyp-Korrelationen zeigen, dass extrazelluläre Mutationen häufiger mit einer MEN2A assoziiert sind, wohingegen das FMTC praktisch nur bei intrazellulären Mutationen beobachtet wird.

MEN2B.

Bei der MEN2B treten **C-Zellkarzinome** und **Phäochromozytome** auf, Hyperplasie bzw. Adenome der Nebenschilddrüse sind selten. Regelmäßig finden sich hier eine Hyperplasie des intestinalen autonomen Nervenplexus sowie ein vermehrtes, unorganisiertes **Wachstum peripherer Nerven** vor allem in der Lippe, der Mundschleimhaut und der Bindehaut der Augen. Dies führt zu charakteristischen Dysmorphiestigmata wie z. B. dicken Lippen.

Tab. 5.**34** Multiple endokrine Neoplasie Typ 2A/Typ 2B und FMTC

Syndrom	Gen	Lokalisation	Tumor	assoziierte Erkrankungen	Genfunktion
MEN2A	*RET*-Protoonkogen	10q11.2	medulläres Schilddrüsenkarzinom	Phäochromozytom, Hyperplasie der Nebenschilddrüsen	transmembraner Thyrosinkinaserezeptor für GDNF (glial derived neurotrophic factor)
FMTC				keine	
MEN2B				Phäochromozytom, Hamartome der Mukosa	

95 % der Familien mit MEN2B weisen die gleiche Mutation **p. 918Met>Thr** im *RET*-Protoonkogen auf. Durch diese Mutation wird vermutlich weniger die Aktivität als mehr die **Spezifität** der Tyrosinkinase verändert.

Retinoblastom

Das **autosomal dominant** vererbte Retinoblastom ist mit 1:13 000 – 25 000 der **häufigste Augentumor** und wird in 90 % der Fälle vor dem 3. Lebensjahr diagnostiziert (Abb. 5.**48**). Die Patienten weisen meist Punktmutationen, seltener zytogenetisch darstellbare Deletionen im *RB1*-Gen (Lokalisation: 13q14.3) auf. RB1 spielt eine Rolle bei der Zellzyklus- und Transkriptionsregulation.

Von den Erkrankungsfällen treten 25 % beidseitig auf und sind auf eine **erbliche Prädisposition** zurückzuführen. Weitere 15 % sind ebenfalls erblich, treten aber einseitig auf. 60 % der Erkrankungsfälle treten einseitig auf, sind aber nicht auf eine erbliche Prädisposition zurückzuführen. In diesen Fällen wird der Tumor durch eine **somatische Inaktivierung** des *RB1*-Gens verursacht.

Bei den erblichen Erkrankungsfällen zeigt sich eine **hohe Penetranz**, es entwickelt praktisch jeder Anlageträger ein Retinoblastom. Nachkommen eines Patienten mit einem beidseitigen Retinoblastom entwickeln in 49 % der Fälle ein Retinoblastom, Nachkommen eines Patienten mit einem erblichen, einseitigen Retinoblastom hingegen in 42 % der Fälle. Mit der Erkrankung assoziiert treten auch gehäuft Osteosarkome auf.

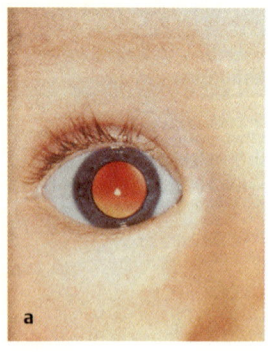
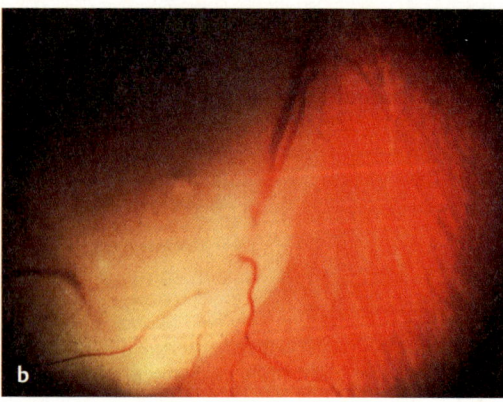

Abb. 5.**48 Sechsjähriges Mädchen mit einem Retinoblastom im rechten Auge. a** Das ins Auge fallende Licht wird von der Tumoroberfläche reflektiert und erscheint weiß (Leukokorie). **b** Intraokuläres Retinoblastom nach Enukleation.

Li-Fraumeni-Syndrom

> Das Li-Fraumeni-Syndrom wird durch Mutationen im *TP53*-**Gen** auf Chromosom 17p13 verursacht. In den betroffenen Familien können vom Kindesalter bis ins Erwachsenenalter Tumorerkrankungen in verschiedenen Geweben auftreten.

Das p53-Protein ist an der Wachstumsregulation der Zelle und hier insbesondere an der Regulation des Zellzyklus zwischen der G1/S-Phase und der G2/M-Phase beteiligt. Seine Hauptfunktion ist die Induktion von DNA-Reparaturmechanismen nach UV- bzw. radioaktiver Bestrahlung oder der Einwirkung von chemischen Noxen. Daneben ist es in der Lage, in der Zelle Apoptose zu induzieren.

Es werden **zwei Formen** des Li-Fraumeni-Syndroms unterschieden:
- das sicherlich sehr seltene **klassische Li-Fraumeni-Syndrom** und
- das vermutlich wesentlich häufigere **Li-Fraumeni-like-Syndrom**.

Klassisches Li-Fraumeni-Syndrom. Es ist durch das Auftreten von mindestens einem Sarkom im Kindesalter und einer frühen assoziierten Tumorerkrankung vor dem 50. Lebensjahr bei einem anderen Familienmitglied gekennzeichnet. Die assoziierten Tumorerkrankungen im Kindesalter sind **Nebennieren-** und **ZNS-Tumoren** sowie **Leukämien**. Im Erwachsenenalter treten **Brust-**, **Lungen-**, **Prostata-**, und **Pankreas-Tumore** auf.

Li-Fraumeni-like-Syndrom. Hier treten keine Sarkome auf, es finden sich jedoch zusätzliche assoziierte Tumorerkrankungen im **Gastrointestinaltrakt**, häufig **Magenkarzinome**. In Li-Fraumeni-like-Familien kann daher ein sehr variables Bild

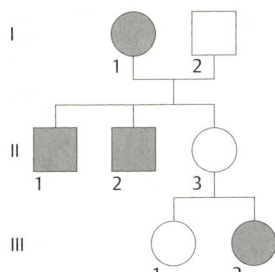

Abb. 5.**49 Stammbaum einer Familie mit Li-Fraumeni-like-Syndrom.** I-1: bilaterales Mammakarzinom, mit 42 Jahren verstorben; II-1: Leberkarzinom, mit 32 Jahren verstorben; II-2: Kolonkarzinom, mit 17 Jahren verstorben; II-3: Anlageträgerin, 42 Jahre, gesund; III-1: Anlageträgerin, 12 Jahre, gesund; III-2: Leukämie, mit 5 Jahren verstorben.

von verschiedenen Tumorerkrankungen vorliegen (Abb. 5.**49**), was zu schwierigen Situationen in der Vorsorgeempfehlung führt.

Über die Höhe des Karzinomrisikos bei klinisch gesunden Anlageträgern für das Li-Fraumeni-Syndrom liegen wenige Daten vor. Für Tumorpatienten mit *TP53*-Mutation konnte aber gezeigt werden, dass mindestens 50% der Patienten mehr als eine Tumorerkrankung entwickeln.

Wilms-Tumor

> Der Wilms-Tumor ist ein im Kindesalter auftretender **Nierentumor**, der entweder sporadisch oder im Rahmen von genetischen Syndromen auftritt. Die sporadisch auftretenden Tumore werden um das 5. Lebensjahr diagnostiziert, die Tumore mit erblicher Prädisposition bereits im 2. Lebensjahr.

Bei etwa 30% aller Wilms-Tumoren wird eine bei dem Patienten neu aufgetretene erbliche Prädisposition in **11p13** bzw. **11p15** angenommen (**Neumutation**), familiäre Fälle werden nur bei 1% aller Patienten beobachtet. Ca. 30% dieser Patienten wiederum entwickeln einen beidseitigen Wilms-Tumor. Bei ca. 70% der Patienten liegt ein somatisches Mutationsereignis vor.

Wilms-Tumor-Locus in 11p13.

> Im Bereich 11p13 konnte das *WT 1*-**Gen**, das für einen Zink-Finger-Transkriptionsfaktor kodiert, als krankheitsverursachendes Gen charakterisiert werden (Tab. 5.**35**). Bei vielen Patienten liegt eine in allen Körperzellen lichtmikroskopisch darstellbare **Deletion** im Bereich von *WT 1* vor (**WAGR-Syndrom**), andere Patienten weisen **Punktmutationen** im *WT 1*-Gen auf.

Das *WT 1*-Gen wird fast ausschließlich in gesunden Nierenzellen exprimiert.

- **WAGR-Syndrom**: Die Klinik dieses **Mikrodeletionssyndroms** umfasst Wilms-Tumoren bei ca. der Hälfte der Patienten, Aniridie, Fehlbildungen des Urogenitaltraktes und mentale Retardierung. Für die Aniridie ist der Verlust des *PAX6-***Gens** in diesem Bereich verantwortlich, die genetischen Ursachen für die übrigen Symptome sind noch unklar.

- **Denys-Drash-Syndrom**: Die klinische Symptomatik dieses Syndroms umfasst neben einem Wilms-Tumor und einer Nephropathie, die sich beide erst im jungen Erwachsenenalter manifestieren können, einen Pseudo-Hermaphroditismus. Bei der Nephropathie handelt es sich um eine diffuse mesangiale Sklerose, die in der Regel zur Dialysepflichtigkeit führt. Krankheitsverursachend sind heterozygot vorliegende **Missense-Mutationen** an Position 394 und 396 des *WT1-***Gens**, die beide die DNA-Bindungsdomäne betreffen, und andere seltene Mutationen.

- **Frasier-Syndrom**: Dieses Syndrom ist klinisch dem Denys-Drash-Syndrom sehr ähnlich. Neben einem Pseudo-Hermaphroditismus (weibliche sekundäre Geschlechtsmerkmale bei 46XY-Karyotyp) und einer Nephropathie weisen die Patienten Stranggonaden mit einem erhöhten Risiko für Gonadoblastome auf. Bei der allen Fällen zugrunde liegenden Mutation handelt es sich um eine dominant negative **Spleiß-Mutation** in Exon 9 des *WT1-***Gens**.

Wilms-Tumor-Locus in 11p15.

Die genetischen Ursachen der Wilms-Tumorerkrankung in 11p15 sind komplexer als in 11p13 (Tab. 5.**35**). Hier scheinen fehlerhaftes **genomisches Imprinting** und **ungleiches Cross-over** häufige Pathomechanismen zu sein.

Als genetische Ursache kommt eine **uniparentale Disomie** (s. S. 275) des paternalen Allels in 11p15 in Frage. In diesen Fällen liegen bei den Kindern zwei paternale Allele und kein maternales Allel vor. Ebenso sind paternale **Duplikationen** von 11p15 als krankheitsverursachend beschrieben. Die Krankheit scheint also durch eine Überexpression väterlicher Gene in 11p15 verursacht zu werden. Kandidaten hierfür sind:

- die Gene des Insulin-like-growth-factor-II (*IGFII*),
- des Cyclin-dependent-kinase-inhibitor *P57* und
- *H19* das eine regulatorisch wirksame RNA exprimiert.

Der klinische Phänotyp wird entsprechend den Erstbeschreibern als **Beckwith-Wiedemann-Syndrom** (s. S. 524) bezeichnet. Die betroffenen Kinder fallen bereits bei Geburt durch körperlichen Großwuchs, eine große Zunge und eine Organomegalie der Bauchorgane auf. Hierbei kann die Organomegalie in einer Körperhälfte stärker ausgeprägt sein als in der anderen, was zu Körperasymmetrien führt. Die Organomegalie kann sich auch in Bauchwanddefekten wie z. B. einer umbilikalen Hernie äußern. Ca. 7 % der betroffenen Kinder entwickeln einen Wilms-Tumor, seltener treten Nebennierenkarzinome und Hepatoblastome auf.

Tab. 5.**35** Wilms-Tumor-Gene

Syndrom	Gen	Lokali-sation	Tumor	assoziierte Erkrankungen	Genfunktion
WAGR-Syndrom	WT 1 (Deletion)	11p13	Wilms-Tumor	Mikrodeletionssyndrom mit mentaler Retardierung, auffällige Genitalien	Zink-Finger, Transkriptionsfaktor
Denys-Drash-Syndrom	WT 1 (Punkt-mutation)			Pseudo-Hermaphroditismus, Nephropathie	
Frasier-Syndrom	WT 1 (Spleiß-Mutation)			Pseudo-Hermaphroditismus, Nephropathie, Stranggonaden, Gonadoblastome	
Beckwith-Wiedemann-Syndrom	IGFII, P57, H19	11p15		Nebennierenkarzinom, Hepatoblastom, Organomegalie	Zellzyklus-regulation

Vor allem in der Neugeborenenperiode treten Hypoglykämien auf, die unerkannt lebensbedrohlich sein können.

Die Gene von *IGFII* und *H19* teilen sich **regulatorische Sequenzen**, wobei *IGFII* vom väterlichen Allel und *H19* vom mütterlichen Allel exprimiert wird. Im Falle einer paternalen uniparentalen Disomie in 11p15 wird also das *IGFII*-Gen überexprimiert, und die Expression des *H19*-Gens geht verloren. Für die endgültige Aufklärung der molekularen Pathomechanismen des Beckwith-Wiedemann-Syndroms bedarf es noch weiterer Forschung.

Malignes Melanom

Ca. 10 % aller malignen Melanome treten familiär gehäuft auf. In diesen Familien wiederum findet man in ca. 10 – 15 % der Fälle Keimbahnmutationen in **CDKN2** (*P16*), einem **Tumorsuppressorgen** auf Chromosom 9p21.

In einem wesentlich geringeren Prozentsatz werden Mutationen in **CDK4** gefunden, das mit *CDKN2* an der **Regulation des Zellzyklus** beteiligt ist. Die Mutationen in *CDK4* betreffen nur ganz bestimmte Codons, die mit *CDNK2* in Wechselwirkung treten (Tab. 5.**36**).

Tab. 5.**36** Malignes-Melanom-Gene

Gen	Lokalisation	Tumor	assoziierte Erkrankungen	Genfunktion
CDKN2 (P16)	9p21	malignes Melanom	Pankreaskarzinom, dysplastische Naevi	Hemmung von CDK4 und CDK6, die den Übergang von der G1 in die S-Phase unterstützen
CDK4	12q14			Proteinkinase, an der Regulation der Zellteilung beteiligt

5.12 Präventive Maßnahmen in der Humangenetik

C. Scholz, E. Holinski-Feder

> **Prävention** (Krankheitsverhütung, lat. praevenire: zuvorkommen) versucht, gesundheitliche Schädigung durch gezielte Aktivitäten zu **verhindern**, **weniger wahrscheinlich** zu machen oder zu **verzögern**.

Ansatzpunkt ist dabei die möglichst frühzeitige Erfassung von Risikopersonen, um

- in der **Primärprävention (Vorbeugung)** die Eintrittswahrscheinlichkeit beim Individuum, die Wiederholungswahrscheinlichkeit in der Familie bzw. die Neuerkrankungsrate (Inzidenzrate) einer Erkrankung in einer Population zu senken,
- in der **Sekundärprävention (Früherkennung)** so früh wie möglich gefährdete Personen zu identifizieren und sie über einen Gesundheitscheck, eine Vorsorgeuntersuchung oder eine Früherkennungsmaßnahme einer rechtzeitigen Behandlung zuzuführen und
- in der **Tertiärprävention (Verhinderung von Folgeerkrankungen)** durch wirksame Behandlung einer symptomatisch gewordenen Erkrankung eine Verschlimmerung und bleibende Funktionsverluste zu verhüten. Im Falle nicht therapierbarer Erkrankungen gehört hierzu auch die gezielte Förderung von Menschen mit Behinderungen, ihre Pflege und nachhaltige Unterstützung in allen Lebensbereichen (Abb. 5.**50**)

> Auch wenn Prävention immer gezielt der Gesundheitsförderung einzelner Personen in unserer Gesellschaft dient, meint dieser Begriff ein **gesundheitspolitisches Konzept** mit dem Ziel, die Inzidenz von Krankheit, Behinderung oder vorzeitigem Tod **von gefährdeten Bevölkerungsgruppen** zu senken und möglichst lange die Selbstständigkeit der Betroffenen mit körperlich, geistig und seelischer Einschränkung zu erhalten.

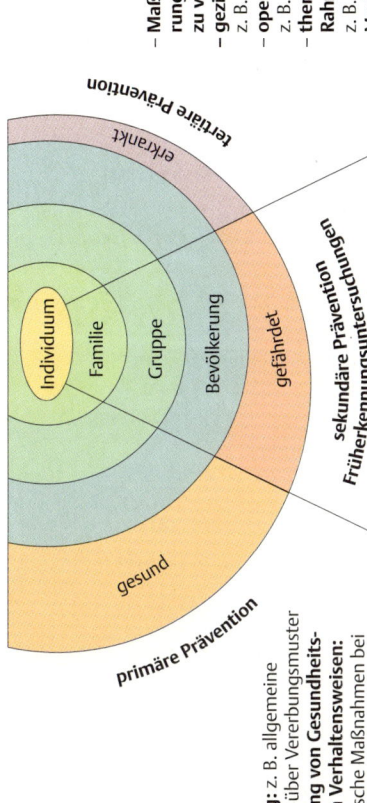

- **Maßnahmen, um eine Verschlimmerung der Erkrankung oder Behinderung zu verhüten**
  - **gezielte Förderung:** z. B. von Kindern mit Down-Syndrom
  - **operative Maßnahmen:** z. B. bei Skelettfehlbildungen
  - **therapeutische Maßnahmen im Rahmen der Krankheitsbehandlung:** z. B. Enzymergänzungstherapie bei Morbus Gaucher
  - **Rehabilitation:** z. B. nach operativen Eingriffen bei hereditären Neuropathien
  - **gesundheitsbezogene Selbsthilfe:** z.B. bei Ullrich-Turner-Syndrom, Duchenne und Becker Muskeldystrophie (DMD u. BMD)
  - **Pflege:** z. B. bei Cystischer Fibrose, Mukopolysaccharidose

tertiäre Prävention

erkrankt

Individuum
Familie
Gruppe
Bevölkerung

gefährdet

sekundäre Prävention
Früherkennungsuntersuchungen

- **pränatal:** Pränataldiagnostik, Tripletest
- **Neugeborene:** z. B. Neugeborenen-Screening auf angeborene Stoffwechselerkrankungen
- **postnatal:**
  - familiär belastet: Projekt „Erblicher Darmkrebs" der Deutschen Krebshilfe
  - familiär nicht belastet aber häufig in der Bevölkerung: z. B. Hämochromatose-Screening im Rahmen eines KKH-Modellprojekts

gesund

Primäre Prävention

- **Aufklärung:** z. B. allgemeine Aufklärung über Vererbungsmuster
- **Veränderung von Gesundheitsbezogenen Verhaltensweisen:** z. B. diätetische Maßnahmen bei BMI > 30
- **medizinische Maßnahmen zur Abwehr von Gesundheitsrisiken:** z. B. Folsäuregabe bei Schwangeren zur Prävention von offenem Rücken/Spina bifida

Abb. 5.**50 Präventive Maßnahmen für potenzielle Risikogruppen.**

Um möglichst genau den Personenkreis zu beschreiben, der vor einer bestimmten Erkrankung oder Gesundheitsgefährdung geschützt werden soll, müssen für ein präventives **Bevölkerungsscreening** folgende Punkte erfüllt sein:

- Es muss sich um eine **häufige Erkrankung** handeln, deren Folgen erheblich zu Morbidität und Mortalität beitragen.
- Die Erkrankung muss in einem präklinischen Stadium **erkennbar** und **behandelbar** sein.
- Die frühe Behandlung muss **effektiv** sein und gegenüber der Behandlung der klinisch manifesten Erkrankung Vorteile bieten.
- Die Durchführung einer Screening-Maßnahme und der sich daraus ergebenden Behandlungen müssen **kosteneffektiver** sein als eine Behandlung der klinisch manifesten Erkrankung.
- Der betreffende Personenkreis muss **erreichbar** sein, in die Maßnahme einwilligen und die Vorteile einer Gesunderhaltung bzw. Krankheitsvermeidung als erstrebenswertes Ziel akzeptieren.

5.12.1   Voraussetzungen für präventive Maßnahmen

Entscheidend für die Frage, in welcher Form die humangenetische Beratung und Diagnostik präventiv wirkt, hängt davon ab,
- ob es sich dabei um **therapierbare** Krankheitsbilder handelt,
- welche **diagnostischen Verfahren** zur Verfügung stehen,
- zu welchem **Zeitpunkt** die diagnostischen Verfahren angewandt werden und
- welcher **Personenkreis** dafür in Frage kommt.

Diese vier Punkte werden im Folgenden besprochen.

Behandelbarkeit genetisch bedingter Erkrankungen

Ansatzpunkte für Präventionsmaßnahmen liegen sowohl in der Veränderung des **Verhaltens** von Individuen und Gruppen als auch in der Veränderung der biologischen, sozialen oder technischen **Umwelt**, vorausgesetzt die Erkrankungen lassen sich präventiv beeinflussen.

Klassische Beispiele hierfür sind die **Veränderung von Essgewohnheiten** bei **familiärer Fettsucht** oder aber auch die **Vermeidung von Teratogenen**, um schwerste Fehlbildungen bei Neugeborenen (z. B. verursacht durch Contergan) zu verhindern.

Auch bei multifaktoriellen Erkrankungen wie **Diabetes Mellitus Typ II**, **Osteoporose**, **kardiovaskulären Erkrankungen**, **Hypertonie** und **Depressionen** bestehen große präventive Potenziale. Durch frühzeitige Erkennung der Risikopersonen können diese gezielt behandelt werden, um den Ausbruch der Erkrankung zu verhindern bzw. hinauszuzögern.

Die Optionen zur Krankheitsvermeidung über Verhaltensänderungen, therapeutische Maßnahmen und andere präventive Maßnahmen verringern sich mit zunehmender **Determiniertheit**, also vor allem bei monogenen Krankheitsbildern, die von außen kaum beeinflusst werden können. Trotzdem sind auch hier Erfolge zu verzeichnen, wie z. B. bei Menschen mit Cystischer Fibrose (s. S. 289). Hier konnte die Lebenserwartung der Patienten in den letzten Jahrzehnten um mehr als 20 Jahre gesteigert werden, weil man die Pathomechanismen inzwischen besser versteht und daraus eine intensivere medizinische Betreuung resultiert.

Genetische Diagnostik im Rahmen präventiver Maßnahmen

Damit Maßnahmen zur Prävention wirksam werden können, müssen diagnostische Verfahren zur Verfügung stehen, die bereits vor Ausbruch einer Krankheit die jeweiligen Risikopersonen oder -gruppen identifizieren. Gerade hier trägt die Humangenetik durch **molekular-** und **zytogenetische Analysen** wesentlich zur Erkennung von Risikopersonen bei.

In Abhängigkeit davon, ob eine untersuchte Personen bereits erkrankt ist oder nicht, unterscheidet man zwei verschiedene Ansätze:
- Bei der **prädiktiven Diagnostik** werden nicht erkrankte Personen untersucht, die als Anlageträger krankheitsverursachende Allele an die nächste Generation weitergeben können ohne selbst zu erkranken. Aber auch bisher symptomlos gebliebene Anlageträger, die möglicherweise später selbst erkranken werden, sind Kandidaten für eine prädiktive Diagnostik – in diesem Fall wird auch von **präsymptomatischer Diagnostik** gesprochen. In diesen Fällen muss bereits im Vorfeld unbedingt eine genetische Beratung erfolgen.
- Humangenetische Testverfahren werden auch für **differenzialdiagnostische Zwecke** eingesetzt, um (unklare) Krankheitsfälle genauer zuzuordnen und zu klassifizieren. Es kann aber auch die besondere pharmakogenetische Disposition eines Patienten abgeklärt werden, um ihm damit eine individuelle Therapie zu ermöglichen.

Zeitpunkt präventiver Maßnahmen

In Abhängigkeit davon, in welchem Lebensalter diagnostiziert wird, unterscheidet man zwischen
- präkonzeptioneller (z. B. Heterozygotendiagnostik, Polkörperchendiagnostik),
- präimplantatorischer (Analyse embryonaler Zellen),
- pränataler (Amniozentese, Chorionzottenbiopsie) und
- postnataler humangenetischer Diagnostik (z. B. Neugeborenen-Screening).

Je nach Diagnosezeitpunkt sind Ratsuchende/Patienten und Ärzte mit gänzlich unterschiedlichen medizinischen, ethischen und psychologischen Sachverhalten konfrontiert, wie beispielsweise Planung, Fortsetzung oder Abbruch einer Schwangerschaft, vorgeburtliche Tests bei spätmanifesten Erkrankungen oder genetische Tests bei Kindern, die unterschiedliche Vorgehensweisen einer genetischen Beratung erforderlich machen.

Personenkreis für präventive Maßnahmen

In Abhängigkeit davon, welcher Personenkreis – ob Individuum, Familie oder eine bestimmte Zielgruppe – eine genetische Diagnostik in Anspruch nehmen könnte, unterscheidet man zwischen
- **individueller** genetischer Beratung (z. B. bei Vorliegen einer Erkrankung),
- genetischer **Familienberatung** (z. B. bei unerfülltem Kinderwunsch) und
- **Bevölkerungsscreening** – insbesondere dem Heterozygotenscreening (s. S. 394).

In der Mehrzahl der Fälle kommen Individuen, Paare und Familienangehörige mit einer konkreten medizinischen Fragestellung zur genetischen Beratung. Der Präventionsgedanke leitet sich aus dem Leidensdruck, dem Vorliegen von Krankheit oder Behinderung, den vermuteten Ängsten vor einem erhöhten Risiko für eine gesundheitliche Gefährdung ab. Anders verhält es sich beim genetischen Screening im Sinne einer Reihenuntersuchung, die bei der zunächst gesunden Person ansetzt und durch vernetzte Vorsorgemaßnahmen erst ein Bewusstsein für Risiken schafft: Dazu zählen auch Heterozygotentests auf z. B. Hämochromatose. Nur durch gezielte Aufklärungsarbeit im Vorfeld kann hier ein Vorsorgebewusstsein geschaffen werden.

5.12.2   Genetische Screeningverfahren

Screeningverfahren zur Identifikation von Risikopersonen für genetisch bedingte Erkrankungen können auf der
- **Genotyp-Ebene** (Gentests),
- **Genprodukt-Ebene** (Enzymtests) und der
- **Phänotyp-Ebene** (z. B. mittels bildgebender Verfahren) durchgeführt werden.

Mithilfe von solchen Screeningverfahren kann bei symptomfreien Personengruppen nach bestimmten Genotypen gesucht werden, die zu einem erhöhten genetisch bedingten Erkrankungsrisiko der Untersuchten selbst oder ihrer Nachkommen führen können.

Unter der Maßgabe der **Behandelbarkeit** genetisch bedingter Erkrankungen werden prädiktive genetische Tests für Risikogruppen und breite Bevölkerungskreise nur dann als sinnvoll betrachtet, wenn die untersuchten Personen einen **direkten Nutzen** aus den Testergebnissen ziehen können.

Ein Nutzen liegt u. a. dann vor, wenn eine Erkrankung grundsätzlich **vermieden** werden kann (z. B. Hämochromatose), frühzeitig mit einer gezielten **Behandlung** begonnen werden kann (z. B. erblicher Brustkrebs), oder die betroffene Person durch Mitteilung eines negativen Testresultats (z. B. bei Brustkrebs) eine **psychische Entlastung** erfährt.

Aufgrund der **variablen Expressivität** und **Penetranz** kann bei einigen mono- und polygenen Erkrankungen jedoch nur sehr begrenzt vorhergesagt werden, ob und wann es zu einem Krankheitsausbruch kommt. Auch Aussagen darüber, wie schwer und wie beeinflussbar der Krankheitsverlauf sein wird, sind i. d. R. nicht möglich.

Bei solchen Erkrankungen schafft auch ein sicherer Nachweis, Anlageträger für das krankheitsverursachende Gen zu sein, **wenig Klarheit** über die möglichen Konsequenzen für den weiteren Krankheitsverlauf und die weitere Lebensplanung.

Bei der Durchführung genetischer Tests im Rahmen von Reihenuntersuchungen (genetischem Screening) muss deshalb sichergestellt werden, dass
- vor einer Inanspruchnahme genetischer Diagnostik eine ausführliche **genetische Beratung** (s. S. 384) durchgeführt wird,
- genetische Tests nur mit informierter **Zustimmung** des zu Testenden durchgeführt werden,
- der **Datenschutz** gewährleistet ist und
- dem Getesteten die **Hoheit über die Verwendung** der genetischen Information eingeräumt wird (Gendiagnostikgesetz).

Zu den in der Zwischenzeit als gesellschaftlich akzeptierten Präventivmaßnahmen gehören:
- das Neugeborenen-Screening,
- die Früherkennung bzw. Vorsorge bei (familiären) Krebsarten, wie z. B. Darmkrebs, Mamma- und Prostatakarzinom und
- das Hämochromatose-Screening.

Neugeborenen-Screening auf angeborene Stoffwechselstörungen und Endokrinopathien

Das Neugeborenen-Stoffwechselscreening dient der Früherkennung angeborener **Stoffwechselstörungen** und **Endokrinopathien**. Bei frühzeitiger Diagnostik und Einleitung entsprechender Therapiemaßnahmen bestehen gute Aussichten, bleibende Behinderungen oder gar Todesfälle bei den betroffenen Kindern zu vermeiden.

Bundesweit werden 6 (in Bayern sind es über 20) verschiedene genetisch beding-
te Stoffwechselerkrankungen im Rahmen des neonatalen Screenings erfasst. Die
Diagnostik erfolgt mittels Tandem-Massenspektrometrie, etwa eines von 1000
Neugeborenen ist durch eine dieser Krankheiten gefährdet.

Zwischen 1999 und 2004 wurden in Bayern 688 987 Kinder untersucht, das
entspricht über 99 % der bayerischen Neugeborenen. Dabei wurden 567 Kinder
mit behandelbaren angeborenen Stoffwechselstörungen oder Endokrinopathien
erkannt.

Früherkennung und Vorsorgeuntersuchungen bei familiären Krebserkrankungen

Grundlage für die Definition der Effizienz präventiver Maßnahmen sind Daten
zur Epidemiologie der jeweiligen Erkrankung. In Deutschland gibt es außer in
den Bundesländern Hessen und Baden Württemberg ein **Krebsregister**.

> Bei der Krebsprävention muss zwischen Vorsorge und Früherkennung unterschie-
> den werden.
> In der **Vorsorge** versucht man **gutartige Vorstufen** einer Krebserkrankung in der
> Allgemeinbevölkerung zu erkennen und zu entfernen, eine Krebserkrankung kann
> auf diesem Wege verhindert werden. Hierzu wurde z. B. die präventive Koloskopie
> für die Allgemeinbevölkerung ab dem 55. Lebensjahr eingeführt.
> Bei der **Früherkennung** versucht man Tumorerkrankungen, bei denen keine gut-
> artigen Vorstufen nachweisbar sind, in möglichst frühen Stadien zu erkennen, wie
> z. B. bei der Brustkrebs-Früherkennung. Eine Früherkennung ist auch bei Personen
> mit einem erhöhten erblichen Darmkrebsrisiko möglich, da hier die Polypen als
> Vorstufen der Darmkrebserkrankung erkannt werden können.

Grundsätzlich werden präventive Maßnahmen zur Früherkennung von **Darmkrebs**, **Brustkrebs** oder **Prostatakarzinom** von den gesetzlichen Krankenversiche-
rungen ab dem 30. bzw. 50. Lebensjahr übernommen.

5 – 10 % dieser Tumorerkrankungen sind auf autosomal dominant erbliche Fälle
zurückzuführen, bei denen man eine wesentlich **frühere klinische Manifestation**
beobachtet. Für dieses Risikokollektiv wird von den Krankenkassen eine intensi-
vierte Früherkennung angeboten.

Hämochromatose-Screening als Modellprojekt

Die Hämochromatose stellt die häufigste erbliche Stoffwechselerkrankung in unserer Bevölkerung dar. In den meisten Fällen wird sie durch die homozygote
Mutation **C282Y** im **HFE-Gen** verursacht. Die volle klinische Manifestation mit

irreversiblen Organschäden, z. B. der Leber und des Herzens, manifestiert sich bei weniger als 50 % der homozygoten Anlageträger.

Da sich die Hämochromatose bei vielen homozygoten Anlageträgern nicht manifestiert, wird die Durchführung eines genetischen Sceenings jedoch kontrovers diskutiert.

5.13 Therapie von Erbkrankheiten

H. Höhn

> Die therapeutische Intervention bei genetisch bedingten Krankheiten kann auf jeder Ebene der genetischen Informationskette erfolgen. In der Praxis am erfolgreichsten sind bisher Interventionen auf der **Protein-, Stoffwechsel-, Organ-** und **phänotypischen Ebene**.

Am erfolgreichsten waren neben der symptomatischen Behandlung
- die Substrat-Restriktion,
- der Protein-Ersatz,
- die Knochenmarktransplantation sowie
- chirurgische Eingriffe.

Nur in ca. 10 % der Fälle brachte der Einsatz von Pharmaka eine Besserung.

Die im Rahmen der Genetifizierung der Medizin oftmals als „Allheilmittel" gepriesenen Interventionen auf DNA- und RNA-Ebene sind zwar konzeptionell attraktiv, technisch und biologisch jedoch sehr komplex und daher überwiegend noch im Experimentalstadium (Tab. 5.**37**).

5.13.1 Therapie auf genotypischer Ebene

Direkte DNA-Korrektur

Die gezielte DNA-Korrektur benutzt synthetische, chimäre **DNA-/RNA-Hybridmoleküle** bzw. kurze Einzelstrang- oder Triple-Helix-bildende **Oligonukleotide**, mit deren Hilfe ein **rekombinatorischer Austausch** der mutierten DNA erfolgt. Im Zellkultursystem wurden auf diesem Weg bereits das mutierte 6. Kodon des Sichelzellhämoglobins sowie die Delta-F508-Mutation des *CFTR*-Gens (häufigste Mutation bei Cystischer Fibrose) korrigiert.

> Als besonders effektives Verfahren der direkten DNA-Korrektur hat sich das sogenannte **Genome editing** durch Zink-Finger-Nukleasen (ZFN) erwiesen.

Tab. 5.**37** Ebenen der Beeinflussung von genetisch (mit-)bedingten Erkrankungen

Interventions-Ebene	Therapeutisches Prinzip	Beispiele	Status
DNA	direkte Mutations-Reparatur	Sichelzellhämoglobin, *CFTR*-Gen	E
	Gen-Ersatz (somatische Gentherapie)	ADA-SCID, X-SCID	K
	Methylierung	ATR-X, Rett-Syndrom, FRAXA, ICF-Syndrom	E
Chromatin	Acetylierung/Deacetylierung	Rubinstein-Taybi-Syndrom, Coffin-Lowry-Syndrom	E
mRNA	Transkriptmodifikation durch Ribozym-, Antisense-, und RNA-Interferenz-Strategien	amyotrophe Lateralsklerose, frontotemporale Demenz, Morbus Alzheimer, zerebelläre Ataxie	E
Protein	Protein-Substitution	Faktor VIII bei Hämophilie	K
	Verbesserung der Funktion	Vitamin-sensitive-Defekte	
Stoffwechsel	Substratersatz	Biotin, Thyroxin, Insulin	P
	Substratrestriktion	Diät bei PKU, Galaktosämie	
	Substratvermeidung	Isoniazid, Barbiturate	
	Substrat-Diversion	Natrium-Benzoat-/Harnstoffzyklus	K
	Substrat-Elimination	Kupfer (Morbus Wilson), Eisen (Hämochromatose)	
	Enzyminhibition	HMG-CoA-Reduktase-Inhibitor	P
	Feed-back-Inhibierung	ACTH durch Cortison	K
	Enzymmodifikation	ADA mit Polyethylenglykol	
	Enzyminduktion	Esterase-Inhibitor bei angioneurotischem Ödem	P
Zelle	Knochenmarktransplantation	Thalassämie, Fanconi-Anämie	P
	Zelltransplantation	Muskeldystrophie	E
Organ	Organtransplantation	Niere, Herz, Leber, Lunge	K
	Organprothese	Cochlea-Implantate bei Taubheit	P
Phänotyp	chirurgische Eingriffe	Lippen-Kiefer-Gaumen-Spalte	K
	Verhaltens-/Psychotherapie	Teilleistungsstörungen	P

Fortsetzung ▶

Tab. 5.**37** Fortsetzung

Interventions-Ebene	Therapeutisches Prinzip	Beispiele	Status
Familie	genetische Beratung	genetische und teratogene Risiken	P
Population	genetisches Screening	PKU, Myxödem, AS-Störungen	K

E = experimentelles Stadium; K = klinische Erprobung; P = praktische Anwendung

ZFNs induzieren **Doppelstrangbrüche**, die in der Zelle auf dem Weg der homologen Rekombinationsreparatur korrigiert werden. Verwendet man eine extrachromosomale Donor-DNA (z. B. Plasmid, viraler Vektor) mit der korrekten Sequenz, kann diese als Matrize für die homologe Rekombinations-Reparatur der fehlerhaften Patienten-DNA dienen. Damit können gezielt Mutationen in Genen eliminiert oder neue Genabschnitte eingebracht werden. Mit einer Vielzahl von gentherapeutischen Anwendungen dieses eleganten Verfahrens ist in den nächsten Jahren zu rechnen.

Überlesen von prämaturen Terminations-Kodons (PTCs) als therapeutische Strategie

Um klinisch wirksame Verbesserungen bei genetischen Defekten zu erreichen, die auf **Stop-Kodon-Mutationen** und damit fehlendem oder nicht funktionsfähigem Protein beruhen, genügt eine Wiederherstellung von 10–20 % der Wildtyp-Proteinmenge bzw. Aktivität. Eine Behandlung mit **Aminoglykosid-Antibiotika** (wie Gentamycin, Tobramycin oder Geneticin = G418) erhöht die Wahrscheinlichkeit des Überlesens von mutationsbedingten prämaturen Terminations-Kodons (i. e. UGA, UAA, UAG). Sowohl im Tierversuch als auch in vitro wurde gezeigt, dass Gentamycin-induziertes Überlesen die Produktion von funktionsrelevanten Mengen an intaktem Transkript bzw. intaktem Genprodukt zur Folge hat. Eine Reihe von experimentellen Studien belegt den prinzipiellen Erfolg dieser Strategie bei Patienten mit **Cystischer Fibrose**, **Muskeldystrophie Duchenne** oder **Hämophilie A**.

> Wegen schwerwiegender Nebenwirkungen (hohe Oto- bzw. Nephrotoxizität) ist eine längerfristige systemische Behandlung mit Gentamycin jedoch äußerst problematisch.

Trotz intensiver Bemühungen konnte die klinische Effektivität analoger Substanzen mit geringerer Toxizität (z. B. PTC 124, Atularen) bisher nicht überzeugend nachgewiesen werden. Dazu kommt, dass nur eine Minderzahl von Patienten biallelische bzw. hemizygote Null-Mutationen aufweisen, für die das therapeutische Prinzip des PTC-Überlesens überhaupt infrage kommt.

Somatische Gentherapie

Somatische Reversion als natürliche Gentherapie

Dass **somatische Gentherapie** beim Menschen funktionieren kann, beweisen nicht nur die Erfolge bei der Gentherapie der **SCID-Erkrankung**, sondern vor allem auch das Phänomen der **„Spontanheilung"**, das bei einer Reihe von genetisch bedingten Erkrankungen zu beobachten ist.

> Spontanheilungen beruhen auf somatischen Reversionen konstitutioneller Mutationen, wodurch sich im Körper des Patienten eine **Mosaikkonstellation** von defekten und (selbst-)korrigierten Zellen entwickelt.

Zu den molekularen Mechanismen solcher Reversionen gehören:
- intragene Rekombination,
- Genkonversion,
- einfache Rückmutation oder
- kompensatorische Mutationen.

Bei kompensatorischen Mutationen wird die krankheitsauslösende Wirkung der ursprünglichen Mutation durch eine zweite, distale Mutation im gleichen Allel aufgehoben bzw. abgeschwächt.

Durch die somatische Reversion in Stammzellen der Haut oder des Knochenmarks erlangen die korrigierten Tochterzellen einen Wachstumsvorteil, was sich z. B. bei Patienten mit **aplastischer Anämie** in einer kontinuierlichen Verbesserung der Blutwerte manifestiert. Man spricht in diesen Fällen daher auch von **„natürlicher" Gentherapie** (Tab. 5.**38**).

Methoden der somatischen Gentherapie

> Unter Gentherapie versteht man die Übertragung (**Transduktion**) von definierten DNA-Sequenzen (**Transgenen**) in Zellen oder Organe mit dem Ziel der Korrektur eines genetischen Defektes.

Gentransfer in Zellen der Keimbahn (**„Keimbahntherapie"**) ist ethisch problematisch und aus humangenetischer Sicht nicht indiziert. Aufgrund der Erbregeln können nahezu alle Paare mit genetischem Risiko auf natürlichem Wege nicht betroffene Nachkommen haben.

Tab. 5.**38** Beispiele von „natürlicher" Gentherapie aufgrund somatischer Reversion von konstitutionellen Mutationen

Krankheitsbild	Krankheitsmanifestation	revertierte(s) Gen(e)	revertierter Zelltyp	Art der Reversion
Tyrosinämie	Leberstoffwechsel	Fumarylazetoazetat-Hydrolase (*FAH*)	Leberzellen	Rückmutation
ADA-SCID	Immundefizienz	Adenosindesaminase	B-Lymphozyten	kompensatorische Mutation
X-SCID	Immundefizienz	Gamma-Kette von Zytokin-Rezeptoren	T-Lymphozyten	Rückmutation
Wiskott-Aldrich Syndrom	Thrombozytopenie, Immundefizienz	*WAS*-Gen	T-Lymphozyten	kompensatorische Mutation
Epidermolysis bullosa	Hauterkrankung (Blasenbildung)	*COL17A1*, Keratin 14	Hautzellen	Genkonversion
Fanconi-Anämie	aplastische Anämie Fehlbildungen	*FANCA*, *FANCC*, *FANCG*, *FANCD 2*	hämatopoietische Zellen	intragene Rekombination u. a.

In 70 % aller registrierten Gentherapieversuche erfolgt die Transduktion des Transgens mit viralen Vektoren. **Insertionelle Mutagenese** (mit der Gefahr der Neoplasie-Induktion bei Verwendung retroviralen Vektoren) sowie **Immuntoxizität** (bei adenoviralen Vektoren) sind problematische Nebenwirkungen der somatischen Gentherapie

Bei der somatischen Gentherapie unterscheidet man zwischen Ex-vivo- und In-vivo-Verfahren:

- Bei den **Ex-vivo-Verfahren** werden Zellen außerhalb des Körpers dem Gentransfer unterzogen. Ex-vivo-Verfahren werden an isolierten Blut- und Knochenmarkzellen unter Einsatz von retroviralen oder lentiviralen Vektoren durchgeführt.
- Bei den **In-vivo-Verfahren** werden Zellen in ihrem natürlichen Zellverband innerhalb des Körpers mithilfe adeno-assoziierter viraler Vektoren transduziert.

Um die mit **viralen Vektoren** verbundenen Komplikationen zu vermeiden, werden Gentherapieversuche auch mit „nackter" DNA durchgeführt, die mit Impfpistolen direkt in Haut- bzw. Muskelgewebe injiziert oder mittels Elektroporation in die Zelle eingeschleust werden. Als „**Biolistik**" bezeichnet man eine Variante dieses direkten Gentransfers, bei dem mit DNA beladene Gold- oder Nanopartikel mithilfe sogenannter **Gene Guns** in das Gewebe gepresst werden.

5

Ergebnisse bei monogenen Erkrankungen

Nach anfänglichen Rückschlägen wurden in den letzten 10 Jahren über 30 Patienten mit primären Immundefizienzsyndromen wie **Adenosin-Desaminase-Immundefizienz (ADA-SCID)** und **X-chromosomaler SCID** einer klinisch erfolgreichen Gentherapie unterzogen. Neuere Studien haben gezeigt, dass sich die unerwünschten Nebenwirkungen durch Einsatz (selbstinaktivierender) **lentiviraler Vektoren** größtenteils vermeiden lassen. Erste erfolgreiche Versuche mit lentiviralen Vektoren werden bei den X-chromosomalen Erkrankungen **Adrenoleukodystrophie** und **Wiskott-Aldrich-Syndrom** (X-chromosomales Immundefizienz-Syndrom) berichtet. Erste Erfolgsberichte gibt es auch beim Einsatz von **Adenoassoziierten viralen (AAV)** Vektoren bei schwerwiegenden Erkrankungen der Netzhaut, die durch Mutationen im *RPE65*-Gen bedingt sind und unbehandelt frühzeitig zur Erblindung führen (z. B. **kongenitale Amaurosis**, Typ Leber).

> Trotz einzelner Erfolge (wie bei der **SCID-Erkrankung**) ist die Bilanz der somatischen Gentherapie der letzten 20 Jahre mit mehreren Tausend Therapieversuchen sehr ernüchternd.

Die insgesamt bescheidenen Erfolge stehen in keinem Verhältnis zu den aufgewendeten finanziellen Mitteln. Insbesondere hat die somatische Gentherapie bei monogenen Erkrankungen wie **Cystischer Fibrose**, **Hämophilie**, **Muskeldystrophie Duchenne**, **Fanconi-Anämie**, **Wiskott-Aldrich-Syndrom** u. v. a. zu keiner dauerhaften klinischen Verbesserung geführt. Ursachen für den fehlenden Erfolg liegen in ungelösten biologischen und technischen Problemen (niedrige Infektions- und Transduktionsraten, unzureichende bzw. transiente Transgen-Expression, Verlust oder Inaktivierung des Transgens, Immunantwort gegen Vektor- und Transgen-Proteine).

Ergebnisse bei polygenen Erkrankungen

> Im **Tierexperiment** ist die organzentrierte Gentherapie bei polygenen Erkrankungen **bereits erfolgreich**. Beispiele hierfür sind Ex-vivo-Gentransfer in Synovialzellen und Chondrozyten bei degenerativen Skeletterkrankungen wie **rheumatoider Arthritis** sowie die zahlreichen Gentransfer-Versuche bei vaskulären Erkrankungen.

Intensiv gearbeitet wird an der gentherapeutischen Behandlung von Myokarderkrankungen. Zum Beispiel wurde in ersten Versuchen eine signifikante Linderung von **Angina-pectoris-Beschwerden** durch die direkte Injektion von **VEGF-Plasmid-DNA** in das Myokard erreicht. Durch gezielte gentechnische Ausschaltung eines zentralen Regulators der kardialen Calcium-Homöostase (**Phospholambans**) gelang im Tierexperiment die Prävention einer genetischen Form von **Herzinsuffizienz**.

5

Entsprechende gentherapeutische Versuche werden z. Zt. praktisch in allen verfügbaren Tiermodellen chronischer Erkrankungen des Menschen durchgeführt, bei denen konventionelle Therapien nicht das gewünschte Ergebnis bringen.

Anwendung der Gentherapie bei Krebserkrankungen

Zwei Drittel aller genehmigten Gentherapieversuche am Menschen haben die Behandlung von Krebserkrankungen zum Ziel. In klinischen Phase-I- bis Phase-III-Studien werden vor allem **zytotoxische** bzw **onkolytische Strategien** getestet, die den Untergang von Tumorzellen zum Ziel haben (Apoptose-Induktion und die sogenannte Suizid-Therapie).

Intensiv gearbeitet wird aber auch an Strategien, die den Transfer von Tumorsuppressorgenen, die Verbesserung der Immunantwort gegenüber Tumorzellen sowie den Transfer von Chemoresistenzgenen zum Ziel haben.

> Neben dem Einsatz von modifizierten, onkolytischen Adenoviren ist eine der konzeptionell attraktivsten Strategien die Transgen-gesteuerte enzymatische **Prodrug-Aktivierung** (sogenannte **Suizid-Gentherapie**). Dabei werden die transduzierten Tumorzellen durch das eingebrachte Gen zur enzymatischen Umwandlung eines niedrig-toxischen („Prodrug") in einen hochtoxischen Wirkstoff („Drug") veranlasst.

Aufgrund des sogenannten **Bystander-Effektes** (Diffusion des Toxins über Gap Junctions von Zelle zu Zelle) genügt es dabei, wenn ca. 10 % der Tumorzellen transduziert sind.

> Intensiv gearbeitet wird auch an Strategien zum Gentransfer von **Chemoresistenzgenen**. Ziel dieser Therapieform ist der Schutz des Knochenmarks vor toxischen Effekten von Zytostatika wie Daunorubicin, Vinblastin und Aktinomycin-D.

Myelotoxizität ist eine gefürchtete Nebenwirkung bei der hochdosierten Chemotherapie von Lymphomen, Sarkomen, multiplen Myelomen und Keimzelltumoren.

In die CD 34-positiven Knochenmarkstammzellen der Patienten werden ex-vivo-protektive Gene transduziert. Hierzu gehören Gene für das membrangebundene „Multidrug-resistance-Protein-1" (**MDR1**), Gene für zytoplasmatische Schutzproteine wie Glutathion-S-Transferase (**GST**) oder Gene für Kernproteine wie Methylpurin-DNA-Glykosylase (**MPG**), die an der Reparatur von (durch Zytostatika) induzierten DNA-Schäden beteiligt sind.

5

Modifikation der Genexpression

Neben der direkten Mutationsreparatur bzw. direktem Gentransfer bietet sich die **Modifikation der Genexpression** als vielversprechender therapeutischer Ansatz. Dies trägt der Erkenntnis Rechnung, dass eine Reihe von genetischen Erkrankungen, wie z. B. das Prader-Willi-Syndrom, aber auch multifaktorielle Erkrankungen wie die Schizophrenie, primär nicht durch Mutationen in der DNA-Sequenz, sondern durch **epigenetische Veränderungen** bedingt werden können.

> Ziel der epigenetischen Interventionen sind genregulatorische Sequenzen und Transkriptionsfaktoren, sowie Methylierungs- und Acetylierungsprozesse, die auf dem Wege der Chromatinkonformation die **Genaktivität** beeinflussen.

Auch bei vielen **Krebserkrankungen** finden sich epigenetische Veränderungen („Loss-of-Imprinting"). Therapieversuche stützen sich dabei auf Substanzen wie **5-Azacytidin** (Hemmung der Methylierung) und **Phenylbutyrat** (Hemmung der Histon-Deacetylase).

Intervention auf RNA-Ebene

Intensiv gearbeitet wird an Interventionen auf der **RNA-Ebene** („posttranskriptionelles Gen-Silencing"). In Zellkultursystemen kommen dabei verschiedene Strategien zum Einsatz:
- **RNA-Enzyme**, sogenannte Ribozyme, die mRNA sequenzspezifisch zerschneiden und degradieren.
- **Antisense-Strategien**, wobei synthetische Oligonukleotide sequenzspezifisch an RNA binden und deren weitere Prozessierung verhindern bzw. zu deren Degradation führen.
- **RNA-Interferenz** (**RNAi**), wobei zu mutierter DNA komplementäre RNA-Duplexe von 19 – 21 Nukleotiden Länge (short interfering RNAs = siRNA) die Translation unterbinden und zur mRNA-Degradation führen.
- **mRNA und Protein-Rescue** durch **Exon-Skipping.**

RNA-Interferenz

> Auf dem Wege der RNA-Interferenz eröffnet sich erstmals die Möglichkeit der **gezielten allelspezifischen Ausschaltung** von mutierten Genen und damit möglicherweise einer **Kausaltherapie** von genetischen Erkrankungen, die auf der Grundlage dominant negativer Effekte entstehen (Abb. 5.**51**).

In vitro gelang auf dem Weg der RNAi bereits die gezielte Ausschaltung des Defekt-Allels bei autosomal dominanten Formen von Erkrankungen wie amyotro-

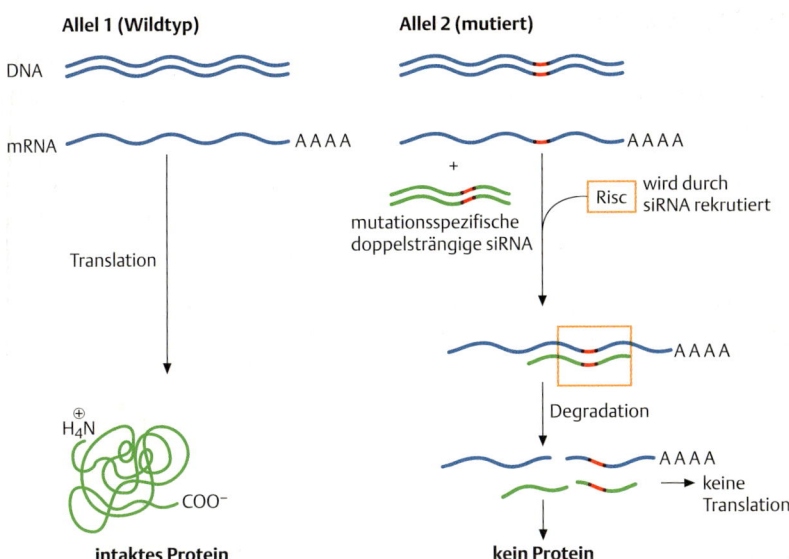

Allel 1 (Wildtyp)   **Allel 2 (mutiert)**

DNA

mRNA — A A A A

+
Risc — wird durch siRNA rekrutiert

mutationsspezifische doppelsträngige siRNA

Translation

A A A A

Degradation

⊕
H₄N

A A A A

COO⁻

A A A A → keine Translation

intaktes Protein   **kein Protein**

Abb. 5.**51 Ausschaltung eines mutierten Allels durch RNA-Interferenz.** siRNA = Small-interfering-RNA; RISC = RNA-induced-silencing-Complex (mod. nach: Davidson und Paulson, The Lancet Neurology 3:145, 2004).

phe Lateralsklerose, frontotemporalen Demenz, Morbus Alzheimer, Dystonie und zerebellärer Ataxie Typ 3.

> Der klinischen Anwendung experimentell bereits erfolgreicher therapeutischer Interventionen auf der DNA- und RNA-Ebene steht die bisher ungelöste Problematik gegenüber, dass die betroffenen Körperzellen- und Organe für die Therapie nur **schwer zugänglich** sind.

mRNA und Protein-Rescue durch Exon-Skipping

Der molekulare Vergleich der Muskeldystrophien Duchenne und Becker zeigt, dass verkürzte, jedoch „In-Frame"-Transkripte für den Erhalt der Muskelfunktion bis ins höhere Lebensalter ausreichen. Auf dieser Erkenntnis beruht die therapeutische Strategie, bei der Leseraster-entstellende Mutationen des Dystrophin-Gens durch die Entfernung bestimmter Exons aus dem primären Transkript unschädlich gemacht werden. Dieses als „**Exon-Skipping**" bezeichnete Verfahren beruht auf der gezielten Beeinflussung des Splice-Vorgangs, z. B. durch spezifische Antisense-Oligonukleotide (AON; splice switching Oligonukleotide). Mit diesem Verfahren lassen sich mutationstragende Exons aus der pre-messenger RNA unter

Erhalt des Leserasters entfernen. Andererseits lässt sich ein verkürztes, aber teilfunktionelles Dystrophin auch bei größeren Out-of-Frame-Deletionen oder Duplikationen durch Exon-Skipping erzeugen.

> Sowohl in der Zellkultur als auch im Tierexperiment (mdx-Mausmodell) wurde das Verfahren der molekularen Umwandlung des schwerwiegenden Duchenne-Genotyps in den weniger schwerwiegenden Becker-Genotyp mithilfe des Exon-Skipping sehr erfolgreich praktiziert.

In aktuellen klinischen Studien werden Duchenne-Patienten AON in einzelne Muskelgruppen injiziert. Ungelöst bleibt das Problem der **systemischen Anwendung** unter Einschluss von Herzmuskel und Gehirn, in denen ebenfalls funktionsfähiges Dystrophin benötigt wird.

Prinzipiell übertragbar erscheint die Strategie des Exon-Skipping auf andere erbliche Muskelerkrankungen mit ähnlicher molekularer Pathogenese (z. B. Mutationen im Dysferlin-Gen).

> Da bei Erkrankungen wie der **spinalen Muskelatrophie** (SMA) sowie der **myotonen Dystrophie** (DM) pathogenetisch ebenso Splice-Vorgänge involviert sind, erhofft man sich auch bei diesen „Spliceopathien" zukünftige therapeutische Erfolge durch gezielte gentechnische oder pharmakologische Manipulation des überaus komplexen Splice-Apparates.

5.13.2 Therapie auf phänotypischer Ebene

Chirurgische und orthopädische Maßnahmen

> Der Einsatz der Chirurgie bei genetisch bedingten Erkrankungen kann **lebensrettend** sein oder entscheidend zu einer **Verbesserung der Lebenssituation** der Patienten beitragen. Präventive und kosmetische Operationen kommen ebenfalls zum Einsatz, sie werden jedoch teilweise kontrovers diskutiert.

Lebensrettende Chirurgie. Lebensrettend sind chirurgische Maßnahmen bei angeborenen Herzvitien und Strikturen bzw. Atresien des Verdauungstraktes, wie sie bei 20 % aller Menschen mit **Trisomie 21** auftreten, aber z. B. auch der Einsatz einer Aorta-Manschette beim **Marfan-Syndrom** (Gefahr der Aortendissektion). Rechtzeitige chirurgische Intervention bei **Craniosynostose-Syndromen** (bedingt durch Mutationen in *FGFR*-, *MSX2*- und *TWIST*-Genen) ermöglicht ein normales Gehirnwachstum.

Funktionsverbessernde Chirurgie. Bei einer Reihe von multifaktoriellen Erkrankungen wie **Lippen-Kiefer-Gaumenspalte**, **Analstenose**, **Morbus Hirschsprung**, **Radiusaplasien** und anderen Skelettdeformitäten trägt die chirurgische Intervention entscheidend zur Funktionsverbesserung bei.

Präventive Chirurgie. Eierstockentfernung und Mastektomie werden zunehmend von Mutationsträgerinnen des *BRCA1*- und *BRCA2*-Gens in Anspruch genommen. Klassische präventive Eingriffe sind die Entfernung des Dickdarms bei familiärer **Polyposis coli**, die Splenektomie bei **hereditärer Sphärozytose** sowie die Resektion der Schilddrüse bei der **MEN2-Erkrankung**.

Der Zeitpunkt des Auftretens des medullären Schilddrüsenkarzinoms bei MEN2 (und damit der Zeitpunkt des operativen Eingriffes) ist abhängig von der Position der ursächlichen Mutation im *RET*-Gen (Genotyp-Phänotyp-Korrelation). Die **prädiktive molekulargenetische Testung** hat bei Risikopersonen für eine MEN2 bereits im Kindesalter herausragende Bedeutung.

Kosmetische Chirurgie. Primär kosmetische chirurgische Maßnahmen (z. B. Gesichtschirurgie beim **Down-Syndrom**; Verlängerung der Gliedmaßen beim **Turner-Syndrom** oder bei **Achondroplasie**) können zur Minderung von psychologischen Problemen beitragen, sind aber nicht unumstritten.

Kombination von chirurgischen und orthopädischen Maßnahmen. Sie dient der Verbesserung der Lebensqualität bei einer Reihe von genetisch bedingten und genetisch mitbedingten Erkrankungen. Beispiele sind:
- die Korrektur der Fuß-Deformitäten bei der **Charcot-Marie-Tooth-Erkrankung** oder bei der **Pes equinovarus** (Klumpfuß),
- die Synovektomie bei **hämophilen Arthropathien**,
- die Stabilisierung der Wirbelsäule bei der spinalen Muskelatrophie, bei der **Muskeldystrophie Duchenne**, beim **Ehlers-Danlos-Syndrom**, bei **Osteogenesis imperfecta** und bei der **Neurofibromatose**.

Organtransplantation und präventive Maßnahmen

Viele erblich bedingte Erkrankungen nehmen einen so schweren Verlauf, dass im **fortgeschrittenen Stadium** Organtransplantationen die letzte Möglichkeit für die Patienten sind.

Nierentransplantationen werden in fortgeschrittenen Stadien der **Zystinose**, beim **Alport-Syndrom** sowie bei der **polyzystischen Nierenerkrankung** durchgeführt. Da der ursächliche (Stoffwechsel-)Defekt durch die Transplantation nicht behoben wird, kann es zu Rezidiv-Erkrankungen der transplantierten Niere kommen.

Indikationen zur **Lebertransplantation** stellen sich bei Leberzirrhose im Rahmen der **Alpha-1-Antitrypsin-Defizienz** sowie in fortgeschrittenen Stadien des **Morbus Wilson**, der **Tyrosinämie**, und bei einigen **Glykogen-Speicherkrankheiten**.

Transplantationen der **Lunge** kommen als Ultima Ratio bei schweren Verläufen der **cystischen Pankreasfibrose** in Frage.

Eine der häufigsten Indikationen für eine **Herztransplantation** ist die X-chromosomale Form der schweren **dilatativen Kardiomyopathie**, von der Männer mit Mutationen im 5'-Bereich des Dystrophin-Gens im Alter zwischen 15 und 25 Jahren betroffen sind.

Die seltenen autosomal-dominant vererbten **Ionenkanal-Erkrankungen** mit vorwiegend kardialen Manifestationen, z. B. langes und kurzes **QT-Syndrom**, **Brugada-Syndrom**, katecholaminerge polymorphe ventrikuläre Tachykardie (**CPVT**) erhöhen das Risiko für Synkopen sowie für den plötzlichem Herztod. Neben der Gabe von beta-Blockern ist bei Risikopersonen die Implantation von Defibrillatoren bzw. Kardiovertern indiziert und vielfach lebensrettend.

Knochenmarktransplantation (KMT, HSCT)

Heute spricht man überwiegend von „**hämatopoietischer Stammzelltransplantation**" (HSCT), da nicht nur Knochenmark, sondern auch CD 34-positive hämatopoietische Stammzellen (angereichert aus peripheren Blut oder aus dem Nabelschnurblut) übertragen werden.

> Sofern HLA-identische Geschwisterspender vorhanden sind, ist die KMT die Therapie der Wahl bei genetisch bedingten Erkrankungen der **Blutbildung** und des **Immunsystems**.

Hierzu gehören die **SCID-Erkrankung**, die X-chromosomale **Agammaglobulinämie**, das **Wiskott-Aldrich-Syndrom**, die **Thalassämie**, die **Sichelzellanämie** und die **Fanconi-Anämie**.

Die Wahrscheinlichkeit eines passenden Geschwisterspenders beträgt nach den Erbregeln ¼, sodass bei den heutigen Familien mit meist nur 1 – 2 Kindern ein passender Geschwisterspender oft nicht zur Verfügung steht. Durch vermehrten Einsatz von **Nabelschnurblut** sowie **nicht myoablativer Konditionierung** (Kombination von Fludarabidin, Busulfan und Anti-Thymozyten-Globulin unter Verzicht auf Ganzkörperbestrahlung) zeichnet sich eine Verbesserung der Prognose für Fremdspendertransplantationen ab.

> Hämatopoietische Stammzelltransplantation (HSCT) ist eine immer erfolgreichere therapeutische Strategie bei einer Vielzahl hereditärer Erkrankungen. **Nabelschnurblut** erweist sich dabei als leicht zugängliche und immunologisch verträgliche Quelle von hämatopoietischen Stammzellen.

Die viszeralen und z. T. auch die neurologischen Manifestationen von **lysosomalen Speichererkrankungen** (vor allem **Mukopolysaccharidosen** und **Morbus Gaucher**) können durch eine HSCT günstig beeinflusst werden. Falls geeignete Geschwisterspender verfügbar sind, sollte die HSCT so frühzeitig wie möglich erfolgen und von neuropsychologischer Frühförderung und Sprachtherapie begleitet
sein.

Bei mehr als 300 Patienten mit MPS-IH (**Morbus Hurler**) konnte durch die HSCT
eine verbesserte intellektuelle und körperliche Entwicklung erreicht werden. Mit
wechselndem Erfolg kommt die HSCT auch bei den **Leukodystrophien** zum Einsatz. Bei schwer verlaufenden Formen der autosomal-rezessiv vererbten **malignen infantilen Osteopetrose** (überwiegend bedingt durch Mutationen in dem
Protonen-Pumpen-Gen *TCIRG1*) ist die HSCT die einzige therapeutische Option.

5.13.3 Pharmakologische Beeinflussung des Stoffwechsels

Pathophysiologisch orientierte Therapie

> Die Kenntnis des krankheitsverursachenden Gendefektes und die daraus abgeleite-
> te Pathophysiologie der Erkrankung ermöglichen den pathophysiologisch wirksams-
> ten Einsatz von Medikamenten.

Beispiele hierfür sind die leukämischen Erkrankungen **chronisch myeloische Leukämie** (CML) und **akute promyeloische Leukämie** (APL), bei denen sich die (klinisch sehr effektive) medikamentöse Behandlung an der molekularen Pathophysiologie orientiert (Tab. 5.**39**).

Das Prinzip der pathophysiologisch orientierten pharmakologischen Therapie
genetisch bedingter Erkrankungen wird seit mehr als 10 Jahren mit großem
Erfolg bei der Behandlung der **familiären Hypercholesterinämie** eingesetzt.
Neben ihrer cholesterinsenkenden Wirkung verbessern **Coenzym-A-Reduktasehemmer (Statine)** offenbar die Funktion des Gefäßendothels, wirken anti-oxidativ
und anti-inflammatorisch, führen zur Regression der Arteriosklerose und verzögern möglicherweise sogar die Bildung der Alzheimer-typischen Amyloid-
Plaques.

Tab. 5.**39** Pathophysiologisch orientierte Therapie von CML und APL

Art der Leukämie	Translokation	Fusionsprotein	Therapie
CML (chronisch mye-loische Leukämie)	t(9q; 22q) (Philadel-phia-Translokation)	ABL/BCR (aberrante Tyrosinkinase)	Imatinib (Tyrosin-kinase-Inhibitor)
APL (akute promye-loische Leukamie)	t(15q; 17q)	PML/RARa (defekter Retinsäure-Rezeptor)	ATRA (Überangebot an all-trans-Retin-säure)

Auf der Kenntnis der Pathophysiologie beruhen auch die meisten **„Entgiftungstherapien"**, mit denen toxische Substanzen aus dem Organismus entfernt werden können:

- Die älteste dieser Entgiftungtherapien ist der **Aderlass** bei der **Hämochromatose**, wodurch der Eisenüberschuss abgebaut und Folgeschäden vermieden werden können.
- **Chelatbildner** wie Penicillamin oder Desferral werden beim **Morbus Wilson** und (wegen der Gefahr der Eisen-Überladung) bei transfusionspflichtigen Erkrankungen wie **Thalassämie** und **Fanconi-Anämie** eingesetzt.
- Bei der **21-Hydroxylase-Defizienz** kann die hypophysäre ACTH-Synthese und damit die adrenale Androgenproduktion bzw. Virilisierung durch **Feed-back-Inhibierung** mittels pränataler Cortisongaben verringert werden.

Die hochdosierte Gabe **essenzieller Kofaktoren** führt bei einer Reihe von seltenen Stoffwechselerkrankungen zu einer verbesserten Enzymfunktion. Dies gilt für Erkrankungen wie **Homozysteinurie**, **Methylmalon-Azidämie**, **multiple Carboxylase-Defizienz** sowie bei bestimmten Defekten der Atmungskette, bei denen Cobalamin, Biotin, Pyridoxin, Biopterin bzw. Riboflavin verabreicht werden. **Carnitin-Defizienz** ist eine Begleiterscheinung verschiedener Stoffwechselerkrankungen, deren Verlauf durch die Supplementation von Carnitin verbessert werden kann.

Wie detailliert der pathophysiologisch orientiere Medikamenteneinsatz sein kann, illustriert das Beispiel der **Cystischen Fibrose** (CF). Auch ohne Gentherapie hat sich die Lebenserwartung von CF-Patienten in den letzten 20 Jahren durch Antibiotika-Einsatz, Physiotherapie, Vermeidung von Hospitalismus und Eltern-Training mehr als verdreifacht. Die beste Verminderung der Viskosität des Lungesekrets gelang durch den Einsatz von **DNAse-Spray**, wodurch die DNA abgestorbener Zellen verdaut wird. Bei CF suggeriert die Art der ursächlichen Mutation und die daraus resultierende komplette, moderate, oder nur leichte Funktionseinschränkung des CFTR-Chloridkanals, welches Medikament für die Behandlung in Frage kommt (Tab. 5.**40**).

Neben ihrer antimikrobiellen Wirkung können **Aminoglykosid-Antibiotika** (wie Gentamycin) die durch prämature Terminations-Kodons (UAG, UAA, UGA) bedingte vorzeitige Beendigung der Translation verhindern. Schon geringe Mengen an Volllängen-Genprodukten können zur Funktionsverbesserung bei Klasse-I-Mutationen beitragen. Das Flavonoid **Genistein**, der Phosophodiesterase-Inhibitor **Milrinon** und der Histon-Deazetylase-Inhibitor **Phenylbutyrat** führen ebenfalls zu einer teilweisen Verbesserung der CFTR-Kanalfunktion, allerdings nur bei den weniger schwerwiegenden Mutationsformen (Klasse II bis V).

Tab. 5.**40** Zusammenhang zwischen Schweregrad, Art der Mutation, Grad der Funktionseinschränkung und Möglichkeiten der pharmakologischen Beeinflussung am Beispiel der
Cystischen Fibrose

Klassifizierung (Schweregrad)	Mutation	Phänotyp	Pathophysiologie	Medikamente
Klasse I (schwer)	p.Gly542X c.621 + 1GT	Pankreas-Insuffizienz	kein CFTR-Protein, kein Chlorid-Transport	Gentamycin
Klasse II	p. 508Phe1del p.Asn1303Lys		fehlgefaltetes CFTR-Protein, Retention und Degradation im ER	Phenylbutyrat, Curcumin
Klasse III	p.Gly551Asp p.Gly551Ser		defekte Chlorid-Kanal Regulation, verminderter Ionen-Transport	Genistein
Klasse IV	p.Arg117His p.Arg334Trp	Pankreas-Suffizienz	verminderte Chlorid-Leitfähigkeit, verminderter Chlorid-Transport	Genistein, Milrinon
Klasse V (leicht)	c.2789 + 5GA c.3120 + 1GA		normale CFTR-Funktion, jedoch reduzierte Kanalzahl	Genistein, Phenylbutyrat

Die optimale pharmakotherapeutische Behandlung von genetischen Erkrankungen
ist **pathophysiologisch orientiert** und zumindest bei einigen Erberkrankungen
Genotyp-spezifisch.

Personalisierte Medizin

Das Konzept der personalisierten Medizin trägt der Erkenntnis der extensiven inter-
individuellen genetischen Variation Rechnung und geht davon aus, dass die Kenntnis der **genetischen Konstitution** eines Patienten eine optimale Therapie ermöglicht. Bisher ergeben sich jedoch erst sehr wenige konkrete klinische Anwendungs-
bereiche.

So hat die Testung auf das Vorhandensein der Faktor-V-Leiden-Mutation in Risi-
kosituationen für **thromboembolische Komplikationen** (z. B. im Rahmen postope-
rativer Immobilisierung) bereits Eingang in die klinische Routine gefunden. **Inhi-
bitoren des Vitamin-K-Stoffwechsels** (Coumarin-Derivate wie Warfarin und Marcumar) werden vielfältig zur Verhinderung der Blutgerinnung (z. B. bei Schlag-
anfall-Gefahr bei Vorhofflattern) eingesetzt. Das Problem der geringen therapeutischen Breite der klassischen Vitamin-K-Inhibitoren konnte durch die Genotypi-

sierung der Gene *CYP2C 9* und *VKORC 1* individualspezifisch verbessert werden, sodass bei Kenntnis des individuellen Genotyps signifikant weniger Komplikationen (z. B. Blutungen) auftreten. Ein ähnlicher Vorteil ergibt sich für die Genotyp-orientierte Behandlung mit dem Thrombozyten-Aggregationshemmer **Clopidogrel**, bei dem Träger des Risiko-Allels CYP2C 19*2 eine verminderte Konversion der Substanz in die aktive Form aufweisen und somit weniger effektiv gegen Thrombozyten-Aggregationen geschützt sind. Bei Patienten mit chronisch-entzündlichen Darmerkrankungen (**Morbus Crohn**, **Colitis ucerosa**), die zur Behandlung mit **Thiopurin-Analogen** anstehen, hat sich die Testung der genetisch variablen Aktivität des Enzyms Thiopurin-S-Methyltransferase in der klinischen Praxis bewährt.

> Die Kenntnis des **individuellen Genotyps** ermöglicht neue Behandlungsstrategien beim familiären Krebserkrankungen.

Durch Mutationen in den DNA-Reparaturgenen *BRCA1*, *BRCA2*, *BRIP1* oder *PALB2* bedingte **Mamma-** oder **Ovarialkarzinome** weisen Defekte in der homologen Rekombinations-Reparatur (RR) auf und können somit Doppelstrangbrüche (DSB) kaum aus ihrer DNA entfernen. **PARP-1-Inhibitoren** wie Olaparib hingegen hemmen die Basenexzisionsreparatur (BER) und führen damit zur Anhäufung von Einzelstrangbrüchen in der DNA, die in der folgenden S-Phase als Doppelstrangbrüche (DSB) zurückbleiben. RR-defiziente Tumorzellen können diese Vielzahl von DSBs nicht entfernen und gehen zugrunde. Hingegen überleben die meisten (Nicht-Tumor-)Zellen aufgrund ihrer intakten RR-Gene. Wenn zur Induktion des Zelltodes zumindest zwei Gene ausgeschaltet werden müssen, spricht man von **„synthetischer Letalität".**

Substitution des fehlenden oder defekten Genproduktes

> Im Gegensatz zu der bisher wenig erfolgreichen Gentherapie hat sich der **Ersatz** des defekten oder fehlenden **Genproduktes** bei einer Reihe von Erkrankungen in der klinischen Praxis bereits bewährt (Tab. 5.**41**).

Probleme bei der Proteinersatztherapie entstehen durch den oft **schnellen Abbau** des zugeführten Proteins. Bei der **Adenosindesaminase-Defizienz** ist es gelungen, den Abbau durch Stabilisierung des ADA-Proteins mit polymerem Polyäthylenglykol zu verzögern. Ein weiteres Problem sind **immunologische Reaktionen** gegen das zugeführte Protein, wie sie bei 20–30% der **Hämophilie**-Patienten unter Behandlung mit Faktor-VIII-Präparaten auftreten. Dabei ist das Risiko der Hemmkörperbildung abhängig von der Menge an endogenem Restprotein, d. h. von der Art der Mutation im F-VIII-Gen.

Tab. 5.**41** Beispiele für die erfolgreiche Behandlung von Erkrankungen mit Proteinersatztherapie

Krankheit/Defekt	fehlendes/ersetztes Protein
Hämophilie A, B	Faktor VIII, Faktor IX
Kleinwuchs	Wachstumshormon
Cystische Pankreasfibrose	Pankreas-Enzyme (Trypsin)
SCID-ADA-Immundefizienz	Adenosin-Desaminase
Alpha-Antitrypsin-Defizienz	Alpha-Antitrypsin
Morbus Gaucher Typ 1	Glucocerebrosidase (Imiglucerase)
Morbus Fabry	Alpha-Galactosidase-A (Fabrazyme)
Morbus Pompe	Saure Alpha-Glucosidase

Bei Trägern von Null-Mutationen (Intron-22-Inversion bzw. großen Deletionen) beträgt das Hemmkörperrisiko bis zu 88 %, bei Missense- und Spleißstellen-Mutationsträgern (mit Restprotein) ist es sehr viel geringer, da das Immunsystem bereits mit dem F-VIII-Protein konfrontiert wurde.

Proteinersatztherapie bei lysosomalen Speicherkrankheiten. Als Illustration für den prinzipiellen Erfolg der Proteinersatztherapie eignen sich insbesondere die **lysosomalen Speicherkrankheiten**, eine Gruppe von mehr als 40 Krankheitsbildern, bei denen es jeweils durch den Ausfall eines lysosomalen Enzyms oder Proteins zur Akkumulation von (normalerweise abbaubaren) Substraten in den Lysosomen kommt. Bei den nicht neuropathischen Formen von **Morbus Gaucher**, **Morbus Fabry**, **Morbus Pompe** sowie den **Mukopolysaccharidosen I–IV** ist die Enzymersatztherapie bereits im klinischen Einsatz oder in der klinischen Erprobung. Bei erwachsenen Patienten mit Morbus Fabry konnte nach 6-monatiger Ersatztherapie mit **Agalsidase** (Fabrazym) eine Rückbildung der Kardiomyopathie nachgewiesen werden.

Wegen der hohen Herstellungskosten der rekombinanten Proteine und der erforderlichen Dauersubstitution belaufen sich die Kosten für die Enzymersatztherapie eines einzelnen Patienten auf über 100 000 Euro pro Jahr. Mit einer kumulativen Häufigkeit von 1:5000 gehören die lysosomalen Speicherkrankheiten zu den **seltenen Erkrankungen**. Die Entwicklung von Therapeutika wurde von einer großen Pharmafirma aufgegriffen, dennoch ist die staatliche Unterstützung bei der Erforschung von Therapiemöglichkeiten für diese sogenannten „Orphan-Diseases" unerlässlich. ■

> Wegen der Undurchlässigkeit der Blut-Hirn-Schranke für die intravenös verabreichten Enzympräparate können die **neurologischen Symptome** der lysosomalen Speicherkrankheiten durch die Enzymersatztherapie nicht beeinflusst werden.

Als zusätzliche Behandlungsmöglichkeit zeichnet sich beim **Morbus Gaucher Typ I** eine **Substratreduktionstherapie** ab, mit der die lysosomale Glykolipid-Akkumulation durch den Einsatz eines Inhibitors der Ceramid-Glucosyltransferase (Miglustat) verhindert werden soll. Eine deutliche klinische Verbesserung wird bei lysosomalen Speichererkrankungen überdies durch die Transplantation von **hämatopoietischen Stammzellen** aus Knochenmark oder Nabelschnurblut erreicht (s. S. 570).

> Die Proteinersatztherapie ist eine klinisch bewährte, jedoch nicht nebenwirkungsfreie und teure Therapieform. Bei der Verfügbarkeit kompatibler Geschwisterspender bietet die hämatopoietische Stammzelltransplantation eine prognostisch günstigere Alternative.

5.13.4 Psychosoziale Interventionen bei genetisch (mit-)bedingten Erkrankungen

Angeborene und erbliche Erkrankungen werden von Betroffenen und ihren Familien oft als schicksalhaft und irreversibel empfunden. Neben variablen somatischen Manifestationen haben diese Erkrankungen in der Mehrzahl auch eine **psychische Dimension**, die sich über den Betroffenen hinaus in die Familie und das soziale Umfeld auswirkt. In einer materialistisch orientierten Leistungsgesellschaft besteht insbesondere die Gefahr der Stigmatisierung, Ausgrenzung und Verdrängung. Über die rein medizinische Versorgung hinaus bedürfen Menschen mit angeborenen und erblichen Erkrankungen daher **besonderer menschlicher Zuwendung und Unterstützung**. Eine begleitende psychosoziale Betreuung wird von einer Vielzahl von Organisationen angeboten. Eine sehr wichtige Rolle spielt dabei der Zusammenschluss von Betroffenen und deren Familien in **Selbsthilfegruppen**, die nicht nur über exzellentes krankheitsspezifisches Wissen verfügen, sondern auch die Interessen der Betroffenen gegenüber der Gesellschaft und ihrer Institutionen vertreten. Es ist die **Pflicht** des Arztes, die Betroffenen auf die Existenz entsprechender Selbsthilfegruppen hinzuweisen bzw. den Kontakt zu vermitteln. Durch die elektronischen Möglichkeiten der Wissensvermittlung und Kommunikation wird diese Kontaktaufnahme heute erleichtert.

5.14 Stammzellen – Bedeutung für die klinische Medizin

S. Terstegge, F. Edenhofer, O. Brüstle

1981 isolierten M. J. Evans, M. H. Kaufman und G. R. Martin mit den **murinen embryonalen Stammzellen** (ES-Zellen) einen Zelltyp, bei dem in einfacher Weise jedes beliebige Gen deletiert, substituiert und modifiziert werden kann. Seither sind auf Grundlage von ES-Zellen zahlreiche genetisch veränderte Mausstämme als Krankheitsmodelle erzeugt worden. **Tiermodelle** stellen zwar ein wichtiges Werkzeug für die Erforschung von Krankheiten und ihren Ursachen dar, in vielen Fällen treten jedoch die Erkrankungen, die beim Menschen von Bedeutung sind, nicht in äquivalenter Form beim Tier auf.

Mit der Verfügbarkeit **humaner embryonaler** und **adulter Stammzellen** hat dieses Forschungsgebiet nun auch neue Perspektiven für die **klinische Medizin** eröffnet (Abb. 5.**52**). Pluripotenz und uneingeschränkte Vermehrbarkeit machen ES-Zellen zu einer potenziell unerschöpflichen Spenderquelle für Zellersatzstrategien zur Behandlung von Diabetes, Morbus Parkinson, Herzinfarkt und zahlreichen anderen Erkrankungen. Fortschritte auf dem Gebiet der adulten Stammzellforschung lassen eine Gewinnung therapeutisch nutzbarer Zellpopulationen vom selben Patienten für viele neue Anwendungsgebiete erwarten. Jüngste Entwicklungen auf dem Gebiet der Zellreprogrammierung zeigen Wege auf, autologe pluripotente Stammzellen in unbegrenzter Zahl zu erzeugen.

5.14.1 Stammzellen

> Eine Stammzelle vereint die Eigenschaft, in ihrer undifferenzierten Form **proliferieren** zu können mit der Fähigkeit, sich zu **spezialisierten Zelltypen** zu entwickeln.

Unterschiedliche Teilungsmodi entscheiden über das Schicksal der Tochterzellen einer Stammzelle:

- Findet eine **symmetrische, regenerative Teilung** statt, so entwickeln sich beide Tochterzellen zu Stammzellen. Eine andere Spielart der symmetrischen Teilung ist die Entstehung zweier **differenzierter Zellen** aus einer Stammzelle.
- Ergebnis einer **asymmetrischen Teilung** hingegen ist die Bildung einer differenzierten Zelle und einer Stammzelle, die das Stammzellreservoir aufrecht erhält.

Pluripotente Stammzellen

> Eine pluripotente Zelle ist in der Lage, in Zelltypen **aller drei Keimblätter** (Entoderm, Mesoderm und Ektoderm) zu differenzieren.

Das klassische Beispiel für pluripotente Zellen sind **embryonale Stammzellen** (ES-Zellen), die aus der inneren Zellmasse der **Blastozyste** gewonnen werden (Abb. 5.**52**). Es ist aber auch möglich, durch **Zellreprogrammierung** Pluripotenz künstlich in somatischen Zellen zu induzieren (Abb. 5.**53**). Derartige induzierte, pluripotente Stammzellen (**iPS-Zellen**, s. S. 571) weisen viele Gemeinsamkeiten mit ES-Zellen auf. Daneben lassen sich pluripotente Zelllinien aus primordialen Keimzellen erzeugen (**Embryonic Germ Cells**, EG-Zellen).

Pluripotente Stammzellen können unter speziellen Kulturbedingungen unbegrenzt vermehrt werden.

> Werden pluripotente Stammzellen während der frühen Embryonalentwicklung in eine Blastozyste eingebracht, so beteiligen sie sich an der Bildung aller Gewebe des Embryos. Es entstehen **chimäre Embryonen**. Werden undifferenzierte ES- bzw. iPS-Zellen in ein erwachsenes Wirtstier implantiert, rekapitulieren sie auch dort ihr natürliches Entwicklungspotenzial und bilden verschiedene embryonale Gewebe. Dabei entstehen Tumore, die ungeordnete Ansammlungen von Zellen aller drei Keimblätter enthalten, sogenannte **Teratome**.

Pluripotenz und uneingeschränkte Vermehrbarkeit machen ES- und iPS-Zellen im Prinzip zu einer unerschöpflichen Spenderquelle für den Zellersatz in vielen Organsystemen. Für die **klinische Verwendung** muss es jedoch gelingen, die Differenzierung in den gewünschten somatischen Zelltyp gezielt zu steuern und dabei undifferenzierte, potenziell tumorauslösende ES- bzw. iPS-Zellen zu eliminieren. Hierfür stehen prinzipiell zwei Verfahren zur Verfügung (Abb. 5.**53**):

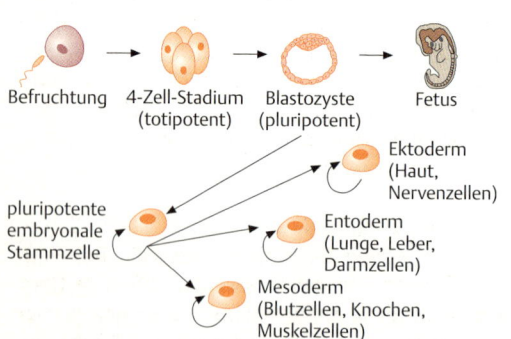

Abb. 5.52 Embryonale Stammzellen.

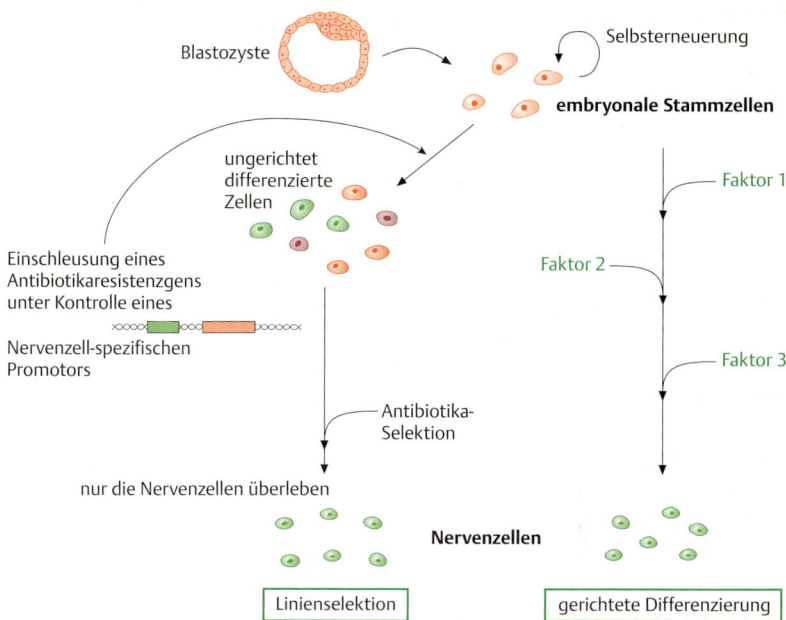

Abb. 5.**53 Gewinnung somatischer Zellen aus ES-Zellen.** Embryonale Stammzellen werden aus der inneren Zellmasse von Blastozysten gewonnen und können sich in ihrer undifferenzierten Form unbegrenzt selbst erneuern. Für die Gewinnung hoch aufgereinigter Populationen somatischer Zellen gibt es prinzipiell zwei Verfahren: Bei der Linienselektion wird aus einer Mischpopulation ungerichtet differenzierter Zellen der gewünschte Phänotyp über Selektionsverfahren isoliert. Die gerichtete Differenzierung zielt darauf ab, die Ausreifung der gesamten Zellpopulation mithilfe extrinsischer Faktoren in Richtung des gewünschten Phänotyps zu steuern.

Gerichtete Differenzierung. Dieses Verfahren zielt darauf ab, die Ausreifung mithilfe exogener oder in den Zellen exprimierter Faktoren in Richtung eines differenzierten, somatischen Phänotyps zu dirigieren. Solche Faktoren können **Wachstumsfaktoren** bzw. **Hormone** oder entwicklungsbiologisch relevante **Transkriptionsfaktoren** darstellen. In letzter Zeit werden zudem niedermolekulare synthetische Verbindungen (sogenannte **Small Molecules**) eingesetzt, die intrazelluläre differenzierungsrelevante Signalwege modulieren.

Linienselektion. Im Gegensatz dazu beruht die Linienselektion auf der Isolierung distinkter differenzierter Zelltypen aus einem Gemisch ES- bzw. iPS-Zell-abgeleiteter Phänotypen. Diese Selektion kann über einen zelltypspezifischen **Oberflächenmarker** erfolgen. Möglich ist es auch, einen selektierbaren **genetischen Marker** in die ES- bzw. iPS-Zellen einzuschleusen, der während der Differenzierung nur in der Zielpopulation exprimiert wird. Handelt es sich dabei um ein **Antibiotikaresistenzgen,** kann der gewünschte Zelltyp durch Zugabe des entsprechenden Antibiotikums auf einfache Weise selektioniert werden. Vielfach werden die Verfahren der gerichteten Differenzierung und der Linienselektion in Kombination angewandt.

Gewebespezifische Stammzellen

Gewebespezifische oder adulte Stammzellen befinden sich bevorzugt in **regenerativen Organsystemen**, wo sie einen kontinuierlichen Zellumsatz gewährleisten.

Ein klassisches Beispiel hierfür sind die **hämatopoetischen Stammzellen** des Knochenmarks, die in Blutzellen und Zellen des Immunsystems differenzieren können. Diese Eigenschaft wird schon seit vielen Jahren klinisch genutzt. So lässt sich durch Transplantation von Knochenmarkzellen das gesamte hämatopoetische System rekonstituieren, was zur Behandlung von Leukämien eingesetzt wird (s. S. 560).

Plastizität adulter Stammzellen. Lange wurde angenommen, dass adulte Stammzellen schon insoweit determiniert sind, dass sie nur noch Zellen ihres Ursprungsgewebes hervorbringen können. Befunde der letzten Jahre weisen jedoch darauf hin, dass adulte Stammzellen nach Behandlung mit entsprechenden Differenzierungsfaktoren oder nach Transplantation in andere Organe auch in Zelltypen anderer Gewebe ausreifen können. So wurden nach Knochenmarktransplantationen genetisch markierte Spenderzellen auch im Gehirn der Transplantatempfänger nachgewiesen. Derartige Befunde haben große Hoffnungen geweckt, Zellen aus regenerativen Geweben für den Zellersatz in nicht regenerativen Geweben einsetzen zu können. Das Ausmaß dieser Plastizität und deren klinische Bedeutung können derzeit noch nicht abschließend beurteilt werden. So wird die Interpretation von Transplantationsexperimenten unter anderem durch **Zellfusionsphänomene** zwischen Spender- und Empfängerzellen erschwert, die eine Umwandlung adulter Stammzellen in ortsständige Zelltypen imitieren können. ■

Neben ihrem eingeschränkten Differenzierungspotenzial zeigen adulte Stammzellen auch eine **limitierte Vermehrbarkeit**. Dafür bieten sie im Gegensatz zu ES-Zellen den großen Vorteil, dass sie direkt vom Patienten gewonnen werden können, was autologe Transplantate ohne das Risiko der Transplantatabstoßung erlaubt. Zudem ist die Gewinnung gewebespezifischer Stammzellen im Gegensatz zu der embryonaler Stammzellen ethisch weitaus weniger umstritten. Da es sich bei beiden Forschungsrichtungen um noch sehr junge Gebiete handelt, ist die vergleichende Untersuchung embryonaler und adulter Stammzellen eine wichtige Grundlage für die Entwicklung stammzellbasierter Therapieverfahren.

Induzierte pluripotente Stammzellen

Zellreprogrammierungsverfahren erlauben es, **pluripotente** Stammzellen direkt vom **Patienten** selbst zu gewinnen, ohne auf Embryonen zurück greifen zu müssen.

Bei der Kernreprogrammierung durch **Zellkerntransfer** wird der Zellkern einer somatischen Zelle des Spenders (Patient) mit einer entkernten unbefruchteten Eizelle fusioniert. Aus dem entstehenden Fusionsprodukt lässt sich eine Blastozyste entwicklen, aus der wiederum **ES-Zellen** isoliert werden können.

Die technische Machbarkeit des Kerntransfers und der Reprogrammierung des Kerns einer adulten Säugerzelle konnte erstmals 1997 von Ian Wilmut und Mitarbeitern durch das Klonen des **Schafs Dolly** aus einer Euterzelle gezeigt werden. Mittlerweile ist dieses Verfahren auf eine Reihe anderer Säugetiere übertragen worden. Die Methode wird allerdings durch eine sehr niedrige Effizienz und die Notwendigkeit von Eizellen limitiert. Derzeit ist nicht absehbar, dass Kerntransferverfahren klinische Bedeutung erlangen werden.

Induzierte pluripotente Stammzellen (iPS-Zellen) werden durch ektopische Expression von sogenannten **Reprogrammierungsfaktoren** in somatischen Zellen gewonnen (Abb. 5.**54**). Die Versuche zum Zellkerntransfer haben gezeigt, dass in der entkernten Eizelle Faktoren vorhanden sind, die das Epigenom eines somatischen Zellkerns in einen pluripotenten Zustand reprogrammieren können. In neuerer Zeit gelang es, solche Reprogrammierungsfaktoren zu identifizieren. So konnten Shinya Yamanaka und Mitarbeiter 2006 zeigen, dass die Expression von lediglich vier Genen (*Oct3/4*, *Sox2*, *Klf4* und *c-Myc*) ausreichend ist, um ausgereifte Zellen wie Hautfibroblasten in pluripotente Zellen umzuwandeln. Mittlerweile ist eine solche Reprogrammierung je nach Zelltyp bereits mit drei oder weniger Faktoren möglich.

Wie ES-Zellen können auch diese iPS-Zellen in der Zellkultur in unterschiedliche, therapeutisch relevante Zelltypen ausgereift werden. Diese **patientenspezifischen, iPS-abgeleiteten Zellen** dienen als Grundlage vielfältiger biomedizinischer Anwendungen. So können mithilfe der Zellreprogrammierung die von einer Erkrankung bevorzugt betroffenen Gehirn- und Herzmuskelzellen sowie andere Körperzellen in großer Zahl künstlich gewonnen und für die Krankheitsforschung sowie die Wirkstoffentwicklung (Drug Screening) eingesetzt werden. Langfristig ist es auch denkbar, aus Patienten gewonnene iPS-Zellen nach Korrektur der zugrunde liegenden genetischen Defekte wieder in den Patienten zurück zu transplantieren. Da die Zellen vom Patienten selbst stammen, könnten so Abstoßungsreaktionen vermieden werden.

Die Reprogrammierungsfaktoren werden in der Regel mithilfe von Viren in somatische Zellen eingeschleust (**viraler Gentransfer**). Der therapeutischen Verwendbarkeit der iPS-Zellen sind deswegen beim Menschen derzeit Grenzen gesetzt. Der virale Gentransfer und/ oder die unkontrollierte Aktivierung der Reprogrammierungsgene bedingen ein gewisses

5

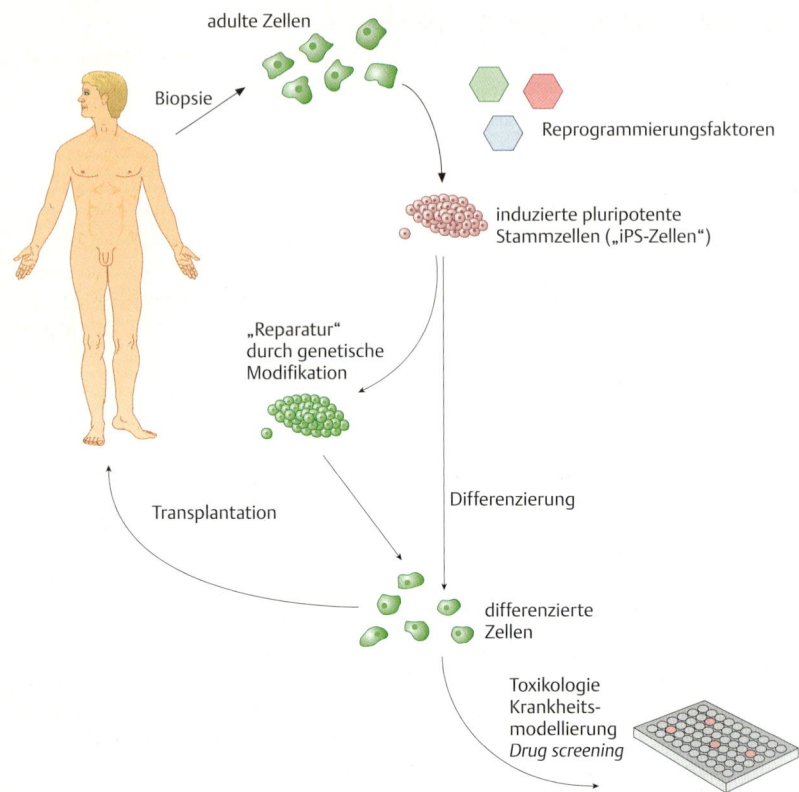

Abb. 5.**54 Herstellung und Verwendung induzierter pluripotenter Stammzellen (iPS-Zellen).** Zur Herstellung von iPS-Zellen werden dem Patienten über eine Biopsie somatische Zellen, wie z. B. Hautbindegewebszellen entnommen und vorübergehend kultiviert. Diese primären, reifen Zellen werden durch Aktivierung von Reprogrammierungsfaktoren (je nach Zelltyp bis zu vier Transkriptionsfaktoren) in iPS-Zellen umgewandelt. Dazu wird meist ein retroviraler Gentransfer verwendet.

Risiko der Tumorbildung. Deswegen wird derzeit intensiv an nicht viralen Methoden zur Pluripotenz-Induktion geforscht.

Die prinzipielle Durchführbarkeit der **autologen Transplantation** von iPS-Zell-abgeleiteten Zellen wurde im Tierversuch bereits gezeigt. So konnten Rudolf Jaenisch und Mitarbeiter 2007 an einem Mausmodell der Sichelzellanämie aus Genkorrigierten iPS-Zellen hämatopoetische Vorläuferzellen herstellen und diese erfolgreich für eine Rekonstitution des hämatopoetischen Systems einsetzen. Daneben haben patienteneigene iPS-Zellen großes Potenzial für die Entwicklung zellbasierter Krankheitsmodelle für Pathogeneseforschung und Wirkstoffentwicklung (Disease Modeling, s. u.).

5.14.2   Zukunftsperspektiven

Direkte Konversion somatischer Zellen

Jüngste Ergebnisse im Bereich der Zellprogrammierung deuten darauf hin, dass sich somatische Zellen direkt in therapeutisch relevante reife Zellen konvertieren lassen. Durch viralen Gentransfer differenzierungsrelevanter Transkriptionsfaktoren wurden beispielsweise exokrine in endokrine Pankreaszellen bzw. Fibroblasten in Neurone umgewandelt. Diese noch jungen experimentellen Verfahren umgehen offensichtlich das bei der iPS-Zell-Generierung durchlaufene pluripotente Stadium und könnten zukünftig eine direkte Umwandlung von Zellen in situ erlauben.

Biomedizinische Anwendungen von Stammzellen über den Zellersatz hinaus

Die Bedeutung von Stammzellen für die klinische Medizin geht weit über den klassischen Zellersatz hinaus. Insbesondere **pluripotente Stammzellen** können genetisch in vielerlei Hinsicht modifiziert werden.

Die Transplantation genetisch veränderter Stammzellen könnte es erlauben, fehlende Faktoren in verschiedene Gewebe einzuschleusen oder positiv auf gewebespezifische Krankheitsprozesse einzuwirken (**zellvermittelter Gentransfer**).

Genetische Modifikationen an humanen Stammzellen werden es auch erlauben, für die Entstehung von Krankheiten wesentliche molekularbiologische Veränderungen zu modellieren und dadurch **transgene zelluläre Krankheitsmodelle** zu erzeugen. Neben der gezielten Modifikation entsprechender Kandidatengene in humanen ES-Zellen werden dabei vor allem krankheits- und patientenspezifische iPS-Zellen eine wichtige Rolle spielen. Sowohl ES- als auch iPS-Zellen können in vitro in die für die jeweilige Erkrankung relevanten somatischen Zellen differenziert und anschließend in der Pathogenese-Forschung und Wirkstoffentwicklung eingesetzt werden.

Für verschiedene Gewebe können Stammzellen zudem als Ausgangsmaterial für das **Tissue-Engineering** dienen.

Die In-vitro-Differenzierung pluripotenter, humaner Zellen in gewebespezifische Vorläuferzellen bietet außerdem einen unmittelbaren grundwissenschaftlichen Zugang zu den Frühstadien der **menschlichen Embryonalentwicklung**.

Sachverzeichnis

Hauptfundstellen sind **fett** hervorgehoben.

A

ABO-Blutgruppensystem
_ Abstammungsdiagnostik
376
– autosomal dominante Vererbung 245
– autosomal rezessive Vererbung 251
– kodominante Vererbung
245
Aberration s. Chromosomen-
aberration
Abetalipoproteinämie 498
Abort 235, 389, **434**
– durch invasive Diagnostik
412
– habitueller 435
Abstammungsnachweis 375
Abweichung, pathologische
319
ACE-DD-Genotyp 329
Acetaldehyd 441
Acetaldehyd-Syndrom 508
Acetylierung
– Histon 43
– Medikament 508
– Protein 35
aCGH (Array comparative ge-
nomic Hybridisation) 161,
234
ACHE (Acetylcholinesterase)
404
Achondroplasie 76, 79–80,
249, **285**
– Genfrequenz 251
– Inzidenz 251
– Mutationsnachweis 122
– Mutationsrate 78
Acitretin 450
Aconitase, zytosolische 40
Acylierung 35
Adenin 4
Adenom-Karzinom-Sequenz
517
Adenosindesaminase-Defi-
zienz 564
Adenylierung 35

Aderlass 562
Adipositas 502
– Suszeptibilitätsloci 369
Adjacent-Segregation 190,
192
Adrenoleukodystrophie 492
– Gentherapie 554
AFP (alpha-1-Fetoprotein)
100, 404, 410
Ag-NOR-Färbung 157
Agalsidase 565
AGS (Androgenitales Syn-
drom) 474
AIDS 327
– Medikation 511
Akrozephalosyndaktylie, Mu-
tationsrate 78
Akzeleration, säkuläre 319
Albinismus 295, 488
– okulärer 264, 295
– okulokutaner 295, 488
Albino 296
Aldehyd-Dehydrogenase-2-
Defekt 508
Alkohol 441
Alkoholeffekt, fetaler 441
Alkoholembryopathie 442
Alkoholintoleranz 508
Alkoholsyndrom, fetales 441
Alkylierung 66
Allel 14, 241
– DNA-Methylierung 27
Allel-Sharing-Methode 370
Allelic Dropout 408
Allelinaktivierung 515
Alles-oder-Nichts-Regel 437
Alpers-Syndrom 313
alpha-1-Fetoprotein 100, 404
Alpha-Thalassämie 59
Alter
– mütterliches 387, 398
– – Pränataldiagnostik 398
– – Zwillinge 479
– väterliches 122, 387
Alu-Element 13
Alu-Familie 152
Alzheimer-Erkrankung 331
– Apo-E-Typisierung 329
Amaurosis 554

Aminoacyl-tRNA-Synthetase
33
Aminoglykosid-Antibiotika
551, 562
– Teratogenität 448
Aminosäureaustausch 53
Aminosäuren-Stoffwechsel-
störung 488
Amnion, Zwillinge 480
Amnionschnürfurchen-Syn-
drom 466
Amniozentese 398, 406–407,
414
– Abortrisiko 413
– Chromosomentranslokati-
on 418
– Mosaikkonstellation 417
Amplifikation, Tumorzelle
521
Amplifikationsnachweis 161
Anaphase 166, 169
Ancient Haplotypes 510
Anderson-Erkrankung 498
Androgen-Biosynthese, ge-
störte 473
Androgen-Rezeptor-Gen 470,
473
Androgenitales Syndrom 474
Anenzephalus, Pränataldiag-
nostik 404
Anenzephalus-Acardie-Syn-
drom 484
Aneuploidie 50, 167, 172, 183
– gonosomale 185, 418
– höhergradige 218
– Krebszelle 519
Angelman-Syndrom 46, 197,
231, 278
– In-vitro-Fertilisation 408
Angina pectoris-Gentherapie
554
Aniridie 250
Anti-Müller-Hormon 469
Antiepileptikum 445
Antikoagulans 447
Antikonvulsiva-Syndrom 445
Antisense-Oligonukleotid 557
Antisense-RNA 6
– Gentherapie 556

Antizipation 271, **275**
AON (Antisense-Oligonukleotid) 557
APC-Gen 515, 525, 529
– Punktmutation 523
APC-Resistenz 323
Apert-Syndrom 80
– Mutationsrate 78
APOE-Gen-Defekt 499
Apolipoprotein B 26
Apolipoprotein E 327, **331**
– Polymorphismus 319
– Typisierung 329
Apurin-Stelle 93
Apyrimidin-Stelle 93
Äquationsteilung 169
Äquivalentdosis 72, 439
Arachnodaktylie, familiäre 282
Array comparative genomic Hybridisation 161, 234
ARSA (Arylsulfatase A) 489, 491
Arthritis, rheumatoide, Gentherapie 554
Arylsulfatase A 489, 491
Arzneimittel-Wirkungen, unerwünschte 507
Assoziation 365, **463**
– Absicherung 329
– allelische **356**
– echte 365
Assoziationsstudie 365
– genomweite 367
Ataxia telangiectasia 89, 100, 182
Ataxia-oculomotor-apraxia-Syndrom 93
Ataxie, spinocerebelläre 63
ATM-Kinase 89
ATM-Protein 100
ATR-Kinase 89
attributable Risk 335
Autosom 152
– Aneuploidie 184
– Fehlverteilung 185
Autosomenaberration 218
Azacytidin 556
AZF-Deletion 425
Azoospermie 425

B

Bänderungstechnik 153–154
Bardet-Biedl-Syndrom 87, 326
Barr-Körperchen 140, 174
Barth-Syndrom 314
Basen-Exzisions-Reparatur 91

Basenpaarung, komplementäre 5
Bayes-Tableau 374
Bayes-Theorem 373
BCR-abl 85, 505, 522
Beckwith-Wiedemann-Syndrom 524, 540
Behinderung, nicht syndromale geistige 87
Beratung, genetische 384
Beta-Thalassämie 54, 86
Biobank 506
Biolistik 553
Bivalente 169
Blaschko-Linie 264
Blasenmole 435
Bloom-Syndrom 101, 182
Blunt End 117
Bluterkrankheit s. Hämophilie
Blutgerinnungsstörung 437
Blutgruppe 376
Blutsverwandtschaft 255
– Intelligenzquotient 321
BMPR1A-Gen 530
Boten-RNA s. mRNA
Brachymesophalangie 203
Branching Site 56
BRCA1-Gen 121, **527**, 564
BRCA1-Mutation 324
BRCA2-Gen 528, 564
Bridge-Amplification-Verfahren 110
BRIP1-Gen 564
Brugada-Syndrom 560
Brustkrebs s. Mammakarzinom
Burkitt-Lymphom 523
Bystander-Effekt 555

C

C-Bänderung 157
C 11-Hydroxylasemangel 476
C 21-Hydroxylasemangel 474
CAAT-Region 10
CAG-Repeat 280
Cap-Site-Mutation 57
CAP-Struktur 24, 28
Carbamazepin 446–447
Caretaker-Gen 88, 103
– Mutation 525
Carnitin-Defizienz 562
Carter-Effekt 316
Cat-Eye-Syndrom 200, **228**
CBAVD (kongenitale bilaterale Vas-deferens-Aplasie) 426, 433

CCD s. Central-Core-Disease
CDK (Cyclin dependent Kinase) 164
CDKN2-Gen 541
Centi-Morgan 352
Central-Core-Disease 509
Cephalopolysyndaktylie Typ Greig 465
Ceramid-Glucosyltransferase-Inhibitor 566
Cerebro-hepato-renales-Syndrom s. Zellweger-Syndrom
CF s. Cystische Fibrose
CFTR-Defekt 433
CFTR-Gen 289, 426
CGG-Repeat 303
CGH (comparative genomic Hybridization) 161
Chaperon 38
Charcot-Marie-Tooth-Neuropathie 59, 287
CHARGE-Assoziation 463
CHD 7-Gen 463
Checkpoint 89, 149, **165**
– gestörter 149
Chelatbildner 562
Chemoresistenz-Gen 555
Chemotherapie 449
Chiasmata 169
CHILD-Syndrom 493
Chimäre 272
Cholesterinester-Speicherkrankheit 493
Cholesterolkonzentration 332
Cholesterolmetabolismusstörung 498
Chondrodysplasia punctata 492
Chordozentese s. Nabelschnurpunktion
Chorea Huntington s. Huntington-Krankheit
Chorion, Zwillinge 480
Chorionzottenbiopsie 406–407, **413**
– Abortrisiko 413
– Mosaikkonstellation 417
Chromatid 167
Chromatin **140**
– Kondensierung 141
– Modifikation für DNA-Reparatur 90
– Therapieansatz 550
Chromatin-Faser 141
Chromosom 7, **139**
– akrozentrisches 144, 150
– dizentrisches 180
– Inversion 59
– metazentrisches 144

– submetazentrisches 144
Chromosomen-Nomenklatur 177
Chromosomenaberration 149, 180
– Abort 434, 436
– autosomale 183, 202
– balancierte 186, 194, 399, 418
– FISH 159
– gonosomale 184, 470
– Häufigkeit 182, 201
– konstitutionelle 182
– männliche Infertilität 424
– nicht balancierte 419
– Nomenklatur 189
– numerische 181, 183
– Pränataldiagnostik 398
– somatische 182
– strukturelle 181, 186
– submikroskopische 234
– Überlebensrate 402
– unbalancierte 187
– weibliche Infertilität 430
– Wiederholungsrisiko 399
Chromosomenanalyse 154
– Chorionzottenbiopsie 414
– Indikation bei Abort 389
– pränatale 412
Chromosomenbruchsyndrom 182, 525
Chromosomenidentifizierung 152
Chromosomenmutation 50
Chromosomenpolymorphismus s. Polymorphismus
Chromosomenpräparation 153
Chromosomensatz 9, 139
– Fehlverteilung 185
Chromosomentranslokation
– Amniozentese 418
– balancierte 409
Chromosomenzahl 139, 141
– Veränderung 50, 183, 519
Chromosomenzyklus 167
Chronische progressive externe Ophthalmoplegie 314
CHRPE (congenital Hypertrophy of the retinal Pigment Epithelium) 529
Chylomicron-Retention-Disease 498
Cistron 15
Clopidogrel 564
CMT s. Charcot-Marie-Tooth-Neuropathie
CMV-Infektion 454

CNV (Copynumber Variation) 15, 507
Cockayne-Syndrom 99
Code, genetischer 5, 8
Codon-Sonne 8
Coenzym-A-Reduktasehemmer 561
Colitis ulcerosa 564
Combined-Test 410
Common Disease – Common Variant-Hypothese 364
Comparative genomic Hybridization 161
COMT-Gen 370
Conradi-Hünermann-Happle-Syndrom 493
Contiguous Gene Syndrome 57, 197, 230, 232
Cooley-Anämie 54
Copy-and-paste-Mechanismus 151
Copynumber Variation s. CNV
Cousin-Cousinen-Ehe 255
CPEO 312
CpG-Island 68
CPVT (katecholaminerge polymorphe ventrikuläre Tachykardie) 560
Craniosynostose-Syndrom 558
Cri-du-Chat-Syndrom 219, 221
Cross-Foster-Studien 363
Cross-over 14, 351
– Fusionsprotein 85
– ungekoppelte Vererbung 353
– ungleiches 57–58, 196
Crouzon-Syndrom 79, 85
CTG-Repeat 283
Cumarin-Embryopathie 447
Curschmann-Steinert-Dystrophie s. Myotone Dystrophie
Cut-and-paste-Mechanismus 151
CYBB1-Gen 326
Cyclin 164
Cyclophosphamid 68
CYP17-Defekt 431
Cystische Fibrose 38, **289**
– Heterozygotenfrequenz 260
– Heterozygotentest 258
– Inzidenz 260, 347

Compound-Heterozygotie 271
– Androgenitales Syndrom 475
– Cystische Fibrose 289

– Mutationsheterogenität 271
– Segregationsanalyse 349
– Therapie 554, **562**
– Vas-deferens-Aplasie 426
Cytosin 4

D

DA/DAPI-Färbung 157
ddNTP 106
De-Grouchy-Syndrom Typ I 223
De-Grouchy-Syndrom Typ II 224
Deformation 461
Deletion 50, 52, 57, 183, 197
– 1 p 218
– 4 p 221
– 5 p 219
– 9 p 226
– 18 p 223
– Fusionsprotein 85
– Häufigkeit 78
– mitochondriale DNA 311
– Nachweis 131, 161
– X-Chromosom 471
Demenz, Apo-E-Typisierung 329
Demyelinisierung 489
Denys-Drash-Syndrom 540
Dephosphorylierung 34
Desaminierung
– DNA 68
– Häufigkeit 76
– Nukleinsäure 66
Desferral 562
Desmoid 529
Desoxyribonukleinsäure s. DNA
2'-Desoxyribose 4
DGUOK-Gen 313
DHCR7-Gen 327, 495
DHPLC (Denaturierende Hochdruck-Flüssigkeitschromatografie) 122
DHPR-Gen 292
Diabetes mellitus Typ II
– Geschwisterpaaranalyse 372
– Suszeptibilitätsgen 502
Diabetes mellitus, maternaler 456
Diabetes, benigner neonataler 278
Diagnostik
– prädiktive 395, 545

- pränatale s. Pränataldiagnostik
Diakinese 169
Diandrie 212
Dicer 29
Didesoxyribonukleotid 106
Differenzierung, gerichtete 569
DiGeorge-Syndrom 159, 233
Digynie 212
Diktyotän 172
Dimethylnitrosamin 68
Diploidie 152
- digyne 186
Diplotän 169
Disjunction-Fehler 65
Diskordanz, Zwillinge 361
Diskordanz-Konkordanz-Analyse 362
Disomie, uniparentale 184, 271, **275**, 540
Dispermie 186
Disruption 460
Disulfidbrücke 37
DMD-Gen 299
DMPK-Gen 283
DNA 3, 7
- Aufbau 5
- Chromatin 140
- Desaminierung 68
- Hydrolyse 65
- intergenische 9
- Länge 141
- Methylierung 43
- mitochondriale 307
- nicht kodierende 9
- oxidative Modifikation 71
- repetitive 12, 145, 151
- strahleninduzierte Modifikation 72
- Therapieansatz 550
- Zerfallsreaktion 65
DNA-Analyse 104, 375
DNA-Crosslink 95
DNA-Doppelhelix 141
DNA-Fehler s. DNA-Reparatur
DNA-Isolierung 104
DNA-Kondensierung 141
DNA-Kopienvariante 15, 507
DNA-Leiter 107
DNA-Library 109
DNA-Methylierungsmuster 27, 48
DNA-Polymerase 17, 20
- PCR 106
DNA-Profil 507
DNA-Reparatur 19, 65, 88
- Basen-Exzisions-Reparatur 91

- direkte 91
- globale genomische 95
- Nukleotid-Exzisions-Reparatur 94
- Rekombinations-Reparatur 95
- Reversions-Reparatur 91
- Therapieansatz 549
- Transkriptions-gekoppelte 95
- Tumorsuppressorgene 515
DNA-Reparatursystem 91
- mitochondriales 308
DNA-Replikation s. Replikation
DNA-Schaden 88, 180
DNA-Sequenzierung 106
DNA-Sonde 125, 156
DNAse-Spray 562
Docking Protein 36
Dolichol 37
Dolichostenomelie 283
Dolly 571
dominant 244–245
Doppelhelix 5
Doppelreplikationsblockade 18
Doppelstrang-Bruch 96
Dosis, biologisch wirksame 438
Double Minutes 199, 521
Down-Syndrom 81, **204**
- chirurgische Therapie 558
- Dysmorphiemuster 202
- Häufigkeit 182
- Nomenklatur 184
Drillingshäufigkeit 478
DTNBP1-Gen 370
Duplikation 50, 196
Duplikations-Defizienz 190
Dysbetalipoproteinämie 333, 498–499
Dysmorphie s. Fehlbildung
Dysplasie 461
Dystrophia-Myotonica-Protein-Kinase-Gen 283
Dystrophin 58, 300, 558
Dystrophin-Gen 299

E

Ebstein-Anomalie 451
EcoRI 117
Edwards-Syndrom 185, **207**
- Häufigkeit 182
EG-Zelle 568
Eisenaufnahme 40
Eizelle 172

Element
- mobiles genetisches 150
- symmetrisches 52
Elongation 31
Elongationsfaktor 38
Embryo, chimärer 568
Embryonenschutzgesetz 405
Embryonic Germ Cells 568
EMG-Syndrom 278
Emulsions-PCR 109
Endometriumkarzinom 523
Endonuklease 20, 29
Endreplikationsproblem 146, 518
Energiedosis 439
Enhancer 12, 26
- Positionseffekte 84
Entgiftungtherapie 562
Enzephalopathie, mitochondriale 312
Enzymersatztherapie 565
Epicanthus 206
Epidermolysis bullosa 250
- natürliche Gentherapie 553
Epigenetik 42
Epilepsie 445
Epistase 359
Epstein-Barr-Virus 523
Erbgang
- abhängiger 353
- autosomal dominanter 245, 348
- - Pränataldiagnostik 399
- autosomal rezessiver 251, 348
- autosomaler 244
- digener 326
- holandrischer 267
- intermediärer 245
- kodominanter 245
- mit Cross-over 353
- monogener 242
- polygener 315
- triallelischer 87
- unabhängiger 353
- X-chromosomaler 260, 266, 351
- - Pränataldiagnostik 402
- Y-chromosomaler 267
Erbkrankheit
- autosomal dominante 250, 280
- autosomal rezessive 259, 289
- digene 326
- genetische Heterogenität 268
- mitochondriale 310
- multifaktorielle 316

– Therapie 549
– X-chromosomal dominante 305
– X-chromosomal rezessive 265, 297
Erblichkeit s. Heritabilität
Erkrankung
– komplexe 314
– monogene 57
Erkrankungswahrscheinlichkeit, Beratung 387
Ersttrimester-Screening 394, 409
ES-Zelle 568
Ethanol 441
Ethanolfällung 104
Ethidiumbromid 70
Ethylierung 67
Etretinat 450
Euchromatin 140
Exon 8, 10
– Deletionsnachweis 133
– dynamische Mutation 61
– Splicing 24
Exon-Skipping 557
Exonuklease 19
Expressivität, variable 247, 325
Exzisionsreparatur 91, 94

F

Fabrazym 565
Facies myopathica 284
Faktor-V-Leiden 563
– Mutationsnachweis 121
Faktor-VIII-Gen-Inversion 60
Familienanamnese 357
Fanconi-Anämie 101, 182
– Gentherapie 553–554
– Knochemmarktransplantation 560
– medikamentelle Therapie 562
FAP s. Polyposis coli
Faunenohr 209
FBN1-Gen 281
Fehlbildung 202–203, 459
– multifaktoriell bedingte 317
– sekundäre 461
– Zwillinge 483
Fehlgeburt s. Abort
Feminisierung, testikuläre 470, 473, 477
Fertilitätsstörung 389
FGFR3-Gen 122, 285
Fibrillin 281

Fibrose, cystische s. Cystische Fibrose
Fingerprint, genetischer 12, 375
– Zwillinge 481
FISH (Fluoreszenz-in-situ-Hybridisierung) 156
FISH-Analyse 520
FISH-Diagnostik 413
Fish-Eye-Erkrankung 498
FIX-Gen 297
floppy infant 294
Fluoreszenz-in-situ-Hybridisierung s. FISH
FMR-Gen 303
FMTC s. Schilddrüsenkarzinom, medulläres
Folgestrang 17, 19
Folsäure-Antagonist 449
Founder-Effekt 345
– Brustkrebsgene 528
Founder-Population 368
Fragile-X-associated Tremor/Ataxia-Syndrome 305
Fragile-X-Syndrom 62, 199, **303**
– weibliche Infertilität 433
Frameshift-Mutation 54
Frasier-Syndrom 540
FRAXA 433
Friedreich-Ataxie 62
Fruchtwasserpunktion s. Amniozentese
Früherkennung 548
FSH-Defekt 427, 431
FSHR-Defekt 427, 431
Furanocumarin 70
Fusion, zentrische 191
Fusionsprotein 85, 520
FVIII-Gen 297
FXTAS 305

G

G0-Phase 163
G1-Phase 163
G2-Phase 163
G6PD-Gen 302
G6PD-Mangel 302
G72-Gen 370
Gain-of-Function-Mutation 81
– Protoonkogene 518
Galaktosämie 259, 260
Gametogenese 170
Gangliosidose 490
Gap-Phase s. G1-Phase
Gardner-Syndrom 530

Gatekeeper-Gen-Mutation 525
Gaucher-Erkrankung 491
GAWS 367
GBG-Bänderung 157
GC-AT-Transversion 93–94
Gehörlosigkeit 268
Gelelektrophorese 117
Gen 10
– Abschaltung 27
– Anzahl 9, 243
– intronloses 12
Gen-Chip 330
Gen-Silencing, posttranskriptionelles 556
Gen-Umwelt-Interaktion 324
Gen-Zähl-Methode 341
Genaktivität 42
– differenzielle 27
Gendiagnostikgesetz 385, 395
Gene Gun 553
Genetic Drift 345
Genexpression 55
– therapeutische Modifikation 556
Genfluss 345
Genfrequenz 341
Genistein 562
Genkartierung 356
Genmutation 51
Genokopie 268
Genom 9
– fragile Stellen 199
– mitochondriales 307
Genome editing 549
genomic Profiling 330
Genommutation 50
Genomprojekt, isländisches 368
Genomsequenzierung 330
Genort, Vererbung 353
Genotyp 9, 350
Genotyp-Phänotyp-Korrelation 81
Genpool 341
Genregulation 42
Genregulatorprotein 26
Gentamycin 551, 562
Gentherapie 549, **552**
Gentransfer 552
– viraler 571
– zellvermittelter 573
Genwanderung 345
Geschlechtschromosom 152, 172
– Aneuploidie 184
– Fehlverteilung 185, 213
– Hyperploidie 203

Geschlechtsdifferenzierung 467
Geschlechtsentwicklung 477
Geschlechtsmerkmal 470
Geschlechtszuordnung 477
Geschwisterpaaranalyse 371
Giedion-Langer-Syndrom 198, **232**
Gierke-Syndrom 486
Glaukom, juveniles 326
GlcNAc-Phosphotransferase 491
Gleitring 18
GLI3-Gen 465
Glioblastom 515
Glivec 505
Glucose-6-Phosphat-Dehydrogenase-Mangel 302
Glykogenose, Heterozygotentest 259
Glykolipid 37
Glykoprotein 37
Glykosylierung 36
GM1-Gangliosidose 490
GM2-Gangliosidose s. Tay-Sachs-Erkrankung
Gnomenwade 300
GnRHR-Defekt 427, 431
Gonadenanlage 467
Gonadendysgenesie 429
– reine 472
Gonosom s. Geschlechtschromosom
Gower-Zeichen 300
GPNF-Gen 336
Gray 439
Gregg-Trias 452
Gründereffekt 345
GSD (genetisch signifikante Dosis) 73
GSTP1-Gen 523
GTG-Bänderung 154
GTPCH-Gen 292
Guanin 4
Guardian of the Genome s. p53-Protein
Guthrie-Test 293

H

H19-Gen 541
HAHT (Hämagglutinationshemmtest) 453
Hairless Women 473
Hämagglutinationshemmtest 453
Hämochromatose 367, **500**
– Aderlass 562

– Mechanismus 486
– Screening 548
Hämoglobin 28
Hämoglobin-Gen 28
Hämophilie 351
– Gentherapie 554
– Hämophilie A 60, **297**
– – Desaminierung 68
– – Häufigkeit 265
– Hämophilie B 297
– Mutationsrate 78
– Proteinersatztherapie 565
Haploblock 350
Haploidie 152, 186, 212
Haploinsuffizienz 83
Haplotyp 350
– Klassifikation 510
HapMap-Projekt 351
Happy Puppet Syndrome s. Angelman-Syndrom
Hardy-Weinberg-Gleichgewicht 342
hCG 410
Hedgehog-Gen 464
Helikase 16, 23
Hellin-Regel 478
Hemizygotie 262
Hemmungsmissbildung 203
Hepadnavirus 523
Heparin 448
Hepatitis-B-Virus 523
Hepatoblastom 524
HER2-Gen 521
Heritabilität 358
Heritabilitätsberechnung 358
Hermaphroditismus, echter 471
Herpesvirus 523
Herzinfarkt
– Apo-E-Typisierung 329
– Familienuntersuchung 357
Herztransplantation 560
Heterochromatin 140
Heterodisomie, uniparentale 276
Heteroduplex 122
heterogene nucleäre RNA s. hnRNA
Heterogenität, genetische 267
Heteroplasmie 64, 309
Heterozygotenfrequenz 343
– Androgenitales Syndrom 474
– Hämochromatose 501
Heterozygotentest 258, 394
Heterozygotenwahrscheinlichkeit 253
Heterozygotie 14, **244**, 394
– Faktor-V-Leiden 323

– LDL-Rezeptor-Mutation 334
– Prothrombin-20 210A-Variante 323
HFE-Gen 500
High-Density-Lipoprotein-Defizienz 493
High-Resolution-Melting 121
Hirschsprung-Erkrankung 79, 326, **335**
– Pathogenese 82
Histidinämie, Heterozygotentest 259
Histon 141
Histon-Code 35
Histon-Modifikation 43
Histon-Oktamer 141
Histonschwanz 143
HIV-Infektion 455
– maßgeschneiderte Medikation 511
HLA-Assoziation 365
HLA-like-Gene 367
HLA-System, Abstammungsdiagnostik 377
HMSN s. Charcot-Marie-Tooth-Neuropathie
HNPCC s. Karzinom, kolorektales
hnRNA 24
Hochdruck-Flüssigkeitschromatografie, denaturierende 122
Hodenagenesie 473
Holt-Oram-Syndrom 450
Homeodomäne 464
Homogeneously stained Region 199
Homogentisinsäureoxidase 485
Homöobox-Gen **464**
Homoplasmie 64, 309
Homozygotie 14, **244**
– autosomal dominante Vererbung 249
– autosomal rezessive Vererbung 251, 254
– Faktor-V-Leiden 323
– X-chromosomal rezessive Vererbung 262
Homozygotie-Kartierung 356
HOX-Gen s. Homöobox-Gen
hTERC 148
hTERT 148
Hüftgelenksluxation, Geschlechterverhältnis 318
human Chorionic Gonadotropin 410

human Telomerase reverse Transcriptase 148
human Telomerase RNA-Component 148
Hunter-Syndrom 268
Huntingtin **280**
Huntington-Gen 280
Huntington-Krankheit 62, 249–250, **280**
– Antizipation 275
– Bayes-Theorem 373
– Genfrequenz 251
– Inzidenz 251
– Penetranz 248
Hurler-Syndrom 260, 268, 491
– Knochenmarktransplantation 561
Hutchinson-Trias 455
Hybridisierung 118
– allelspezifische 125
– vergleichende genomische 161
Hydrolyse 65
Hydroxidradikal 71
21-Hydroxylase-Defizienz, Therapie 562
Hydroxylasemangel 474
Hydroxylierung 35
Hydrozephalus 86
Hyperalphalipoproteinämie 333
Hyperbetalipoproteinämie 498
Hypercholesterinämie 334, 493, **496**
– Mechanismus 486
– monogene familiäre 251
– Therapie 561
Hyperchylomikronämie 333
Hyperdiploidie
– Geschlechtschromosom 203
– X-Chromosom 216
Hyperlipidämie 498–499
Hyperlipoproteinämie Typ III 333
– Apo-E-Typisierung 330
Hyperphenylalanin-Embryopathie 459
Hyperphenylalaninämie 292
Hyperthermie, maligne 509
Hypertriglyceridämie 498
Hypospadie 473

I

I-Cell-Disease 491
Ichthyosis 76
ICSI s. Spermieninjektion, intrayztoplasmatische
Identifikationsnachweis 375
Identity by Descent 369
Identity by State 370
Ideogramm 177
IGFII-Gen 541
Illumina-System 110
Imatinib 85, 505
Impf-Embryopathie 456
Impfung in der Schwangerschaft 456
Imprinting, genomisches 27, 44, 271, 523
Imprinting-Mutationen 524
Imprintingdefekt 46, 524
In-vitro-Fertilisation 433
Inborn Error of Metabolism 485
Indian-Sonic-Hedgehoc-Gen 464
Infertilität 424
– männliche 424
– nach Chemotherapie 449
– weibliche 429
Inhibin A 410
Initiationskomplex
– Transkription 22
– Translation 30
Insertion 50, 57, 195
– Häufigkeit 78
– Mismatch-Reparatur 94
Intelligenzquotient, familiäre Korrelation 363
Interaktion 321
Intermediärallel 280
Internal Ribosome Entry Sites s. IRES
Interphase 141, 163
Intron 8, 10
– dynamische Mutation 61
– Splicing 24
Inversion 50, 59, 193
– Abort 436
– parazentrische 194
– perizentrische 182, 194
Inzest 256, 344
Inzuchtkoeffizient 255
Ionenkanal-Erkrankung 560
iPS-Zelle 568, **571**
IRES (Internal Ribosome Entry Sites) 40

ISCN-Nomenklatur 177
– numerische Chromosomenaberration 184
– strukturelle Chromosomenaberration 187
Island-Projekt 368
Isochromosom 198, 471
Isodisomie, uniparentale 278
Isoniazid 508
Isotretinoin 450
IT 15-Gen 280
IVF s. In-vitro-Fertilisation

J

Jacobson-Syndrom 199

K

K-ras-Gen 523
Kallmann-Syndrom 429
Kardiomyopathie, dilatative 560
Karyogramm 153
Karyotyp 152
– Definition 177
– unbalancierter 190
Karyotypisierung 156
Karzinom 514
– hepatozelluläres 523
– kolorektales 517, 525
Katzenschrei-Syndrom s. Cri-du-Chat-Syndrom
Kearns-Sayre-Syndrom 312
Keimbahnmutation 49
Keimbahntherapie 552
Keimzelle 168
Keimzellmosaik 249, 271, **272**
Keimzellschädigung durch Chemotherapie 449
Kern-Focus 91
Kerngeschlechtsdiagnostik 471
Kernkörperchen s. Nukleolus
Kernreprogrammierung 571
Kettenabbruch-Synthese 106
Kinetochor 145, 165
Klastogen 181
Kleeblattstruktur 6
Kleinwuchs 87
Klinefelter-Syndrom **216**, 470
– Häufigkeit 182
– männliche Infertilität 424
– Nomenklatur 184
– Überlebensrate 402
Klinodaktylie 203

Klumpfuß, Geschlechterver-
  hältnis 318
Knochenmarktransplantation
  560
Knudson-Theorie 515
Kodominanz 245
– HLA-System 377
Kokain-Abusus 445
Kolchizin 153
Kolonkarzinom 515
– Punktmutation 523
Kombinationsquadrat s.
  Punett-Quadrat
Komplex, synaptonemaler
  169
Konditionierung, nicht myo-
  ablative 560
Konduktorin 261–262
Konkordanz, Zwillinge 360,
  478
Konkordanz-Diskordanz-
  Analyse 361
Konsensus-Sequenz 25
Kopplungsanalyse 350, 367
Kopplungsungleichgewicht
  350, 356, 367
Korrekturpolymerase 20
Korrelationskoeffizient 321
Korrelationsquotient 358
Kortisol-Biosynthese, gestörte
  474
Kortisolmangel 474
Krebs s. auch Tumor 548
– Früherkennung 548
– Gentherapie 555
Krebsregister 548
Kreuz-Adoptions-Studie 363
KSS (Kearns-Sayre-Syndrom)
  312
Kugelberg-Welander-Muskel-
  atrophie s. Spinale Muskel-
  atrophie

L

lagging strand s. Folgestrang
Lamarck-Theorie 48
Lamotrigin 447
LCR (Locus Control Region) 84
LDL-Rezeptor-Gen 334, 496
leading strand s. Leitstrang
Leber's Hereditary Optic Neu-
  ropathy 312
Lebertransplantation 560
Leberzellkarzinom 523
Lecithin-Cholesterol-Acyl-
  transferase-Mangel 498

Leigh-Syndrom 486
Leitlinien für genetische
  Beratung 385, 390
Leitstrang 17–18, 146
Leptotän 168
Leserastermutation 54
Leserichtung 22
Letalität, synthetische 564
Leukämie
– akute lymphatische 520
– akute myeloische 524
– chronische myeloische 85,
  505, 520
– Knochenmarktransplanta-
  tion 570
– pharmakologische Therapie
  561
– T-Zell- 523
Leukodystrophie, metachro-
  matische s. Metachromati-
  sche Leukodystrophie
Leukozytenantigenanalyse
  377
Level-1-Mosaik 417
Level-2-Mosaik 417
Level-3-Mosaik 417
LHβ-Defekt 427
LHON (Leber's Hereditary
  Optic Neuropathy) 312
LHR-Defekt 427, 431
Li-Fraumeni-like-Syndrom
  538
Li-Fraumeni-Syndrom 89, **538**
Ligase 16
LINE-Sequenz 13, 152
Linienselektion 569
Linkage disequilibria s. Kopp-
  lungsgleichgewicht
Linsenluxation, autosomal
  dominant vererbte 282
Lithium 451
Locus Control Region 84
Lod-Score 355
Log of the Odds 355
LOH (Loss-of-Heterozygosity)
  515
long interspersed nuclear ele-
  ments s. LINE-Sequenz
long terminal repeats s. LTR-
  Element
Long-Patch-Basenexzisions-
  reparatur 19, 93
Long-terminal-repeat-Retro-
  transposons 151
Loss of function-Mutation 82
– Tumorsuppressorgene 515
Loss-of-Heterozygosity (LOH)
  515

Loss-of-Imprinting 524
Lostmolekül 68
LTR–Element 13
LTR-Retrotransposon 151
Lues connata 455
Lungentransplantation 560
Lupus erythematodes, mater-
  naler 458
Lynch-Syndrom 94, 526
Lyon-Hypothese 174

M

Machado-Joseph-Disease 62
Makrosatellit 12
Malaria 327
Malformation 460
Mammakarzinom 121, 527
MAR (Matrix Attachment
  Region) 143, 156
Marcumar 448, 563
Marfan-Syndrom 250, **281**
Marinesco-Sjögren-Syndrom
  498
Marker, sonografische 409
Marker-Chromosom 200, 419
Maroteaux-Lamy-Syndrom
  270
Martin-Bell-Syndrom 62, 199,
  303
MASA-Syndrom 86
Matrix Attachment Region s.
  MAR
Maximum-likelihood-Metho-
  de 355
MDR1-Gen, Suizid-Gen-
  therapie 555
MECP2-Gen 306
Medizin, personalisierte 563
MEDPED 496
Meiose 163, **168**
– Neumutation 272
– uniparentale Disomie 276
Melanom 514, 541
MELAS 312
MEN (Multiple endokrine
  Neoplasie) 79, 81, 535, 559
MEN1-Gen 535
Mendel-Erbgang 242
Mendel-Regeln 241
– Abweichung 271
Mendelian Inheritance in Man
  (MIM) 243
Merkmalsträger 245
– Myotone Dystrophie 283
– X-chromosomal dominante
  Vererbung 267

– X-chromosomal rezessive Vererbung 262
MERRF 312
Messenger RNA s. mRNA
MET-Protoonkogen 535
Metachromatische Leukodystrophie 486, 489
– Heterozygotenfrequenz 260
– Inzidenz 260
– Knochenmarktransplantation 561
Metaphase 140, 143, 165, 169
Metaphase-Chromosom 153
Metaphasen-CGH 161
Methotrexat 449
Methylierung
– DNA 27, 43, 524
– Histon 43
– Nukleinsäure 67
– Protein 35
Methylierungsgrad 27, 79
Methylmethansulfonat 67
Miglustat 566
Migration 345
Mikro-Array 130
– CGH 161
Mikro-RNA s. miRNA
Mikrodeletion 197, **230**
– Diagnostik 159
– männliche Infertilität 425
Mikrodeletionssyndrom 59, **230**
Mikrosatellit 12, 94, 379
– kolorektales Karzinom 526
Mikrosatelliteninstabilität 526
Milrinon 562
MIM (Mendelian Inheritance in Man) 244
Minderwuchs 83
– primordialer 278
Minisatellit 12
Minisequencing 130
Minnesota-Studie 481
miRNA 7, 29
Mismatch-Paarung 33
Mismatch-Repair-Defizienz-Syndrom 95
Mismatch-Reparatur 94
Missbildung s. Fehlbildung
Missense-Mutation 53
– Marfan-Syndrom 282
Mitochondriale Enzephalopathie 312
Mitochondrium 307
– Transkription 21
Mitomap 311
Mitose 163, **165**

– Neumutation 272
MLPA-Analyse 133
MN-Blutgruppensystem, kodominante Vererbung 245
MNR-Komplex 96
Modifier-Gen 326
MODY 502
Monosomie 50, 183
– autosomale 185
– Mikrodeletion 197
– partielle 187
– Spontanabort 434
– X 213
Morbus Crohn 564
– Risiko 331, 365
Morbus Fabry 565
Morbus Gaucher 565
– Knochenmarktransplantation 561
Morbus Meulengracht 55
Morbus Pompe 565
Morbus Wilson 560
– Therapie 562
Morphogenesestörung 459
Morquio-Syndrom 270
Mosaik 64, 249
– Amniozentese 417
– Chorionzottenbiopsie 417
– gonosomales 471
– Keimzell- s. Keimzellmosaik
– Nomenklatur 184
– somatisches 183, 271
– X-Chromosom 174
– X-chromosomal dominante Vererbung 266
– X-chromosomal rezessive Vererbung 264
Mosaik-Trisomie 8 **211**
mRNA 6, 23
– Abbau 29
– Lokalisation 39
– posttranskriptionelle Modifikation 23
– Splicing 24
– Stabilität 28
– Therapieansatz 550
– Translation 31
mtDNA 307
– Mutation 311
mtGenom 307
MTHFR-Gen 437
Muir-Torre-Syndrom 95
Mukolipidose, Typ II 491
Mukopolysaccharidose 268
– Enzymersatztherapie 565
– Knochenmarktransplantation 561

– Typ I 260, 268, 491, 561
– Typ II 268
– Typ III 259, 270
– Typ IV 270
– Typ V 270
– Typ VI 270
– Typ VII 270
Mukoviszidose s. Cystische Fibrose
Müller-Gang 469
Multiplex-FISH 160
Multiplex-Ligation-dependent Probe-Amplification 133
Multipoint-Linkage-Analyse 356
Muskelatrophie
– spinale s. Spinale Muskelatrophie
– spinobulbäre 63
Muskeldystrophie Becker 58, **301**
Muskeldystrophie Duchenne 299
– Gentherapie 554, 558
– Häufigkeit 265
– Mechanismus 29, 58
– Mutationsrate 78
– Wiederholungsrisiko 264, 272
Muskeldystrophie, fazioscapulo-humerale 119
Muskeldystrophie, okulopharyngeale 62
Mutagenese, insertionelle 553
Mutagenitätstestung 180
Mutation 13, 49, 77, 80, 151, 248
– Allelinaktivierung 515
– dominant negative 82
– dynamische 61
– erworbene 64
– HOX-Gene 464
– konstitutionelle 64
– mitochondriale 64, 308–309, 311
– Nachweis 121
– somatische 64, 515
– stille 53
– trunkierende 82
– X-chromosomal rezessive Vererbung 260
Mutations-Selektions-Gleichgewicht 346
Mutationshäufigkeit 76
Mutationsheterogenität 271
Mutationsrate 77
MUTYH-Gen 530
Myelotoxizität 555

MYOC-Gen 326
Myoklonusepilepsie mit ragged red Fibers 312
Myopathie, proximale myotone 283
Myotone Dystrophie 62, 247, **283**, 558
– Antizipation 275
– Genfrequenz 251
– Inzidenz 251

N

N-Glykosylierung 37
Nabelarterie, fehlende 466
Nabelschnurblut 560
Nabelschnurpunktion 406–407, 414
– Abortrisiko 413
Nackentransparenz 409
Neoplasie, multiple endokrine s. MEN
NER (Nukleotid-Exzisions-Apparat) 89
Neugeborenen-Screening 547
Neumutation 77, 80, 249, 272
– Achondroplasie 285
– Hardy-Weinberg-Gleichgewicht 345
– Huntington-Krankheit 280
– Marfan-Syndrom 281
– Muskeldystrophie Duchenne 299
– Rett-Syndrom 306
Neuralrohrdefekt 336
– Wiederholungsrisiko 360
Neuroblastom 515, 524
Neurofibromatose 79
– Mutationsrate 78
– Typ 1 247, 249, 251, **532**
– Typ 2 251
Neuropathie 287
Next Generation Sequencing 108
NF1-Gen 532
NF2-Gen 533
NGS s. Next Generation Sequencing
Nicht-Schwesterchromatid 15, 168
Nick 21
Niemann-Pick-Erkrankung 491, 493, **495**
Nierenerkrankung, polyzystische 326
Nierenkarzinom 534
Nierentransplantation 559

Nijmegen-Breakage-Syndrom 100, 182
Nikotinkonsum 443
Nitrosierung 68
NMD (nonsense mediated decay) 29, 53
Nomenklatur s. ISCN-Nomenklatur
Non-LTR-Retrotransposon 151
Nondisjunction 183
– uniparentale Disomie 276
Nonhomologous end-joining 96
nonsense mediated decay 53
Nonsense-Codon 8
Nonsense-mediated Decay 29
Nonsense-Mutation 53
NOR (Nukleolus-organisierende Bereiche) 150
Normal transmitting Males 304
Normvariante 241
Northern-Blot 119
NPC-1-Gen 495
NRG1-Gen 370
NTV-Gen 336
Nukeotid
– Deletion 57
– Insertion 57
Nukleinsäure 3
– Alkylierung 66
– chemische Modifikation 66
– Desaminierung 66
– Ethylierung 67
– Hydrolyse 65
– Methylierung 67
– Nitrosierung 68
– oxidative Modifikation 71
– strahleninduzierte Modifikation 72
– Zerfallsreaktion 65
Nukleolus 150
Nukleolus-organisierende Bereiche 150
Nukleosid 3
Nukleosidmonophosphat 3
Nukleosidtriphosphat 4
Nukleosom 141
Nukleotid 3
– Deletion 52
– Insertion 52
– seltenes 26
– Substitution 51
Nukleotid-Exzisions-Apparat 89
Nukleotid-Exzisions-Reparatur 94

Nukleotidsequenz 9
– regulatorische 10
– repetitive 61

O

O-Glykosylierung 35, 37
O6-Methylguanin-Methyltransferase 91
Ochronose 485
Odds ratio 319
Okazaki-Fragment 19, 146
Olaparib 564
Oligohydramnion 466
Oligonukleotid-Ligation 126
Oligophrenia phenylpyruvica s. Phenylketonurie
Oligozoospermie 425
OMIM (Online Mendelian Inheritance in Man) 244
Omphalozele 467
Onkogen 514, 521
Oogenese 170
Oogonie 170
Oozyt 172
Open reading Frame s. ORF
Ophthalmoplegie, chronische progessive externe 312, 314
Optimistenposition 364
ORF (open reading frame) 30, 39
Origin 18
Oro-fazio-digitales-Syndrom 267
Orphan-Drug 512
Ösophaguskarzinom 93
Osteogenesis imperfecta 83, 249–250
– Mutationsrate 78
Osteopetrose, maligne infantile 561
Osteosarkom 524
Ovarialinsuffizienz 429, 431
Ovarialkarzinom 527
8-Oxoguanin (8-OHdG) 93

P

p-Arm 144, 150
p. 282Cys>Tyr 500
p53-Gen 89, 538
p53-Protein 89
Paarungssiebung 343
Pachytän 169
PAH-Gen 292

Paired-Box-Gen 465
Paired-End-Lauf 110
PALB2-Gen 564
Pallister-Killian-Syndrom 200
Pankreaskarzinom
– BRCA2-Gen 529
– Punktmutation 523
Panmixie 342–343
Papilloma-Virus 523
Papovavirus 523
PAPP-A 410
PAR (pseudoautosomale Region) 172–173
Paraplegie, spastische 86
PARN (Poly-A-spezifische Ribonuklease) 29
PARP-1-Inhibitor 564
Parvovirus 453
Passivrauchen 443
Pätau-Syndrom 209
PAX-Gen s. Paired-Box-Gen
PCC (Premature Chromosome Condensation) 181
PCD-Gen 292
PCR s. Polymerase-Kettenreaktion
Pearson-Syndrom 312
Pelizäus-Merzbacher-Erkrankung 486
– Demyelinisierung 489
Penetranz 248
– inkomplette 248, 325
– MEN2A 536
– reduzierte 247
– Retinoblastom 537
– vollständige 246, 248
Penicillamin 562
Peptidyltransferase 31
Peroxin 492
Peroxisom 492
– Biogenesestörung 492
Perrault-Syndrom 430
Perzentil 319
Pessimistenposition 365
Peutz-Jeghers-Syndrom 531
Pfadanalyse 255
Pfeiffer-Syndrom 79, 85
Phänokopie 268, 368
Phänotyp 81, 244
– Homozygotie bei autosomal dominanter Vererbung 250
– intermediärer 319
Pharmakogenetik 503
Pharmakogenomik 503
Phenylalaninhydroxylase 86
Phenylbutyrat 556, 562
Phenylketonurie 86, **292**, 488
– Genfrequenz 343

– Heterozygotenfrequenz 260, 292
– Heterozygotentest 259
– Heterozygotenwahrscheinlichkeit 253
– Inzidenz 260, 292
– maternale 458
– Mechanismus 486
Phenytoin 446
PHEX-Gen 305
Philadelphia-Chromosom 193, 520
Phosphatdiabetes 305
Phospholambans 554
Phosphorylierung 34
Phytohämagglutinin 153
PID s. Präimplantationsdiagnostik
PKD 1-Gen 326
PKU s. Phenylketonurie
Plasmon 9
Plazenta, Zwillinge 480
Plazentazentese 407
– Abortrisiko 413
Pleiotropie 247
Ploidiemutation s. Genommutation
PMP22-Gen 287
POLG-Gen 313
Polkörper 172
Polkörperdiagnostik 406, **408**
Poly-A-Schwanz 24, 28
Poly-T-Sequenz 12
Polyadenylierung 24
– zytoplasmatische 39
Polyadenylierungssignal 23
Polyadenylierungsstelle, Mutation 56
Polydaktylie 247
Polyendokrinopathie-Syndrom 433
Polyhydramnion 466
Polymerase β 19
Polymerase δ 18–19
Polymerase ε 19
Polymerase α 19
Polymerase-Kettenreaktion 104
– allelspezifische 124
– quantitative 133
Polymorphismus 14, 200, 242, 347
– Abstammungsnachweis 378
– balancierter 347
– genetischer 375
Polyploidie 50, 183, **185**
– diandrische 186

– Nomenklatur 184
Polyposis coli 71, 268, 529
– juvenile 530
– Mutationsrate 78
– präventive Chirurgie 559
Polysom 38
Polysomie, X-chromosomale 174
Population 341
– isolierte 368
Populationsgenetik 341
Populationsgleichgewicht s. Hardy-Weinberg-Gleichgewicht
Positionseffekt 83
Positronen-Emissions-Tomografie, Strahlenbelastung 440
Postreplikations-Reparatur 96–97
Potter-Sequenz 461
prä-mRNA 10
Prader-Willi-Syndrom 46, 197, **230**, 278
Prägung, genetische 27, 44, 271
Präimplantationsdiagnostik **405**, 407
Präkonzeptionsdiagnostik 406
Pränataldiagnostik 388, 394, **397**
Prävention 542
Pregnancy-associated Plasma-Protein A 410
Premature Chromosome Condensation 181
Primärprävention 542
Primase 18
Primer 146
– PCR 106
– Synthese 18
Primer-Extension 131
Primer-Extension-Reaktion 125
Prometaphase 165
PROMM 284
Promotermutation 55
Promotor 10, 21
Promotormutation, dynamische 61
Prophase 165, **168**
Prostatakarzinom 93
– BRCA2-Gen 529
– Punktmutation 523
Proteasom 41
Protein
– Acetylierung 35

- Acylierung 35
- Adenylierung 35
- Gykosylierung 36
- Hyroxylierung 35
- Methylierung 35
- O-Glykosylierung 35
- Phosphorylierung 34
- posttranslationale Modifikation 33
- Sulfatierung 35
- Therapieansatz 550
- Ubiquitinierung 40
- Uridylierung 35
Protein-Kinase, Cyclin-abhängige 164
Protein-Rescue 557
Proteinabbau 40
Proteinersatztherapie 565
Protoonkogen 514, **518**
Pseudo-Hermaphroditismus 472
Pseudo-Hurler-Phänotyp 492
Pseudodominanz 258
Pseudogen 10, 12
Pseudomosaik 417
Psoriasis vulgaris 70
PTC-Überlesen 552
PTEN-Gen 523
PTPS-Gen 292
Punktmutation 51
- Erkrankungen 79
- mitochondriale DNA 311
- Mutationshäufigkeit 78
- Tumorzelle 522
Punnett-Quadrat 247
- autosomal rezessive Vererbung 252
- Hardy-Weinberg-Regel 342
- Homozygotie bei autosomal dominanter Vererbung 249
- Pseudodominanz 258
- X-chromosomal rezessive Vererbung 261, 263–264
Purinbase 4
Pylorusstenose, Geschlechtsverhältnis 318
Pyrimidinbase 4
Pyrosequenzierung 109

Q

q-Arm 144
Q-Bänderung 157
QT-Syndrom 560
Quadrivalent 190
Quadruple-Test 410

R

R-Bänderung 157
Rachitis, Vitamin-D-resistente hypophosphatämische 305
Random Mating s. Panmixie
Rapadilino-Syndrom 101
Rauchen s. Nikotinkonsum
RB1-Gen 537
RDS-Gen 327
Real-Time-PCR 130
Recklinghausen-Erkrankung s. Neurofibromatose Typ 1
Reduktionsteilung 169
Refsum-Erkrankung 492
Region, pseudoautosomale s. PAR
Regressionssyndrom, kaudales 457
Regulatorgen 463
Reifeteilung s. Meiose
Rekombination
- homologe 96
- Meiose 168
Rekombinations-Reparatur 95
Rekombinationsaneusomie 436
Rekombinationshäufigkeit 352
Rekombinationsknoten 169
Release-Faktor 31
Repeat-Mutation 275
Replikation 15, 144, 146
- Fehlerkorrektur 19
Replikationsgabel 20, 146
Replikon 18
Reproduktion, assistierte 433
Reprogrammierungsfaktor 571
Respiratory-Distress-Syndrom 457
Restriktionsenzym 116
Restriktionsenzym-Spaltung 124
Restriktionsfragment-Längenpolymorphismen 378
Restriktionsverdau 116
RET-Gen 325, 336
RET-Protoonkogen 81, 82, 535, 537
Retinitis pigmentosa 87, 326
Retinoblastom 79, 197, 515, 537
- Mutationsrate 78
Retinoid-Embryopathie 450
Retroposition 12
Retroposon 13
Retrotransposon 151

Retrovirus, endogenes 12
Rett-Syndrom 306
Reversion 552
- Reparatur 91
rezessiv 244, 251
RFLP (Restriktionsfragment-Längenpolymorphismus) 378
Rhabdomyosarkom 524
Rhesusgruppe 376
Ribonukleinsäuren s. RNA
Ribophorin 36
Ribose 4
Ribosom 30
- Translokation 35
Ribozym 25, 556
Ringchromosom 198, 471
Ringelröteln 453
RISC (RNA-induced silencing Complex) 29
Risikoberechnung 372
Risikoziffer, empirische 359
RNA 4, 6
- heterogene nukleäre s. hnRNA
- Hydrolyse 65
- Zerfallsreaktion 65
RNA-Editing 26
RNA-induced silencing Complex 29
RNA-Interferenz 29, 43
- Gentherapie 556
RNA-mediated Decay 54, 58
RNA-Polymerase 10, 22
RNA-Primer 18
RNA-Silencing s. RNA-Interferenz
RNAi s. RNA-Interferenz
Robertson-Translokation 191, 278, 436
Roche 454 FLX Sequenzer 109
ROM1-Gen 327
Röntgenuntersuchung, Strahlenbelastung 438
Röteln-Embryopathie 452
Rotgrünblindheit 351
Rothmund-Thomson-Syndrom 101
rRNA 6, 23
RYR1-Gen 510

S

S-Phase 15, 163
Salt Wasting 475
Salzverlust-Syndrom, adrenogenitales 475
Sandhoff-Erkrankung 490

Sanfilippo-Syndrom 259, 270
Sarkom 514
SASP (small Acid-soluble Protein) 66
Satelliten-DNA 12, 145
SCE-Färbung 157
SCE-Rate 101
Scheie-Syndrom 270
Scheitel-Steiß-Länge 410
Schilddrüsenkarzinom, medulläres 536
Schizophrenie
– Konkordanz 361
– Suszeptibilitätsgen 370
Schlaganfall, Familienuntersuchung 357
Schnürfurche, amniogene 466
Schuppenflechte 70
Schweißtest 291
Schwellendosis, teratogene 441
Schwesterchromatid 15, 144
– Meiose 168
SCID-Erkrankung 560
– Gentherapie 553–554
– Therapie 565
Screening, genetisches 546
Sedlackova-Syndrom 233
Segregation 14, 190
– alternierende 190, 192
– mitochondriale DNA 309
Segregationsanalyse 348
Sekundärprävention 542
Selbsthilfegruppe 566
Selektion 345
Seneszenz 149
Senfgas 68
Sense-Mutation 53
Sequencing-by-Ligation-Verfahren 112
Sequencing-by-Synthesis-Verfahren 110
Sequenz 461
Sequenzierverfahren 330
Sertoli-cell-only-Syndroms 425
Serumscreening, maternales 407
Sex Reversal 226
Sherman-Paradox 304
SHH 495
SHH-Gen 464
short interfering RNA s. siRNA
short interspersed nuclear elements s. SINE
Short Stature Homeobox-Gen 174

short tandem repeat polymorphism s. STRP
short tandem repeats s. STR
Short-Patch-Basenexzisionsreparatur 19, 93
SHOX-Gen 174
Shprintzen-Syndrom 233
Sib-Pair-Linkage 370
Sichelzellanämie 54
– genetischer Polymorphismus 347
– Heterozygotenfrequenz 260
– Inzidenz 260
– Therapie 560
Sievert 439
Signalbereich 35
Signalerkennungspartikel 36
Signalpeptid 35
Signalpeptidase 36
Silencer 12, 27
– Positionseffekte 84
SINE-Sequenz 13, 152
Single Nucleotide Polymorphismen s. SNP
siRNA 7, 29, 44
SKY-FISH 160
Slipped-Strand-Mispairing 52
SLOS s. Smith-Lemli-Opitz-Syndrom
Sly-Syndrom 270
SMA s. Spinale Muskelatrophie
SMAD 4-Gen 530
small Acid-soluble Protein 66
Small Molecule 569
small nuclear RNA s. snRNA
small nucleolar RNA s. snoRNA
small supernumerary Marker Chromosomes 200
Smith-Lemli-Opitz-Syndrom 327, 493, **495**
– Mechanismus 486
SMN1-Gen 294
snoRNA 6
SNP (Single Nucleotid Polymorphism) 13, 69, 123, 364
– Pharmakogenetik 507
SNP-Array 130
SNP-Chip 330
snRNA 6, 25
SOLiD-System 112
Sonic Hedgehog s. SHH
Sonografie, pränatale 237, 407, **409**
Southern-Blot 117
Spacer-DNA 12, 26
Spaltungsregel 241

Speicherkrankheit, lysosomale 488
– Proteinersatztherapie 565
Spermatid 172
Spermatogenese 170
Spermatogenesestörung 427
Spermatogonie 170, 172
Spermatozyt 172
Spermieninjektion, intrazytoplasmatische 433
Spermium 172
Sphärozytose 559
Spina bifida, Pränataldiagnostik 404
Spinale Muskelatrophie 56, **293**, 558
– Heterozygotenfrequenz 260
– Inzidenz 260
– Pathogenese 56
Spindelapparat 165
– Polyploidie 185
Spindelgift 181
Spleiß-Akzeptor-Sequenz 56
Spleiß-Donor-Sequenz 56
Spleiß-Enhancer-Mutation 56
Spleiß-Enhancer-Sequenz 56
Spleiß-Silencer-Sequenz 56
Spleißmutation 55
Spleißosom 25
Spliceopathie 558
Splicing 24–25
Spontanabort 235, 389, 434
Spontanheilung 552
Spontanmutation 77, 80
SRP 36
SRY-Gen 176, 468
– Mutation 430, 472
sSMC (small supernumerary Marker Chromosomes) 200
Stacking-Interaktion 6
Stammbaum 241, 392
– kolorektales Karzinom 526
– Li-Fraumeni-like-Syndrom 539
– mitochondriale Vererbung 310
Stammbaumanalyse 387
Stammzelle 567
– adulte 570
– embryonale 567
– gewebsspezifische 570
– pluripotente 568
Stammzelltransplantation, hämatopoietische 560, 566
Start-Codon 9
Statin 561
Stelle, fragile 199
Stem-Loop 39

Steroidhormonsynthese 431
Stickstofflost 68
Sticky End 117
STK111-Gen 531
Stoffwechselstörung 484
– genetische Therapie 550
Stopp-Codon 8
– Translation 31
STR (short tandem repeats) 15, 379
Strahlen, ionisierende 72, 89, 180
– pränatale Entwicklung 438
Strahlenbelastung, Röntgen-untersuchung 438
Strahlendosis, genetisch signifikante 73
Strahlung
– elektromagnetische 74
– radioaktive 439
Stranggonaden 429
STRP (short tandem repeat polymorphism) 13, 379
Subfertilität 424
Substanz, interkalierende 70
Substitution
– Häufigkeit 78
– Nukleotid 51
Substratreduktionstherapie 566
Suizid-Gentherapie 555
Sulfatase-Defizienz, multiple 491
Sulfatierung 35
SUMF1-Gen 491
Suszeptibilitätsgen 325, 327, 368
– Diabetes mellitus 370
– Schizophrenie 370
Sutton-Boveri-Chromosomentheorie 139
Swyer-Syndrom 472
Synapsis 168
Syndrom 462
– adrenogenitales s. Androgenitales Syndrom
Synthese-Phase s. S-Phase
Syphilis 455
Szintigrafie, Strahlenbelastung 440

T

T-Loop 146, 149
T-Zell-Leukämien 523
Tabakrauch 68

Tachykardie, katecholaminerge polymorphe ventrikuläre 560
Takao-Syndrom 233
Tandem-Repeat 379
Tangier-Erkrankung 333, 498
– Mechanismus 493
TaqMan-Methode 126
Targeted-Resequencing 116
TATA-Box 10, 22
– Mutation 55
Taubheit, prälinguale nicht syndromale 326
Taubstummheit 268
Tay-Sachs-Erkrankung 490
– Heterozygotenfrequenz 260
– Inzidenz 260
– Mechanismus 486
TDF (Testes-determining Factor) 468
Telomer 144, **146**
Telomerase 148–149, 518
Telophase 167, 169
Teratogenität, Schwellendosis 441
Teratom 568
Termination
– Transkription 23
– Translation 31
Terminations-Kodon, prämatures 551
Tertiärprävention 542
Tertiärstruktur 38
Test, integrierter 411
Testes-determining Factor 468
Testosteron, Geschlechtsdifferenzierung 470
Tetraploidie 212
– Nomenklatur 184
– Spontanabort 434
Tetrasomie 185
Tetrasomie 15 229
Tetrasomie 22 228
Tetrazyklin, Teratogenität 448
Thalassämie 54, 86, 328
– Mechanismus 59, 84
– Therapie 560, 562
Thalidomid-Embryopathie 450
Therapie
– individualisierte 511
– pharmakologische 561
Thiopurin-S-Methyltransferase 564
Thrombophilie 323
Thrombophilieneigung 57
– Diagnostik 124

Thymin 4
Tissue-Engineering 573
Tochterzelle 168
Topoisomerase 16, 23
Totgeburt 389
Toxoplasmose 455
Transfer-RNA s. tRNA
Transfusionssyndrom, feto-fetales 483
Transgen 552
Transgenerationeneffekt 42, 46
Transition 51
Transkriptase, reverse 148, 151
Transkription 21
– Fehlerkorrektur 23
– mitochondriales Genom 308
– Promotor 10
– Regulation 26
Transkriptionsfaktor, allgemeiner 22
Translation 30
– mitochondriales Genom 308
– Regulation 38
Translationsfaktor 38
Translokation
– balancierte 182
– chromosomale 50
– Fusionsprotein 85
– habitueller Abort 436
– Leukämie 520
– mRNA 31
– reziproke 186, **189**
– Ribosom 36
– Tumorzelle 193, 519
– unbalancierte 182, 187
– XX-Mann 472
Transmembranprotein 36
Transmissions-Disequilibrium-Test 372
Transposase 151
Transposition 150
Transposon 12, 151
Transsexualität 477
Transversion 51
– GC-AT 93–94
Trichothiodystrophie 99
Triple-Test 410
Triplett 7
Triploidie 183, **212**
– 69,XXX 186
– Blasenmole 435
– Nomenklatur 184
– Spontanabort 236, 434
Trisomie 50, 183, 185

– Diagnostik 399
– doppelte autosomale 236
– freie 204
– partielle 187, 196
– Spontanabort 434
– uniparentale Disomie 276
Trisomie 9 p 227
Trisomie 13 209
– Häufigkeit 182
– Überlebensrate 402
Trisomie 16, Spontanabort 235
Trisomie 18 185, **208**
– Häufigkeit 182
– Überlebensrate 402
Trisomie 21 81, **204**
– chirurgische Therapie 558
– Dysmorphiemuster 202
– Häufigkeit 182, 399
– Nomenklatur 184
– sonografische Marker 409
– Überlebensrate 402
Trisomie X 215
– Überlebensrate 402
Trisomiekorrektur 184
Trivalente 192
tRNA 6, 23, 33
– Editing 26
– Translation 31
Tumorentstehung 513
Tumorsuppressorgen 514, **515**
Tumorzytogenetik, CGH 161
Turcot-Syndrom 95
Turner-Mosaik 183
Turner-Syndrom s. Ullrich-Turner-Syndrom
Two-Hit-Theory 515
Tyrosinämie 553
Tyrosinkinase-Inhibitor 505

U

Ubiquitin 40
Ubiquitinierung 40
uE3 410
Ullrich-Turner-Syndrom 83, 174, 185, **213**
– Entwicklung 470
– Häufigkeit 182
– Karyotypen 471
– Nomenklatur 184
– Spontanabort 236
– weibliche Infertilität 430
Ultraschall s. Sonografie
Umweltfaktor 324
Unabhängigkeitsregel 241
Uniformitätsregel 241

Untranslated Region s. UTR
UPD s. Disomie, uniparentale
Uracil 4
Uridylierung 35
UTR (Untranslated Region) 39
UV-Licht 89
UV-Strahlung 74

V

VACTERL-Assoziation 463
Valproinsäure-Syndrom 446
Variabel Number of tandem Repeats s. VNTR
Variante, seltene 347
Varianz
– genetische 359
– phänotypische 359
Varianzanalyse 358
Varizellen-Infektion 454
Vas-deferens-Aplasie 426, 433
Vaterschaftstest 375, 379
Vektor, viraler 553
Velo-cardio-faciales Syndrom 233
Vererbung s. Erbgang
Vergleichende genomische Hybridisierung 161
Verwandtenehe 388
Verwandtschaftskoeffizient 256
VHL-Gen 525, 534
Vielfarbenhybridisierung 160
Vierfingerfurche 202
Vierlingshäufigkeit 478
Virilisierung nach Prader 475
Virus, onkogenes 523
Vitamin-D-resistente hypophosphatämische Rachitis 305
Vitamin-K-Inhibitor 563
VNTR (Variable Number-of-Tandem-Repeats-Polymorphisms) 378
VNTR–Locus 12
Von-Hippel-Lindau-Syndrom 79, 534

W

Waardenburg-Syndrom 250, 465
Wachstumsfaktor 164
Wachstumshormon, Mutation 87
Wachstumsrückstand 203

WAGR-Syndrom 198, 539
Wahl-Exon 25
Wahl-Intron 25
Warfarin 563
Wasserstoffbrücke 5
Werdnig-Hoffmann-Muskelatrophie s. Spinale Muskelatrophie
Werner-Syndrom 101, 182
Western-Blot 119
Whole-Transcriptome-Analyse 116
Wiedemann-Beckwith-Syndrom 278
Wiederholungsrisiko
– autosomal dominanter Erbgang 247
– autosomal rezessiver Erbgang 252
– Chromosomenaberration 399
– humangenetische Beratung 386
– Keimzellmosaik 272
– Muskeldystrophie Duchenne 300
– Neumutation 249
– Neuralrohrdefekt 360
– Spontanabort 435
– X-chromosomal dominante Vererbung 267
– X-chromosomal rezessive Vererbung 262
Wikinger-Hypothese 501
Williams-Beuren-Syndrom 232
Wilms-Tumor 539
Wiskott-Aldrich-Syndrom
– Gentherapie 553, 554
– Knochemmarktransplantation 560
Wobble-Hypothese 33
Wolf-Hirschhorn-Syndrom **221**
Wolff-Gang 469
Wolman-Erkrankung 493
WT 1-Gen 539

X

45,X s. Ullrich-Turner-Syndrom
X-Chromosom 172, **174**
– rezessive Merkmalsvererbung 260
X-Inaktivierung 44, 174, 260

– Duchenne-Muskeldystro-
phie 301
– Rett-Syndrom 306
Xanthelasma 497
Xanthom 497, 500
Xeroderma pigmentosum 75,
99
XIST (X inactive specific
Transcript) 174
46,XX 472
XX-Gonadendysgenesie 430
XX-Mann-Syndrom 472
– männliche Infertilität 425
46,XXp 471
47,XXX s. Trisomie X
48,XXXX 216
49,XXXXX 216
47,XXY s. Klinefelter-Syndrom
48,XXYY 218
46,XY 469, 472
XY-Gonadendysgenesie 430
47,XYY 218, 470

48,XYYY 218
49,XYYYY 218

Y

45,Y 470
Y-Chromosom 140, 172, **176**
– Polymorphismus 201

Z

Zellkerntransfer 571
Zellteilung 163
Zellweger-Syndrom 486, 492
– Spektrum 492
Zellzyklus 163
Zellzyklus-Checkpoint s.
Checkpoint
Zentromer 144
Zentrosom 165

Zentrosomenzyklus 167
Zerfallsreaktion 65
Zervixkarzinom 523
ZFN s. Zink-Finger-Nuklease
Zink-Finger-Gen 465
Zink-Finger-Nuklease 549
Zoster 455
Zufallsabweichungen 344
Zwillinge 478
– Diagnose 480
– eineiige 360, 478
– siamesische 481
– zweieiige 360, 478
Zwillingsuntersuchung 360,
478
Zygotän 168
Zygote 467
Zytomegalie-Virus 454
Zytopathie, mitochondriale
310
Zytostatikum, Teratogenität
449